腹部CT诊断学

CT DIAGNOSIS OF THE ABDOMEN

主　编　周康荣　严福华　曾蒙苏
副主编　彭卫军　强金伟　周建军

復旦大學 出版社

内 容 提 要

全书共分五篇 35 章。前 6 章重点介绍 CT 发展史、多排螺旋 CT(MDCT)技术和原理、图像后处理方法、腹部相关脏器 MDCT 检查技术和优化方案以及临床应用简介。第 7~31 章按脏器编写,包括疾病的临床、病理简介,检查技术和推荐方案,将 CT 表现、鉴别诊断及相关技术比较列为重点。共精选临床病例图像 2 962 幅,以充实文字内容,体现影像学特征。最后 4 章重点介绍儿科腹部疾病、CT 导引穿刺治疗技术,以及腹部仿真影像学等。全书内容贯穿 CT 技术、影像学表现与临床、病理并重,图文并茂,繁简相宜,可供广大医学影像学专业医师与临床医师参考。

主 编 简 介

周康荣

　　主任医师、教授和博士生导师。1940年生。1959~1965年就读于上海第一医学院。1981~1983年在美国马萨诸塞州医疗中心(UMMC)和哈佛大学附属医院任访问学者,回国后历任上海医科大学附属中山医院放射科主任、影像学教研组主任,上海市影像医学研究所所长(至今),担任国家985工程、211工程项目及全国影像学重点学科负责人。以第一作者及通讯作者发表论文500余篇,申报并获得科研项目资金1千余万元。在小肝癌及其他领域获得省部级以上科研奖20余项(均为第一完成人),包括国家科技进步二等奖1项、上海市科技进步一等奖2项、教育部科技进步一等奖1项。另获复旦大学校长奖和第五届上海市最高医学奖。出版专著10余部(主编),主要著作有《体部CT》(译作)、《腹部CT》、《胸部、颈面部CT》、《螺旋CT》、《体部磁共振成像》、《中华系列影像丛书·肝胆胰篇》(第一版、第二版)。

严福华

　　主任医师、教授和博士生导师。1966年生。1989年毕业于上海医科大学医疗系,为免试直升研究生,师从周康荣教授,1996年获医学影像学与核医学博士学位。担任复旦大学附属中山医院放射诊断科副主任。擅长腹部综合影像学诊断,主攻方向为肝脏病变影像学诊断和研究。2003年获上海市科技进步一等奖(第二完成人);2004年获上海市"优秀医苑新星";2005年获国家科技进步二等奖(第三完成人);2008年获上海市巾帼创新奖提名奖;2010年获明治乳业生命科学奖。发表学术论文70余篇,SCI收录11篇,参与7部专著编写,担任《体部MRI》、《腹部CT》和《螺旋CT》副主编。

曾蒙苏

　　主任医师、教授和博士生导师。1963年生。1986年毕业于南京医科大学医疗系,获医学学士学位,1995年毕业于上海医科大学,获医学影像学与核医学博士学位。现为复旦大学附属中山医院放射诊断科主任,兼任复旦大学上海医学院影像学系主任等职。担任上海市放射学会副主任委员、中华放射学会腹部学组委员、中国抗癌协会影像医学专业委员会上海分会副主任委员等多个学术团体职务。担任《临床放射学杂志》副主编及6种核心杂志编委。发表学术论文150余篇,SCI收录18篇,参与16部专著编写,担任《腹部影像诊断必读》主编、《腹部CT》和《螺旋CT》副主编。4次获国家级、部级、市级科研奖励。承担并参与6项国家级和上海市级科学基金项目研究。擅长腹部尤其肝脏和胰腺病变的影像学诊断和研究。

编委名单

（按姓氏笔画排序）

丁建国　复旦大学附属中山医院
王鸣鹏　复旦大学附属华东医院
王佩芬　复旦大学附属中山医院
王培军　同济大学附属同济医院
叶滨滨　中山大学附属第一医院
刘　鑫　中国医科大学附属盛京医院
刘立炜　广州市儿童医院
刘再毅　广东省人民医院
江　虹　同济大学附属同济医院
许达生　中山大学附属第一医院
严福华　复旦大学附属中山医院
杨世埙　上海交通大学附属第六人民医院
杨秀军　上海市第八人民医院
李子平　中山大学附属第一医院
吴　东　复旦大学附属中山医院
吴卫平　复旦大学附属中山医院
吴春根　上海交通大学附属第六人民医院
闵鹏秋　四川大学华西医院
汪登斌　上海交通大学医学院附属瑞金医院
宋　彬　四川大学华西医院
张　蓓　上海交通大学医学院附属瑞金医院
张兴伟　复旦大学附属中山医院
张志勇　复旦大学附属中山医院、上海市公共卫生中心

张国福　复旦大学附属妇产科医院
张雪哲　中日友好医院
张联合　武警浙江省总队医院
林　江　复旦大学附属中山医院
周建军　复旦大学附属中山医院
周梅玲　复旦大学附属中山医院
周康荣　复旦大学附属中山医院
祖茂衡　徐州医学院附属医院
顾　军　江苏省常州市中医院
徐鹏举　复旦大学附属中山医院
凌志青　复旦大学附属中山医院
曹永胜　西门子（中国）有限公司
章士正　浙江大学医学院附属邵逸夫医院
彭卫军　复旦大学附属肿瘤医院
蒋亚平　复旦大学附属中山医院
程伟中　复旦大学附属中山医院
曾津津　北京市儿童医院
曾蒙苏　复旦大学附属中山医院
强金伟　复旦大学附属金山医院

前 言

Preface

1993年出版的《腹部CT》曾受到广大同道的热忱关注和高度评价。10多年过去了，当年的编者和读者，已经历了整整一代，他们中的大部分人已成为本领域中的专家和知名学者；而在CT领域，也经历了几次里程碑式的发展，跨进了多排螺旋CT和容积扫描的新时代，空间、时间分辨率和多种后处理功能得到了极大提高。尽管如此，原书中提出的CT动态增强概念却没有过时，并不断完善和发展，被赋予了新的生命力，且延伸到MRI和US领域。

CT软、硬件的飞跃发展，推动了CT诊断的巨大进步，使之在疾病诊断中继续保持其领先地位。此外，一些罕见、少见疾病以及不典型病例在原书中涉及内容偏少，随着临床、科研工作经验和病例数的积累，对其认识水平也明显提高。鉴于此，《腹部CT》的再版更新早已迫在眉睫。于2003年按计划已完成了新版的一、二稿大部分写作与审稿工作。此后因个人懈怠，又觉部分内容欠满意，一放数年，愧疚始终缠绕心头。在同行的鞭策与鼓励下，此次痛下决心，作了第三、四稿修改，加进了不少新内容，尤其是多排螺旋CT内容。原书中图例也全部更换，期望跟上CT发展的时代步伐。本书除保留《腹部CT》风格外，文字和图例大幅扩容，故书名也改为《腹部CT诊断学》。

本书的面世将了却我的一大心愿，即不辜负诸位编者和出版社老师的艰辛劳动和奉献，同时答谢对原书厚爱和对新著寄予期待的广大读者。在此也对秘书李轫晨工程师的无私奉献深表谢意。

至于本书的优缺点就不费笔墨了，玉石尚有瑕疵，何况普通之作。我相信读者和专家的评价是最为客观的。希望若干年后再版时将由新人担纲并加以改进。

周康荣

2010年10月

目 录
Contents

第一篇　基础与总论

第一章　多排螺旋 CT ·· 3
　　第一节　多排螺旋 CT 基本结构 ······································ 4
　　第二节　多层螺旋扫描 ··· 7
　　第三节　图像质量和影响因素 ······································ 15
第二章　CT 发展史 ·· 18
第三章　工作站性能和图像后处理技术 ························· 29
　　第一节　工作站基本结构 ··· 30
　　第二节　工作站图像后处理原理和方法 ························ 30
第四章　CT 对比剂增强检查和 CT 对比剂 ····················· 42
　　第一节　CT 对比剂增强检查 ·· 42
　　第二节　CT 对比剂 ··· 43
第五章　腹部脏器多排螺旋 CT 检查技术与方案 ············· 49
　　第一节　肝胆系统多排螺旋 CT 检查 ····························· 49
　　第二节　胰腺多排螺旋 CT 检查 ···································· 66
　　第三节　腹部实质脏器 CT 灌注成像 ····························· 78
第六章　螺旋 CT 腹部脏器血管造影 ······························ 85
　　第一节　腹部脏器血管造影概述 ··································· 85
　　第二节　肝脏血管 CTA ·· 86
　　第三节　胰腺血管 CTA ·· 89
　　第四节　肾脏血管 CTA ·· 92
　　第五节　肠系膜血管 CTA ··· 95

第二篇　肝胆胰脾

第七章　肝脏 CT 解剖和检查技术 ································ 103
　　第一节　肝脏正常解剖和 CT 表现 ······························· 103
　　第二节　肝脏 CT 检查技术 ··· 106
第八章　原发性肝细胞性肝癌 ······································ 117
　　第一节　病理和临床表现 ··· 117
　　第二节　CT 表现 ··· 119
　　第三节　MRI 表现 ··· 139
　　第四节　肝癌的特殊表现 ··· 143

	第五节　肝癌治疗术后的CT表现	149
	第六节　鉴别诊断	156
	第七节　影像学方法比较	158
第九章	原发肝脏的其他恶性肿瘤	162
	第一节　肝内胆管细胞癌	162
	第二节　胆管囊腺癌	172
	第三节　肝血管肉瘤	175
	第四节　肝脏未分化（胚胎性、间叶性）肉瘤	176
	第五节　肝淋巴瘤	179
	第六节　其他原发性肝肉瘤	184
第十章	肝脏转移性肿瘤	188
	第一节　病理和临床表现	188
	第二节　CT表现	189
	第三节　MRI表现	194
	第四节　鉴别诊断	196
	第五节　影像学比较	196
第十一章	肝脏良性肿瘤	199
	第一节　血管瘤	199
	第二节　局灶型结节增生	213
	第三节　肝细胞腺瘤	221
	第四节　其他良性肿瘤	226
	第五节　肝囊肿	236
第十二章	肝脏非肿瘤性占位性病变	241
	第一节　炎性假瘤	241
	第二节　发育不良结节	246
第十三章	肝脏炎性病变和寄生虫病	253
	第一节　肝脓肿	253
	第二节　肝结核	259
	第三节　慢性血吸虫性肝病	265
	第四节　肝包虫病	267
第十四章	肝实质弥漫性病变	271
	第一节　肝硬化和门静脉高压	271
	第二节　肝脏脂肪浸润	278
	第三节　肝血色素沉着症	283
	第四节　肝糖原贮积病	284
	第五节　肝豆状核变性	286
	第六节　肝淀粉样变性	287
	第七节　肝脏结节病	288
第十五章	胰腺CT检查、正常与变异表现	292
	第一节　CT检查技术	292

第二节　正常胰腺解剖 …… 293
　　　第三节　正常胰腺 CT 表现 …… 293
　　　第四节　胰腺解剖变异 …… 297
第十六章　胰腺炎 …… 303
　　　第一节　急性胰腺炎 …… 303
　　　第二节　慢性胰腺炎 …… 309
　　　第三节　自身免疫性胰腺炎 …… 315
第十七章　胰腺癌 …… 318
　　　第一节　胰腺导管细胞腺癌 …… 318
　　　第二节　特殊类型胰腺癌 …… 330
　　　第三节　鉴别诊断 …… 333
第十八章　胰腺其他肿瘤 …… 337
　　　第一节　胰腺囊性肿瘤 …… 337
　　　第二节　胰腺内分泌肿瘤 …… 349
　　　第三节　胰腺其他少见肿瘤 …… 359
　　　第四节　胰头-壶腹区梗阻性黄疸鉴别诊断 …… 365
第十九章　胰腺影像学技术比较 …… 374
第二十章　脾脏 …… 376
　　　第一节　正常解剖 …… 376
　　　第二节　检查技术 …… 379
　　　第三节　先天性异常 …… 381
　　　第四节　脾脏增大 …… 386
　　　第五节　脾脏肿瘤 …… 389
　　　第六节　脾脏良性肿瘤 …… 400
　　　第七节　脾脏炎性病变 …… 408
　　　第八节　其他 …… 413
第二十一章　胆道系统 …… 419
　　　第一节　正常解剖和生理 …… 419
　　　第二节　CT 检查技术 …… 420
　　　第三节　正常 CT 表现、变异及先天性异常 …… 424
　　　第四节　炎症 …… 429
　　　第五节　胆道结石 …… 441
　　　第六节　胆道其他病变 …… 445
　　　第七节　胆道肿瘤 …… 450

第三篇　胃肠道、腹腔与腹膜后腔

第二十二章　胃肠道 …… 467
　　　第一节　胃肠道的正常解剖和 CT 表现 …… 467

	第二节 检查前准备	469
	第三节 对比剂的选择	470
	第四节 检查方法	472
	第五节 胃的非肿瘤性病变	473
	第六节 胃良性肿瘤	479
	第七节 胃间质瘤	482
	第八节 胃恶性肿瘤	484
	第九节 胃部其他恶性肿瘤	493
	第十节 胃癌术后复发	496
	第十一节 胃肠手术后CT检查	499
第二十三章	多排螺旋CT小肠造影和临床应用	501
	第一节 概述	501
	第二节 多排螺旋CT小肠造影的检查技术	504
	第三节 多排螺旋CT小肠造影的临床应用	506
第二十四章	腹膜腔与腹壁	514
	第一节 正常解剖	514
	第二节 CT检查方法及技术特点	533
	第三节 腹膜腔疾病	534
	第四节 腹壁疾病	550
第二十五章	腹膜后间隙	560
	第一节 腹膜后间隙的解剖划分	560
	第二节 CT检查技术	567
	第三节 腹膜后间隙感染	568
	第四节 腹膜后纤维化	570
	第五节 腰肌病变	572
第二十六章	血管性病变	575
	第一节 正常解剖和CT表现	575
	第二节 CT检查技术	575
	第三节 内脏动脉病变	579
	第四节 腹主动脉病变	586
	第五节 下腔静脉病变	611
	第六节 布-加综合征	620

第四篇 肾上腺、肾脏与盆腔

第二十七章	肾上腺	639
	第一节 肾上腺正常解剖和CT表现	639
	第二节 CT检查技术	643
	第三节 CT检查的应用指征和一般诊断原则	644

第四节　皮质醇增多症 ················· 646
　　第五节　原发性醛固酮增多症 ············ 652
　　第六节　嗜铬细胞瘤 ··················· 657
　　第七节　神经母细胞瘤和神经节细胞瘤 ···· 664
　　第八节　非功能性肾上腺肿瘤 ············ 667
　　第九节　其他病变 ····················· 673
　　第十节　肾上腺疾患的鉴别诊断 ·········· 676
　　第十一节　肾上腺影像学检查技术比较 ···· 680
　　第十二节　肾上腺病变的鉴别诊断与分析思路 ··· 682

第二十八章　肾脏CT ······················· 702
　　第一节　肾脏的正常解剖 ··············· 702
　　第二节　肾脏的检查技术和方法 ·········· 702
　　第三节　肾脏的正常变异和先天性异常 ···· 712
　　第四节　肾囊性病变 ··················· 716
　　第五节　肾良性肿瘤 ··················· 727
　　第六节　肾细胞癌 ····················· 734
　　第七节　不同亚型肾癌诊断和鉴别诊断的分析与思维 ··· 758
　　第八节　肾盂肿瘤 ····················· 770
　　第九节　肾脏淋巴瘤 ··················· 779
　　第十节　肾脏其他恶性肿瘤 ············· 786
　　第十一节　肾炎症性病变 ··············· 789
　　第十二节　肾脏其他病变 ··············· 802

第二十九章　输尿管和膀胱 ················· 816
　　第一节　正常解剖和CT表现 ············ 816
　　第二节　CT检查技术 ·················· 817
　　第三节　输尿管肿瘤 ··················· 817
　　第四节　膀胱肿瘤 ····················· 820
　　第五节　影像学检查方法比较 ··········· 827

第三十章　男性盆腔生殖系统 ··············· 829
　　第一节　正常解剖和CT表现 ············ 829
　　第二节　CT检查技术 ·················· 831
　　第三节　前列腺病变 ··················· 832
　　第四节　精囊病变 ····················· 842
　　第五节　睾丸和附睾病变 ··············· 844

第三十一章　女性盆腔生殖系统 ············· 850
　　第一节　女性盆腔解剖 ················· 850
　　第二节　女性盆腔CT检查技术 ·········· 856
　　第三节　子宫病变 ····················· 856
　　第四节　卵巢肿瘤 ····················· 869

第五篇　儿科腹部疾病和其他

- 第三十二章　儿科肝胆胰疾病 …………………………………………………… 921
  - 第一节　肝脏肿瘤 ………………………………………………………… 921
  - 第二节　先天性胆总管囊肿 ……………………………………………… 939
  - 第三节　胰腺病变 ………………………………………………………… 942
- 第三十三章　儿科腹膜后腔病变 ………………………………………………… 948
  - 第一节　肾脏肿瘤 ………………………………………………………… 948
  - 第二节　肾脏囊性病变 …………………………………………………… 955
  - 第三节　梗阻性尿路病变 ………………………………………………… 959
  - 第四节　肾上腺肿瘤和出血 ……………………………………………… 964
  - 第五节　腹膜后肿瘤 ……………………………………………………… 973
  - 第六节　隐睾 ……………………………………………………………… 977
- 第三十四章　CT 导引穿刺活检 …………………………………………………… 979
  - 第一节　导引技术 ………………………………………………………… 980
  - 第二节　肝脏穿刺活检 …………………………………………………… 982
  - 第三节　胰腺穿刺活检 …………………………………………………… 984
  - 第四节　脾脏穿刺活检 …………………………………………………… 986
  - 第五节　肾脏穿刺活检 …………………………………………………… 988
  - 第六节　肾上腺穿刺活检 ………………………………………………… 989
  - 第七节　腹腔盆腔穿刺活检 ……………………………………………… 990
- 第三十五章　腹部仿真影像学 …………………………………………………… 994
  - 第一节　仿真影像学概论 ………………………………………………… 994
  - 第二节　仿真影像学在胃肠道的临床应用 ……………………………… 1003
  - 第三节　仿真影像学在胆胰管系统的临床应用 ………………………… 1022
  - 第四节　仿真影像学在泌尿生殖系的临床应用 ………………………… 1033
  - 第五节　仿真影像学在腹部血管系统的临床应用 ……………………… 1056

第一篇 基础与总论

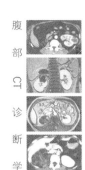

第一章
多排螺旋 CT

螺旋 CT 采用滑环技术在螺旋扫描时球管和探测器同步旋转,检查床步进,X 线曝光和数据采集同步完成,从而获得真正的容积图像数据,避免了解剖细节的遗漏。通过外周血管内注射对比剂增强技术,快速螺旋扫描后获得一系列有部分重叠的横断面图像,以及进一步薄层三维重建图像可以直观地显示身体不同部位的立体关系。和传统常规 CT 比较,螺旋 CT 扫描后的再次多平面重建(reformation slice),其 Z 轴方向分辨率大大提高。20 世纪 90 年代初,螺旋 CT 的问世和临床应用是 CT 技术的一大飞跃。

螺旋扫描时,扫描范围的覆盖速度由螺距(pitch)来描述。胸、腹部 CT 成像时,为避免呼吸伪影,需要在一次屏气内(一般 25～30 s)完成扫描。在既定的机架转速下,扫描层厚(slice width)的选择需要根据所要求覆盖范围而定。在单层螺旋 CT 时,为了获得较好的重建图像的 Z 轴分辨率,需要 2～3 mm 扫描。若采用 1 mm 扫描层厚时覆盖范围大大减少,即在既定球管转速的情况下,扫描范围与扫描层厚是一对矛盾。1994 年首次引入 0.75 s/360°(以下扫描速度单位均指 s/360°)的亚秒扫描速度 CT(Kalender,1995),相对可以增加容积覆盖范围或 Z 轴分辨率。所以在螺旋 CT 的临床应用中,面临着扫描速度、需要覆盖的范围,以及图像分辨率之间的矛盾。Z 轴分辨率的提高需要更薄层扫描技术,同时为了扩大覆盖范围需要更快的螺旋旋转和多层面同步采集技术。于是,1993 年首次出现了 1 s 螺旋速度下的双层螺旋 CT(Kruger,1993)。这样,在扫描层厚不变的情况下,扫描覆盖范围扩大了 10 倍。随后,1998 年几家主要的 CT 厂家推出了多排探测器排列和同步 4 层采集技术的多排(层)螺旋 CT(multi-detector CT,MDCT),最快的扫描速度高达 0.5 s。和传统的 1 s 单层螺旋 CT 比较,同样的覆盖范围连续扫描时间(或屏气时间)仅需要单层螺旋 CT 扫描时间的 1/8。或者同样的扫描时间覆盖范围可以扩大 8 倍。一次曝光多层面采集大大提高了 X 线球管利用效率。另外 0.5 s 的旋转速度大大提高了时间分辨率,拓展了 CT 在心血管方面应用的新领域。多排 CT 技术的发展,改变了影像学科传统的诊断模式,使对比剂增强效果得到提高,增强模式也相应改变,以及可实现多视角的图像浏览。以下从技术学角度探讨 MDCT 的基本结构和扫描原理。

第一节　多排螺旋 CT 基本结构

一、多排探测器设计

多排探测器与相对应的扇形 X 线束同步旋转,数据采集系统更为复杂。每排探测器与点光源以及与人体长轴的几何关系不再是垂直,而是不同程度的倾斜,即有锥形角(cone-beam angle)存在。只有中心层面的 X 线束与 Z 轴垂直,越往外围,X 线倾斜越明显,即锥形角越大,锥形角大到一定程度会出现严重的锥形伪影(cone-beam artifact),从而影响图像质量。

MDCT 研制过程中面临和需要考虑的 3 个方面:①由于锥形线束伪影,在不降低图像质量的前提下,一次能够同步采集多少层图像?②多层面同步采样后的螺旋扫描有什么特点?③传统的单层螺旋 CT 重建方法即 180°和 360°线性插入重建是否继续有效?

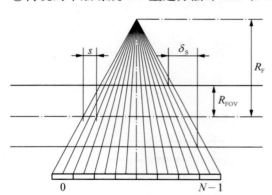

图 1-1-1　N 排探测器多层 CT 锥形线束几何投影(图中 $N=8$ 排)。δ 为实际层厚,δs 为轴向放大的层厚,R_F 为靶中心距离,R_{FOV} 为显示野半径

图 1-1-1 表示了 N 排探测器与球管射线源的几何关系。很明显,只有靠近中央的几排探测器与 X 射线趋向于垂直,越往外围排列的探测器与 X 线倾斜越明显。最外排列的探测器,由于倾斜的射线层面产生了一个模糊的横断 δs 投影。

最外排的探测器可获得的有效层厚 δs 为:

$$\delta s = (N-1) \cdot S \cdot R_{FOV}/R_F$$

其中,R_F 为靶中心距离(focus to iso-center distance, FID);R_{FOV} 为显示野半径;δ 为实际层厚。

为了保持同步多层采样的一致性,避免 δs 与 δ 之间的失真过大,早期的锥形线束成像研究推断一次同步 4 层采样是可视图形失真的上限,这就是为什么所有厂家生产的 MDCT,尽管探测器的几何排列从 8 排到 34 排不等,一次可同时采集能力均为 4 层/周。

为了灵活选择层厚,目前主要有两种不同的探测器排列设计,固定等宽排列探测器(fixed-array detector,FAD,图 1-1-2)和不等宽顺应排列探测器(adaptive-array detector,AAD,图 1-1-3)。FAD 在 Z 轴方向等宽平行排列成矩阵状(matrix type arrangement),每排探测器单元宽度就是最小采集层厚。螺旋扫描最小的 4 层图像采集就是利用中央的 4 排探测器,较厚层面扫描需要较宽的 X 线束及相邻排列的探测器之间的采集信号融合(图 1-1-2)。

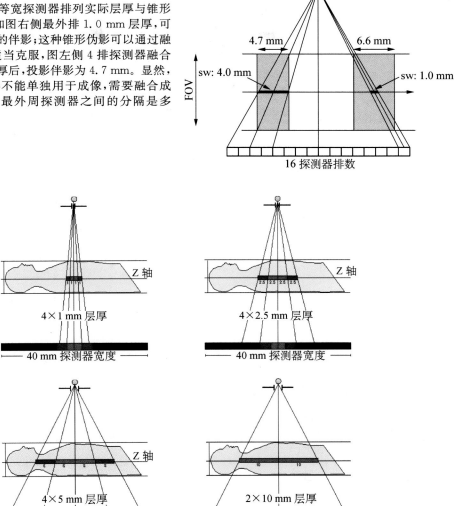

图1-1-2 固定等宽探测器排列实际层厚与锥形角投影的比较，例如图右侧最外排1.0 mm层厚，可以放大成6.6 mm的伴影；这种锥形伪影可以通过融合成较厚的层厚适当克服，图左侧4排探测器融合成一个4.0 mm层厚后，投影伴影为4.7 mm。显然，最外排列的探测器不能单独用于成像，需要融合成较大的层厚，所以最外周探测器之间的分隔是多余的

图1-1-3 AAD层厚的组合符合锥形投影原理，探测器的宽度从中央到周边排列时1、1.5、2.5、5 mm。左上图4×1 mm扫描时，仅仅用中央的4排探测器。右下图2×10 mm扫描，利用了整个探测器的宽度。探测器之间间隔少(8排探测器7个间隔)，可以提高射线利用率

AAD是基于上述锥形投影原理，在Z轴方向排列宽度不等，中央层面薄，越往外围越宽，以Siemens公司的4层螺旋为例排列成8排顺应性排列的不等宽探测器(5-2.5-1.5-1-1-1.5-2.5-5 mm)。最小的4层扫描利用了最中央的2排探测器和次中央的2排探测器的一半。较厚层面扫描，同样需要邻近探测器的信号融合。针对4层螺旋CT而言，由于探测器间隔小，AAD有较高的X线吸收利用率。

二、MDCT 重建技术

传统的 CT 成像,基于 X 线束与人体长轴(Z 轴)成像平面垂直。而螺旋 CT 扫描时由于床面步进和 X 线曝光同步,射线不再垂直于成像平面,原始数据重建成传统的横断面图像,需要从参考断面的前后邻近投影点进行线性插入重建(linear interpolation)获得。常用的螺旋重建方法有 180°线性插入重建(180° linear interpolation,180°LI)和 360°线性插入重建(360° linear interpolation,360°LI)(图 1-1-4)。

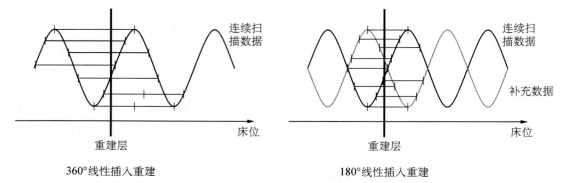

图 1-1-4　两种不同重建方法示意

360°线性插入重建:在每一个投射角度重建时,插入方位角相距 360°最靠近重建平面的两个投影数据,即用于螺旋插入重建的距离为 $p·S$(p 为投射角,S 为层厚),所以有部分采样数据取自下一个螺旋扫描。

180°线性插入重建:利用人体的对称性,通过半周扫描已经获得了需要插入数据的对应点,两个插入数据的方位角相距 180°。

两种线性插入重建的特点:①随着螺距的增加,重建层厚的层面敏感度(slice sensitivity profile,SSP)呈线性放大(图 1-1-5)。②在同一螺距时,180°线性插入重建引起的重建层厚

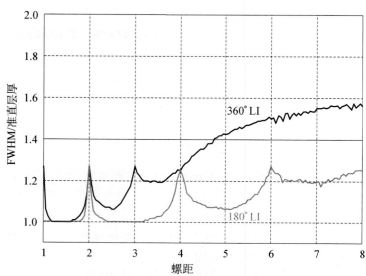

图 1-1-5　重建层厚[投影半高宽度(FWHM)的 SSP],4 层螺旋

SSP 放大变异较 360°线性插入重建小。③像素噪声与螺距不相关。

这种 180°线性插入重建和 360°线性插入重建方法可以直接延伸到 MDCT 的重建中,插入的投影数据利用率更加灵活。插入的投影数据不再限制于同一个探测器,可以来自于相邻探测器的层面。但是由于不同螺距下各个投影角数据采样的不一致性,SSP 变化的表现也不一致,如图 1-1-5,所以在多层重建最简单的解决办法是固定螺距,如螺距采用 2,3,4,5,6 等固定螺距。

Siemens 公司的 4 层螺旋 CT 采用另一种独特的多层螺旋重建方法,称为适应性轴向插入(adaptive axel interpolation,AAI)重建,这种重建方法在能够充分利用邻近射线的同时,克服了上述线性插入重建时重建层厚随螺距增加所致的层面 SSP 放大变形。

AAI 重建利用了多层螺旋扫描的平行投影数据,分 3 步传递转换:①多层面扇形投影,通过同一方位角的归类和插入,转换成采样率不等距的平行多层面投影;②非线性适应性轴向插入;③不等距的采样栅格插入重建成同一方向等距的采样分布。

在一定螺距范围内,采用 AAI 重建方法,可以实现重建层厚与螺距变化不相关,同时充分利用重建平面邻近的射线,尤其在小螺距扫描时,可以通过降低管电流降低病人辐射剂量,同时保证图像信噪比不变。

第二节 多层螺旋扫描

一、多层螺旋的螺距

单层螺旋 CT 的螺距(pitch)为球管旋转 1 周,床面同步步进的距离(d)与准直层厚(S)的比值。

$$\text{pitch} = d/S$$

和单层螺旋 CT 一样,MDCT 扫描范围覆盖速度由螺距来形容。目前,多层螺旋的螺距有两种不同的定义方式,以 N 层 CT 为例,准值的射线宽度等于单层准直层厚 S 与 N 的乘积,即 $N \cdot S$。

方法 1:$\text{pitch1} = \dfrac{\text{进床步进/周}}{\text{层厚(主要利用的探测器准直宽度)}}$

也可以表示为

$$\text{pitch } 1 = d/N \cdot S$$

例如 4 层螺旋扫描,扫描层厚 $S=2.5$ mm,射线被准直宽度为 $N \cdot S = 4 \times 2.5$ mm $=10$ mm,每周床面同步进床 $d=15$ mm/周,pitch$=1.5$。这种方法计算的结果,不管一次扫描多少层,螺距范围不大于 2。

另一种螺距定义的方法是,每周床面步进 d 与单个层面探测器宽度 S 的比值。

方法 2:$\text{pitch } 2 = \dfrac{\text{进床步进/周}}{\text{多层同步采集中一个单元层厚度}}$

或者表示为

$$\text{pitch 2} = N \cdot \text{pitch 1}$$

该种方法计算,最大螺距可达到 $2N$,N 为一次同步采集的层数,如 4 层螺旋螺距可达 8;16 层螺旋螺距可达 32。同样上述螺距 pitch 1=1.5,采用该定义方法,4 层螺旋 pitch 2=6(图 1-2-1)。

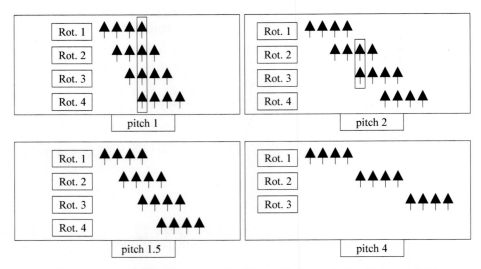

图 1-2-1 4 层螺旋 CT 在不同螺距下的采样率。一个箭头代表一次投影

从图中可以看出,螺距(pitch 2)<4 时,每旋转一周,数据均有不同程度的重叠;螺距=2 时,相当于成双的数据量。所以,螺距在 1~4 范围时,为了保证病人的辐射剂量不变和图像信噪比一致,可以适当降低球管电流。然而,螺距小,重复采样,导致相同的扫描范围需要更长的扫描时间,损失了时间分辨率,这对运动器官的成像不利,所以运动器官成像需要大螺距覆盖。

二、层厚

传统 CT 的层厚相当于球管射线被准直的宽度,而在单层螺旋 CT 时,随着螺距的增加,重建层厚会被放大,这是 180°LI 和 360°LI 重建的共性,采用投影半高宽度(full width at half maximum,FWHM)作为单层螺旋重建层厚的测量值。180°LI 重建时,在螺距=1 时,螺旋重建层厚 d 等于预备准直的宽度 d_{col};而在螺距=2 时,重建层厚被放大成被准直宽度的 1.27 倍($d=1.27d_{col}$),例如,5 mm 扫描时,射线被准直的宽度为 d_{col}=5 mm,螺距=2 时螺旋扫描获得的层厚为 6.4 mm。同样的扫描条件,如采用 360°LI 重建,螺旋扫描重建层厚的放大更明显,放大的重建层厚 d 是准直层厚 d_{col} 的 2.25 倍,即 $d=2.25d_{col}$。例如:5 mm 层厚扫描时,360°LI 重建层厚为 11.25 mm。尽管采用 180°LI 重建时增加了噪声和螺旋伪影,但重建后的有效层厚放大,继而在二次重建时 Z 轴分辨率高,故在螺旋扫描中 180°LI 较 360°LI 应用更多。在单层螺旋 CT 的临床应用中,为了减少重建层厚的失真,多数采用

180°LI 重建,尽管 180°LI 重建时会增加图像噪声。在单层螺旋 CT 扫描时,扫描前选择准直宽度,并不能代表真正的图像重建层厚。无经验使用者往往会忽视在不同螺距下层厚的 SSP(图 1-2-2)。

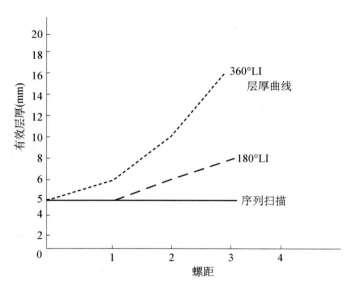

图 1-2-2　螺旋扫描 180°LI 与 360°LI 重建,在不同螺距下重建层厚与有效层厚的相对关系示意

MDCT 采用多层面同步采集技术,所以扫描层厚即准直层厚和重建层厚是完全不同的。

1. **扫描层厚**　即 X 线射线束准直的宽度,由于多层面同步采集,需要有更宽的射线覆盖照射野。由于球管准直器和探测器分隔校准,决定了每旋转一周在 Z 轴方向的覆盖范围,同时也决定了最小可获得的图像层厚。

例如:扫描采用:4×1 mm,4×2.5 mm,4×5 mm,一次同步采集 4 层图像,最小可获得的层厚分别是:1 mm,2.5 mm,5 mm。对应的 X 线球管准直器宽度分别是 4 mm,10 mm,20 mm。

2. **图像重建层厚**　多层扫描薄层螺旋,可以大大提高图像的分辨率,尤其是 Z 轴分辨率,同时也大大增加了图像信息。从常规诊断考虑,不需要浏览每一层薄层图像,可以根据需要重建成一定厚度的浏览图像。对于细小病灶,可以在原始数据的基础上进一步重建,获得不同层厚的重建图像(图 1-2-3)。

3. **融合扫描**　薄层扫描后,根据临床诊断的需要,可以在原始数据基础上重建成不同层厚要求的图像,同时也可以获得不同分辨率要求的图像。所以原始数据的存储是 MDCT 的一个新课题(图 1-2-4)。

临床上将面临一种选择,当需要获得 3 mm 层厚的图像时,可以采用 4×1 mm 扫描,也可以采用 4×2.5 mm 扫描,通过调节螺距可以在相同的时间内覆盖同样长度的范围。通过实验可以发现,用薄层扫描可以获得优质的多平面图像。所以薄层扫描、大螺距覆盖是多层螺旋扫描的常规(图 1-2-5)。

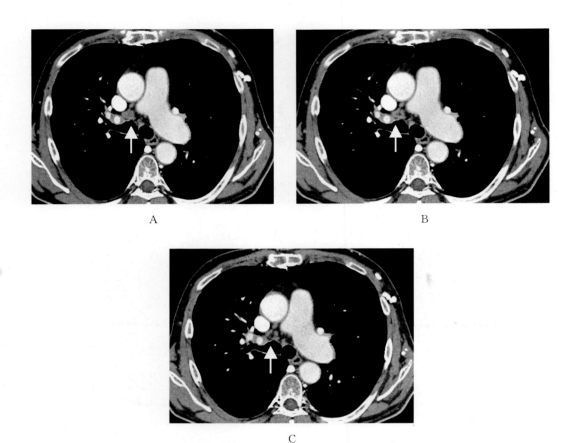

图1-2-3 不同重建层厚获得的图像分辨率比较,在同一套原始数据的基础上不同重建层厚的临床图像,分辨右肺门部淋巴结。A为5 mm层厚时显示"较大的淋巴结";B为3 mm重建层厚显示清晰度居中;C为1 mm重建层厚时,可显示多个较小的淋巴结

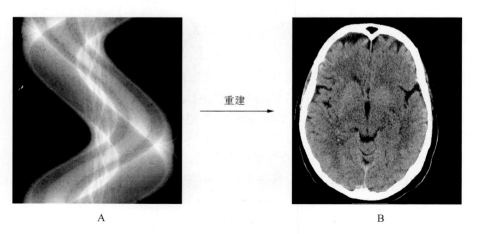

图1-2-4 螺旋CT扫描和图像处理。A为原始图像;B为重建图像

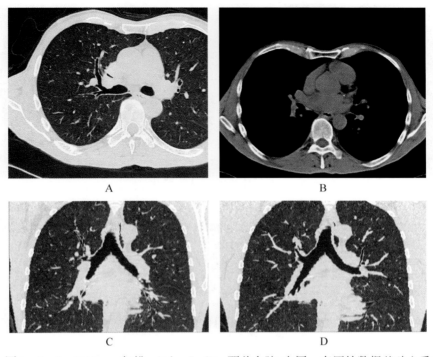

图 1-2-5　4×1 mm 扫描，pitch＝7，25 s 覆盖全肺，在同一套原始数据基础上重建图像，A 为 1.5 mm 高分辨肺窗图像；B 为 5 mm 纵隔窗重建图像；C 和 D 为高分辨 CT 的 MPR 重建图像

从图 1-2-6 和 1-2-7 可以看出，薄层扫描大螺距覆盖可以获得较好的再次重建图像的质量。

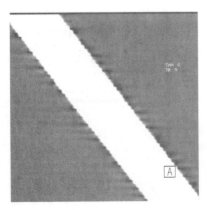 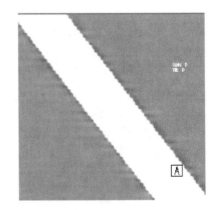

A. pitch＝3，4×2.5 mm 扫描，图像层厚＝3 mm　　　B. pitch＝7，4×1 mm 扫描，图像层厚＝3 mm

图 1-2-6　大螺距薄层扫描（右图）和小螺距厚层扫描可以获得相同的图像质量，大螺距可以大大降低辐射剂量

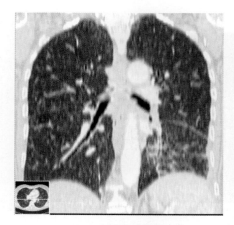 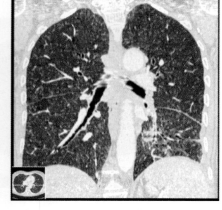

A. 5 mm 重建层厚　　　　　　　　　　　　B. 1.25 mm 重建层厚

图 1-2-7　螺旋 CT 薄层扫描，不同层厚重建，薄层(B)重建图像轴向分辨率优于厚层(A)重建图像，B 显示支气管细节及病灶清晰

三、二次重建与 Z 轴分辨率

MDCT 扫描后获得了大量的图像信息，用传统的图像浏览已无法胜任 MDCT 的图像分析。

单层螺旋 CT 由于采集层厚大，二次多平面重建图像的分辨率(Z 轴分辨率)远远不如横断面图像分辨率。所以，在薄层扫描基础上的立体像素成像是容积 CT 追求的方向，尤其在复杂而细致的三维血管如冠状动脉成像方面。多层 CT 可以获得近乎立体像素分辨率的心血管成像，以取代数百幅横断面图像，强大的图形计算机处理可以使医生交互评价标准横断面图像、二次重建图像及高质量的三维图像。尤其在大范围的血管成像中，高质量的三维图像和二次重建图像可以更快捷地显示全貌。

然而，不同的重建方法对多平面重建图像质量的影响较大。如果采用常规的螺旋 CT 线性插入重建，重建层厚受螺距的影响较明显。为了保证图像质量，在使用中，可以通过螺距的选择控制扫描序列(图 1-2-8)。

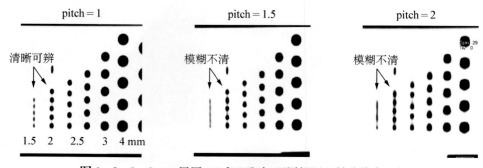

图 1-2-8　2 mm 层厚，180°LI 重建，不同螺距 Z 轴分辨率比较

Siemens 公司首先在 4 层螺旋 CT 中采用了非线性的重建方法，即 AAI，通过这种独特

的多层螺旋重建方式,可以使螺距与重建层厚不相关。这样可以使薄层扫描大螺距覆盖成为常规(图1-2-9)。

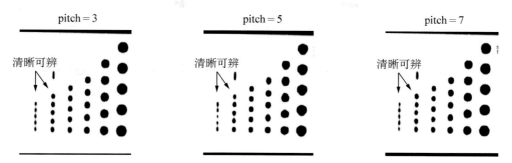

图1-2-9 4×1mm扫描,2.0mm重建层厚,不同螺距下Z轴二次重建分辨率

四、MDCT 的剂量

剂量是局部量化值,依赖于物质的被照射性,是物质(dm)的单位容积元素(dv)的X线能量吸收。螺旋扫描剂量等于横断位剂量除以螺距。

相同的扫描条件,如相同的mAs,螺距=2时的剂量为螺距=1时扫描剂量的1/2(图1-2-10)。

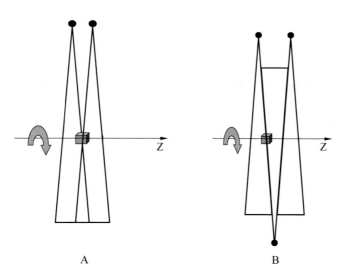

图1-2-10 A表示螺距=1时通过某物质的剂量,B为螺距=2时通过同一物质的剂量。相同的mAs时,螺距=2时(B)剂量是螺距=1时(A)剂量的1/2。

目前CT的X线剂量量化标准有:$CTDI_{(100)}$,$CTDI_{(FDA)}$,$CTDI_w$。螺旋CT扫描时,病人剂量为

$$剂量 = 管电流 \times 旋转时间 \times CTDI / 螺距$$

MDCT扫描时,如果相同的mAs,不同的螺距下,病人的辐射剂量是不等的。

为了保持病人扫描在不同螺距下辐射的一致性,在不同螺距下要适当调节管电流。

X线准值宽度与无效辐射:非螺旋CT扫描时,要获得10 mm层厚,球管X线准值宽度10 mm即可。但4层螺旋扫描时,如4×2.5 mm扫描,获得10 mm层厚,X线准值器宽度要>10 mm。所以与单层螺旋CT相比,MDCT的剂量会略有增加。Cynthia等研究表明,剂量的增加程度取决于扫描层厚,扫描层厚越薄,剂量增加越明显。与单层螺旋CT比较,同样分别采用1 mm和5 mm扫描,4×1 mm扫描剂量的增加程度比4×5 mm扫描明显(图1-2-11)。

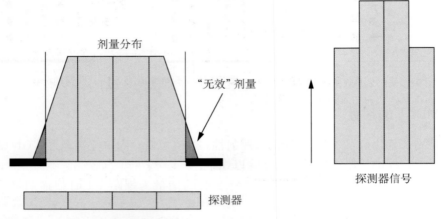

图1-2-11 4层螺旋扫描时(例如4×2.5 mm扫描),如果准直器宽度恰好是扫描厚度(例如10 mm),由于锥形投射效应,两侧外层部分投射射线被探测器前准直器阻挡(左图阴影部分),探测器探测的信号外侧层面就比中央层面的数据少(右图)

由于螺旋扫描时,连续X线曝光与病人步进同步,使得4个同步扫描的层面剂量分布不均匀(图1-2-12)。

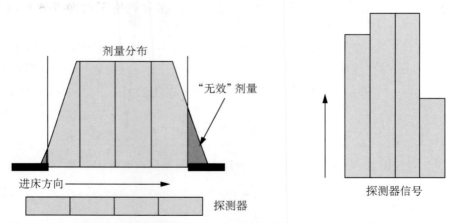

图1-2-12 螺旋扫描时扫描床同步步进,进床头端被准直器阻挡比较多(左图),相应层面采集的信号就会更低(右图)

为了保证4个层面剂量的一致性,需要加大准直器的射线宽度覆盖对应的探测器(图1-2-13)。

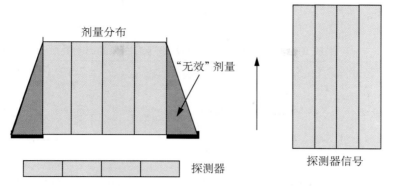

图 1-2-13 为了保持4个同步扫描层面数据采集的一致性，准直器宽度就要相应的大于扫描需要的宽度，例如扫描需要得到 4×2.5 mm，层厚 10 mm 临床图像（左图），准直器宽度就要大于 10 mm，扫描层面两外侧就有较大的无效辐射剂量（阴影部分）

第三节　图像质量和影响因素

不同部位的螺旋CT扫描，有很多种扫描参数选择，尽管有10多年的应用经验，目前国际上还没有统一的扫描定式。而且不同厂家的设计理念也不同，所以没有一种"完全理想"的扫描组合。下面对一些主要的参数，即影响图像质量的因素进行讨论。

1. 噪声(image noise)　CT成像中测量X线衰减后的随机像素的偏离值。这种偏离(variability)是由于成像需要的X线光子的有限性。噪声与成像所需的X线光子数的平方根成反比。噪声大时，图像显示"粗糙的颗粒"，并会影响低密度分辨率。

2. 剂量　图像噪声与成像剂量有直接的关系。所以使用中需要考虑到降低图像噪声的期望值与相应要增加射线辐射的危险性。一般而言，在常规使用条件下球管输出时（如250 mAs，120 kVp）病人每层面的辐射剂量为 3～5 Rad。

3. 图像锐利度(image sharpness)　螺旋扫描中，有许多因素会影响图像的锐利度。最主要的可能是部分容积效应(partial volume averaging effect)。例如在一个成像像素内包含了两种不同的组织，其衰减值为该两种组织的加权平均值，加权程度取决于其中的组织与层厚的比例。这种效应会降低组织结构的边缘锐利度，并降低空间分辨率。在多平面二次重建图像的Z轴方向分辨率，也会受到层厚和相邻层面之间重叠程度的影响。

4. CT扫描操作过程中的参数选择　下面列举了CT扫描时需要选择的参数，其中有6项是传统CT和螺旋CT扫描时共有的，4项为螺旋扫描所专有。

所有CT所需要的选择参数：kVp，mAs，扫描速度，层厚，重建滤过函数，对比剂增强注射速率、总量、时相及延迟时间。

螺旋CT扫描时独有的选择参数：进床速度即螺距，线性插入重建180°LI/360°LI，连续螺旋扫描时间和层面重建间隙(increment)。

（1）合理选择扫描参数：任何参数的选择，需要对图像质量相关的噪声与分辨率进行平衡。例如：减小层厚可以增加分辨率（降低了部分容积效应），但同时增加了图像的噪声（因为减少了每个成像层面的X线光子量）。合理地选择扫描参数是每个使用者每天面临的课题(表 1-3-1)。

表 1-3-1　螺旋 CT 的技术参数选择对图像的影响关系

技术参数	噪声	边缘锐利度	技术参数	噪声	边缘锐利度
层厚缩小	增加	增加	高分辨重建	增加	增加
螺距增加	不变	降低	重建层厚间隙缩小	不变	MPR 重建分辨率增加
管电流增加	降低	不变			

MDCT 可以同步采集多个层面,可应用更短的扫描时间,更大的覆盖范围,大大提高分辨率,尤其是 Z 轴分辨率(更薄层扫描)。而且扫描结束后,在原始数据的基础上,可以进一步进行层厚的再次重建,可以根据不同的需要和目的得到不同的图像。使用者有更大的灵活性,无需额外增加病人辐射剂量。

(2) MDCT 的优势:由于多层面同步采集,在常规横断面成像上体现出更快的速度、更多的灵活性。如颅脑成像,4×5 mm 扫描,10 s 内可以完成扫描,16 层 CT 16×1.25 mm 扫描,同样 10 s 内完成扫描。在颅底扫描时,可以采用 4×1 mm 扫描,融合成 1 个 4 mm 层厚图像观察,可以消除条状伪影。然而,MDCT 真正的优势体现在全景容积成像,即立体像素成像技术(isotropic imaging)。

(3) 各向同性立体像素成像:MDCT 成像的方向是追求高质量的全景图像,即各向同性立体像素成像。传统的 CT 包括螺旋 CT 成像需要有高质量的横断面图像分辨率,MDCT 需要在二次多平面重建图像和三维容积成像时同横断面具相同的分辨率。

目前的螺旋 CT 的轴向分辨率在软组织重建时,一般可以达到 10 线对/cm 的空间分辨率,也就是在横断面可以达到 0.5 mm 的分辨能力。而在人体长轴方向即 Z 轴分辨率,取决于扫描获得的采集层厚。如果扫描层厚采用 0.5 mm,由于螺旋重建的放大效应,不可能真正获得 0.5 mm,所以要获得 0.5 mm×0.5 mm×0.5 mm 的立体像素仅仅是一个理论值,而且在 4 层螺旋时代,0.5 mm 的扫描层厚会影响一次扫描的覆盖能力。随着 MDCT 的发展,如 16 层螺旋 CT,Z 轴分辨率进一步提高,从而可以达到常规的各向同性立体像素(图 1-3-1)。

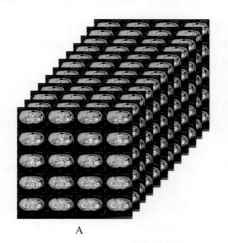 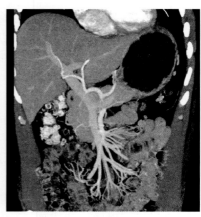

A　　　　　　　　　　B

图 1-3-1　各向同性立体像素(A)和多层面冠状位成像(B)

MDCT 的优点是扫描时间、容积覆盖、时间分辨率、球管利用率和 Z 轴分辨率等可以根据临床应用目的进一步优化。

（曹永胜）

参考文献

1. Abdeen N, Chakraborty S, Nguyen T, et al. Comparison of image quality and lens dose in helical and sequentially acquired head CT. Clin Radiol, 2010, 65: 868～873
2. Andreini D, Pontone G, Mushtaq S, et al. Multidetector computed tomography coronary angiography for the assessment of coronary instent restenosis. Am J Cardiol, 2010, 105: 645～655
3. Björkdahl P, Nyman U. Using 100-instead of 120-kVp computed tomography to diagnose pulmonary embolism almost halves the radiation dose with preserved diagnostic quality. Acta Radiol, 2010, 51(3): 260～270
4. Chen CY, Jaw TS, Wu DC, et al. MDCT of giant gastric folds: differential diagnosis. AJR, 2010, 195: 1124～1130
5. Donmez H, Serifov E, Kahriman G, et al. Comparison of 16 - row multislice CT angiography with conventional angiography for detection and evaluation of intracranial aneurysms. Eur J Radiol, 2010, 20: [Epub ahead of print]
6. Eren S, Bayram E, Fil F, et al. An investigation of the association between coronary artery dominance and coronary artery variations with coronary arterial disease by multidetector computed tomographic coronary angiography. J Comput Assist Tomogr, 2008, 32: 929～933
7. Kang M, Kalra N, Sharma A, et al. Single-phase 16-slice multidetector computed tomographic angiography in the evaluation of the venous system in potential laparoscopic renal donors. J Comput Assist Tomogr, 2009, 33: 710～714
8. Koplay M, Kantarci M, Güven F, et al. Diagnostic efficiency of multidetector computed tomography with multiplanar reformatted imaging and virtual cystoscopy in the assessment of bladder tumors after transurethral resection. J Comput Assist Tomogr, 2010, 34(1): 121～126
9. Lee CW, Kang JW, Lee HJ, et al. MDCT evaluation of intimal defects in intramural hematoma of the aorta: initial findings and follow-up. Int J Cardiovasc Imaging, 2010, 28: [Epub ahead of print]
10. Ozmen CA, Akpinar MG, Akay HO, et al. Evaluation of pericardial sinuses and recesses with 2-, 4-, 16-, and 64-row multidetector CT. Radiol Med, 2010, 115: 1038～1046
11. Reid J, Gamberoni J, Dong F, et al. Optimization of kVp and mAs for pediatric low-dose simulated abdominal CT: is it best to base parameter selection on object circumference? AJR, 2010, 195: 1015～1020

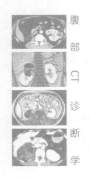

第二章
CT 发展史

在 CT 发明和应用的历史进程中,其发展大致可分为两个阶段,即从 CT 发明到螺旋 CT 出现前的非螺旋 CT 阶段,以及从螺旋 CT 投入临床使用到目前为止的螺旋 CT 时代。相比较而言,第一阶段的意义是改变了医用 X 线的诊断方式,而第二阶段则是在第一阶段的基础上发展和丰富了横断面 X 线诊断的手段。第一阶段 CT 设备的内容目前仅保留了历史意义,第二阶段的 CT 设备是目前正在使用的。下面我们将根据 CT 设备发展的顺序,重点阐述各种不同螺旋 CT 设备的主要结构特点和成像特性。

一、单层螺旋 CT

与非螺旋 CT 相比,单层螺旋 CT 设备结构的主要改变是采用了滑环技术,并改变了以往非螺旋 CT 的馈电和数据传导方式,使 CT 扫描摆脱了逐层扫描的模式,从而提高了 CT 扫描和检查的速度。

在螺旋式扫描方式中,有两个基本概念是必须提及的,即螺距和重建增量。

螺距是螺旋 CT 扫描方式特有的、与图像质量相关的参数,它的含义是:扫描旋转架旋转一周检查床运行的距离与层厚或准直宽度的比值。该比值是扫描旋转架旋转一周床运动的这段时间内,运动和层面曝光的百分比。它是一个无量纲的量,根据国际电子技术委员会(International Electrotechnical Commission,IEC)说明,螺距的定义由下式表示:

$$螺距(P) = \frac{TF}{W}$$

式中,TF(table feed)是扫描旋转架旋转一周床运动的距离,单位为 mm;W 是层厚或射线束准直的宽度,单位也是 mm。

重建增量(reconstruction increment)的定义是:被重建图像长轴方向的间距。

通过采用不同的重建增量,可确定被重建图像层面重叠的程度,另外,重建增量与被重建图像的质量有关,即重建间隔减小则三维处理图像的质量改善。

二、4层螺旋CT

4层螺旋CT于1998年由四大CT设备制造商推出。与单层螺旋CT相比,其硬件方面的主要改进是探测器排数和数据采集通道的增加,使CT扫描机架一次旋转可同时得到4层图像,并且扫描覆盖范围也相应增加。

(一) 4层螺旋CT的探测器

与单层螺旋CT不同,4层螺旋CT的探测器材料采用了辐射转换效率高的稀土陶瓷闪烁晶体,与光电两极管一起共同组成探测器阵列。以前固体探测器材料的辐射转换效率是50%～60%,而改用稀土陶瓷材料后,辐射的转换效率可达到99%。

由于探测器排数的增加,各厂商设计的4层螺旋CT探测器排数也各不相同,其结果不仅影响了层厚的大小和组合,同时也影响了螺旋CT扫描重要技术参数螺距的计算表达方式。4层螺旋CT的排列主要有3种方式:①Toshiba公司的4层螺旋CT有34排探测器,其中0.5 mm 4排,1.0 mm 30排,最大覆盖范围32 mm;②GE公司采用16排1.25 mm的等宽探测器,最大覆盖范围20 mm;③Philips(Picker)和Siemens公司采用8排1～5 mm的探测器,包括4对1、1.5、2.5、5 mm的探测器,最大覆盖范围20 mm。

根据各家厂商4层螺旋CT探测器的排列方式,大致可分为两种类型:等宽型和不等宽型探测器阵列。GE公司的属于典型的等宽型探测器排列,Philips(Picker)和Siemens公司的属于典型的不等宽型探测器排列,Toshiba公司的探测器阵列排列方式应该也属于不等宽型,但有部分观点认为也属于等宽型。

两类不同排列组合的探测器阵列各有利弊。等宽型探测器排列的层厚组合较为灵活,但是外周的4排探测器只能组合成一个宽探测器阵列使用,并且探测器排数过多,其间隔会造成有效信息的丢失。

不等宽型探测器的优点是在使用宽层厚时,探测器的间隙较小,射线的利用率较高,因为无法产生数据的探测器间隙只有7个,缺点是层厚组合不如等宽型探测器灵活。

4层螺旋CT与单层螺旋CT相比,前者旋转一周扫描覆盖的范围比单层螺旋扫描有所增加,每旋转一周的扫描时间也缩短至0.5 s,纵向分辨率也有所提高;但4层螺旋CT扫描还未真正达到各向同性,根据厂商公布的数据,其平面内(横向)分辨率为0.5 mm,纵向分辨率则为1.0 mm。

(二) 数据采集通道

单层螺旋CT或以前的非螺旋CT扫描机,通常只有一个数据采集通道或称数据采集系统(data acquisition system, DAS),而4层螺旋CT由于需同时采集4层数据,增加到了4个DAS。工作时根据层厚选择的需要,通过位于DAS上电子开关的关闭和导通,进行不同的组合,最后形成数据采集的输出。4层螺旋CT的DAS在工作时,长轴方向的探测器形成4个通道同时采集数据,每一个DAS可只接收一排探测器阵列的扫描数据,也可以将数排探测器阵列的扫描数据叠加后等于一组数据输出,由于总共有4个DAS,其最终获得的扫描层数最多为4层。

以GE公司的探测器阵列为例,如其16排探测器全部利用,通过DAS的组合,可获得4

幅5 mm层厚的图像或2幅10 mm层厚的图像。利用后准直器遮盖半个位于中心处的探测器,可获得2幅0.625 mm的薄层图像。每个数据通道分别包括1、2、3排探测器,可分别获得1.25、2.5、3.75 mm层厚的4幅图像。Toshiba公司的探测器阵列,利用中间4排探测器,可获得4幅0.5 mm层厚的图像。34排全部利用,可获得4幅8 mm层厚的图像。适当组合探测器的排列,可分别获得2、3、4、5、6、7 mm层厚的4幅图像。Marconi(Picker)和Siemens公司的探测器阵列,如采用后准直器遮盖中心的两个探测器的各一半,可获得2层0.5 mm层厚的图像。8排探测器全部利用,可获得4幅5 mm或2幅8 mm或10 mm层厚的图像。后准直器遮盖1.5 mm探测器的0.5 mm,加上中间两排1 mm的探测器,可获得4层1 mm层厚的图像。后准直器打开至10 mm宽度,并分别将1 mm和1.5 mm的2排探测器组合成一个通道,加上两侧的2.5 mm探测器排,可获得4层2.5 mm的图像。后准直器打开至20 mm宽度,并将1、1.5、2.5 mm 3排探测器组合成一个通道,加上两侧的5 mm探测器,可获得4层5 mm层厚的图像。

(三) 4层螺旋CT的技术改进

4层螺旋CT的探测器由8排以上组成,其成像过程以及参数方面与单层、双层螺旋CT相比也有所不同,主要的差别有以下几个方面:准直器的使用、射线束的宽度和螺距。

X射线束由前准直器准直后,经被扫描物体的衰减投射于多排探测器阵列。对单排探测器而言,其射线束的宽度等于扫描所得的层厚宽度,但在多排探测器扫描时,扫描射线束的宽度并不决定扫描后得到的层厚,其最后所得的层厚由探测器的宽度决定。如一次多层螺旋扫描,采用的射线束宽度为8 mm,投射到4排探测器上可以是4层2 mm的层厚,或者是两层4 mm、一层8 mm的层厚。从理论上说,如果不考虑探测器阵列的间隙,所采用的探测器阵列的宽度等于扫描所得的层厚,并可以用下述等式表示:

$$d(mm) = D(mm)/N$$

上式中,d是层厚或探测器的宽度,D是射线束宽度,N是所使用探测器的排数。在单层螺旋CT中射线束的宽度等于探测器的宽度,而在MDCT中探测器的宽度只等于$1/N$射线束的宽度,理论上这种扫描射线束的应用,增加了扫描的覆盖率。一般而言,探测器的排数越多,扫描覆盖范围越大。

4层螺旋CT中由于探测器排数的增加,X射线的辐射形状也必须作相应的改变。在单层螺旋扫描中,从球管发出的射线束在Z轴方向成扇形,而垂直于Z轴方向则是一个很窄的射线束(与所选层厚相等),称之为扇形束;在多层螺旋扫描中,由于Z轴方向探测器排数增加,垂直于Z轴方向的射线束必须增宽,以覆盖增加的探测器阵列,这种射线束形状被称之为"小孔束"。小孔束在Z轴方向增加了辐射的距离,并且射线倾斜的角度也相应增大,与单层螺旋扫描相比,图像重建的内插算法也必须相应随之改变。

(四) 4层或4层以上螺旋CT的螺距

在单层螺旋扫描中,螺距(P)的计算方法较为简单、明了,即射线束宽度(或层厚)与扫描一周检查床移动距离的比值,而在多层螺旋扫描中螺距的计算以及射线束宽度与层厚的关系有些复杂。目前临床使用中,MDCT螺距的计算方法和名称有两种:准直螺距和层厚螺距(collimation pitch & slice pitch)。

准直螺距(又称螺距因子、射线束螺距)的定义是:不管是单层还是多层螺旋CT(与每次旋转产生的层数无关),螺距的计算方法是扫描机架旋转一周检查床移动的距离除以所使用探测器阵列的总宽度。如 16 层螺旋 CT 每排探测器的宽度为 0.75 mm,当旋转一周检查床移动的距离为 12 mm 时,16 排探测器全部使用,则此时的准直螺距为 1(16×0.75 mm＝12 mm,12/12＝1)。又如 4 层螺旋 CT 时,如旋转一周检查床移动的距离为 10 mm,使用两排 5 mm 的探测器,此时螺距同样为 1。上述螺距计算的特点是不考虑所使用探测器的排数和宽度,与单层螺旋 CT 螺距的计算概念相同,同样由于螺距变化对图像质量的影响因素也相同。

层厚螺距(又称容积螺距、探测器螺距)的定义是:扫描机架旋转一周检查床移动的距离除以扫描时所使用探测器的宽度,并且乘以所使用探测器阵列的排数。如 4 层螺旋 CT 使用 2 排 5 mm 的探测器,检查床移动距离 10 mm,则层厚螺距为 2(10/10＝1,1×2＝2)。又如 4 层 CT 扫描时机架旋转一周检查床移动 30 mm,采用 4 排 5 mm 的探测器阵列,则层厚螺距为 6(30/20＝1.5,1.5×4＝6)。后一个例子如按照准直螺距的计算方法应该是 1.5,即 30/20＝1.5,层厚螺距的特点是着重体现了扫描时所使用探测器的排数。

三、16 层螺旋 CT

16 层螺旋 CT 在 2002 年的北美放射年会上被推出,其最大的改变是探测器阵列的排数和总宽度增加,其次旋转一周的扫描速度也相应缩短为 0.42 s,最短 0.37 s。4 层与 16 层之间,某些厂商还曾推出 8 层螺旋 CT,因其技术层面的特点不明显,故此处从略。

(一) 16 层螺旋 CT 的探测器和层厚组合方式

以两大 CT 机生产厂商为例,由 Siemens 公司推出的 16 层 CT 机的探测器阵列仍为不等宽型,探测器阵列中间部分由 16 排宽度均为 0.75 mm 的探测器排组成,两侧各有 1.5 mm 宽的探测器 4 排,总共 24 排,探测器阵列总宽度为 24 mm,或一次旋转最大覆盖范围为 24 mm。每排探测器数量为 672 个,总共有探测器数量 16 128 个。GE 公司推出的 16 层 CT 机的探测器阵列也改为不等宽型,探测器阵列中间部分为 16 排宽度为 0.625 mm 的探测器排,两侧各排列 1.25 mm 宽的探测器 4 排,总计探测器排数也是 24 排,探测器阵列总宽度为 20 mm,一次旋转最大覆盖范围为 20 mm。每排的探测器数量为 880 个,探测器的总数为 21 120 个。

Siemens 公司 16 层 CT 的螺旋扫描模式有 16×0.75 mm,可选择的床移动速度范围是 12~36 mm/s,即螺距可选范围为 0.5~1.5(或称为 8~24,自由可选),以及 16×1.5 mm,可选择的床移动速度范围是 24~72 mm/s,螺距可选范围为 0.5~1.5(层厚螺距 8~24)。GE 公司 16 层 CT 的螺旋扫描模式有 16×0.625 mm(采用中间 16 排探测器),以及 16×1.25 mm(采用全部 24 排探测器)。

(二) 16 层及 16 层以上螺旋 CT 的图像重建

16 层及 16 层以上螺旋 CT 的图像重建由于探测器排数增加和 Z 轴方向的宽度增加与单层及 4 层螺旋 CT 差别较大,4 层螺旋 CT 的图像重建基本不考虑孔束效应,而 16 层以上都采用将孔束边缘部分射线一起用于成像的计算,故此处简单地将 4 家厂商的图像重建方法列出,以供参考。

自适应多平面重建(adaptive multiple plane reconstruction,AMPR)的方法是将螺旋扫

描数据中两倍的斜面图像数据分割成几个部分。重建时,各自适配螺旋的轨迹并采用240°螺旋扫描数据。经过上述的预处理后,最终图像重建的完成还需要在倾斜的、不完整的图像数据之间采用适当的内插计算。采用AMPR重建方法后其内插函数的形状、宽度均可自由选择。像4层CT中的自适应Z轴内插方法一样,AMPR方法也实现了扫描螺距自由可选,并且层厚的变化与螺距无关。

加权超平面重建(weighted hyperplane reconstruction)的概念有点类似AMPR方法,但起始步骤有些不同。先将三维的扫描数据分成一个二维的系列,然后采用凸起的超平面作区域重建。如先收集全部投影数据中的1~9,然后再2~10、3~11,最后再将所有扫描数据加权平均处理。经过参数优化后,可获得良好的噪声、伪影和层厚敏感曲线形状的图像。

Feldkamp重建算法是一种近似序列扫描三维卷积反投影的重建方法。该方法是沿着扫描测量的射线,将所有的测量射线反投影到一个三维容积,以此计算孔束扫描的射线。三维反投影方法对计算机的要求较高,需配置专用的硬件设备来满足重建的速度和时间要求。

四、64层螺旋CT

2003年后各大CT机生产厂商相继推出了64层螺旋CT产品,与16层螺旋CT比较,技术层面尤其是硬件技术的改进不是很多,期间还包括了32层和40层螺旋CT,由于同样的原因此处从略。64层螺旋CT的主要变化是机架旋转速度提高(最短0.33 s),一次扫描层数增加和覆盖范围加大,另外图像质量和各向同性的分辨率又有提高,分别达到0.3、0.3和0.4,其主要的技术参数改变见表2-1。

表2-1 4家CT机主要生产厂商64层CT机的主要性能指标

商品名	一次旋转扫描层数和扫描模式(mm)	最大扫描覆盖范围(mm)	最快机架旋转时间(s)
GE LightSpeed VCT	64×0.625 32×1.25	40	0.35
Philips Briliance 64	64×0.625 32×1.25	40	0.4
Siemens Sensation 64	64×0.6 24×1.2	28.8	0.37(0.33选件)
Toshiba Aquilion 64	64×0.5 32×1.0	32	0.4

64层螺旋CT的探测器阵列在大部分厂家为64排,但也有例外,如Siemens公司的64层螺旋CT。部分厂商Toshiba、GE、Philips探测器阵列的宽度和排列如图2-1所示。Siemens公司的64层螺旋CT探测器阵列为40排如图2-2所示,中间部分的32排每排探测器的宽度为0.6 mm,两侧各4排每排探测器的宽度为1.2 mm。扫描时采用飞焦点双倍采样技术使用探测器阵列中间的32排探测器,曝光的同时在两个焦点之间瞬间变换,结果一次采样同时获得两组扫描原始数据,最终使一周旋转得到64层图像。

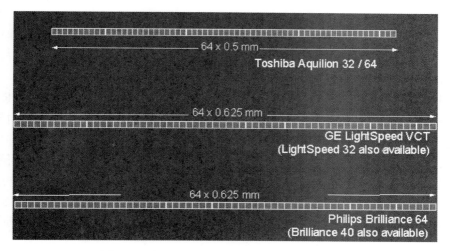

图 2-1　部分厂商 64 排探测器阵列的排列方式

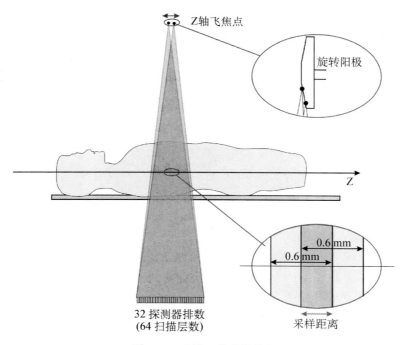

图 2-2　Z 轴双倍采样技术

五、双源 CT

双源 CT 是 2005 年 Siemens 公司推出的新型 CT 扫描仪,它的基本结构秉承了 64 层 CT 的设计,仅在球管和探测器系统作了大胆的创新,由沿袭使用的一个球管、一组探测器系统,改变成了双球管和双探测器系统,使 CT 的检查无论从扫描的速度和扫描仪的功能定位

（可利用两种不同的辐射能做一些功能性的检查，以往 CT 基本只能做形态学的检查）都大大前进了一步。

双源 CT 的球管仍采用电子束 X 线管(straton tube)，单个球管的功率为 80 kW。常用部位的扫描速度为 0.33 s，最大扫描范围为 200 cm。扫描机架孔径为 78 cm(通常为 70 cm)，各向同性的空间分辨率≤0.4 mm，使用高分辨率技术时可达到 0.24 mm。

双源 CT 的球管和探测器系统与 64 层 CT 相同，但两套采集系统同置于扫描机架内，球管之间相隔的距离为 90°。一套扫描系统的 FOV 为 50 cm，另一套扫描系统主要用于中心视野扫描 FOV 为 26 cm。两套 X 线发生器系统由一个一体化的高压发生器控制，并可分别调节两套系统的 kV 和 mAs。

双源 CT 的两个球管既可同时工作，也可分别使用。当心脏成像、双能减影和全身大范围扫描时，可采用两个球管同时工作，而一般的扫描也可只用一组球管探测器系统工作。

双源 CT 在用于心脏成像时可比 64 层 CT 减少一半的扫描时间。目前 Siemens 公司 CT 的心脏成像基本采用 180°的扫描数据重建算法(单扇区重建)，即如果机架旋转一周时间为 0.4 s，则心脏成像的时间分辨率可达 200 ms(0.2 s)。在双源 CT 中，由于两个球管可同时工作，其实际扫描时间又可减少一半达 83 ms(双源 CT 旋转一周为 0.33 s)。在心脏图像重建的方法中，还可采用多扇区重建降低时间分辨率，但双源 CT 的降低机械扫描时间与采用多扇区重建算法不同。

双源 CT 的另一个性能特点是可利用两个 X 线球管发射不同的能量(即设置不同的千伏值，如 140 kV 和 80 kV)。两种不同的能对不同的物体其衰减不相同，如骨骼和对比剂在 80 kV 时，骨骼的 CT 值为 670 Hu，对比剂为 296 Hu；当能量提高为 140 kV 时，骨骼的 CT 值降低为 450 Hu，而对比剂降低为 144 Hu。利用两种不同的能量，根据目前临床试验的初步结果，它的临床意义主要表现在 3 个方面：①对血管和骨骼进行直接减影；②可对某些组织如肿瘤组织进行特征性识别；③对人体的体液成分进行识别。

六、128、256 及 320 层螺旋 CT

2007 年的北美放射学年会，多家厂商宣布推出 128 层、256 层以及 320 层螺旋 CT 扫描仪，使 MDCT 发展进程的步伐又迈出了坚实的一步。

128 层的商品名是 Definition AS，由 Siemens 公司推出。它沿袭了 Siemens 64 层螺旋 CT 的设计理念，X 线球管仍采用零兆球管，发生器功率 100 kW，机架开口的孔径 78 cm。探测器阵列纵向的排列方式为等宽 64 排，单个探测器宽度为 0.6 mm，纵向探测器阵列的总宽度为 38.4 mm。128 层的采集方法仍采用 Z-sharp 飞焦点技术，即利用 64 排物理探测器阵列通过曝光时焦点瞬间的变换，获得双倍的采样，机架扫描一周最短时间缩短到 0.3 s。在扫描功能上除了 64 层已有的功能外，在 Definition AS 上开发了螺旋动态扫描方式，螺旋动态扫描最大覆盖范围 27 cm。

256 层由 Philips 公司推出，商品名为 Brilliance i。Brilliance i CT 探测器的物理排数为等宽 128 排，单个探测器的宽度 0.625 mm，探测器阵列纵向的宽度为 80 mm。扫描机架旋转部分采用了空气轴承技术，使旋转一周扫描时间缩短至 0.27 s，心脏成像时的时间分辨率可达 34 ms。值得一提的是，Philips 的 256 层螺旋 CT 成像也采用了飞焦点技术，使 128 排的物理探测器阵列通过 Z 轴双倍采样，获得了旋转一周 256 层图像的结果。在心脏冠状动脉成像方式中，256 层 CT 可采用螺旋或非螺旋扫描方式，两种方式的机架旋转时间都是 0.27 s，螺旋扫描时可使用全部 80 mm 的探测器，但相对而言，非螺旋扫描的图像质量较高、辐射剂量较低。动态扫描最大覆盖范围 40 cm，动态连续扫描时间 20 s。

320 层是目前 CT 扫描仪中探测器排数最多的 CT 机，由 Toshiba 公司在 2007 年北美放射年会上推出，商品名称为 Aquilion One。Aquilion One CT 探测器阵列物理排数也为等宽并且达到 320 排，每排探测器的宽度沿用 Toshiba 公司的设计风格为 0.5 mm，因此该款机型探测器阵列纵向的物理总宽度达到 160 mm，扫描机架旋转一周的最短时间是 0.35 s。在冠状动脉扫描成像方式中，Aquilion One 采用非螺旋扫描模式，由于 160 mm 足够覆盖整个心脏，故在心率控制良好的情况下，一次旋转就能完成整个心脏图像的采集。心脏成像的图像重建方式根据心率的变化有单扇区（180°）、双扇区（90°）、3 扇区（60°）以及 5 扇区（36°）。在螺旋扫描方式中，由于大探测器阵列的辐射剂量、对比剂注射流率和高速床移动的原因，320 层 CT 只采用了其中的 64 排探测器阵列，即 32 mm 的物理覆盖宽度。

七、多层螺旋 CT 的进展

自 1998 年多家高端 CT 生产厂商同时推出 4 层螺旋 CT 以来，CT 领域从硬件制造、应用软件的推出和临床检查的方法等方面都发生了重要的改变。

（一）冠状动脉的 CT 成像

无论从何种角度评价，冠状动脉 CT 检查进入临床实用阶段，是 MDCT 应用中的一大贡献。在 4 层及以上 MDCT 阶段，冠状动脉 CT 成像的扫描方式主要分为心电触发序列扫描和心电门控螺旋扫描。

心电触发序列扫描是根据心电监控预设的扫描时机，在病人心电图 R 波的间期触发序列扫描，触发方式既可以选择 R－R 间期的百分比，也可以选择绝对值毫秒。这种方式又被称为前瞻性心电门控触发序列。前瞻性心电门控触发序列的优点是：由于是只在 R－R 间期触发扫描，病人的辐射剂量较小。缺点是：①由于选择性扫描，无法准确选择心率复杂、不规则病人的扫描时机；②重要的解剖结构有可能遗漏；③由于心动周期的相位不一致，不能做心脏功能的评价检查。

心电门控螺旋扫描又被称为回顾性心电门控螺旋扫描，目前用于 16 层以上螺旋 CT 的心脏成像。心电门控的方法是：在记录心电监控信号的同时，采集一段时间、全部心动周期的扫描数据，采用回顾性图像重建的方法，将心动周期舒张期的图像重建用于诊断。回顾性心电门控的图像重建分两个步骤：第一步采用多层螺旋内插，以修正扫描时检查床移动的影响；第二步根据所需图像的位置，采用部分扫描数据重建横断面图像。采用一周扫描的部分数据重建图像，主要是为了提高心脏扫描的时间分辨率。

回顾性心电门控螺旋扫描可采用单个或多个扇区重建心脏图像，目的是为了提高心脏成像的图像质量。一般，在心率较慢时常采用单扇区重建；在心率较快时采用 2 扇区或多扇区重建。图像重建时扇区的划分方法有自动划分方法和根据基准图像划分方法等。自动划分方法是：根据扫描时病人的心率，自动将扫描的容积数据划分为一个或两个扇区（又称为"自适应心脏容积"算法）；基准图像划分方法是：先将单扇区的扫描数据重建成一个基准图像，然后再回顾性地作两扇区的图像重建，以改善心率较快病人的时间分辨率。另一种方法是根据病人的心率事先调整机架旋转的速度，以获得较好的时间分辨率，但这种方法的前提是病人的心率比较稳定。

以两大 CT 制造厂商 GE 和 Siemens 公司的冠状动脉成像图像重建方法为例。GE 公司的单扇区图像重建采用 240°扫描数据,双扇区则采用两个 120°扫描数据,冠状动脉图像重建最多可采用 4 扇区(4 个 60°扫描数据)。而 Siemens 公司的单扇区重建则采用 180°的扫描数据,双扇区重建采用 90°的扫描数据,冠状动脉 CT 图像重建方法中无 4 扇区及以上的图像重建。最新推出的 Toshiba 320 层螺旋 CT,单扇区图像重建也采用 180°扫描数据,双扇区采用 90°扫描数据,3 扇区采用 60°扫描数据,最多 5 扇区重建采用 36°扫描数据,采用扇区的大小分别对应于心率的快慢,一般在心率>85 次/分时,需采用 5 扇区重建。

(二) 双能量 X 线 CT 成像

双能量成像方法早期曾用于 X 线摄影、数字 X 线摄影(digital radiography)和 CT 扫描,2005 年首次由 Siemens 公司采用双辐射源的方法再次引入 CT 检查中,由此开拓了 CT 双能成像的新领域。

双能量 CT 成像的基本原理是 X 线与物质相互作用时的衰减定律。在早期的 X 线性质研究中,已知相同能量的单能谱射线与单一物质相互作用时,其衰减值是不变的,同样在多能谱射线中可采用平均辐射能的计算方法来计算某一物质的衰减值。采用两种有差值的不同能谱对一种物质进行照射后,可利用已知的某一物质的衰减值,以及使用不同辐射能衰减值的差值来计算衰减差,最终由计算机图像处理系统完成双能图像的重建。

目前在 CT 临床应用中的双能成像方法主要有两种:一种是由 Siemens 公司为代表的双源 CT 扫描仪,它采用两个 X 线辐射源产生两种不同的辐射能量对病人进行扫描检查;另一种以 GE 公司的高分辨率 CT(HDCT)为代表,它采用单个 X 辐射源,利用专门设计的高压发生器,使瞬间产生高低不同的辐射能,达到双能 CT 检查的目的。相比较而言,前者对探测器的响应和刷新速度要求不高,但必须同时采用两套 X 线发生和接收系统。在 Siemens 双源 CT 中,其高压发生器是专门设计、合二为一的,但在扫描机架中同时装备了两套 X 线球管和探测器系统。在 GE 公司的 HDCT 中,X 线球管和探测器系统只有一套,它利用特殊设计的高压发生器系统,使曝光的同时产生两种电压的变化,转换速率可达 0.35 ms。由于需在很短的瞬间接收两种不同的能量,HDCT 在探测器材料上也作了改变,采用加入碳分子结构(俗称宝石)物质来替代探测器中的某些材料,此举首先是大大缩短了探测器的响应时间和余辉时间(缩短响应时间约 150 倍,余辉时间约 10 倍),其次是提高了 CT 成像后的图像质量。

在不同的辐射能量时,并不是所有的物质都能显示明显的衰减差值,但至少是目前已知的人体组织和一些其他物质都表现出了良好的衰减差,如骨骼和碘剂。在临床应用中,双能 CT 成像一般选择使用的千伏值是 140 kVp 和 80 kVp,其主要原因是因为这两种千伏值在 CT 成像中的剂量效率最高;同时在双能 CT 成像时所使用 mAs 的比值一般要求为 1∶4,即 140 kVp 使用 1 mAs,而 80 kVp 的扫描使用 4 mAs,以使两次扫描所获得的噪声水平相同并便于能量衰减的计算。

双能 CT 成像的临床应用范围目前尚无法明确,但从已知的初步临床应用结果来看,已展示了其良好的应用前景,如:从增强图像获得虚拟平扫图像;显示、分辨肌腱和韧带;(胆囊、肾脏)结石的成分分析;去除血管壁上的钙化斑块;CT 血管造影的直接去骨功能;肺灌注异常的评估等。预期未来在肿瘤组织成分的识别和鉴别诊断方面将取得某些突破。

八、MDCT 的相关问题和基本概念

（一）重排、重建与重组（rebinning, reconstruction and reformation）

重排是 MDCT 扫描利用原始数据重建图像过程中的预处理阶段。

原始扫描数据经计算机采用特定的算法处理，最后得到能用于诊断的一幅横断面图像，该处理方法或过程称为重建或图像的重建。

重组是不涉及原始数据处理的一种图像处理方法。如多平面图像重组、三维图像处理等。

由于重组是使用已形成的横断面图像，因此重组图像的质量与已形成的横断面图像有密切的关系，尤其是层厚的大小和数目。一般，扫描的层厚越薄、图像的数目越多，重组的效果就越好。

（二）准直宽度、层厚与有效层厚（collimation, slice and effective slice）

准直宽度是指 CT 机球管侧和病人侧所采用准直器的宽度，在非螺旋和单层螺旋扫描方式时，所采用的准直器宽度决定了层厚的宽度，即层厚等于准直器宽度。

但在多层螺旋扫描方式时，情况则不完全一样，因为同样的准直宽度可由 4 排甚至 16 排探测器接收，而此时决定层厚的是所采用探测器排的宽度。如同样 10 mm 的准直宽度，可以由 4 个 2.5 mm 的探测器排接收，那么层厚就是 2.5 mm；如果由 16 个 0.625 mm 的探测器排接收，那么层厚就变成了 0.625 mm。

有效层厚指扫描时实际所得的层厚，由于设备制造的精确性原因，标称 1 mm 甚至 0.5 mm 的层厚设备制造厂家无法做到如此精确，一般都有一定的误差，其误差范围在 10%～50%之间，层厚越小，误差越大。一般，层厚的误差与扫描所采用的方式和设备的类型无关。

（三）时间分辨率（temporal resolution）

时间分辨率的主要含义是指扫描机架旋转一周的时间，但在 MDCT 中，它还与扫描覆盖范围和重建方式有关，它也是影像设备的性能参数之一，并且与每帧图像的采集时间、重建时间以及连续成像的能力有关。在 CT 中表示了设备的动态扫描功能，如在 MDCT 心脏成像时，时间分辨率的高低则决定了 CT 机在这方面临床应用的适应性和范围。

（四）单扇区和多扇区重建（single sector and multi sector reconstruction）

单扇区和多扇区重建是冠状动脉 CT 检查的专用术语。一般，冠状动脉 CT 图像的重建采用 180°或 240°的扫描数据，称为单扇区重建；采用不同心动周期、相同相位两个 90°或 120°的扫描数据合并重建为一幅图像称为双扇区重建；采用不同心动周期、相同相位的 4 个 60°扫描数据（如 GE）合并重建为一幅图像称为多扇区重建。多扇区重建的目的主要是为了改善冠状动脉 CT 检查的时间分辨率。

（五）准直螺距和层厚螺距（collimation pitch and slice pitch）

见本章第 20 页阐述。

（六）共轭采集和飞焦点采集重建（conjugate and fly focus acquisition）

共轭采集重建是在扫描时快速地改变探测器的位置，分别采集 180°和 360°的扫描数据，

并利用两组数据重建图像。飞焦点采集重建是在扫描时使焦点在两个点之间快速变换,得到双倍的采样数据并重建图像。共轭采集和飞焦点采集都可提高扫描图像的纵向分辨率。

(七) 各"相"同性(isophasic)

"各相同性"名词的出现源于 MDCT 探测器技术的发展,主要指心脏冠状动脉的 CT 扫描。在 256 层以下 CT(包括双源 CT)的冠状动脉检查中,扫描机架旋转一周无法覆盖整个心脏,一般至少需 5～10 次旋转,由于心脏的图像是采用回顾性重建,在多扇区心脏图像重建中,需采用相同相位、不同扫描时间的 CT 扫描数据。而目前 256 层 CT 心脏扫描,其探测器阵列的宽度旋转一周足以覆盖整个心脏,即扫描覆盖的所有层面都在同一心动周期相位中。因而这种一次旋转完成采集的心脏扫描方式,其获得的心脏图像称为"各相同性",即无需相位选择的一次性采集。

(八) 过度射线和过扫范围(overbeaming and overranging)

过度射线和过扫范围都与 MDCT 扫描有关。过度射线主要是由于 MDCT 扫描使用了孔束(或称锥形束)射线,使得在每一层横断面重建的原始数据中冗余了一个扇形角射线,尽管在横断面的图像重建中这部分数据可被适当利用,但有时由于螺距的设置和原始数据利用率等问题,使 MDCT 扫描的辐射剂量较非螺旋扫描有所增加。过扫范围是由于螺旋 CT 扫描螺旋状的扫描轨迹所需,为适应横断面图像重建原始数据量的要求,必须在一个扫描容积的头尾部分补上适当的扫描范围,以使横断面的重建有足够的原始扫描数据量。过扫范围在单、多层螺旋 CT 扫描中都存在,而过度射线主要存在于 MDCT 扫描中,随着探测器阵列纵向宽度的增加,冗余的扇形角和过度扫描的范围趋于增加。

(王鸣鹏)

参考文献

1. 石明国. 现代医学影像技术学. 西安:陕西科学技术出版社,2007
2. 王鸣鹏. CT 检查技术学. 上海:复旦大学出版社,2004
3. Bushong Stewart C. Computed tomography. New York:The McGraw-Hill Companies Inc,2000
4. Kalender WA. Computed tomography — fundamantals, system technology, image quality, applications. Erlangen:Publicis Corporate Publishing,2005
5. Kalender WA, Seissler W, Vock P. Single-breath-hold spiral volumetric CT by continuous patient translation and scanner rotation. Radiology,1989,173(2):414～420
6. Mori S, Endo M, Tsunoo T et al. Physical performance evaluation of a 256-silce CT-scanner for four-dimensional imaging. Med Phys,2004,31(6):1348～1356

第三章 工作站性能和图像后处理技术

随着计算机技术以及影像设备的不断改进和发展,特别是螺旋 CT 技术的应用、数字式 X 线机(CR、DR)和 MRI 的普及,20 世纪 90 年代初出现了对影像图像进行综合分析、处理为主的独立诊断工作站(independent diagnostic workstation)。各大医疗器械设备公司均推出自己的代表产品,如 GE 公司的 Advantage Windows(AW),Siemens 公司的 Somaris,Elscint 公司的 Omnipro,Philips 公司的 MXview 等。随着医学的发展,临床对独立诊断工作站的要求不断提高,各大公司对其性状和功能均进行了长足的改进和升级。

从某些方面来说,独立诊断工作站类似于独立操作台(independent console),因为它具有独立操作台上几乎所有的功能,但在本质上又不同于独立操作台。首先,独立诊断工作站可以作为图像处理终端和几乎所有影像设备进行联网,即可同时连接 CT、MRI、数字式 X 线设备、RT、核医学设备(图 3-1),亦可以自身作为一个初级终端与其他工作站相互联网,组成医学影像存档与通信系统(picture archiving and communication system,PACS)。因此,在图像处理、分析功能方面大大超过了独立操作台,具有多功能的三维后处理软件(3D post-processing software)和高级应用软件(advanced application software)等。

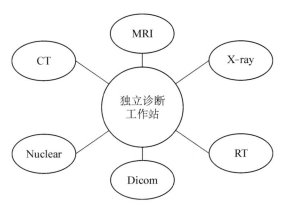

图 3-1 独立诊断工作站联网系统

第一节　工作站基本结构

独立诊断工作站一般由硬件和软件两大部分组成。

一、硬件

硬件是衡量和决定图像传输、处理与存储能力及速度的一个重要因素,从 20 世纪 90 年代初各大医疗器械设备公司首次推出独立诊断工作站至今,硬件的发展速度非常惊人,从而为软件的不断开发提供了坚实的基础,其基本构件如下。

1. 主机　是独立诊断工作站的核心部分,对图像的处理能力及速度起决定作用。以 GE 公司的 AW 为例,在 2.0 版时其主机为 SPARC Station 20 型,而在最新推出的 4.3 Ultra 版上采用的是 SUN Ultra 80,性能大大提高。

2. 中央处理器(CPU)　CPU 的性能很大程度上决定了计算机处理图像的速度。GE 公司的 AW 2.0 工作站 CPU 为 2×50 MHz,每秒仅能处理多层面容积重建(MPVR)图像 0.5 帧,而在 AW 4.3 Ultra 则为 4×450 MHz,每秒可处理 MPVR 图像达 30 帧之多。

3. 内存　作为一个暂时存储信息的地方,内存提供给 CPU 指令,并存放 CPU 运算后的结果,是图像处理容量及进行多任务图像处理能力的指标之一。GE 公司的 AW 2.0 工作站内存为 128 MB RAM, AW 4.0 Ultra 则高达 4 GB RAM。

4. 硬盘　图像储存能力的标志,硬盘容量越大,图像储存越多。GE 公司的 AW 2.0 工作站硬盘为 1.05 GB,而 AW 4.3 Ultra 则达 2×36 GB。

5. 显示器　独立诊断工作站一般选用大屏幕(21 英吋)、高分辨率($1\,024\times1\,280$)彩色显示器,图像清晰,医务人员长时间进行后处理时不易疲劳。

除上述基本构件外,各大医疗器械设备公司尚会提供一些选配件,如外置光盘刻录机、MOD,以及打印机等,以利于图像的永久保存。

二、软件

软件决定了独立诊断工作站的图像后处理、分析功能及其他服务功能。经过十几年的飞速发展,目前工作站拥有名目繁多的软件技术,大大拓展了独立诊断工作站的临床应用范围。软件大致可分为两大类:三维后处理软件和高级应用软件,前者包括临床广泛应用的 SSD 软件、MIP 软件、Volume rendering 软件、仿真内镜软件等,后者包括 CT 肺分析软件包、高级血管分析软件包、组织容积分析软件包以及 CT 血流灌注软件包等。

第二节　工作站图像后处理原理和方法

CT 横断面图像对于病灶的定位、定性起着决定性的作用,但对于位于复杂解剖关系区域的病灶定位以及显示血管的空间关系等方面能力有限。螺旋 CT 采用容积扫描技术,采集的数据虽包含了三维的信息,但需经工作站后处理转换成三维图像。单排或多排螺旋 CT 所收集的原始容积数据可重组成任意数量有部分重叠的图像,输入独立诊断工作站后,按临床需要能够进行多种模式的三维成像后处理,工作站对于需要进行后处理的一组容积数据有一定的要求：①相同的图像中心点；②相同的重建算法；③相同机架倾斜度；④相同的显示野(DFOV)和矩阵；⑤同一内插点仅可有一幅图像；⑥相邻内插点间隔<10 mm。独立诊断工作站除具有一般独立操作台的功能之外，如图像测量、冠状、矢状位图像重建、摄片等，还具有强大的三维成像后处理、分析功能。对工作站不同图像后处理方式的认识，以及了解重建过程中一些信息的丢失情况，对正确运用重建技术是十分重要的。下面简单阐述目前广泛应用于临床的几种工作站图像后处理技术的原理和方法，以及各自的优缺点。

一、多层面重建技术及曲面重建技术

容积数据沿某一人为选定的方向进行切割所得的切面上各体素投照在平面上即可获得多层面重建(multiplanar reformation，MPR)图像，重建平面的选定依赖于操作者的划线，该重建技术在 CT 主机上或工作站上均可进行，操作简洁方便，仅需几分钟时间即可完成。由于所选切面的任意性，故可获得冠状面、矢状面以及任意角度斜位图像，极大地克服了 CT 仅有单纯横断面图像的不足。MPR 技术广泛应用于全身各脏器病灶的显示，对病灶的定位和空间关系的判断有十分重要的意义，主要用于复杂解剖关系的区域，如肝肾间隙、肝左叶与胃的交界面、肾和肾上腺的交界面、盆腔区域(了解肿块与子宫、附件的关系)等(图 3-2-1)。容积扫描时所采用的层厚与螺距选择不当，易产生阶梯状等伪影，其中以层厚对 MPR 图像质量影响最大，层厚越小，MPR 重建图像越清晰。由于临床对扫描覆盖面有一定的要求，单排螺旋 CT 的层厚无法非常小，MPR 重建图像与原始横断面图像比较，前者的细节分辨率不如横断面，此时评价图像质量及病变诊断应结合横断面参考。1998 年多排螺旋 CT 的问世使 MPR 图像趋于完美，当多排螺旋 CT 选用层厚足够薄时，如 0.5 mm，可使 MPR 图像各向同性(isotropic)，即达到 X 轴、Y 轴和 Z 轴上的分辨率一致，重建图像的细节分辨率完全等同于横断面图像(图 3-2-2)。

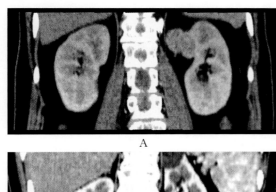
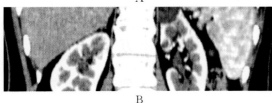

图 3-2-1 上腹部 MPR 冠状位重建图像。A 示左肾上极肾癌，B 示左肾上极小囊肿

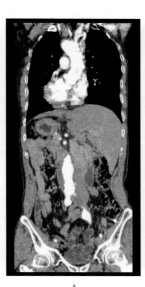
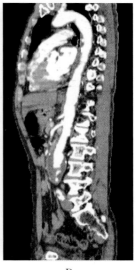

图 3-2-2 内脏反位患者体部 MPR 重建图像。A 为冠状位，B 为矢状位，大范围成像清楚显示了各内脏器官的解剖位置

某些结构如血管、结肠等并非在同一平面通过，或者行径扭曲，即使 MPR 也难以显示其全貌，曲面重建(curved projection reformation，CPR)技术为 MPR 技术的延伸和发展，即在 MPR 基础上，沿兴趣器官划一条曲线，将沿曲线的体积元资料进行重组，便获得 CPR 图像，它将扭曲、缩短和重叠的血管、结肠等结构伸展拉直，展示在同一平面上（图 3-2-3）。CPR 能否准确评价病变极大地依赖于操作者划线的准确性，在行血管 CPR 时，如划线偏离靶血管管腔的中轴线，将造成血管狭窄的假阳性或高估狭窄程度，此外，值得注意的是，在 CPR 图像上，病变距离的测量并不可靠，相邻空间关系也是不真实的，需和横断面及其他重建图像结合考虑。

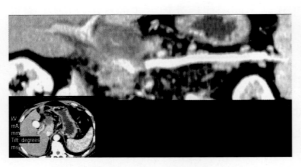

图 3-2-3 胰头癌患者门静脉系统 CPR 重建。脾静脉、门静脉和肿瘤经曲面重建在同一平面上显示，其中门静脉受侵

二、多层面容积重建技术

从不同角度或沿某一平面将原始容积资料中选取的三维层块，采用平均、最大或最小密度投影法进行运算而得到的图像谓多层面容积重建(multiplanar volume reconstruction，MPVR)技术图像，由于目前实际工作中所引入的对比剂大多数为阳性对比剂，故均采用最大密度投影法(MIP)，本书中所提及的 MPVR 除有特殊说明外，均指最大密度投影法所获得。与 MPR 相比较，MPVR 为由一定厚度的三维层块重建而成，信息量较大，整体观也更好。其观察或显示角度可任意预定，将三维解剖以二维图像从不同角度反映出来。三维层块的厚度根据实际需要选定，可有目的地避开无关组织如致密的骨骼等，故有效数据较多并且信噪比高（图 3-2-4）。此重建方法操作简单快速，所获得的图像受人为因素的影响较少，广泛应用于各脏器，如血管、胆道、尿路等，对于了解病灶与周围结构的关系以及病灶的定位等有重要价值。

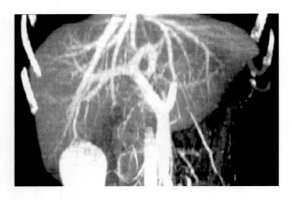

图 3-2-4 正常肝脏静脉系统 MPVR 重建，清楚显示门静脉和肝静脉及其各分支

三、最大密度投影

最大密度投影(maximum intensity projection，MIP)是将每条射线上所通过的容积组织或物体中每个最大强度值的像素进行重新投影，该技术普遍应用于 CT 血管成像(CTA)和 MR 血管成像(MRA)。就 CT 而言，最大强度代表 CT 的最大密度(CT 值)，故一般称为 MIP。可根据观察需要选择任意投射角度，例如前后位或后前位、左或右侧位、上下位等，其多角度成像可以弥补单一角度成像缺乏空间立体关系的缺点，有利于对扭曲血管的观察和

狭窄的判断(图3-2-5)。MIP是取每个像素的最大CT值进行投影,图像的灰阶能真实反映实际组织的密度差异即CT值(Hu),对比度很高。当应用于血管成像时,所获得的图像非常类似传统血管造影,并能与之直接作比较(图3-2-6)。

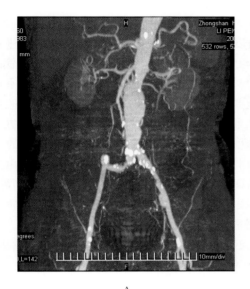 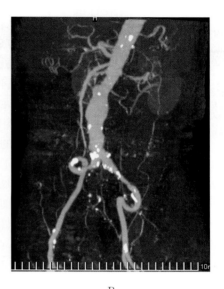

A　　　　　　　　　　　　　　　B

图3-2-5 腹主动脉瘤MIP图像。A为正位,B为左前斜位,清楚显示双侧髂动脉明显扭曲

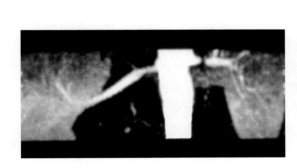 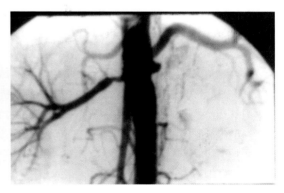

A　　　　　　　　　　　　　　　B

图3-2-6 肾动脉狭窄。A为MIP图像,显示右侧肾动脉中度狭窄,并见狭窄后扩张,左侧肾动脉闭塞,远端动脉经侧支供血;B为数字减影血管造影(DSA)图像,结果与CTA完全一致

MIP技术最常用于螺旋CT血管成像,下面就以CTA-MIP为例,描述其优缺点以及克服的方法。与表面遮盖法重建(SSD)不同的是,MIP并非取某一域值的像素重建,因此能反映密度值的微小改变,如钙化和充盈对比剂的血管腔都有很高的CT值,但钙化的CT值更高,在MIP图像上其明亮度不一样,可进行区分(图3-2-7)。区分血管壁钙化与充盈对比剂柱的血管腔是MIP的特点,优于SSD技术以及MR,也优于常规血管造影。同时也是MIP

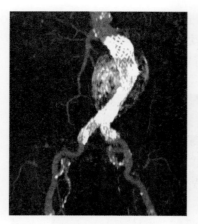

图 3-2-7 腹主动脉瘤腔内支架术后随访。动脉瘤壁钙化、内支架以及血管腔内的对比剂柱可清楚区分

技术的缺点,位于血管前方或后方的致密物,如骨骼、肝癌介入后沉积的碘油以及与血管腔成非切线位的管壁钙化尤其环形钙化势必掩盖血管腔的显示。如何精确地消除高密度影造成的血管重叠或掩盖是 MIP 重建的技术要点,具体方法有以下几种。

(1) 多角度投影或旋转投影,选择不同的角度进行重建,将血管影与骨骼影分开,或将管壁钙化影与显影管腔分开,当钙化影与血管开口重叠,影响开口的观察时,不同角度重建尤为重要。

(2) MIP 重建术前,用手工方法或自动、半自动方式将不需要的高密度影尤其骨骼影去掉,这样重建出来的 MIP 图像由于没有骨骼影等干扰,非常清晰。手工方法由操作者将每幅横断面图像上的高密度影勾画出来,予以清除,犹如精雕细凿,很费时。尽管操作复杂,仍是获得高质量的 MIP 图像所必需,操作者的熟练程度影响重建时间。若血管与骨骼十分贴近,划线操作时要十分小心,既不能把血管部分去掉,也不能残留骨骼成分。对不熟练的操作者有一定难度,去除血管壁的钙化也同样如此。

手工编码(manual editing)法可分为排除法(exclusive method)与内存法(inclusive method)两种,上述将骨骼划线编码然后去除的方法即为排除法。将横断面上的血管逐层划线编码并保留的方法为内存法,该方法仅保存和显示划线编码范围内的血管,而骨骼和软组织全部去除。与排除法相比较,内存法得到的三维血管图像对比度高,但缺点是沿血管边缘划线,必须十分细心,尽管如此,即使少许层面稍有误差也将造成图像失真,如出现狭窄假象。此外,不同操作者或同一操作者再次划线时,其可重复性降低。排除法操作相对容易,误差影响也小,但背景软组织不能完全抑制,故对比度稍低。一般而言,排除法使用较普遍。

(3) 鉴于手工消除重叠骨影的方法比较费时,也并非每个病例都必需,滑动薄层块 MIP 技术(sliding-thin-slab MIP)为一种折中的方法,基本上可克服骨骼影的干扰。首先,选择的容积扫描范围尽可能适当,范围越大,重叠影越多。其次,薄层块 MIP 图像也可减少不必要的重叠影,如果将许多小的薄层块 MIP 图像叠加在一起得到的为较大范围的血管图像,又不必在 MIP 重建术前进行消除骨骼的预处理。

(4) 如上所述,手工编码消除重叠的高密度影比较费时,也只限于简单形态的结构如脊柱等,或微细结构如与血管紧邻的骨骼等。较常用的便捷方法为采用计算机软件进行自动编码,又称自动分割法编码(automatic segmentation editing),其原理基于空间连接性演算(algorithm for spatial connectivity)。首先在某一横断面上选择一个种子点(seed point),并确定一个低于骨骼但高于显影血管的 CT 阈值,然后通过自动编码和演算,寻找邻近的与之相连接的演算点(candidate),该点的 CT 值必须超过选定的阈值,依此类推,候选点不断扩大,最终将整个高于阈值的骨骼消除掉。

须注意的是阈值的选定宜适中,阈值过低,当接近血管影时,有可能把邻近的部分血管也消除掉,造成血管狭窄的假象;反之,如选定的阈值过高,则骨骼边缘由于部分容积效应,其 CT 值与之接近而不能被消除。两者均在一定程度上影响三维重建图像的分析,降低判断血管狭窄程度的准确性。

(5) 由于血管的走向有时非常接近或紧贴骨骼，此时自动分割编码将无法使用，造成要么把血管和骨骼一起消除，要么血管和骨骼全保留；另外多排螺旋 CT 所获得的原始图像较单排螺旋 CT 大大增加，如 4 排螺旋 CT 机扫描腹主动脉瘤可获得 300 余幅横断面图像，单靠手工编码消除高密度影是不现实的。剪影技术是一项非常实用的消除高密度影的方法。具体操作为先进行一次层厚、螺距与增强扫描完全一致的平扫，然后行增强扫描，并且两次扫描之间应保持患者体位的完全一致，一般采取固定被检查部位的方法（如使用胶带绑住腹部及双下肢）。两组相同数目的原始数据彼此相减后（增强后图像减去增强前）即可获得无骨骼等高密度影的纯粹血管图像（图 3-2-8）。由于球管热容量有限，为使螺旋 CT 机能够在短时间内完成 2 次螺旋扫描，一般平扫时采用低毫安秒，认为取增强扫描时毫安秒的 1/3 不会影响剪影效果，又可减少球管损耗和患者的辐射剂量。此方法的技术要点为保持患者的安静和被检查部位的固定。通过此方法所获得的血管图像基本消除了后处理过程中的人为影响因素，且后处理速度可明显提高，减轻医务人员的工作强度，其缺点为增加了 CT 机球管的损耗以及患者的曝光量。

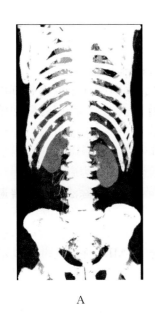
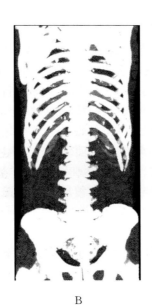
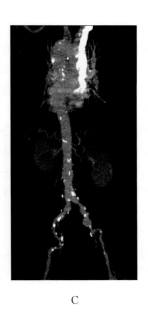

A　　　　　　　　　　B　　　　　　　　　　C

图 3-2-8　内脏反位并腹主动脉瘤剪影去骨法。A 为增强后 MIP 图像；B 为平扫 MIP 图像；A 减去 B 即可获得单纯血管的 C 图像

(6) 双能扫描和自动去骨：最新的双源 CT 可以采用双能扫描技术，大大提高 CT 的组织分辨率，能够做到一键去骨的目的，减少了血管成像中的人为因素。

MIP 技术广泛应用于螺旋 CT 血管成像，但也应该充分认识其缺点：①数据缺失：假设 MIP 用 512×512×100 的容积体素（voxel）重建成 512×512 的二维像素图像，因为最终的图像仅是投影角度上射线遇到的最大密度值，所以被采用的数据很少，在 512×512×100 的容积处理时用三线插入法，被采用的体素仅 8%，和采用所有体素的平均强度法比较，增加了噪声。所以 MIP 需结合其他投影方式。造成信息丢失的另一个原因是人为因素,传统血管造影横径相同的血管密度较在投影方向有狭窄的血管密度高,而在 MIP 上由于每条射线仅用一个最大密度像素,当有血管狭窄或有两条血管重叠时,不能在密度上真实地反映,用多角度多方位投影可弥补该缺陷。②背景平均密度增强:MIP 是取沿每条射线上密度分布的最大值,重建图像背景的平均值增强,相当于投影厚度增加。在增强计划不当时,静脉及实质组织增强也能增加背景密度,影响小血管的显示。③重组伪影:单排 CT 机的重建像素已小达 0.5 mm,而层厚(Z 轴)未达到<1 mm 水平。如单排螺旋 CT 扫描采用 3~5 mm 层厚时,三维重建时必须对原始数据重组,这种重组必然在重建图上产生伪影,最常见的假象伪影为小串珠样小血管伪影。一旦容积扫描和数据采集完成,在重建图像上这种伪影就不能消除。用≤3 mm 薄层扫描,采用部分重叠的间隔重建能尽可能减少这种伪影。多排螺旋 CT 机的临床应用极大地克服了此方面的不良影响,当层厚≤0.5 mm 时,Z 轴上的分辨率将达到与 X、Y 轴相当的水平,基本可消除重组伪影。

四、表面遮盖法重建技术

表面遮盖成像(surface shaded display,SSD)技术首先根据靶结构的 CT 值设置一定的阈值,落在预设阈值范围内的像素沿一定径线重组成图像。SSD 图像上的物体界面并不代表物体本身真正的界面,而是阈值内和阈值外像素接触面的模拟界面,具夸大效应。SSD 图像表面有明暗之区别。其优点为空间立体感强,有利于病灶的空间定位,因为它能清晰有效地描绘区域血管解剖的空间关系(图 3-2-9)。获得完美的 SSD 图像的技术要点为选择最佳的阈值,阈值的选择明显影响重建结构的形态,如阈值过高,使细小结构显示少或不能显示,在 CTA 时易造成血管狭窄或狭窄夸大的假象。阈值过低,无关组织的显影增加,形成"飞像素"的假象,边缘结构模糊,两者均降低了图像的分辨率,影响图像质量。阈值的选定并非一成不变,须根据靶组织的密度进行适当的调整。选择合理阈值的方法大致有两种:①取靶组织的最大密度值(在 CTA 时即为靶血管的峰值)的 30%~40%为阈值。②在横断面图像上,将窗宽设定为 0,调整窗位,使所要成像的结构刚好显示,而其他组织均未见显影,此时的窗位即为最佳阈值。由于 SSD 成像时仅选取了阈值范围内的像素进行重建,容积资料丢失较多,显示细节不够,估计被采用的体素仅为 5%。另外,早期的 SSD 图像的灰阶不能真实反映组织的 X 线衰减值,如血管壁的钙化斑块与对比剂充盈的血管腔在同一阈值范围内,尽管两者存在密度(CT 值)差异,却不能彼此区分,两者均呈明亮阴影。新开发的 SSD 技术已增加了伪彩色功能,能够区分有较大密度差异的组织如内支架和对比剂柱,在一定程度上弥补了此方面的不足(图 3-2-10)。

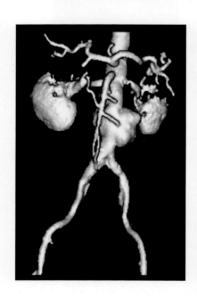

图 3-2-9 腹主动脉瘤 SSD 图像,清楚显示瘤体形态、大小、部位

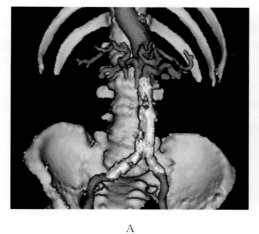
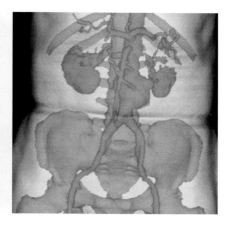
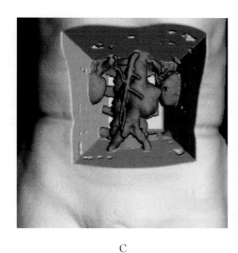

图 3-2-10 不同的 SSD 重建技术（黑白显示）。A 为腹主动脉瘤内支架术后随访，血管腔内对比剂柱和内支架使用不同的伪彩色区分；B 为使用伪彩色分别标记皮肤、骨骼以及血管，并将皮肤部分透明化，使三者同时显示；C 为开窗技术，类似于模拟手术

五、容积重建技术

MIP 仅将最大像素的体积元加以重建，SSD 则将超过阈值的像素的体积元重建，两种后处理技术所利用的原始数据都十分有限，只有容积重建（volume rendering，VR）技术利用了全部的容积数据，它将每个层面容积资料中的所有体积元加以利用，可获得真实的三维显示图像（图 3-2-11）。VR 重建要求工作站中的计算机有足够大的容量方能处理所有的容积资料，通过功能转换软件可分别调整三维图像中插入的体素数量、明亮度和灰阶度，根据要求可任意显示高密度的血管或较低 CT 值的肿瘤病灶和小血管等（图 3-2-12）。此外，VR 技术保留了三维显示的功能（图 3-2-13），因此有利于分析血管结构的空间关系，所获得的 CTA 图像在显示血管和肿瘤的空间关系方面也较满意，且有深度感，有利于实质脏器病灶的术前定位。Johnson 认为 VR 较 MIP 在显示解剖细节上更精确。Addis 比

较了 5 种不同的重建技术,包括横段位、MPR、SSD、MIP 以及 VR 技术,发现当血管直径>4 mm 时,5 种技术测量误差<2.5%,而管径≤4 mm 时,横段位、MPR、SSD 以及 MIP 精确度欠满意,VR 技术则显示 2～4 mm 管径的血管时仍然有很高的精确度,在显示 0.5～1.0 mm 管径的血管时,VR 和其他技术的准确性有显著的差异($P<0.001$),故在判断血管狭窄方面,VR 技术的准确性最高。

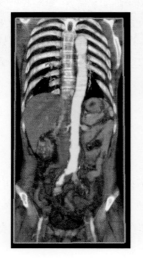 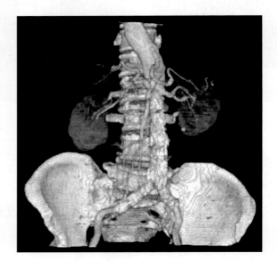

A   B

图 3-2-11 腹主动脉瘤 VR 图像。A 为术前,瘤体内开放的管腔、附壁血栓以及双侧肾动脉清楚显示;B 为内支架术后,可见内支架及管腔内的对比剂柱

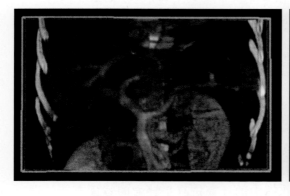 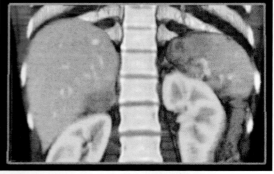

A   B

图 3-2-12 上腹部 VR 重建图像。A 显示肝内静脉的同时显示肝脏实质;B 显示右侧肾上腺肿瘤

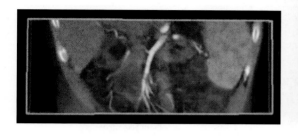
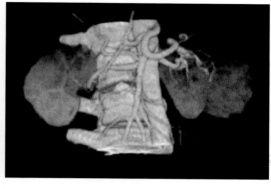

图 3-2-13 胰头癌 VR 重建图像。A 显示肿瘤与周边血管，可见肠系膜上动脉、肝总动脉及胰十二指肠上动脉受侵；B 为调节窗宽窗位后单纯显示血管，可见肝总动脉发自肠系膜上动脉

六、Ray Sum 重建

对所选择的三维组织或物体内的所有像素进行投影，相当于模拟数学 X 线图像，可以观察内部结构，类似于透明法图像，现主要应用于胆囊、结肠等空腔脏器，对于主动脉夹层内膜片显示也有重要价值（图 3-2-14）。

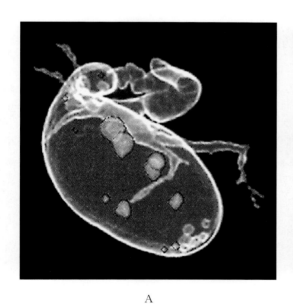
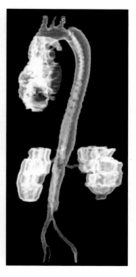

图 3-2-14 Ray Sum 重建图像。A 为胆囊多发结石；B 为主动脉夹层

仿真内腔镜重建技术（virtual endoscopy，VE）及临床应用将在第三十五章专门讨论，而其他多种重建技术的临床应用将分别在各有关章节中予以叙述。

不同的重建技术均有各自的优缺点，须灵活掌握，在实际工作中，应根据临床的不同要求，进行有目的的选择，做到既能解决问题，又能节省时间的目的。现简单归纳如下（表3-2-1）。

表3-2-1 各种独立诊断工作站重建技术的比较

项目	MPR(CPR)	MPVR	MIP	SSD	VR	Ray Sum
优点	操作方便；分辨率高；对比好	操作方便，对比好	可区分开放的管腔和钙化斑	空间立体感强	真正的三维重建，可显示所有结构	可立体地显示空腔脏器轮廓和黏膜改变
缺点	缺乏整体观；人为因素影响大	缺乏整体观	血管结构可有重叠或掩盖	受阈值影响大；不能量化CT值	对计算机要求高；重叠较多	容积数据丢失较多
临床应用	全身各脏器	全身各脏器	血管、胆道等	骨骼、血管、气道等	全身各脏器	血管、尿路、胆囊等
耗时	短	短	长	长	短	长

（吴　东）

参考文献

1. 周康荣主编. 螺旋CT. 上海：上海医科大学出版社，1998
2. Addis KA, Hopper KD, Iyriboz TA, et al. CT angiography: In vitro comparison of five reconstruction methods. AJR, 2001, 177(5):1171~1176
3. Brancatelli G, Katyal S, Federle MP, et al. Three-dimensional multislice helical computed tomography with the volume rendering technique in the detection of vascular complications after liver transplantation. Transplantation, 2002, 73(2):237~242
4. Brink JA. Technical aspects of helical (spiral) CT. Radiol Clin North Am, 1995, 33(2):825~841
5. Hoe LV, Marchal G, Baert AL, et al. Determination of scan delay time in spiral CT-angiography: utility of a test bolus injection. J Comput Assist Tomogr, 1995, 19(2):216~221
6. Hu H, He HD, Foley WD, et al. Four multidetector-row helical CT: image quality and volume coverage speed. Radiology, 2000, 215(1):55~62
7. Hu H. Multislice helical CT: scan and reconstruction. Med Phys, 1999, 26(1):5~18
8. Johnson PT, Halpern EJ, Kuszyk BS, et al. Renal artery stenosis: CT angiography — comparison of real-time volume-rendering and maximum intensity projection algorithms. Radiology, 1999, 211:337~343
9. Johnson PT, Heath DG, Kuszyk BS, et al. CT angiography with volume rendering: advantages and applications in splanchnic vascular imaging. Radiology, 1996, 200(2):564~568
10. Kopka L, Funke M, Fischer U, et al. Parenchymal liver enhancement with bolus-triggered helical CT: preliminary clinical results. Radiology, 1995, 195(1):282~284
11. Kuszyk BS, Heath DG, Ney DR, et al. CT angiograhy with volume rendering: imaging findings. AJR, 1995, 165(2):445~448

12. Kuszyk BS, Heath DG, Ney DR, et al. CT angiography with volume rendering: imaging findings. AJR, 1995,165(2):445~448
13. Rubin GD, Fleichmann D, He HD, et al. Comparison of four detector row and standard one detector row helical CT scanner: helical artifact and 3D image quality. Radiology, 1998,209(1):285~289
14. Rubin GD, Shiau MC, Leung AN, et al. Aorta and iliac arteries: single versus multiple detector-row helical CT angiography. Radiology, 2000,215(2):670~676
15. Scatarige JC, Urban BA, Hellmann DB, et al. Three–dimensional volume–rendering CT angiography in vasculitis: spectrum of disease and clinical utility. J Comput Assist Tomogr, 2001,25(4):598~603
16. Silverman PM, Cooper C, Trock B, et al. The optimal temporal window for CT of the liver using a time–density analysis: implication for helical (spiral) CT. J Comput Assist Tomogr, 1995,19(1):73~78
17. Wong K, Paulson EK, Rendon C, et al. Breath-hold three-dimensional CT of the liver with multi-detector row helical CT. Radiology, 2001,219(1):75~79
18. Zeman RK, Silverman PM, Vieco PT, et al. CT angiography. AJR, 1995,165(5):1079~1088

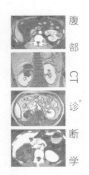

第四章 CT 对比剂增强检查和 CT 对比剂

第一节 CT 对比剂增强检查

对腹部脏器而言,增强检查尤为重要。除外伤和某些对比剂禁忌证外,单独腹部 CT 平扫几乎是不合理或不完全的。现代腹部 CT 增强检查的临床价值和意义是显而易见的,可以概括为以下 5 个方面。

一、提高小病灶的检出率

CT 的组织之间或组织与病灶之间的密度对比远高于常规 X 线,但在平扫图上,肝、胰、脾、肾等实质性脏器的组织密度对比度远不及肺组织。小的占位病灶常呈等密度或因密度差异不大而难以检出。例如,一个肝硬化病例,在许多增生结节的背景下,欲识别一个小肝癌结节,平扫往往是无能为力的。又如临床上胃肠道肿瘤疑肝转移的病例,平扫是不可靠的。对 1 cm 左右的肝内小的占位病灶,US 和 CT 平扫皆不敏感,可能 CT 平扫更不及 US。合理的增强检查无疑有助于提高小病灶与脏器的密度差异,从而提高病灶的检出率。就 1~2 cm 的小肝癌而言,双期增强与平扫之间的检出率有极显著差异(80% *vs* 20%)。其他实质性脏器如胰、肾等与肝脏情况类似,平扫图上小病灶密度如小肾癌、小胰腺癌与脏器接近,难以检出,而易于检出的往往是密度差异大的小囊肿或钙化灶。

二、提高病灶的定性和鉴别诊断能力

CT 平扫不仅对小病灶的检出率低,而且对病灶的定性和鉴别诊断能力也是相当有限的,尤其当其他检查技术如 US、MRI 已发现病变,需进一步作 CT 定性诊断时,合理的 CT 增强扫描是必不可少的。随着螺旋 CT 尤其多排螺旋 CT(MDCT)的普遍使用,双期或多期增强扫描已成为常规。根据病灶增强的有无、程度,增强的方式和类型,以及动态变

化和其他特征,可以明显提高病灶的定性能力,对典型病例不难作出定性诊断。

三、肿瘤的分期和手术切除性的判断

在已确定为恶性肿瘤的病例,CT 增强扫描的目的之一在于提高肿瘤分期的准确性,尤其是 T 分期和区域范围内的 NM 分期。MDCT 高分辨率和大范围扫描相结合,对分期更为有利。以往,采用单排螺旋 CT 或非螺旋 CT,一次增强扫描范围有限,不利于分期。例如,已知或确定有肺癌的病例,增强扫描的范围应包括肺、纵隔、上腹部和头颅;同样肝癌病例,除肝脏外,肺部扫描也许是必要的;又如胰腺癌病例,门静脉期增强扫描应包括肝脏和中腹部区域;胃癌和结直肠癌病例,肝转移、淋巴结转移以及腹腔种植转移较常见,故扫描范围应尽可能扩大。尽管 MDCT 具备大范围扫描和获得高质量图像的优点,但行全身扫描仍然是困难的,其敏感性也不及 PET/CT,后者最大的优势为肿瘤分期检查。

肿瘤手术切除性的评判是外科医师十分关注的问题,而肿瘤的组织学定性和细胞的分化、分级是肿瘤化疗和化疗医师关注的问题。MDCT 对比增强检查结合多种后处理技术明显提高了肿瘤外科手术切除性判断的准确性,包括阳性预测值(不可切除)和阴性预测值(可切除)的提高,肿瘤能否手术切除的重要判断依据为周围脏器的侵犯,尤其是周围血管的侵犯或包绕情况。除横轴位图像外,各种后处理重建图像,尤其是 CT 血管成像(CTA)对周围脏器和血管的侵犯与否及侵犯程度可提供重要信息。

四、CT 灌注成像

继脑卒中 CT 灌注成像成功应用于临床之后,该技术已从脑部扩大到全身许多部位。研究的重点为肿瘤的定性、早期检测、疗效监测及预后评价。CT 灌注成像为 CT 形态学研究基础上的重大突破和重要补充。多排 CT 问世后,灌注成像研究发展迅速。除头部外,灌注成像还处于以研究为主阶段,真正的临床应用还有待软件、硬件的不断完善和发展,以及如何降低辐射剂量,开发新型对比剂尤其是血池对比剂,提高灌注参数计算的准确性和可重复性。随 64 排和 64 排以上螺旋 CT(256,320 排)的问世,开创了真正的容积 CT 灌注扫描的新时代。

五、CT 血管成像

以往数字减影血管造影(DSA)为血管性病变的唯一检查技术,并视为黄金标准。自 20 世纪 90 年代螺旋 CT 应用于临床后,特别是 90 年代末 MDCT 问世和不断升级后,CTA 和其他无创性成像技术如 MR 血管成像(MRA)等已成为血管性病变诊断的重要工具,并逐步取代了以诊断为目的的 DSA 技术。CTA 的成像范围可根据临床要求设置,真正做到大范围和高质量图像的有机结合。此外,肿瘤病例外科手术前或介入术前,CTA 也有很大临床价值。

第二节 CT 对 比 剂

一、CT 对比剂分类与发展

与 CT 检查有关的对比剂极大部分为水溶性碘对比剂,其他性质的对比剂应用较少。按

对比剂密度高低,可以分成阴性和阳性两大类,前者如气体、脂肪乳剂和水,水也可列为中性对比剂,主要用于胃肠道 CT 检查或腹部 CT 检查前胃肠道的准备,后者(阳性类)主要是含碘对比剂;按对比剂的给予方式和排泄方式可以分为:胆道途径,尿路途径,胃肠道途径,血管内途径等。

1. 胆道对比剂 如碘番酸、胆影葡胺,前者口服,后者静脉内给药。使胆囊或胆道显影,现已很少应用。偶尔用于 CT 胆道造影(CT cholangiography,CTC)

2. 胃肠道对比剂 主要用途有以下两种。

(1) 胃肠道 CT 特殊检查,现普遍使用阴性类对比剂。20 世纪 80 年代末或 90 年代初,除水作为对比剂外,脂肪乳剂的应用和研究也较多。此后,由于水的固有优点,如经济、方便、无任何不适反应,且显示胃肠道壁和病变的能力与脂肪乳剂无明显差异,无论胃、结肠,甚至小肠病变检查,均以水作为对比剂。脂肪乳剂由于费用高,存在某些不良反应,现已很少应用。结肠和胃的仿真内镜检查,由于需要高的对比度,使用气体作为对比剂。

(2) 为腹部 CT 检查前的常规准备。有两类对比剂可供选择,肝、胆、胰、脾等上腹部 CT 检查,我们主张使用水充盈胃、十二指肠和上部小肠,效果甚佳,多数学者认同这一观点;但也有作者和单位仍沿用阳性类对比剂,如浓度为 3‰~5‰的胃影葡胺(gastrographin)或泛影葡胺,这一类对比剂的缺点是对比度过大,可造成一定的伪影。另外,如肠道出现半充盈状态,或对比剂被肠液稀释,加上肠壁的增强(静脉内给药后),有时形成肿块假象,反而不易和腹腔或肠道肿块区别,故这类对比剂不宜作为常规使用。如做中下腹部或全腹部包括盆腔在内的 CT 检查,阳性和阴性类对比剂均可选择,但须分次口服,尽可能使胃肠道充分充盈。至于小肠本身病变的检查,以往选择阳性类对比剂,近年来多数作者选择水作为对比剂,为了保持水在胃肠道停留一定时间而不被很快吸收,分次口服 5%~10% 甘露醇溶液,并注射低张药物,肠腔扩张效果更好。加上 MDCT 的优势,经静脉增强后的横断面,以及冠状面和任意平面的多层面重建(MPR)图像可以达到 CT 小肠造影(CT enterography)的目的,这样,肠壁、肠腔和肠腔外部都可同时达到满意显示。由此可见,腹部 CT 检查前胃肠道的准备,越来越倾向于口服水作为对比剂,阳性对比剂的使用越来越少。

经静脉内给予的水溶性碘对比剂随血液循环进入组织和组织间隙内,最后由肾脏排泄,称为非特异性细胞外间隙对比剂。碘类对比剂经历了从单碘、双碘到三碘的发展过程,其对比剂质量显著提高,但对比剂反应特别是过敏反应仍是一大突出问题。从 20 世纪 80 年代起,非离子型碘对比剂逐步应用于临床,对比剂反应明显减少。按碘对比剂在水溶液中是否分解成离子,分成离子型和非离子型两大类,前者如泛影酸钠、泛影葡胺等,后者为三碘苯甲酸酰胺类,通用名为碘普胺、碘海醇等,商品名种类很多,如优维显(Ultravist,Iopromide)、欧乃派克(Ominipaque,Iohexol)、碘比乐(Iopamidol)、安射力(Ioversol,Optirag)、伊索显(Iovist),以及威视派克(Visapaque)等。离子型对比剂渗透压明显高于非离子型,多数属于高渗型。非离子型对比剂为低渗型,但仍然高于血浆渗透压。只有少数类型如威视派克的渗透压接近血浆,称为等渗型。由于渗透压不同,其不良反应的发生率有显著差异。目前,各厂家提供的对比剂碘浓度有以下几种:300 mg I/ml、350 mg I/ml、370 mg I/ml,个别高达 400 mg I/ml。

二、对比剂反应与处理

在 CT 增强临床应用日益普遍,增强效果和作用愈发明显,临床几乎离不开增强检查时,一个不可忽视的事实是碘对比剂反应,如一般不良反应、变态(过敏)反应,尤其是肾毒性问题依然困扰人们。

1. 一般反应和变态反应

(1) 轻度:全身热感、头痛、恶心、呕吐、结膜充血、荨麻疹、血管神经性水肿等。

(2) 中重度:喉头水肿、支气管痉挛、肺水肿、脑水肿、昏迷休克、心率失常。

(3) 迟发性不良反应:恶心、呕吐、头痛、发热、荨麻疹等。

对于一般和轻度不良反应,观察或根据情况给予对症处理。有轻度变态反应者,可给予抗组胺药。严重反应如喉水肿,气管、支气管痉挛,肺水肿出现时,静脉内给予地塞米松;血压下降、休克时,注射1:1 000肾上腺素;心跳停止时,应迅速进行体外人工心脏按压。在紧急处理的同时,迅速呼叫和组织有关临床医师进行抢救。

2. 碘对比剂反应机制 碘对比剂反应机制比较复杂,归纳起来有以下几种可能:①对比剂渗透压;②肾毒性;③对比剂与血浆蛋白结合;④与钙离子结合;⑤组胺释放。

3. 对比剂的渗透压 与对比剂反应关系密切的为对比剂的渗透压。离子型对比剂水溶性强,分子上有一个羧基($-COOH$),在水溶液中很容易电离产生一个阳离子(H^+)和一个三碘苯环阴离子($-COO^-$)。溶液的渗透压与溶液中的离子颗粒数呈正相关,故离子型对比剂的渗透压较高,一般为血浆渗透压的5～8倍;而非离子型对比剂的渗透压明显低于离子型,种类不同,渗透压也有差别,单体类非离子型如Amipaque的渗透压为430 Osmmol/L,而血浆渗透压为300 Osmmol/L左右,二聚体(双体)类如碘曲仑和威视派克(Visapaque)等与血浆几乎等渗。

归纳而言,离子型对比剂渗透压明显高于非离子型;无论离子型还是非离子型,单体类渗透压高于双体类,故以双体类非离子型对比剂的渗透压最低,接近正常血浆值。

高渗透压可导致:①血管内皮损害,血-脑屏障破坏;②红细胞浓缩和损害;③高血容量;④肾脏毒性;⑤心肌毒性;⑥局部疼痛不适、热感等。

尽管单体类和双体类非离子型对比剂的渗透压差别较大,Hans、Schied等在一项两者不良反应的对照研究中指出,双体类轻度反应较低,可减少疼痛和热感;而中度反应及延迟反应的发生率相仿,皮肤延迟反应较高。此外,双体类肾毒性也相对较低。

4. 离子型和非离子型对比剂不良反应 碘对比剂引起的不良反应早已被大家所熟悉,有关离子型和非离子型对比剂不良反应的发生率也有大宗病例报道。Katayama(1996年)对大约34万造影病例进行了统计,其中接受离子型和非离子型对比剂的病例各约一半。结果显示,两者造影反应的总发生率分别为12.66%和3.13%,严重不良反应的发生率分别为0.22%和0.04%。Palmer(1988年)调查了10.9万例病人接受对比剂检查的情况,按高危和低危以及离子型和非离子型4组进行分析比较,其结果为:离子型对比剂在高危和低危人群中轻度不良反应的发生率分别为2.7%和0.3%,而非离子型对比剂则分别为0.1%和0.09%;离子型对比剂严重不良反应的发生率在高危和低危人群中分别为0.36%和0.09%,非离子型则分别为0.03%和0%。

上述资料表明,无论是总的对比剂反应发生率还是严重反应发生率,以及在低危和高危病人中,非离子型对比剂均明显低于离子型对比剂,即前者安全性明显高于后者;高危和低危病人比较,无论使用何种对比剂,对比剂不良反应的发生率前者明显高于后者。从安全性方面考虑,非离子型对比剂无疑优于离子型。Katayama指出,高危病人发生变态反应大约为普通人群的10倍,故对这类病人即使使用非离子型对比剂也要非常慎重。

三、对比剂肾病

除了上述大家熟知的一般不良反应和碘变态反应外,另一类不良反应即肾毒性问题近年来备受关注。由对比剂引起的肾病称为对比剂肾病(contrast-induced nephropathy, CIN),是继手术和低血压之后医源性急性肾衰竭的第三位原因,约占医源性急性肾衰竭发病率的10%,应引起临床和放射医师足够的重视。

CIN的定义为:在无其他直接致病因素存在时,当血管内注射对比剂后48~72 h内出现的急性肾功能减退,其标准为血清肌酐值较基准值(造影前)增加25%以上,或增高44 μmol/L (0.5 mg/dl)。在一般人群中CIN的发生率为1%(0.6%~2.3%),在肾功能受损或其他高危人群中,CIN的发生率高达30%或以上。

(1) 与患者相关的危险因素包括:①原有肾功能损害,即肾小球滤过率(eGFR)<60 ml/ 173 cm², 或血清肌酐>114.9~132.6 μmol/L(1.3~1.5 mg/dl)。②存在下列因素中的任何3项或以上:年龄>60岁,糖尿病,心力衰竭或心脏排血指数(EF)<45%,肝硬化,高血压,多发性骨髓瘤,近期有利尿剂或肾毒性药物使用史。

(2) 与对比剂相关的危险因素:对比剂的渗透性、用量、注射途径以及黏滞性等。

(3) CIN与对比剂种类的关系:离子型对比剂导致CIN的发生率远高于非离子型,而不同类型非离子型对比剂CIN的发生率是否有显著差异,存在截然不同的结论。一些学者认为非离子型对比剂的渗透压仍然与肾毒性相关;另一些学者认为当渗透压<900 Osmmol/L时,渗透压不再是肾毒性或CIN发生的唯一因素,而与对比剂本身的其他一些特性如黏滞度、亲水性等更为相关,等渗类与低渗类之间CIN发生率的差异并不大。当然,不同种类对比剂的比较其严密性存在一定疑问,不同组之间病人的肾功能基础、危险因素、对比剂的用量和途径等不可能完全匹配。比较一致的意见是,肾毒性与对比剂用量相关,剂量越大,风险越大,故应在有效增强检查的前提下尽可能采用较小的剂量,以确保安全。另外,动脉内给予碘对比剂较周围静脉内给予其CIN的发生率高。

(4) 高危因素:研究表明,基础肾功能水平对CIN的发生起决定性作用。一般人群CIN的发生率<2%,轻中度肾功能损害者CIN为5%~10%,如同时伴有糖尿病者则提高到10%~40%,严重肾功能损害者CIN则>50%。其他危险因素,如糖尿病、高血压、冠心病等也增加CIN风险,因为上述因素均可导致或加重原有肾功能损害,成为高危因素。年龄也与CIN的发生有关,老年人中肾功能减退的比例升高,患高血压、动脉硬化的比例也高于一般人群。

(5) 鉴于碘对比剂的使用非常普遍,CIN在高危人群中的发生率甚高,已成为医源性肾衰竭的第三大常见病因,值得引起重视和关注。建议遵循以下措施和步骤。

1) 详细询问病史,了解有无过敏、肾脏疾病、高血压、高血脂及糖尿病病史。

2) 如属高危人群,慎用碘对比剂(除非必需)。

3) 一般人群作碘对比剂检查前最好能检测肾功能,轻中度损害者慎用或不用,尤其是高渗型。重度损害者禁用。

4) 对于高危人群(包括肾功能轻中度损害者),又必须作碘对比剂检查者,一律使用等渗、低渗非离子型对比剂,禁用离子型碘对比剂,尽量控制剂量。检查前后24 h水化(扩容)

处理。

5) 一旦发生 CIN,轻者用等渗生理盐水或碳酸氢钠水化治疗,监测肾功能;重者视情况需要作透析治疗。目前最大的困惑是患者于检查前病史不详,不可能都作肾功能测定,尤其是门诊病例。

6) 对高危人群不适合做碘对比剂检查者,建议改用其他较安全的检查方法,如 US、MRI,MRI 钆剂(钆喷葡胺)增强检查较碘剂相对安全,但也存在发生肾脏系统性纤维化的隐患。

总之,降低 CIN 发病风险的建议或总的原则为:对高危病人尤其老年病例尽可能少用或慎用含碘对比剂;如必需时,使用尽可能低剂量的低渗或等渗对比剂;检查前后行肾功能监测,行扩容(水化)处理;停用肾毒性药物;避免 48 h 内重复使用对比剂。

(张国福　周康荣)

参考文献

1. Caro JJ, Trindade E, McGregor M. The risks of death and of severe nonfatal reactions with high versus low osmolality contrast media: a meta-analysis. AJR, 1991, 156:825
2. Dillman JR, Strouse PJ, Ellis JH, et al. Incidence and severity of acute allergic-like reactions to i.v. nonionic iodinated contrast material in children. AJR, 2007, 188:1643~1647
3. Katayama H, Aim K, Kozuka T, et al. Adverse reactions to ionic and nonionic contrast media: a repair from the Japanese Committee on the safety of contrast media. Radiology, 1990, 175:621
4. McCullough P, Sandberg KA. Epidemiology of contrast-induced nephropathy. Rev Cardiovasc Med, 2003, 4(Suppl 5):S3~S9
5. McCullough PA. Multimodality prevention of contrast-induced acute kidney injury. Am J Kidney Dis, 2008, 51:169~172
6. Morcos S, Thomsen HS, Webb Jaw. Members of the Contrast Media Safety Committee of the European Society of Urogenital Radiology (ESUR): Contrast media induced nephrotoxicity: A consensus report. Eur Radiol, 1999, 9:1602~1613
7. Murphy S, Barrett BJ, Parfrey PS. Contrast nephropathy. J Am Soc Nephrol, 2000, 11:117~182
8. Reddan D, Fishman EK. Radiologists knowledge and perceptions of the impact of contrast-induced nephropathy and its risk factors when performing computed tomography examinations: a survey of European radiologists. Eur J Radiol, 2008, 66:235~245
9. Rudnick M, Goldfarb S. Pathogenesis of contrast induced nephropathy: Experimental and clinical observations with an emphasis on the role of osmolality. Rev Cradlovasc Med, 2003, 4(Suppl 5) S28~S33
10. Spring DB, Bettmann MA, Barkan HE. Nonfatal adverse reactions to iodinated contrast media: Spontaneous reporting to the Food and Drug Administration, 1978~1994. Radiology, 1997, 204:325
11. Taylor GA. Nonionic iodinated intravenous contrast material-related reactions: incidence in large urban children's hospital — retrospective analysis of data in 12 494 patients. Radiology, 2009, 250:674~681
12. Thomsen H. Guidelines for contrast media from the European Society of Urogenital Radiology. AJR, 2003, 81:1463~1471
13. Thomsen H. Morcos S. Contrast media and the kidney: European Society of Urogenital Radiology (ESUR) Guidelines. Br J Radiol, 2003, 76:513~518

14. Thomsen HS, Marckmann P, Logager VB. Enhanced computed tomography or magnetic resonance imaging: a choice between contrast medium - induced nephropathy and nephrogenic systemic fibrosis? Acta Radiol, 2007, 48(6):593~596
15. Wang CL, Cohan RH, Ellis JH, et al. Frequency, management, and outcome of extravasation of nonionic iodinated contrast medium in 69 657 intravenous injections. Radiology, 2007, 243:80~87

第五章
腹部脏器多排螺旋 CT 检查技术与方案

第一节 肝胆系统多排螺旋 CT 检查

自 20 世纪 90 年代末多排螺旋 CT（MDCT）临床应用以来，肝胆系统 CT 检查发生了巨大变化，尤其是多排 CT 上升到 16 排、32 排和 64 排或以上，几乎可以常规使用亚毫米薄层扫描，Z 轴方向分辨率明显提高，可以获得与横断面空间分辨率几乎接近的各向同性的多平面重建（MPR）图像，这些重建图像对肝脏血管解剖、胆道系统及病灶的肝段分布能提供重要信息，尤其对外科手术计划十分重要。

肝脏小病灶的检出决定于图像的空间和密度分辨率的提高，如上所述，多排 CT 薄层扫描提高了 Z 轴方向的空间分辨率，高速扫描使病人在很短的屏息状态下完成扫描，减少了运动伪影，尤其对重症病人；更为主要的是扫描时间的明显缩短可以使肝脏多期增强扫描的时间窗更为准确和灵活，有助于提高病变和肝脏之间的密度对比；此外，薄层扫描减少了容积效应，多排 CT 的上述优点可提高小病灶的检出率和定性能力（图 5-1-1）。

胆道系统检查一直把逆行胰胆管造影（ERCP）作为金标准，但操作费时，属有创性，且有一定并发症。过去几年，磁共振胆胰管成像（MRCP）已非常成熟，为临床广泛接受，许多单位已把 MRCP 列为胆道系统影像检查的首选方法。MDCT 胆道成像分辨率高于 MRCP，在临床上也有一定优势，至少可以作为无创性胆道成像的一种替代方法。

MDCT 尤其 16 排和 64 排 CT 可以常规使用亚毫米薄层扫描，获得各向同性的像素资料，进行 2D 和 3D 重建，理解和合理运用扫描参数和重建参数，可以获得优质的图像，而参数的设置具有很大的灵活性，应根据临床情况和要求而定。

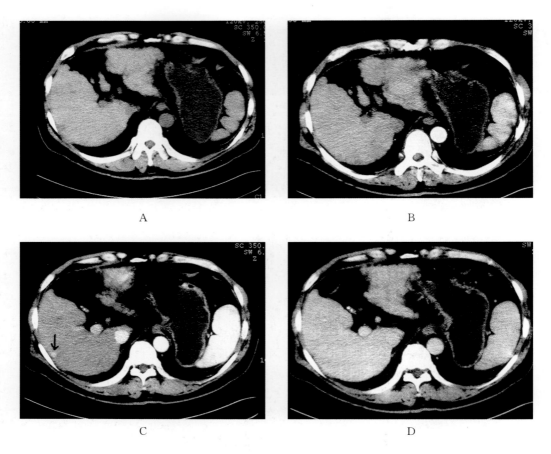

图 5-1-1 微小肝癌。A 为平扫,肝右后叶包膜下见略低密度病灶;B 为增强动脉早期,病灶轻度强化呈等密度;C 为增强动脉晚期,右后叶病灶明显强化呈高密度,边界清楚(箭头);D 为门静脉期,病灶密度下降呈等密度,不能被发现

一、肝胆系统 MDCT 检查技术

1. **扫描(采样)参数** 随着 MDCT 探测器排数(通道数)的增加,即从 16 排、32 排上升到 64 排,薄层扫描已成为 MDCT 的应用常规,16~64 排 MDCT 的最小层厚准直在不同机型,略有区别,GE、Philips 为 0.625 mm,Siemens 为 0.60 mm,而 Toshiba 为 0.50 mm,亚毫米的扫描可以行各向同性采样,其像素为立方体,在 X、Y、Z 3 个轴面上的像素体积相同。当然 X、Y 轴的像素还受检查野(FOV)和间隙大小影响。一般而言,Z 轴方向的层厚≤0.75 mm 时,即可获得各向同性的像素资料,其最大优点为各种重建图像质量与横轴面空间分辨率相同或接近,这对肝脏血管解剖、变异以及胆道系统的显示十分有利(图 5-1-2)。

空间分辨率的提高以及部分容积效应的减少和克服,使 MDCT 可以提高小病灶的检出率。研究表明,缩小层厚可增加空间分辨率、减少容积效应,但相应增加噪声。增加球管输出(提高 MA)虽可减少噪声,但辐射剂量势必增加。故减少层厚增加空间分辨率与避免噪声增加需综合考虑,有学者采用 2.5 mm 和 5.0 mm 层厚作对照,比较肝脏≤2 cm 转移灶的检出率,结果并无显著差异。两种层厚对更小的病灶(≤1 cm)的检出也许有一定影响。综上所

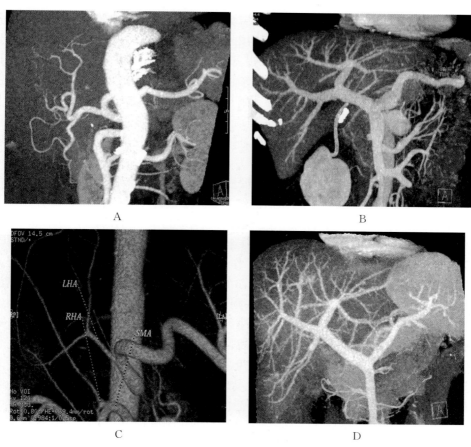

图 5-1-2 A 为 CT 动脉造影，MIP 显示正常肝动脉的走行和分布，可显示四级分支；B 为 CT 门静脉造影，MIP 显示正常门静脉的走行和分布；C 为 CT 动脉造影，VR 显示肝动脉变异，肝右动脉(RHA)发自肠系膜上动脉(SMA)；D 为 CT 门静脉造影，MIP 显示门静脉右前支、右后支和左支变异，呈三分叉状

述，对肝脏小病灶的检出，以 2.5～5.0 mm 层厚比较合适，＜2.5 mm 层厚并不能增加检出率，故没有必要(表 5-1-1)。

表 5-1-1　4、16 和 64 排 CT 动脉期和门静脉期扫描参数(以 GE 为例)

参数	4 排	16 排	64 排
准直(mm)	4×1.25	16×0.625	64×0.6
移床速度(mm/s)	15	18.75	38
螺距(P)	1.0～2.0	0.938	0.984
层厚(mm)			
动脉期(CTA,血管)	1.25	1.0	1.0
动脉期(肝脏)	2.5～5.0	2.5	2.5
静脉期(CTA,血管)	2.5	2.0	2.0
静脉期(肝脏)	5.0	5.0	5.0

2. 后处理技术和重建参数　　常用的后处理重建技术包括多平面重建(multiplanar reformation, MPR)、曲面重建(curved multiplanar reformation, CMPR)、最大密度投影(maximum instensity projection, MIP)、最小密度投影(minimum intensity projection, MinP)和容积重建(volume rendering, VR)等,重建方法的选择取决于临床指征。

MPR 为最常用的重建方法,能清楚显示肝脏解剖结构及病变位置,对病灶的检出与横断面的图像没有区别。重建层厚的选择很重要,冠状位 MPR 以 2~3 mm 层厚为宜,可保持高的图像质量;1 mm 层厚的图像噪声过大,而 4~5 mm 层厚则分辨率下降,影响细节的显示,尤其是血管和小的淋巴结。

3. 对比剂的应用　　对比剂的正确使用可最大限度显示血管细节,对早期小病灶的检出和定性极为重要。目前使用的 CT 对比剂仍然为非离子型含碘对比剂,经静脉注射后其在血液和肝脏中的循环有一定时间特点,在血管中的浓度取决于对比剂的注射速率和含碘浓度,肝脏富血供病灶的强化程度同样取决于注射速率和碘浓度。目前对比剂的含碘浓度有多种选择,有 300、350、370 和 400 mg I/ml。作者的研究显示,提高注射速率可以提高富血供病灶的强化率,以 300 mg I/ml 剂型为例,3 ml/s 和 5 ml/s 的注射速率对小肝癌的强化率有显著差异,高的注射速率(4~5 ml/s)一则可提高小病灶的检出率,二则可提高小病灶检出的可信度,特别是后者。4~5 ml/s 的注射速率是可行的,进一步提高注射速率没有必要,也没有可行性(图 5-1-3,4);提高含碘浓度可达到同样的目的,故含碘的对比剂使用方案为采用 350~370 mg I/ml,4 ml/s 注射速率。富血供恶性肿瘤和少血供肿瘤在门静脉期通常呈低密度,与明显强化的肝实质形成明显的密度差异,提高肝实质的强化程度可提高小病灶的检出。需要强调的是,肝实质的强化程度并不依赖含碘浓度和注射速率,而与对比剂总量或确切地说与含碘总量成比例。例如,100 ml 370 mg I/ml 对比剂含碘总量为 37 g,125 ml 300 mg I/ml 含碘总量为 37.5 g,即使采用不同的注射速率,两者在门静脉期达到的肝脏强化程度是一致的(图 5-1-5)。但由于要同时考虑肝动脉期的增强效果,故宜采用 100 ml 370 mg I/ml 的方案。多数学者推荐 36~40 g 碘总量,>44 g 碘总量似乎没有必要,低于 30 g 碘总量影响门静脉期肝实质的强化峰值和持续时间,造成肝脏小病灶检出率下降,不予推荐。

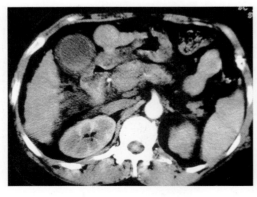

A

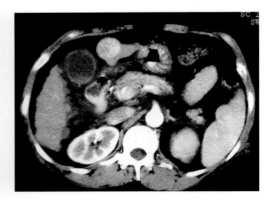

B

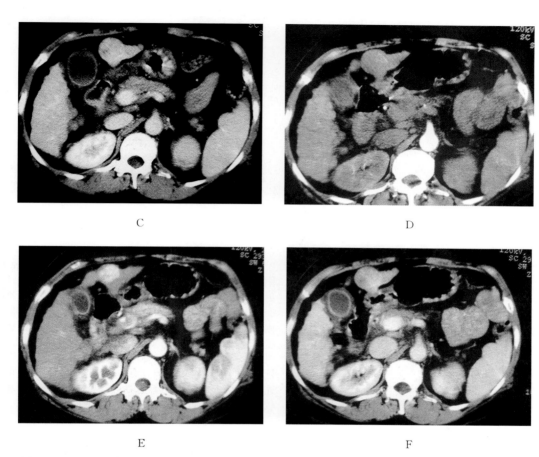

图 5-1-3 同一病人采用相同对比剂总量、不同注射速率增强扫描的比较。A、B、C 为注射速率 3 ml/s 时的动脉早期、动脉晚期和门静脉期图像;D、E、F 为注射速率 5 ml/s 时的动脉早期、动脉晚期和门静脉期图像。左外叶病灶在动脉早期轻度强化,动脉晚期强化明显,而门静脉期为等密度,但注射速率为 5 ml/s 时,病灶强化程度最高,和肝实质之间的密度差异最大

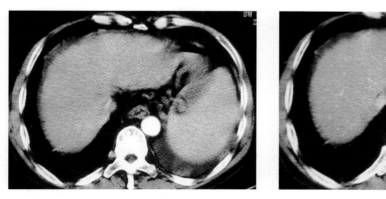

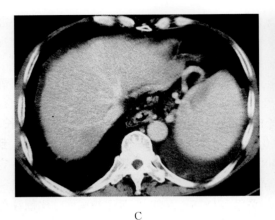

C

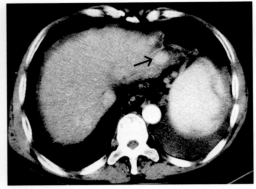

D

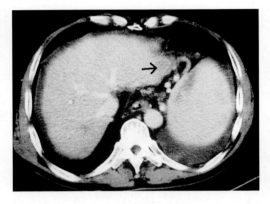

E

图5-1-4 同一病人采用相同对比剂总量、不同注射速率增强扫描的比较。A、B、C为注射速率3 ml/s时的平扫、动脉晚期和门静脉期图像。平扫肝内未见病灶,动脉晚期左外叶病灶轻度强化呈略高密度,门静脉期为略低密度。D、E为注射速率5 ml/s时的动脉晚期和门静脉期图像。动脉晚期左外叶病灶强化明显(箭头),和肝实质之间的密度差异比注射速率为3 ml/s时大,门静脉期时病灶为低密度,边界较注射速率为3 ml/s时显示清楚(箭头)

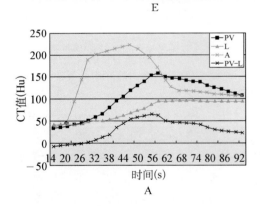

A

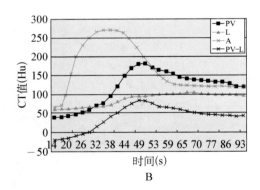

B

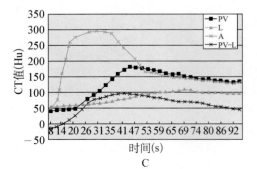

C

图5-1-5 A~C分别为注射速率2.5 ml/s、3.5 ml/s、4.5 ml/s时腹主动脉(A)、门静脉(PV)、肝实质(L)以及门静脉与肝实质密度差(PV-L)的时间-密度曲线。结果显示,不同注射速率时,主动脉强化到达峰值的时间和程度有差异,但门静脉和肝实质强化到达的峰值时间和程度无明显差异

(1) 注射速率：5 ml/s 与 3 ml/s 注射速率相比较，根据主动脉、门静脉增强曲线分析，高的注射速率，主动脉开始强化的时间早于后者（12 s vs 15 s），峰值明显高于后者，可达 300 Hu 以上，速率对门静脉的影响类似主动脉，但不及主动脉明显。

(2) 在相同注射速率的情况下，注射剂量在一定范围内尤其剂量偏低时，对主动脉、门静脉的峰值高度有一定影响，但这种影响明显不及注射速率造成的差异。例如速率为 5 ml/s，剂量为 30 ml 时，主动脉峰值只达到 200 Hu；当 5 ml/s，剂量为 60~70 ml 时，注射时间延长，主动脉峰值可达到 250~300 Hu，甚至超过 300 Hu。原因为首过对比剂到达主动脉并达到一定高峰后，如果剂量过小，注射时间偏短，则峰值很快下降；而当剂量较大，注射维持一定时间时，再循环对比剂与正在注射的对比剂一起提高了主动脉内对比剂的浓度，使峰值进一步上升，更主要的是峰值平台期维持时间较长。采用 MDCT 扫描时间明显缩短，对比剂注射时间也相应缩短，提高注射速率可明显提高动脉内峰值浓度，同时注射时间也缩短，剂量可节省，但一定的对比剂量和注射时间仍然是很重要的。例如单排 CT 作腹部 CTA 检查时，扫描时间至少要 20 s 左右，当对比剂量为 120 ml，注射速率为 4 ml/s 时，注射时间为 30 s，扫描延迟时间为 20 s；在 MDCT 作 CTA 检查时，扫描时间为 4~6 s 或更短，当剂量降到 60~70 ml，速率为 4~6 ml/s 时，注射时间为 15 s 左右，延迟时间以 25 s 为宜。同时用 25~40 ml 的生理盐水以同样的速率冲洗，可达到很好的效果。

(3) 门静脉的峰值时间及峰值幅度受速率的影响不及主动脉和动脉血管，而受剂量的影响较大。

上述研究表明，肝脏检查以显示血管解剖结构为主要目的时，对比剂的含碘浓度和注射速率为关键因素，推荐 350~370 mg I/ml，4~5 ml/s，剂量 60~70 ml。MDCT 扫描速度快，扫描时间短，动脉期延迟时间适当迟些，一般为 25 s，如以触发技术自动控制，腹主动脉内阈值 150 Hu，转换或停顿时间 8~10 s。显示门静脉血管，延迟时间 45~55 s 为宜，再往后延迟 5~10 s，门静脉和肝静脉可一起显影。

上述研究同样表明，除对比剂注射速率和扫描延迟时间外，对比剂的注射量也有一定影响。在速率不变的情况下，量越大，注射持续时间越长，对动脉而言，60~70 ml 剂量较合适；对门静脉血管而言，量的影响更大一些，上述剂量略偏小，但能满足临床要求，如 MDCT 扫描，层厚≤2.5 mm，门静脉 CTA 可显示 4~6 级分支。上述中等剂量注射的另一优点为主动脉和门静脉的峰值曲线分离较明显，避免相互干扰。

在大部分情况下，肝脏病灶的检测和定性为肝脏检查的主要目标，在国内又大部分为肝细胞性肝癌（HCC）和肝硬化病例，对比剂的量和注射速率都很重要，通常以 3.5~4 ml/s，100 ml 为宜。双期扫描要用动脉晚期＋门静脉期，动脉晚期的延迟时间如采用固定方案，从 33~34 s 开始（中心点为 36 s），个体化方案，触发点置于腹主动脉，阈值 100~150 Hu，转换或停顿 15 s，门静脉期 65~70 s。

对于肥胖病人，其心输出量减少，或肝硬化病人，门静脉血流量减少，同样剂量的对比剂肝脏增强的效果要差，弥补的方法是适当增加对比剂总量或含碘总量。由于多排 CT 扫描时间明显缩短，对比剂注射时间也相应缩短，考虑到对比剂再循环对动脉期强化的影响，注射时间应略长于扫描时间，另外用双套管注射器待对比剂注射完毕后，用同样速率注入 25 ml 生理盐水，可使滞留在皮管及周围静脉内的对比剂被充分利用，这样既提高了增强效果，又可减少对比剂量约 17%。如果动脉期增强的目的仅仅是显示血管或单纯动脉期即可，则对比剂的用量也可明显减少。

MDCT 胆道造影（CT cholangiography，CTC）有两种方法：一种是静脉内滴注胆道阳性对比剂，滴注完毕后 30 min 左右行 CT 扫描，然后行胆道重建。这种方法现已很少应用，一则因为胆道对比剂不良反应发生率高，二则因为胆道梗阻严重患者，胆红素升高明显，胆道显影不满意。我们以往作胆道 CTC 经验表明，当胆红素 ≥ 3 mg/L 时，胆道显影率很低。常规含碘对比剂增强，胆道尤其是扩张的胆道呈低密度，而胆道壁和周围组织呈高密度，两者密度对比明显，胆道可清晰显示。MDCT 冠状位尤其是沿胆总管的斜冠状位重建图像，胆道树的显示更为清晰。MIP 或 MinP 重建均可，两者均可获得高的对比度图像。前者采用胆道对比剂的方法称为阳性法胆道 CTC，胆道呈高密度，后者采用常规碘对比剂的方法称为阴性法胆道 CTC，胆道呈低密度，胆总管壁呈高密度，除正常或扩张的胆总管显示外，轻度扩张的肝内胆管甚至一部分人的正常肝内胆管也可显示；此外，胆管壁的增厚（炎症或肿瘤）和腔外肿块以及病变范围通过横断面以及冠状位重建图像可得到充分显示。另外肝门胆管癌常侵犯邻近结构如门静脉、肝动脉等，以及转移到局部淋巴结，重建图像有利于判断局部侵犯和转移情况，对胆管癌的分期及手术计划的制定很有帮助，不少学者主张将横断位与冠状位或斜冠状位重建图像列为常规方案（图 5-1-6）。由此可见，随着 MDCT 的普及，阴性法 CTC 已取代了阳性法 CTC，它和 MRCP 一起正逐步取代创伤性的经皮肝穿刺胆道造影（PTC）和（或）ERCP 技术在诊断中的应用。

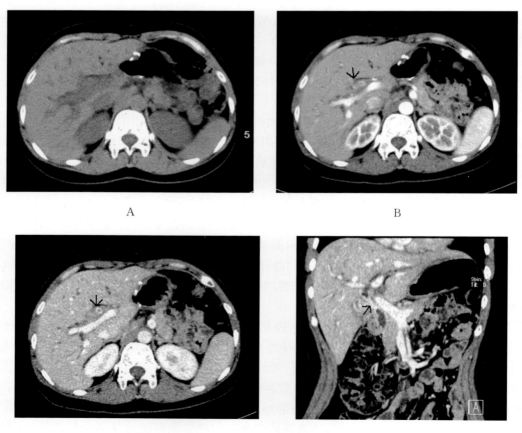

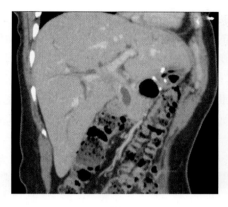 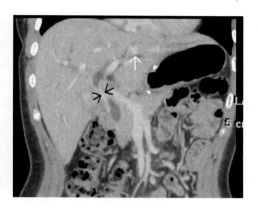

E F

图5-1-6 胆管癌。A为平扫,示肝门区软组织影增多,边界不清;B为增强动脉期,见门静脉右支前方轻度环形强化的结节(箭头);C为门静脉期结节持续、环形强化明显(箭头);D~F为CT胆道造影MPR重建,从不同角度清晰显示胆总管中上段至肝门胆管分叉处胆管壁增厚(箭头),强化明显,局部管腔明显狭窄,肝内胆管扩张,肝门区还可见一轻度强化的淋巴结(白箭头)

4. MDCT多期增强扫描和延迟时间　肝脏为肝动脉和门静脉双重供血器官,静脉内注射对比剂后肝动脉、门静脉和肝静脉先后强化显影,并达到各自的峰值,即平台期,然后是肝实质逐步强化并达到峰值。经肝门区的同层动态扫描得到的肝动脉、门静脉和肝实质的时间密度曲线可以充分反映其增强特征(图5-1-5)。曲线显示,静脉内快速团注对比剂后,腹主动脉12~15 s时达到强化峰值,此时肝动脉开始强化,25~30 s达到峰值,随后对比剂从腹部脏器经门静脉系统回流到肝脏,肝脏实质开始强化,此即门静脉的流入期,60~70 s达到峰值。从曲线图可知,各期可明显区分,但有部分重叠。曲线的峰值期时间长短不一,动脉期较短,门静脉期(肝实质期)时间较长,且峰值期又可细分为上升段、平台段和下降段3个部分。回顾历史,螺旋CT问世前,多数研究集中关注门静脉期扫描,研究如何提高肝脏强化率,提高转移灶的检出。单排CT时代,肝脏二期或三期动态增强扫描成为研究热点,二期即动脉期和门静脉期,三期为二期基础上增加延迟期(或称平衡期)。采用单排CT扫描肝脏,参数的设置为准直层厚0.8~1.0 cm,螺距1.2~1.5,球管扫描时间0.8~1.0 s,扫完整个肝脏仍需20 s左右,对较短动脉期而言,单排CT的扫描时间过长,注射对比剂后一般从20 s开始扫描,40 s或以上方能结束,且肝脏膈顶与肝脏下缘部位扫描时间点相差很大,对血管的显示以及病灶的检出比较欠缺(图5-1-7)。严格来说上述扫描持续20 s左右的动脉期只能称为动脉为主期(dominant arterial phase)。MDCT明显克服了单排螺旋CT的缺点,采用薄层高空间分辨率在极短时间内即可完成全肝扫描,做到薄层高质量图像与覆盖范围的完美统一。例如4排、16排和64排可分别采用2.5 mm、1.25 mm和0.625 mm准直层厚扫描,整个肝脏扫描4排螺旋CT需6~8 s,16排、64排仅需2~4 s,重建层厚可任意选择。MDCT每期扫描时间是如此之短,分期方案应充分体现其灵活性和准确性,灵活性是指扫描期数应根据临床指征决定,准确性是指每期的扫描延迟时间应尽量准确,应根据对比剂注射速率、含碘浓度,以及考虑个体差异,如心功能、体重(有否肥胖情况)、肝硬化基础等,尽可能使每期落在该期的峰值期或平台段,达到最佳增强效果。针对MDCT肝脏扫描,作者和其他学者曾探讨过动脉双期扫描或肝脏四期扫描的可行性和临床意义。动脉双期即动脉早期和动脉晚期,加上门静脉期和平衡期构成肝脏四期扫描。可行性问题,即使 4 排螺旋 CT,每次扫描仅 6～8 s,完成四期扫描也不成问题。我们的研究表明,大部分小肝癌病灶动脉晚期强化较动脉早期强化明显(图 5-1-8),或仅动脉晚期强化,动脉晚期较动脉早期对肝脏富血供病灶尤其≤3 cm 小病灶的检出率是有显著差异的,但双动脉期与单纯动脉晚期之间检出率不存在显著差异。仅少数病灶(4/102)动脉早期强化明显,而动脉晚期强化不明显(图 5-1-9)。动脉双期扫描只对个别病例有意义,因增加了扫描时间和辐射剂量,故一般不主张行双动脉期扫描。

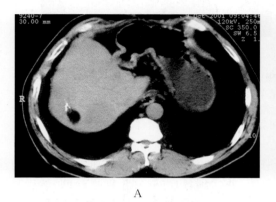

A

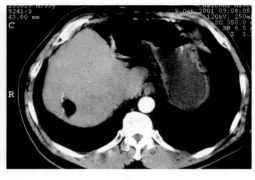

B

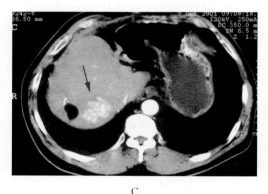

C

图 5-1-7 小肝癌。A 为平扫,见肝右后叶膈顶低密度病灶;B 为增强动脉期扫描,延迟时间为 25 s 时病灶轻度强化,仍为略低密度;C 为增强动脉期扫描,延迟时间为 35 s 时病灶明显强化呈高密度(箭头)

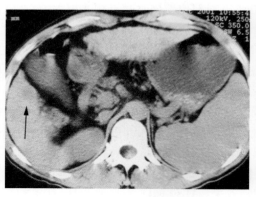

A

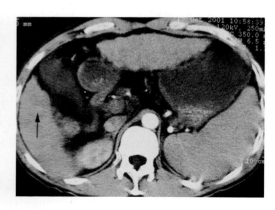

B

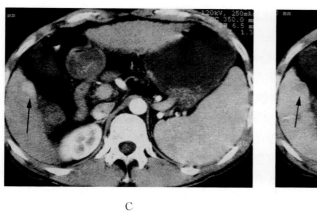
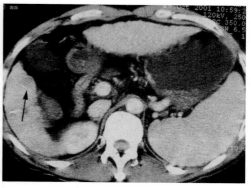

C　　　　　　　　　　　　　　　　　D

图 5-1-8 小肝癌。A 为平扫,见肝内低密度病灶(箭头);B 为增强动脉早期,病灶轻度强化呈略低密度(箭头);C 为增强动脉晚期,病灶强化明显呈高密度,和肝实质之间的密度差异最大,易于识别(箭头);D 为门静脉期,病灶密度下降,呈低密度(箭头)

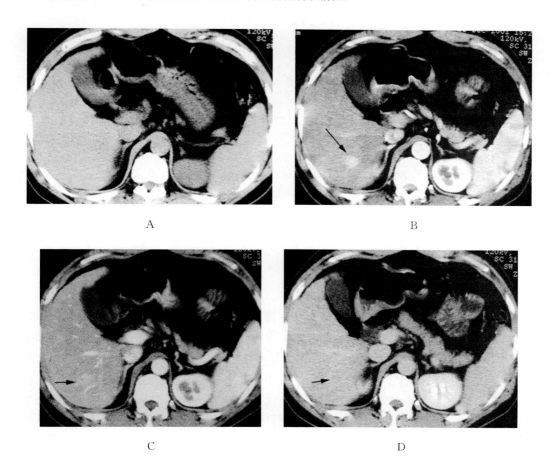

图 5-1-9 小肝癌。A 为平扫,肝内未见病灶;B 为增强动脉早期,右后叶见明显强化的高密度病灶(箭头);C 为增强动脉晚期,病灶强化下降,呈略高密度(箭头);D 为门静脉期,病灶密度进一步下降,呈等密度(箭头)

磁共振进入 3.0T 时代，它较 1.5 TMRI 的扫描速度有了明显提高，一次屏息（18～20 s）可行 2～3 次肝脏扫描，故 3TMRI 肝脏双动脉期扫描是完全可行的，其临床意义同 MDCT，但无辐射影响，其临床应用价值值得考虑和探讨。

下面就肝脏各期增强的延迟时间、参数、临床意义和指征略作讨论。

（1）动脉早期（early arterial phase），注射对比剂后 20～25 s 出现动脉早期，此时肝动脉明显强化，而肝实质几乎没有任何强化，富血供病灶大多数尚未强化或强化不明显（少数例外）。该期对肝脏实质病变几乎不提供重要信息或帮助，主要是显示肝动脉，适合肝动脉 CTA 成像，提供肝动脉的解剖信息，为肝移植手术、肿瘤切除术和栓塞化疗术（TACE）作术前准备（图 5-1-10）。为了达到动脉早期的合适扫描时间，使用自动触发技术优于小剂量团注试验或常规固定的延迟时间。触发器置于与肝门同一水平的腹主动脉，当静脉内团注对比剂后 12～15 s，每 2～3 s 以低剂量扫描一次，当主动脉内对比剂浓度达到预设的 100 Hu 阈值后，停顿 5 s 正式启动扫描。

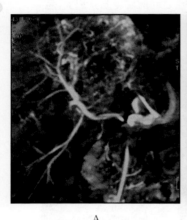 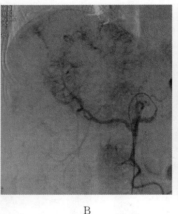 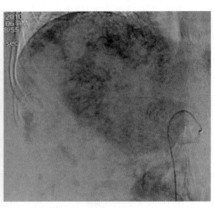

A　　　　　　　　　　B　　　　　　　　　　C

图 5-1-10　巨块型肝癌。A 为增强动脉早期扫描后 MIP 重建，显示增粗的肿瘤供血动脉及肿瘤内扭曲增多的血管，此时病灶尚未开始强化；B 为 DSA 造影所见和 CTA 所见相似，但显示巨大肿块内血管的分支较 CTA 更加明显；C 为 DSA 实质期造影，显示肿瘤染色明显

（2）动脉晚期（late arterial phase），静脉内团注对比剂后 30～35 s 出现，此时肝动脉显影虽然不及动脉早期，但仍较满意，可以满足临床要求，主要特点是该期富血供病灶明显强化，而肝实质强化仍较轻微，相当于门静脉的流入期，该期以富血供病灶的检出为主要目的（图 5-1-11）。作者一组小肝癌病例同层动态增强研究发现，肝癌强化的最大平均值出现在注射对比剂后 40～42 s，为病灶强化的峰值期，但此时肝实质已有一定程度强化，两者的密度差值反而有所下降。本组研究发现，肝癌病灶与肝实质强化密度差异平均最大值出现在 36 s 左右，此时扫描最有利于小肝癌病灶的检出。若把 36 s 作为该期扫描的中心点时间，可适用 4 排、16 排和 64 排任何类型的 MDCT，如 4 排螺旋 CT，5.0 mm 准直层厚完成肝脏扫描时间为 6 s，扫描延迟时间可以从 33 s 开始，39 s 结束。16 排和 64 排螺旋 CT，准直层厚分别为 1.25 mm 和 0.625 mm，完成肝脏扫描的时间为 2～4 s，扫描延迟时间可设定在 34～35 s，于 37～38 s 时结束。考虑到个体因素和循环时间差异，可使用自动触发技术，触发点与动脉早

期相同,但较动脉早期延迟 10～15 s,或者将触发点的阈值设置在 200～250 Hu(主动脉的增强峰值期)。临床实践证明,动脉晚期加门静脉期方案对 HCC 的检出最为合适,动脉早期、动脉晚期加门静脉期方案对 HCC 的检出与上述动脉晚期、门静脉期方案没有显著差异,国外学者如 Foley,Laghi 等持同样观点。

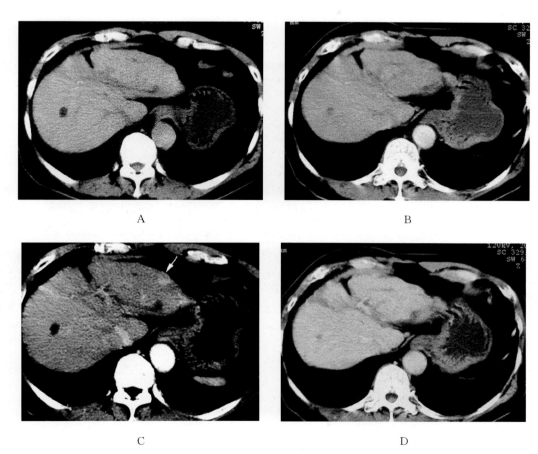

图 5-1-11 小肝癌。A、B、C、D 分别为平扫、MDCT 动脉早期扫描、动脉晚期扫描和门静脉期扫描。仅动脉晚期见肝左外叶包膜下一强化病灶(箭头),其余各期扫描病灶均为等密度

扫描和重建参数:16 排和 64 排螺旋 CT,扫描层厚分别为 1.25 和 0.625 mm,若以病灶检出为目的,重建层厚为 2.5～5.0 mm,若以动脉 CTA 为目的,重建层厚以 1.0～1.25 mm 为宜。4 排螺旋 CT 扫描层厚 2.5 mm,重建层厚 5.0 mm。

(3) 门静脉期或肝实质期(portal venous phase 或 hepatic parenchymal phase)。静脉期扫描的延迟时间为注射对比剂后 65～70 s,该期的特点为肝实质的强化达到峰值,而门静脉和肝静脉血管显示较清晰。如果是单独门静脉期扫描,可以采用 65～70 s 的延迟时间,也可采用自动触发技术,触发点置于肝实质但避开血管,当阈值达到 60～70 Hu 时,扫描床移到肝膈顶部位开始正式扫描。如果是动脉晚期和门静脉期双期扫描,前面动脉晚期使用触发技术,后面的门静脉期可以在动脉晚期扫描结束后再延迟 30～35 s。肥胖病人或肝硬化病人,门静脉期的延迟时间略长些,达到的峰值也略低一些。若使用的总剂量或含碘量较高,

肝实质的强化峰值高些，延迟时间也略早些。如果门静脉的血管 CTA 检查为主要目标，延迟时间可提前到 55～60 s(图 5-1-12)。操作者可灵活运用，或制定阈值后采用触发技术。门静脉期时，肝脏的强化达到峰值，肝脏与少血供病灶的密度差异最大，故门静脉期最有利于转移性病灶的检出，以及其他低密度灶的检出，对 HCC，动脉晚期加门静脉期为最佳方案，不仅有利于病灶的检出，也有利于病灶的定性，特别是 HCC 与血管瘤、增生结节和变异结节的鉴别。

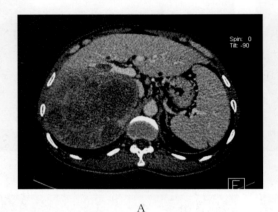

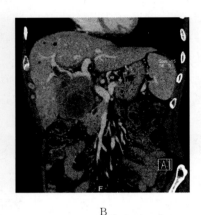

图 5-1-12　肝癌伴门静脉癌栓。A、B、C 分别为 MDCT 门静脉期扫描后横断面、冠状面 MPR 和冠状面 MIP 的门静脉重建图像（延迟时间为60 s）。均可清晰显示右后叶低密度肿块，门静脉右支内的充盈缺损。其中冠状面 MPR 显示癌栓的范围以及肿块和门静脉之间的关系最为理想

　　PVP，明显强化的肝实质与低密度的肝内胆管之间形成最大的密度差，所以该期对肝内胆管的显示非常有利。必要时可行二维或三维后处理胆道重建。

　　(4) 平衡期(equilibrium phase)或延迟期。注射对比剂后 3 min，对比剂逐步从血管内进入肝间质内，对比剂在血管内外几乎达到平衡状态，血管与肝实质的密度差异趋于最小。对比剂在不同病变内的停留时间或者冲洗速度(wash out)可能有很大区别，这与病灶的组织学性质有关。例如肝内胆管细胞癌，以延迟强化为其特征，其中约 1/3 病例纤维成分较明显，平衡期病灶强化超过肝实质成为相对高密度。又如该期对 HCC 和血管瘤的鉴别有一定意义，一小部分 HCC 病灶在门静脉期可能为等密度，而在平衡期呈低密度，对确定 HCC 诊断有帮助。故平衡期扫描主要是为了鉴别病变性质，是否作平衡期扫描应视具体情况而定。

二、肝胆系统 MDCT 临床应用

病变的 CT 表现和诊断见相关章节,这里仅简述 MDCT 在不同病变中所推荐的方案及研究结果。

1. 肝转移灶 对于大部分少血供类转移灶,大部分学者仅推荐单独的门静脉期扫描,检出率 85%～91%,<0.5 cm 的小转移灶检出率约 1/3。平扫和动脉晚期扫描并不能增加检出率。对于富血供的肝转移灶动脉晚期的作用是显而易见的,故推荐动脉晚期加门静脉期两期扫描,其检出率在 78%～96% 之间,如果单做门静脉期扫描,有学者统计检出率减少 14%。综上所述,对疑有肝转移灶的病例,CT 检查方案存在不同意见,一般原则为对少血供转移灶以门静脉期为主,对富血供转移灶,如大部分肾癌、类癌、恶性胰岛肿瘤、恶性间质瘤等,动脉晚期加门静脉期为宜。但转移灶血供程度与原发灶的关系有时是不确定的,如大部分胃癌、结肠癌其肝转移灶是少血供的,但约 5% 是富血供的(图 5-1-13、14)。

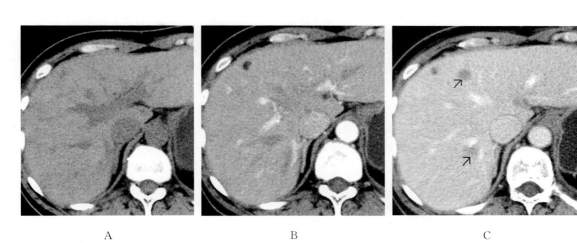

A　　　　　　　　　　　B　　　　　　　　　　　C

图 5-1-13　结肠癌肝转移。A 为平扫,见左内叶包膜下一小囊肿,余肝实质内未见病灶;B 为增强动脉期,小囊肿无强化,余肝实质内也未见病灶;C 为门静脉期,见 2 个低密度灶(箭头),在明显强化的肝实质对比下易于检出

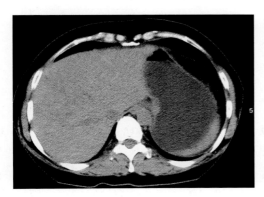 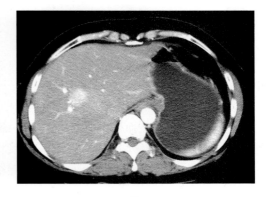

A　　　　　　　　　　　　　　　　　　　B

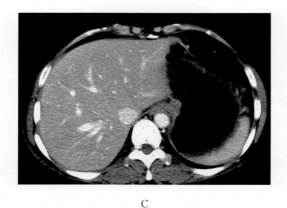

图 5-1-14 胰腺内分泌癌肝转移。A 为平扫,肝实质内未见病灶;B 为增强动脉期,右前叶见一明显强化的病灶;C 为门静脉期,病灶呈等密度

2. **肝细胞肝癌(HCC)** 为最常见的肝脏原发性恶性肿瘤,通常有肝硬化基础,大部分为富血供肿瘤,故多数学者推荐动脉晚期加门静脉期双期扫描,增加动脉早期扫描意义不大,相反平扫和平衡期(即延迟期)扫描是有意义的。因为肝硬化病例,肝脏解剖改变明显,密度不均匀,肝硬化增生结节呈较高密度结节影,肝硬化也常伴脂肪浸润改变,故平扫可以和动脉晚期、门静脉期作对照。如果 HCC 病灶在门静脉期呈等密度,在平衡期可进一步下降,则有利于病灶的检出和定性。MDCT 检查方案的关键在于采用高的含碘浓度(≤370 mg I/ml)以及高的注射速率,准确的扫描延迟时间。在肝移植病例,与术后手术病理对照,一组 2 cm 以上 HCC 检出率达 94%,而<2 cm 的病灶检出率为 61%;另一组报道 HCC 的检出率为 59%,各组报道出入很大。可能与采用 MDCT 的具体方案以及肝硬化程度不同有关。在已确定为 HCC 的病例,肝动脉和门静脉的 CTA 检查有助于外科手术或介入手术计划的制定。

3. **其他局灶型病灶** 如血管瘤、局灶型结节增生(FNH)、腺瘤、增生结节等病变,MDCT 检查的目的主要是鉴别诊断,故推荐平扫、动脉晚期和门静脉期扫描(图 5-1-15)。

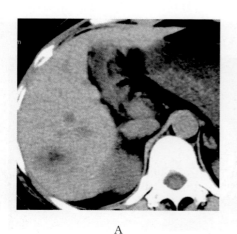

A

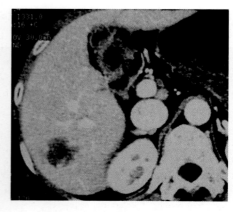

B

第五章 腹部器官移植的CT检查与术后随访

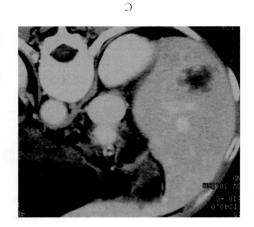

图 5-1-15 血管造影。A 为水样, 肝腺右后下段低密度病灶; B 为病灶动脉晚期光滑光整且均匀强化; C 为门静脉期门脉腰期且稍, 光滑光整且均匀强化存续; 强化范围扩大。

4. 肝脏动脉瘤, 并门脉癌栓和肿瘤结节: MDCT 检查时为敏的检查的检测, 密的, 还在于肝癌的分病和手术切除性的估计。MDCT 准确为柔为水平, 动脉晚期, 门静脉期以及 5~10 min 的延迟扫描, 对急性各种厅征重重要（图 5-1-16）。Maclarry 报道最新及延迟强化性肿瘤瘤的变各并肝脏的的比约为 13%, 这些有待临床证实, 但 MDCT 检查出敏感皆性病灶。

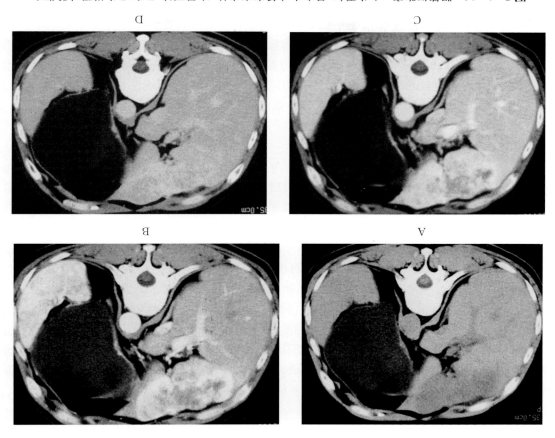

图 5-1-16 肝囊动脉瘤。A 为水样, 右上肝小片状低密度病灶, 为异水样; B 和 C 为动脉晚期和门静脉期扫描, 病灶为片状均匀增强化; D 为延迟 5 min 扫描, 病灶后续化着度下降, 密度不均匀, 中心仍有分次稍密度, 稍低为渐淡。

第二节　胰腺多排螺旋 CT 检查

胰腺影像学检查在胰腺疾病尤其是胰腺肿瘤的诊断治疗中发挥着重要作用。随着检查水平的不断提高，各种影像学检查方法各有了很大发展，超声检查是其首选方法之一，能够内镜超声对小胰腺癌检出有其更大的优势；MRI 在胰腺检查方面的应用日趋成熟，尤其 1.5T 及 3T 动态增强扫描技术，T1WIPS 可清晰显示胰腺病变及位置，多期增强扫描和延迟扫描可以与 CT 动态增强相媲美，MRCP 显示胰胆管病变及胰胆管扩张也有其特点；此外上述ERCP 在临床中的应用，PET 及 PET/CT 在胰腺疾病及胰腺肿瘤的诊断方面均有出色的作用。

CT 一直是胰腺检查的主要方法。MSCT 的临床应用属于 CT 重建的强大能力，它使得胰腺疾病显示方面的可信度显著提高。本章节主要介绍多排螺旋 CT 检查技术和加强护理等进行讨论，胰腺的扫描非常关系到重要内容。所指供的方案以供参考，重点可以以以上中体会到 MSCT 在胰腺疾病检查中的临床价值。

一、检查前准备

在胰腺疾病检查中已经提及，但目前的进展长期对数字需特别注意说明：水作为长期对比剂已作为 20 世纪 90 年代中期时出现的，造影对比剂低，将经典的对比剂长期以来（碘摄碘溶液）作为胰腺下方与疾病检查主要对比剂，由于其过于胰腺增强其加十二指肠，肝和下腔静脉等，可能精通过滤下隐残留，所以在对肿大瘤检查中的影响更为严重。所以以往我检查期影增强对比剂很为重要因素。与许多其他排 CT 长相比，MSCT 扫描速度快，对比剂的扫描时间需要适当与所注延长对比剂的时间与 CT 扫描一般时注 1 000 ml 饮用水，有利于较为细薄；

如何使胃肠道及小肠、通常在检查前 6 h，检查前 30 min 口服 1 000 ml 饮用水，有利于 10 min 再饮用 300 ml 水，同时为减轻胃肠道蠕动影响，应该再静脉（654-2）或胰高血糖素，如有禁忌，可以采用抗胆碱药水，就必须另口服抑制细胞剂有样。如患者有体位及胰腺前有病情，如必须的患者在诊断上无法准备的者了。

二、检查技术和方案

1. 扫描范围　其为了解胰腺的临床和影响，目的和胰腺为肿瘤的病变，诊断及分期，分期为目的。多多年以来所用三期扫描方案，包括胰腺实质期（二期）和门静脉期（二期）和延迟期（三期），增强水平有多次测的，可发现更显著另外，胰腺及其周围静脉变化，更主要的是造影动脉期（三期）。增强使用的对比剂碘浓度为 350～370 mg I/ml 多数非离子型对比剂均在此范围，增强使用的对比剂长度造影注入量约可能更加大大，又可根据胰腺对比剂列流速 3.5～4 ml/s 连续注射率。其结果可根据血管显影以及胰腺强化程度，确定 CTA 的图像质量。尽管多种测试要起的数据，可根据 MSCT 的扫描速度适度调节体重计算，重点是胰腺实质期扫描时间约在 30～35 s 为宜，扫描层厚度水薄度愈可以薄如薄片，通常采集小于断层，从右上层面到门静脉期胸前窝下缘，延迟 3 mm 左右，从膈顶水平至胰腺位置头的水平。

时间为 60~65 s，从膈顶开始向下扫描，覆盖整个胰腺和胰腺周围区域，层厚 5~8 mm（图 5-2-1）。MDCT 胰腺扫描延迟时间可根据其体素大小做相应的调整。当米出的对比剂对量为 120 ml，注射流速率为 5 ml/s 时，与胰腺相关的平扫期、动脉期主要动脉峰值及动脉期胰腺峰值的时间为 25 s，胰腺实质期的时间为 20~35 s，最后胰腺峰值约为 30 s，米出用 4 排螺旋 CT，层厚为 2.5 mm（有效层厚为 3.2 mm）时，覆盖膜腺血管和显示胰腺的扫描范围约 10 cm，扫描的时间约为 10 s，动脉期扫描和胰腺实质期扫描的延迟时间约为 20 s，米出用 16 排 CT，层厚为 1.25 mm 时，扫描时间为 5~6 s，动脉期扫描和胰腺实质期扫描的延迟时间为 28~29 s，米出用 64 排螺旋 CT，层厚可能小于 0.65 mm，扫描的时间与延迟时间均会相应缩短一步缩小。2 种方向分别发案的措施，显示胰腺周围的16 排相关血管如图 1~2 s。由于层厚的缩小，3 ml/s 的扫描速率是 4 排螺旋 CT 达不到的，加层整面更加精准。胰腺实质的显影峰值约有一半会在 35~50 s，以 4 排螺旋 CT 为例，胰腺峰值时间为 25 s，胰腺实质的显影峰值约为 40 s 开始，但米出门螺旋血管与动脉峰值约 5 ml/s 血管显影完整图的一模像。该测扫描延迟时间约为 40 s 开始，但米出门螺旋血管的峰值时间为 45 s 开始。为了避免胰腺实质与门螺旋血管系列于强化的峰值时，故获得门肝咽像有胰腺实质的图时间设定在 45 s 左右。16 排与 64 排螺旋 CT 的延迟时间大致相同但胰腺实质显影峰值的时间可延迟一些，用胰腺实质强化的峰值 16 排与 64 排相比较前下降和平移，为 60~80 s，平均为 65~75 s，故 70 s 以上就可作为中心点，所以排数越高的 MDCT 可多期次者乎达到胰腺扫描的开始时间，如 4 排螺旋 CT 可从 65 s 开始扫描，16 排与 64 排可出现 68~70 s 开始扫描（图 5-2-2，3）。

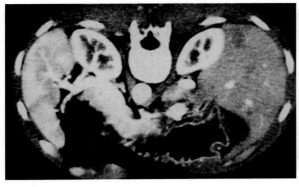

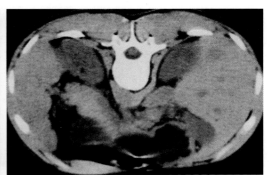

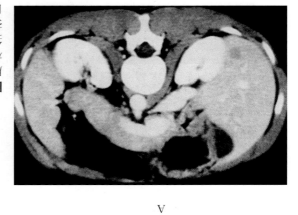

图 5-2-1 单排螺旋 CT 胰腺扫描。A 为平扫，胰腺体尾部显影较为明显，胰开无索常密度征况；B 为动脉期相当于胰腺实质期期强缓扫描，强化程度低于开实质期，C 为门胰脉期扫描，后在胰腺强化，强化程度低于开实质，密度均匀，胰腺实质正常轮廓光滑。

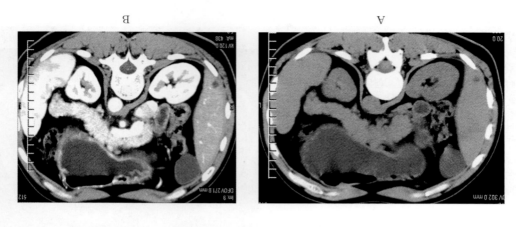

图 5-2-2　A 为采用对比剂总量 120 ml,注射流率速率 5 ml/s 时胰主动脉期、门静脉期和胰腺期的时间-密度曲线。胰主动脉期到峰值的时间为 20～35 s,峰值保持时间约 30 s,胰腺实质强化的峰值在一平台,在 25～40 s,峰值保持点约为 35 s。B 为采用对比剂总量 90 ml,注射流率速率 3 ml/s 时胰主动脉期,门静脉期和胰腺期的时间-密度曲线,在 35～45 s,峰值保持时间为 25 s,胰主动脉期到峰值的时间为 30 s,峰值保持时间为 25～40 s,胰腺实质强化的峰值在一平台,在 35～50 s

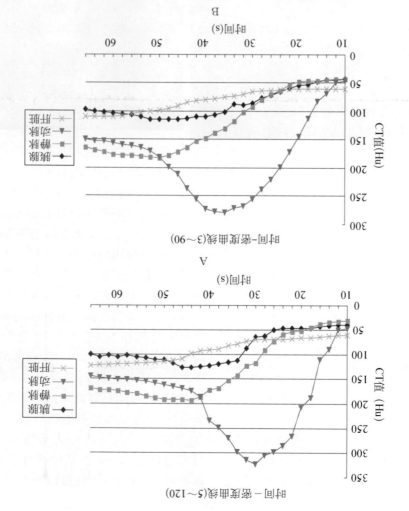

16排和64排螺旋CT胰腺扫描通常采用40s开始、1.25 mm或0.625 mm准直层厚1.25 mm，及其可以获得更多薄层图像和各种后处理重建图像。随着MDCT排数的增加，扫描时间的缩短，获得扫描范围内的多期扫描成为现实。当门静脉期扫描开始或者胰腺延迟5.0 mm，小肠后面可以排放出来检查见，转接线呈白色和杂蒙，因膜接检查后节的检查方案，另外，放射期胰腺血流量的CTA重建。该期的扫描重建层厚直径应该达至1.25~2.5 mm。以上三期增强方案已出于大部分胰腺疾病的，如已初参是胰腺肿瘤的、临床着重点了解肿瘤侵犯程度，胰腺血管瘤等各变的，建议开通门脉期以准直1.25 mm，进度时间应用20~25 s开始，要求以便主动脉胰腺的周围血管清晰为准。在16排以5 s为宜；16~64排螺旋CT以薄层重建，在重建工作中，可采取折中处理方案，如最薄胰腺密度重建CT，以1.25 mm直为其，所得的薄层CTA图像佳，0.625 mm重建CTA图像可显示更小血管影像，但薄层重建图像噪声也大大；总之，三期方案重建选一次，各期射扫剂量时间准确，但膜水量和之增加，三期方案也可使得成临床问题（图5-2-4）。

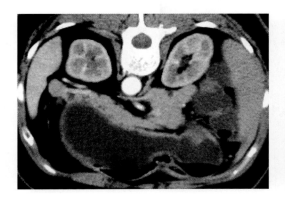

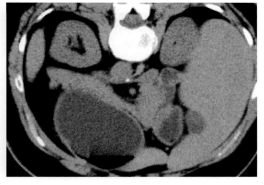

A

B

图5-2-3 A和B分别为水自由长测层看120 ml，注射速率5 ml/s时胰腺腹腺动脉横断位图像；C和D分别为水自由长测层看90 ml，注射速率3 ml/s时胰腺腹腺动脉横断位图像。可以看出未腺碘浓度强化较后片未来明显。

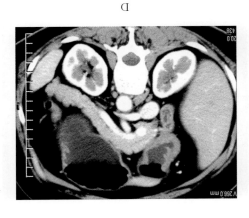

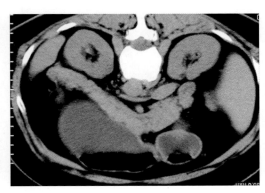

C

D

胰腺内分泌肿瘤大多数为富血供的，动态增强早期即已有明显的强化。较小者保持均匀强化，较大者因易发生坏死和囊变而强化不均，动脉期肿瘤强化较甚，密度也高于正常胰腺组织；门脉期肿瘤强化程度下降，至平衡期，绝大多数胰腺内分泌肿瘤内密度接近于胰腺。有再排CT及行CT灌注时，胰腺内分泌肿瘤的出现率高，但因肿瘤较小，难以准确测到其正常的胰腺，有精度且大，空间分辨率低，这些其他等来源出的动脉肿瘤内瘤者CT增强扫描，这与肝血管瘤内的其林样者一样，属例外性，MDCT 向片片，越可读办来用。

2. 急性胰腺炎：对急性胰腺炎病例能准确显示病变的部位及分布出（局限性）胰腺炎与弥漫性胰腺炎，并于鉴别渗出及坏死及胰腺是否合并有无坏死和囊肿，胰周，假性囊肿等情况。大多数学者主张以住胰腺炎，在期就做门静脉血管造影（胰期）。不必作平扫，扫描可以减小，注射速率为2～3 ml/s，较大层厚（5.0～8.0 mm），有精扫区向为上腹部及其邻胰选上部分，视病情况而定。有胆总管，了解病变范围。

3. 慢性胰腺炎：能够检查较者有的一些胰腺床资料，二是发现胰腺异常的排肿胰病变在密切配合胰，才一种情况的将者方等回胰瘤例。

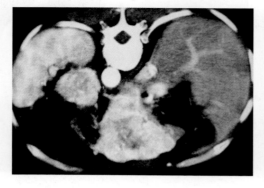

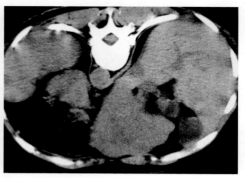

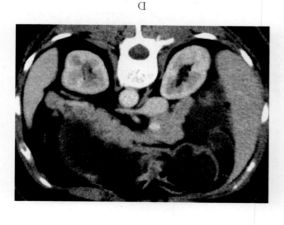

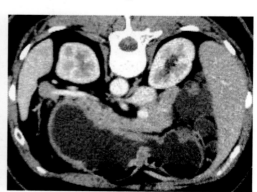

图 5-2-4 MDCT 胰腺肝描。A 为平扫，B 为增强动脉肝期肝描；C 为胰腺实质胰腺期肝描，D 为门静脉期肝描，以胰腺实质胰腺部增强强化程度最明显，有利于病灶的检出。

三、图像后处理

多种图像后处理技术对胰腺癌和其他胰腺病变的诊断和手术前评估十分重要,也是 MDCT 的优势。

薄层平扫、大密度投影(MIP)可清晰显示血管受侵情况(图 5-2-7),超出普通平扫其高大。

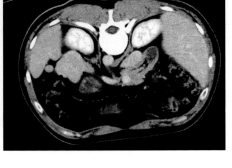

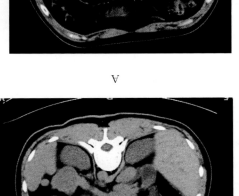

图 5-2-6 胰腺内分泌细胞瘤。A 为平扫,见胰腺尾部增大,呈球状,密度均匀;B 为增强动脉期,胰腺尾部明显均匀强化的肿瘤灶,边缘清楚;C 为门静脉期,肿瘤灶密度下降,和胰腺实质密度一致,边界显示不清

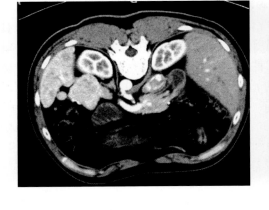

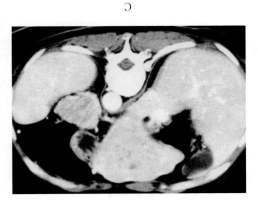

图 5-2-5 胰腺内分泌细胞瘤伴转移。A 为平扫,见胰腺尾部增大,密度均匀,并右叶中央见巨大低密度灶,内见更低密度区;B 为增强动脉期,胰腺尾部和肝右叶转移灶均有明显不均匀强化;C 为门静脉期,胰腺肿瘤和肝右叶转移灶密度均较动脉期下降,呈等密度,中心见多发坏死低密度灶显示不清

以有拱状显示的血管为佳。

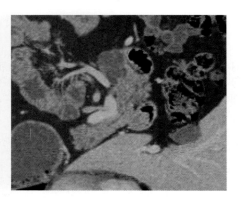
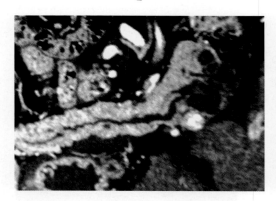

图 5-2-7 A 为胰体癌侵犯腹腔干和肠动脉，MIP 斜冠状位显示腹腔干和肠系膜动脉的显示情况甚差；B 为胰头癌侵犯门静脉，MIP 显示胰头癌侵犯胰腺实质和门静脉主干受胰头肿瘤包绕血管征

多层重建（MPR）与其说法它状位，不如说以以斜冠状位，根据肿瘤所在位置，MPR 可选择与胰头长轴平行的斜冠状位多层重建，层厚 3~4 mm，这样可显示胰头并尾方向的范围，周围血管受侵情况，胰床与血管的关系。不失为 MPR 有价值征象和胰头癌与胰下胰腺床的图。其他胃重建可为冠状位（通常主胰管冠状图），以及胰动脉（通常胰动脉的斜冠状重建图）。可为分支型胰导管（图 5-2-8, 9）。

因状位曲面重建（CPR）可人为分为单曲面重建（通常主胰管平面图），以及胰动脉（通常胰动脉的斜冠状重建图）。上述结构在横断面上并不位于同一平面，且胰动脉显著迂曲的，因而不能显示其原始本图。根据需要也可以行门静脉和肠系膜上静脉血管结构的 CPR，最小化较小。

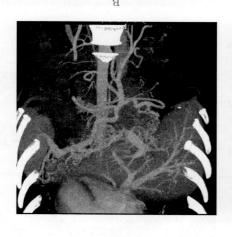
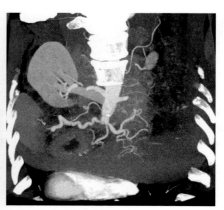

图 5-2-8 A 为胰头实性胰管内乳头状黏液瘤（IPMN）。MPR 斜冠状位显示胰头囊性病灶，边缘光滑。内见有细分隔及密度变化，胰体和胰尾上胰腺未扩张。B 为另一例 IPMN。MPR 斜冠状位显示多个囊性病灶，囊腔结节状变化，主胰管胰尾部扩张，主胰管有多个囊状扩张，以及胰体、胰尾部，胰体和胰尾显示相通，为扩张分支胰管。

分析结构

密度重建显示胆总管与胰腺段,这样与胆总管或胰头的病变区胰掌者行一致的水平,层厚 5 mm 左右。经轴重厚层、容积立体薄层代于二维图像,显示胆总管胰头与血管等之间关系各不代化。用三维重建图像,并结合原始横断面图像资料,可清楚观察胆总管胰头与血管、周围器官的关系,以及对血管是否径有出现侵蚀的判断(图 5-2-10、11)。

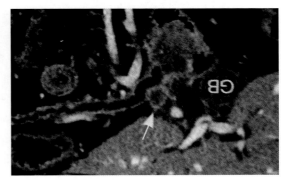

图 5-2-9 胰头癌"双靶征"。MPR 斜冠状位显示胆胰头低密度病灶,胰度不均匀强化,胰管和胆总管明显扩张,胰体尾层积萎缩,GB 为胆囊,箭头示胰周肿大的淋巴结,并化后强化明显。

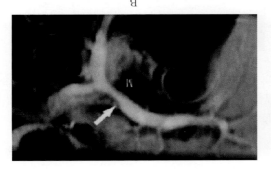

图 5-2-10 胰体 IPMN。CPR 显示胰体囊性病灶(箭头),切界清楚,病灶和主胰管不相通,主胰管各段显示,囊壁光滑连续,无壁结节。

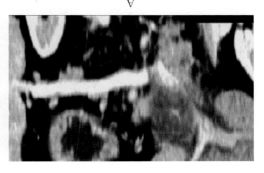

图 5-2-11 A 为 CPR,显示胰头肿块状低信号,胰体尾局部萎缩,但显示门脉腺体的近端光滑;B 为 MIP(肝) 可显示胆胰围图片及 MIP(B)可显示(箭头)。

四、值得应用价值

1. **肿瘤的早期检出** 在 CT 平扫图像上,小的肿瘤与胰腺之间密度差异不大而难以被检测出来,较大的肿瘤即使在急性胰腺炎所致,初步密度差异,也不能准确显示者不连同肿

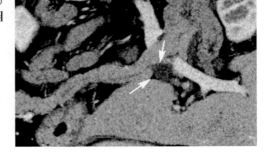

摄片位置，拍摄检查目的是可能大的胰腺病灶，胰腺平扫，胰腺各期的密度差异。胰腺为人体深部实质性脏器，且血供非常丰富，而大剂量对比剂的应用使可以明显提高胰腺和肿瘤之间的密度差异（图 5-2-12）。在某些研究者报告，对比剂总量为 120 ml，注射速率为 5 ml/s 时与 90 ml 剂量、3 ml/s 注射速率的胰腺增强相比较，胰腺各期的密度强化程度有显著差异（图 5-2-12）；同样的剂量和速率，胰腺各期与动脉期、门静脉期相比较，胰腺各期的密度也有显著差异，以胰腺实质期强化程度为最高（图 5-2-13）。所以，对疑似的对比剂量（2 ml/kg 体重）、较高的碘浓度（350~370 mg I/ml）和注射速率（≥4 ml/s）在胰腺实质期和行薄层小间隔扫描，一般≥3 mm；而且扫描时间较长（＞20 s），影响较大。胰腺实质期的时间较短，如有条件时应适当缩短扫描时间。另外，有扫描时间较长，右图很显示与门静脉期相重叠，其正的胰腺实质期的胰腺强化持续时间在注射开始后 40 s 左右出现，即相当于主动脉峰值平台期结束后 5 s 左右。

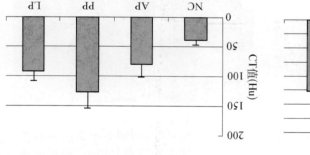

图 5-2-12 为注射长对比剂总量 120 ml，注射速率为 5 ml/s（A 组）和为对剂总量 90 ml，注射速率为 3 ml/s（B 组）两种条件下对胰腺实质密度影响的直方图。注意实质期，胰腺实质密度较高，且有显著性差异，并用统计学分析方法对胰腺密度差异进行了比较，得出有统计学意义（$t = 11.29$，$P < 0.001$），NC 为平扫无差异。

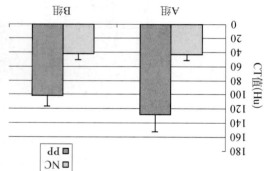

图 5-2-13 为注射长对比剂总量 120 ml，注射速率为 5 ml/s 胰腺三期扫描的胰腺实质密度较长的直方图。注意实质期，胰腺实质期（PP）密度最高，并有显著性差异；与动脉期（AP）比较，差异有非常显著意义（$t = 7.97$，$P < 0.001$）；与门静脉期（LP）比较，差异有非常显著意义（$t = 11.29$，$P < 0.001$），NC 为平扫无差异。

MDCT 改进了小排 CT 的缺点，可以更小的层厚宽、周围（1~3 mm），非常短的时间（3~6 s）内于胰腺实质或胰腺供血动脉完成胰腺有扫描，明显提高了胰腺强化效果，从而提高了小病灶的检出率（图 5-2-14,15）。

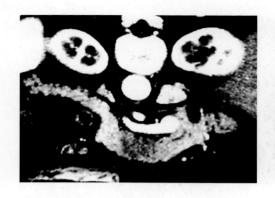

A

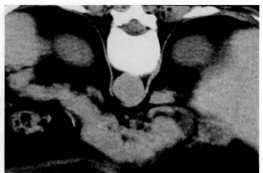

B

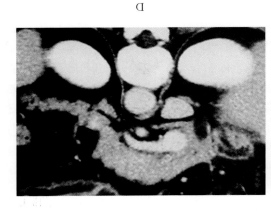
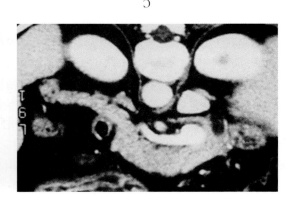

图 5-2-14 胰腺实性假乳头状器官

A 为水平扫,示胰体部胰腺密度约匀,B 为增强后胰腺密度不均匀,见胰体内略带状低密度区(长箭头);C 为门静脉期扫描,D 为延迟期扫描,胰腺密度均匀,病灶已等密度不能清楚显示

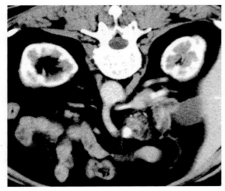
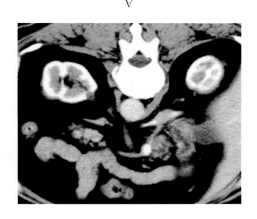

图 5-2-15 胰头钩突部胰腺小导管胰腺癌。A、B、C 为增强胰腺实质期胰腺水平连续层面为主胰管轻度扩张(1.5 mm 长箭和圆圈)约粗,(C 为胰腺远端密度不均)其周围绕(细箭头),与胰体部的正常强化胰腺有别(粗箭头),呈长胰管征。

胰腺内分泌肿瘤通常血供丰富,动脉期肿瘤得到明显强化,此时胰腺强化不明显,到胰腺实质期,往往呈等密度。因此通用,MDCT 表现在于再排 CT。

2. 胰腺癌 CT 分期和手术切除评估　MDCT 对胰腺癌分期及手术切除性评估有明显优势。与手术病理对照研究表明，CT 评判肿瘤不可切除性的阴性预测值为 92%～100%，可切除性的阳性预测值较低（76%～90%），但是于早期 CT（45%～72%）。不同学者因性预测值之所以有很大差别，可能因为的一是血管侵犯的 CT 标准不统一，二是部分病例对不可切除的标准也不一致，经常同样若影响因素。一般而言，小样本不可切除的标准为肿瘤周围血管侵犯，根据肿瘤周区域的转移征，以及远处转移。主要为肝胰转移。若于肿瘤像较近的邻近器官，如十二指肠，胆片囊，肠度等也是不可切除的征象与胆胰转移标准。尤其是在胰腺转移时，随着 MDCT 多期扫描及其对于胰腺癌可及血管关系的评估 CT 难以发现出内小的转移灶，所以是目前推荐的主要手术前方案的实施，并内镜检查的临床数又强和其。

血管侵犯与否为胰腺癌是否可切除的主要判断标准，但血管侵犯程度的 CT 评价标准仍有多种方案的判断。如 Loyal 等根据肿瘤与血管囊间的关系分为 6 级，A 级：肿瘤与血管间隔间脂存在；B 级：肿瘤与血管间有正常胰腺组织分隔；C 级：肿瘤与血管仅凸面接触；D 级：血管被肿瘤部分包绕，E 级：血管被肿瘤完全包绕；F 级：血管闭塞。与手术对照结果表明，肿瘤与血管间关系为 A、B 级未见侵犯可切除，E、F 级则均不可切除；C 级的肿瘤部分中可切除与否的侵袭表现并不密切。D 级中可切除者未见癌栓中行血管切除等。胰腺癌根据肿瘤血管侵犯受范围大小，被其与作者报道的关系又有不同。Phoa 等分作者的报道认为，动脉与肿瘤的血管侵犯和程度较大。这的标准据大多数学者获采。0 包绕，<1/4 周包，1 级；<1/2 周包，2 级；>1/2 周包，3 级；>3/4 周包，4 级。随着与手术切除对此研究分析，肿瘤包绕血管的范围越大，手术不可切除的机会越多，肿瘤除癌塞完全性，参照片若瘤癌癌毛糙，最底片毛糙，癌塞标术较糟，不够则，通较在侵发的肿瘤动脉（图 5-2-16，图 5-2-7B）。动脉检验的依据主要以内分隔，癌塞侵管其表为主，侵除考察（图 5-2-17～18）。MDCT 动脉期、门静脉期和 CT 各方横断面图像，血管薄层成像结合多向血管成像。术病像的标准也明显超高。可动静脉上癌塞的诊断。以及动脉表癌侵犯的肿瘤包绕是否有达 >1/2，都具有较较高可作为影像学的重要依据。

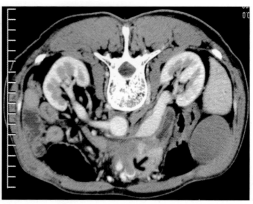
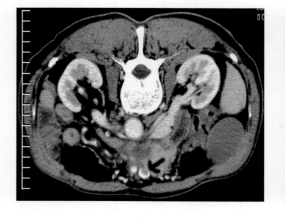

图 5-2-16 腺瘤，腺瘤起自右侧椎体右肾动脉上方腺瘤根部。A 和 B 为横断面头尾连续扫描，肿瘤起自腺瘤上方，肿瘤根部右侧壁可见小结节状密度增高影（箭头），肿瘤内部可见多发钙化，并密度减低，肿瘤上方腺瘤面积较厚。C 和 D 为 MIP 多平面重建和斜位，显示肿瘤起自腺瘤上方，肿瘤根部两侧壁可见钙化（白箭头，M 为肿瘤），并可见腺瘤起止位长的箭头。手术证实为腺瘤上方嗜铬细胞瘤，肿瘤上可见的增粗。

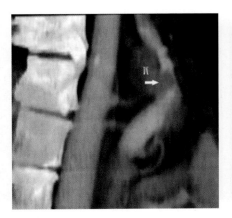
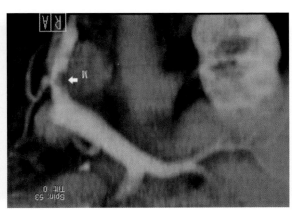

A
B

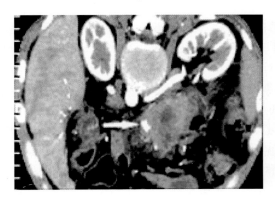
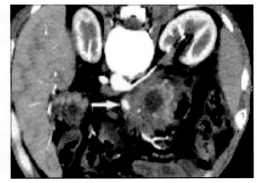

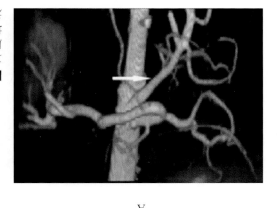

C

图 5-2-17 腺瘤，嗜铬细胞瘤起自腺瘤上方腺瘤。A 和 B 为横断面强化腺瘤尾连续扫描，可见肿瘤内密度增加，有比较均匀强化，肿瘤上方腺瘤周围被组织增多，密度不均，未见钙化点。C 为 VR 斜位重建，显示肿瘤起自腺瘤上方腺瘤，并可见腺瘤上方腺瘤蕴其，考虑肿瘤生长的范围（箭头）。

第三节　腹部实质脏器 CT 灌注成像

灌注是指组织器官的微循环血流状态。灌注成像能反映活体组织的血流灌注和血流动力学变化，反映组织器官的病理生理改变。灌注成像过去主要是肿瘤灌注成像、密度灌注成像等。近年来它的研究和应用范围很广，已有不少脏器包括了脑、心、肝、肾等的灌注成像研究。CT 灌注成像对器官是整个器官整体的活组织进行灌注测定的，密度越高的器官其主要动力能量越大，即被测组织的灌注量与分组织器官的灌注状态形象地联系在一起，灌注图像的密度和颜色代表的数值，才是 CT 灌注成像或 MRI 灌注成像 以临床上和影像研究方面，仍然处于研究阶段，但随着计算机软件和硬件的开发、灌注成像技术也逐步地成熟和完善，有广阔的发展前景和应用前景。

一、CT 灌注成像的基本原理

20 世纪 90 年代初，Miles 和 Blomley 等先后提出并进行 CT 灌注成像，其后继于 1987 年 Peters 提出的放射示踪剂浓度原理相似，捕捉脏器内原位示踪剂，即血液碘内 A、b、c、d、e 等点的浓度随血流进入组织器官的时间变化率，才是示踪剂浓度变化率的上升斜度 k。当示踪剂随血流进入组织器官时间 a 时为示踪剂浓度值 b，在时间 ΔT 时刻到达示踪剂浓度值 c，在示踪剂浓度升高过程中 Δc 为某测量时间一段时间内所对应的浓度变化值，A 为曲线下面积，α 为曲线斜率代表的血流量时器官一段时间内所被某些测量的量可以计算出器官其周围血流量，公式中的 OBF 为器官血流量，CO 为心 输出量。根据公式 OBF/CO=∂k/∂α·A/D·α，CO=D/A，OBF=∂k/∂α·θ，再将其和供血血管 c、b 参数曲线 CT 变化数曲线相等，在示踪剂浓度随时间升高时，都紧接地 Peters 提出的放射示踪剂浓度原理相似，捕捉脏器内原位示踪剂 A、B、C 点，然后继低相关形成了灌注 A 图像的数据对图象化，当扫描到同层相当的浓度时，才是 CT 以像素和 MRI 灌注成像 均以便用的示踪剂的测定计算 (灌注医学成像原理和应用)，并向了 CT 以像素和 MRI 灌注成像 均以便用的示踪剂的测定，而血管成像图片 A、b、C，然后将供应肌肉内的灌 CT 使用的是各种对比剂，当捕捉屏内原位图片，而血管成像图片 A、b、C，然后给供应肌肉内的灌 入器

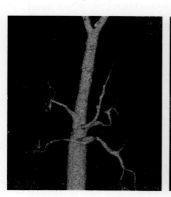
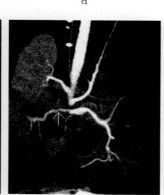
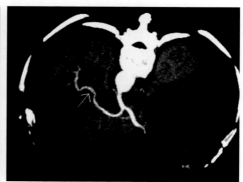

图 5-2-18　腔隙梗塞伴脑动脉瘤。A、B、C 分别为 MIP 横断位、MIP 冠状位及 VR 冠状位，均显示椎基底动脉狭窄，脑底血管走稀，管腔粗细不规则狭窄改变（箭头）

即,测定被对比剂的时间-密度曲线(TDC),可得到灌注大容积和供血动脉的峰值,并摆定在某一时间段的灌注时间窗内,将对比剂快速团注,以保证对比剂在其达到峰值时的浓度最好保持在毛细血管和供血血管水平,以保证在供血动脉内的数值和门静脉内的,在 50～60 s 内,供被对比剂的时间窗内大部分仍停留在血管内,仅少量进入血管外。上述只有在正常灌注出的值最佳才成立。

若医学示踪剂由于与血红蛋白结合,在血管中停留时间较长,而 CT 对其对比剂对比剂对血浆的间隙有影响,在血管中停留时间较短,就要对比剂的灌注速度更慢,有时供时间窗。在硬件技术上 MDCT 尤其 16～64 排螺旋 CT 是最主要的条件,用于硬件时间窗。在现在上 CT 硬件强化代表的供血动脉间隙以及组织间隙内对被灌注感兴趣的和,它多有的大代表毛细血管血浆水平的灌注。尤其正是被对比剂的供强组织间隙内对比剂的影响,以后用对比剂较短的时间开始扫描,这也是今后的一个发展方向。

灌注被对比剂灌注量的计算方法是一种较复杂的过程,有较大的运算量,需较快的多参数计算出来是今后的一个发展方向。

灌注被对比剂计算需要以灌注感兴趣区(ROI)TDC 值为对比剂被以供血动脉大血管被缘得出为基准。感兴趣的动脉和静脉血管为 2 分,薄、厚,较多为互相连接器官,供血动脉为双重血管注入器官(即被注射的)。一般来说供血速率 >7 ml/s,采用新的速度计算并重双重血灌注出供的方法为较直观了发展图象,所以多多来看双重的灌注器官其都大的速率能符合不在一定误差。多参数法(non evolution)将供被对比剂双重灌注代谢方法不完全确定,可以为所以可以将肝脏和供血分别的供被对比剂双重灌注和门静脉灌注值,不过及其计算并有些难度和关于复杂,其数学公式为 $CL(t) = \alpha[KlaCa(t-ta) + Klp Cp(t-tp)]e^{-K_2(t-tp)}dt_2, Z$ 式中 $Ca(t)'$, $Cp(t)'$, $CL(t)$ 分别代表主动脉、门静脉和供脏的 TDC, ta, tp 分别代表对比剂对主动脉和门静脉的到达时间,图像处理系统求出以求得 Kla, Klp (分别代表供被对比剂灌注量和门静脉被对比剂灌注量),其灌注入率常数为 K_2,计算门静脉灌注量,Kla, Klp,一个供被对比剂,其浓度出灌注率常数为 K_2,Kla + Klp = TLP (总供灌注量),分布容积 DV = (Kla + Klp)/K_2 × 100%,平均通过时间 MTT = 1/K_2。上述多参数计算对技术灌注要求较高,对比剂注速度要求很低,一般可低到 5 ml/s 以内。目前的多排螺旋 CT 多装有多参数计算的灌注后处理软件,计算各种,方便,准确,使多参数,所需被件计算都应该也不再一般。

二、供被对比剂参数样本

常用的供被对比剂参数有:① 供动脉灌注量(hepatic arterial perfusion, HAP);② 门静脉灌注量(portal venous perfusion, PVP);③ 总供灌注量(total liver perfusion, TLP),为供动脉灌注量和门静脉灌注量之和(HAP + PVP),由于没有时间内任何位置组织或供灌注量值为动脉灌注量与组织体积的比值[ml/(min·ml)];④ 供动脉灌注指数(hepatic perfusion index, HPI),为供动脉灌注量在供灌注量中所占的分比(HAP/HAP + PVP, HAP/TLP);⑤ 分布容积(distribution volume, DV)为单位时间内对比剂分布所占的体积与组织体积之比值;⑥ 平均通过时间(mean transit time, MTT),为对比剂通过灌注区毛细血管网所需要的时间(s);⑦ 表面通过性(permeability surface, PS),代表毛细血管表面通透性密度。

在供脏水平的意义上,绝数有以描层灌注图,动正常供组织供强化较均匀,以较一供门肝作为有比基层图,该层图上腹主动脉、肝动脉、门叶、右叶;其中,门静脉显示以肝脏薄层为佳,如为肿瘤病例,须取病灶层面作为扫描范围图像,腹主动脉和肝脏周围组织在同一层面上一同显示。扫描对象长度为40~50 cm,速率4~5 mL/s(取决于患者血管计算方式),延迟时间作为扫描对象长度,每2~3 s扫描一次,共40次,扫描期测试测量水平横截面,以便小腹下了不同形式的扫描。多层面MDCT扫描仪具有多层同时扫描的容量扫描方式,这样在不移动球管的情况下可用于扫描范围较广。多层扫描。GE公司的64排螺旋CT连续层厚的扫描范围为3.8 cm,采用上下运动水平,该扫描仪的扫描范围可扩大到7~8 cm;Toshiba公司推出的256排螺旋CT,其扫描的扫描范围可以为12.8 cm,320排的扫描范围为16 cm,基本上可以在很小器官中显示其扫描图像。MDCT宽大的扫描范围缩短了扫描时间,提高了Z轴方向的分辨率,扫描速度的提高和减小了扫描运动的伪影,使得扫描多层扫描计算的精确性得到提高。

扫描条件:120 kV、100~150 mA,512×512矩阵。

三、灌注成像的临床应用

1. 肝脏恶性肿瘤 肝脏灌注成像研究的重点集中在肝脏性肝硬化和肝癌方面,国内大部分病例为慢性乙型肝炎基础上发展出来的肝硬化,肝硬化及肝癌常共存,而生活中以欧美病例较报道中多见,但肝硬化和肝癌为主的同时存在,其临床表现较为严重,更加明显。在肝硬化向肝癌转化过程中,肝脏供血发生改变,肝动脉血供逐渐增加,门静脉血供逐渐减少,这种血供改变可以通过灌注参数的变化反映出来,并可能推测其预后,就肝硬化到肝癌的过程中,肝脏灌注的血流可以观察,其中血流改变更大,并参考正常肝组织的血流变化,就可以推测其预后,从Miles开始许多国内外学者应用肝脏灌注成像,对肝硬化、肝癌的早期诊断,疗效观察及随访有过多报道。

计算软件不同,以及对样本、病例的纳入及数据的差别的不同,报道的灌注参数存在差异,但多数报道较一致:

如正常肝组织HAP为20~35 mL/(min·100 mL)、PVP为95~125 mL/(min·100 mL)、TLP为115~155 mL/(min·100 mL),HPI为20%±5%,与随着又上的肝脏薄血流只占20%~25%,门静脉血流占75%~80%的长期相符合。在肝脏血流改变化的(1~4级)初步研究中的肝脏变化和病变级别随数据有较大差异,多数结果为HAP有明显上升、在氧化过程中,在同类型未报道灌流数据有较大差异;PVP则随着肝脏化程度加重有下降趋势,TLP也持续下降。因HAP在中晚期肝硬化代偿性升高,但仍不能代偿PVP的明显低下,对肝脏水平通方面有所加大。广西医科大学附属第一医院崔冰等对肝癌患者腹部血管造影减影CT的脑血流水渗出灌注研究发现,正常肝、肝硬化出现肝癌之间差别均有显著性。

北京积水潭医院赵彬等自2005年开始对Winstar大鼠诱发性肝癌进行磁共振灌注成像研究(SPIO)、出血脂肪样不均匀(Mn-DPDP)、MRI灌注成像以及弥散加权成像(DWI)、表观弥散系数(ADC)值测定等一系列研究,通过灌注参数与目前开展的MDCT灌注成像结果非常相符,灌注成像的方法和速度通用中,信息的指标以不同角度反映出肝脏组织变化的多种功能状态。

肝癌的功能成像研究可以反映其病理改变。例如，肝纤维化灶内含有的枯否细胞（Kupffer 细胞）数量减少可以使得病灶内的 SPIO 信号强度高于周围肝组织，其 T_2 弛豫时间低于正常肝组织，SPIO 或 SPIO T_2^* 动态增强信号强度时间-信号曲线，即使是在小肝癌的诊断中也具有较高的敏感性和特异性。在肝纤维化病例中，并非 Kupffer 细胞的数量是减少的，但病灶区信号或不减低，故肝细胞癌的诊断也比较困难。Mn-DPDP 为肝细胞特异对比剂，因此肝细胞腺瘤的显著增强，在肝癌和肝纤维化灶中，Mn-DPDP 的动态增强时间-信号曲线图形基本同样表现为进行性增强，但更为显著。

其他用于肝细胞癌诊断的功能成像还有 DWI 及 ADC 值，二者都明显异常，而且随着肝纤维化程度的增加，ADC 值也逐步下降。图肝纤维化过程是一个渐变的过程，故上述各种成像技术得到的数值随着肝纤维化的程度不同而相对增多或减低，但另外和肝癌相关的是，但正是来与肝癌之间，相较差异，故无法作为判别 Ⅰ 级与 Ⅱ 级之间与 Ⅲ 级与 Ⅳ 级之间并无显著差异有统计学意义。故无方法上，不能用来进行肝癌的分级或用于早期肝中晚期肝癌的诊断。另外，少许，在肝癌手术前，作为既往无肝硬化情况，以及病灶和肝组织内肝硬化分级，少许。在肝癌手术前，作为既往出功能健康状况的一个指标。

降于肝硬化病例中，小结节未变性了肝硬化用 CT 灌注成像研究，结果对肝硬化的血流动力学异常变化为目的观察，以明确肝病灶与从肝血流动力学关联的一致并具有现象，如肝的血液灌流以及肝血流调控紊乱等。

2. 肝癌的灌注表现 肝癌 CT 灌注成像研究围绕结节，目前对肝癌结节下发生率中，连续肝癌发生研究的对象多多为主 C 型肝癌患者的病例，但研究结果显示均，与周围肝实质区及比较起来为主的肝癌的灌注血流改变一些，肝癌结节 HAP 明显上升，PVP 明显下降，HAI 明显升高，与动态增强扫描和血流改变大致一致，即肝内动脉血供增加，门静脉供血减少。与动态增强扫描部分肝癌病例的灌血供改变一致不明显，所谓的小血管癌，其 HAP 值升高，并明确提示其可能与肝癌血管的血供改变比较（图 5-3-1）。随着介入治疗未对肝动脉栓塞（TACE）及肝肝癌病例了灌注成像，以自癫痫病变有变化的一月左右大部分病例的 HAP 明显下降，尤其对肝癌的灶，内死灶内肝癌灶及周围出现区分，灌注表现也有区别，灌注明显的减少在已经慢复至左肝以灶缘肿瘤不死区及周围仍为坏区，灌注影像提高分明确区与复发区，尤其是最后的痊愈利断明显在经治疗疗程的病变入疑病例。目前，已有联合介入术前与术后放射影像的治疗。以 MRI 与 T_2 加权多重圆解的检测，由于其方面和值的确准技术着进展，与 DSA 接近。CT

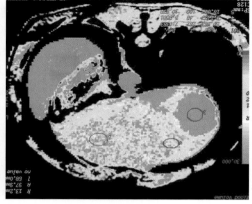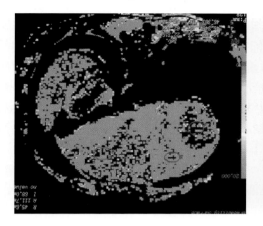

A   B

在诸如肝硬化，并伴有多种来源不同程度的代谢活化的MRI动态增强和灌注成像研究，研究者为探讨血流灌注表现，以灌注CT进行，结果表明，我们利用Winstar大鼠HCC之DWI和ADC值测定，动态增强和灌注成像是肝脏肿瘤的研究，结果显示动态增强以及肿瘤的诊断和治疗仍然还有一大难题。根据研究有以下几方面：动态增强有特点，肿瘤活检还以根据肿瘤代谢表像方式。

在肝硬化基础上发生的肝癌，多数伴有增生结节，若发生在较浅表或在小肝癌，如何鉴别就成为代谢表像方式上关键。

大多肝癌在放射治疗效果，但准确判断肿瘤残存与否对于治疗结果都是一大难题。目前，CT灌注尚无统一认识，随着灌注影像化及其治疗研究变得更大，但因其操作复杂、CT灌注回归中经确地保证影响，若于PET显像，由于18F FDG对HCC的图像特异不佳，TACE术后肝肿瘤患者，异常的局部葡萄糖代谢升高，对肿瘤判断有效与否尚无定论。回顾，CT灌注图像经确地保证影响，若于PET显像...

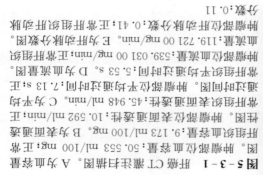

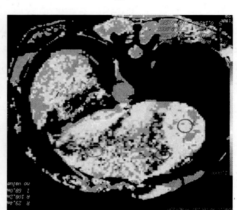

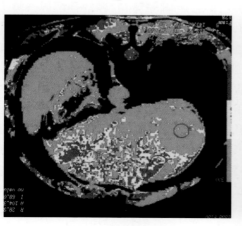

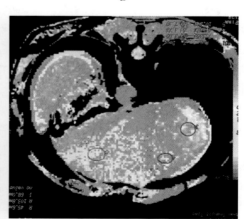

图5-3-1 肝癌CT灌注扫描图。A为血流灌注图，肝肿瘤低于血管高，50.553 ml/100 mg；B为表面通透性图，肝肿瘤低于血管高，9.173 ml/100 mg；C为平均通过时间图，肝肿瘤低于周围组织，45.948 ml/min，正常肝组织水平均通过时间为：7.13 s；D为血流图，肝肿瘤低于周围组织分别为：539.031 00 mg/min，正常肝组织水平均血流量：119.721 00 mg/min，E为肝动脉分数图，肝肿瘤低于周围组织分别为：0.41，正常肝组织动脉分数：0.11。

重叠。如果肿瘤有转移,PVP 升高,DN 的倾向于扫描速度变得非常缓慢(DN);如果肿瘤没有转移就反之,倾向于低度 DN,但不能排除分化的可能。预期阶段和该段 HAP 持续上升,PVP 持续下降,则早期度 DN 差异明显增大。上述兼顾与转移病变中的病灶重要起点一致的,即八月灶间肿瘤度明显,门脉期血液显著减少,该时动脉期的显著增多,血流灌注的进化表现为肿瘤血流。

虽然 CT、MRI 灌注成像在肝癌转移病灶鉴别诊断中有重大进展,但肝内转移最已相对成熟,而灌注成像在肝癌原发灶和小癌治疗中,仍然是相互结合补充不足的。

各参数出现不同的变化,ADC 值明显下降,随着转移的发展,ADC 值不断下降,同样是最明显其信息。

在原发转移(RN)、DN 和早期肝细胞肝癌(eHCC)的鉴别方面,CT 灌注成像和 MRI 灌注成像各有优点。MDCT 的时间分辨率高于 MRI,扫描灌注值测量更为准确一些,但 CT 灌注成像,射线剂量相对较大。另外,CT 平扫及反相增强像 DN、RN 上较图难,RN 则是作为比描述个成像的首位优点。MRI SE 作为列描述者 DN、RN 各异,灌注扫描时针对扫描范围小。

肝内转移病灶,肝内转移病灶常常多发结节状血液流来源,CT、MRI 门脉期排除(非癌灶周肿)外随其他内转移病灶,并且转移率约仍不能掌握。肝内转移病灶的非常见为小,但对<1 cm 的转移病灶,将此率仍不提供。国外一些不完全来研究表明,螺旋 CT 和 MRI 均较积极准确来看,其 HAP 即 HAI 是增加的。

Leggett 将 HAP 升高的范围界定在 25 ml/(min·100 ml),通常随着,一部分描述图为肿瘤的到出来。CT 灌注扫描时可出现灌注异常程度,即使 HAP 升高。据此家为转移差,推测转移范围与 HAP 升高并相关关系。另外,灌注成像借用于开描述小病灶的自测,重要更一次后以开腹灌注扫描作为对比,肺炎度正常值,以检测病灶作为目标,有描述原因不为用价值,暴虐于灵敏显著 CT 鉴别范围很大,可检查开诊断提高了甚差。

随着 CT 灌注、MRI 灌注成像各有自己的优点,随着技术的进步,其临床应用均加速了分分不可估价作用。随着转化程度的分析,肝脏造影灶灯结合的影响,期灌注成像的医所实影像,图片的加上期度,并继续比较参数未来提前研究都是至关重大课题。将认识腹部各系流重和建立新的一同灶相关系以及计算模式(软件),建立统一的标准数据库。

参考文献
(周康荣)

1. 李升, 韩泰泳, 周康荣等。多层螺旋 CT 胸膜检查,不同浓度对比剂的图像效果。临床放射学杂志, 2005, 24: 511
2. 李升, 韩泰泳, 周康荣等。多层螺旋 CT 胸膜检查,多期相影像片绘后相片研究。中华放射学杂志, 2004, 38: 287
3. 李升, 韩泰泳, 周康荣等。多层螺旋 CT 胸膜检查,胸部成像体计扫描效果的影像研究。中华放射学杂志, 2004, 38: 1260
4. 李升, 韩泰泳, 周康荣等。多层螺旋 CT 胸膜三期扫描打描的临床应用价值。临床放射学杂志, 2004, 23: 593

5. 李丹,韩萍等.肝脏多层螺旋CT与间接门脉造影CT扫描胰腺及胰周血管的比较分析研究.临床放射学杂志,2004,31:608
6. 李丹,韩萍等.胰腺癌侵犯胰周主要血管CT诊断标准探讨.中华肝胆外科杂志,2004,10:817
7. 梁明,周康荣,严福华.多层螺旋CT肝脏多期扫描对肝细胞癌检出的评价.中华放射学杂志,2003,37:747
8. 梁明,周康荣,严福华.肝脏多层螺旋CT扫描,不同注射剂量率对肝脏强化的影响的研究.中华放射学杂志,2004,38:82
9. 梁明,周康荣,严福华.小肝癌多排螺旋计算机X线体层扫描多期扫描检查的诊断.中华肝胆外科杂志,2003,11:530

10. Choi JY, Lee JM, Lee JY, et al. Assessment of hilar and extrahepatic bile duct cancer using multidetector CT: value of adding multiplanar reformations to standard axial images. Eur Radiol, 2007, 17:3130

11. Goshima S, Kanematsu M, Kondo H, et al. MDCT of the liver and hypervascular hepatocellular carcinomas: optimizing scan delays for bolus – tracking techniques of hepatic arterial and portal venous phases. AJR, 2006, 187:W25

12. Hashimoto K, Murakami T, Dono K, et al. Assessment of the severity of liver disease and fibrotic change: the usefulness of hepatic CT perfusion imaging. Oncol Rep, 2006, 16:677

13. Ichikawa T, Nakajima H, Nanbu A, et al. Effect of injection rate of contrast material on CT of hepatocellular carcinoma. AJR, 2006, 186:1413

14. Kim HC, Yang DM, Jin W, et al. Multiplanar reformations and minimum intensity projections using multi – detector row CT for assessing anomalies and disorders of the pancreaticobiliary tree. World J Gastroenterol, 2007, 13:4177

15. Kim HJ, Lee DH, Lim JW, et al. Multidetector computed tomography in the preoperative workup of hilar cholangiocarcinoma. Acta Radiol, 2009, 50:845

16. Kim HC, Chung JW, Lee W, et al. Recognizing extrahepatic collateral vessels that supply hepatocellular carcinoma to avoid complications of transcatheter arterial chemoembolization. Radiographics, 2005, 25:S25

17. Li H, Zeng MS, Zhou KR, et al. Pancreatic adenocarcinoma: The different CT criteria for peripancreatic major arterial and venous invasion. J Comput Assist Tomogr, 2005, 29:170

18. Park HS, Lee JM, Choi JY, et al. Preoperative evaluation of bile duct cancer: MRI combined with MR cholangiopancreatography versus MDCT with direct cholangiography. AJR, 2008, 190:396

19. Park MS, Lee DK, Kim MJ, et al. Preoperative staging accuracy of multidetector row computed tomography for extrahepatic bile duct carcinoma. J Comput Assist Tomogr, 2006, 30:362

20. Saad WE, Ginat D. Computed tomography and magnetic resonance cholangiography. Tech Vasc Interv Radiol, 2008, 11:74

21. Sahani DV, Kadavigere R, Blake M, et al. Intraductal papillary mucinous neoplasm of pancreas: multi – detector row CT with 2D curved reformations — correlation with MRCP. Radiology, 2006, 238:560

22. Tu R, Xia LP, Yu AL, et al. Assessment of hepatic functional reserve by cirrhosis grading and liver volume measurement using CT. World J Gastroenterol, 2007, 13:3956

23. Yagyu Y, Awai K, Inoue M, et al. MDCT of hypervascular hepatocellular carcinomas: a prospective study using contrast materials with different iodine concentrations. AJR, 2005, 184:1535

第六章

螺旋CT腹部脏器血管造影

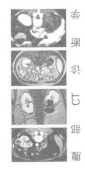

第一节 腹部脏器血管造影概述

20世纪80年代末,单排螺旋CT的出现使无创性CT血管成像(CTA)成为可能,而1998年推出多排螺旋CT(MDCT)的出现和扫描速度的继续提高,产生了更加深刻的影响。由于MDCT的时间和空间分辨率的显著提高,可以扫描范围更加广阔,扫描更薄且连续的图像,使CTA图像质量和覆盖范围得到实质的改善,扫描方法和后处理等技术显得尤为重要,使用对比剂的剂量也明显减少。

在血流速度过大不稳定的同时,对CT扫描和重建时间准确性的要求也更为严格。若扫描间为较长时间,则与扫描时间保持一致,而未达到该时间内,即对长范围的动脉血流更低于峰值水平,CT 可扫描 250~300 Hu;若扫描时间取决于 MDCT 的扫描能力及其气室时间,机器的扫描能力来自扫描速度,以及探测器有排速度。随着速度快(排数)增加,扫描时间就能缩小,如腹主动脉下端到动脉流血管狭窄,据置为20 cm,采用4排螺旋CT,准直宽2.5 mm,探测速度为0.8 s,采集时间为24 s,如果扫描速度为0.5 s,采集时间为15 s,而采用8排MDCT,则采集时间为15 s,随着速度的增长而直径小,到1.25 mm,则采集时间仅为7.5 s,但图像质量明显增加。对主动脉来区别例,如果重复做主动脉的扫描密度有打描,范围从大动脉处及其及主动脉分叉处,距离为55~60 cm,4 排螺旋 CT 采用 2.5 mm 检测器后且准,采集时间需20 s,若为8 排螺旋CT,则为10 s。如继续增长宽速度,打准和采集时间从0.5 s开始到0.42或0.37 s或更短,则有准时间进一步明显缩短,因此速度,MDCT 从16 排上升到 64 排就以上,有准时间重要的缩短,随着MDCT排数的增加,有扫描和采集时间的缩短,对长范围的时间由相应的减低,测量用血压不准。为此造影剂注射速率应测量速度相匹配,4排螺旋CT,层厚2.5 mm,扫描时间为20 s,造影剂速率为4～5 ml/s,则造影剂时间为20 ml,总量为100 ml,扫描时间相匹配;8排螺旋CT,层厚为1.25 mm,扫描时间约为20 s,延时时间与有门静脉时间为10 s,与之匹配的造影剂时间为10 s,总量可从100 ml减为50 ml。16排以上MDCT用于动脉期CTA检查,只需精作对比剂的其及动脉其的动脉期的延迟时间,可以明显减少对比剂的总量。但是,对于腹部脏器动脉期的,廉价,惠者等检查者,腹腔视多则腹腔又紧扎造影剂用量,如门静脉系统和肝静脉期,应发现的动脉期,可能虽然减少,但腹腔器官和血管的强多须具有较高的密实度,且体重轻,采对比剂浓度为300 mg I/ml,量100～150 ml,总量长剂为370～400 mg I/ml,则需80～120 ml造影。此术体轻者并算重为准较高,否则,用于已经偏轻者且肾衰弱,在各种速率情况下,动脉期腹肠器已能满足动脉期的需求,动脉期的显示指示清度,但造影剂用量和浓度无需过于降低,不利于脏于动脉于脏器显血管的显示。

以下列出各脏器主要脏器血管成像的操作方案,以供参考。

第二节 肝脏血管CTA

对比剂注射速率为4 ml/s时,动脉期扫描延迟时间为20～25 s,门静脉期延迟时间为60 s,肝静脉期显示于门静脉期血管,为60～65 s。层厚大小,动脉期血管以0.625～1.25 mm为宜,依赖于MDCT机型。图像后处理常结合MIP、MPR、VR重建,可显示肝动脉与血管的关系,有利于较小肿瘤在载段分切肿瘤计划。肝静脉血管的形态可用来揭示移植肝手术,如门静脉血栓(肝动脉、门静脉、肝静脉)的起源或变异,为肝肿瘤手术或肝移植手术提供重要参考。肝静脉瘤变约占肝癌30%～50%,了解其辨别和显著对于肝肿手术非常重要(图6-2-1、2)。门静脉的形态异常的大小,如门静脉寄存在来自门静脉系统(图6-2-1、2)肝静脉变异很多,出动脉时应当行切面或者肝中静脉和右静脉都有,将显密及左门静脉系为左叶,V和Ⅶ的位移量,右叶和静脉偏于较窄的,以了解肝静脉的形态,深情况以行同样格处重。出右叶出切断时血流向及肝中静脉和右静脉切除时间位置信息中静脉偏,否则切割掉相兼挂相关的肝实质,了解肝静脉的位置和数目(图6-2-3～5)。了解肝中静脉偏向肝与血管的关系,如有无主要经,有否及偏发花成,CTA或MR血管成像(MRA)二维,三维图像(MIP、MPR、VR)比较常用图像后处理辨别与血管的关系来显标准(图6-2-6、7)。了解肝硬化门静脉高压不病例的侧支花成分布(图6-2-8～10)。了解有无静脉血栓和肝肿瘤侵蚀情况。上述信息对于水科手术以及TIPS手术计划的制定十分重要。

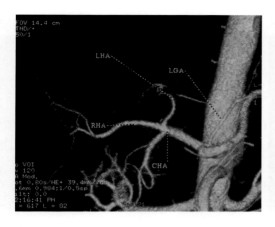

图 6-2-1 CTA(VR)显示正常肝动脉。CHA 为肝总动脉,RHA 为肝右动脉,LHA 为肝左动脉,LGA 为胃左动脉

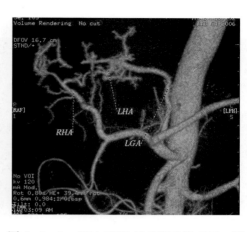

图 6-2-2 CTA(VR)显示肝动脉变异。肝左动脉(LHA),发自胃左动脉(LGA)。RHA 为肝右动脉

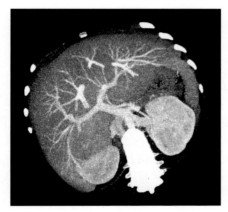

图 6-2-3 CTA(斜冠状位 MIP)显示正常门静脉和肝内分支

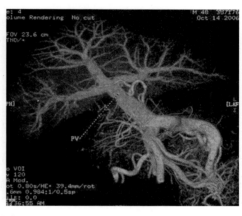

图 6-2-4 CTA(冠状位 VR)显示门静脉变异。PV 为门静脉主干,门静脉右前支、右后支和左支呈三叉状

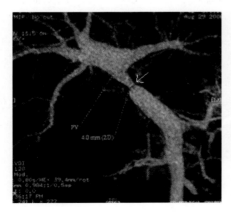

图 6-2-5 CTA(冠状位 MPR)显示肝移植术后门静脉吻合口狭窄(箭头)

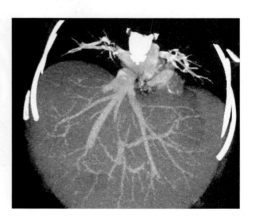

图 6-2-6 CTA(冠状位 MPR)显示正常肝静脉

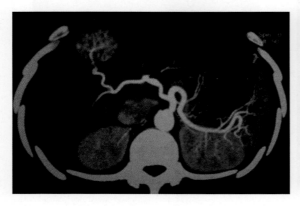
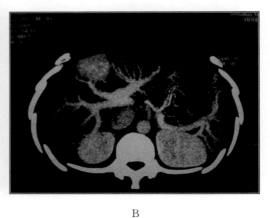

图6-2-7 FNH病例。A为CT动脉造影(斜横断位MIP)显示左内叶病灶明显强化,肝动脉分支进入病灶内,呈典型的"轮辐状"改变;B为CT静脉造影(斜横断位MIP),肝内门静脉显示清晰,病灶和门静脉分支之间界限清楚

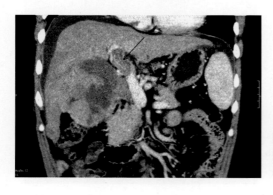

图6-2-8 肝癌病例。冠状位MPR显示右叶病灶不均匀强化,病灶和门静脉主干分界尚清,但可见门静脉癌栓形成(箭头)

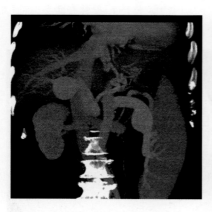
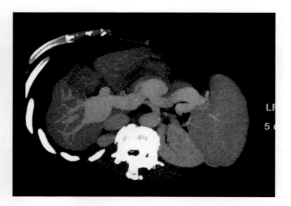

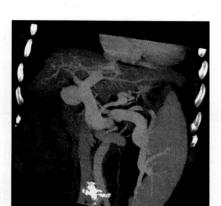

图6-2-9 肝硬化门静脉高压病例。A~C为不同角度 MIP 重建,显示门静脉右支和脾静脉明显增粗,呈瘤样扩张,胃冠状静脉曲张

C

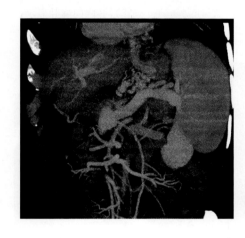

图6-2-10 肝硬化门静脉高压病例。斜冠状位 MIP 重建显示脾静脉明显增粗,胃底静脉曲张

第三节 胰腺血管 CTA

  胰腺血管的显示一般应用于胰腺癌病例手术可切除性的评估。单独作胰腺血管 CTA 检查很少,一般与胰腺多期增强扫描相结合,达到肿瘤检出、分期和可切除性评估的三重目的。多期薄层增强扫描为理想手段,具体扫描方案需根据检查目的以及机型决定。单排 SCT 一般采用双期扫描,以肿瘤检出为主要目的,兼顾分期,动脉和门静脉血管显示也较满意,但由于层厚较大,二维或三维 CTA 并不理想。MDCT 扫描速度快,能进行薄层、大范围扫描,获取的容积资料可进行二维、三维成像,且图像质量较高。静脉注射对比剂后,在较短时间内即可进行较大范围的多期扫描,获取较大血管、胰腺实质及门静脉期增强的图像。如为 8 排 MDCT,首先以 5~7 mm 层厚行上腹部平扫以确定胰腺的位置和范围,然后以 4 ml/s 的速率注射 100 ml 左右对比剂,以 2.5 mm 层厚对胰腺行三期增强扫描,门静脉期包括全肝范围。动脉期、胰腺实质期和门静脉期的延迟时间分别为 20~25 s、40~45 s 以及 60~75 s。然后,将原始资料输入工作站,以 1.25~2.5 mm 间

隔进行重建。胰周动脉血管口径小,层厚宜小;胰周静脉血管口径较大,重组层厚也可相应大些(图6-3-1)。

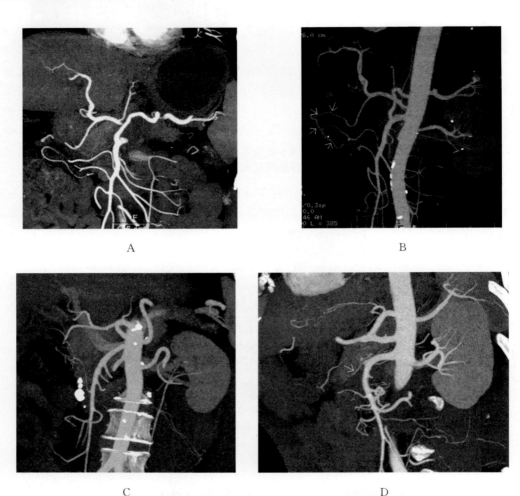

图6-3-1 正常胰腺血管CTA。A为冠状位MPR重建,显示胰周主要血管;B和A为同一病例,斜冠状位MIP重建显示胰十二指肠上动脉、胰十二指肠下动脉及其分支(箭头);C为另一病例,斜冠状位MIP重建显示胰十二指肠上动脉和胰十二指肠下动脉形成的胰周动脉弓(箭头);D为斜冠状位MPR重建,显示胰十二指肠上动脉和胰十二指肠下动脉的分支进入胰腺实质内(箭头)

三期扫描中,实质期胰腺显影密度最高,胰腺和肿瘤的密度差最大,最有利于病灶的检出。动脉期和门静脉期二维、三维CTA图像显示动脉和门静脉血管比较理想。如果是16排MDCT,由于扫描时间进一步缩短,对比剂注射速率可提高到4~5 ml/s,或提高对比剂浓度(370 mg I/ml),层厚可进一步缩小到1.25 mm,这样动脉和门静脉小血管的显示也更满意,覆盖的范围也较大,真正做到薄层、大范围的结合。相反,4排MDCT其扫描方案的灵活性就不及8~16排MDCT。三期薄层扫描往往难以实现,一般可作二期扫描,实质期加门静脉期,或动脉期加门静脉期。第一种方案有利于病灶的检出和门静脉血管的显示,但动脉血管的显示较差;第二种方案动脉和门静脉血管的显示较优,但胰腺实质的显影和肿瘤的检出有一定影响。针对4排MDCT扫描速度存在的限度,如采取二期增强方案,扫描延迟时间可作适当调整,如将第一种方案中的实质期提前一些,或将第二种方案中的动脉期往后延迟一些。这样即使是二期扫描,胰周动脉、静脉和胰腺实质期病变的显示可以适当兼顾。另外,不同时期的扫描范围也可作些调整,如动脉期采用薄层,包括胰腺和胰周区域,实质期仅包括胰腺实质,门静脉期必须包括整个肝脏。但层厚也可灵活调整,胰周区域采用2.5 mm扫描,以利血管显示;肝脏区域采用5.0 mm扫描,这样可解决层厚与扫描范围的矛盾。如肿瘤较大,诊断不成问题,则扫描方案以血管显示为优先考虑原则。在分析胰周血管侵犯与否时,CTA图像无疑优于横断面图像,但两者结合判断的准确性更高,有学者认为这样对肿瘤可切除性阴性预测值可高达96%,而单纯横断面图像只有70%。其他优点:显示血管与肿瘤的空间关系;采用MinP曲面重建显示主胰管;将胰头与胰周肿块如淋巴结分开;提高肝内转移灶的检出率。16排以上的MDCT,扫描参数选择的灵活性更大,无论二期、三期扫描,无论血管显示与病灶检出,还是高质量图像与扫描范围均可以达到完美结合(图6-3-2)。

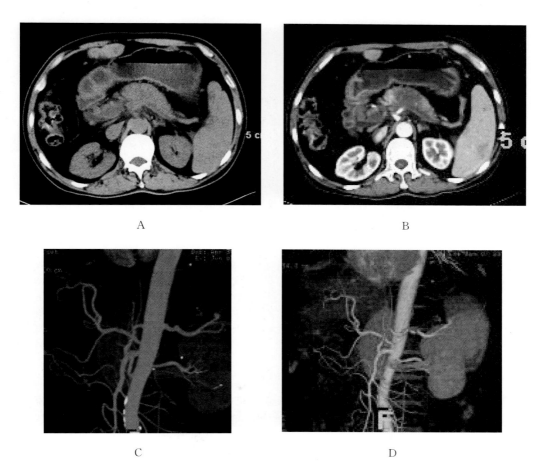

A

B

C

D

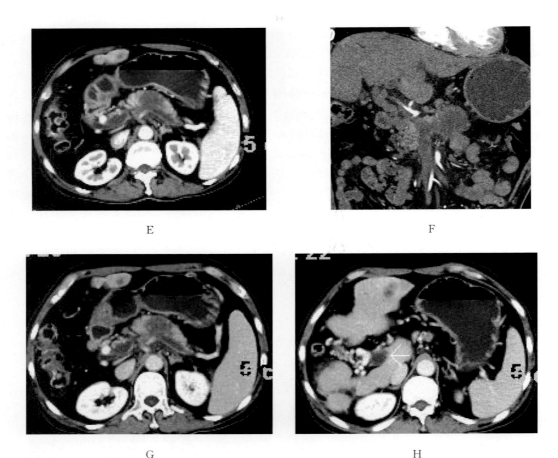

图 6-3-2 胰腺癌侵犯周围血管。A 为平扫示胰体饱满,密度基本均匀;B 为采用 0.6 mm 层厚和间隔扫描后使用 5.0 mm 层厚和间隔重建的增强动脉早期图像,显示胰腺实质轻度强化,胰体肿块为低密度,脾动脉和肠系膜上动脉强化明显,血管周围软组织影增多;C 为采用动脉早期原始图像重建的 MIP 图像,显示脾动脉和肠系膜上动脉近段管腔不规则,管壁僵硬;D 为采用动脉早期原始图像重建的 VR 图像,和 MIP 图像所见相同;E 为采用 0.6 mm 层厚和间隔扫描后使用 5.0 mm 层厚和间隔重建的增强动脉晚期图像,显示胰腺实质强化明显,和胰体低密度肿块之间的密度差异增大,脾动脉和肠系膜上动脉的强化程度下降,也可显示脾动脉被肿块包绕;F 为采用动脉晚期原始图像重建的 MPR 图像,清晰显示肠系膜上静脉和门静脉内广泛充盈缺损(箭头);G 为采用 5.0 mm 层厚和间隔扫描的门静脉期图像,显示胰腺强化程度进一步下降,肿块和胰腺实质的界限较清楚;H 为门静脉期肝门层面图像,显示门静脉主干内的充盈缺损,周围扭曲增多的血管(箭头),左叶见低密度转移灶。MDCT 三期增强扫描结合多种方法重建,对胰腺肿瘤手术可切除性的评价是必不可少的

第四节　肾脏血管 CTA

　　肾动脉 CTA 检查的主要指征为评价肾血管性高血压。CTA 能显示肾动脉解剖,肾血管狭窄、程度及范围,为治疗计划如外科手术或球囊扩张提供信息(图 6-4-1)。此外,对评价供肾、受肾者肾血管情况以及肾移植术后并发症也很有益。严重肾动脉狭窄导致肾血流灌

注减少,肾素分泌增加,出现肾血管性高血压,在高血压中所占比例约1%。肾血管狭窄的主要原因为动脉粥样硬化,少见原因为纤维肌性增生(fibro muscular dysplasia)以及大动脉炎累及肾动脉,以往需数字减影血管造影(DSA)作出诊断,目前无创性MDCTA和MRA很容易解决诊断问题。肾脏外科手术尤其经腹腔镜手术需了解肾血管有无变异,副肾动脉为最常见的变异,可以是一支或数支,往往较细,高质量的MDCTA显示率很高(图6-4-2)。肾静脉CTA的临床应用指征为肾静脉血栓形成,主要见于肾病综合征患者,以及肾癌患者评价肾静脉的侵犯(图6-4-3)。肾脏血管的CTA检查通常与肾脏占位病变的分期检查没有直接的关系,两者往往是单独进行的,所以相对比较容易。

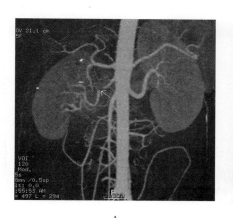
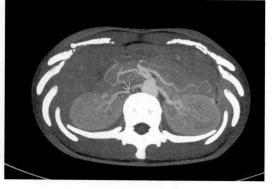

A B

图6-4-1　右肾动脉狭窄。A和B分别为冠状位和横断位MIP,显示右肾动脉局限性狭窄(箭头),左肾动脉显示正常

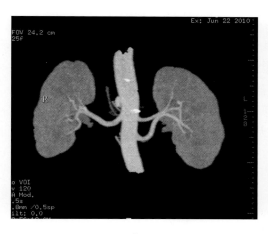
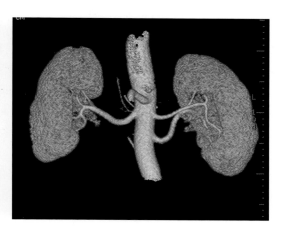

A B

图6-4-2　左肾副肾动脉。A和B分别为冠状位MIP和VR,显示左肾的副肾动脉

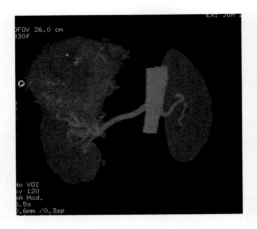
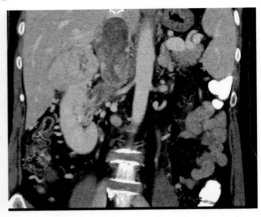

A　　　　　　　　　　　　　　　　B

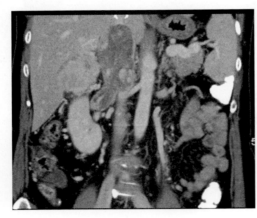

C

图6-4-3　右肾癌伴肾静脉和下腔静脉癌栓形成。A为增强动脉期CTA，显示右肾上极巨大肿块强化明显，周边见增粗的供血动脉及动静脉瘘形成；B和C为冠状位不同层面MPR，显示右肾静脉明显增粗，内见充盈缺损并延伸至下腔静脉内，部分癌栓见结节状强化

肾血管与扫描平面平行，且血管较细，为获得高质量的纵轴（Z轴）方向空间分辨率，且维持血管内足够的对比剂浓度，可以采用5 ml/s的注射速率，也可用高浓度对比剂（370～400 mg I/ml）。由于肾血管的扫描范围较小，即使4排螺旋CT，也可用1.25 mm层厚，1 mm间隔重建；如果为8～16排螺旋CT，扫描层厚可缩小至0.625 mm左右，重建图像的空间分辨率更高。动脉CTA检查，扫描延迟时间通常为25 s左右；静脉CTA检查，由于肾静脉回流较快，延迟时间50～60 s。

对于终末期肾病患者，肾移植手术是最好的治疗选择，而活体供肾无疑优于尸体供肾，前者术后存活率高。活体供肾取肾手术以往是通过腹部手术进行的，目前很多单位通过腹腔镜进行，具有创伤小、恢复快等优点。

腹部手术尤其腹腔镜取肾手术要求对肾血管、输尿管等情况有详细了解，MDCT尤其16排以上MDCT优良的横断面图像加上几乎各向同性的二维、三维重建图像可以清楚显示血管和输尿管解剖，同时也可获得肾功能信息。目前CTA已基本取代DSA评价肾血管。作者应用16排螺旋CT对照了单独横断图像，二维、三维重建CTA，以及两者联合对活体供肾血管评价的研究,结果认为,3 种图像分析提供的信息(敏感性与特殊性)相仿,但横断面图像多达数百幅,分析报告甚为费时;而三维 CTA 图像简洁明了,费时仅数分钟,对临床医师来说非常直观,与 DSA 图像非常接近,应作为活体供肾术前的常规检查(图 6-4-4)。除主肾动脉外,约 19.6% 的病人具有 1~3 支副肾动脉,副肾动脉的粗细不一,多数发自主动脉,个别由主肾动脉发出(分支)。肾静脉变异较少见,包括绕主动脉、主动脉后肾静脉及副肾静脉等。

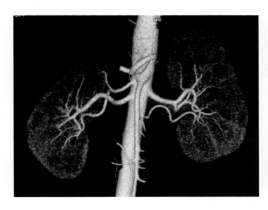 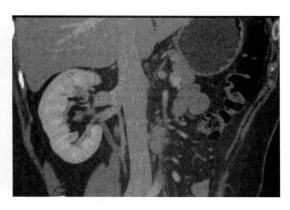

A　　　　　　　　　　　　　　　　B

图 6-4-4　活体供肾者 CTA。A 为动脉 CTA VR 重建,显示左右侧各见一条副肾动脉存在;B 为静脉 CTA 冠状位 MPR,显示右肾静脉汇合较晚,主干较短,且见下缘右性腺静脉汇入。行左肾切取术

肾动脉 CTA 16 排螺旋 CT 重建层厚取 1.25 mm,64 排 MDCT 取 0.625 或 1.25 mm;对于肾静脉 CTA,分别取 2.5 mm 和 1.25~2.5 mm 层厚。

第五节　肠系膜血管 CTA

肠系膜血管 CTA 与腹部其他脏器 CTA 检查一样,术前要求禁食,检查前口服水作为阴性对比剂充盈胃肠道,避免使用阳性对比剂,以免胃肠道内容物及高密度对比剂与血管影重叠或产生干扰。这一原则对肠系膜血管 CTA 尤为重要。

一、增强方案

肠系膜血管走行方向较复杂,主干斜行,与腹主动脉有一夹角,而分支与肠壁平行,肠系膜下动脉主干较细。故要求采用高浓度碘对比剂(370~400 mg I/ml),高的注射速率(4~5 ml/s),剂量可以减少(60~80 ml)。扫描延迟时间是关键,按经验延迟 25 s 左右,按 Bolus test 或 Bolus 触发技术,在肠系膜血管开口处设兴趣区,当对比剂到达阈值后再延迟 8~10 s 正式扫描。肠系膜动脉扫描参数:4 排螺旋 CT,扫描层厚 1.25 mm,间隔 1 mm;16 排或以上 MDCT,准直层厚 0.6 或 0.625 mm,重建层厚 1 mm,间隔 0.7 mm。

为保证对比剂随胃肠道血流到达肠系膜静脉内有足够的浓度,除了注射速率外,对比剂总量要适当大些,80～90 ml 为宜,与单纯肠系膜动脉造影有别。肠系膜静脉回流时间迟于脾静脉及门静脉,扫描延迟时间 60～70 s 为宜。扫描参数:4 排螺旋 CT, 2.5 mm 准直层厚,3 mm 重建层厚,2 mm 间隔;16 排螺旋 CT,1.25 mm 准直层厚, 2 mm 重建层厚及间隔;64 排螺旋 CT,0.6 mm 准直层厚,2 mm 重建层厚及间隔(图 6-5-1)。

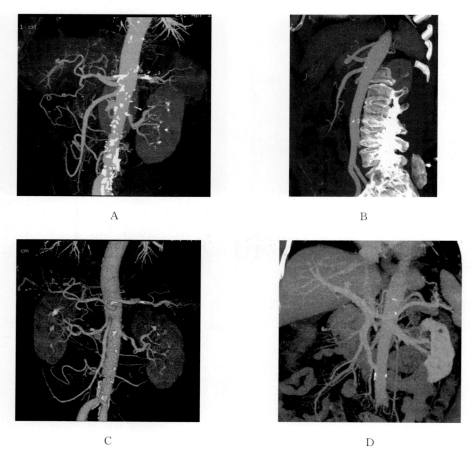

图 6-5-1 正常肠系膜上动、静脉。A、B、C 分别为斜冠状位 MIP、矢状位 MIP 及斜冠状位 VR,显示肠系膜上动脉及其分支管腔内对比剂充盈均匀,管壁光滑,走行自然;D 为冠状位 MIP,清晰显示肠系膜上静脉及其分支

二、临床应用

1. **胰腺肿瘤** 易于侵犯肠系膜血管,肠系膜动脉和静脉 CTA 有助于显示血管是否受侵犯以及侵犯程度,为手术切除作精确评估以及术前准备。

2. **肠道缺血性病变** 肠系膜动脉或静脉的狭窄、阻塞,血栓形成或栓塞均可造成肠道缺血或梗死改变(图 6-5-2～5)。在老年人,肠系膜动脉粥样硬化造成的血管狭窄或阻塞是肠道缺血的常见原因,其次是血栓形成,可加重原有的梗死;心脏病患者血栓脱落可造成栓塞;肠系膜静脉内血栓形成可造成血液回流障碍。慢性阻塞性病变往往可看到侧支血管形成。急性阻塞性病变临床症状严重,如突发腹部疼痛、腹泻甚至便血,有时出现休克。肠道改变为小肠壁充血水肿,表现为小肠壁增厚,密度下降,严重时肠壁出血,呈现斑点或斑片状高密度。增强扫描示病变段肠壁强化不及正常肠壁,提示肠壁血供受损,或者由于肠壁血液回流障碍而出现异常强化。当肠道梗死出现时,肠管可明显扩张,腹腔内出现大量血性液体。慢性肠道缺血病变,肠道本身阻塞往往不明显。为更好显示肠道改变,胃肠道术前准备十分重要。

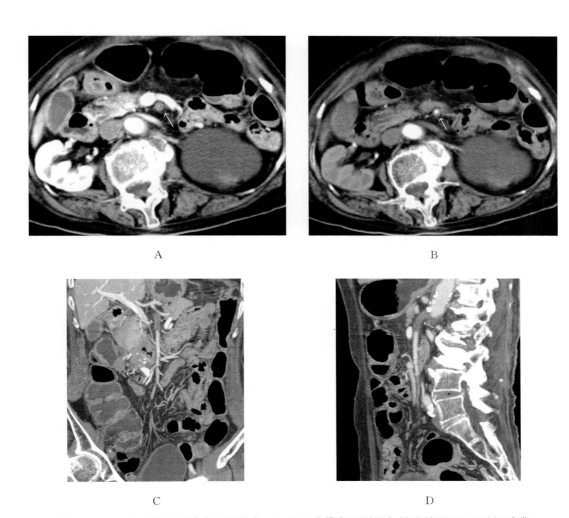

图6-5-2 肠系膜上动脉内血栓形成。A和B为横断面增强扫描连续层面,显示肠系膜上动脉内充盈缺损(箭头);C和D为冠状位和矢状位MIP重建,显示肠系膜上动脉内充盈缺损的部位和范围更加清晰(箭头)

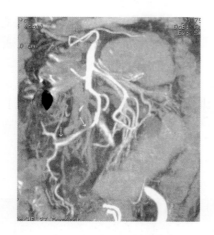

图 6-5-3 回结肠动脉血栓形成。冠状位 MIP 显示回结肠动脉局部管腔狭窄,内见低密度充盈缺损(箭头)

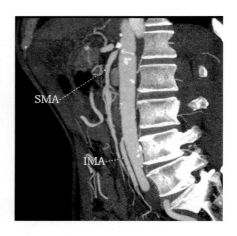

图 6-5-4 动脉粥样硬化致肠系膜上动脉开口狭窄。矢状位 MIP 显示肠系膜上动脉开口处局部管腔狭窄(箭头),局部见粗大钙化

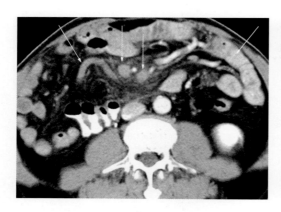

A

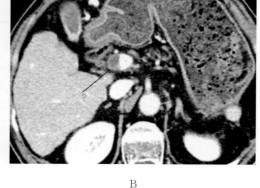

B

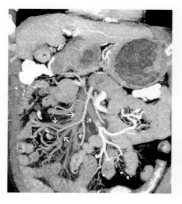

C

图 6-5-5 肠系膜上静脉-门静脉血栓形成。A 和 B 为增强横断位扫描,A 显示肠系膜上静脉及其分支内低密度充盈缺损(箭头),箭头示小肠壁增厚,异常强化。肠系膜密度明显增高,提示水肿。B 显示门静脉主干内半月形充盈缺损(箭头)。C 为冠状位 MIP 重建,显示肠系膜上静脉及其分支内广泛充盈缺损,管径增粗(箭头)

3. **肠道炎症** 活动性肠道炎症,如全身性红斑狼疮以及活动期克罗恩病,可见病变段肠道的系膜血管增多、增粗,文献报道谓之梳症(comb sign)(图6-5-6)。MDCT 横断面尤其是 MPR、MIP 重建图像可充分显示上述血管改变。结合肠道病变的影像学表现和临床病史,MDCT 对上述病变的诊断很有价值。

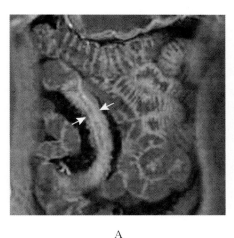
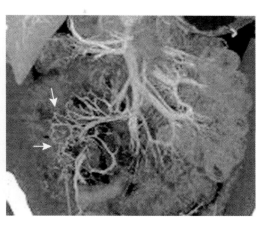

A　　　　　　　　　　　　B

图 6-5-6 克罗恩病。A 为冠状位 MPR,显示右中腹部空肠管壁明显增厚,黏膜强化明显,管腔狭窄(箭头),肠周见条索状渗出性改变;B 为冠状位 MIP,显示病变段肠系膜血管明显增多、增粗、紊乱(箭头)

4. **胃肠道出血** 胃肠道出血原因很多,相对而言,胃和结肠的出血通过内镜检查较易明确诊断,而小肠冗长,病变隐蔽,难以查明出血原因。以往依赖 DSA 检查,DSA 对小肠肿瘤尤其肠道(小肠、结肠)血管畸形所致出血的诊断有重要价值,但 DSA 操作费时,属有创性。MDCT 对原因不明的消化道出血诊断在相当程度上可替代 DSA,但当 MDCTA 依然不能明确诊断时,或者考虑作介入止血治疗时,DSA 仍然是重要选择。MDCT 对小肠肿瘤病变的显示无疑是首选方法,但对肠道血管畸形所致出血 MDCT 依然不及 DSA,文献报道也不多,有待进一步研究,关键是显示局部肠道"梳状"血管及回流静脉的能力。

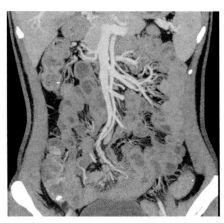

图 6-5-7 克罗恩病。冠状位 MPR 显示下腹部部分回肠肠壁增厚,肠系膜血管明显增多、增粗,呈典型的"梳状"改变

(周康荣)

参考文献

1. 丁莺,严福华,徐鹏举等.多层螺旋 CT 肝动脉造影在肝移植受体术前评估中的应用.复旦学报(医学

版),2008,35:494
2. 李卉,曾蒙苏,周康荣等.胰腺癌侵犯胰周主要血管的CT表现分析.中华放射学杂志,2005,39:293
3. 李清海,严福华,王国民等.CT血管成像结合图像融合技术在术前肾血管系统评估中的价值.中华泌尿外科杂志,2008,29:168
4. 李清海,严福华,朱同玉等.多排螺旋CT在活体肾移植供体术前综合评估中的价值.中华放射学杂志,2008,42:387
5. Agawal A, Jain M. Multidetector CT portal venography in evaluation of portosystemic collateral vessels. J Medi Imag Radia Oncol, 2008,52:4
6. Andersson R, Vagianos CE, Williamson RC. Preoperative staging and evaluation of resectability in pancreatic ductal adenocarcinoma. HPB (Oxford), 2004,6:5
7. Cademartiri F, Palumbo A, Maffei E, et al. Noninvasive evaluation of the celiac trunk and superior mesenteric artery with multislice CT in patients with chronic mesenteric ischaemia. Radiol Med., 2008, 113:1135
8. Cademartiri F, Raaijmakers RH, Kuiper JW, et al. Multi-detector row CT angiography in patients with abdominal angina. Radiographics, 2004,24:969
9. Fishman EK, Ney DR, Heath DG, et al. Volume rendering versus maximum intensity projection in CT angiography: what works best, when, and why. Radiographics, 2006,26:905
10. Ferrari R, De Cecco CN, Iafrate F, et al. Anatomical variations of the celiac trunk and the mesenteric arteries evaluated with 64-row CT angiography. Radiol Med, 2007,112:988
11. Fleischmann D. Multiple detector-row CT angiography of the renal and mesenteric vessels. Eur J Radiol, 2003,45 (Suppl 1):S79
12. Fraioli F, Catalano C, Bertoletti L, et al. Multidetector-row CT angiography of renal artery stenosis in 50 consecutive patients: prospective interobserver comparison with DSA. Radiol Med, 2006,111:459
13. Hough TJ, Raptopoulos V, Siewert B, et al. Teardrop superior mesenteric vein: CT sign for unresectable carcinoma of the pancreas. AJR, 1999,173:1509
14. Lell MM, Anders K, Uder M, et al. New techniques in CT angiography. Radiographics, 2006,26 (Suppl 1):S45
15. Liu YB, Liang CH, Zhang ZL, et al. Crohn disease of small bowel: multidetector row CT with CT enteroclysis, dynamic contrast enhancement, CT angiography, and 3D imaging. Abdom Imaging, 2006, 31:668
16. Raman SS, Pojchamarnwiputh S, Muangsomboon K, et al. Utility of 16-MDCT angiography for comprehensive preoperative vascular evaluation of laparoscopic renal donors. AJR, 2006,186:1630
17. Rastogi N, Sahani DV, Blake MA, et al. Evaluation of living renal donors: accuracy of three-dimensional 16-section CT. Radiology, 2006,240:136
18. Stemmler BJ, Paulson EK, Thornton FJ, et al. Dual-phase 3D MDCT angiography for evaluation of the liver before hepatic resection. AJR, 2004,183:1551

第二篇 肝胆胰脾

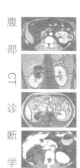

第七章
肝脏 CT 解剖和检查技术

第一节 肝脏正常解剖和 CT 表现

一、大体解剖

　　肝脏是腹腔内最大的器官,其大小和形态个体差异很大。肝右叶通常大于左叶。肝右叶尾侧部分常偏于腹侧,并可见其内后缘处右肾窝的压迹。Riedel 叶是右叶的一种变异,多见于女性。正常右叶在下方层面上逐渐变小,而 Riedel 叶表现为右叶尾侧处局部呈球样增大。肝左叶的大小、形态和位置并不恒定。它可以全部位于右侧腹腔,也可以越过中线,甚至可达上腹的左侧壁处。左叶的最外侧部分甚至可卷曲包绕部分脾脏。通过仔细观察横断面连续扫描层面或冠状面重建图像可鉴别该处病灶来自左叶还是脾脏或胃底。尾叶和尾状突位于门静脉和下腔静脉之间,尾状突是尾叶的向下延伸部分,在非连续或单一横断面图像上可显示为孤立的,与肝脏不连的假象,因而容易将这一正常解剖结构误作肿块或肿大的淋巴结,而在系列连续扫描图像上其连续性不难确定。

　　肝脏的上方偏内处与膈肌的后方紧密粘连,此区因缺乏潜在的腹膜腔而称为"裸区"。裸区肝脏后方如果发现积液则多位于胸膜腔内。

　　肝脏有 3 个裂隙,它们是叶间裂、肝圆韧带裂和静脉韧带裂。叶间裂是一不完全的裂隙,其下缘在肝脏下方层面上可由胆囊窝确定,尽管叶间裂可因含少量脂肪而在 CT 上表现为低密度影,但绝大多数情况下仍无法显示该裂。肝圆韧带裂内含有肝圆韧带和少量脂肪,肝圆韧带离开肝脏腹面后移行为镰状韧带的游离缘。静脉韧带裂呈横向走行,位于左叶外侧部与尾叶相交水平,它是肝圆韧带裂的延续部分,通常在肝圆韧带裂的上方层面显示更好。上述三裂都位于纵向平面内,其中叶间裂和肝圆韧带裂参与肝脏分叶分段。

　　肝动脉、门静脉和胆管经肝门区进入肝脏,此外,该区域还含有胆囊颈、胆囊管、神经、淋巴管和正常大小的淋巴结。

尽管多数情况下肝脏与前腹壁内面紧贴，但有时部分结肠可插入到肝脏和腹壁之间，也可插入到增宽的肝裂内。另外肝脏边缘在深呼吸时受到附着于肋骨上的膈肌纤维的挤压可出现小的压迹。须注意勿将这些正常表现与肝内病灶相混淆。

肝脏部分切除后，肝组织迅速再生，可在数月内恢复到正常体积。肝右叶切除后，左叶向右侧增大，呈椭圆形改变；左叶切除则促使剩余的右叶增生，呈圆形改变；肝段切除后造成肝表面欠规则并可留下瘢痕，在切缘处可有少量液体积聚或肉芽肿形成；另外肝脏切除手术和肝组织再生会改变肝内血管特别是门静脉的正常走行。

二、肝脏分段

在 CT 横断面增强图像上可识别肝段，从而可对病灶作定位。1954 年法国 Couinaud 根据门静脉和肝静脉的分布，对肝脏进行分叶分段，后经 Bismuth 修正后该法得到普遍认可，它既符合外科解剖实际，并被肝段和亚段手术切除所证实，又在影像断面解剖学上容易被接受。它用 3 个纵裂和一个横裂将肝脏分为 8 段（或称亚段）（图 7-1-1）。在横断面图像上，Couinaud 肝段解剖的三维构型由通过下腔静脉和右、中、左肝静脉主干并垂直于横断面的 3 个纵行平面，以及通过左、右门静脉主干的一个横行平面分割而成。我们可用这 4 个平面分别代表纵裂和横裂，用来作为肝段的分界标志。虽然肝静脉在肝段间走行，代表了肝段间的真正分界，但它们通常只能在肝脏头侧层面较完整地显示，而另一些位于肝静脉平面内的重要解剖标志如胆囊、肝圆韧带和门静脉左支矢状段等可用来作为尾侧横断面肝段间的分界。右纵行平面为肝右静脉至下腔静脉右前壁的连线，它在肝脏的头侧层面，将右肝分为右前上段（Ⅷ）和右后上段（Ⅶ）；而在尾侧层面，由于肝静脉不连续，可人为确定为右前下段（Ⅴ）和右后下段（Ⅵ）。中纵行平面可分为 3 个部分：在头侧层面，肝中静脉将左内上段（Ⅳa）和右前上段（Ⅷ）分开；在中部层面，它是通过下腔静脉中部至胆囊窝中部的连线（Cantlie 线）；在尾侧层面，该平面含少量脂肪，在 CT 上为低密度线，将左内下段（Ⅳb）和右前下段（Ⅴ）分开。

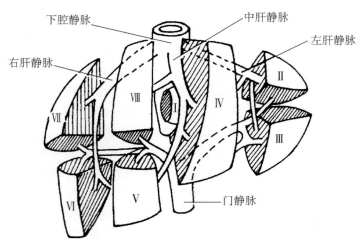

图 7-1-1 肝脏 Couinaud 分段

左纵行平面也分为3个部分：在头侧层面，肝左静脉内侧支将左内上段（Ⅳa）和左外上段（Ⅱ）分界；在中1/3层面为门静脉左支矢状段，尾侧层面为肝圆韧带和静脉韧带，将左内下段（Ⅳb）和左外下段（Ⅲ）分开。尾叶作为单独肝段（Ⅰ），不再划分。在CT横断面足头侧观图像上，以下腔静脉为中心从尾叶和左外段起逆时针依次命名Ⅰ～Ⅷ段，Ⅳ再分为Ⅳa和Ⅳb。而这些肝段在增强螺旋CT冠状面重建图像上可从左外段起顺时针方向依次命名之。

过去比较简单和粗略的方法是先把肝脏分成3叶，即左叶、右叶和尾叶，再将左叶分为内侧和外侧段，右叶分为前段和后段。

三、肝内脉管系统

肝内脉管系统包括门静脉、肝动脉、肝静脉、肝管和淋巴管等。门静脉、肝动脉和肝管共同伴行于Glisson鞘内，分布于肝叶肝段中央，而肝静脉则位于肝叶肝段之间。门静脉管径最粗，分支相对较为恒定，其变异较肝动脉和肝静脉少。门静脉在肝内先分出左、右两支，然后逐级分支到各肝段。肝左、肝中静脉多并干后汇入下腔静脉，而肝右静脉通常单独注入下腔静脉，副肝静脉并不少见，一般在远离第二肝门的较低层面单独汇入下腔静脉。肝动脉须在增强扫描的早期得以显示。在肝门区，肝动脉位于门静脉主干的前方略偏内侧。肝动脉的走向变异很多，如迷走的肝右动脉可位于门静脉后方。尾叶作为单独的肝段其血供较为特别。左右肝动脉和门静脉均发出分支供应尾叶，而其静脉血直接汇入下腔静脉，尾叶的血管十分细小，一般不能显示。尾叶的供血特点和自成体系的解剖结构，可以解释为何该部分肝脏很少罹患某些弥漫性实质性病变，如肝硬化病例，右叶往往萎缩，而尾叶却代偿性增大。左右肝管汇合处即肝总管，它是肝内外胆管的分界，位于门静脉的前外方。正常肝内胆管在CT图像上一般不显示，如有扩张，即表现为与门静脉平行的双套管状阴影。如须显示正常管径范围内的肝管，可经静脉注射胆影葡胺延迟后作螺旋CT扫描，再重建出增强后的胆管图像，即CT胆管成像（CTC）。肝内淋巴管分别随门静脉、肝管和肝静脉出肝，在CT图像上不显示。

四、正常肝实质和肝血管的CT表现

未经增强的肝实质密度（即CT值）个体差异较大，一般稍高于上腹部其他脏器如脾脏，在40～70 Hu范围内。有人认为肝脏密度主要与糖原储量有关，糖原储量高，脂肪含量少，则肝密度偏高，反之则低。除肝血管影外正常肝实质密度相对均匀。

肝内血管如肝静脉和门静脉近肝门区域较粗大，血液密度低于正常肝实质，表现为条状、分支状或圆点状低密度影。越近肝门区或下腔静脉平面越粗大。严重贫血时，血液密度下降，与肝实质密度差异扩大，血管影显示更清楚，但肝脏脂肪浸润时，实质密度下降，与管影之间密度差异缩小，甚至消失。严重脂肪浸润时，血管反而成为相对高密度影。静脉内团注含碘对比剂后，肝实质和血管得到强化，CT值升高。峰值期，肝实质的CT值可达140～150 Hu，视对比剂的注入量和速度而异。在血管期，血管的强化高于肝实质，血管影成为高密度，在CT上显示十分清楚。在较高平面上，肝静脉接近下腔静脉，比较粗大，且以条状影分布为主；在肝门层面上，门静脉接近主干，较粗大，故两者可以区分。在增强早期，可显示纤细的肝动脉。用动脉期、门静脉期图像可分别重建成类似肝动脉、门静脉、肝静脉和下腔静脉造影的投影图，即CT血管成像（CTA）。

第二节　肝脏 CT 检查技术

CT 是肝脏疾病的重要检查手段。由于增强扫描能明显提高肝内病灶的检出和定性诊断能力，故一开始就被列为肝脏 CT 检查的常规技术。常规 CT 由于扫描速度的限制，加上肝脏血供的特点，长期以来许多学者围绕肝脏的增强方式有争论，直至螺旋 CT 问世之前，始终无法统一。归纳起来，主要有两派意见：一种主张单相团注对比剂，另一种主张双相注射对比剂。两者各有利弊，前者肝实质增强达到的峰值高，但非平衡期持续时间较短，即使采用全肝动态扫描，部分扫描层面仍可落到平衡期；后者虽可适当延长非平衡期的持续时间，但肝实质的强化峰值偏低。两者共同存在的问题为，均不可能在肝脏的动脉期内完成全肝扫描，这对富血供的小病灶的检出极为不利。另外，也不可能均在肝脏强化的峰值期内完成扫描，这样少血供病灶也可能漏诊。由于常规增强扫描和全肝动态增强扫描对病灶定性有一定困难，因此对部分病例往往需要补充作同层动态扫描，但对小的病灶同层动态扫描又难以控制和固定扫描层面，周康荣教授曾推荐改良式同层动态扫描，取得了较好的效果。常规 CT 扫描经过 10 多年的努力，在增强方式上尽管存在分歧，但在技术上取得不少进步，并达成以下共识：①团注增强优于滴注方式；②无论是腹部或肝脏专一检查，动态增强扫描应成为常规；③增加对比剂总量和提高注射速率可提高肝脏的强化峰值和持续时间，有利于病灶的检出；④肝动脉造影 CT(CTHA)和经动脉门静脉血管造影 CT(CTAP)为肝脏小的占位病灶的最佳检查技术，可选择性应用；⑤同层动态扫描有利于病灶的定性。

20 世纪 80 年代末单排螺旋 CT 的问世使全身 CT 检查尤其在肝脏局灶型病变的检出方面出现了质的飞跃。螺旋 CT 的主要优势为：①扫描速度极快，一次屏气即可完成全肝扫描，避免了屏气幅度不同造成的层面错位而使小病灶漏检；②容积式扫描和采样，扫描结束后可选取任意间隔（通常为准直的一半）进行重建，通过中心层面移动，小的病灶不至于遗漏，又可克服部分容积效应，因不增加扫描时间和次数，所以无需增加病人的曝光量；③可以选择增强造影的最佳时期进行扫描，或做动脉期加门静脉期的双期、甚至多期扫描，从而更有利于病灶的检出和定性。

多排螺旋 CT(MDCT)是新近研制成功并用于临床的螺旋 CT，目前多为 4 排螺旋 CT，即 X 线球管和探测器转动 1 周，可同时获得 4 层图像，加之球管转速缩短到 0.5 s，与单排螺旋 CT 相比，其扫描速度快了 3～10 倍。MDCT 通常能在 10 s 左右，甚至 10 s 以内完成全肝扫描，这样可在相当于单排螺旋 CT 肝动脉期内一次屏气连续扫描 2 次，获得 2 个回合扫描图像，即肝动脉早期和晚期，从而提高肝内富血供病灶特别是肝细胞性肝癌（HCC）的检出率。与单排螺旋 CT 相比，MDCT 常规使用薄层扫描（如准直 2.5 mm），提高了小病灶的检出；另外在近似各向同性的横断面图像（isotropic image）的基础上可获得比单排螺旋 CT 质量更高的多方位重建图。当然扫描一次可获 4 层图像，对 X 线束的利用率明显提高。

鉴于单排螺旋 CT 已普及至全国区县级二级甲等医院，而三级甲等医院在使用单排螺旋 CT 近 10 年的基础上已开始购置并使用 MDCT，本章将对单排螺旋 CT 肝脏检查技术做一详细阐述，并对 MDCT 作一介绍。

一、检查前准备

与腹部其他部位和脏器的 CT 检查相同。检查前准备包括胃肠道准备、碘过敏试验(如使用离子型对比剂)和静脉用对比剂的选择等。扫描前 30 min 口服 500～800 ml 对比剂充盈胃和中上腹部小肠曲,以往常用 2% 的泛影葡胺或胃影葡胺,浓度不宜过高,否则将产生伪影,影响肝脏特别是左叶病变的观察,甚至被掩盖,现在均口服水作为对比剂,并尽可能减少胃内气体,这样可克服伪影的影响。螺旋 CT 扫描后须行二维或三维重建者检查前须用口服水作为对比剂。

二、平扫

静脉内注射对比剂前扫描(平扫)应列为常规进行,尤其对造成肝脏密度改变的弥漫性病变如脂肪肝、血管性病变、糖原贮积病、淀粉样变性、Wilson 病、血色素沉着症以及肝硬化等。对肝内钙化灶的显示,平扫也是不可缺少的,如肝内胆管结石、血吸虫病肝内钙化、肿瘤钙化等。

平扫的范围应包括整个肝脏,甚至包括整个上腹部或全腹部,需视病情而定。单排机扫描准直(层厚)和间隔常规为 7～8 mm 或 10 mm,对小的病灶宜改用薄层(2～5 mm)。

三、增强扫描

增强扫描(即注射对比剂后扫描)的目的和优点有以下几个方面:①显示平扫不能发现或可疑的病灶,多数肝内占位病灶的 CT 衰减值低于正常肝实质,在平扫图像上表现为低密度而易于识别,但部分病灶 CT 值与正常肝实质尤其与伴脂肪浸润的肝实质差异不大或根本无差别,单纯平扫就难以检出。②根据病灶的增强特征鉴别病灶性质。平扫的定性能力甚低,而肿瘤病变相当一部分由肝动脉供血,正常肝实质则主要由门静脉供血,故对比剂经血流进入肿瘤内和肝实质内的时间、程度以及清洗速度也不同,其增强特征迥异,有助于病灶的检出和鉴别。③显示肝内血管解剖或血管内病变,区分平扫图像上见到的血管截面所致的低密度影与小结节病灶。④增强图像上轻度扩张的肝内胆管显示更清楚,而在平扫图像上则不易判断,或不易与血管影区分。⑤做血管重建。

四、单排螺旋 CT 扫描

在单排螺旋 CT 扫描前,必须选择合理的扫描参数、对比剂注射方式以及扫描的延迟时间等。

(一) 扫描参数的选择

检查前选择合理的技术参数是十分重要的。X 线束准直(X-ray beam collimation)、进床速度和螺距(pitch)为螺旋扫描固有的重要参数。螺距=进床速度/X 线束准直。X 线束准直决定层厚(slice width),当螺距为 1 时,层厚与准直相等;当螺距>1 时,层厚将略大于准直。在扫描时间固定的情况下,扫描所覆盖的范围取决于螺距和准直两者。如准直为 8 mm,进床速度为 8 mm/s,即螺距为 1.0,24 s 可沿病人的长轴方向移动 19.2 cm,大多数情况下足以覆盖整个肝脏。故全肝扫描通常采用的准直为 8 mm,螺距为 1.0。肝脏的平均长度(长轴方向)为 16 cm 时,则扫描时间仅需 20 s,一般病人一次屏气均能完成。螺旋 CT 扫描的一个主要优点就是可以用小间隔重建进行后处理而无需另外增加扫描,这样可减少部分容积效应(增加小病灶的显示率)。重建的间隔一般可选准直的一半,如准直为 8 mm,重建间隔一般为 4 mm,但已设置的准直(即层厚)检查结束后是无法改变的。有报道采用 8 mm 准直和 4 mm 的小间隔重建较 8 mm 间隔重建可增加 10% 的病灶检出率。有时需扩大扫描范围,如兴趣区包括中上腹部,此时,准直一般仍采用 8 mm,可适当增强螺距,由原来的 1.0 改为 1.5,这样可增加扫描范围。但须注意无论增加准直还是增加螺距,均可使层面敏感度(SSP)增加,空间分辨率下降。准直较螺距对 SSP 影响略大,螺距 1.5 较螺距 1.0 的 SSP 略大些,但尚属允许范围。故肝脏的螺旋 CT 扫描常用的参数为准直 8 mm,螺距 1.0,在需要扩大扫描范围时,可改用螺距 1.5 或适当延长扫描时间,如病人屏气不好或不能很好合作,也可作平静呼吸扫描或吸氧后扫描。须指出的是,螺距必须≤1.5,以 1.0 最理想。有学者推荐当螺距>1.0 时,重建的间隔选择进床速度的一半,即准直 8.0 mm,螺距 1.5,进床速度 12 mm/s,则重建层面的间隔为 6.0 mm,此时对 SSP 影响最小。

(二) 对比剂的注射方式和扫描延迟时间的选择

1. **对比剂的注射方式** 肝脏是双重供血器官,门静脉供血占 75%～80%,肝动脉供血占 20%～25%。双重供血的特点使肝脏造影增强有明显的特殊性。多年来围绕对比剂的注射方式、速度、剂量等问题,吸引诸多学者进行了许多研究,但分歧和争论一直存在。仅有 3 个观点是被广泛接受的:①肝脏强化的程度和对比剂的剂量成正比;②团注法优于滴注法;③必须在平衡期前结束扫描。故一般主张采用大剂量团注对比剂,这样可提高肝脏的强化程度,并推迟平衡期开始出现的时间。随着螺旋 CT 的应用和高压注射器的广泛使用,对这些问题又有了进一步认识,也给这些问题的解决提供了有效的手段。如何选择对比剂的剂量、注射速度,以及扫描期相和扫描的延迟时间(扫描时间窗),依然为螺旋 CT 肝脏增强扫描的研究热点和关键问题,以下根据我们的研究结果以及文献报道作一总结,供读者参考。

(1) 对比剂的种类:离子型和非离子型对比剂以及碘含量的不同均可影响肝脏强化程度以及到达峰值的时间。Chambers 等发现使用离子型对比剂肝脏平均强化程度高于非离子型对比剂,且肝脏强化峰值到达时间缩短,但考虑到离子型对比剂不良反应的发生率高,尤其是当速率超过 3 ml/s 时,病人耐受更差,目前临床多使用非离子型对比剂。

(2) 对比剂总量:在一定范围内对比剂的剂量与肝脏强化的程度成正比,在确保增强效果的前提下,应用螺旋 CT 扫描可适当减少对比剂的剂量,但剂量不足无疑将降低病灶和肝实质强化的程度,从而也降低了检出病灶的能力。国外文献报道,125 ml 和 150 ml 总量所达到的肝脏强化程度相同,但优于 100 ml,因此较以往常规 CT 所采用的 150～180 ml 的总量有所减少。究竟多大的剂量较为合适呢? 多数人同意 Heiken 等的观点,按体重来计算对比剂的总量较为科学。一般选用 1.5～2.0 ml/kg 体重。复旦大学附属中山医院放射科所用的总量按 1.5 ml/kg 体重计算,成人一般为 75～120 ml,在实际工作中取得了良好的效果。

(3) 注射速度:注射速度不同,肝脏强化(主要指肝动脉期)的程度和到达峰值的时间也不相同。Chambers 等的研究表明,对比剂剂量适当和固定时,注射速度越快,肝脏强化的峰值越高而且到达峰值的时间越短,有利于病灶显示。但注射速度过快时(>5 ml/s),容易发生血管外的渗漏,并增加病人的不适感,或使造影反应发生的概率增加。我们对不同注射速度(2 ml/s、3 ml/s、4 ml/s、5 ml/s)时肝脏强化程度(剂量按 1.5 ml/kg 体重计算)进行比较研究,结果表明,3 ml/s 和 4 ml/s 组肝脏强化程度最高,两者之间无统计学差异,且均优于

2 ml/s 和 5 ml/s 组。4 组到达强化峰值的时间各不相同,注射速度越快,达到峰值的时间越短,这和 Hollett、Silverman 等的观点也是一致的。因此我们认为螺旋 CT 肝脏扫描采用 3 ml/s 或 4 ml/s 的注射速度即可满足需要。

(4) 对比剂注射的方式:以往常规 CT 多采用双相注射,第一相采用 2~6 ml/s,第二相采用 0.5~1.5 ml/s,这样可延迟平衡期到来的时间,使之有较充分的时间在平衡期之前结束扫描。但目前多数学者认为,螺旋 CT 扫描速度极快,采用单相注射完全可在平衡期到来之前结束扫描,且单相注射和双相注射在肝脏强化程度方面无统计学差异。使用压力注射器行单相团注简单方便,故已被广泛采用。

2. 扫描延迟时间的选择　延迟时间即开始注射对比剂至开始扫描的时间,这在螺旋 CT 检查中是至关重要的。

螺旋 CT 克服了常规 CT 扫描成像速度慢的障碍,不仅能在平衡期出现前完成全肝扫描,且能进行单期、双期甚至多期相扫描,使肝脏小病灶的检出取得了质的飞跃。目前,肝脏双期螺旋 CT 扫描已被普遍接受并列为常规,尤其是动脉期扫描对富血供的肝脏小病灶的检出及定性具有显著临床价值。另外肝动脉期和门静脉期的螺旋扫描图像可分别重建成类似于肝动脉和门静脉造影的 CTA 图像,对肝移植、肝癌手术切除或介入治疗提供术前指导。

(1) 动脉期增强扫描:动脉期何时开始、何时结束、持续时间长短,以往的概念比较含糊,也不确切。近年来结合临床实践,主动脉和肝实质 CT 值测定,以及时间-密度曲线分析,对肝动脉期的认识不断深入。近期文献报道和我们有关的研究认为,当腹主动脉的强化已到峰值,肝实质的强化尚未开始或很轻微,其 CT 强化值(增强后 CT 值减去增强前 CT 值)≤10 Hu,脾脏的强化开始,呈不均匀斑点或斑片状,标志着动脉期的开始。当主动脉的强化仍旧保持峰值状态或略有下降,而肝实质的强化>10 Hu 但≤20 Hu 时,意味着动脉期的终止,此时脾脏的强化已很明显,趋向均匀。动脉期图像上,所有病例能显示腹腔动脉、肝动脉及在肝门区的分支血管,脾动脉较粗,显示的概率更高,该期内肝内门静脉和下腔静脉尚未显影或仅轻度显影,而肝静脉不显影。按此严格定义,动脉期的起始时间(从注射对比剂时开始计)根据对比剂的总量和注射速率的不同而有所不同。当总量为 80~120 ml(1.5 ml/kg 体重计),注射速率为 3 ml/s 时,动脉期的起始时间为 20~25 s;若注射速率为 5 ml/s,总量增加到 2 ml/kg 体重时,起始时间提前到 12~15 s。动脉期的持续时间并不长,为 15~25 s。故动脉期的终止时间为 40~45 s。正因为动脉期持续时间甚短,如何选择好该期时间窗显得十分重要,过早或过迟均不合适,将使部分扫描层面不能落在真正的动脉期,影响富血供小病灶的检出。例如,某一病例在对比剂剂量和速率设定后,其动脉期的真正起始时间如果为 20 s,完成全肝扫描需 20 s,若将扫描的延迟时间不适当地改为 30 s,则至少会有 5~10 层面不在动脉期。正因为动脉期的时间窗有限,如果已知病灶位于肝脏的近头端或近足端,扫描可相应从膈面或下端开始,效果会更佳。

(2) 门静脉期扫描:肝实质强化的峰值期相当于门静脉期,该期间大量含对比剂的血液从脾脏和消化道脏器经门静脉系统进入肝脏,肝实质显著强化。门静脉期起始时间和动脉期一样,也与注射对比剂的剂量和速率有关,与剂量的关系更大。量和速率越高,门静脉期的开始越早。若按上述两种不同剂量和速率注射,门静脉期的起始时间分别为 45~60 s 和 60~75 s。由于肝实质强化的峰值曲线较平坦,持续时间较长,约 60 s,故有足够的时间完成全肝扫描,时间窗的选择比动脉期容易,一般延迟时间可预定在 60~70 s。平衡期的出现时间一般为 100~120 s，完全可以避开。门静脉期的起始（延迟）时间也可根据对比剂的注射时间加一个常数来指导，更为简单实用。如对比剂总量 120 ml，注射速率 3 ml/s，注射时间为 40 s，常数为 20~25 s，则门静脉期延迟时间为 60~65 s；如速率改为 4 ml/s，则门静脉期延迟时间为 50~55 s。Berland 采用的注射量为 180 ml，采用的注射方式相似，但常数为 5~10 s。如注射速率为 3 ml/s，则注射时间为 60 s，门静脉期延迟时间为 65~70 s。

上述有关动脉期和门静脉期的讨论只涉及对比剂的量、注射速率和方式一个方面，事实上许多生理因素和病理因素也是决定动脉期和门静脉期出现迟早以及强化峰值大小不可忽视的方面。生理因素如患者的性别、年龄、体重、心功能等。有学者认为生理因素甚至比技术参数选择更重要。如患者体重较平均值增加 50% 时，肝实质的强化峰值较平均值降低 30%，故即使在没有心、肝、肾等严重疾患的情况下，采用相同的对比剂量和注射方式时，双期的出现时间和强化峰值也有个体差异，当然多数人的差异很小，仅少数人的差异较大。当有影响体循环和门静脉循环的病理因素存在时，峰值的出现时间和峰值大小改变更明显。严重心脏疾患导致心搏出量下降和循环时间延长，动脉期的出现时间必然延迟，门静脉期也相应推迟。肝硬化患者伴门静脉高压、脾肿大和侧支循环时，门静脉回流时间延迟，进入肝脏的门静脉血流量下降，导致肝实质的峰值下降，扫描时间也要推迟。

因此在选择合理的扫描时间窗时，应考虑患者的生理因素和可能存在的病理因素。处理方式有 3 种：①在已知有某些生理和病理因素存在时，可参照正常标准适当延长扫描时间。②采用小剂量对比剂注射和低剂量曝光条件进行预测试验。具体方法为：静脉内注射对比剂 15 ml，速率 3 ml/s，平扫 1~2 个层面，将游标（ROI）置于感兴趣区，即靶器官。如果是预测动脉期的峰值时间，将游标置于腹主动脉，静脉内注射对比剂后第 10 秒开始作连续扫描，隔 2 s 扫描一次，床位固定，即螺距为 0，在 30~40 s 时结束，绘制出时间-密度曲线。从曲线图可得出预测的延迟时间，供实际扫描时参考。如预测肝实质强化的峰值期及延迟时间，方法同上，将游标置于肝实质区域，但应避开血管、肝裂等结构。

（3）利用对比剂自动跟踪软件（如 SmartPrep）进行监测：采用以上预测试验，虽然可以把握每个患者的循环时间，较准确地预测扫描的延迟时间，使扫描程序合理化，但毕竟增加对比剂的注射剂量、检查时间及病人的曝光量。SmartPrep 是 GE 公司针对这一问题专门设计的软件技术，可在注射对比剂后的早期阶段，运用低剂量曝光的系列扫描监测某个靶结构（如腹主动脉、门静脉、肝实质等）的强化程度，当达到或超过预先设置的阈值时即可按下扫描键或由机器自动开始全肝扫描，这样可以自动选择增强造影的最佳扫描时期而无需采用固定的延迟时间，避免因个体差异扫描时间窗的选择不当而影响增强效果。具体操作方法如下：选取某一层面作为观察层面，可行全肝平扫后选择，也可在定位片上直接选定，一般多选择第一肝门水平。然后行低曝光量（扫描条件 120 kV，60 mA）的预扫描，测量选定的靶结构的 CT 值（如腹主动脉、门静脉等）作为基线。注射对比剂后的一段时间后行系列的低毫安量扫描，根据屏幕上所显示的时间-密度曲线观察是否达到或超过阈值，从而决定何时开始扫描。

Silverman 报道两组病例-对照研究观察肝脏强化峰值到达情况，一组延迟时间固定为 70 s，另一组运用 SmartPrep 技术来确定延迟时间。前者仅 66% 超过阈值，而后者为 94%；平均延迟时间为 70 s，范围为 48~86 s。后者肝脏强化的程度也高于前者。我们进行的正常人对照研究也得到相同的结果。对照组选用 60 s 作为延迟时间，结果仅 77.5% 达到或超过阈值,而 SmartPrep 组平均延迟时间为 63.3±7.7 s,与对照组 60 s 接近,但时间窗的个体差异在 49～78 s 之间。SmartPrep 组 92.5% 达到或超过阈值。因此,SmartPrep 技术是一项很有潜力的技术,根据每个病人的不同情况选择理想的时间窗进行扫描,使肝脏在真正的动脉期或在肝脏最大程度强化时扫描而有利于病灶的检出,特别是在临床上存在循环障碍和影响肝实质强化的因素时,扫描时间窗个体差异很大,SmartPrep 技术的应用更具意义。在该技术的具体应用中还应注意以下几点,以便取得更理想的检查效果:①呼吸运动:系列监视扫描时间较长,病人一般不屏气,如病人呼吸控制不好,使层面跳动较大,会影响数据分析,因此检查前训练病人作平静呼吸很重要。②肝脏兴趣区的选择:如兴趣区选择靠近肝脏边缘时,稍有层面跳动即会遇到肝裂或腹腔内脂肪,其 CT 值可迅速下降甚或成为负值,当兴趣区遇到较大血管时,其 CT 值会迅速上升,这样可影响正常的观察而造成失败或不理想的结果,因此我们多选择肝右后叶区域以尽量避免这些因素的影响。③门静脉血管的观察:从理论上讲,可通过该技术监视门静脉强化的程度,达到峰值时期时扫描有利于门静脉血管的三维成像(CTA),但因门静脉血管较细且走向变化较大,因呼吸运动稍有层面变动即出现位置偏差,因此在应用中还存在一定的难度,需继续探索寻找有效的方法。

目前多数学者都认为,Smartprep 软件包的最有用的价值是将游标放置于腹主动脉上测量,由它自动启动肝动脉期扫描,提高 HCC 的显示率,而门静脉期的延迟时间仍设定为 60～70 s。

五、MDCT 扫描

MDCT 是 CT 技术的又一次革命,它用多排探测器阵列(4～320 排)替代普通螺旋 CT 的单排探测器,采集通道 4～320 个,因而扫描速度更快、扫描更薄、扫描范围更大,在肝脏成像方面能完成一些单排机所不能完成的扫描任务,拓展和提升了 CT 成像在肝脏疾病中的使用价值。

(一) 扫描参数

多排机的准直指探测器的准直宽(detector collimation),由它决定层厚。它与单排机的最大不同是:常规使用更小的准直(更小的层厚)扫描、螺距选择余地大、重建层厚(reconstructed slice width)可视病变大小而改变。螺距的概念有两种表达方式,一种与单排螺旋 CT 相同,即螺距=进床速度/X 线束准直;另一种为螺距=进床速度/(X 线束准直/探测器阵列数 n)(n=4)。多数厂家使用后者。准直(重建层厚)的选择关系到空间分辨率、图像噪声和扫描范围的大小。对某一具体的临床问题选择准直时必须兼顾三者对图像的影响。如缩小准直虽可增加空间分辨率,但图像噪声随之增加,扫描范围随之变小,如目前多排机最小准直已达 0.5 mm(单排机为 1.0 mm),但在实际工作中极少使用。扫描范围的缩小可通过增加螺距来弥补。与单排机不同,MDCT 使用多层面锥形束体层重建技术(MUSCOT)明显减轻图像伪影,使得螺距与 SSP 的增加并非呈简单的线性关系,螺距的选择范围更大。但螺距增大,图像噪声增加(单排机噪声与螺距无关),会严重影响图像的对比分辨率(contrast resolution),所以其选择须考虑到临床要解决的实际问题。如行肝脏 CTA 检查,高密度的血管结构与低密度背景本身有优良的对比,扫描时增加螺距造成的对比分辨率的损失对其影响应可忽略。与之相反,对比分辨率下降对肝脏小病灶的检测则会有较大负面影响。因此目前厂家设定的检查程序在使用较大的螺距的同时,mAs 自动增大,以保证有较好的对比分辨率。在操作时,有厂家使用优化和固定的螺距值,如 GE 公司高质量扫描模式螺距＝3,高速扫描模式螺距＝6;而有些厂家的螺距值不固定,如 Siemens 公司螺距可在 1～7 中选择。重建间隔是另一重要参数。重建间隔越小,纵向分辨率越高。因此对肝脏小病灶的检查和扫描后须行二维或三维重建的检查,必须选择小间隔重建(50%层面重叠)。而一般常规肝脏 CT 检查,用连续重建(无层面重叠)即已足够。MDCT 不仅可通过小间隔重建移动层面位置,还可把相邻探测器通过不同组合获得不同层面厚度的图像。在实际临床工作中,由于受重建速度、信息处理、图像储存和阅读等诸多因素限制,重建层面的厚度一般大于准直,以下为 Simens - Somatom volume zoom 和 GE - Light speed QX/i 的常规肝脏扫描参数:准直 4×2.5 mm,螺距 5 或 6,进床速度 12.5 或 15 mm/转,球管转速 0.5 s 或 0.8 s,重建层面厚度 5 mm,间隔 5 或 3 mm。Marconi - Mx8000 机球管转速 0.75 s 或 0.5 s,螺距 1.25(又可表示为:1.25×4＝5),准直 4×5 mm,重建层面厚度 6.5 mm,间隔 6.5 mm。对肝内小病灶,重建层面厚度可等于准直 2.5 mm 或 5 mm,间隔约为层厚的一半。即一次扫描,可获两组不同层厚的图像,前者空间分辨率高,后者噪声小。Weg 等用 2.5 mm 重建层厚与 5.0 mm 重建层厚相比,前者能增加 18% 的肝内病灶检出。4 排以上 MDCT 扫描参数和方案可参照第五章第一节。

(二) 增强策略

按病人体重用非离子型对比剂 2 ml/kg,注射速率 3 或 4 ml/s,从膈顶向下扫描至肝下角,扫描时间约 10 s,首先获得的图像为肝动脉早期,随后 5 s 供检查床复位,然后从原位按相同方向重复扫描,获得肝动脉晚期图像。此过程总共 25 s 左右,单次屏气,即获肝动脉期两次全肝扫描图像,又称肝动脉双期扫描(double hepatic arterial phase)。肝动脉晚期扫描结束后 20 s 可再次启动行门静脉期扫描。以上为 MDCT 肝脏三回合扫描技术(triple - pass technique),与单排螺旋 CT 机相仿,动脉期延迟时间的确定是检查成功的关键,受病人生理和病理因素影响,个体差异很大。少量对比剂团注预试验(mini - bolus test)或自动团注追踪软件(automatic bolus tracking,即 GE 公司 Smartprep,Marconi 公司 Bolus Pro Ultra 软件)是两种常用的能准确设定延迟时间的方法,尤其是后者,在各公司的 MDCT 上已普及使用,真正做到每个被检查者延迟时间的个体化选择。Murakami 等使用该软件后发现肝动脉早期为 14～36 s,肝动脉晚期为 29.5～51.5 s,变异范围很大,因此过去凭经验设定延迟时间不能获得最佳的肝动脉期强化。第 1 回合肝动脉早期:肝动脉系统明显强化,门静脉无强化或轻微强化;第 2 回合肝动脉晚期:门静脉开始强化,肝实质轻微或无强化,肝静脉无强化;第 3 回合门静脉期:肝实质和肝静脉强化达高峰,所以"门静脉期"只是该回合的传统称谓,准确的名称有学者称为"肝静脉期"。目前的文献和我们的研究认为,MDCT 肝动脉双期扫描技术能提高 HCC 的诊断能力。研究和统计分析发现,肝动脉晚期显示富血供 HCC 明显优于肝动脉早期,但有部分 HCC 在动脉早期强化,到动脉晚期却已变成等密度,此时应以动脉早期显示更清楚。所以除了扫描技术、生理和一些病理因素影响病灶强化程度外,尚有一难以预料和控制的因素——病变本身这一可变因素的存在,该因素即为肿瘤的血供(tumor vascularity),它由肿瘤的组织学分级决定。显然,相对于单排机,MDCT 机在肝动脉期增加一个回合扫描,通过提高 CT 机时间分辨率,减小了肿瘤血供这一可变因素对诊断的影响。Murakami 等的研究显示,肝动脉双期扫描检测 HCC,尤其是<2 mm 的 HCC 的敏感性远高于只做肝动脉早期或晚期的单期扫描。我们的研究表明,肝动脉双期扫描与单独动脉晚期

扫描对 HCC 的检出率并无显著差异。

另外,多排和单排螺旋 CT 机均可做肝内病灶同层动态扫描(continuous dynamic scan),空间和时间分辨率明显高于常规 CT,能用于观察病灶灌注特点。

(三) 三维重建

MDCT 机的空间分辨率及时间分辨率优于单排机,针对肝动脉、门静脉和肝静脉所获 CTA 的质量更好。肝动脉早期:肝动脉肝内分支显示清楚,由于门静脉多未显示,故无门静脉重叠。肝动脉晚期:门静脉强化明显,而肝静脉未显示,显示门静脉及其肝内分支最佳。而肝静脉则在门静脉期上显示最清楚。

单排螺旋 CT 机由于受扫描速度和球管容量限制,第 2 期扫描启动时间多在注入对比剂后 1 min 左右,此时肝静脉和肝实质多已显影,门静脉尤其是肝内门静脉显示不如多排机的第 2 回合。Takahashi 等发现 MDCT 第 2 回合肝动脉晚期图像上,门静脉肝内小分支的显示率高于 85%。

MDCT 应用小的准直扫描和小间隔重建,所获图像不仅伪影少而且接近各向同性(isotropic)、不同方向的重建图像失真极小,质量很高。

MDCT 三回合扫描不仅能诊断肝内病灶,而且能通过重建显示肝脏血供以及病灶与血管的关系。因此一次检查即能为临床医师提供有关病灶的全部消息,使用效率优于单排螺旋 CT。

(四) 技术难点和局限性

MDCT 扫描可产生大量薄层图像,尤其是 CTA,甚至可多达 1 000 幅,大量图像使阅读及储存相当困难,使用工作站读片及图像输送和存贮系统(PACS)贮存是解决这一难题的较为有效的方法。

MDCT 扫描速度极快,"扫描时间窗"很窄,因此延迟时间的确定至关重要。经遵循个体化原则,使用自动团注追踪软件可较好克服这一难点。

MDCT 的潜在危险是放射剂量的增加。原因是薄层和高速扫描时 mAs 的增加以及扫描回合数的人为增加,因此在实际工作中,操作医师应针对具体情况,合理选择成像参数和扫描次数,力争把辐射量降到最小。

六、血管造影协助下的 CT 扫描

血管造影协助下的 CT 扫描(angiographically assisted CT)是将 CT 与血管造影两种技术相结合的一种检查方法,对肝内小的肿瘤病灶的检出率高于一般增强 CT 和血管造影,即可检出 CT 和血管造影不能发现的小病灶。它对直径≤3 cm 的小肝癌尤其是对直径≤1 cm 的小病灶十分敏感。根据插管部位、增强扫描方法和原理的不同分为 3 种:一种为肝动脉造影 CT(computed tomographic hepatic angiography, CTHA),另一种为经动脉门静脉血管造影 CT(computed tomographic arterial portography, CTAP),还有一种方法称碘油 CT,是在肝动脉中注射少量碘油后 7~28 天行 CT 扫描,由于碘油在 HCC 内沉积作用,碘油 CT 能明显提高肝硬化患者中小肝癌的检出。

(一) CTHA

CTHA 为通过肝动脉内插管直接注射对比剂进行增强 CT 扫描的一种检查方法。由于肝癌主要由肝动脉供血,病灶与肝实质之间的密度差异显著提高,病灶的检出率也明显提高。

检查方法:采用改良 Seldinger 技术,经股动脉穿刺插管,将导管置于肝固有动脉内,将导管固定后把病人移到 CT 检查台上,通过导管直接注射对比剂。为减少扫描时产生的伪影,通常用 15%～30%经稀释的含碘对比剂 50～70 ml,速率 2 ml/s,注射开始后 3～5 s 开始扫描。采用螺旋 CT,由于扫描速度很快,能在对比剂再循环前完成全肝扫描,扫描质量明显提高。因肝动脉的解剖变异甚多,常见的有肝右动脉起自肠系膜上动脉,肝左动脉起自胃十二指肠动脉或胃左动脉等。如采用常规的肝动脉内注射对比剂扫描,由异常起源的动脉供血的肝叶将得不到增强,以致发生漏诊。故在作 CTHA 前,选择性腹腔动脉或肠系膜上动脉造影可了解肝动脉有无解剖变异存在,如发现有解剖变异,则行选择性插管造影增强。

在阅读 CTHA 片时,须注意肝动脉灌注异常和继发于肝癌或肝硬化的血流动力学改变引起的正常肝组织的异常强化导致的假阳性。

CTHA 能提高肝癌尤其是小肝癌的检出敏感性,和 CTAP 同时使用可提高后者的特异性。

(二) CTAP

同样经股动脉穿刺插管,但将导管置于脾动脉或肠系膜上动脉内,注射足量对比剂,在门静脉期,含大量对比剂的血液经脾或肠道循环回流到肝脏,肝实质的密度显著提高,而肝癌门静脉血供少,病灶的密度几乎保持不变,病灶与肝实质之间形成极显著的密度差异。

检查方法:与 CTHA 基本相同,但导管放在脾动脉或肠系膜上动脉内,两种途径的效果相仿,但经脾动脉注射对比剂后肝脏强化程度更高、更均匀。对比剂注射总量 150 ml,注射速度 3～5 ml/s,20～30 s 后(即相当于门静脉期)开始进行扫描,扫描方向为足头方向。螺旋 CT 能在肝脏强化峰值时一次屏气完成全肝扫描,另外容积扫描数据可做二维和三维重建,为肝内病灶的术前定位提供帮助。

值得一提的是,除插管和 CT 扫描技术使用不当之外,门静脉内层流,局部脂肪浸润,供血静脉解剖变异等均会造成非肿瘤性灌注缺损,又称假病灶(pseudolesion)。对此可在 CTAP 后行延迟扫描以便同真病灶相鉴别。

CTAP 对肝内小病灶(≤3 mm)的检查敏感性远高于常规 CT,略高于螺旋 CT 双期扫描(周围静脉增强),其缺点是特异性相对较低,费用高且有创伤性。有学者发现用超顺磁性氧化铁(SPIO)增强 MRI 检查转移性肝癌的诊断准确性与 CTAP 相同,故认为前者有望代替后者。

(三) 碘油 CT

在肝癌碘油栓塞(TAE)治疗过程中,发现碘油在肝癌病灶内有导向沉积的倾向,这种导向沉积不仅有治疗意义,也有一定的诊断价值。凡碘油沉积浓密和滞留时间长的部位,肝癌的可能性极大。其原因是因为 HCC 中肿瘤血管通透性增加,碘油滞留于肿瘤血管和库普弗细胞减少或消失,使碘油廓清减少。

首先做肝动脉造影,了解有无解剖变异,然后插管至肝固有动脉,注射 5～20 ml 碘油。由于正常肝脏清除碘油很快(1 周),而 HCC 滞留碘油可长达数月,因此扫描时间应选择插管注射后 7～28 天。

碘油 CT 是诊断小肝癌、肝癌卫星结节和肝癌术后早期复发的很敏感的方法。由于同

HCC 的血供有关，一些乏血供、坏死或纤维化型的 HCC 可被忽视，而一些肝内良性病变、局灶炎症、动静脉分流处却可有碘油沉积，降低了它的诊断特异性。

（林　江　周康荣）

参考文献

1. 韩国宏. 肝脏分段的解剖基础及其变异研究进展. 国外医学・临床放射学分册，1998，6：344～347
2. Dodd GD. An American's guide to couinaud's numbering system. AJR，1993，161：574～575
3. Soyer P. Segmental anatomy of the liver：utility of a nomenclature accepted worldwide. AJR，1993，161：572～573
4. Baron RL. Understanding and optimizing use of contrast material for CT of the liver. AJR，1994，163：323
5. Baron RL，Oliver JH，Dod GD，et al. Hepatocellular carcinoma：evaluation with biphasic，contrast-enhanced，helical CT. Radiology，1996，199：505～511
6. Berland LL. Slip ring and conventional dynamic hepatic CT，contrast material and timing considerations. Radiology，1995，195：1
7. Bluemke DA，Soyer P，Fishman EK. Helical（spiral）CT of the liver. RSNA，1995，33：863
8. Chamber TP，Baron RL，Lush RM，et al. Hepatic CT enhancement：comparison of ionic and nonionic contrast agents in the same patients. Radiology 1994，190：721
9. Chamber TP，Baron RL，Lush RM. Hepatic CT enhancement（Part Ⅰ）. Alteration in the volume of contrast material within the same patients. Radiology，1994，193：513
10. Chamber TP，Baron RL，Lush RM. Hepatic CT enhancement（Part Ⅱ）. Alterations in contrast material volume and rate of injection within the same patients. Radiology，1994，193：518
11. Dodd GD Ⅲ and Braon RL. Investigation of contrast enhancement in CT of the liver：the need for improved methods. AJR，1993，160：643
12. Foley WD，Mallisee TA. Multiphase hepatic CT with a multirow detector CT ccanner. AJR，2000，175：679～685
13. Foley WD，Hoffmann RG，Quiroz FA，et al. Hepatic helical CT：contrast material injection protocol. Radiology，1994，192：367
14. Freeny PC，Cardner JC，Vonlngers G，et al. Hepatic helical CT：effect of reduction of iodine dose of intravenous contrast material on hepatic contrast enhancement. Radiology，1995，197：89
15. Heiken JP，Brink JA，McClennan BI. et al. Dynamic contrast-enhanced CT of the liver，comparison of contrast medium injection rates and uniphasic and biphasic injection protocols. Radiology，1993，187：327
16. Heiken JP，Brink JA，McClennan BI，et al. Dynamic incremental CT：effect of volume and concentration of contrast material and patients weight on hepatic enhancement. Radiology，1995，195：353
17. Heiken JF，Brink JA，McClennan BL，et al. Spiral（helical）CT. Radiology，1993，189：647
18. Hoe LV，Baert AL，Gryspeerdt S，et al. Dual-phase helical CT of the liver：value of an early-phase acquisition in the differential diagnosis of noncystic focal lesions. AJR，1997，168：1185
19. Hu H，He HD，Foley WD，et al. Four multidetector-row helical CT：image qualily and volume coverage speed. Radiology，2000，215：55～62
20. Kim T，Murakami T，Oi M，et al. Detection of hypervascular hepatocellular carcinoma by dynamic MRI and dynamic spiral CT. JCAT，1995，19：948
21. Kim T，Murakami T，Takahashi S，et al. Optimal phases of dynamic CT for detecting hepatocellular

carcinoma: evaluation of unenhanced and triple-phase images. Abdom Imaging, 1999, 24:473~480

22. Kim T, Murakami T, Takahashi S, et al. effects of injection rates of contrast material on arterial phase hepatic CT. AJR, 1998, 171:429~432
23. Kopp AF, Heuschmid M, Claussen CD. Multidetector helical CT of the liver for tumor detection and characterization. Eur Radiol, 2002, 12:745~752
24. Kopka L, Funke M, Vosshenrich R, et al. Helical CT of the liver: evaluation of injection flow rate, mode, and scan delay with a reduced volume contrast medium bolus. JCAT, 1995, 19:406
25. Kemmerer SR, Mortele KJ, Ros PR. CT scan of the liver. RCNA, 1998, 36:247~261
26. Lee HM, Lu DSK, Krasny RM, et al. Hepatic lesion characterization in cirrhosis: significance of arterial hypervascularity on dual-phase helical CT. AJR, 1997, 169:125
27. Matsui O, Takashima T, Kadoya M, et al. Dynamic computed tomography during arterial portography: the most sensitive examination for small hepatocellular carcinomas. JCAT, 1985, 9:19
28. Matsui O, Takashima T, Kadoya M, et al. Liver metastases from colorectal cancers: detection with CT during arterial portography. Radiology, 1987, 165:65
29. Murakami T, Kim T, Takamura M, et al. Hypervascular hepatocellular carcinoma: detection with double arterial phase multidetector row helical CT. Radiology, 2001, 218:763~767
30. Merine D, Takayasu K, Wakao F. Detection of hepatocellular carcinoma: comparison of CT during arterial portography with CT after intraarterial injection of iodized oil. Radiology, 1990, 175:707
31. Nghiem HV, Dimas CT, McVicar JP, et al. Impact of double helical CT and three-dimensional CT arteriography on surgical planning for hepatic transplantation. Abdom Imaging, 1999, 24:278~284
32. Qi M, Murakami T, Kim T, et al. Dynamic MR imaging and early-phase helical CT for detecting small intrahepatic metastases of hepatocellular carcinoma. AJR, 1996, 166:369
33. Oliver JH, Baron RL. High flow injection rates versus low flow injection rates: does increasing the injection rate result in greater detection of enhancement hepatocellular carcinoma during hepatic arterial phase CT? Radiology, 1998, 209:215
34. Silverman PM, Brown B, Wray H, et al. Optimal contrast enhancement of the liver using helical (spiral) CT: value of Smartprep. AJR, 1995, 164:1169
35. Silverman PM, Oooper C, Trock B, et al. The optimal temporal window for CT of the liver using a time-density analysis: implications for helical (spiral) CT. JCAT, 1995, 19:73
36. Silverman PM, Cooper CJ, Weltman DI, et al. Helical CT: practical considerations and potential pitfalls. Radiographics, 1995, 15:25
37. Silverman PM, O'Malley J, Tefft MC, et al. Conspicuity of hepatic metastases on helical CT: effect of different time delays between contrast administration and scanning. AJR, 1995, 164:619
38. Small WC, Nelson RC, Bernardino ME, et al. Contrast-enhanced spiral CT of the liver: effect of different amounts and injection rates of contrast material on early contrast enhancement. AJR, 1994, 163:87
39. Soyer D, Bluemke DA, Hruban RH, et al. Primary malignant neoplasms of the liver: detection with helical CT during arterial portography. Radiology, 1994, 192:389
40. Soyer P. Will ferumoxides-enhanced MR imaging replace CT during arterial portography in the detection of hepatic metastases? Prologue to a promising future. Radiology, 1996, 200:610
41. Takahashi S, Murakami T, Kim T, et al. Multidetector row helical CT angiography of the hepatic vessel: separate depiction of hepatic arterial, portal, and venous anatomy. Radiology, 1999, 213(P):126
42. Weg N, Scheer MR, Gabor MP. Liver lesions: improved detection with dual-detector-allay CT and routine 2.5-mm thin collimation. Radiology, 1998, 209:417~426

第八章 原发性肝细胞性肝癌

第一节 病理和临床表现

一、病理表现

(一) 肝细胞性肝癌(HCC)的病理分类

Eggel 的经典分类(巨块型、结节型和弥漫型)曾广泛被采用并沿用至今,这一分类主要反映了晚期肝癌的类型。20 世纪 70 年代以后由于 HCC 早期发现和肝外科手术水平的提高,为病理研究提供了许多早中期肝癌标本,Eggel 的分类显然不能适用,有必要加以更新或补充,特别要增加早期肝癌一项。全国肝癌病理协作组在 Eggel 分类的基础上提出以下分类标准:①弥漫型;②块状型:单块、多块和融合块状;③结节型:单结节、多结节或融合结节;④小癌型。日本 Okuda 等(1984)根据 HCC 生长方式及癌周肝病背景等进行分类,以便更好地反映其生物学特性:①膨胀型,癌肿边界清楚,有纤维包膜形成,常伴肝硬化,其亚型有单结节型和多结节型;②浸润型,癌肿边界不清,多不伴肝硬化;③混合型,亚型有单结节型、多结节型;④弥漫型;⑤特殊型,如带蒂外生型,肝内门静脉癌栓无实质癌块形成等。

(二) HCC 的病理形态

1. 肉眼形态

(1) 弥漫型:肿瘤直径 0.5~1.0 cm,遍布全肝,相互间不融合,常伴肝硬化。

(2) 块状型:肿瘤直径>5 cm,>10 cm 的称为巨块型。单块状由单一肿瘤组成;融合块状由多个瘤结节互相融合而成;多块状为两个以上境界清楚,直径>5 cm 的肿瘤。

(3) 结节型:肿瘤直径>3 cm 但<5 cm,呈圆形或椭圆形,常伴有肝

硬化。

(4) 小肝癌型：单个癌结节直径<3 cm，或2个癌结节最大直径之和<3 cm。小肝癌边界清楚，常有包膜，可有明显的纤维间隔形成，使其呈分叶状。坏死出血少见。

2. 组织形态　癌细胞呈多角形，胞核大，核膜厚而核仁明显。癌细胞排列呈梁状谓梁索型，梁宽窄不一，故有粗梁型和细梁型之分。癌组织内间质少，多由血窦构成，窦壁有内皮细胞或癌细胞所衬。门静脉可有瘤栓形成。高分化 HCC 的癌细胞内可见到胆汁颗粒，癌细胞间的毛细胆管内有胆栓形成。

组织病理学上 HCC 尚有以下几种特殊形态。

(1) 透明细胞型：癌细胞胞质内富有糖原。肿瘤的 2/3 以上区域由此种细胞组成方可诊断。

(2) 多形细胞型：肿瘤由梭形细胞、巨细胞及多形性细胞组成，癌细胞胞质丰富，伊红颗粒性强。根据细胞成分，也有巨细胞型和梭形细胞型之分。

(3) 小细胞型：癌细胞小，胞质少，呈弥漫性排列。

(4) 硬化型：狭条状癌细胞索被致密的结缔组织分隔，癌细胞有不同程度的变性。

(5) 纤维板层样型：本型的肉眼形态也颇有特征，大多发生于无肝硬化的肝脏，肿瘤呈单块状或单结节状，境界清楚，瘤体中心有瘢痕向四周放射。组织形态的特殊性包括间质和细胞两方面。间质中的胶原纤维和成纤维细胞平行排列呈板层状，包绕呈巢状、假腺管状、索状或片状分布的肿瘤细胞群。

(6) 血管扩张型：具有异常丰富的血管，癌组织小梁间血窦高度扩张而不规则，癌细胞紧贴血窦壁。

(7) 含类黑色素型：本型罕见，发生于无硬化的肝脏，切面呈炭黑色，伴出血和坏死。癌细胞胞质内含有棕黑色类似 Dubin-Johnson 色素。

(8) 富脂质型：本型肉眼形态呈金黄色，油腻感。低倍光镜下显示肿瘤区为一片透亮，很难相信是肿瘤。唯一能确定肿瘤的标志是透亮区内找不到汇管区。

3. HCC 综合治疗后的病理变化　大部分肝癌不能切除手术，需其他综合治疗方法，包括肝动脉结扎、肝动脉插管化疗、肝动脉栓塞化疗(TACE)、射频治疗(RF)、经皮穿刺乙醇（酒精）注射治疗(PEI)等。治疗后肿瘤的体积可以缩小，瘤内出现大片的凝固性坏死、缺血坏死、液化坏死等。中心部位坏死彻底，边缘部分常有癌细胞存在，周围有纤维包膜形成，包膜内常有癌细胞的浸润和局限性包膜崩溃及卫星结节的形成。

二、临床表现

肝癌起病隐匿，早期多无症状，中晚期方才出现症状，常见的症状有：①肝区疼痛，最为常见，多在右上腹部，为持续性钝痛，由迅速生长的肿块使包膜紧张所致，肿瘤破裂出血时刺激腹膜，可出现剧痛。②消化道症状，如胃纳减退、恶心、呕吐、腹胀、腹泻或便秘，有时可有便血。③消瘦乏力，呈进行性加重。④黄疸。可因肿瘤压迫胆管、胆管内癌栓引起梗阻性黄疸，也可因肿瘤大量破坏肝细胞致肝细胞性黄疸。⑤发热。多为不明显原因的低中度发热，有时可以出现高热。⑥右上腹部肿块。另外还可有腹腔积液征、脾肿大、上消化道出血等症状。

第二节 CT 表 现

一、平扫

可显示病灶的部位、大小、形态、数目,并可了解肝脏的基础情况,但平扫很少能发现直径<1 cm 的病灶。大多数病灶在平扫图上为低密度,少数为高密度,可能肿瘤内有出血、钙化或肿瘤分化程度好(图 8-2-1)。另外,伴有脂肪肝时,病灶也会成为高密度(图 8-2-2)。总之,肿瘤和肝实质之间的密度差异取决于肿瘤本身的分化和成分以及原来的肝脏基础。小的病灶密度较均匀,大的病灶中心常发生坏死、出血或脂肪变性,密度不均匀。坏死出血的概率与病灶的大小成正比(图 8-2-3)。弥漫型肝癌因整个肝脏密度不均匀,和肝硬化的表现相似而难以发现病灶(图 8-2-4)。伴有门静脉癌栓的病例,有时局部肝段为片状低密度,隐藏其中的病灶也不易发现。

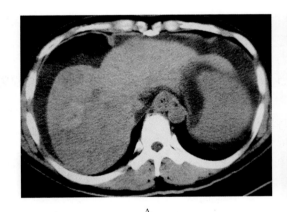
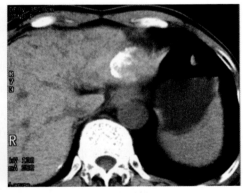

图 8-2-1 A 为 HCC 伴出血,CT 平扫示肝右叶片状低密度中见高密度灶;B 为 HCC 伴钙化,CT 平扫示肝左叶占位灶中见粗大的钙化

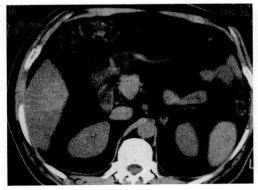
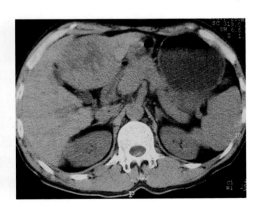

图 8-2-2 HCC 伴脂肪肝。CT 平扫示肝右后叶高密度占位灶,肝实质密度降低

图 8-2-3 HCC 伴坏死。CT 平扫示肝左叶低密度占位灶,其内见更低密度坏死区

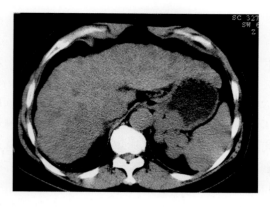

图 8-2-4 弥漫型肝癌。CT平扫示肝脏密度不均匀,可见多个结节状低密度灶

HCC病灶以右叶多见,其次为左叶,尾叶少见。多位于肝脏表面,少数可为带蒂肿块向肝外生长,似为肝外肿块(图8-2-5)。大的病灶还可造成肝脏形态和轮廓的改变。绝大多数病灶为圆形或卵圆形,边界清楚或不清楚,少数浸润生长的病灶可为不规则形,且无明确的边界。病灶的边缘与肿瘤生长方式密切相关,以膨胀生长为主的生长较慢,压迫周围组织或引起周围组织纤维化反应,形成假包膜,这种类型的病灶边缘十分清晰且光整。如假包膜较厚,在平扫图上可表现为完整的低密度带。如病灶与周围组织密度接近,则低密度环影为平扫图上发现病灶的唯一征象(图8-2-6)。浸润性生长的肿瘤无包膜形成,边界极为模糊。中国及东南亚地区的肝癌病灶多为膨胀性生长,因此包膜出现的机会极高,但CT上不一定都能清楚地显示。如包膜完整的,则病灶边界清晰;如包膜被肿瘤浸润或突破,病灶的边缘则部分清晰,部分模糊。

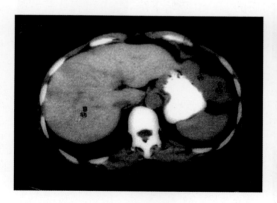

图 8-2-5 外生性肝癌。CT平扫示肝左外叶向左侧腹腔生长的低密度肿块

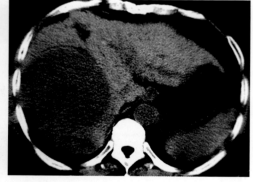

图 8-2-6 包膜型HCC。CT平扫示肝右叶巨大低密度病灶,前缘部分包膜显示为更低密度带

螺旋CT平扫对小病灶的检出率也较低,但螺旋CT由于容积式扫描,在一次屏气内即可完成,不受呼吸运动的影响,因此对小病灶的检出率高于常规CT平扫。另外,可进行回顾性重建,对病灶内部结构的观察更为清楚,如小的出血、坏死或钙化、脂肪变性等易于发现。

二、增强扫描

1. 常规 CT 增强　常规 CT 机完成全肝扫描需 2~5 min 或更长时间,故大多数层面落在门静脉期和平衡期内。根据病灶大小及所在部位,可能落在 3 个期相的任何一期或两期(如病灶较大)。如病灶所在层面落在动脉期,则病灶为高密度强化影;如落在动脉后期和门静脉早期,可能为等密度而不能发现;如落在门静脉期和平衡期,则为低密度。因为常规增强扫描大多数层面落在门静脉期,因此低密度表现为肝癌最常见的征象。增强以后病灶与周围组织之间密度差异明显增大,边界较平扫时清楚,但浸润生长者边界依旧不清楚。大的包膜型肿瘤,坏死与分隔夹杂,分隔代表存活组织,有明显强化,坏死区域无强化表现。

2. 动态 CT 增强　团注动态增强扫描和常规增强扫描相比有以下优势:①提高了小病灶的检出率。采用动态扫描可保证在平衡期到来之前结束扫描,另外受呼吸运动的影响相对少一些,避免了层面跳动所造成的漏诊。②同层动态 CT 提高了病灶的鉴别诊断能力,因为该技术可动态观察病灶的供血特点,有助于病灶的定性。③大部分层面落在门静脉期,因此对肝内血管的解剖及血管有无受侵和癌栓形成显示优于常规 CT。

全肝动态扫描目的是检出小病灶,以保证在肝脏强化的峰值时期扫描,使病灶和肝实质之间的密度差异较大,从而有利于小病灶的检出。在全肝动态扫描图上,根据病灶的部位及所处扫描期相其表现也不相同。如落在增强的动脉期,则肝癌病灶有强化呈高密度表现,少血供病灶无强化仍为低密度。如落在门静脉期,则可为低密度。

肝癌病灶在同层动态上的表现有以下几种:富血供的病灶,在增强早期(动脉期)明显强化呈高密度,病灶强化的峰值持续时间很短,随后迅速下降,和主动脉密度下降的速度相似。此时肝实质的密度上升,两者有一个交叉,因此病灶又成为等密度。此后病灶的密度缓慢下降,因此病灶又成为低密度。2~3 min 后,肝实质的 CT 值开始下降,再次和病灶密度接近,出现第二次等密度交叉。和正常肝实质相比,肝癌的时间-密度曲线为速升速降型,是肝癌的特征性表现。但此种表现出现的概率和对比剂的量、对比剂的注射速度及技术因素密切相关。对比剂的量要大(100~150 ml),注射速度要快(3~5 ml/s),以确保足够剂量的对比剂进入肿瘤使之强化。另外,如病灶直径<2 cm,则需采用 3~5 mm 的层厚和间隔。病人呼吸的训练也极为重要,以保证扫描层面通过病灶,从而绘制出完整的时间-密度曲线,有利于定性诊断。

另有一部分病例不出现早期高密度强化,但时间-密度曲线仍为速升速降型,符合肝癌的表现。少数病例虽有强化表现,但不显著,时间-密度曲线也不典型,鉴别诊断有一定困难。小的病灶往往表现为均匀强化,大的病灶中心常发生坏死,仅表现为周边部分的强化。

3. 螺旋 CT 增强　螺旋 CT 动态增强扫描无论在对病灶的检出、定性、分期和术后随访方面都明显优于常规 CT 检查。

动脉期:90% 的 HCC 是富血供的,因此动脉期扫描时绝大多数病灶都能见到强化表现。诸多文献报道均表明动脉期扫描对病灶的检出和定性意义最大。大的病灶多强化不均匀,周边强化明显,而中心区域的坏死、出血及脂肪变性等无强化(图 8-2-7)。伴有动静脉瘘的病灶,因对比剂可随血流经肝动脉进入静脉内,进入病灶的量减少而强化不明显(图 8-2-8)。动静脉瘘是肝癌的特征性表现之一,以往血管造影可清晰地显示。文献报道,动脉造影证实的 HCC 动静脉瘘的出现率为 31.2%~63.2%,其中肝动脉-门静脉瘘的比例为 28%

左右,肝动脉-肝静脉瘘的比例为 2.4%~14%。其形成的机制可能有以下几种:①通过门静脉周围癌结节和门静脉内癌栓逆流到门静脉内;②通过滋养门静脉癌栓的供血动脉直接分流到门静脉;③HCC 直接侵蚀动脉和门静脉,造成动静脉的分流。螺旋 CT 动脉期扫描也可显示之。国内王景斌等报道螺旋 CT 显示动静脉瘘的敏感性为 74%,准确性为 52%。动脉-门静脉瘘的 CT 表现分为中央型和周围型。中央型表现为门静脉或大分支几乎与肝动脉同步强化,相应叶、段实质显著强化,CT 值可达 180 Hu。周围型表现为低密度病灶内见迂曲、增粗的静脉早显,有时可见正常肝实质内亚段或局灶状显著强化。动脉-肝静脉瘘表现为肝静脉及下腔静脉提前于动脉期强化(图 8-2-9)。动静脉瘘的显示对临床治疗有重要意义。以往文献报道认为,一旦出现动静脉分流则不适合手术切除治疗,也不是 TACE 的理想适应证。目前的观点认为,对存在动静脉分流的病例,可先用钢丝圈或吸收性明胶海绵栓塞,以提高 TACE 的疗效。另一特征性表现是部分肝癌病例,可见到供血动脉,常较为细小、扭曲,位于病灶的周边或中心(图 8-2-10)。多排螺旋 CT(MDCT)可行肝动脉血管成像,能更好地显示肿瘤的供血血管(图 8-2-11)。螺旋 CT 增强扫描显示肝癌动静脉瘘以及供血血管的概率与对比剂注射量、速率等相关,总的显示率远低于血管造影。螺旋 CT 动脉期扫描的另一优势是可保证全肝均在动脉期内完成扫描,因此肝内多发结节、巨块结节或弥漫型结节等都能见到强化表现,对小的子灶的检出无疑优于常规 CT 增强扫描和动态扫描(图 8-2-12~14)。即使是常规 CT 动态扫描,全肝动态不能保证全肝都落在动脉期内,而同层动态仅能观

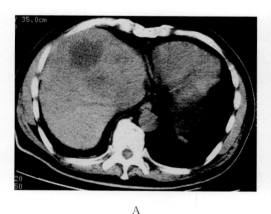
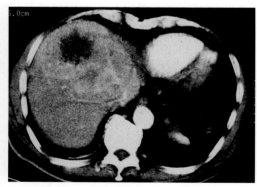

图 8-2-7 巨块型 HCC。A 为平扫,示肝内巨大占位灶,密度不均匀,其中可见更低密度的坏死区;B 为动脉期扫描,病灶周边有不均匀强化,中心坏死区无强化;C 为门静脉期,病灶示不均匀低密度

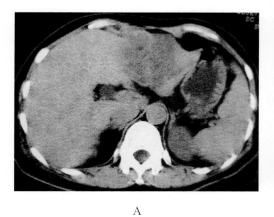
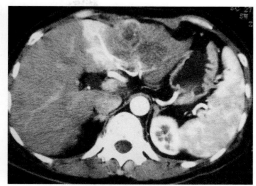
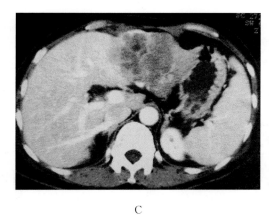

图 8-2-8　HCC 伴动静脉瘘。A 为平扫，B 和 C 为增强动脉期和门静脉期。动脉期扫描（B）示左内叶病灶强化不明显，边缘可见到粗大的静脉显影及局部高灌注异常

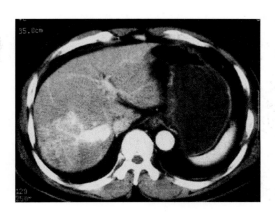

图 8-2-9　HCC 伴动脉-肝静脉瘘。动脉期扫描可见右后叶病灶不均匀强化，肝右静脉也浓密显影

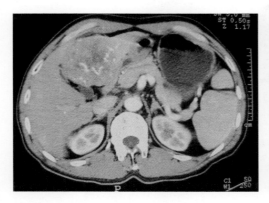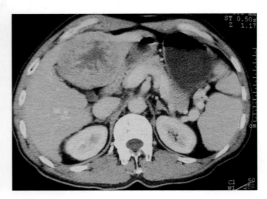

A   B

图 8-2-10 HCC。A 为动脉期扫描,示病灶不均匀强化,内见扭曲的血管影;B 为门静脉期,病灶呈低密度,中心坏死区为更低密度

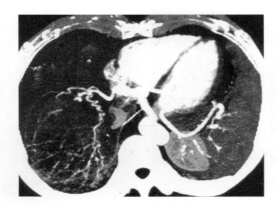

图 8-2-11 MDCT 肝动脉成像,显示 HCC 病灶的供血动脉。此时病灶尚未开始强化,显示欠清晰

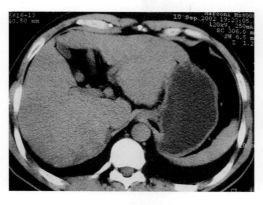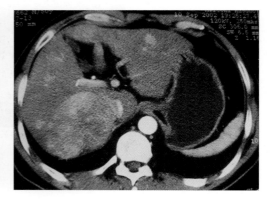

A   B

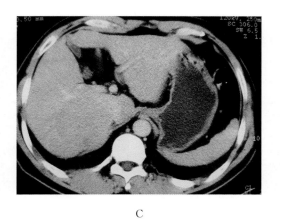

C

图8-2-12 HCC伴多发子灶。A为平扫,示肝右后叶密度不均匀,未见明显占位;B为动脉期扫描,肝右后叶见不均匀强化的大病灶,其旁和左叶见多个强化的小结节灶;C为门静脉期,右后叶病灶呈略低密度,见部分环形强化的包膜,其余小病灶均为等密度

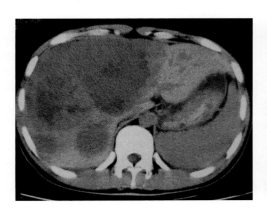

A

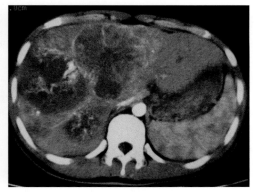

B

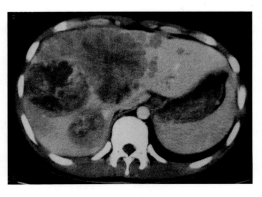

C

图8-2-13 多发巨块型HCC。A为平扫,示肝内多个低密度占位灶,大小不一;B为动脉期扫描,病灶有不均匀轻度强化;C为门静脉期,病灶呈不均匀低密度,边界清楚

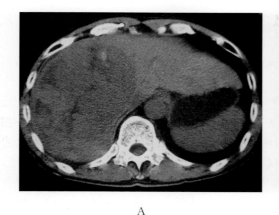
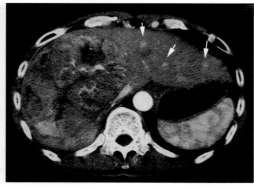
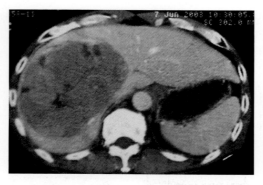

图8-2-14 巨块结节型HCC。A为平扫,示肝右叶一巨大低密度占位灶,余未见明显病灶;B为动脉期扫描,大病灶有不均匀轻度强化,另外左叶见多个小的强化灶(箭头);C为门静脉期,仅见大病灶呈不均匀低密度,边界清楚。余小病灶呈等密度

察其中一个病灶的强化过程。另外,在伴有门静脉癌栓的病例,因门静脉血流量减少,该区域的强化程度降低,表现为低密度,隐藏在其中的肝癌不能被发现,而螺旋CT动脉期扫描时,该病灶仍接受肝动脉供血,有强化表现,呈高密度而易于识别(图8-2-15)。对于弥漫型肝癌则表现为遍布整个肝脏的高密度结节影,边界清楚。

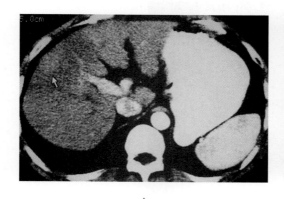
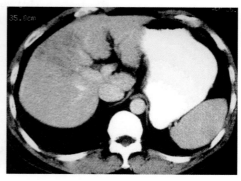

图8-2-15 HCC伴门静脉癌栓。A为增强动脉期,见肝右前叶及左内叶大片低密度区内有强化的高密度灶(箭头);B为门静脉期,病灶显示不清,掩盖在低灌注异常区内,后者与门静脉癌栓有关

小肝癌(直径≤3 cm)在动脉期扫描中多数表现为均匀强化的高密度灶(图8-2-16),复旦大学附属中山医院的一组病例150个病灶中有强化的为128个,占85.33%,其中强化均匀者103个,占80.46%,说明小肝癌病灶发生坏死和脂肪变性的机会少,而不均匀强化的病灶经手术病理发现均有不同程度的坏死和脂肪变性(图8-2-17)。另外,复旦大学附属中山医院对76个小肝癌病灶的病理大切片和螺旋CT增强扫描进行对照研究,其中19个病灶出现透明细胞变,这些病灶在动脉期也无强化表现。透明细胞组成的癌灶是实质性的,平扫时与一般癌细胞部分无密度差异,动脉期透明细胞部分强化不明显。应用免疫组化方法进行肿瘤内微血管密度测量结果表明,透明细胞区域的微血管密度明显少于一般癌细胞区域,两者之间差异明显。证明透明细胞区域的血供少于一般肝癌细胞部分。与坏死组织不强化不同的是坏死是组织结构的崩溃和分解,癌细胞彻底死亡;而透明细胞区域癌组织结构完好,细胞存活。从CT值上也可反映出两者的差别。坏死组织增强前后的CT值无明显差异,而透明细胞部分在增强前后CT值不同,即透明细胞部分可有强化表现,但与一般癌细胞部分相比,强化程度低,因此仍表现为低密度。

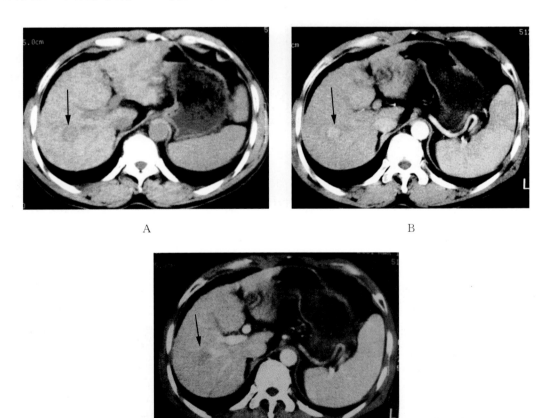

图8-2-16 小肝癌。A为平扫,示肝右后叶略低密度灶(箭头);B为动脉期扫描,病灶明显强化,呈均匀高密度(箭头);C为门静脉期,病灶为低密度(箭头)

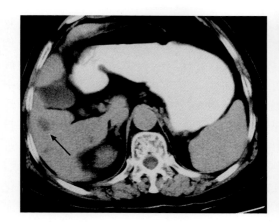
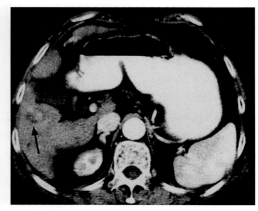
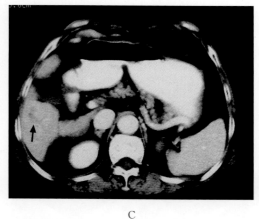

图 8-2-17 小肝癌。A 为平扫,示肝右叶病灶为低密度(箭头);B 为动脉期,病灶为不均匀高密度(箭头);C 为门静脉期,病灶为等密度,其内动脉期无强化区仍为低密度(箭头)

动脉期在小肝癌的诊断中有重要价值。复旦大学附属中山医院的一组病例 186 个小肝癌病灶的回顾性分析表明,在诊断不明确或误诊的病灶中,没有动脉期扫描者占 46.4%。也有少数少血供的小肝癌病灶动脉期无明显强化,造成诊断困难。如平扫为低密度,动脉期仍为低密度(图 8-2-18)。若平扫为等密度,动脉期也可为等密度。有些病灶平扫为低密度,在动脉期时仅有轻度强化而成为等密度(图 8-2-19)。

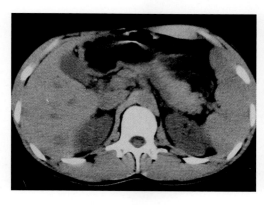
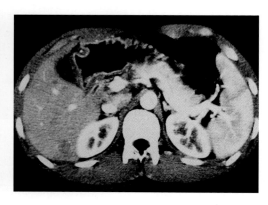

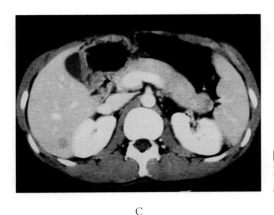

图 8-2-18 小肝癌。A 为平扫,示病灶为低密度;B 为动脉期,病灶强化不明显仍为低密度;C 为门静脉期,病灶为低密度

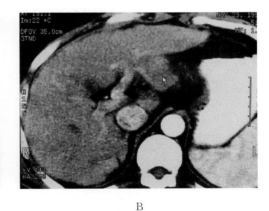

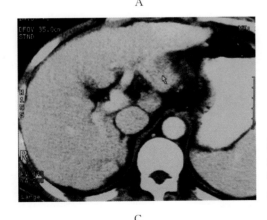

图 8-2-19 小肝癌。A 为平扫,示左外叶低密度灶(箭头);B 为动脉期,示病灶轻度强化,和肝实质密度一致(箭头);C 为门静脉期,病灶为低密度,边界清楚(箭头)

单排螺旋 CT 虽然扫描速度大大加快,可以做动脉期扫描,但与 MDCT 动脉期扫描相比,扫描速度相对较慢(0.8～1 s),1 幅图像/次,完成全肝扫描的时间仍较长(25 s±5 s),而动脉期持续的时间短,因此动脉期扫描中层厚的选择受扫描时间的影响,从膈顶到肝下缘,扫描时间差别大。因技术因素的影响,部分富血供病灶未能显示其"快进快出"的强化特征,在检出和定性中均有一定的困难。MDCT 的扫描速度更加快,具有更多的优势:扫描时间更短(≤0.5 s),一次扫描可采集多幅图像,全肝扫描时间大大缩短(5～6 s);可采用<1 mm 的层厚扫描,微小病灶易于发现;可获得真正的动脉期(单期或双期,甚至多期),使富血供的病

灶至少有多次机会被检出，更充分反映了病灶的血供特征，特别是微小肝癌病灶的检出率明显提高。复旦大学附属中山医院放射科的一组 75 个小肝癌病例（共 91 个病灶）的研究结果表明，采用螺旋 CT 行双动脉期加门静脉期扫描，动脉晚期对病灶的检出率远高于动脉早期（83.5% vs 45.1%），双动脉期加门静脉期对小肝癌的检出率达到 97.8%，对微小肝癌（≤1 cm）的检出率达到 92.86%（图 8-2-20～22）。

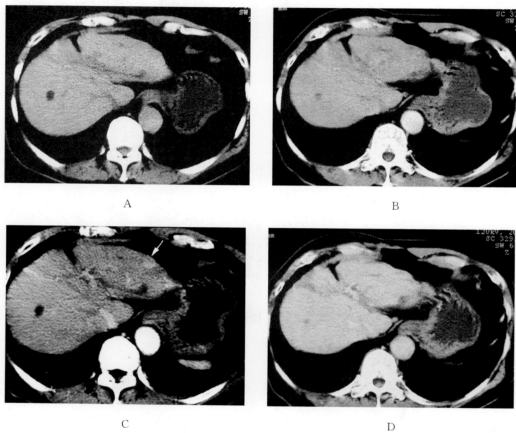

图 8-2-20 小肝癌。A、B、C、D 分别为平扫，MDCT 动脉早期扫描、动脉晚期扫描和门静脉期扫描。仅动脉晚期见肝左外叶包膜下一强化病灶（箭头），其余各期扫描病灶均为等密度

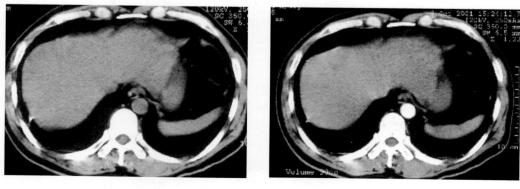

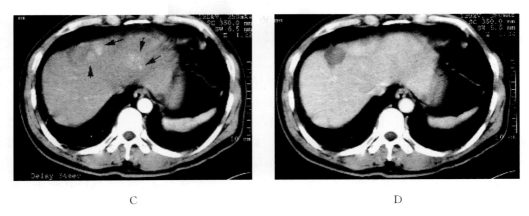

图 8-2-21 多发小肝癌。A 为平扫,肝内未见异常密度占位灶;B 为增强动脉早期,也未见异常强化病灶;C 为动脉晚期,见多个病灶强化明显呈高密度(箭头);D 为门静脉期,显示的病灶数少于动脉晚期

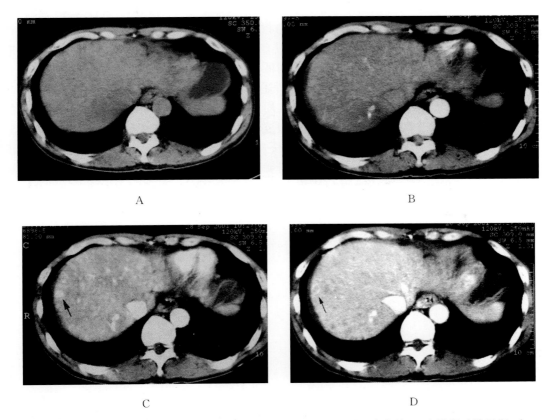

图 8-2-22 小肝癌。A 为平扫,肝脏密度不均匀,肝内未见明显占位灶;B 为增强动脉早期,未见明显强化灶;C 为动脉晚期,见右后叶一明显强化的病灶(箭头);D 为门静脉期,病灶为低密度,并可见周边包膜环形强化(箭头)

增强门静脉期:肝实质明显强化达到峰值时期,此时肝癌病灶密度下降,因此大多数成为低密度,易于检出。大的病灶其边界显示较平扫及动脉期更为清楚,浸润生长者边界依旧

模糊。其内密度往往不均匀,中心可见更低密度的坏死或出血区。有时可显示完整或不完整的包膜,一种为无明显强化仍呈低密度环影,一种为包膜强化呈高密度环影。包膜的显示高度提示 HCC 的诊断。另外,门静脉期对肝内外血管结构的显示最佳,易于判断血管有无受侵和癌栓形成。其 CT 表现和常规 CT 增强扫描所见一致。螺旋 CT 血管造影可直观、全面地显示门静脉系统的解剖、受侵及癌栓的范围及侧支开放的情况,更有利于术前治疗方案的选择。

小肝癌在门静脉期有多种表现。大多数病灶呈低密度(图 8-2-16C),也有呈等密度甚至高密度的。分析其原因可能有以下几种:①病灶由门静脉参与供血;②肝癌病例大多数伴有肝硬化,肝脏的血流动力学发生改变,经门静脉回流的血液部分可进入到侧支血管,使肝实质的血供减少,肝实质的强化程度受到影响,病灶和肝实质之间的密度差异减小而成为等密度;③伴有脂肪肝者,肝实质和病灶之间的密度差异也减小;④扫描时间个体差异的影响,当扫描层面正好落在病灶密度下降、肝实质密度上升阶段时,病灶也可成为等密度。正因为有以上几种因素的影响,使得门静脉期扫描在病灶的检出和定性方面都有一定的缺陷。我们更强调肝动脉期扫描的必要性和重要性,但也会有少数病灶在肝动脉期扫描中为等密度而不能被发现,因此双期扫描对肝癌病例来说是必要的。

我们对 52 个小肝癌病灶行同层动态扫描,将小肝癌和肝实质强化的时间-密度曲线进行比较。小肝癌密度曲线与肝实质密度曲线一般有两次交叉。第一次是病灶强化后由低于肝实质到高于肝实质,第二次是病灶密度回落到低于肝实质。根据有否交叉以及交叉时间和特点分为 3 种类型:第一型有两次交叉,如前所述;第二型为伴或不伴第一次交叉但没有第二次交叉;第三型为没有交叉且曲线始终在肝实质之下者。第一型实际上就是小肝癌典型的"快进快出"表现。第二型的病灶在强化超过肝实质后,在观察的时间范围内(60 s)未回落到肝实质以下长期保持高密度,此型也称为"超长强化"型。原因可能就是对比剂在肿瘤内潴留,或者有门静脉参与供血。此种表现和局灶型结节增生及血管瘤有相似之处,需仔细鉴别。延迟扫描和 MRI 检查更有帮助。第三型表现的小肝癌病灶强化程度不及肝实质或强化出现较晚,其强化曲线低于肝实质的强化曲线,故始终无交叉。可能的原因是病灶血供不丰富。对小肝癌病灶强化的深入研究有助于进一步提高诊断准确性。

另外,有少数病灶在门静脉期时为高密度(图 8-2-23)。一种为伴有脂肪肝者;另一种

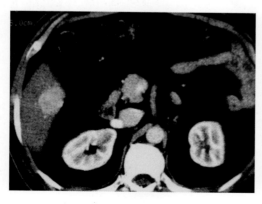
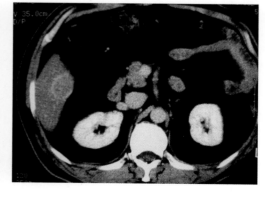

A B

图 8-2-23 小肝癌伴脂肪肝。A 为动脉期,病灶明显强化,呈高密度;B 为门静脉期,病灶呈略高密度,包膜强化呈环形高密度

为伴有影响循环功能的因素。在这种情况下,定性诊断有一定困难,如加做延迟期扫描,绘制时间-密度曲线,其变化符合肝癌特点,仍能作出诊断。

门静脉系统受侵和癌栓形成是肝癌肝内扩散的最主要形式,发生的机会和病灶大小或病理关系密切,也与病理类型和肿瘤生长方式密切相关,弥漫型最多见,其次为巨块型,结节型最少见。肿块越大,门静脉受侵和癌栓形成的概率越高。

门静脉受侵犯主要见于分支血管。癌栓形成见于左右分支或主干,少数可扩展到肝外门静脉,有的可延伸至肠系膜上静脉和脾静脉内。门静脉癌栓的主要CT表现为:①门静脉血管内充盈缺损,可以为局部结节状、条状、分支状、分叉状及半月形充盈缺损影(图8-2-24)。②主干及分支血管旁形成侧支血管(图8-2-25)。③胆囊周围侧支血管建立,常呈网格状(图8-2-26)。④受累静脉因滋养血管代偿扩张可见管壁强化。⑤受累门静脉血管扩张,造成分支直径大于主干,或主干和分支粗细不成比例。⑥门静脉主干癌栓形成,加重了原有门静脉高压程度,腹腔积液出现率很高,难以控制。

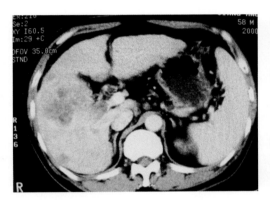

图8-2-24 HCC伴门静脉癌栓。增强门静脉期示肝右叶多发低密度灶,门静脉右支内见充盈缺损

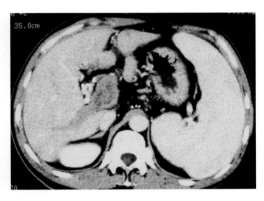

图8-2-25 HCC伴门静脉癌栓。增强扫描示门静脉主干及右后支内见充盈缺损,周围见大量侧支血管

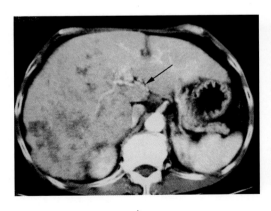

A

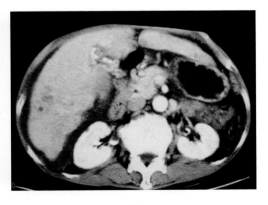

B

图8-2-26 HCC伴门静脉癌栓。A为增强扫描,示肝内多发的低密度灶,门静脉主干内见充盈缺损(箭头);B为另一层面,显示胆囊周围的侧支血管

门静脉阻塞严重或闭塞时,因侧支循环开放形成"门静脉海绵样变"。其形成机制可能是门静脉阻塞远端压力增高,导致门静脉旁关闭的小静脉或毛细血管丛开放,以跨过阻塞的门静脉而引流远侧门静脉的血流所致。胆道和胃的门静脉分支较易显示,严重时可见胃冠状静脉、胃食管静脉曲张,乃至奇静脉、肠系膜上静脉扩张显影。其侧支血管开放的多少与门静脉癌栓形成的速度及门静脉高压的程度有关,同时也反映了人体的自我调节与代偿功能。

门静脉内癌栓形成,常造成局部肝组织供血不足,表现为楔形的低密度区,而真正的病灶则可掩盖其中,仅在动脉期扫描时可发现隐藏其中的病灶强化呈高密度。

肝静脉和下腔静脉也常受到侵犯和癌栓形成。在增强 CT 图上表现为受侵犯的血管狭窄、不规则,或见局部受压或被肿瘤包绕;腔内不规则的充盈缺损影,有时可延伸至右心房内;局部血管腔扩大,奇静脉(半奇静脉)扩张。判断下腔静脉是否有癌栓形成要慎重,因为在增强早期,下腔静脉尚未显影或仅部分显影,其内密度不均匀为正常表现,需做同一部位的延迟扫描作出鉴别。另外,下腔静脉受肿瘤压迫时也可不显影。临床上是否有下肢或腹壁的水肿有助于作出诊断(图 8-2-27,28)。

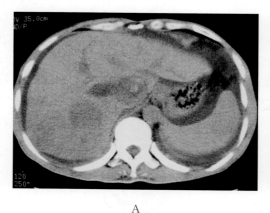
A

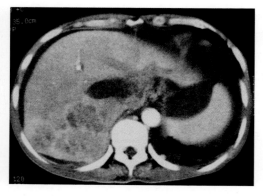
B

图 8-2-27 HCC 伴肝静脉、下腔静脉癌栓。A 为平扫,示下腔静脉增粗,密度不均匀,肝中静脉内见低密度影;B 为增强门静脉期扫描,示病灶位于右后叶,有不均匀强化,边界不清,下腔静脉内和肝静脉内均见充盈缺损,腹腔内大量积液

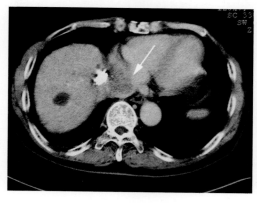
A

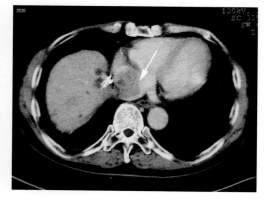
B

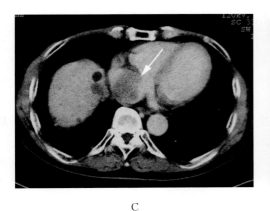
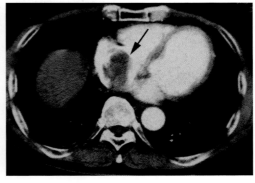

C　　　　　　　　　　　　　　　　D

图 8-2-28　HCC 伴下腔静脉癌栓,延伸至右心房内。A~D 为增强后由尾向头侧扫描的不同层面,示下腔静脉增粗,内见充盈缺损。右心房内也可见充盈缺损(箭头)

肿瘤侵犯肝门区或胆管内有癌栓形成时,可造成肝门区和肝内胆管扩张。胆管内的癌栓可以和原发肿瘤一样,动脉期有明显强化,而门静脉期成为低密度,易与血管影鉴别(图 8-2-29)。扩张的胆管可局限于肝门区附近或原发病灶的远端,但往往同时累及右叶或左叶,或左右叶均见扩张。扩张的程度为轻到中度(图 8-2-30)。平扫图上,可见到和门静脉血管相伴行的低密度条状影,在增强扫描图上显示更加清晰。扩张的胆管近肝门处可能中断或不规则。有时肝门淋巴结肿大压迫胆管,以及近肝门区肿瘤直接侵犯或压迫胆管也可造成肝门区及肝内胆管扩张,但肿大的淋巴结有时在 CT 扫描图上不易发现。

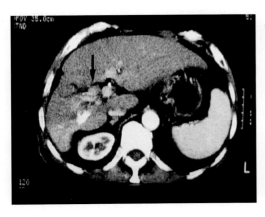
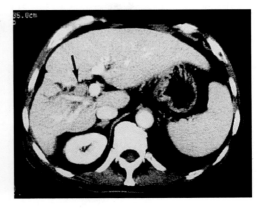

A　　　　　　　　　　　　　　　　B

图 8-2-29　HCC 伴胆管内癌栓。A 为增强动脉期,示门静脉外侧结节有明显强化,呈高密度(箭头)。病灶在该层面未显示;B 为门静脉期,结节呈低密度(箭头),远端胆管扩张

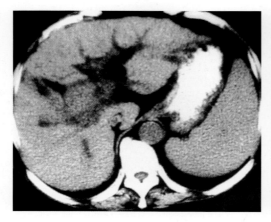 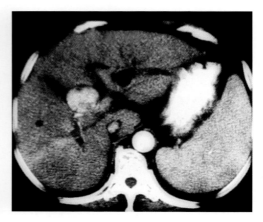

A   B

图 8-2-30 HCC 侵犯胆管。A 为平扫,示肝门区略低密度占位灶,肝内胆管明显扩张;B 为增强动脉期,病灶明显强化,呈均匀高密度,肝左右叶扩张的胆管显示清楚

另外,肝癌还可出现肝外转移的一些征象。如腹膜后淋巴结转移、心膈角处的淋巴结转移、胆囊受侵、腹壁受侵、肾上腺转移、肺转移等(图 8-2-31,32)。肺转移是肝癌肝外扩散的主要和常见形式,因此在 CT 扫描时横膈层面可用肺窗观察,以免遗漏肺转移的发现。

弥漫型肝癌是原发性肝癌的少见类型,表现为肝内广泛分布的小结节影,大小较接近,分布较为均匀。有时和弥漫型肝硬化不易鉴别,但在弥漫型肝癌中,门静脉癌栓的发生率几乎为 100%,以此两者可以鉴别。几乎所有病例都伴有肝硬化,因此在平扫图上多表现为肝实质密度不均匀,对结节的显示率较低。增强扫描后,病灶和肝实质之间有一定的密度差异,可显示整个肝脏多发的小结节影。动脉期的扫描尤为重要,弥漫型肝癌结节有强化表

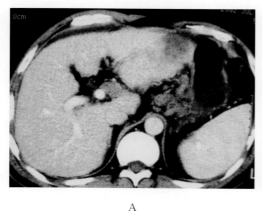 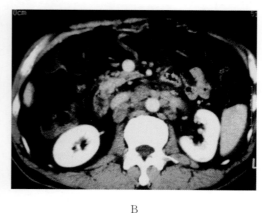

A   B

图 8-2-31 HCC 伴肝门及腹膜后淋巴结转移。A 为增强门静脉期,示肝左外叶低密度占位灶,肝门见软组织影;B 为另一层面,示主动脉周围肿大的淋巴结

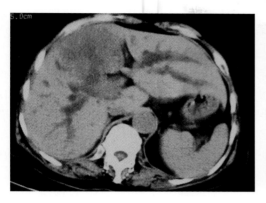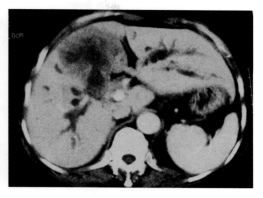

图 8-2-32 手术证实的 HCC 侵犯胆囊。A 为平扫,B 为门静脉期扫描,显示肝左内叶占位灶和胆囊界限不清,胆囊壁不光整,腔缩小,肝门区见肿大淋巴结,肝内胆管明显扩张

现,而肝硬化结节早期不强化。门静脉期病灶为低密度影,边缘可有强化,和肝硬化结节的表现相似。另外,在广泛门静脉癌栓形成的病例,门静脉期肝实质和病灶之间的密度差异缩小,有时不能显示其中的癌结节,如不仔细观察和分析,甚至会漏诊(图 8-2-33)。

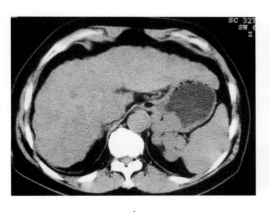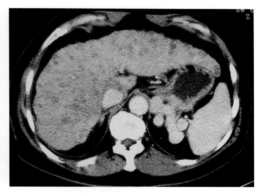

图 8-2-33 弥漫型 HCC。A 为平扫,示肝内多发的结节状低密度灶,边界不清;B 为增强门静脉期,病灶显示清楚,胃底见明显增粗、扭曲的侧支血管影;C 为另一层面,示门静脉主干及右后支内癌栓形成

增强平衡期或称为延迟期,是指主动脉和肝实质的强化均下降,两者的强化曲线呈平行改变。以往的观点认为,平衡期时病灶和肝实质之间的密度一致而不易检出,因此要避免平衡期的扫描。自螺旋 CT 应用以来,肝动脉期扫描大大提高了病灶检出率和定性准确率,因此在双期扫描的基础上加作平衡期扫描有一定的价值。对于不典型的肝癌病灶,可进一步观察其强化曲线,有助于定性。另外,有学者报道,在平衡期扫描中病灶的边界显示更加清楚,且包膜的显示率提高。我们曾对 43 例小肝癌进行动脉期、门静脉期和延迟期三期扫描,结果表明,动脉期对病灶的检出率最高,为 92.59%,门静脉期为 70.37%,延迟期为 75.93%。但延迟期对病灶包膜的显示率高于门静脉期。因此有学者认为对肝癌病例仅作动脉期和平衡期扫描也可满足临床诊断的需要。

平扫图上见到的包膜在增强图上有几种表现:仍为低密度环影;环影消失,表现呈等密度改变;多数表现为高密度环影;偶尔也可见到内外两层的表现,外层高密度而内层低密度(图 8-2-34,35)。

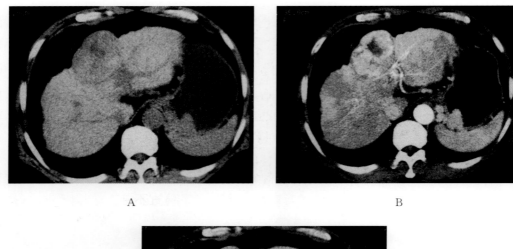

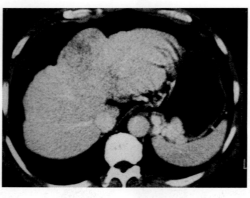

图 8-2-34 HCC。A 为平扫,肝左内叶占位灶为低密度,周边包膜呈环形低密度;B 为增强动脉早期,病灶明显不均匀强化而包膜无强化;C 为门静脉期,病灶示不均匀低密度,包膜强化呈等密度

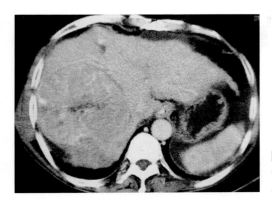

图 8-2-35 巨块型 HCC,和图 8-2-6 为同一病例。增强门静脉期病灶呈不均匀低密度,前缘外侧见包膜呈外层高密度而内层低密度表现

第三节 MRI 表 现

一、SE 序列成像表现

1. T_1WI 原发性肝癌因组织间隙内水分增加,在 T_1WI 上多为低信号。大的肿瘤因中心出血坏死常见,信号不均匀,表现为混杂信号,低信号中夹杂斑片状或点状的高信号或更低信号(图 8-3-1)。T_1WI 上病灶信号的改变和肿瘤的大小无直接关系,但 T_1WI 上高信号在小肝癌中更为常见(图 8-3-2)。病理对照研究表明,T_1WI 上低信号者主要是因为病灶的纤维化和液化坏死,而高信号者除病灶内出血、脂肪变性外,还和肿瘤的分化程度有关。另外,和病灶内金属的含量也有一定关系。细胞内糖蛋白和铜结合蛋白的增加也是 T_1WI 上高信号的原因。肝癌的脂肪变性是其病理特征之一,CT 检查不甚敏感,而 MRI 可很好地反映之。化学位移成像有助于进一步明确,梯度回波序列的相位对比是常用的方法(图 8-3-3)。

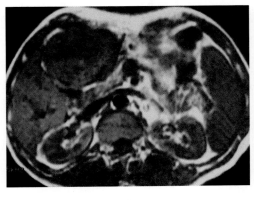
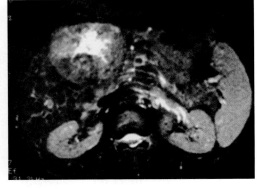

A   B

图 8-3-1 HCC 伴出血坏死。A 为 T_1WI,示肝左内叶巨大等低信号占位灶,中心见点状高信号和条状更低信号;B 为 T_2WI,病灶为不均匀高信号,其中坏死区为更高信号

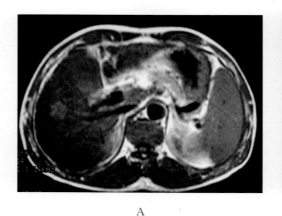
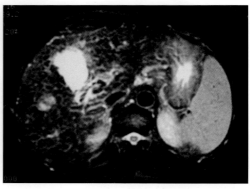

图 8-3-2　小肝癌。A 为 T_1WI，示肝实质信号不均匀，右叶见一高信号病灶，周边见环形低信号的包膜；B 为 T_2WI，病灶为不均匀高信号

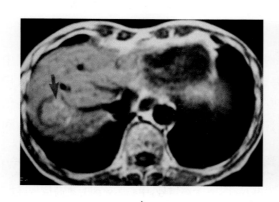
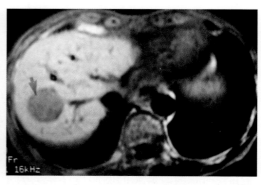

图 8-3-3　小肝癌伴脂肪变性。A 为 T_1WI，示肝右后叶病灶呈不均匀高信号（箭头）；B 为梯度回波序列相位对比，病灶呈均匀低信号（箭头）

包膜是 HCC 的一个重要的病理特征，MRI 对其显示优于 CT。病理检查发现其有两层结构，内层含丰富的纤维组织成分，外层为大量受压的血管和新生胆管，内层比外层薄。T_1WI 对包膜的显示较为敏感。有包膜的肿瘤，T_1WI 上表现为肿块边界清楚，可见周围完整或不完整的低信号带，厚度不一（图 8-3-4）。T_2WI 对包膜的显示率较低。结合 T_1WI 和 T_2WI 的信号改变，包膜有以下几种表现：①T_1WI 和 T_2WI 均未能显示；②T_1WI 上低信号，T_2WI 未能显示；③T_1WI 上低信号，T_2WI 上也为低信号；④T_1WI 上为低信号，T_2WI 上外层为高信号，内层为低信号。包膜的显示高度提示 HCC，肝内占位性病变除肝腺瘤可见包膜外，血管瘤、转移性肿瘤、局灶型结节增生（FNH）等一般无包膜形成。

2. T_2WI　HCC 在 T_2WI 上多为高信号，约占 90%。较大的病灶往往信号不均匀，病灶内更高信号可以是坏死、液化或出血，也可以是肿瘤内扩张的血窦。病灶内低信号则可能是肿瘤凝固性坏死、纤维化组织或钙化。在 T_2WI 上呈现的"镶嵌征"（mosaic pattern）也为 HCC 的特征性表现，在病理上为瘤内融合的有活力的小结节被薄的隔膜或坏死区分隔开来，隔膜由纤维组织形成,比包膜薄,T_1WI不易显示,而在T_2WI上显示清晰,表现为高信号背景上的低信号的线状结构,整个病灶信号不均匀(图8-3-5)。另外,有4%~5%的HCC在T_2WI上为等信号,2%~3%的HCC为低信号。T_2WI上病灶的信号强度与HCC的分化程度和组织类型有关。

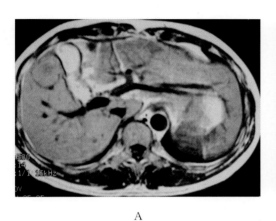

A

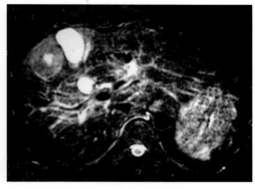

B

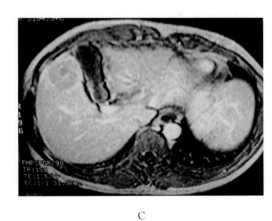

C

图8-3-4 HCC。A为T_1WI,示肝右前叶等信号病灶中心为低信号,周边见带状低信号(包膜);B为T_2WI,示病灶为高信号,中心坏死区为更高信号,包膜未见显示;C为门静脉期,示病灶为低信号,中心液化坏死区无强化,周边包膜强化呈完整的高信号

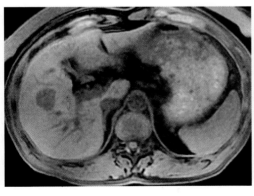

A

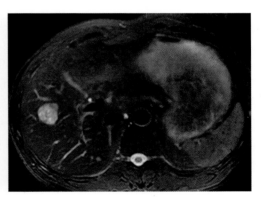

B

图8-3-5 小肝癌。A为T_1WI,示肝右叶低信号灶;B为T_2WI,病灶为高信号,其内可见条状低信号影,呈"镶嵌征"

不用对比剂即可清晰显示血管为 MRI 的优势之一，可在多个序列、多个轴面上观察血管的走行和信号变化。肿瘤侵犯血管是 HCC 的重要征象之一，转移性肝癌和其他肿瘤很少侵犯血管。血管受累表现为血管受压推移，如有癌栓形成，则表现为血管内血流信号改变，在 T_1WI 及 T_2WI 上为高信号，但要排除慢血流的可能。肿块越大，门静脉受侵和癌栓形成的概率越高，特别是弥漫型肝癌。门静脉受侵主要见于分支血管，病灶位于肝门附近时也可侵犯门静脉主干。门静脉系统癌栓形成与病灶的位置有关，少数可延伸至肝外门静脉、肠系膜上静脉和脾静脉内（图 8-3-6）。

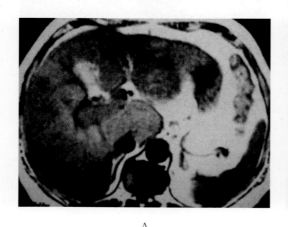 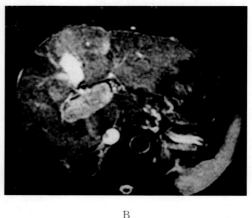

A   B

图 8-3-6 HCC 伴门静脉癌栓。A 为 T_1WI，示门静脉右后支增粗，流空信号消失变为略高信号；B 为 T_2WI，示门静脉右后支为高信号

另外，大的病灶可以见到肝静脉和下腔静脉受侵或癌栓形成，血管腔变窄，轮廓不清，局部可见到压迹，血管被肿瘤包绕，血管腔内信号不均匀，正常流空效应消失等。HCC 有无侵犯血管仅靠横断面成像可靠性不高，需结合冠状面、矢状面成像，门静脉系统 MR 血管成像（MRA）特别是增强 MRA 可全面直观地反映血管有无受侵或癌栓形成、血管受侵的范围和程度，以及肿块和血管的关系，提高了诊断的可信度。

二、增强扫描表现

顺磁性对比剂 Gd-DTPA 的增强作用主要是缩短 T_1 时间，增强 T_1 对比度，从而增加病灶和肝实质之间的信号差异，同时 Gd-DTPA 的应用又大大提高了图像的信噪比（SNR）及对比噪声比（CNR），使病灶检出率有了明显提高。Gd-DTPA 增强扫描可动态观察病灶的血供特点，也有利于病灶的定性。目前常采用二维或三维的快速扰相 GRE 序列，特别是在 3TMRI 设备上，仅数秒即可完成一次全肝扫描，因此 MRI 可以和 CT 一样进行双动脉期或多动脉期的扫描。HCC 在 MRI 增强扫描上的表现和 CT 增强扫描上的表现类似。动脉期，大部分病灶有明显强化（图 8-3-7）。大的病灶往往强化不均匀。动静脉瘘是肝癌的特征性表现，Gd-DTPA 增强动脉期也可显示。有些病灶还可在周边或中心见到供血动脉。少血供病灶在动脉期不强化或仅有轻度强化，成为低或等信号。

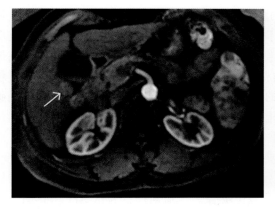 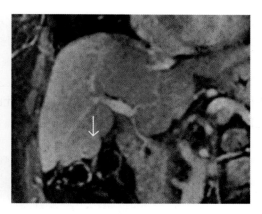

　　　　　　　　　　A　　　　　　　　　　　　　　　　B

图 8-3-7　小肝癌。A 为动脉期扫描,示胆囊窝旁结节灶明显强化(箭头);B 为冠状面门静脉期扫描,显示病灶为低信号,包膜强化呈环形高信号带(箭头)

　　门静脉期扫描时,HCC 病灶的信号已经下降。因而此期大部分病灶呈低信号,和螺旋 CT 动态增强表现相似。有些病灶增强早期强化明显而在门静脉期甚至 4～5 min 后仍可持续强化,呈相对高信号。其出现的概率高于 CT 门静脉期扫描。少血供的病灶,动脉期无明显强化,门静脉期也仍为低信号。

　　门静脉期显示血管侵犯和门静脉癌栓也更为清楚,典型表现为血管内的充盈缺损,呈结节形、叉状或半月形,门静脉管壁可有强化。门静脉主干有癌栓形成时,肝门区或胆囊周围可见到许多强化的、扭曲的细小侧支血管影。另外,增强扫描对包膜的显示率明显高于 CT 增强扫描,与 SE T_1WI 相当或略高。

第四节　肝癌的特殊表现

　　肝癌的特殊表现是基于其特殊的病理类型、血供和肝实质的背景。常见的有以下几种。

一、纤维板层样肝细胞癌

　　纤维板层样肝细胞癌是 HCC 的一个罕见和特殊类型。Edmonson 于 1956 年描述了一例 14 岁女孩的非典型组织特征的肝癌,表现为丰富的基质和嗜酸性瘤细胞。具备此种组织学特征的肝细胞癌历史上有不同命名,如伴有板层纤维化的嗜酸性肝细胞癌、伴有纤维基质和多形细胞的肝细胞癌、肝纤维板层癌。目前,Caballero 于 1985 年基于免疫组化和超微结构的研究提出的纤维板层肝细胞癌这一命名已为大多数学者所认同。纤维板层肝细胞癌的发病和乙型肝炎病毒感染、肝硬化无明显关系,多见于青年,无性别差异。肿瘤常为单发,以左叶居多,瘤体通常较大,平均直径为 13 cm。大体标本上通常表现为边界清楚,体积巨大的质硬肿块,切面表现为瘤体中央可见到界限不清伴有中央灰色星状纤维条索,向外周放射伸展,将癌组织分隔。肿瘤实质内可发生不同程度的出血、钙化和囊样变。周围肝组织无硬化表现。部分病例在主灶周围有小的卫星灶,少数可见到扩张的胆管,肿瘤内可有钙化。镜下可见肿瘤细胞多呈多形性,常排列成瘤巢,含强嗜酸性胞质,肿瘤细胞周围有大量并行板层排列的纤维基质。瘤巢内可见巨大的中心瘢痕及宽大的玻璃样条索。CT平扫可显示病灶为边缘清楚的低密度灶,其内部可有索条状结构和坏死。内部出现钙化为其特点,多为点状或圆形的高密度影。增强扫描可见肿瘤血供丰富,动脉期有强化表现,而其内纤维结构无强化仍为低密度。门静脉期病灶往往有持续强化,其包膜也显示清晰(图8-4-1)。另外还可显示肝内胆管扩张,扩张的程度可由轻度到重度。门静脉主干和大的分支可以受压或有癌栓形成,下腔静脉和肝静脉也可有受压、受侵或癌栓形成,邻近组织和结构也可有受侵改变。少数情况下,可伴有肝内播散、肝外转移和腹膜转移,但这些改变出现的概率极低。纤维板层肝细胞癌的表现和局灶型结节增生(FNH)有交叉重叠。鉴别的要点为:FNH动脉期一般强化明显且均匀一致(除中心瘢痕外),钙化和包膜以纤维板层肝细胞癌多见;纤维板层肝细胞癌的中心瘢痕在T_2WI上为低信号,而且瘢痕内无异常血管。

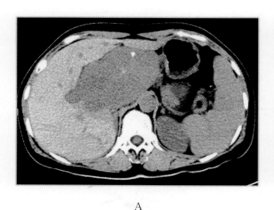

A

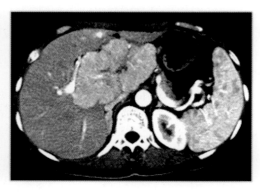

B

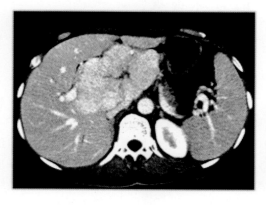

C

图8-4-1 纤维板层样肝癌。A为CT平扫,示肝尾叶巨大低密度占位灶,边界清楚,密度不均匀,边缘见点状高密度的钙化;B为增强动脉期,病灶强化明显,中心见放射状无强化的瘢痕;C为增强门静脉期,病灶仍持续强化为高密度,中心低密度瘢痕显示清晰

二、硬化型肝癌

硬化型肝癌也是 HCC 的一个特殊病理类型。病理上显示狭条状的癌细胞索被致密的结缔组织分隔,癌细胞也有不同程度的变性。此种肝癌恶性程度往往较高。增强动脉期病灶强化程度不一,可仅轻度强化或不强化,门静脉期和延迟期强化反而明显,和血管瘤的表现有相似之处(图 8-4-2)。可鉴别的是硬化型肝癌强化的程度不及血管瘤。有些病例表现为动脉期无强化,门静脉期和延迟期可见到边缘环形强化或病灶内点状强化,鉴别诊断有一定难度(图 8-4-3)。

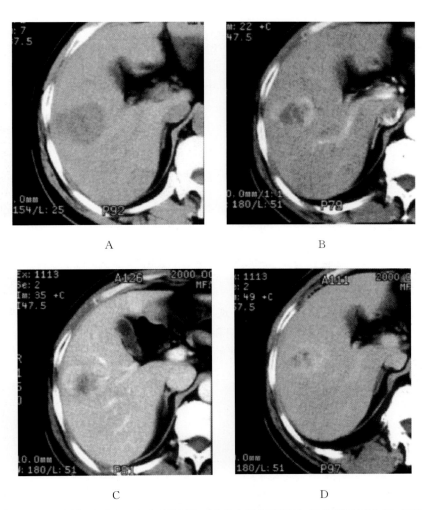

图 8-4-2 硬化型肝癌。A 为 CT 平扫,示肝右叶低密度灶;B 为增强动脉期,病灶不均匀强化;C 为门静脉期,病灶强化范围扩大;D 为延迟期病灶,仍有持续强化,似有逐渐填充的趋势

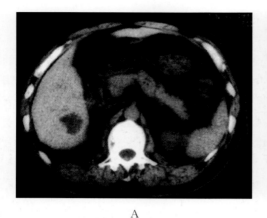
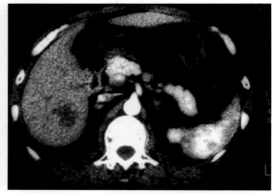
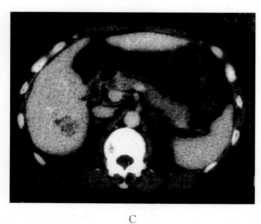

图 8-4-3 硬化型肝癌。A 为 CT 平扫,示肝右后叶不均匀低密度灶;B 为增强动脉期,病灶边缘有点状强化;C 为门静脉期,病灶中心和边缘有点状和条状强化,但强化程度不如血管瘤高

三、脂肪肝伴肝癌

因肝脏背景密度的改变造成 HCC 的表现有所不同。CT 平扫上,病灶往往呈高密度;动脉期,病灶有强化表现仍为高密度;门静脉期和(或)延迟期,病灶为等密度或高密度,容易与血管瘤或肝岛混淆(图 8-4-4)。测量病灶的 CT 值,绘制时间-密度曲线在鉴别诊断中非

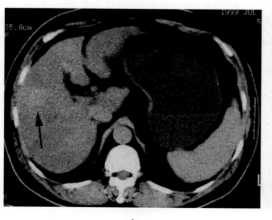
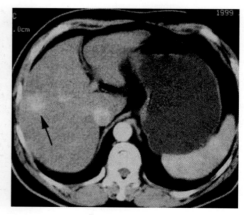

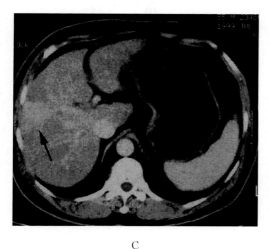

图 8-4-4 脂肪肝伴肝癌。A 为 CT 平扫,示肝右前叶略高密度灶,边界不清(箭头);B 为增强动脉期,病灶强化呈高密度(箭头);C 为门静脉期,病灶仍为略高密度,边界不清(箭头)

常重要,MRI 的 T_2WI 也有鉴别价值。虽然背景密度改变,使得 HCC 的表现特殊,但其强化曲线仍为"速升速降"型,血管瘤强化更加明显,而且其强化曲线为"速升缓降"型或"缓升缓降"型。肝岛的强化表现与正常肝实质一致,而且无占位效应。多位于肝脏的边缘,呈不规则形或片状。

四、外生型肝癌

肝癌病灶可以带蒂,由肝内向肝外生长,有时可完全突出于肝脏轮廓之外,类似于肝脏邻近脏器来源的肿瘤,如向肝胃间隙生长会误诊为食管下段或胃间质瘤(图 8-4-5);向肝肾间隙生长误诊为肾上腺来源的肿瘤(图 8-4-6);向胆囊窝生长的病灶易误诊为胆囊癌或结肠肝曲的肿瘤。除薄层扫描观察上下连续层面外,多方位观察肿瘤和正常肝脏的交界面,尤其是病灶的强化方式为鉴别诊断的要点。

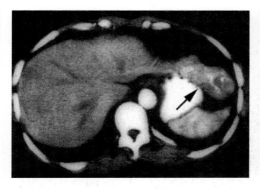
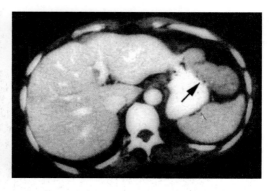

A   B

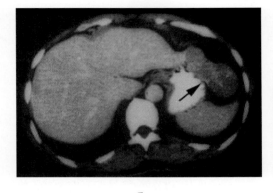

图 8-4-5 外生型肝癌,和图 8-2-5 为同一病例。A 为 CT 增强动脉期,病灶强化呈不均匀高密度(箭头);B 为门静脉期,病灶为低密度,边界不清(箭头);C 为延迟期,病灶密度进一步下降。上述增强特征,以及在形态上是和肝实质之间呈"喇叭口"状相连(箭头)的表现,在术前得到正确诊断

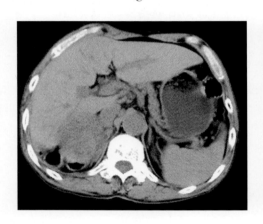

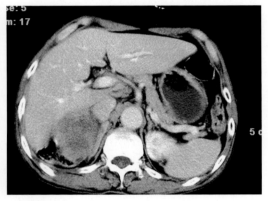

图 8-4-6 外生型肝癌。A 为 CT 平扫,示右肾上腺区低密度占位灶;B 为增强动脉期,病灶无明显强化呈低密度;C 为门静脉期,病灶轻度不均匀强化,仍为低密度,边界清楚,术前误诊为肾上腺肿瘤

五、混合型肝癌

由 HCC 和胆管细胞性肝癌混合而成。其 CT 表现也具有这两种肝癌的特征。增强动脉期病灶可出现早期强化,往往不均匀,门静脉期和延迟期病灶仍可有持续强化,而且病灶内

常可见到扩张的胆管,有时在病灶周围也可见到(图 8-4-7)。由于在组织病学上,肝细胞性和胆管细胞性癌的比例不一,不同病例也有不同 CT 表现,有的倾向于肝细胞性,早期强化明显,有的倾向于胆管细胞性,延迟强化较明显,包膜较少见。

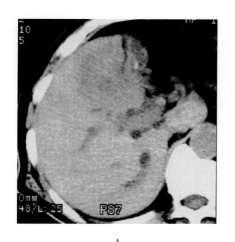
A

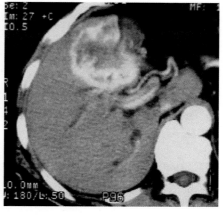
B

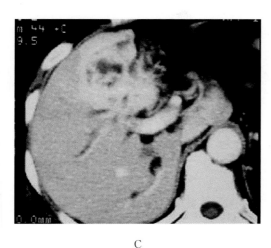
C

图 8-4-7 混合型肝癌。A 为 CT 平扫,示肝右前叶低密度灶,密度不均匀,肝内胆管扩张;B 为增强动脉期,病灶强化不均匀;C 为门静脉期,病灶仍有持续强化,其内可见到扩张的胆管,其余肝实质内扩张的胆管也显示清楚

第五节　肝癌治疗术后的 CT 表现

一、外科手术切除后的随访

手术后短时间内 CT 检查可见到肝脏局部体积缩小,肝包膜模糊,包膜下或腹腔内有积液。手术后的瘢痕多呈条状或楔形,或有不规则形或圆形的残腔形成,位于肝脏外周,边界清楚,增强后无强化表现。局部肝包膜凹陷(图 8-5-1)。

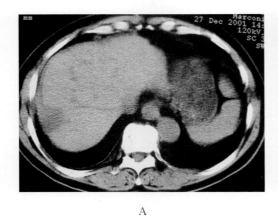

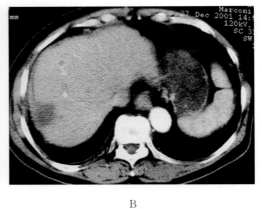

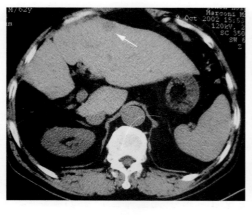

图 8-5-1 HCC 术后残腔。A 为平扫,示肝右后叶低密度灶,边界清楚,肝包膜下见少量积液;B 为动脉期,病灶无强化;C 为门静脉期,病灶仍为低密度

二、术后复发的表现

肝癌手术切除后其复发率极高,复发的部位有手术局部区域以及肝内其他部位。复发灶的血供和原发灶相似,因此其 CT 表现也同原发病灶(图 8-5-2)。复发灶多为结节型,且

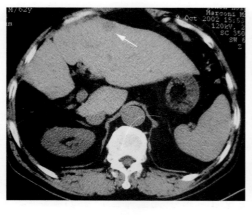

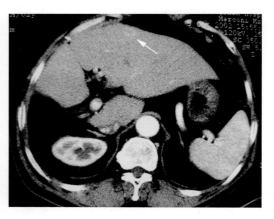

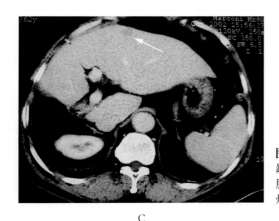

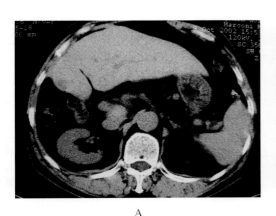

A

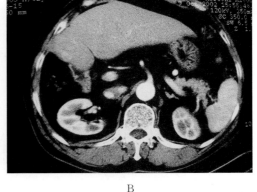

B

图 8-5-2 HCC 术后复发。A 为平扫,示肝右叶缺如,左外叶见低密度灶,边界清楚(箭头);B 为动脉期,病灶强化呈高密度(箭头);C 为门静脉期,病灶为低密度(箭头)

C

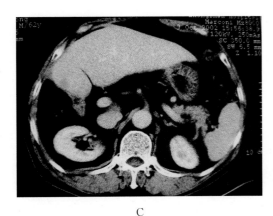

C

图 8-5-3 HCC 术后切口旁复发,和图 8-5-2 为同一病例。A 为平扫,示肝右叶缺如,左内叶切口旁见低密度灶,边界清楚;B 为动脉期,病灶强化呈高密度;C 为门静脉期,病灶为低密度

病灶较小,常规 CT 对手术瘢痕和复发的鉴别、小病灶的检出和定性有一定困难,螺旋 CT 有重要价值。手术瘢痕和复发灶在平扫上均为低密度,但在动脉期扫描中复发灶往往有强化表现,呈高密度,而术后残腔及瘢痕无强化,仍为低密度,常为楔形或不规则形。有些复发灶位于手术瘢痕区域,在门静脉期扫描中为低密度,与手术瘢痕不易区分,因此动脉期的扫描是必要的(图 8-5-3)。需注意的是,肝癌术后复发灶与肝硬化基础上产生的新病灶,无论影像学还是病理均不易区分。

三、介入治疗后随访

虽然发现早期肝癌已成为可能,但因多方面的原因,多数病例就诊或明确诊断时已属中晚期,能行手术切除者仅为10%~30%。非手术治疗中常用的方法有经动脉栓塞化疗(TACE)、经皮穿刺无水乙醇瘤内注射(PEI)、射频(RF)等。有些病例经非手术治疗后病灶缩小,然后再行二步手术切除。影像学检查可观察肿瘤治疗后的情况、是否彻底坏死以及坏死的程度,对制定进一步的治疗措施有重要的临床意义。TACE为非手术治疗中常用且重要的手段,临床应用广泛,而且疗效明显。但一次TACE治疗难以使病灶彻底坏死,需要多次重复。但间隔期长短,以及处理方式,除结合临床情况外,有赖于对肿瘤的血供以及坏死的程度和存活的部位作准确的判断。CT是最常用的随访手段,能显示治疗前后肝内病灶大小和数目的变化、碘油沉积的形式、门静脉受累以及邻近脏器转移等情况。TACE治疗前CT动脉期增强扫描能提示肝癌病灶血供的丰富程度,对TACE疗效的估计有一定的帮助。碘油CT还有诊断和鉴别诊断作用,也是目前发现和诊断肝内小病灶的较敏感的方法。经病理对照研究发现,碘油沉积越浓密的区域,肿瘤坏死越明显,而无碘油沉积或碘油沉积较少的区域,肿瘤残存多见。CT检查中病灶碘油沉积的类型还与TACE疗效密切相关。Nishimine等将碘油在肿瘤内部沉积分为4种类型:①Ⅰ型:碘油均匀一致的沉积,又分为2个亚型,I_A型,肿瘤周围肝组织内有碘油沉积;I_B型,肿瘤周围肝组织内无碘油沉积;②Ⅱ型:肿瘤内碘油沉积有部分缺损;③Ⅲ型:碘油斑片状不均匀沉积;④Ⅳ型:肿瘤内仅有少量碘油沉积。国内全显跃等则将其分为密集型、稀糙型、缺损型和混合型,也以碘油沉积密集型的患者疗效最好(图8-5-4,5)。

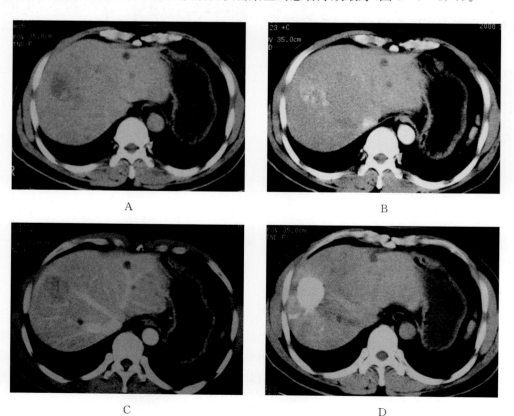

A B

C D

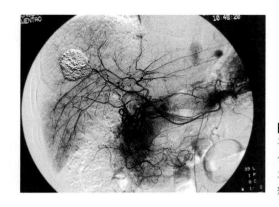

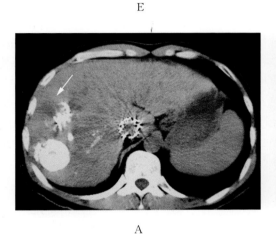

A

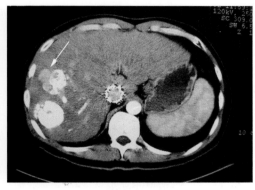

B

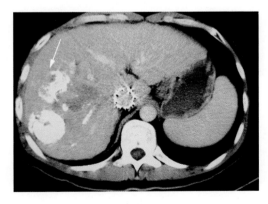

C

图 8-5-4　HCC TACE 术后。A 为 TACE 术前平扫,示肝右前叶低密度灶;B 为动脉期,病灶不均匀强化;C 为门静脉期,病灶呈低密度;D 为 TACE 术后,病灶内碘油沉积均匀、密实;E 为肝动脉造影,病灶无肿瘤染色

图 8-5-5　HCC TACE 术后。A 为 TACE 术后平扫,示肝右叶两个碘油沉积病灶,前一个病灶外侧可见低密度缺损区(箭头);B 为动脉期,碘油缺损区有明显强化,提示肿瘤残存(箭头);C 为门静脉期,缺损区呈等密度(箭头)

尽管 CT 能较好地评价 TACE 的疗效,但容易受多方面因素的影响。碘油的高密度影响了对碘油沉积内部情况的观察。加摄骨窗片有助于观察,但还不能判断病灶是否有存活的肿瘤。病灶内碘油密集沉积区与肿瘤坏死高度相关,已为病理对照研究证实,但无碘油沉积区除可能为肿瘤残存外,也可以是治疗前病灶自发性的坏死,病灶合并出血、纤维化等改变。CT 动脉期可显示肿瘤的残存和坏死,但由于碘油的高密度对结果的判断有较大影响。

复旦大学附属中山医院放射科经动脉造影和 CT 动态增强扫描的对照研究结果表明,动脉造影显示有肿瘤残存的 31 个病灶中,CT 增强仅能发现 20 个,其余病灶均未见明显强化或难以判断是否有残存。CT 判断病灶稳定的敏感性为 64.5%,特异性为 100%,准确性为 76.1%。

　　MRI 的组织分辨率高,多个序列的扫描可直观反映病灶内部的结构,如出血、坏死等。MRI 平扫和动态增强扫描也可对 TACE 治疗的疗效进行评价。TACE 术后肿瘤的信号改变和时间有关。治疗后短时间内做 MRI 检查,病灶在 T_2WI 上为高信号,和栓塞治疗过程中的病灶内出血有关,以后病灶的信号逐渐下降,主要是由于凝固性坏死。坏死不彻底的病灶,在 T_2WI 上为混杂信号,存活组织可位于病灶内部或位于周边,表现为高信号。T_2WI 对肿瘤坏死与存活的鉴别意义较大,但有一定的假阳性和假阴性存在。增强扫描鉴别意义更大,残活的肿瘤组织有强化表现而坏死区无强化。但对于包膜的浸润和包膜的炎性反应,MRI 难以鉴别。有一点可以明确,动态增强早期(动脉期)显著强化者为存活的肿瘤组织,延迟强化者对鉴别肿瘤浸润与炎症反应帮助不大,有赖于 US、CT 引导下做穿刺活检(图 8-5-6)。总之,MRI SE T_2WI 联合动态增强扫描对肝癌介入术后肿瘤存活与坏死的判断,无论敏感性、特异性和准确性都较理想,为 US、CT 检查的重要补充手段。至于介入术后 MRI 灌注扫描和肝细胞性 MRI 特异性对比剂的应用,以及 PET 葡萄糖代谢检测也为研究热点,并充满发展前景。

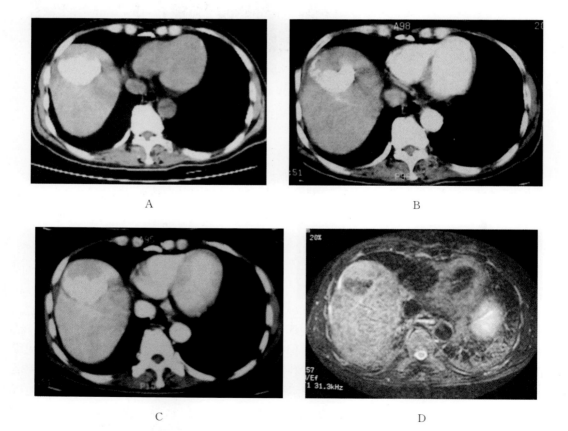

A　　　　　　　　　　　　B

C　　　　　　　　　　　　D

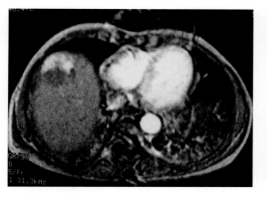
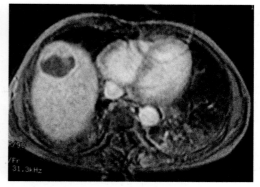

E　　　　　　　　　　　　　　　　F

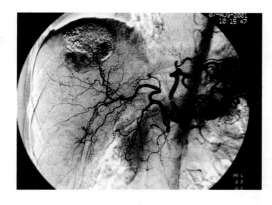

G

图8-5-6　HCC介入术后。A为CT平扫,示肝右前叶病灶内大部分有碘油沉积;B为CT增强动脉期,示病灶前部碘油缺损区强化不明显;C为CT增强门静脉期,病灶前部碘油缺损区显示清楚;D为MRI SE T_2WI,示病灶后部为低信号(凝固性坏死),前部为高信号(肿瘤残活);E为MRI增强动脉期扫描,示坏死区无强化表现,残活部分有强化;F为MRI增强门静脉期,病灶后部的坏死为明显低信号,残活肿瘤为略低信号;G为肝动脉造影,示病灶近膈顶部无肿瘤染色,其余部分有肿瘤染色,与MRI所见相一致。该例说明CT增强有时难以判断平扫所见碘油缺损区肿瘤存活抑或坏死

在介入治疗后的CT复查中,有时可发现病灶周围或肝实质内出现囊状或柱状低密度影,有人命名为假性囊肿或胆汁瘤。传统概念上的胆汁瘤是指继发于肝胆手术外伤后的并发症,是由于胆漏包裹后形成的胆汁瘤囊肿。介入治疗所形成的胆汁瘤则是由于TACE和(或)PEI的理化作用导致肿瘤或相应区域肝内胆管坏死。Sakamoto等认为胆管周围毛细血管丛受损,可导致胆管坏死。胆汁经坏死的胆管漏向肝实质内,积聚成囊者为囊状胆汁瘤,沿坏死的胆管壁积聚者为柱状胆汁瘤。如果囊肿与胆管的瘘口封闭则囊肿内壁内皮化,并产生分泌功能,分泌液体积蓄,导致囊肿越来越大,较大的囊肿可压迫毗邻的胆管,使之梗死,形成"软藤状"胆管扩张。其CT征象可分为3种:①残癌周围囊状改变。②残癌病灶周围柱状改变。可与囊状胆汁瘤共存,呈柱状,沿胆管树分布,边缘模糊,与胆管扩张时清晰锐利的边缘不同。随时间的推移,其边缘可逐渐变清晰锐利。③"软藤状"胆管扩张。系囊状

胆汁瘤相对应叶、段的胆管压迫造成胆管扩张所致。这3种改变可混合存在(图8-5-7)。认识胆汁瘤的意义在于和残癌进行鉴别。特别是介入治疗后胆汁瘤形成的早期阶段,胆管组织未完全坏死,囊肿未完全液化,易与残癌混淆。随时间的延长,其密度逐渐降低且无强化表现,可以和残癌鉴别。

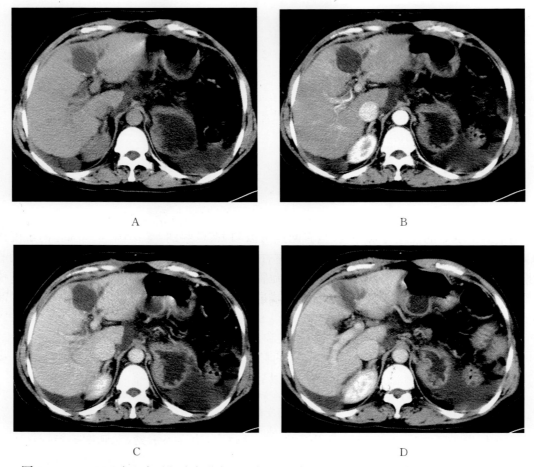

图8-5-7 HCC介入术后胆汁瘤形成。A为CT平扫,示肝左内叶见一囊状密度占位,边界清楚,周边见扩张的胆管;B为CT增强动脉期,示病灶无强化;C和D为CT增强门静脉期连续层面,显示病灶仍为低密度,边界清楚,周围见扩张的胆管

第六节 鉴别诊断

一、局灶型结节增生

局灶型结节增生(FNH)为肝脏少见的良性肿瘤,血供极为丰富,在动脉期扫描时可明显强化,呈高密度,但其强化特征为除中心瘢痕外均匀一致,中心瘢痕早期无强化表现,仍为低密度,呈条状、放射状或不规则形,但并非每例都能显示。供血动脉也是FNH的特征,表现

为肿块中心或周边粗大、扭曲的血管影。HCC偶尔也可见到供血动脉,但显示概率低。门静脉期,FNH病灶为略高密度或等密度,其边界不清,不如肝癌病灶和正常肝实质之间的分界清楚。在延迟期病灶多呈略低密度或等密度,此时中心瘢痕也可有延迟强化。增强早期病灶均匀强化,中心瘢痕区的显示,尤其是瘢痕区的延迟强化为FNH的特征性表现,结合病史如年轻女性,甲胎蛋白(AFP)阴性,无肝炎、肝硬化病史,一般可以作出诊断。

二、腺瘤

腺瘤为血供丰富的良性肿瘤,但有出血和恶变倾向,一般也主张手术治疗。好发于年轻女性,与口服避孕药有关。肝动脉期扫描可明显强化呈高密度,但因常伴有出血和囊变,强化往往不均匀。病灶和正常肝组织之间界限清楚。门静脉期和延迟期时病灶可为等密度或略低密度,包膜强化呈环形高密度带。如病灶中心有出血,表现为低密度,无强化。腺瘤几乎都有包膜,包膜的显示有助于诊断。

三、血管瘤

大的血管瘤多数具有典型表现,易与HCC鉴别。小的血管瘤(直径≤3 cm),其强化表现多样,有些病灶仍具有典型血管瘤的表现,而有些病灶因管壁薄,管腔大,增强早期整个病灶即可均匀强化,和HCC的强化方式一致,但有两点可以和HCC鉴别。①小血管瘤强化的程度比HCC要高,强化后的CT值比HCC高50Hu左右,其密度和主动脉的密度一致或接近。②门静脉期和延迟期病灶仍为高密度。另外,有些小血管瘤,瘤壁厚,瘤腔小,对比剂进入缓慢,或有些血管瘤其内有较多纤维组织,对比剂不能进入或进入非常慢,动脉期和门静脉期仍为低密度,需和少血供肝癌鉴别。加作延迟期的扫描或MRI检查,对鉴别诊断有重要价值。真正不典型的血管瘤表现为动脉期明显均匀强化,门静脉期和延迟期呈等密度,和肝癌的鉴别有一定难度。动脉期病灶的强化是否和主动脉一致有较大的帮助,否则需结合其他检查结果。总之,血管瘤的动态增强特征为"早进晚出"或"晚进晚出",以此可以和肝癌进行鉴别。

四、胆管细胞癌

本病好发于肝左叶,发生于周围胆管的病灶常较大,边界不清楚,动脉期扫描病灶轻到中度的强化甚至无强化,强化程度远远低于HCC;门静脉期和延迟期扫描时病灶往往呈持续强化,似有缩小改变,边界不清楚,但是始终无充填改变;延迟强化区内见到扩张的胆管为其特征性表现。另外多数病例可见到病灶周边或中心有扩张的胆管。肝门淋巴结和其他部位淋巴结的转移也较HCC多见。

五、肝脓肿

主要是早期和慢性期的肝脓肿,类似软组织肿块,和肝癌的鉴别有一定困难。早期肝脓肿的脓腔尚未形成或脓腔壁很薄,不易显示,病灶也可有强化,但早期强化不如HCC明显,而以延迟强化为主,且密度不均。病灶周围的充血水肿明显,因此表现为异常高灌注。增强后期,充血水肿区密度与肝实质接近,病灶范围缩小。慢性期肝脓肿内有大量的肉芽肿组织,也以门静脉期和延迟期强化为主,而且病灶的边界不清楚。结合病史有助于两者的鉴别。

六、肝硬化结节

典型的肝硬化结节平扫时为高密度结节影,动脉期无强化表现,而门静脉期时整个肝脏的密度趋向均匀一致而无结节感。也有一些肝硬化结节,门静脉期时仍为弥漫分布的低密度结节影,与弥漫型肝癌的鉴别较难。门静脉是否有癌栓形成是鉴别的主要依据。单发的肝硬化结节可有典型表现,一般不难诊断,而有些则表现为平扫、动脉期、门静脉期及延迟期均为低密度结节,与少血供肝癌难以鉴别。MRI 检查对两者的鉴别极具价值。

第七节 影像学方法比较

一、各种 CT 技术的比较

随着影像学技术的不断发展,肝癌病灶的检出率不断提高,直径＞3 cm 的病灶检出率几乎为 100%,而直径≤3 cm 者检出仍有一定的困难。在各种 CT 检查技术中,一致公认 CTHA 和 CTAP 为最敏感的检测手段,它对病灶的检出率在 96% 以上,对微小肝癌的检出率为 60%～70%。但肝动脉造影 CT(CTHA)和经动脉门静脉造影 CT(CTAP)均为创伤性的检查手段,操作复杂,有一定的难度,检出敏感性高但特异性不高。在肝硬化较严重的病例,因门静脉血液分流到侧支血管,使得进入肝脏的对比剂剂量减少,使肝脏和病变之间的密度差异减小而影响病灶的检出。另外,在伴有门静脉癌栓的病例,因局部肝段血流减少,隐藏其中的病灶不易发现。碘油 CT 也具有创伤性,可发现肝内小的结节灶,在肝硬化结节与小肝癌的鉴别方面很有价值,对小肝癌的检出率可达 92%～96%,但因肿瘤血供的不同、血管变异、插管选择程度等因素的影响,其检出敏感性有较大的差异。

在无创伤性的 CT 检查方法中,常规 CT 增强扫描因速度慢,不能在肝脏强化的峰值期完成全肝扫描,而且也不能动态观察病灶的血供特点,再加上呼吸运动伪影和漏层以及部分容积效应等因素,病灶的检出敏感性和定性准确性均受影响。复旦大学附属中山医院一组病例报道,常规 CT 对小肝癌的检出率为 78.1%,对微小肝癌的检出率为 15.2%。同层或改良式动态增强扫描可弥补常规 CT 的一些不足之处,可动态观察病灶的强化特征,有利于病灶的定性,但对病灶的检出意义不大。全肝动态扫描主要用于病灶检出,但完成全肝动态扫描一般需要 1.5～2 min,有的层面落在动脉期,有的落在门静脉期,而有的落在平衡期,不利于病灶的定性。复旦大学附属中山医院的病例统计结果为:动态 CT 对小肝癌和微小肝癌的检出率分别为 84.6% 和 33.3%。随着螺旋 CT 的开发和应用,特别是双期动态扫描的应用,使小肝癌和微小肝癌的检出率有了明显提高。复旦大学附属中山医院一组资料结果表明,动脉期对小肝癌和微小肝癌的检出率分别为 86% 和 68.3%;门静脉期为 67.3% 和 29.3%;双期可达 92% 和 75.6%。日本学者认为,螺旋 CT 双期扫描与碘油 CT 的价值相同,而且在一定程度上减少了 CTHA 和 CTAP 等创伤性技术的应用,有许多学者认为该技术应作为小肝癌检查的常规手段,特别是高危人群的 CT 检查。MDCT 双动脉期加门静脉期扫描,或者单纯动脉晚期加门静脉期扫描,小病灶的检出率高于单层螺旋 CT 双期或三期扫描。

二、不同影像学方法的比较

常规 US 因操作简便、价廉,已成为肝脏检查常用且重要的方法。但因解剖、病理及操作手法等因素的影响,使其检出敏感性不高,尤其是对微小肝癌的检出率不足 20%。彩色多普勒 US 可观察病灶的血流,有助于定性诊断。CO_2 US 尤其术中 US 对小病灶的检出率很高,达 92%～98%,但后者因具有创伤性,使其应用受到一定的限制,且对术前诊断无价值。实时谐波增强超声对病灶的检出和定性有明显优势,但检查野受限。

MRI 和 CT 相比,因所用设备档次不同、扫描参数、病例选择等因素的影响,报道结果差异较大。近年来随着螺旋 CT 双期扫描和高场强 MRI 快速动态增强的应用,较为一致的结果是两者均能明显提高小肝癌的检出率,特别是对富血供病灶的检出方面价值很大,MRI 略优于 CT,在统计学上有无差异,各家报道不一。如复旦大学附属中山医院一组病例的统计结果为:螺旋 CT 双期扫描和 MRI(SE+FMPSPGR)对小肝癌的检出率分别为 91.18% 和 94.12%;对微小肝癌的检出率分别为 66.67% 和 75%;对病灶的定性准确性分别为 90.32% 和 96.91%。两者之间虽无统计学差异,但 MRI 略优于 CT,其原因有:①MRI 分辨率高,多个序列扫描可充分反映病灶的内部结构,如出血坏死、脂肪变性等特征;②MRI 对包膜的显示优于 CT;③增强扫描的采样方法不同,MRI 可在同一时间完成全肝多个层面的采样,而单排螺旋 CT 每一层的采样时间均不相同,如未严格控制动脉期的扫描延迟时间,则不利于病灶的检出和定性。但目前 MDCT 扫描速度大大加快,基本克服了该缺陷;④MRI 对比剂用量少,团注效果好。随着 MRI 肝脏特异性对比剂的应用,可进一步提高微小肝癌的检出敏感性和定性准确性。

总的来说,MRI 采用的扫描序列多,加上 MRI 特异性对比剂的优势,不仅反映肿瘤的血供变化,还可深入研究其病理组织学特性,定性诊断能力一般优于 US 和 CT。上述 3 种影像学检查技术的优点和限度是相对,优势互补是主要的,故强调综合检查。我们推荐的优化检查程序为 US、CT,然后是 MRI。MRI 又是以 SE 序列加动态增强为主,特异性对比剂检查列为补充。至于具体方案应结合每个单位的设备、医师经验以及临床要求而定。

(严福华　徐鹏举　周康荣)

参考文献

1. 罗鹏飞,符力,陈晓明等.肝癌介入治疗后胆汁瘤的形成与临床意义.中华放射学杂志,2000,34:757～759
2. 马立公,李文方,张庆祥等.肝泡型包虫病的 CT 诊断.实用放射学杂志,2001,17:279～280
3. 汤钊猷,杨秉辉主编。原发性肝癌的研究与进展.上海:上海医科大学出版社,1990,4～8
4. 王建华,王小林,颜志平主编.腹部介入放射学.上海:上海医科大学出版社,1998,55～69
5. 徐鹏举,严福华,徐晨等.部分特殊类型肝细胞肝癌的 CT 和 MRI 表现.放射学实践,2010,25:254～256
6. 严福华,曾蒙苏,周康荣.螺旋 CT 多期扫描肝癌误诊漏诊分析(44 例报告).放射学实践,2001,16:360～363
7. 严福华,曾蒙苏,周康荣.螺旋双期动态扫描在小肝癌诊断中的价值.中华放射学杂志,1996,30:

829~832

8. 严福华,陈刚,周康荣. 螺旋 CT 肝脏检查中技术参数的选择—时间密度曲线的分析. 临床放射学杂志,1996;15:290~292
9. 严福华. 硬化型肝癌的螺旋 CT 多期扫描表现. 中国医学计算机成像杂志,2003,9,191~195
10. 严福华,周康荣,沈继章等. MRI 和 CT 动态扫描对小肝癌强化特征的比较研究. 中华肿瘤杂志,2001,23:413~416
11. 严福华,周康荣,王观法等. MR 快速动态增强在肝癌 TACE 术后随访中的作用和限度. 实用放射学杂志,2001,17:481~484
12. 严福华,周康荣,吴东等. FMPSPGR 动态增强在小肝癌诊断中的价值评估. 中华肝脏病学杂志,2001,9:139~141
13. 严福华,周康荣. 计算机 X 线体层扫描和磁共振成像在肝癌定性诊断中的价值. 中华肝脏病杂志,2003,11:563~564
14. 严福华. 肝细胞性肝癌的影像学检查技术. 中华医学杂志,2005,85:297
15. 赵虹,周康荣,严福华等. 多层螺旋 CT 肝脏多期扫描对肝细胞癌检出的初步评价. 中华放射学杂志,2003,37:747~750
16. 赵虹,周康荣,严福华等. 小肝癌多排螺旋计算机 X 线体层扫描多期扫描价值的探讨. 中华肝脏病杂志,2003,11:530~534
17. Atasoy C, Akyar S. Multidetector CT: contributions in liver imaging. Eur J Radiol, 2004,52:2~17
18. Baron RL. Understanding and optimizing use of contrast material for CT of the liver. AJR, 1994,163:323~331
19. Bartolozzi C, Lencioni R, Caramella D, et al. Treatment of hepatocellular carcinoma with percutaneous ethanol injection: evaluation with contrast-enhanced MR imaging. AJR, 1994,162:827~831
20. Bluemke DA, Soyer P, Fishman EK. Helical(Spiral) CT of the liver. RCNA, 1995,33:863~886
21. Buscarini E, Savoia A, Brambilla G, et al. Radiofrequency thermal ablation of liver tumors. Eur Radiol, 2005,15:884~894
22. Castrucci M, Sironi S, Cobelli F. D, et al. Plain and gadolinium-DTPA-enhanced MR imaging of hepatocellular carcinoma treated with transarterial chemoembolization. Abdom Imaging, 1996,21:488~494
23. Chamber TP, Baron RL, Lush RM. Hepatic CT enhancement Part II. Alterations in contrast material volume and rate of injection within the same patients. Radiology, 1994,193:518~522
24. Chamber TP, Baron RL, Lush RM. Hepatic CT enhancement Part I. Alteration in the volume of contrast material within the same patients. Radiology, 1994,193:513~517
25. Choi BI, Han JK, Song IS, et al. Intraoperative sonography of hepatocellular carcinoma: detection of lesions and validity in surgical resection. Gastrointest Radiol, 1991,16:329~333
26. Choi BI, Takayasu K, Han MC. Small hapatocellular carcinoma and associated nodular lesions of the liver: pathology, pathogenesis, and imaging findings. AJR, 1993,160:1177~1187
27. Earls JP, Theise ND, Weinreb JC, et al. Dyslastic nodules and hepatocellular carcinoma: thin-section MR imaging of explanted cirrhotic livers with pathologic correlation. Radiology, 1996,200:207~314
28. Fujita M, Kuroda C, Kumatani T, et al. Comparison between conventional and spiral CT in patients with hypervascular hepatocellular carcinoma. Eur J Radiol, 1994,18:134~136
29. Guan YS, Sun L, Zhou XP, et al. Hepatocellular carcinoma treated with interventional procedures: CT and MRI follow-up. World J Gastroenterol, 2004,10:3543~3548
30. Hahn PF, Saini S. Liver-specific MR imaging contrast agents. Radiol Clin North Am, 1998,36:287~297
31. Hollett MD, Jeffery Jr RB, Nino-Murcia M, et al. Dual-phase helical CT of the liver: value of arterial

phase scans in the detection of small(≤1.5 cm) malignant hepatic neoplasms. AJR, 1995, 164:879~884

32. Jeong YY, Yim NY, Kang HK. Hepatocellular carcinoma in the cirrhotic liver with helical CT and MRI: imaging spectrum and pitfalls of cirrhosis-related nodules. AJR, 2005, 185:1024~1032
33. Kim HC, Yang DM, Jin W, et al. The various manifestations of ruptured hepatocellular carcinoma: CT imaging findings. Abdom Imaging, 2008, 33:633~642
34. Kim SH, Kim SH, Lee J, et al. Gadoxetic acid-enhanced MRI versus triple-phase MDCT for the preoperative detection of hepatocellular carcinoma. AJR, 2009, 192:1675~1681
35. Kopp A F, Laniado M, Dammann F, et al. MR imaging of the liver with resovist: safety, efficacy, and pharmacodynamic properties. Radiology, 1997, 204:749~756
36. Kudo M, Tomita S, Tochio H, et al. Small hepatocellular carcinoma: diagnosis with US angiography with intraarterial CO_2 microbubbles. Radiology, 1992, 182:155~160
37. Kudo M. Multistep human hepatocarcinogenesis: correlation of imaging with pathology. World J Gastroenterol, 2009, 44 (Suppl 19):112~118
38. Kuszyk BS, Osterman FA, Venbrux AC, et al. Portal venous system thrombosis: helical CT Angiography before transjugular intrahepatic portosystemic shunt creation. Radiology, 1998, 206:179~186
39. Lencioni R, Piscaglia F, Bolondi L. Contrast-enhanced ultrasound in the diagnosis of hepatocellular carcinoma. J Hepatol, 2008, 48:848~857
40. Leoni S, Piscaglia F, Righini R, et al. Management of small hepatocellular carcinoma. Acta Gastroenterol Belg, 2006, 69:230~235
41. Oi H, Murakami T, Kim T, et al. Dynamic MR imaging and early-phase helical CT for detecting small intrahepatic metastases of hepatocellular carcinoma. AJR, 1996, 166:369~374
42. Oudkerk M, Heuvel AG, Wielopolski P, et al. Hepatic lesions: detection with ferumoxide-enhanced T_1-weighted MR imaging. Radiology, 1997, 203:449~456
43. Pitton MB, Kloeckner R, Herber S, et al. MRI versus 64-row MDCT for diagnosis of hepatocellular carcinoma. World J Gastroenterol, 2009, 15:6044~6051
44. Schima W, Petersein J, Hahn P M, et al. Contrast-enhanced MR imaging of the liver: comparison between Gd-BOPTA and mangafodipir. JMRI, 1997, 7:130~135
45. Silverman PM, Cooper C, Trock B, et al. The optimal temporal window for CT of the liver using a time-density analysis: implications for helical (spiral) CT. JCAT, 1995, 19:73~79
46. Takayama T, Makuuchi M, Kojiro M, et al. Early hepatocellular carcinoma: pathology, imaging, and therapy. Ann Surg Oncol, 2008, 15:972~978

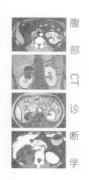

第九章
原发肝脏的其他恶性肿瘤

本章主要介绍除肝细胞性肝癌(HCC)以外的肝脏其他原发性恶性肿瘤,包括来源于上皮细胞的肝内胆管细胞癌、肝母细胞瘤、胆管细胞囊腺癌、混合性癌及类癌。此外,也包括来自非上皮细胞的恶性肿瘤,如淋巴瘤、血管肉瘤、胚胎性肉瘤及横纹肌肉瘤、脂肪肉瘤、纤维肉瘤、平滑肌肉瘤等。一般来讲,除 HCC 及胆管细胞癌外其他原发肝脏恶性肿瘤罕见。

第一节 肝内胆管细胞癌

肝内胆管细胞癌(intrahepatic cholangiocarcinoma)在肝内恶性肿瘤中的发病率仅次于 HCC 而居第二位。国外文献报道肝内胆管细胞癌占肝内恶性肿瘤的 10%~20%,国内报道却为 5.5%,这与国内 HCC 发病率高于国外有关。依其起源部位,肝内胆管细胞癌又分为周围型胆管细胞癌(peripheral cholangiocarcinoma)及肝门区胆管细胞癌(hilar cholangiocarcinoma),前者占所有胆管细胞癌的 10%,后者占 25%,肝外胆管细胞癌则占 65%。

一、周围型胆管细胞癌

(一)病理

周围型胆管细胞癌是指发生在包括二级胆管在内的末梢侧肝内小胆管上皮性的腺癌。按照生长方式分为 3 种类型:管壁浸润型、肿块型和管内型。病理上周围型胆管细胞癌与 HCC 同属原发性肝癌,但因周围型胆管细胞癌多为少血供,介入栓塞或化疗效果不佳,远不如多血供的 HCC,所以目前多数学者将其分别对待。

肿瘤大体观呈灰、灰白色,实性质韧。典型的肿瘤由大小不等的结节组成,常有融合。中心坏死或瘢痕很常见,切面有时可见黏液。肿瘤无包膜,常沿周围淋巴道呈指状扩散。可包绕或压迫血管及胆管,但很少侵入其内。镜下癌组织呈腺样或条索状、乳头状或乳头状管状结构,癌细胞呈立方状、柱状。癌细胞间有大量纤维间质,激活的血窦周细胞混合在肿瘤之中,产生的细胞外基质蛋白导致纤维化。通常肿瘤中心部位硬化明显、细胞密度低,而周边部位癌细胞增殖活跃。少见情况下肿瘤呈团块状透明变性的间质,缺乏瘤细胞,可有局灶钙化。

(二) 临床表现

发病年龄多偏大,无明显性别差异。多不伴肝炎、肝硬化病史。多与肝吸虫、肝内胆管结石、胆管炎、肝内胆管先天畸形有关。临床表现取决于肿瘤部位、生长方式和有无胆道梗阻。全身不适、轻微腹痛和体重减轻是最常见的症状。当肿瘤侵犯肝门区,可表现为黄疸和胆管炎。实验室检查意义不大,甲胎蛋白(AFP)水平在正常范围,癌胚抗原(CEA)升高。晚期患者出现转移,先转移到局部淋巴结,以后可有肺、脑等转移。患者常死于广泛转移、恶病质或肝功能衰竭。

(三) CT 表现

1. **肿块型胆管细胞癌** 肿块型胆管细胞癌是指肿瘤起源于二级以上的胆管上皮并伴有肝内肿块的形成,通常伴有肿瘤周边的胆管系统的扩张,肿瘤包绕血管很常见。周围型胆管细胞癌为乏血供肿瘤,内部可出现坏死,在 CT 平扫上表现为不均匀低或稍低密度影(图 9-1-1A),边缘不清晰,部分见高密度结石或钙化。由于肿瘤发生于肝内胆管,常导致胆管阻塞、破坏、包埋,造成肿瘤周围胆管扩张(图 9-1-1D)。有研究发现,局限性肝包膜凹陷在周围型胆管细胞癌中出现率明显高于 HCC(图 9-1-2,3),具有一定的特征性。此征象主要是由于肿瘤内纤维间质较丰富,肿瘤呈浸润性生长、牵拉所致。肝叶萎缩也是常见的征象(图 9-1-2)。这是因为胆管扩张导致血流不易进入肝叶内,或胆管阻塞、胆汁淤滞导致胆汁性肝硬化所致。

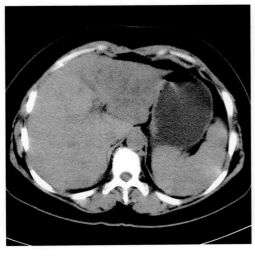
A

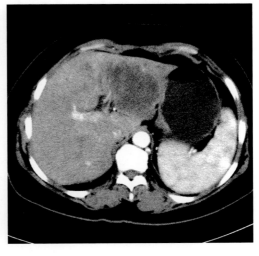
B

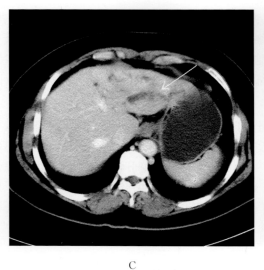
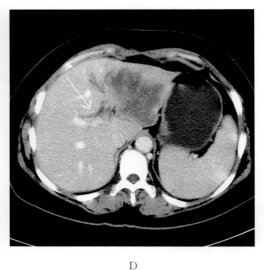

C　　　　　　　　　　　　　　　　　　　D

图 9-1-1 肝左叶周围型胆管细胞癌。A 为平扫,肝左叶低密度肿块,密度不均;B 为动脉期增强扫描,C 和 D 为门静脉期增强扫描,病灶轻度边缘强化,周围见扩张的胆管(箭头)

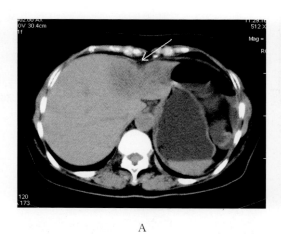
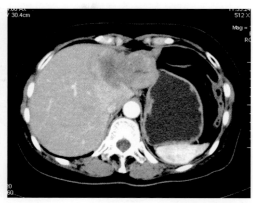

A　　　　　　　　　　　　　　　　　　　B

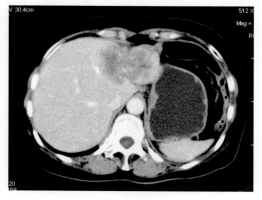

图 9-1-2 肝左叶周围型胆管细胞癌。A 为平扫,肝左叶略萎缩,密度减低,局部包膜略凹陷(箭头);B 为动脉期扫描,病灶轻度强化;C 为门静脉期增强扫描,病灶轻度持续强化

C

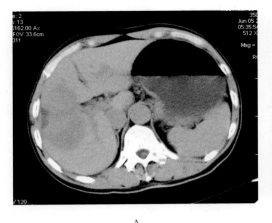
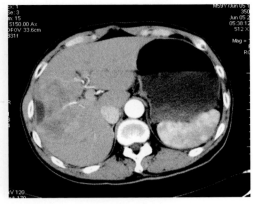

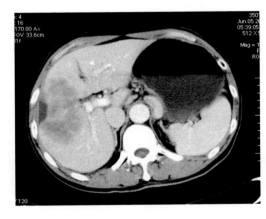

图9-1-3 肝右叶周围型胆管细胞癌。A为平扫，肝右叶低密度肿块，局部包膜凹陷伴包膜下少量积液；B和C分别为动脉期和门静脉期增强扫描，病灶轻度强化，包绕门静脉右前支

螺旋CT动态增强扫描对周围型胆管细胞癌的诊断具有重要的价值，尤其是延迟增强扫描。增强扫描早期肿块周边出现轻度至中度强化，强化带的厚薄不一，肿块中央多数无强化，或仅表现为轻度强化。随着时间的延迟，中央强化逐渐明显，强化的程度和方式与肿瘤内部纤维组织的成分有关，可呈斑片状、条状、分隔状甚至均匀性强化（图9-1-4）。病理上肿瘤的外周主要由大量成活的肿瘤细胞和少量纤维组织构成，其血供相对丰富，故增强扫描可出现早期强化。而在肿瘤的中央由于存在较多的纤维组织，肿瘤细胞成分较少，对比剂在血管与纤维组织间质之间弥散缓慢，再从纤维间质经血管清除也慢，因而出现延迟强化。延迟强化区内有时可见长条状水样密度被包埋的扩张胆管（图9-1-5）。相对HCC增强后的"快进快出"来说，胆管细胞癌可被认为是"慢进慢出"。由于周围型胆管细胞癌是一种少血供肿瘤，病灶中可出现不同程度的液化坏死区，动态增强扫描表现为无强化区（图9-1-6）。这种瘤内的无强化区常呈大片状，从瘤内波及肿瘤的全部或大部分边缘，其周边同时可见薄层的不完整环形强化带，强化带的内缘尚可见条索状或锥形的强化影从瘤灶周边向无强化区内呈长短不一的延伸。对应病理改变是凝固性坏死瘤组织，周围有残存的活瘤组织。此外，胆管细胞癌还可见腹腔和腹膜后淋巴结转移（图9-1-6）。

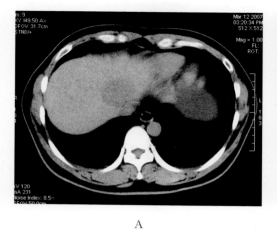
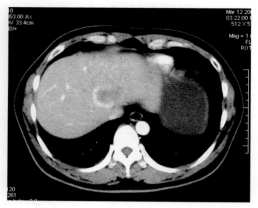
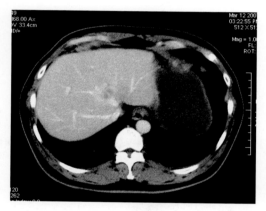

图9-1-4 肝周围型胆管细胞癌。A为平扫,肝脏左右叶交界处近第二肝门区见类圆形低密度肿块;B为动脉期,病灶周边中度强化,中央无明显强化;C为门静脉期,病灶中央延迟强化

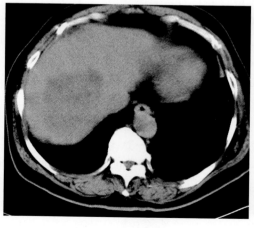
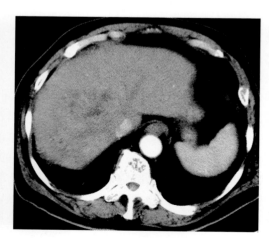

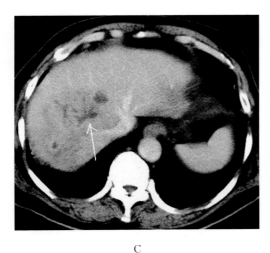

C

图 9-1-5 肝右叶周围型胆管细胞癌。A 为平扫，见肝右叶低密度肿块，边界不清，密度不均匀；B 为增强动脉期扫描，肿块轻度强化，密度不均匀；C 为门静脉期扫描，肿块延迟强化，肿块内见局限性扩张的胆管（箭头）

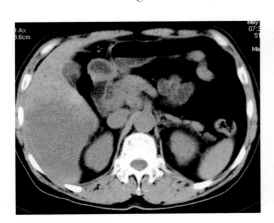

A

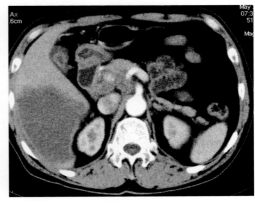

B

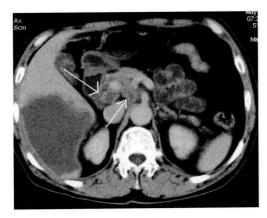

C

图 9-1-6 肝右叶胆管细胞癌。A 为平扫，肝右叶低密度灶；B 和 C 为动脉期和门静脉期增强扫描，病灶仅边缘轻度强化，中心大片低密度无强化区，后腹膜见多发肿大淋巴结（箭头）

2. **管内型胆管细胞癌** 管内型胆管细胞癌是指肿瘤在胆管内生长，并导致管腔的异常扩张。其影像学表现多样，分为 5 型：①Ⅰ型：弥漫而显著的胆管扩张，伴有大体可见的乳头样肿块;②Ⅱ型:弥漫而显著的胆管扩张,不伴有大体可见的肿块;③Ⅲ型:局限性扩张的胆管内息肉样的肿块;④Ⅳ型:轻度扩张的胆管内铸型样的病灶;⑤Ⅴ型:局限性狭窄样病灶伴有近段胆管扩张。CT平扫扩张胆管内的肿块呈低或等密度。如果病灶小,CT表现只是一叶性或段性范围内的不同程度的胆管扩张(图9-1-7)。增强后,肿块仅表现为早期轻至中度强化。腔内生长的乳头状腺癌因不含有丰富的纤维组织成分,因此不产生延迟性强化。部分病灶还可见肝内胆管显著扩张,但并无胆道梗阻或狭窄,这是由于肿瘤细胞分泌大量的黏液所致。病理上该类肿瘤又称为肝脏胆管内乳头状癌或乳头状黏液样癌。

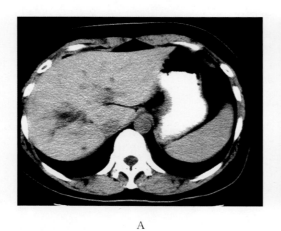

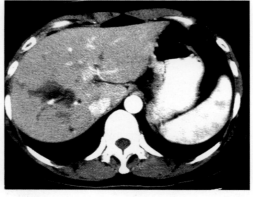

图9-1-7 局限于胆管内的肝内胆管细胞癌。A为平扫,B为动脉期增强扫描,C为门静脉期增强扫描,均仅见肝右叶节段性的胆管扩张,未见有明确胆管内肿块

管内型胆管细胞癌生长缓慢,可手术切除,预后较好,因此早期准确诊断并明确范围很重要。仔细观察局部扩张的胆管,寻找胆管内肿块,而发现扩张胆管内密度增高是很有价值的线索,但需与炎症、含钙少的结石以及HCC侵入胆管所致的胆管局部扩张鉴别。炎症性胆管扩张多为节段性狭窄与扩张并存,胆管壁可有强化,但胆管内不存在强化的软组织肿块,扩张胆管走行僵直,范围较广。局部胆管内含钙少的结石增强后不强化。HCC侵入胆管后的癌组织保持动脉期强化而门静脉期即消退的"快进快出"特点,有助于鉴别。

3. **管壁浸润型胆管细胞癌** 管壁浸润型胆管细胞癌是指肿瘤沿着扩张或狭窄的胆管壁

生长而没有肿块形成,表现为胆管的狭窄、针样或分支样的异常,该类型很少发生在肝内,大多数肝门部胆管细胞癌是此种类型。CT 表现是管壁弥漫增厚以及由于肿瘤浸润造成的异常强化,伴有异常扩张或狭窄的胆管以及外周胆管的扩张(图 9-1-8)。早期的管壁浸润型胆管细胞癌影像诊断非常困难,不对称的狭窄、狭窄管壁的强化以及增大的淋巴结均提示其为恶性病变。对于任何不能解释的胆管扩张都不能轻易放弃胆管细胞癌的诊断。

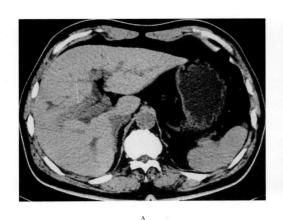
A

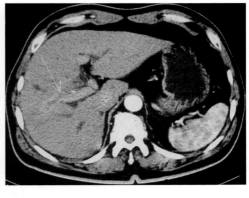
B

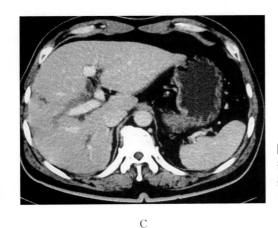
C

图 9-1-8 管壁浸润型肝内胆管细胞癌。A 为平扫,肝右叶胆管管壁增厚(箭头);B、C 分别为动脉期及门静脉期增强扫描,增厚的胆管壁轻度强化(箭头)

(四) CT 鉴别诊断

1. **HCC** HCC 增强扫描一般在动脉期病灶即可明显强化,密度高于正常肝组织,在门静脉期减退,密度低于周围正常肝组织,呈"快进快出"的强化特点,与周围型胆管细胞癌增强方式常为"慢进慢出"的特点不同,也无延迟强化和强化方式从瘤周向中央扩展的特点。当然,瘤灶内见包埋胆管、高密度结石或钙化,瘤周见扩张胆管有利于周围型胆管细胞癌的诊断。此外,无合并肝硬化,AFP 阴性,肝门区或腹膜后淋巴结有转移,则倾向于周围型胆管细胞癌的诊断;病灶有包膜、有门静脉或肝静脉癌栓则倾向于 HCC。

2. **肝海绵状血管瘤** 鉴于肿块型胆管细胞癌出现延迟强化和强化方式从瘤周向中央扩展的特点,需与海绵状血管瘤鉴别。海绵状血管瘤在动脉早期病灶边缘出现明显结节状强化,后逐渐向中央充填;而周围型胆管细胞癌则不同,其强化程度不及血管瘤,且中央常见坏死区,从而有别于海绵状血管瘤。

3. **肝脓肿** 周围型胆管细胞癌中央有大量坏死时需与肝脓肿鉴别。肝脓肿的坏死区脓腔内壁多规整,无胆管细胞癌的条索状或锥形强化带,外缘还可见水肿引起的低密度环。

4. **肝转移瘤** 纤维间质丰富的肝转移性肿瘤,如来自结肠的腺癌,也可表现为延迟强化,单是强化形式难以与周围型胆管细胞癌鉴别。但结合有原发肿瘤的病史,肝内瘤灶的多发,则不难鉴别。

二、肝门区胆管细胞癌

肝门区胆管癌是指位于胆囊管开口水平以上至左右肝管二级分支开口之间的胆管癌,范围包括肝总管、汇合部胆管、左右肝管的一级分支以及尾叶肝管的开口。国际上通常采用Bismuth-Corlette分型法评价病灶的部位及胆管受累的范围。Ⅰ型:肿瘤位于肝总管,未侵犯汇合部。Ⅱ型:肿瘤侵犯肝总管及左右肝管汇合部。Ⅲ型:肿瘤侵犯肝总管、左右肝管汇合部并已侵犯右肝管(Ⅲa型)或左肝管(Ⅲb型)。Ⅳ型:肿瘤侵犯肝总管、左右肝管汇合部并同时侵犯左右肝管。肝门胆管癌中以低分化腺癌及黏液腺癌所占的比例较高。临床上以胆道阻塞引起的进行性无痛性梗阻性黄疸为首发症状。

CT平扫可见肝门部低密度肿块(图9-1-9),或肝门部胆管壁不规则增厚及管腔狭窄(图9-1-10)。动态增强扫描大多数病灶表现为缓慢持续性强化。该强化模式的病理基础是肿瘤中心含丰富的纤维组织而细胞成分较少,对比剂进入和廓清速度较缓慢。肝门胆管癌的其他典型征象是病灶近侧端出现胆管扩张,表现为"软藤样"或"蟹足样"的肝内胆管扩张(图9-1-10),大多数为弥漫性,部分为局部肝叶胆管扩张更明显,胆总管一般不扩张。胆囊形态可发生变化,若胆囊受侵,可表现为胆囊壁增厚,胆囊管受侵胆囊可明显增大。也有学者提出肝叶萎缩是肝门胆管癌的一个特征。这主要是由于胆管阻塞引起门静脉血流逆转,肝细胞代谢障碍,肝细胞萎缩和梗阻后纤维化共同导致肝叶萎缩,严重者出现肝硬化及门静脉高压表现。早期由于胆汁淤积也可造成肝叶或肝段肥大。肝门胆管癌的转移途径有局部浸润、血管侵犯、淋巴转移、神经侵犯和腹膜种植5种形式。

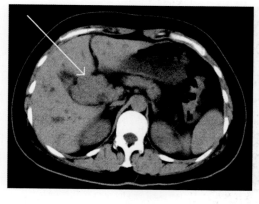
A

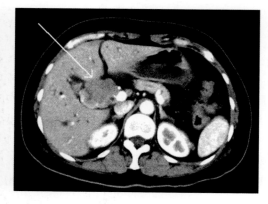
B

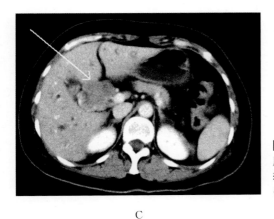

图 9-1-9 肝门胆管癌。A 为平扫,肝门区略低密度灶(箭头),肝内胆管扩张;B 为动脉期扫描,肿块轻度强化(箭头);C 为门静脉期,肿块持续轻度强化(箭头)

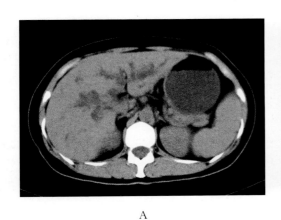

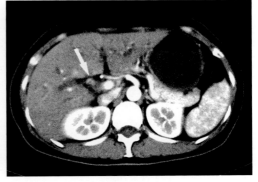

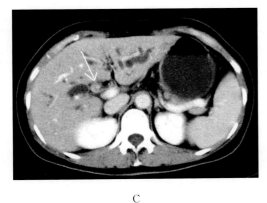

图 9-1-10 肝门胆管癌。A 为平扫,肝内胆管广泛扩张,呈"软藤样";B 为动脉期扫描,肝总管(箭头)管壁增厚伴强化,边缘浸润;C 为门静脉期,病灶持续强化,管腔内密度增高(箭头)

肝门胆管癌生长缓慢,瘤体局限,但部位隐蔽,以往 CT 检查因分辨率较低,不易发现肝门区较小的肿块,且因扫描技术的差异,对病灶的检出和定性报道不一。多排螺旋 CT (MDCT)采用各向同性技术,Z 轴分辨率大为提高;扫描速度增快,可以进行多期相的扫描,更易于发现肝门区的小肿块、局限性的胆管不规则增厚及胆管内充盈缺损,明显改善病灶的检出和定性。16 排以上 MDCT 多平面重建(MPR),尤其是冠状位重建技术,可以较准确地显示肝门胆管癌沿胆管累及的范围(图 9-1-11),从而为制定手术方案提供依据。

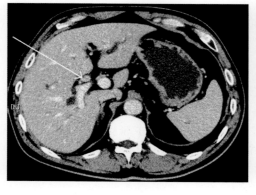
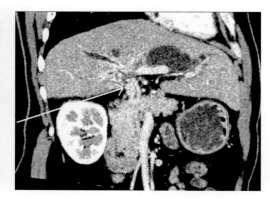
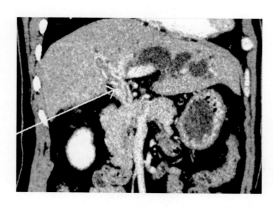

图 9-1-11 肝门胆管癌。A 为门静脉期增强扫描,肝门部胆管壁不规则增厚(箭头);B 和 C 为不同斜冠状面 MPR 重建图像,肝总管、肝门胆管汇合部及肝内胆管管壁不规则增厚,呈双轨征样强化(箭头)

肝门区胆管癌致肝内胆管急性完全性梗阻,与炎症或结石所致的慢性不完全性梗阻不同,后者常常合并慢性胆管炎,胆管周围纤维增生,扩张胆管通常较细、较直,前者则由于短时间内胆管周围不能形成明显的纤维增生,因此 CT 表现肝内胆管明显扩张,较扭曲,呈所谓的"软藤征"。扩张的肝内胆管在左右肝管处不汇合。

三、影像学方法比较

US 检查方法简单、费用低,容易早期发现扩张胆管,但对病变诊断的特异性差。MRI 的组织分辨率较好,可行 MRI 胰胆管成像,可以较为直观地显示胆管树的全貌,但 MRI 空间分辨率不如 CT。CT 的优势在于对胆管内外病变的诊断特异性较强,且对较小的病变漏诊率减小。

第二节 胆管囊腺癌

胆管囊腺癌(biliary cystadenocarcinoma)少见,是发生于肝胆管上皮的囊性肿瘤,可发生于胆管任何部位,但多数位于肝内。好发生于中年女性,临床表现为腹痛、腹部包块,少数出现黄疸。必须手术切除，预后良好。

胆管囊腺癌病理上分成两个类型：①肿瘤内含有卵巢间质，仅见于女性，可由胆管细胞囊腺瘤发展而来；②肿瘤内不含卵巢间质，男女均可见，与以往有无胆管细胞囊腺瘤无关。前者预后较后者好。大体病理标本为多房囊性，围以厚纤维包膜。内壁有纤维间隔和（或）附壁结节。囊内含胆汁样、黏液样、血性或透明的液体。镜下，囊腔衬覆柱状、立方或扁平的分泌黏液细胞，可见多灶性上皮多层排列、特征性的乳头状结构、出现核分裂及间质内浸润。

CT 表现为肝内类圆形低密度囊性肿块，可为单房、多房，以多房更常见。囊壁厚薄不均，可见乳头状结节向腔内突起，囊壁和分隔可有钙化（图 9-2-1）。增强扫描囊壁和分隔有强化。螺旋 CT 双期增强扫描动脉期壁结节明显强化，门静脉期可消退（图 9-2-2）。虽然 CT 表现无法鉴别良性胆管囊腺瘤与恶性胆管囊腺瘤，但是厚的分隔、壁结节或乳头状突起、囊内出血以及伴粗大钙化者（图 9-2-3）多考虑为恶性的胆管囊腺癌。

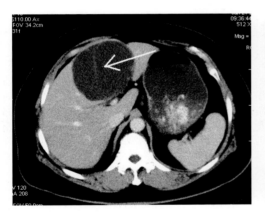

A

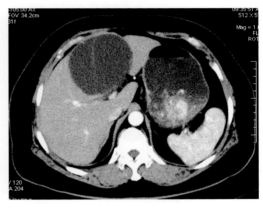

B

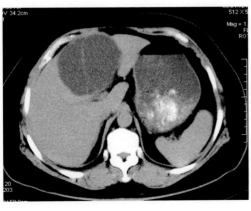

C

图 9-2-1　胆管囊腺瘤。A 为平扫，见肝内巨大囊性病变，囊壁光整，囊内密度均匀，见分隔（箭头）；B 和 C 分别为动脉期和门静脉期增强扫描，见囊壁和分隔轻度强化

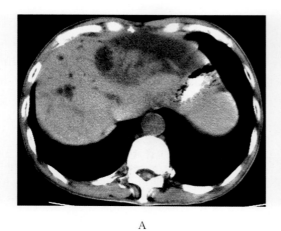
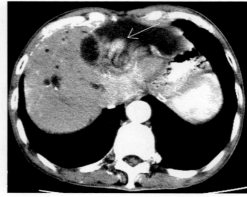
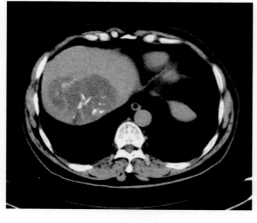

A B

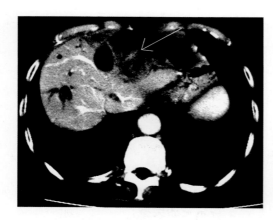

C

图9-2-2 肝左叶胆管囊腺癌。A为平扫,见肝左叶巨大囊性病变,其后方见乳头状突起;B为动脉期增强扫描,见乳头状突起明显强化;C为门静脉期增强扫描,乳头状突起的强化立即消退(箭头)

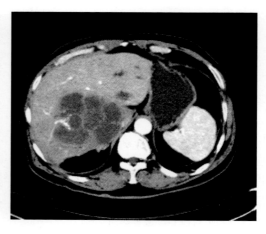

A B

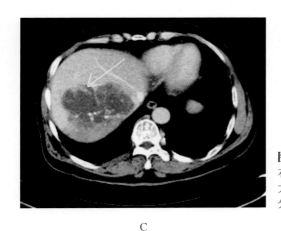

图 9-2-3 肝右叶胆管囊腺瘤癌变。A 为平扫,肝右叶巨大多房囊性占位,囊壁和分隔不规则,可见粗大钙化;B 为动脉期,C 为门静脉期增强扫描,囊壁和分隔有轻度强化,前部可见一结节状强化(箭头)

胆管囊腺癌以囊性表现为主,需与单纯性肝囊肿鉴别,后者通常内部无分隔及厚的不规则的壁。肝间质性错构瘤是少见的良性肿瘤,也可表现为多房囊性,但多发生于 2 岁左右的儿童,与胆管囊腺癌好发于中年女性不同。肝脓肿与包虫病结合临床与实验室检查可以与胆管囊腺癌鉴别。

第三节　肝血管肉瘤

肝血管肉瘤(angiosarcoma)是一种少见的、侵袭性很强的内皮来源的肉瘤,约占肝脏原发性恶性肿瘤 0.2%,但却是肝脏恶性间叶源性肿瘤中最常见的类型。好发于 50～70 岁,男性居多。以往的报道多认为该病与环境致癌物有关,如二氧化钍、砷和氯乙烯等,但是现在这些试剂已很少接触,大多数肿瘤发生时没有明确的危险因素或肝硬化。部分患者在体检时偶然发现占位性病变。肝大、食欲减退、乏力、低热和腹痛是常见的临床表现,但无特异性;血清学指标亦无特异性,50% 患者有血小板减低和碱性磷酸酶升高,肿瘤标志物常阴性。肝血管肉瘤属高度恶性肿瘤,预后不佳,肝外转移很常见,平均生存期约半年。当病灶局限于肝脏的一叶、无转移灶时,可以手术切除。由于该病血供丰富,经皮肝穿刺非常危险,可并发腹腔大出血。

肿瘤巨检表现为境界不清、海绵状、有出血及融合趋势。切面灰黄色与红褐色出血区相间。肿瘤部分区有边缘毛刺状的囊腔,充满液体或凝血块。肿瘤生长方式分为有内皮特征的血管瘤样,梭形细胞样,未分化或者实性类型。同一肿瘤具有多种不同的生长方式。肿瘤细胞可呈梭形、圆形或者不规则形,可以类似纤维肉瘤或者未分化癌。镜下肿瘤组织呈有瘤细胞衬附的海绵状血管腔样。瘤细胞沿血窦、终末肝静脉和门静脉分支扩散。肝静脉及门静脉常有肿瘤浸润,且累及肝静脉多于门静脉。

肝血管肉瘤常为多发性,也可单发,病灶常较大。据其生长方式可分为 4 种类型:多发结节型、单发肿块型、巨块结节混合型以及极少见的弥漫浸润性微结节型。

CT 表现类似于海绵状血管瘤,平扫多为低密度,其内高密度提示有出血,囊变坏死区为更低密度。腹腔积血提示血管肉瘤破裂。增强后动脉期病灶边缘或中央明显强化，形态不规则，且随时间延长有充填趋势，但充填的速度较慢（图9-3-1）。以往文献报道认为肝血管肉瘤的CT、MRI及血管造影难以与海绵状血管瘤鉴别，可能与单期扫描和延迟期扫描有关。最近有学者认为肝血管肉瘤多较大，边界不清，平扫密度不均匀，常有出血、坏死。多期螺旋CT增强扫描上肝血管肉瘤多表现为中心斑片状强化或周边环形强化、无边缘结节状强化的特征，强化程度明显高于肝实质，略低于主动脉或肝动脉。

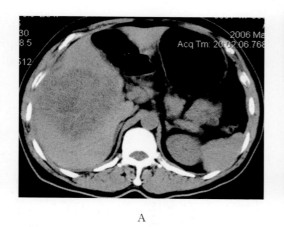
A

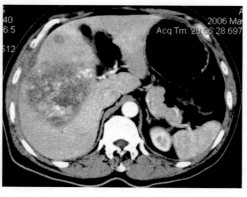
B

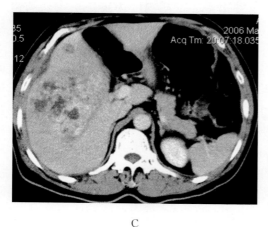
C

图9-3-1 肝血管肉瘤（巨块结节型）。A为平扫，肝内巨大低密度灶，密度不均匀，可见条片状稍高密度影（出血），周围有卫星灶；B为增强扫描动脉期，病灶中央和边缘明显不均匀强化，周围卫星灶呈小结节状强化；C为门静脉期，病灶持续强化，有充填趋势

第四节 肝脏未分化（胚胎性、间叶性）肉瘤

肝脏未分化（胚胎性、间叶性）肉瘤（undifferentiated or embryonal or mesenchymal sarcoma）起源于肝脏原始间叶组织，是继肝母细胞瘤及婴儿型血管内皮瘤之后，小儿肝脏第3个最常见的恶性肿瘤。多数患者在6~10岁之间，少数见于成人，被认为是儿童期肝脏肿瘤。男女发病率相等。临床表现主要是腹痛或腹部包块及体重下降，实验室检查无意义，AFP检查为阴性。该病恶性程度高，生长迅速，预后较差。手术结合术前和（或）术后化疗能

改善该肿瘤的预后。

手术切除标本剖面见肿瘤呈囊实性,囊内为出血、坏死和冻胶样物,囊壁不规则,常有薄的包膜。镜下,肿瘤组织呈分叶状,与正常肝组织之间隔以纤维性假包膜,瘤细胞无明显组织特征性分化,细胞多呈梭形,主要由未分化的间叶细胞组成,细胞丰富区与疏松区相间,部分呈卵圆形,可见较多瘤巨细胞,核分裂相多见。有些区域呈束状及编织状,瘤组织内可见较多薄壁血管,间质多为黏液状或透明状,以细胞内和间质中分布小圆形嗜酸性小体为特点。免疫组化及电镜显示肿瘤有多种间叶性分化。

CT平扫表现为巨大的低密度肿块,多超过10 cm,部分有包膜或假包膜,边界较清楚,常有出血(图9-4-1)、坏死及囊变,极少数有小点状钙化(图9-4-2),实质成分位于肿瘤周边区域。增强后实质部分明显不均匀强化,边缘包膜也可强化,坏死出血部分不强化(图9-4-3)。延迟扫描肿瘤强化相对显著,有时可见不同形态强化的间隔。

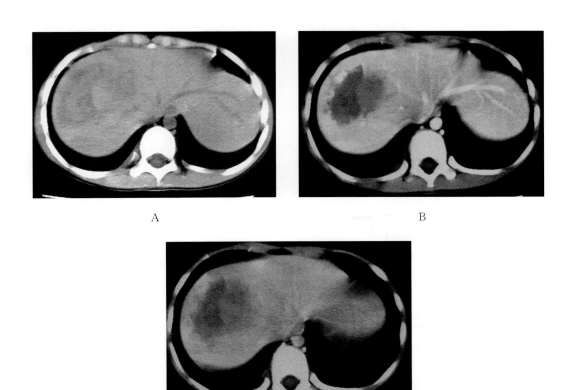

图9-4-1 肝右叶未分化肉瘤。A为平扫,肝右叶巨大低密度病灶,其内见片状高密度出血影;B为门静脉期增强扫描,示病灶壁不规则,可见结节状强化影,病灶中心无强化;C为延迟期增强扫描,病灶中心仍无明显强化

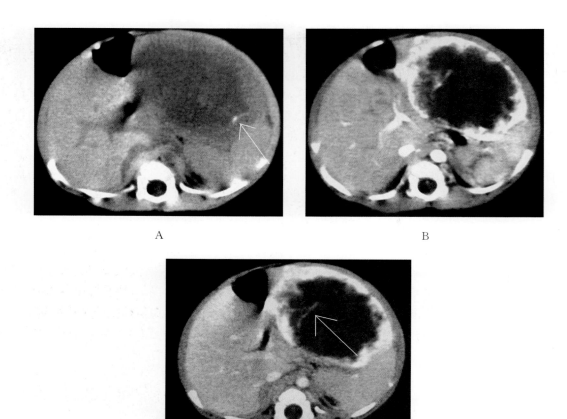

图 9-4-2 肝左叶未分化肉瘤。A 为平扫,肝左叶巨大厚壁的囊性病灶,壁上见小点状钙化影(箭头);B 为动脉期增强扫描,囊壁明显强化,呈多数结节状或条块状突起;C 为门静脉期增强扫描,壁仍有明显的强化及不完整的分隔(箭头)

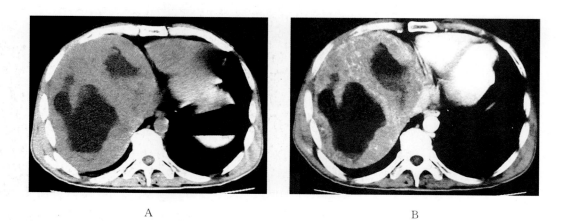

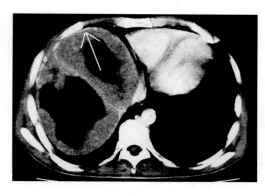

图9-4-3 肝右叶未分化肉瘤。A为平扫,肝右叶巨大低密度肿块,中心见不规则更低密度的坏死区;B为动脉期增强扫描,肿块周边实质部分明显强化,可见细小肿瘤血管,有条块状突起;C为门静脉期增强扫描,实质部分仍有强化及强化的包膜(箭头)

肝脏未分化肉瘤鉴别诊断主要有间叶性错构瘤和囊性肝母细胞瘤。间叶性错构瘤多见于2～3岁以下的幼儿,以多囊或囊内薄层分隔为主,囊壁光整而无壁结节或条块状软组织突起。由于间叶性错构瘤由增生扩张的胆管、血管、淋巴管或囊壁无上皮内衬的退变积液区组成,囊内可以是胆汁、血液或浆液,各囊的CT值各不相同。肝母细胞瘤可发生较大的囊变,但其瘤内见大块的钙化和AFP的显著升高,可与肝脏未分化肉瘤鉴别。

第五节 肝淋巴瘤

肝淋巴瘤(hepatic lymphoma)起源于肝脏固有淋巴组织和残留造血组织,为肝脏罕见的恶性肿瘤。原发于肝脏的淋巴瘤是指病变局限于肝内,早期无淋巴结及肝外扩散具有淋巴细胞标记的恶性肿瘤,极为罕见。继发性肝淋巴瘤较为常见,所有类型的霍奇金及非霍奇金淋巴瘤均可继发累及肝脏。肝淋巴瘤可发生于任何年龄,尤以中年男性多见。常见的临床症状有发热、消瘦、腹痛及肝大。

病理上肝淋巴瘤变化多样,可表现为大结节,中心少许纤维化或坏死,或表现为多个小结节,少数为肝内弥漫浸润伴肝大。免疫组化检查显示肿瘤细胞带有淋巴细胞抗原标记物,如白细胞共同抗原,T和B细胞标记等。

肝淋巴瘤的CT表现多样,分别表现为单发肿块、多发肿块或弥漫浸润性。单发病灶可见于肝脏继发和原发淋巴瘤,CT平扫通常为低密度或略低密度,呈类圆形或不规则形,境界多数清楚,少数边界不清,密度相对均匀(图9-5-1),合并出血、坏死、钙化等较少见。即使发生坏死,其范围很小,明显小于相似大小的肝脏其他恶性肿瘤的坏死区(图9-5-2)。多发病灶一般只见于继发淋巴瘤。病灶形态和密度与单发病灶相仿(图9-5-3)。弥漫性肝淋巴瘤浸润较少见,可表现为弥漫性肝大,密度减低(图9-5-4),类似于肝炎,与肝脏脂肪浸润难以区分。在多数情况下,肝脏仅表现为肿大而无密度的改变。即使肝脏大小正常、密度无明显改变,也不能完全排除未受淋巴瘤浸润。肝继发淋巴瘤可伴有腹腔等身体其他部位淋巴结肿大,非引流区淋巴结异常肿大对肝继发淋巴瘤的诊断很有提示性。肝脏淋巴瘤多为少血供或乏血供肿瘤,CT增强后多数病灶呈进行性轻中度延迟强化,动脉期强化轻微,门静脉期呈轻中度强化,强化均匀。部分病灶增强后原边界稍模糊者边界更为清楚。肝脏淋巴瘤的其他强化方式包括:部分肿瘤出现一过性、境界模糊的周边斑片状强化,类似于异常灌注;部分肿瘤出现向心性充填现象;少数肿瘤可见较薄的边缘强化。由于肝淋巴瘤起源于肝脏间质,肿瘤跨越或沿脏器解剖结构生长,因而肿瘤内原有解剖结构残留,增强扫描时,部分肿瘤内可见肝脏固有血管穿过,但血管形态相对正常,形成所谓的"血管漂浮征"(图9-5-5,6),对肝脏淋巴瘤的诊断很有提示性。

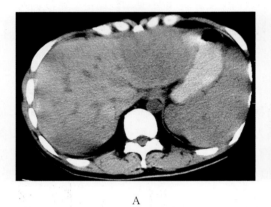

A

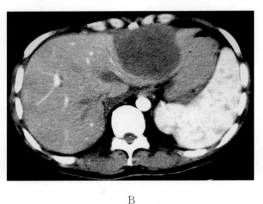

B

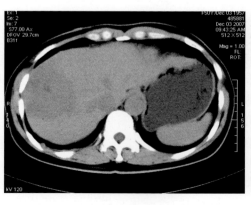

C

图9-5-1 肝左叶淋巴瘤。A为平扫,肝脏左叶略低密度肿块,边界清,密度均匀;B为动脉期、C为门静脉期增强扫描,肿块均强化不明显,未见更低密度灶

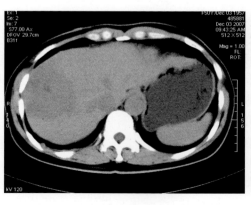

A

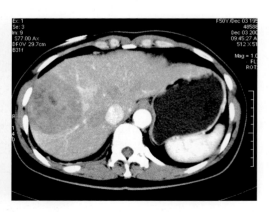

B

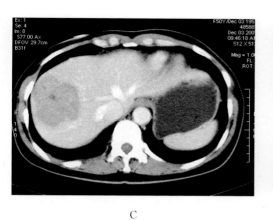 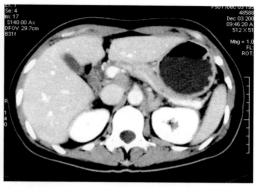

C　　　　　　　　　　　　　　　　D

图 9-5-2　肝右叶淋巴瘤。A 为平扫,肝右叶类圆形低密度灶,中心见小片状更低密度坏死区；B 为动脉期,C 和 D 为门静脉期,病灶轻度强化,中心坏死区无强化,同时可见腹膜后多个肿大淋巴结

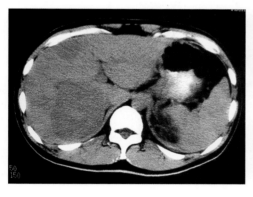 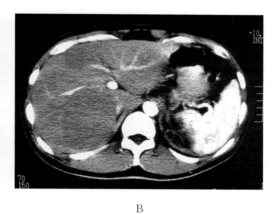

A　　　　　　　　　　　　　　　　B

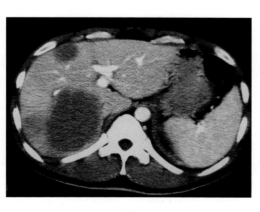

C

图 9-5-3　肝右叶多发淋巴瘤。A 为平扫,肝脏右叶多个略低密度肿块,边界清,密度均匀；B 为动脉期、C 为门静脉期增强扫描,肿块强化不明显,密度较均匀

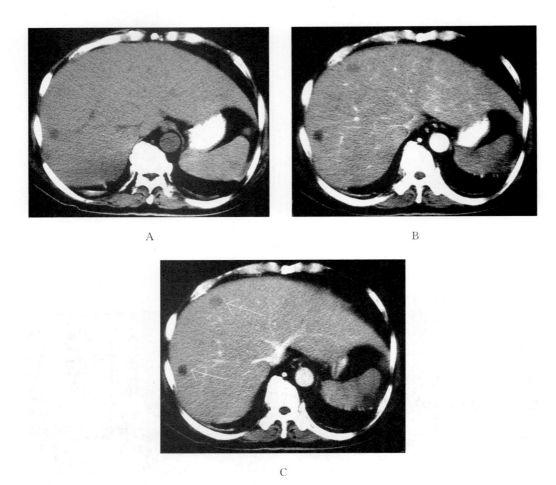

图9-5-4 弥漫性肝淋巴瘤。A为平扫,肝脏弥漫性增大,密度减低;B为动脉期、C为门静脉期增强扫描,均强化不明显。肝右叶见两个小的圆形更低密度灶(箭头),无强化

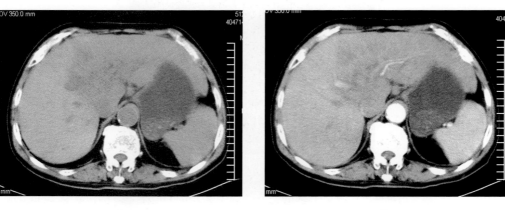

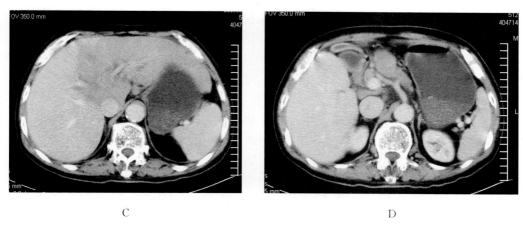

C	D

图 9-5-5 肝左叶弥漫性淋巴瘤。A 为平扫,肝左叶密度弥漫性降低,边界清楚,密度均匀;B 为动脉期、C 和 D 为门静脉期增强扫描,病灶轻度均匀强化,病灶内可见血管穿行,腹腔见肿大淋巴结

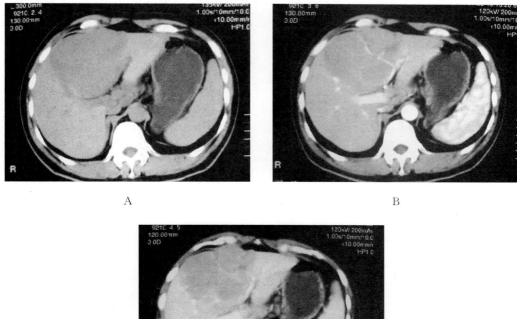

A	B

C

图 9-5-6 肝右叶淋巴瘤。A 为平扫,肝右叶低密度肿块,边界清楚,密度均匀;B 为动脉期,病灶轻度强化,病灶内可见血管影通过,血管无明显狭窄、包绕等受侵改变;C 为门静脉期,病灶轻度强化

肝脏少血供病变容易与淋巴瘤混淆。转移瘤多有原发肿瘤病史,常为多发,分布散在,密度较淋巴瘤低,且不均匀,坏死区范围较大,增强后多有边缘环状强化,病灶内强化不均匀,强化程度较淋巴瘤显著,且没有血管漂浮征。胆管细胞癌一般单发,瘤内常见胆汁聚积形成低密度区,动态增强扫描有助于鉴别诊断,增强早期可无明显强化,病灶中心可有延迟强化,邻近肝脏萎缩,瘤内常见异常扩张的胆管,这些特点均不同于肝淋巴瘤。肝脓肿水肿显著,邻近包膜下可见渗出,动态增强病灶边缘明显强化,邻近异常灌注更明显,病灶内可有液化坏死,可以和肝淋巴瘤鉴别。最后诊断有赖于病理活检。

第六节 其他原发性肝肉瘤

来自间叶组织的其他肉瘤,如肝恶性纤维组织细胞瘤(hepatic malignant fibrous histocytoma)、平滑肌肉瘤(leimyosarcoma)、横纹肌肉瘤(rhabdomyosarcoma)、纤维肉瘤(fibrosarcoma)、脂肪肉瘤(liposarcoma)、骨肉瘤(osteosarcoma)或不伴上皮分化的多向分化的恶性混合瘤(malignant mixed tumor)等,均可偶发于肝脏。成人肝脏肉瘤最常见为平滑肌肉瘤,而横纹肌肉瘤多见于婴幼儿,成人几乎不见。绝大多数病人无乙型肝炎背景,AFP 正常。因临床症状出现晚,发现时肿瘤都较大,手术切除率低,预后差。

上述肝肉瘤的 CT 表现除个别分化相对较好的脂肪肉瘤存在脂肪密度组织而有利于诊断外,其他肝肉瘤无特征性 CT 征象。肿瘤常为巨块状,囊变坏死明显,瘤内出血亦多见(图9-6-1),即使较小肿瘤也发生点状出血坏死。CT 平扫表现为肝内巨大不均匀低密度肿块,边界清晰,伴不规则液化、坏死、胶质变性的囊变区,呈更低密度区,也有出血灶呈稍高密度,增强扫描病灶有不同程度强化,瘤内坏死囊变区无明显强化(图9-6-2)。最后诊断有赖于手术病理。

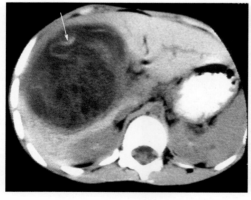

A

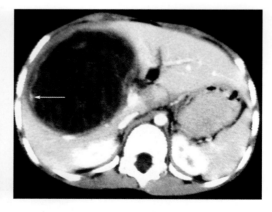

B

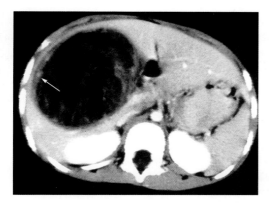

图9-6-1 肝胚胎性横纹肌肉瘤。A为平扫,肝右叶巨大内低密度肿块,伴不规则坏死及少量出血(箭头);B为动脉期、C为门静脉期增强扫描,见壁有少许强化(箭头)

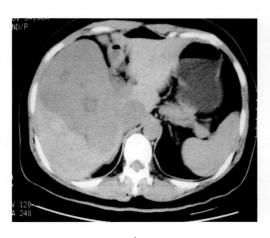

A

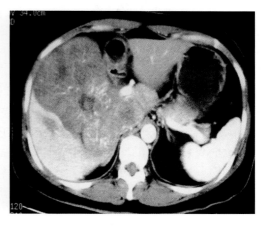

B

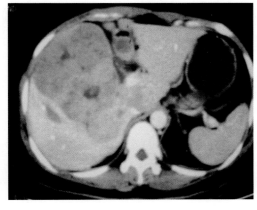

C

图9-6-2 肝平滑肌肉瘤。A为平扫,肝脏左内叶和右叶不均匀低密度灶,境界清晰;B为动脉期扫描,病灶呈现不均匀强化;C为门静脉期,病灶持续强化,密度不均匀

(李子平 许达生 周梅玲)

参考文献

1. 丁建辉,彭卫军,周良平,等.肝脏淋巴瘤CT和MRI表现.中国医学计算机成像杂志,2008,14:409～414
2. 王晓曼,徐赛英,何乐健,等.小儿肝脏未分化胚胎性肉瘤的CT观察.中华放射学杂志,2001,35:380～382
3. 李子平,郑可国,许达生.胆管细胞型肝癌的CT诊断.中华放射学杂志,1997,31:825～829
4. 李子平,郑可国,许达生.儿童期肝脏肿瘤的CT诊断.中华放射学杂志,1995,29:702～704
5. 陆蓉,周建军,周康荣,等.肝脏继发淋巴瘤CT表现与病理的对照分析.中华放射性杂志,2009,43:382～385
6. 周易,曾蒙苏,纪元.结节样周围型胆管细胞癌的CT和MRI表现.放射学实践,2009,24:287～290
7. 周梅玲,严福华,叶芳,等.原发性肝脏血管肉瘤的影像学表现.中华肝脏病杂志,2008,16:136～137
8. 钱懿,曾蒙苏,刘亚岚,等.多层螺旋CT对肝门胆管癌分型诊断的价值.中华放射学杂志,2008,42:1059～1063
9. 钱懿,曾蒙苏,饶圣祥,等.肝门胆管癌的MDCT诊断及其术前评价.中华肝胆外科杂志,2008,14:604～607
10. Akamatsu N, Sugawara Y, Osada H, et al. Diagnostic accuracy of multidetector-row computed tomography for hilar cholangiocarcinoma. J Gastroenterol Hepatol, 2010, 25:731～737
11. Bisogno G, Pilz T, Perilongo G, et al. Undifferentiated sarcoma of the liver in childhood: a curable disease. Cancer, 2002, 94:252～257
12. Chiu O, Frank JD, Dow CA. Hepatic angiosarcoma: detection with computed tomography. Australas Radiol, 2005, 49:163～165
13. Chung YE, Kim MJ, Park YN, et al. Varying appearances of cholangiocarcinoma: radiologic-pathologic correlation. Radiographics, 2009, 29:683～700
14. Kim NR, Lee JM, Kim SH, et al. Enhancement characteristics of cholangiocarcinomas on mutiphasic helical CT: emphasis on morphologic subtypes. Clin Imaging, 2008, 32:114～120
15. Kim HJ, Lee DH, Lim JW, et al. Multidetector computed tomography in the preoperative workup of hilar cholangiocarcinoma. Acta Radiologica, 2009, 50:845～853
16. Koyama T, Fletcher JG, Johnson CD, et al. Primary hepatic angiosarcoma: findings at CT and MR imaging. Radiology, 2002, 222:667～673
17. Lee JW, Han JK, Kim TK, et al. CT features of intraductal intrahepatic cholangiocarcinoma. AJR, 2000, 175:721～725
18. Maher MM, McDermott SR, Fenlon HM, et al. Imaging of primary non-Hodgkin's lymphoma of the liver. Clin Radiol, 2001, 56:295～301
19. Mohapatra N, Krisnanand BR. Embryonal sarcoma of liver: an undifferentiated rare primary solid and mucoid to cystic tumour. Indian J Pathol Microbiol, 2007, 50:811～813
20. Molina E, Hernandez A. Clinical manifestations of primary hepatic angiosarcoma. Dig Dis Sci, 2003, 48:677～682
21. Mortelé KJ, Ros PR. Cystic focal liver lesions in the adult: differential CT and MR imaging features. Radiographics, 2001, 21:895～910
22. Peterson MS, Baron RL, Rankin SC. Hepatic angiosarcoma: findings on multiphasic contrast-enhanced helical CT do not mimic hepatic hemangioma. Am J Roentgenol, 2000, 175:165～170
23. Pojchamarnwiputh S, Na Chiangmai W, Chotirosniramit A, et al. Computed tomography of biliary cystadenoma and biliary cystadenocarcinoma. Singapore Med J, 2008, 49:392～396
24. Salerno S, Florena AM, Romano I, et al. Multifocal biliary cystadenocarcinoma of the liver: CT and pathologic findings. Tumori, 2006, 92:358～360

25. Shaddix KK, Fakhre GP, Nields WW, et al. Primary alveolar soft-part sarcoma of the liver: anomalous presentation of a rare disease. Am Surg, 2008, 74:43~46
26. Stein ME, Ben-Schacher M, Kuton A, et al. Primary lymphoma of the liver: clinical features and outcome of 9 patients. J Buon, 2005, 10:505~509
27. Valls C, Guma A, Puig I, et al. Intrahepatic peripheral cholangiocarcinoma: CT evaluation. Abdom Imaging, 2000, 25:490~496
28. Vogt DP, Henderson JM, Chmielewski E. Cystadenoma and cystadenocarcinoma of the liver: a single center experience. J Am Coll Surg, 2005, 200:727~733
29. Watadani T, Akahane M, Yoshikawa T, et al. Preoperative assessment of hilar cholangiocarcinoma using multidetector-row CT: correlation with histopathological findings. Radiat Med, 2008, 26:402~407
30. Yu RS, Chen Y, Jiang B, et al. Primary hepatic sarcomas: CT findings. Eur Radiol, 2008, 18:2196~2205

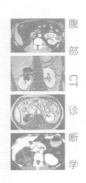

第十章 肝脏转移性肿瘤

肝脏转移性肿瘤(metastases)也称转移性肝癌、继发性肝癌,是由身体其他部位恶性肿瘤转移至肝脏而成,为肝脏最常见的恶性肿瘤,在欧美国家较原发性肝癌多 20 倍以上,在我国两者发病率相近。长期以来,人们认为,一旦发生肝脏转移,已属晚期,不予积极治疗。事实上,肝脏转移癌如早期诊断和合理治疗,相当一部分病例可以获得治愈或延长生命,生活质量得到提高。

第一节 病理和临床表现

一、病理

肝脏血流异常丰富,是恶性肿瘤最常转移的器官。人体各部位的恶性肿瘤均可经门静脉、肝动脉及淋巴途径转移到肝脏。尸检材料分析,恶性肿瘤的死亡病例中,41%~75%有肝转移。我国消化系统肿瘤占全部恶性肿瘤的 60%以上,因此肝转移癌来自消化系统最多,特别是胃肠道肿瘤。消化系统的恶性肿瘤可循门静脉转移到肝;子宫、卵巢、前列腺、膀胱、输尿管及腹膜后肿瘤可经体腔-门静脉吻合支进入肝脏。血行播散的恶性肿瘤进入体循环经肝动脉转移至肝脏,常见的有肺癌、乳腺癌、肾癌、甲状腺癌、鼻咽癌、皮肤癌等。胆囊、胃、胰腺、小肠、大肠、卵巢、子宫等器官的肿瘤可经肝门部淋巴群沿淋巴管进入肝脏,此途径少见。肝脏的邻近器官如胆囊、胃、胰腺、肾上腺、肾、结肠、小肠等恶性肿瘤可直接蔓延侵入肝脏。有些恶性肿瘤,如胃肠道肿瘤、卵巢癌的癌细胞脱落在腹腔引起种植转移,部分在肝表面着床形成接种结节。

转移性肝癌的大小、数目、部位差异很大,常为多发性、散在性结节,也有形成巨块的,常发生坏死,也可出现囊变、出血或钙化等。转移癌常保留原发癌的组织结构特征,如恶性黑色素瘤肝转移灶也是黑色的,而来源于胃肠道的转移性腺癌镜下可见腺癌结构,有时和胆管细胞癌不易区分。

按血供的丰富与否可将转移性肝癌大致分为3类：①血供丰富的，如来源于肾癌、绒毛膜上皮癌、恶性胰岛细胞癌、平滑肌肉瘤、类癌、甲状腺癌、部分肠癌等；②血供中等的，如结肠癌、乳腺癌、肾上腺癌、精原细胞癌、黑色素瘤等；③血供稀少的，如胃癌、胰腺癌、食管癌及肺癌等。转移灶血供情况主要与肿瘤起源有关，但有个体差异，如胃癌和结肠癌肝转移以少血供为主，但也有富血供的，后者约占10%。

二、临床表现

转移性肝癌早期无明显症状和体征，常被原发肿瘤的症状掩盖。通常是在检查发现原发肿瘤的同时或进行手术前检查时发现有肝脏转移；或者在原发肿瘤的治疗过程中出现肝转移，少数以肝转移为首先发现，进一步检查找到原发灶，但仍有部分病例无法找到原发癌。晚期转移性肝癌多出现肝脏肿大、肝区痛、黄疸、腹胀、腹腔积液等，以及恶性肿瘤晚期的共同表现。多数病人早期化验检查为阴性，中晚期多有酸性磷酸酶、碱性磷酸酶、胆红素等指标升高，起源于胃肠道的肿瘤多有癌胚抗原(CEA)升高，原发灶切除术后 CEA 再度升高，应考虑有肝脏转移的可能。

第二节　CT 表 现

影像学检查的目的不仅是发现病灶，而且要判断病灶的性质和肝段受累的程度，如果转移灶局限在3个以下肝段，可做肝叶的切除，以提高病人的生存率。另外，根据病灶强化类型，可初步了解病灶的血供情况，有助于制定介入治疗方案和判断介入治疗的效果。

一、平扫表现

转移灶的大小、数目和表现差别较大。转移灶绝大多数为圆形，少数呈不规则形态，后者主要见于较大病灶，或多个融合的病灶。绝大多数的转移灶为低或等密度，伴有脂肪肝时病灶可为等密度或高密度。单纯平扫易漏诊，因此增强扫描对转移灶的检出非常重要。病灶内钙化的出现以胃肠道来源的肿瘤多见，如结肠黏液癌、胃黏液癌等，卵巢癌、乳腺癌等也容易在肝转移病灶内出现钙化，少见的还有恶性胰岛细胞瘤、平滑肌肉瘤、黑色素瘤和骨肉瘤等(图10-2-1)。极少数情况下，转移灶内也可见到出血表现(图10-2-2)。

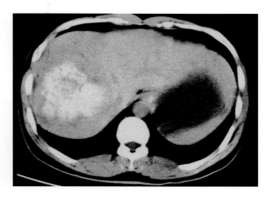

图10-2-1　结肠黏液癌肝转移。CT平扫示肝右叶低密度病灶，其中可见片状高密度钙化灶

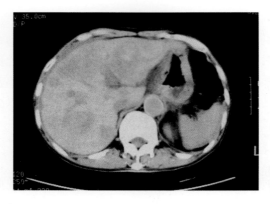

图 10-2-2　胰腺癌肝转移。CT 平扫示肝内多发低密度病灶,其中部分病灶内可见高密度出血

二、增强表现

增强后的表现一方面取决于转移灶的组织学特性,另一方面取决于增强扫描的方法,包括对比剂的注射方式和扫描方式。增强扫描的目的是为了提高小病灶的检出率,同时也能了解血供情况,帮助鉴别诊断,也为治疗提供依据。转移瘤的血供多种多样,有时在同一病例中,转移灶的表现也可以各不相同(图 10-2-3)。动脉期更能反映病灶的组织学特性和血供情况,对富血供转移灶也更有利于检出。文献报道,病灶<1 cm 时,此类病灶动脉期比门静脉期的检出率高 21%,两者在统计学上有显著性差异。增强后主要的表现有以下几种:增强早期病灶强化不明显,门静脉期和延迟期病灶边缘强化,这种表现最为常见,动脉期病灶部分增强和整个病灶增强(图 10-2-4)。此类转移灶的表现与肝细胞性肝癌(HCC)的增强表现类似,常见于胃癌、结肠癌、乳腺癌、甲状腺、肾脏的恶性肿瘤及类癌、肉瘤和黑色素瘤等。门静脉期转移灶表现为低密度,但可以见到周边环形强化,以此可和 HCC 鉴别。另外,血供极为丰富的转移灶,除动脉期明显强化以外,门静脉期甚至到延迟期仍可见到持续强化,和血管瘤、局限性结节增生(FNH)的表现有相似之处,如无明确的原发肿瘤病史,鉴别诊断有一定困难(图 10-2-5,6)。乳腺癌肝转移的表现也较为特殊,早期有轻度强化或不强化,门静脉期和(或)延迟期常见到强化表现,周边或中心强化,后者更为常见(图 10-2-7)。肺癌、乳腺癌肝转移的另一形式为片状浸润,边界不清,易与浸润型原发性肝癌、局灶型脂肪浸润以及炎症相混淆。

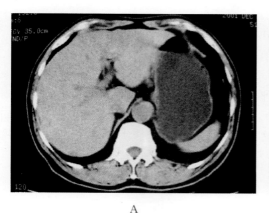

A

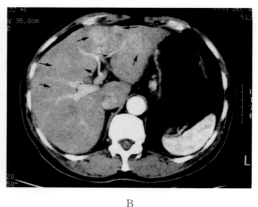

B

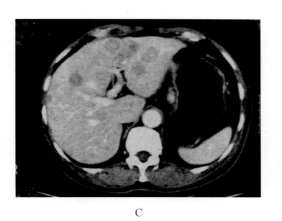

C

图 10-2-3 结肠癌肝转移。A 为 CT 平扫,未见明显病灶;B 为增强动脉期,可见多个强化病灶,呈略高密度(箭头);C 为门静脉期,病灶呈低密度,显示数目比动脉期增多

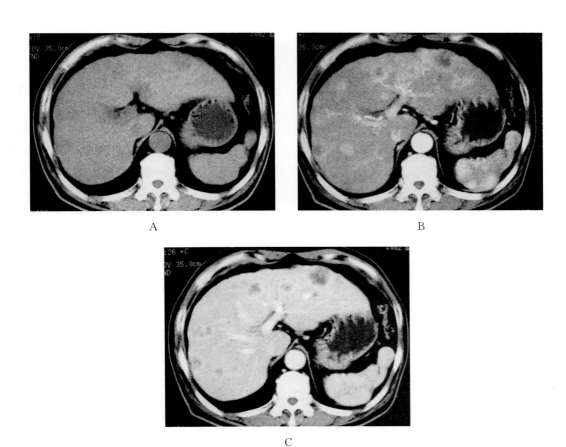

图 10-2-4 结肠癌肝转移。A 为 CT 平扫,可见肝内多个低密度灶,边界不清;B 为增强动脉期,病灶有强化表现,均匀或不均匀;C 为门静脉期,示病灶仍可见环形强化

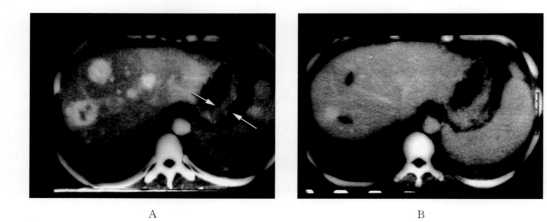

图 10-2-5 胃类癌肝转移。A 为增强动脉期，肝内多发病灶有强化表现，均匀或不均匀（箭头示胃壁明显增厚且强化明显）；B 为门静脉期，示部分病灶仍呈高密度，部分呈等密度

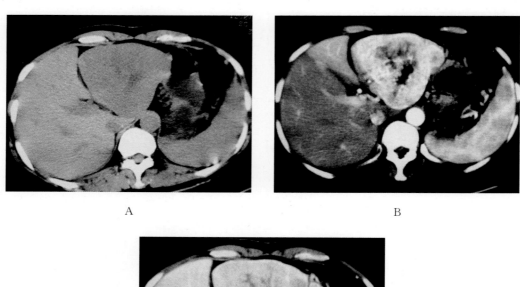

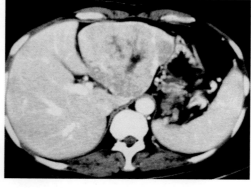

图 10-2-6 胰岛细胞癌肝转移，术前误诊为 FNH。A 为平扫，见肝左叶巨大低密度灶，内见更低密度区；B 为增强动脉期，病灶有明显强化表现；C 为门静脉期，示病灶呈等高密度，边界不清，中心条状低密度显示清楚

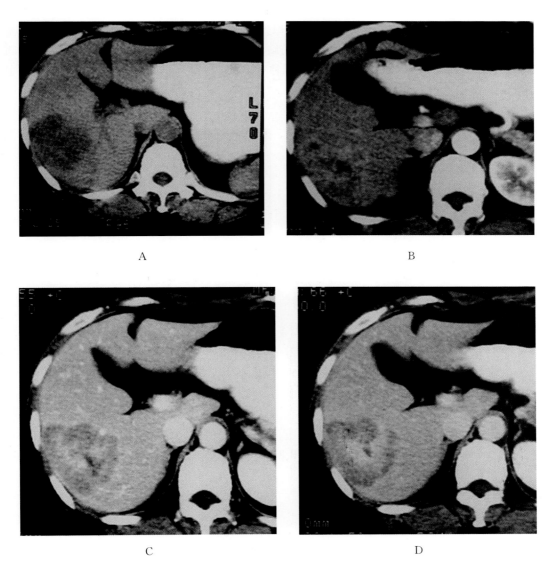

图 10-2-7 乳腺癌肝转移。A 为平扫,见肝右后叶巨大低密度灶,边界清楚;B 为增强动脉期,病灶不均匀强化;C 和 D 为门静脉期和延迟期,示病灶中心持续强化呈高密度

"牛眼征"是转移性肝癌的特征性表现,表现为病灶中心低密度,周围的环状增强带,最外层呈增强不明显的低密度带,低于肝实质密度(图 10-2-8)。其病理学基础为中央低密度的液化坏死区,中间高密度为肿瘤组织,外层低密度系正常肝组织和血管的受压改变。在同一例转移癌,可以是全部病灶均出现"牛眼征",但多数为部分病灶呈典型表现。"牛眼征"是否为转移性肝癌特有的表现尚有分歧,一般认为此表现多见于平滑肌肉瘤、恶性神经鞘瘤和肉瘤等。这种表现与肝脓肿的"双环征"有相似之处,但其病理基础完全不同。

囊性变是转移性肝癌极少出现的表现,有时会误诊为肝囊肿。囊样表现见于两种情况,一是较大的转移灶因病灶生长快、血供不足发生坏死,中央部分形成液化区,呈无增强的表现,此时壁较厚、内缘不规则;另一种由原发肿瘤的生物学特性所决定,转移灶亦具有分泌功能,不仅大病灶,较小的病灶也有类似表现,多为囊腺癌转移。对于出现的囊样改变,增强后 CT 表现为囊壁厚薄不一,壁内缘往往不规则,有一定强化。囊内容物密度不均匀(图 10-2-9)。

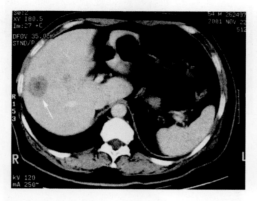

图 10-2-8　鼻咽癌肝转移。箭示病灶呈典型的"牛眼征"

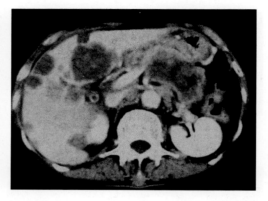

图 10-2-9　胰腺癌肝转移。增强扫描示肝内多发病灶伴囊性变,但囊壁不规则,囊内容物密度不均匀。胰体尾部可见到原发肿瘤为不均匀低密度

靠近大血管的转移灶可造成血管的受压,但很少侵犯血管或在其内形成癌栓。对于腹部脏器原发肿瘤形成的肝转移,在肝脏 CT 检查时可同时显示原发灶、转移灶及淋巴结转移等。

第三节　MRI 表现

转移性肝癌在 SE T_1WI 和 T_2WI 上的信号变化多种多样。T_1WI 上多为中等低信号,T_2WI 上为中等高信号。转移性肝癌的典型表现为"靶征"或"牛眼征",即在 T_2WI 上病灶中心可见到更高信号,表明含水量增加,坏死或伴有出血等(图 10-3-1)。另外,约 20% 的病例可见到瘤周的"光环征",表现为 T_2WI 上病灶周围的略高信号环,表明瘤周水肿(图 10-3-2)。病灶完全液化坏死或囊变时,T_2 弛豫时间增加,在 T_2WI 上信号明显增加,类似于血管瘤,但和血管瘤不同的是,其内部形态不规则,可见瘤壁及壁结节,和正常肝实质的界面不清楚。重 T_2WI 上,病灶的信号有下降且边界不清,但富血供的转移灶也可出现"亮灯征"(图 10-3-3),和血管瘤的鉴别有一定困难,增强扫描可提供更多的帮助。恶性黑色素瘤转移至肝脏时可表现为 T_1WI 上高信号,T_2WI 上低信号,可能是其含有顺磁性物质导致这种不常见的信号特征。另外,卵巢癌和结肠癌还可发生肝包膜下种植性转移,表现为沿肝包膜的局限性结节,需仔细观察才能发现,这种转移方式多数伴膈下和(或)肝周积液(腹腔积液)。

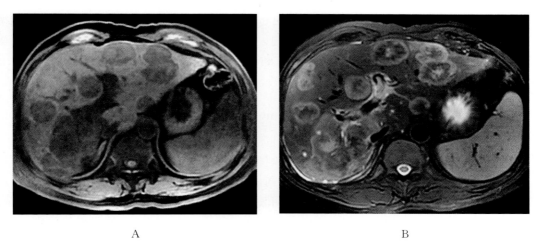

A　　　　　　　　　　　　　　　B

图 10-3-1 肝转移癌。A 为 T_1WI，示肝内多发的低信号灶；B 为 T_2WI，示病灶为高信号，部分病灶中心可见更高信号（"靶心征"）

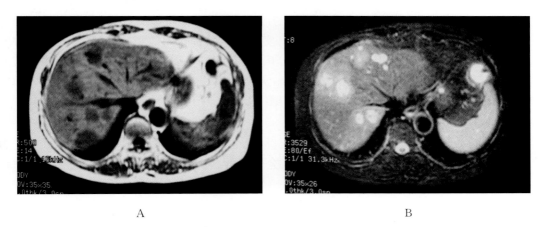

A　　　　　　　　　　　　　　　B

图 10-3-2 肝转移癌。A 为 T_1WI，示肝内多发低信号灶；B 为 T_2WI，示病灶为高信号，病灶周边可见略高信号的瘤周水肿

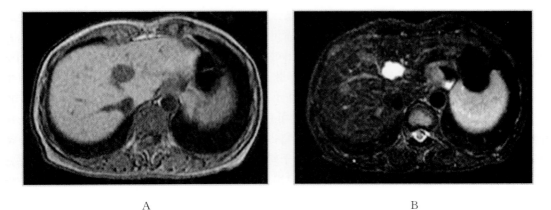

A　　　　　　　　　　　　　　　B

图 10-3-3 胃癌肝转移。A 为梯度回波 T_1WI，示左内叶病灶为低信号；B 为重 T_2WI（加脂肪抑制），示病灶为明显高信号

增强扫描有助于进一步明确诊断,其表现和 CT 增强扫描所见相似,典型的为病灶边缘环形强化。MRI SE 序列和动态增强结合可进一步提高肝转移癌的检出敏感性和定性准确性。当然肝脏 MRI 特异性对比剂增强检查有利于小转移灶检出率的进一步提高。

第四节 鉴别诊断

转移性肝癌的表现多种多样,即使同一来源的转移灶,其表现也可不同,而且强化方式也各异,和原发性肝癌、血管瘤、肝脓肿、囊肿等有交叉重叠征象。值得注意的是,因肝外原发恶性肿瘤作肝脏检查的患者,不少人肝内可发现血管瘤和囊肿等良性病变,须认真区分,在尚未发现原发灶的病例,与原发性肝癌也须鉴别。其要点为:①常有原发肿瘤病史,CEA 可以升高,但 AFP 正常,也无肝硬化病史。②病灶常常为多发、大小不一、分布散在,可见到"靶征"或"牛眼征",瘤周水肿,边缘强化,无门静脉癌栓形成,也无"包膜征",邻近脏器也可有转移灶。③单个病灶,如无以上典型征象,则鉴别诊断有一定困难,需结合临床资料。④边缘强化也可见于血管瘤和肝脓肿,典型的血管瘤在重 T_2W 上为"亮灯征",增强扫描后可见逐渐填充改变,且其信号强度高于正常肝实质。肝脓肿除周边强化外,病灶周围水肿明显,其中心液化坏死区无强化,有时可见到分房状,其间隔可以有强化。⑤囊性转移灶需和肝囊肿进行鉴别,肝囊肿边缘光整,边界清晰,无强化表现,囊壁很薄,一般不能显示。而囊性转移灶囊壁不规则,厚薄不一,有时可见到壁结节,增强扫描可见囊壁及壁内结节强化。

第五节 影像学比较

US 为最常用的检查方法,操作简便,价廉,彩色多普勒 US 可观察血流情况。转移性肝癌多为低回声,也可有高回声、混合性回声或无回声(囊性)表现。US 敏感性较高,但定性准确性不高,其检查结果和个人技术因素及经验有直接关系,对直径<1 cm 的病灶检出率不高。

CT 为转移性肝癌的常用且重要的检查方法,特别是螺旋 CT 的应用使检出敏感性及定性准确性有了进一步提高,多期增强扫描可反映病灶的血供特点,有利于定性诊断,和 MRI 动态增强扫描中的表现相似。CT 平扫对病灶内有无钙化很敏感,门静脉期增强扫描可发现更多的少血供的转移灶,经动脉门静脉造影 CT(CTAP)最为敏感,特别对<1 cm 的病灶。但和 MRI 相比,常规 CT 检出敏感性不及 T_2WI,定性准确性也略逊于 MRI,因 MRI 多个序列扫描、多轴面成像,结合动态增强可反映更多的病理特征,有助于定性诊断。国外对多种检查技术的敏感性作了较多的研究,多数学者认为,MRI 常规 SE 序列尤其 T_2WI 对转移灶的检出敏感性高于常规 CT,也高于螺旋 CT,FMPSPGR 动态增强扫描的敏感性又高于 SE T_2WI,两者结合可进一步提高检出敏感性,可和 CTAP 相似甚至略高。其敏感性按高低顺序排列为:FMPSPGR 动态增强+SET_2WI>CTAP>FMPSPGR 动态增强>SET_2WI>CT>US。有关诊断准确性国外学者也作过不少研究,单纯螺旋 CT 门静脉期扫描对大部分转移灶的检出敏感性甚高,但定性有一定困难,对疑难病例须作双期或多期扫描。CTAP 的假阳性率很高。相反 SE 序列加 FMPSPGR 动态增强扫描的定性诊断准确性最高。特别是随着 MRI 肝脏特异性对比剂的开发和应用，对肝脏转移灶的检出敏感性和定性准确性有了明显提高。但因 MRI 设备尚不普及且 MRI 特异性对比剂也刚开始在国内投入临床应用，因此目前 US 仍是首选的检查方法，发现病灶者可进一步做 CT 检查，如 CT 检查有困难者可补充做 MRI 检查。

（严福华　周康荣）

参考文献

1. 严福华,周康荣,李轫晨. 螺旋 CT 在肝脏富血供转移灶诊断中的价值和限度. 临床放射学杂志,2000,19,633～636
2. 严福华. 转移性肝癌的影像学评价. 实用外科学杂志,1999,10:582～583
3. Barakos JA, Godberg HI, Brown JJ. Comparison of computed tomography and magnetic resonance imaging in the evaluation of focal hepatic lesions. Gastrointest Radiol, 1990, 15:93～101
4. Braga L, Guller U, Semelka RC. Modern hepatic imaging. Surg Clin North Am, 2004, 84:375～400
5. Earls JP. Comparison studies of CT and MRI in patients with hepatic metastases. Oncology (Williston Park), 2000, 14(6 Suppl 3):21～28
6. Hollett MD, Jeffery Jr RB, Nino-Murcia M, et al. Dual-phase helical CT of the liver: value of arterial phase scans in the detection of small (≤1.5 cm) malignant hepatic neoplasms. AJR, 1995, 164:879～884
7. Kamel IR, Fishman EK. Recent advances in CT imaging of liver metastases. Cancer J, 2004, 10:104～120
8. Kanematsu M, Kondo H, Goshima S, et al. Imaging liver metastases: review and update. Eur J Radiol, 2006, 58:217～228
9. Kulinna C, Helmberger T, Kessler M, et al Improvement in diagnosis of liver metastases with the multi-detector CT. Radiologe, 2001, 41:16～23
10. Low RN, Francis IR, Sigeti JS, et al. Abdominal MR imaging: comparison of T_2-weighted fast and conventional spin-echo, and contrast enhanced fast multiplanar spoiled gradient-recalled imaging. Radiology, 1993, 86:803～811
11. Nishi N, Tanaka J, Ushimi T, et al. The diagnostic imagings of liver metastases. Gan To Kagaku Ryoho, 2002, 29:842～847
12. Onishi H, Murakami T, Kim T, et al. Hepatic metastases: detection with multi-detector row CT, SPIO-enhanced MR imaging, and both techniques combined. Radiology, 2006, 239:131～138
13. Oudkerk M, Heuvel AG, Wielopolski P, et al. Hepatic lesions: detection with ferumoxide-enhanced T_1-weighted MR imaging. Radiology, 1997, 203:449～456
14. Paulson EK. Evaluation of the liver for metastatic disease. Semin Liver Dis, 2001, 21:225～236
15. Ros PR, Freeny PC, Harms SE, et al. Hepatic MR imaging with ferumoxides: a multicenter clinical trial of the safety and efficacy in the detection of focal hepatic lesions. Radiology, 1995, 196:481～488
16. Sica GT, Ji H, Ros PR. Computed tomography and magnetic resonance imaging of hepatic metastases. Clin Liver Dis, 2002, 6:165～179
17. Sica GT, Ji H, Ros PR. CT and MR imaging of hepatic metastases. AJR, 2000, 174:691～698
18. Sietses C, Meijerink MR, Meijer S, et al. The impact of intraoperative ultrasonography on the surgical treatment of patients with colorectal liver metastases. Surg Endosc, 2010, 24:1917～1922

19. Silverman PM, O'Malley J, Tefft MC, et al. Conspicuity of hepatic metastases on helical CT: effect of different time delays between contrast administration and scanning. AJR, 1995, 164: 619~623
20. Tan AG, Thng CH. Current status in imaging of colorectal liver metastases. Ann Acad Med Singapore, 2003, 32: 185~190
21. Wernecke K, Rummeny E, Bongartz G, et al. Detection of hepatic masses in patients with carcinoma: comparative sensitivities of sonography, CT, and MR imaging. AJR, 1991, 157: 731~739

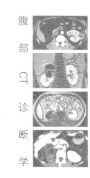

第十一章 肝脏良性肿瘤

第一节 血管瘤

血管瘤(hemangioma)是肝脏最常见的良性肿瘤,尸检发现率为 7.3%,可见于任何年龄,尤以成年女性多见。US、CT 和 MRI 的广泛应用,使血管瘤发现的概率明显提高。

一、病理和临床表现

最常见的是海绵状血管瘤,多为单发,9%~22%为多发性血管瘤,肝左右叶均可发生,血管瘤小者多为实体性,大者多为囊性,外观呈紫红色,边界清楚,多无包膜,切面呈蜂窝状,犹如海绵。有的病灶中央见瘢痕组织,偶见钙化。镜下见管腔由薄的结缔组织分隔,管腔大小及形态不规则。腔内表面被覆单层扁平内皮细胞,腔内常见新鲜或已机化的血栓,机化的血栓可使管腔消失和纤维化。根据血管腔大小和管壁厚薄不同,血管瘤分为厚壁型和薄壁型两种,前者少见,因管腔小对比剂不易进入,后者管腔大,对比剂易进入。

一般无任何临床症状,为影像学检查中偶尔发现。少数大的血管瘤因压迫肝组织或邻近脏器产生腹部不适、腹痛或可触及肿块。巨大的血管瘤可因外伤或肝穿刺而导致破裂出血,自发性破裂出血者少见。

二、CT 表现

(一) 平扫

血管瘤平扫多为低密度,边界清楚(图 11-1-1)。少数因脂肪肝的存在可表现为等密度或高密度(图 11-1-2),如为等密度,由于血管瘤无包膜征象存在,平扫时难以发现,必须依靠增强扫描来发现。血管瘤较小时,其内密度较均匀一致;病灶较大时,病灶中央可见更低密度区,多为偏心性,呈不规则形、裂隙状或星形,这种低密度改变可以是中心瘢痕或为出血和血栓形成(图11-1-3)。中心瘢痕形成与病灶大小相关,6～7 cm 以上的病灶多数可见到瘢痕,3～4 cm 以内的甚少见。血管瘤钙化极为少见(图11-1-4)。

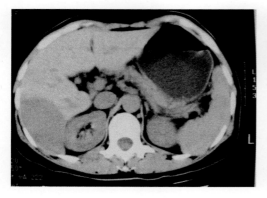

A

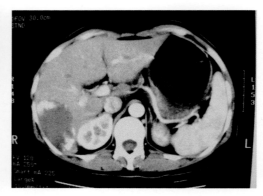

B

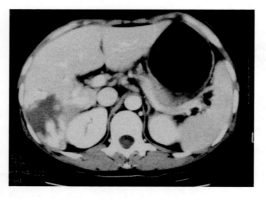

C

图 11-1-1 肝血管瘤。A 为 CT 平扫,示右后叶低密度病灶边界清楚,密度均匀;B 为增强动脉期,病灶边缘结节状强化明显,其密度和腹主动脉的密度一致;C 为增强门静脉期,病灶强化的范围扩大

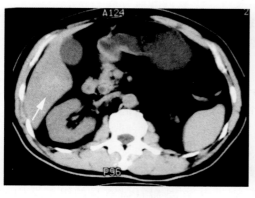

A

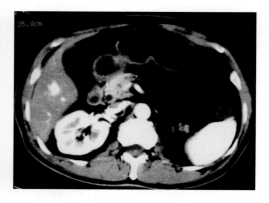

B

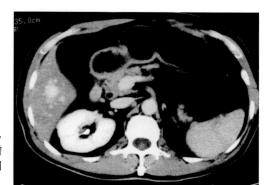

图11-1-2 肝血管瘤伴脂肪肝。A 为 CT 平扫,示右后叶病灶呈略高密度,边界不清(箭头);B 为增强动脉期,病灶强化明显呈均匀高密度;C 为增强门静脉期,病灶仍为高密度

C

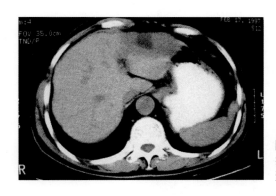

图11-1-3 肝血管瘤伴中心陈旧性出血。CT 平扫示左外叶病灶为低密度,边界清楚,其中心见圆形更低密度区

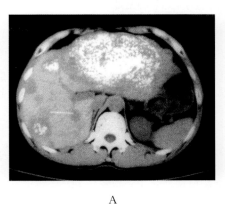
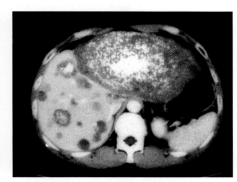

A　　　　　　　　　　　　　　B

图11-1-4 肝多发血管瘤伴钙化,术前误诊为转移性肝癌。A 为 CT 平扫,示肝内多发低密度病灶,边界清楚,左叶大病灶及左内叶、右后叶2个小病灶内见高密度钙化;B 为增强门静脉期,多发病灶仍为低密度,钙化显示清楚

(二) 增强后表现

肝血管瘤增强后的 CT 表现与诸多因素有关,一方面是血管瘤本身的组织结构和大小,另一方面与对比剂注射的方式和速度、扫描方式等因素密切相关。应用高压注射器注

射足够量的对比剂（总量按 1.5 ml/kg 体重计算），采用动脉期、门静脉期和延迟期扫描，对 95%的血管瘤病灶的诊断可以满足要求。延迟扫描的时间应根据病灶大小确定，一般为 3～5 min。

血管瘤的典型表现为增强动脉期边缘强化，呈结节状、片状或环状，其强化密度极高，接近腹主动脉的密度。门静脉期强化区逐渐向病灶中央扩展，延迟后病灶呈等密度或略高密度（图 11-1-5）。血管瘤填充的时间与病灶大小有关，小的病灶为 1～4 min，大的病灶长达 10 多分钟或更长。也有少数血管瘤仅在门静脉期和（或）延迟期出现点状强化，称为"点状征"（spot sign），这也是血管瘤的典型表现（图 11-1-6）。有学者认为，如出现"点状征"，也可明确血管瘤的诊断，不必加做进一步的延迟扫描。平扫中央有低密度区的血管瘤，增强后该部分无充填表现。此表现多见于较大的血管瘤（图 11-1-7）。

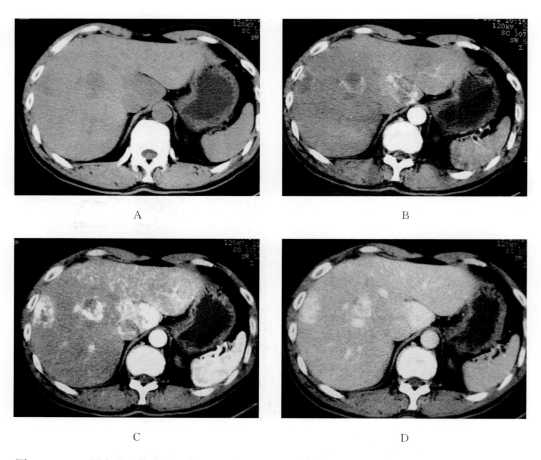

图 11-1-5　肝多发血管瘤。A 为 CT 平扫，示右前叶及尾叶见 3 个低密度病灶，边界不清楚；B 为增强动脉期，病灶边缘明显点状和环形强化；C 为增强门静脉期，病灶强化的范围扩大；D 为延迟期，3 个病灶均呈高密度充填

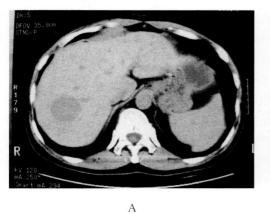

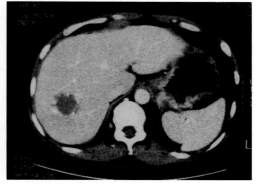

图11-1-6 血管瘤。A为CT平扫,示右后叶一低密度灶,边界清楚;B为增强门静脉期,病灶边缘点状强化("点状征")

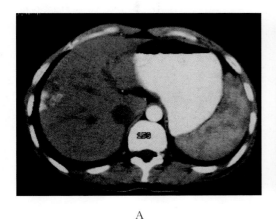

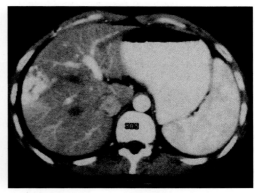

图11-1-7 血管瘤伴中心瘢痕;A为增强动脉期,右前叶病灶边缘小片状强化;B为增强门静脉期,病灶强化的范围扩大;C为延迟期,病灶均呈高密度,但中心条状瘢痕无充填

较小的血管瘤(<3 cm),其增强表现多样化,主要有以下几种表现:①管壁较薄、管腔较大的小血管瘤,早期整个病灶均匀强化呈高密度,和肝细胞性肝癌(HCC)的表现相似,但两者不同的是血管瘤的强化密度更高。有学者统计,血管瘤强化后的CT值比HCC高50 Hu

左右。另外,血管瘤强化持续的时间较长,可从动脉期持续到门静脉期和(或)延迟期(图11-1-8)。故螺旋CT多期动态扫描是必要的,可充分显示血管瘤的强化特征,其时间密度-曲线为"快进慢出",和HCC的"快进快出"完全不同,因此对增强早期均匀强化的血管瘤的诊断是容易的。②病灶一部分明显强化,呈点状、球状或片状,随时间延长,强化区逐步扩大(图11-1-9),直至完全充填,即小的血管瘤也像大的血管瘤一样具有典型表现。③增强早期病灶无强化,呈低密度表现,但门静脉期和延迟期病灶可出现强化(图11-1-10)。常为边缘或中心点状强化,如强化程度高,和血管的密度接近,则易于作出诊断,否则容易误诊。④增强动脉期病灶均匀强化,门静脉期和(或)延迟期呈等密度(图11-1-11,12)。此种表现的血管瘤和HCC及局限性结节增生(FNH)易于混淆,属真正意义上的不典型血管瘤。动脉期病灶强化的程度对鉴别有一定的帮助,但还需结合其他检查。⑤病灶始终未出现强化表现。这类血管瘤管壁厚、管腔小,对比剂进入慢,有些病灶在增强后5 min才可出现强化表现,但目前多数单位均使用螺旋CT,扫描速度很快,在一般的检查过程中极少会长时间的等待,因此对这部分血管瘤的诊断有一些困难。另外,罕见的是纤维性血管瘤,病灶内有大量的纤维组织增生使对比剂也难以进入(图11-1-13)。上述5种表现以第1、2种最多见,第3、4、5种表现均少见。从定性来说,第4、5种强化方式的血管瘤定性较难。

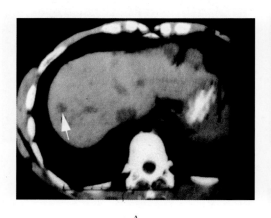

A

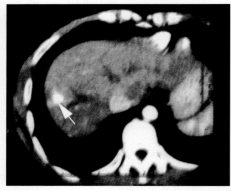

B

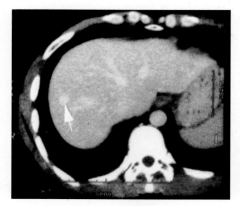

C

图11-1-8 小血管瘤。A为平扫,示右后叶小的低密度灶,边界清楚(箭头);B为增强动脉期,病灶均匀强化呈明显高密度(箭头);C为增强门静脉期,病灶仍为高密度(箭头)

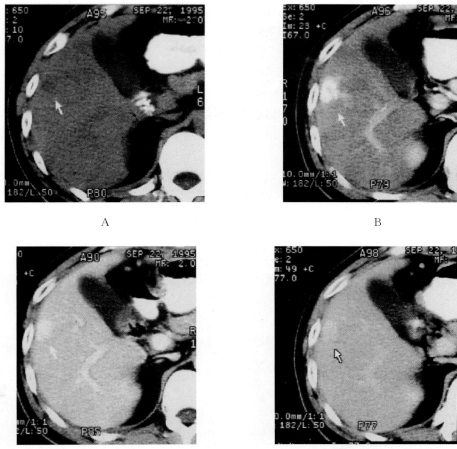

图 11-1-9 小血管瘤。A 为平扫,示右前叶低密度灶,边界不清(箭头);B 为增强动脉期,病灶大部分强化(箭头);C 和 D 为增强门静脉期和延迟期,病灶持续强化呈高密度(箭头)

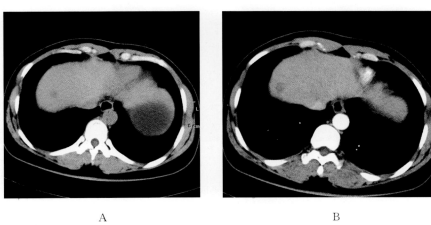

A   B

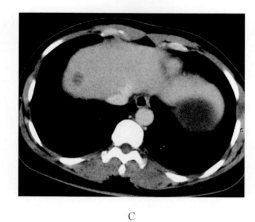

C

图 11-1-10 小血管瘤。A 为平扫,见右叶膈顶低密度灶,边界清楚;B 为增强动脉期叶病灶无强化;C 为门静脉期,病灶边缘见轻度点状强化;术前未能正确诊断

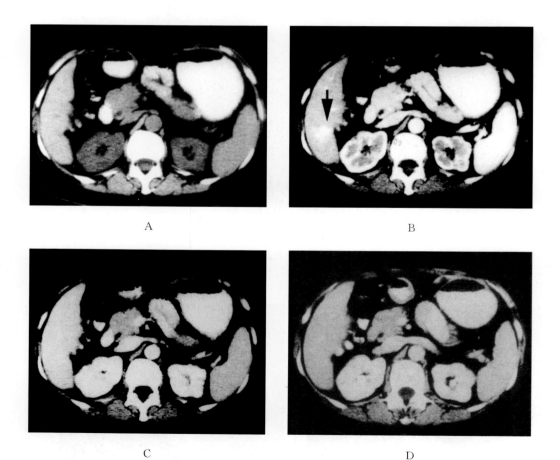

图 11-1-11 小血管瘤。A 为平扫,示肝脏内未见明显病灶;B 为增强动脉期,见右后叶一明显强化病灶(箭头);C 和 D 为门静脉期和延迟期,病灶均为等密度

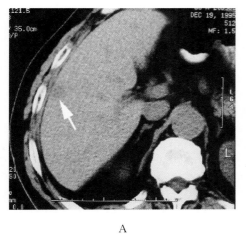
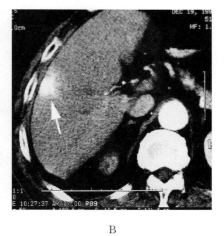
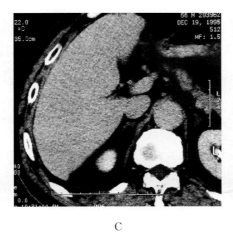

图 11-1-12 小血管瘤。A 为平扫,见右前叶低密度病灶(箭头);B 为增强动脉期,病灶明显强化(箭头);C 为延迟 3 min 扫描时病灶为等密度

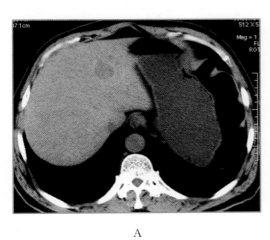
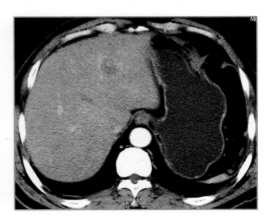

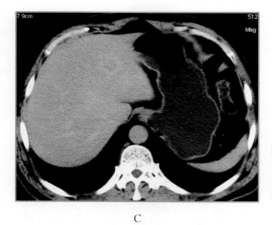

图 11-1-13 硬化型血管瘤。A 为平扫,见左内叶低密度病灶;B 为增强动脉期,病灶边缘环形强化;C 为延迟 3 min 扫描时病灶仍为环形强化,中心为低密度

在血管瘤 CT 检查中,因目前所采用的对比剂注射速率均较快(3 ml/s 以上),因此动脉期扫描有时能见到高灌注异常的表现。一种表现为病灶周围的环状略高密度,一种为病灶邻近的肝实质呈片状或楔形的高密度区,后者往往提示有动静脉瘘的形成。有时在片状高灌注异常区内,还可见到早显的静脉(图 11-1-14)。以往的观点认为,动静脉瘘的形成为 HCC 的特征性表现,但也有少数学者认为也见于血管瘤。我们观察的结果,此种表现仍属少见。

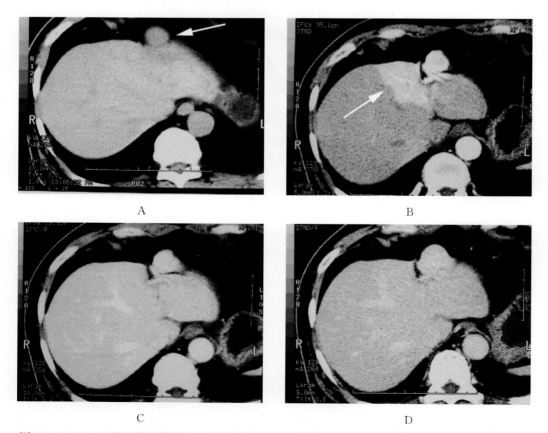

图 11-1-14 血管瘤伴动静脉瘘。A 为平扫,示肝左外叶向外膨隆的低密度病灶(箭头);B 为增强动脉期,病灶明显强化,箭头示动静脉瘘所造成的高灌注异常区,其内可见到早显的静脉;C 和 D 为门静脉期和延迟期,病灶均为高密度

在脂肪肝存在的情况下，血管瘤的 CT 表现应重新认识，特别是中度和重度脂肪肝。由于肝脏实质密度的降低，在平扫时血管瘤表现为等密度，或呈高密度病灶，给显示病灶和诊断带来一定困难。但增强后的表现多与一般血管瘤一致，对比剂由周边向中央扩展，最后将病灶充填，而延迟扫描血管瘤表现为高密度。或增强早期明显强化呈高密度，持续至门静脉期和延迟期(见图 11-1-2)。此时血管瘤的密度不应与存在脂肪肝的肝实质密度相比较，可以密度相对恒定的脾脏作为参考。但在少数情况下，血管瘤表现不典型，则易于误诊。MRI 是非常有价值的补充手段(图 11-1-15)。

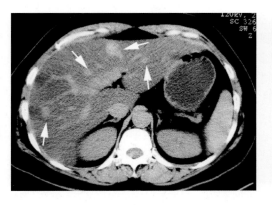

A

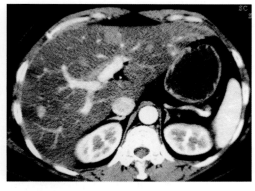

B

C

图 11-1-15 血管瘤伴脂肪肝。A 为平扫，示肝内多发的高密度病灶(箭头)；B 和 C 为增强动脉期和门静脉期，病灶均为高密度，无法确定是否有强化，定性困难

总之，血管瘤的 CT 增强表现可呈"早进晚出"或"晚进晚出"。同一血管瘤在不同时间检查时，可因技术条件等因素的不同而呈不同表现。同一病例的多发血管瘤各病灶也可呈不同的表现。

三、MRI 表现

因 MRI 场强和扫描序列的不同，血管瘤的表现也有所不同。据文献报道，高场强的 MRI 对血管瘤的检出敏感性和定性准确性都高于低场强的 MRI，其中以 T_2WI 多回波技术最为重要。随 TE 时间的延长，血管瘤的信号逐渐增高，在重 T_2WI 上，病灶的信号极高，称之为"亮灯征"，为血管瘤的典型表现。但值得注意的是，富血供肿瘤的肝内转移灶以及血窦扩张型的血管平滑肌脂肪瘤,在 T_2WI 上也可出现"亮灯征"。在 T_1WI 上血管瘤多表现为圆形或卵圆形的低信号,边界清楚、锐利。纤维瘢痕在 T_1WI 和 T_2WI 均为低信号,如纤维瘢痕组织内有出血或血栓,T_2WI 上可为高信号。文献报道 MRI 对血管瘤的诊断准确率达 95%以上,一般不需增强即可明确诊断。Gd-DTPA 动态增强可进一步观察血管瘤的强化方式,有助于鉴别诊断。在增强扫描中血管瘤的强化方式和 CT 增强扫描一致。

四、鉴别诊断

大的血管瘤一般易于诊断,通常不需鉴别。而小的血管瘤的几种强化方式来说,需鉴别的病变和要点如下。

1. 动脉期均匀强化　需和 HCC、FNH、腺瘤、血管平滑肌脂肪瘤鉴别。HCC 的强化程度一般不如血管瘤高;门静脉期和(或)延迟期多数病灶呈低密度,表现为"快进快出"的强化方式;包膜的显示、AFP 阳性和乙型肝炎和肝硬化病史均有助于 HCC 的诊断。FNH 动脉期强化的程度也可以很高,特别是小的 FNH。但 FNH 在门静脉期和(或)延迟期多数呈等密度而且边界不清。另外,有些 FNH 在动脉期增强扫描时可显示其供血动脉,这对其定性有很大帮助。另外,中心瘢痕的显示也具有诊断意义。血管瘤的中心瘢痕为纤维组织,始终不强化;而 FNH 的中心瘢痕延迟强化为其特点。腺瘤极为少见,特别是小的动脉期强化密度均匀的腺瘤。但腺瘤强化的程度较血管瘤低,门静脉期和(或)延迟期其密度进一步下降呈等密度或略低密度,而且多数腺瘤都有包膜,各个时期均可显示,使得病灶的边界也显示得清楚。另外,口服避孕药史、患者多为育龄期妇女,对腺瘤的诊断也有帮助。血管平滑肌脂肪瘤也是肝脏少见的良性肿瘤,因其成分多种多样,CT 表现也各不相同。血窦扩张型的血管平滑肌脂肪瘤其病理改变和血管瘤相似,甚至有的血管平滑肌脂肪瘤在病理检查中也会误诊为血管瘤。根据笔者的经验,动脉期强化的病灶内中心血管影的显示对其诊断有重要价值。另外,此类血管平滑肌脂肪瘤在门静脉期和延迟期多数也有持续强化的表现,但其密度低于血管瘤,持续时间短些。尽管如此,有时仍难以鉴别。

对于不典型的血管瘤即动脉期明显均匀强化、门静脉期和延迟期呈等密度者,如果动脉期强化的密度和血管一致或接近(见图 11-1-12),则对血管瘤的诊断有意义,否则其鉴别诊断仍有较大难度。MRI 有很大价值。T_2WI 上"亮灯征"的出现有助于其和 HCC、腺瘤及 FNH 鉴别。血窦扩张型的血管平滑肌脂肪瘤在 T_2WI 上也可出现"亮灯征",但 MRI T_1WI、T_2WI 和动态增强结合,对中心血管影的显示优于 CT,对其定性诊断的帮助也更大(详见有关章节)。

2. 门静脉期和(或)延迟期强化　有些小血管瘤,增强早期病灶无强化,呈低密度表现,但门静脉期和延迟期病灶可出现强化,常为边缘或中心点状强化。但如果点状强化程度高,和血管的密度接近,或者随着时间的延长,强化范围扩大,则易于作出血管瘤的诊断。否则,可能易和少血供肝细胞肝癌、转移灶以及炎性病灶相混淆。

五、影像学比较

肝血管瘤往往由 US 发现,其检出敏感性很高,但特异性不够高。血管瘤的 US 表现为均质、强回声、边缘清楚及后壁声影增强的肝内占位,中心可有小的低回声区。高回声为血管瘤的特征性表现,但也可见于血供丰富的 HCC、转移灶、FNH 和腺瘤。另外,血管瘤也可有低回声、等回声或混合回声表现,彩色多普勒 US 可显示病灶内血管、血流,其诊断准确性高于一般 US。

常规 CT 因不能观察增强变化的全过程,定性较难,部分病灶会因呼吸运动的影响造成漏检。螺旋 CT 多期扫描使血管瘤的诊断准确率有了明显提高,已成为血管瘤检查常用且重要的方法。但如果 CT 扫描的延迟时间掌握不好或未做延迟扫描,有时不能反映其强化特征则易误诊。特别在伴有脂肪肝的病例,血管瘤的表现较为特殊,CT 诊断有一定难度,相比而言,MRI 则易于明确诊断,是一种重要的补充手段(图 11-1-16,17)。

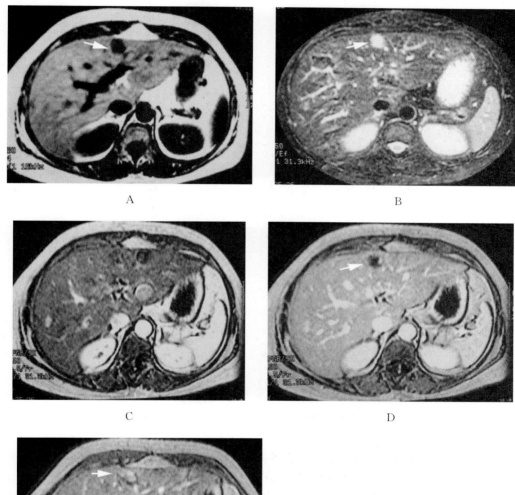

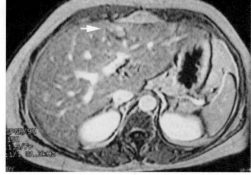

图 11-1-16 血管瘤伴脂肪肝,和图 11-1-15 为同一病例,以左内叶病灶为主。A 为 MRI T_1WI,示病灶为低信号,边界清楚(箭头);B 为 T_2WI,病灶为明显高信号("亮灯征",箭头);C 为增强动脉期,病灶显示不清;D 为门静脉期,病灶边缘见点状强化(箭头);E 为延迟 4 min,病灶大部分充填(箭头)

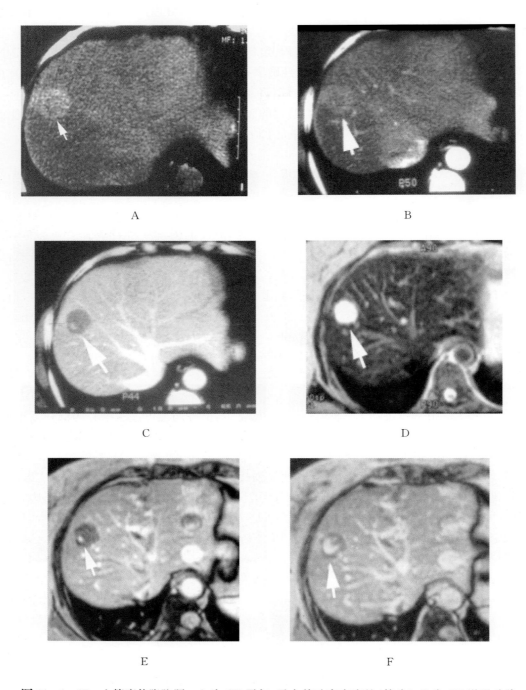

图 11-1-17 血管瘤伴脂肪肝。A 为 CT 平扫,示右前叶高密度灶(箭头);B 为 CT 增强动脉期,病灶仍为高密度(箭头);C 为门静脉期,病灶为低密度,中心见点状强化(箭头);D 为 MRI T₂WI,病灶为明显高信号("亮灯征",箭头);E 为 MRI 增强门静脉期,病灶中心也出现点状强化(箭头);F 为延迟 6 min,病灶大部分充填(箭头)

因此血管瘤合理的检查程序为：首选US，无论典型与否均做CT检查，CT表现不典型者可进一步做MRI检查。伴有脂肪肝的病例或病灶<3 cm者，可考虑先做MR检查。

第二节 局灶型结节增生

一、临床和病理表现

局灶型结节增生（focal nodular hyperplasia，FNH）是一种少见的肝细胞来源的病变，居肝脏良性实质占位病变的第二位。1958年Edmondson最早提出了这个命名，后由国际讨论将FNH归入增生性病变，采用FNH的命名，2000年WHO新版分类将其归入肝细胞肿瘤。发病机制尚不清楚，少数学者认为口服避孕药可作为FNH的刺激因素，导致血管增生和畸形，进而导致血窦中血流变化，促进了肝细胞增生。主要见于20～50岁女性，一般无明显症状，少数有腹痛和肝脏肿大。FNH通常为单发，也有多发。多呈圆形，边界清楚，大小差别较大，一般直径1～8 cm。其病理特征是病灶中央可见星状的瘢痕样纤维组织，形成间隔向四周放射而分隔肿块。纤维组织基底部可见异常增粗的动脉，纤维间隔内含有增生的胆管、血管。病灶一般无包膜。组织学检查见肝细胞形态正常，并围绕富于胆管和血管的纤维结缔组织间隔生长，间隔内有单核细胞浸润和Kupffer细胞，失去正常肝小叶结构，胆管往往失去正常形态。

二、CT表现

CT平扫显示肿块密度均匀，呈等密度或略低密度，部分病灶可显示中心的低密度瘢痕，其形态多种多样，星芒状、点状、条状或不规则形（图11-2-1）。CT对中心瘢痕的显示率在20%～40%。FNH很少有钙化出现。

FNH多是富血供的，增强后动脉期有明显强化呈高密度。其强化特征为除瘢痕以外的区域强化均匀一致（图11-2-2）。有些病灶还可显示供血动脉，位于病灶中心或周边，粗大而扭曲（图11-2-3）。严福华等报道，供血动脉的显示率为66.7%。中心瘢痕无早期增强而呈低密度。门静脉期和延迟期病灶强化程度下降，为等密度或略低密度，此时病灶边界往往不清楚。中心瘢痕延迟强化为其特征（图11-2-4）。Mortel等曾发表类似报道，并指出不典型的FNH有以下几点：①年龄：80%～95%的FNH发生于30～40岁的妇女，而在儿童期（0～16岁），其发病率仅占肝脏肿瘤的2%。②肿瘤大小：85%的FNH病灶直径<5 cm，12%在5～10 cm之间，而3%的FNH病灶的直径>10 cm。大的病灶可引起症状，如腹部疼痛，可扪及肿块。③病灶多发。④病灶内出血、坏死和脂肪堆积是极为少见的表现，因多数FNH呈密度均匀的实质性肿块。⑤无中心瘢痕（图11-2-5）。有些病例其中心瘢痕特别小，在CT上无法显示，占16%～40%。这类病例有时和肝实质的密度一致甚至不能发现，仅表现为肝脏轮廓的改变和邻近血管的受压。⑥假包膜样强化。以往认为FNH无包膜，而且这是和HCC鉴别的一个重要特征。但也有文献报道，FNH可以有假包膜，不过概率很低。包膜的出现表明病灶的生长缓慢，使周围正常肝实质受压。包膜由增厚的、透明的纤维组织构成。须注意勿将正常受压的血管或增粗的、病灶周围的滋养血管误认为包膜（图11-2-6）。⑦部分中心瘢痕无强化。此类瘢痕为胶原性的，和腺瘤、纤维板层样肝细胞癌等的瘢痕一样缺乏血管,因此增强扫描后无强化表现。以上列举的几点 FNH 不典型表现,从局部看虽为不典型,但从整体分析也许仍较典型,不影响诊断。如病灶的大小、年龄并非关键因素。中心瘢痕显示高度提示诊断,延迟强化则更为可靠。

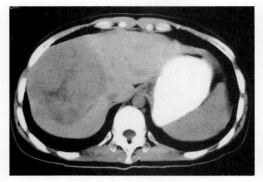
A

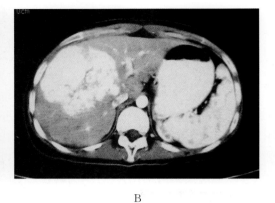
B

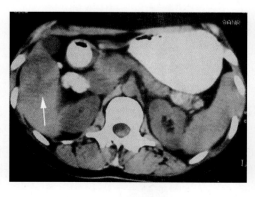
C

图 11-2-1 FNH。A 为 CT 平扫,示肝内巨大低密度灶,病灶中心见星芒状更低密度(瘢痕);B 为增强动脉期,病灶除瘢痕以外的区域明显均匀强化;C 为门静脉期扫描,病灶强化程度下降呈略高密度,瘢痕仍为低密度

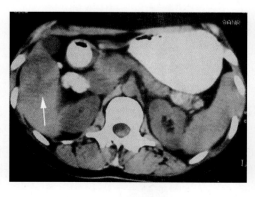
A

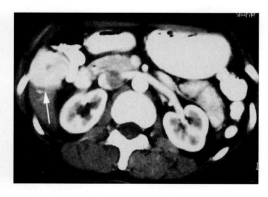
B

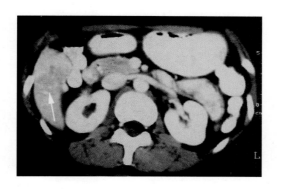

C

图 11-2-2 FNH。A 为 CT 平扫,示肝右后叶低密度灶,中心见点状更低密度(瘢痕,箭头);B 为增强动脉期,病灶明显均匀强化,瘢痕显示更清晰(箭头);C 为门静脉期扫描,病灶呈等密度,瘢痕仍为低密度(箭头)

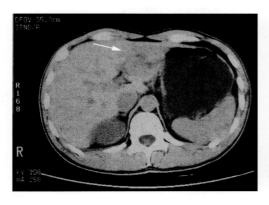

A

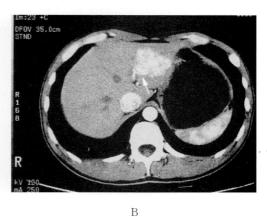

B

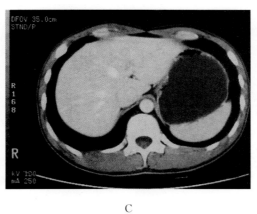

C

图 11-2-3 FNH。A 为 CT 平扫,示肝左叶略低密度灶,中心见点状更低密度。病灶边界不清(箭头);B 为增强动脉期,病灶不均匀强化,周边可见粗大的供血动脉(箭头);C 为门静脉期扫描,病灶呈等密度

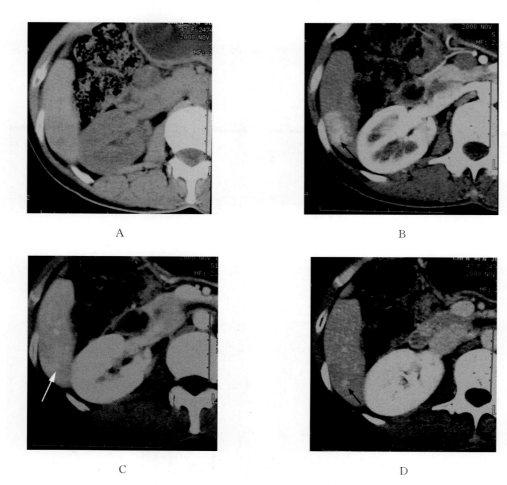

图 11-2-4 FNH。A 为 CT 平扫，示肝右后叶等低密度灶，中心见点状略低密度（瘢痕）；B 为增强动脉期，病灶强化，瘢痕无强化仍为低密度（箭头）；C 和 D 分别为门静脉期和延迟期扫描，示病灶为等密度，中心瘢痕延迟强化呈高密度（箭头）

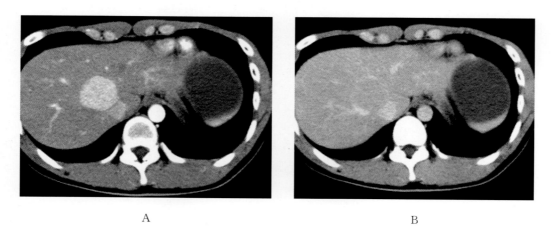

图 11-2-5 FNH。A 为增强动脉期，病灶强化均匀一致，未见中心瘢痕；B 为门静脉期，病灶为等密度，邻近血管受压

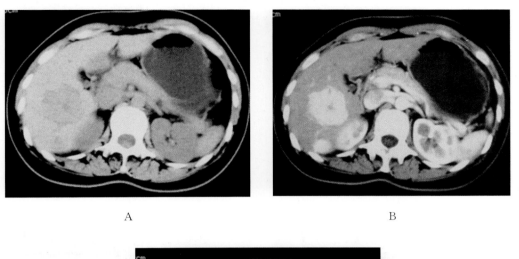

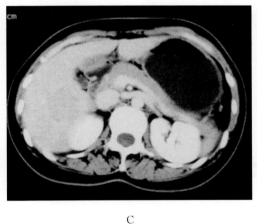

图 11-2-6 FNH。A 为 CT 平扫,示肝右后叶一低密度灶,病灶中心见星芒状更低密度(瘢痕);B 为增强动脉期,病灶除瘢痕以外的区域明显均匀强化,病灶后方见一小 FNH 病灶,强化明显;C 为延迟期扫描,病灶强化程度下降呈等密度,瘢痕显示不清,病灶周边见环形高密度假包膜样强化

三、MRI 表现

FNH 在 T_1WI 上多为等信号或略低信号,中心瘢痕为更低信号,边界多不清楚,有时病灶中心或周边可见到流空的血管影,代表有血管畸形存在。T_2WI 上多为略高信号或等信号,中心瘢痕为更高信号,反映了 FNH 由正常肝细胞构成,因此和正常肝实质之间信号差异不大。中心瘢痕在 T_2WI 上为高信号颇具特征性,主要由内含慢血流的血管所致(图 11-2-7)。MRI 显示瘢痕的敏感性较高,达 49%~100%。小的 FNH 中心瘢痕不明显,信号较均匀。

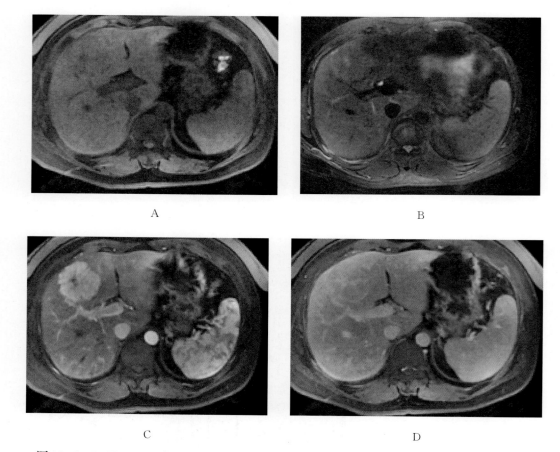

图 11-2-7 FNH。A 为 T_1WI，示肝左内叶略低信号病灶，中心可见条状更低信号；B 为 T_2WI，示病灶为略高信号，中心更高信号为瘢痕；C 为 MRI 增强动脉期，病灶除瘢痕以外明显强化；D 为门静脉期，病灶信号下降呈等信号，中心瘢痕延迟强化为高信号，病灶周边见环形高信号的假包膜样强化

四、影像学比较

CT 检查特别是螺旋 CT 多期增强扫描可动态反映病灶的血供特点，定性能力强。对于表现不典型者，则和 HCC、腺瘤及血管瘤的鉴别有一定难度，MRI 可作为补充手段。

FNH 含有 Kupffer 细胞，因此可以反映 Kupffer 细胞活动的影像学技术均可用于 FNH 的诊断。80% 的 FNH 可吸收 ^{99m}Tc，腺瘤和 HCC 也可吸收 ^{99m}Tc，但吸收量不如 FNH 多，因此 ^{99m}Tc 的浓聚可提示 FNH 的诊断，但并非病理诊断。肝细胞特异性对比剂如 Gd-EOB-DTPA 或 Mn-DPDP 等也可用于诊断，FNH 含正常肝细胞因而可以吸收 Gd-EOB-DTPA 或 Mn-DPDP 而明显强化，表明病灶为肝细胞性，其强化的程度高，峰值持续的时间长，和 HCC 有别，但和高分化的 HCC 相似，而且中心瘢痕的显示率提高（图 11-2-7，8）。网状内皮细胞特异性对比剂如 SPIO 也可被 FNH 中的 Kupffer 细胞吞噬，病灶的信号在 T_2WI 上受到抑制。该项检查同样可与 HCC、转移灶等区分，但高分化 HCC 也可含有

Kupffer 细胞,须结合其他资料综合分析。

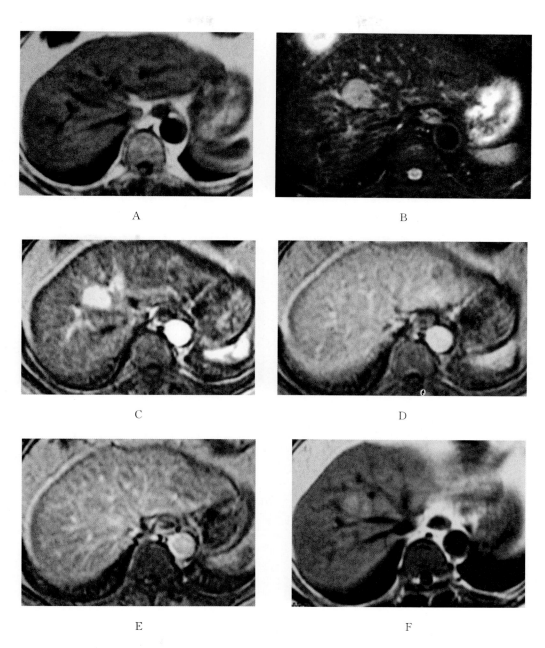

图 11-2-8 FNH。A 为 SE T_1WI,示肝中静脉旁略低信号病灶,边界不清;B 为 FSE T_2WI,示病灶为均匀高信号;C 为增强动脉期,病灶有明显均匀的强化;D 为门静脉期,病灶为等信号;E 为延迟期,病灶为略低信号;F 为 Mn-DPDP 增强后 30 min 成像,病灶和肝实质相比呈高信号,中心条状低信号瘢痕显示清晰

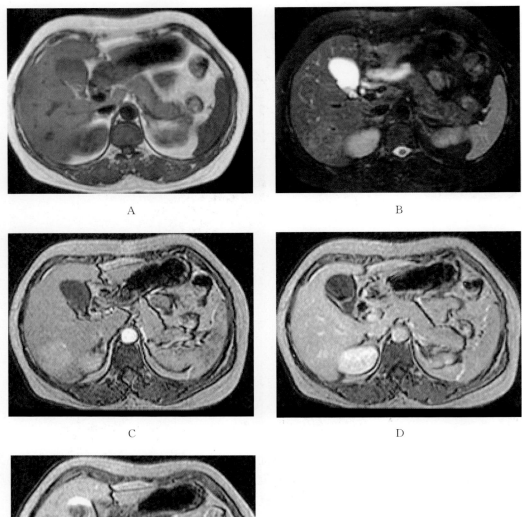

图 11-2-9 FNH。A 为 SE T_1WI,示肝右后叶等信号灶,边界不清,中心见结节状低信号(瘢痕);B 为 FSE T_2WI,示病灶为不均匀略高信号,边界不清;C 为莫迪司(Gd-EOB-DTPA)增强动脉期,病灶明显强化;D 为门静脉期,病灶为等信号,中心瘢痕为高信号;E 为延迟 60 min 成像(肝细胞期),病灶和肝实质相比呈等信号,中心低信号瘢痕显示清晰

US 作为最常用的检查方法,FNH 和正常肝实质相比为高回声或等回声,在多数病例 US 显示中心瘢痕较差,仅在 20% 左右的病例中见到,表现为线状高回声。彩色多普勒 US 可观察血流变化。CO_2 微泡增强 US 也可反映其血供情况,但总的来说,US 定性能力不及 CT 和 MRI。

血管造影也可显示 FNH 的一些特征,如显影血管由内向外呈辐射状,中心瘢痕发生的放射状纤维隔形成假小叶,使 FNH 比腺瘤在血管造影时有更多结节状或颗粒状实质影。另外致密染色为其特征。FNH 的血管造影表现有时与腺瘤和其他肝肿瘤不易鉴别。

第三节 肝细胞腺瘤

一、病理和临床表现

肝细胞腺瘤（hepatic adenoma）较为少见，起源于肝细胞。与口服避孕药有关，故多见于育龄妇女。我国使用的口服避孕药因雌激素含量低于国外产品，肝细胞腺瘤的发病率较国外低。长期服用同化类固醇激素也可引起腺瘤。停用上述药物以后肿瘤可自行缩小消退。另外，未服用上述药物的婴幼儿、成年男女、营养不良者、乙型肝炎病人、嗜酒者等也可发生肝腺瘤。

肝腺瘤通常发生在无肝硬化的基础上，好发于右肝，多为单发圆形结节，边界清楚，包膜完整，偶有多发性病灶。质地与周围肝组织相近但颜色稍浅，可见出血和梗死。镜下，腺瘤细胞似正常肝细胞，大小一致，呈梁索状排列，偶可呈腺管状排列。梁索排列紊乱，失去正常肝小叶细胞索的放射状排列，梁索间有少量结缔组织和毛细血管。肿瘤内无汇管和成熟的胆管。肝细胞腺瘤与高分化 HCC 和 FNH 的鉴别存在一定困难。无肝硬化、网状纤维染色显示肝腺瘤的肝索含 1~2 层细胞，而 HCC 常伴有肝硬化，常为多层细胞。FNH 常无包膜，有中心瘢痕。

临床上病人一般无任何临床症状。大的病灶可压迫周围器官引起上腹部的不适，有时可触及肿块。腺瘤有自发破裂和出血的倾向，可出现腹痛、休克等症状。本病多主张手术治疗，因有恶变可能。

二、CT 表现

CT 平扫时由于肿瘤的密度与正常肝实质相近，因此不仔细观察容易漏诊，通常表现为等密度或略低密度。伴有脂肪肝时，可呈高密度。平扫极少显示包膜，新鲜出血可表现为病灶内高密度，陈旧性出血则为低密度。腺瘤的囊变区域为低密度。

由于肿瘤血管丰富，增强后，特别是螺旋 CT 双期扫描动脉期可见肿瘤明显强化呈高密度，囊变、出血区无强化。门静脉期和延迟期病灶呈等密度或略低密度。病灶内的出血则无增强表现，包膜可延迟强化呈环形高密度带（图 11-3-1~3）。

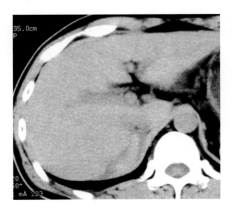

A

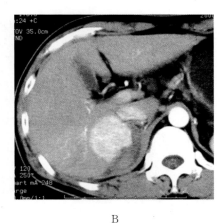

B

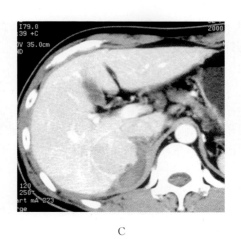
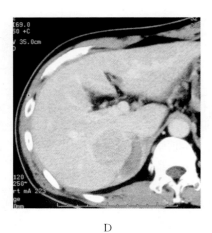

C　　　　　　　　　　　　　　　　D

图11-3-1　肝腺瘤伴出血。A为CT平扫,示肝右后叶等密度灶,边界不清楚,包膜下可见到高密度不规则条状出血区;B为增强动脉期,病灶明显强化,出血区无强化;C和D为门静脉期和延迟期,病灶为略低密度,包膜强化呈环形高密度

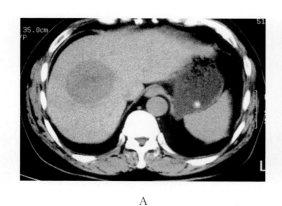
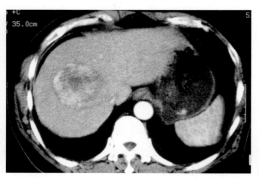

A　　　　　　　　　　　　　　　　B

C

图11-3-2　肝腺瘤。A为CT平扫,示肝右前叶低密度灶,边界清楚,可见环形低密度包膜;B为增强动脉期,病灶明显强化,中心陈旧性出血无强化;C为门静脉期,病灶实质部分为等密度,包膜无强化仍为低密度

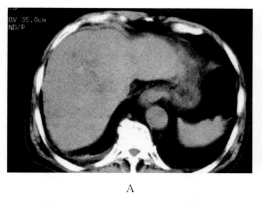
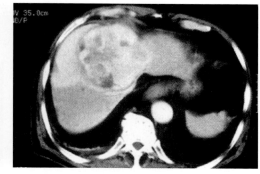
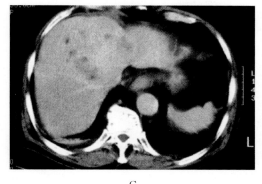

图 11-3-3 肝腺瘤伴出血和囊变。A 为 CT 平扫,仅见右前叶和左内叶点状高密度和低密度夹杂;B 为增强动脉期,可见一巨大的明显不均匀强化的病灶,出血和囊变区无强化,包膜呈低密度环影;C 为门静脉期,病灶略高密度,出血和囊变区仍无强化呈低密度

三、MRI 表现

在 T_1WI 上从略低信号到略高信号,T_2WI 上为略高信号,病灶内可含有脂肪、坏死、出血或钙化,因此信号往往不均匀。T_1WI 还可显示病灶的包膜,完整或不完整的低信号带,厚薄不一,和 HCC 的包膜相似。因腺瘤细胞和正常肝细胞一样,因此也可以在所有序列上和正常肝实质的信号一致而不能被发现(图 11-3-4)。Gd-DTPA 动态增强可进一步观察病灶的血供。腺瘤为富血供的肿瘤,增强动脉期有明显强化,但往往不均匀。门静脉期和延迟

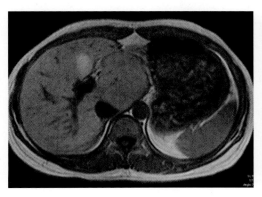
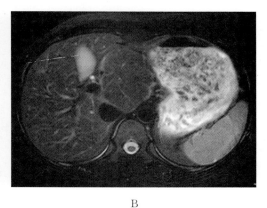

图 11-3-4 肝腺瘤。A 为为 T_1WI,B 为 T_2WI,均显示尾叶增大,但信号和肝实质接近

期可为等低信号或等高信号。其强化方式和 FNH 相似,但腺瘤多有包膜,而 FNH 常出现中心瘢痕。此外,MRI 特异性对比剂的应用有一定帮助(图 11-3-5~7)。

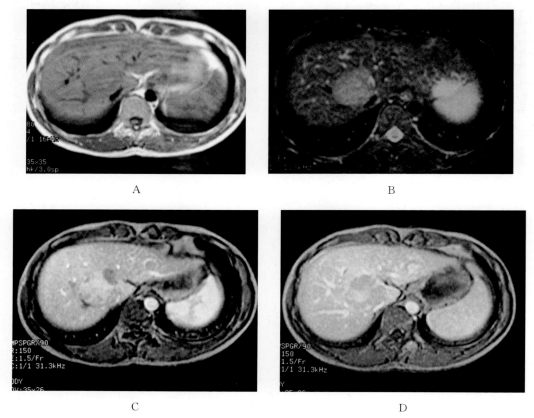

图 11-3-5 肝腺瘤。A 为 T_1WI,示第二肝门区圆形等信号病灶,包膜呈环形低信号带;B 为 T_2WI,病灶为均匀高信号;C 为增强动脉期,病灶有不均匀强化;D 为门静脉期,病灶为不均匀低信号,包膜强化呈环形高信号

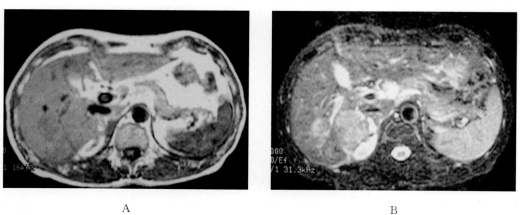

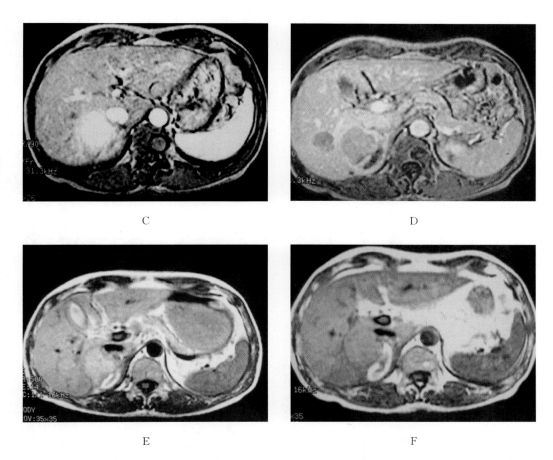

图 11-3-6 肝腺瘤伴出血,和图 11-3-1 为同一病例。A 为 T_1WI,示病灶呈等信号,其旁可见一略低信号的小病灶,包膜隐约可见,其出血区为不均匀高信号;B 为 T_2WI,两个病灶均为不均匀高信号,包膜下出血为不均匀更高信号;C 为增强动脉期,示大病灶有明显强化;D 为门静脉期,两个病灶均为低信号,包膜强化呈环形高信号;E 为肝细胞特异性对比剂 Mn-DPDP 增强后 30 min 成像,病灶明显强化呈高信号,低信号的包膜显示清楚;F 为 Mn-DPDP 增强后延迟 24 h 成像,病灶呈略高信号

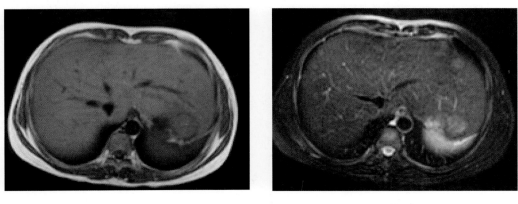

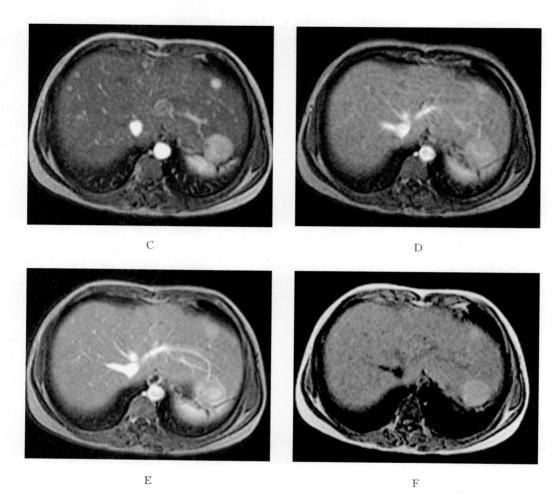

图 11-3-7 肝腺瘤。A 为 T_1WI,示左外叶包膜下两个低信号病灶;B 为 T_2WI,两个病灶均为高信号;C 为莫迪司(Gd-EOB-DTPA)增强动脉期,示病灶有明显强化;D 和 E 为门静脉期和延迟期,两个病灶均持续强化为高信号;F 为增强后 60 min 成像,病灶仍呈高信号。因腺瘤不含胆管,因此 Gd-EOB-DTPA 排泄受阻。和 FNH 相比,后者含胆管,排泄可以正常,但不及正常肝组织(参见图 11-2-9)

第四节 其他良性肿瘤

一、脂肪瘤

脂肪瘤(lipoma)是肝脏少见的良性肿瘤。一般无临床症状,为偶然发现,发病年龄在 24～70 岁之间,男女无差异。病理上为圆形孤立结节,边界清楚,无包膜,也无肝硬化基础。镜下改变和其他软组织的脂肪瘤相同,全由成熟的脂肪细胞构成。

典型的脂肪瘤在 CT 和 MRI 上均易于诊断。CT 平扫病灶为均匀的低密度,边界清楚,测 CT 值为脂肪密度(图 11-4-1)。增强扫描病灶无强化。MRI T_1WI 和 T_2WI 上均为高信号,采用脂肪抑制技术其信号明显下降。

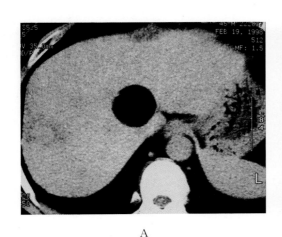
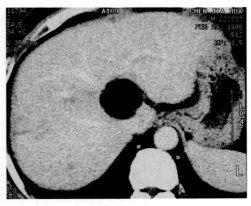

图 11-4-1 脂肪瘤。A 和 B 为 CT 平扫和增强扫描,示病灶为脂肪密度,边界清楚,无强化表现

二、间叶错构瘤

错构瘤是肝脏少见的良性肿瘤,文献报道约 130 多例,名称繁多。1904 年 Albrecht 首次应用"错构瘤"。其病因不明,可能与肝胚胎发育畸形和继发的退行性改变有关。根据其组织来源、组成的组织成分多少,错构瘤可分为两大类:一类来源于内胚层,有肝实质性错构瘤和胆管错构瘤,前者以肝细胞增生为主体,后者以胆管和纤维胶原基质增生为主;另一类来源于中胚层的有间叶错构瘤(mesenchymal hamartoma)和血管性错构瘤,前者以间叶增生为主,后者以血管和纤维组织增生为主。临床上以间叶错构瘤相对多见,从新生儿至老年人均可发病,但 85% 以上发生于 2 岁以内的儿童。一般无临床症状,但肿瘤较大时产生压迫症状,患者有上腹部不适、疼痛,可见到腹部膨隆。病理上肿块为圆形或椭圆形,边缘不规则,大小可在 3~31 cm 之间。肿块无真正的包膜,有时可见到肝脏受压形成的假包膜,与正常肝组织分界清楚。肿瘤多为紫红色囊性肿块,切面呈棕灰色或黄褐色,可见大量的纤维,由中心向外呈放射状,分隔出大小不等的多个囊腔,腔内液体为黄色黏冻样或清亮。

CT 平扫可见病灶较大,呈低密度,为囊实性,并可有蒂。无钙化肿块有多发的腔,根据其内基质成分和蛋白成分的多少,密度变化较大。增强扫描,肿块强化不明显,有时可见到分隔的强化,边界清楚。在 MRI 上表现为信号不均匀的囊性肿块,对囊内间隔的显示 MRI 优于 CT(图 11-4-2)。有学者认为,发生于婴儿的巨大囊性占位有多个囊腔,没有钙化,高度提示间叶性错构瘤。

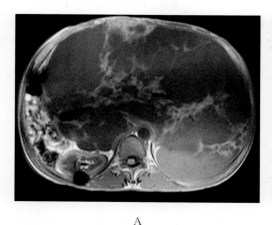
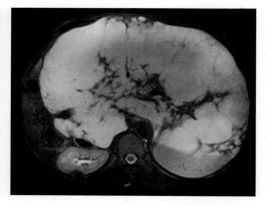
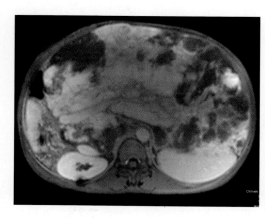

图 11-4-2 间叶错构瘤。A 为 MRI T₁WI，显示肝脏巨大占位向腹腔生长，呈多囊状改变，中心可见略高密度的实性成分和纤维间隔；B 为 MRI T₂WI，显示病灶以囊性信号为主，中心低信号的纤维间隔显示清晰；C 为增强扫描，示病灶实性成分和纤维间隔有强化，囊性成分无强化表现

三、血管平滑肌脂肪瘤

（一）病理和临床表现

血管平滑肌脂肪瘤（angiomyolipoma，AML）是起源于肝脏间叶组织的良性肿瘤，病理上由平滑肌细胞、厚壁血管及脂肪细胞组成。根据脂肪、血管和平滑肌比例的不同又称血管脂肪瘤和髓样脂肪瘤（有造血功能）。病理上 AML 可分为 4 型，混合型最为常见，占 70% 左右，各种成分均存在。脂肪瘤型以脂肪细胞为主，肌瘤型以平滑肌细胞为主。血管瘤型又可分为两种，以厚壁血管为主或以扩张的血窦为主。AML 多见于肾脏，而发生于肝脏的极为少见。其发病机制尚不清楚，女性多见，以右叶居多。也有学者报道，肝脏 AML 和肾脏 AML 可同时存在并伴有结节硬化。大多数患者无明显症状和体征，多由体检发现，因此掌握其影像学表现是非常重要的，可酌情避免不必要的手术，因其无恶变倾向。

（二）CT 和 MRI 表现

因 AML 组成成分的比例各不相同，其 CT 表现也多种多样。含脂肪成分多的 AML 其CT 表现和单纯型脂肪瘤相似（图 11-4-3），而含血管及平滑肌成分多的肿瘤，多为富血供的肿瘤。脂肪成分的存在是 AML 的特征之一，但病灶内脂肪组织的含量有很大差异（5%～

90%)。含量少的 CT 和 MRI 不易显示,而有些 AML 根本不含脂肪。含有脂肪成分者也会误诊为肝癌伴脂肪变性。病理上 AML 中的脂肪为成熟的脂肪细胞,可伴有空泡变性,而肝癌中的脂肪为肝细胞的脂肪变性,两者在病理上易于鉴别,但在 CT 上两者的鉴别有一定难度。肝硬化背景,包膜的显示以及脂肪比例均有助于鉴别。MRI 显示脂肪成分比 CT 更敏感,其中的脂肪成分表现为 T_1WI 上高信号,加用脂肪抑制后,病灶的信号下降。采用 FSE T_2WI 加脂肪抑制后病灶内脂肪信号强度也有下降(图 11-4-4)。AML 可伴有出血,平扫可呈高密度。增强扫描动脉期,绝大多数病灶明显强化,多为不均匀强化。中心血管影的显示高度提示 AML 的诊断。严福华等报道的一组 12 个病例中,9 个病灶可显示中心血管影,呈粗大或扭曲细小的血管影,特别是脂肪成分中见到血管影更具诊断意义。增强晚期病灶的表现也多种多样,和其病理分型有关。混合型、肌瘤型和血窦扩张型的 AML 可有持续强化,呈略高密度或略低密度,也可显示血管影。以厚壁血管为主的则表现为低密度,因血管内的对比剂已排泄。此型的强化方式和 HCC 一致,中心血管影的显示对两者的鉴别有帮助(图 11-4-5~7)。

MRI 可做多个序列的扫描,对血管的显示也比 CT 敏感,SE 序列 T_1WI 上表现为病灶内的流空信号,T_2WI 上多为高信号,因慢血流所致。有些病灶含扩张的血窦,在 T_2WI 上也有"亮灯征"的表现,不易和血管瘤鉴别,但血管瘤病灶中没有血管的显示。另外,MRI 动态增强扫描中 AML 的表现和 CT 多期扫描一致(图 11-4-8)。

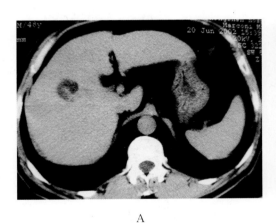

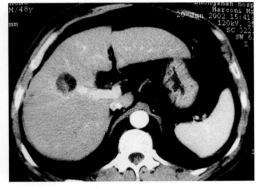

A   B

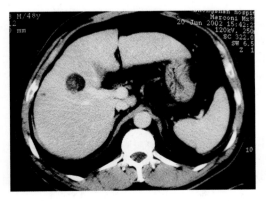

C

图 11-4-3 血管平滑肌脂肪瘤。A 为 CT 平扫,示右前叶低密度灶,脂肪成分为主,边界清楚;B 为增强动脉期,病灶内软组织成分有强化而脂肪无强化;C 为门静脉期,病灶为不均匀低密度

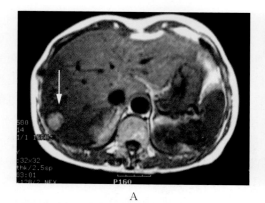
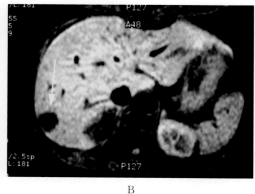
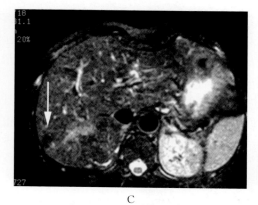

图 11-4-4　血管平滑肌脂肪瘤。A 为 SE T_1WI，示右后叶高信号灶，边界清楚（箭头）；B 和 C 为 T_1WI 和 T_2WI 加脂肪抑制，病灶均为低信号（箭头）

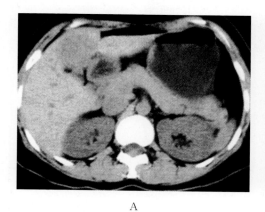
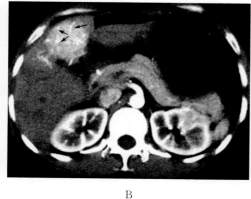
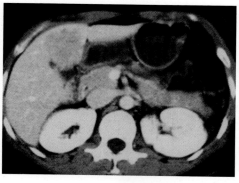

图 11-4-5　血管平滑肌脂肪瘤。A 为 CT 平扫，示左内叶低密度灶，边界清楚；B 为增强动脉期，病灶明显强化，其中可见多发细小扭曲的血管影（箭头）；C 为门静脉期，病灶为低密度，边界清楚

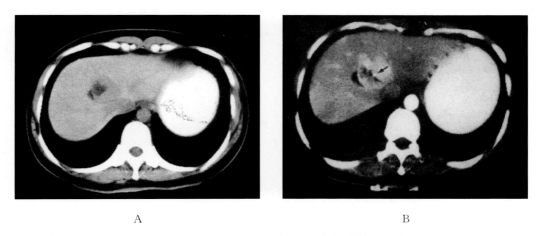

图 11-4-6 血管平滑肌脂肪瘤。A 为 CT 平扫,示右前叶混杂密度灶,边界不清楚;B 为增强动脉期,病灶强化不均匀,脂肪中可见到血管影(箭头);C 为门静脉期,病灶为不均匀低密度,边界不清

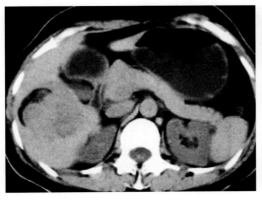

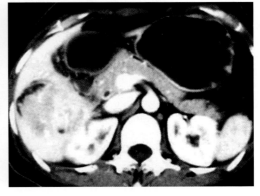

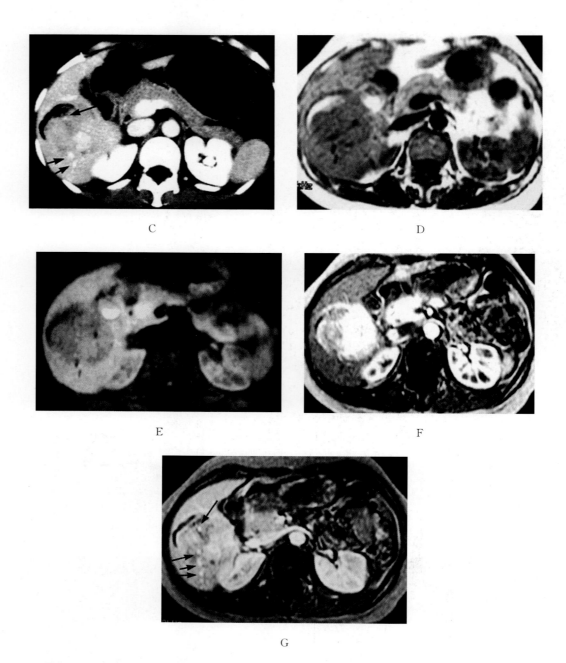

图 11-4-7 血管平滑肌脂肪瘤。A 为 CT 平扫,示右后叶低密度灶,周边月牙形脂肪为更低密度;B 为 CT 增强动脉期,病灶实质部分强化不均匀,其中可见到血管影,而周边脂肪无强化;C 为门静脉期,病灶实质部分强化程度下降为略高密度,其中血管影显示更清楚(箭头);D 为 SE T_1WI,示病灶实质部分为低信号,内见点状流空血管,周边月牙形脂肪呈高信号;E 为 T_1WI 加脂肪抑制,脂肪信号明显下降为低信号;F 和 G 为 MRI 增强动脉期和门静脉期,强化表现和 CT 增强所见一致,特别是门静脉期显示病灶实质内的血管更加清晰(箭头)

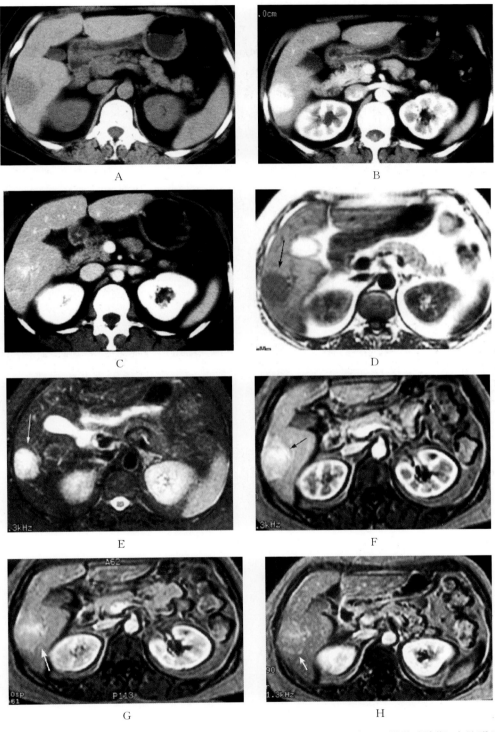

图 11-4-8 血管平滑肌脂肪瘤。A 为 CT 平扫,示右后叶低密度灶;B 为 CT 增强动脉期,病灶明显强化;C 为门静脉期病灶为不均匀略低密度,边界不清,术前 CT 诊断为 FNH;D 为 SE T_1WI,病灶呈低信号(箭头);E 为 T_2WI,病灶为明显高信号,呈"亮灯征"(箭头);F 为 MRI 增强动脉期,病灶明显强化,其中可见粗大的血管影(箭头);G 和 H 为门静脉期和延迟期,病灶仍为略高信号,血管影仍可见(箭头)

四、肝胆管囊腺瘤

肝胆管囊腺瘤(hepatobiliary cystadenomas)是发生于肝脏胆管上皮的多房囊性肿瘤,囊腔内衬单层立方上皮或无纤毛的柱状上皮。其组织学类型有以下 3 种:①含间叶性间质的肝胆管囊腺瘤;②无间叶性间质的肝胆管囊腺瘤;③胆管内息肉状肝胆囊腺瘤。女性的肝胆囊腺瘤常含间叶性间质,男性的肝胆囊腺瘤均不同程度缺乏间叶性间质,且囊腔内衬的上皮细胞胞质呈嗜酸性改变。这 3 种肝胆囊腺瘤均可发生恶变,以第 3 种最为常见。

肝胆管囊腺瘤非常少见。临床症状主要表现为腹部不适、腹痛、黄疸、腹腔包块等。CT 上的表现有一定的特征性。平扫时病灶为低密度,有时可显示其中的分隔和壁结节。增强后分隔和壁结节有强化表现,在低密度无强化的囊液衬托下,显示得更加清楚(图 11-4-9,10)。MRI 对该病的诊断也很有价值。T_1WI 上病灶呈低信号,如有出血,可见高信号区;T_2WI 上病灶为极高信号,其中的软组织成分为中等高信号,而分隔为低信号,与高信号的囊液对比明显,极易显示。肝内胆管的扩张也较为常见。MRI 增强扫描的强化方式和 CT 所见一致(图 11-4-11)。如囊内软组织成分较多,分隔不规则,壁结节较大,应考虑恶变可能。上述影像学表现需与肝包虫病和肝脓肿相鉴别。

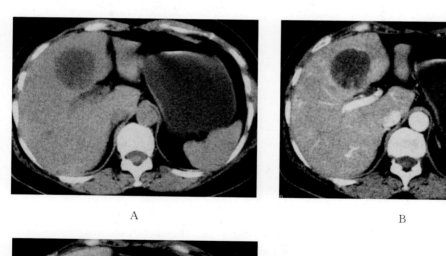
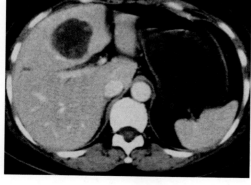

图 11-4-9 肝脏胆管囊腺瘤。A 为 CT 平扫,见左内叶低密度病灶,边界不清;B 和 C 为增强动脉期和门静脉期,病灶内壁结节有轻度强化,病灶边界显示清楚

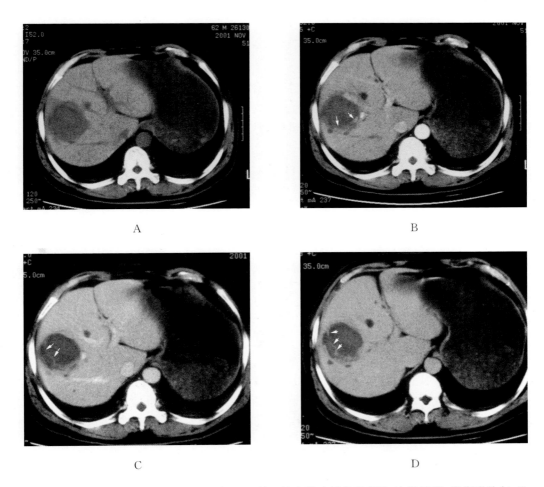

图 11-4-10 肝脏胆管囊腺瘤。A 为 CT 平扫,见右前叶低密度病灶,边界清楚,密度尚均匀;B 为增强动脉期,病灶内见壁结节强化(箭头),囊液无强化;C 和 D 为增强门静脉期和延迟期,病灶内分隔有轻度强化,显示清楚(箭头)

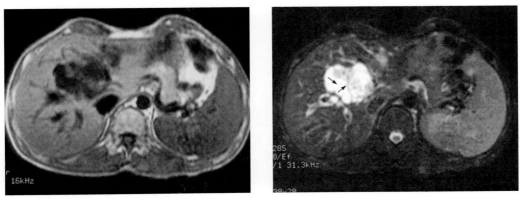

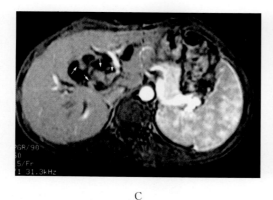
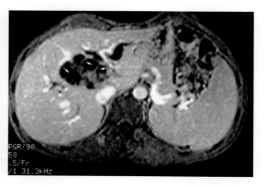

C　　　　　　　　　　　　　　　　　　D

图 11-4-11　肝脏胆管囊腺瘤。A 为 T_1WI，见右前叶及左内叶交界处低信号病灶，边界清楚，信号不均匀，肝内胆管扩张呈条状低信号；B 为 T_2WI，病灶呈不均匀高信号，囊液呈极高信号，软组织成分呈中等高信号，间隔（箭头）呈线状低信号；C 为增强动脉期，病灶内及病灶边缘见结节状强化（箭头），囊液无强化，肝内胆管扩张显示清晰；D 为增强门静脉期，病灶内分隔有轻度强化，显示清楚（箭头）

第五节　肝 囊 肿

根据不同的病因，肝囊肿（hepatic cyst）分为 3 种，寄生虫性肝囊肿、先天性或发育异常引起的肝囊肿和继发性肝囊肿。临床和影像诊断的其他病因引起的肝囊肿样病变还包括脓肿吸收、肿瘤坏死和肝损伤后囊肿。这些囊肿样病变因囊腔内表面无上皮细胞衬覆而被称为假囊肿。在临床病理实际工作中，由于取材的局限性和分类标准的不同，要明确囊肿的病因和类型是比较困难的。肝囊肿的类型及病理诊断要点见表 11-5-1。

表 11-5-1　肝囊肿分型

类　型	组织学表现
1. 寄生虫性	厚纤维性囊壁，囊内见特异性虫体物质
2. 先天性或发育异常性	
（1）孤立性（非寄生虫性）囊肿	囊腔内衬单层立方上皮、柱状上皮或间皮
（2）胆管错构瘤	纤维组织与小迷走胆管混杂
（3）先天性肝纤维化	大量的胆管错构瘤和纤维组织交错排列
（4）肝多囊病	肝内多发囊肿（直径>1 cm）伴胆管错构瘤病
（5）胆总管囊肿（肝内型）	肝内大胆管扩张
3. 来源未明的肝囊肿	
（1）女性肝胆管囊腺瘤	见胆管上皮伴间叶性间质增生
（2）男性肝胆管囊腺瘤	见胆管上皮不伴间叶性间质增生，上皮嗜酸性变

本节主要讨论的是肝脏真性（上皮源性）和非寄生虫性囊肿，分为孤立性囊肿和多囊病性囊肿两类，都由小胆管丛扩张演变而成，囊壁衬以分泌的上皮细胞，病理上无法区别。

孤立性肝囊肿可为单个或多个（一般少于10个），一般无临床症状，但巨大囊肿可压迫肝脏和邻近脏器，产生相应症状，如上腹部不适、恶心或疼痛等。少见的并发症有出血、感染和破裂。

在CT图像上无并发症的囊肿一般为球形，边界清楚，密度均匀，呈水样密度。增强扫描无强化表现，在强化的肝实质的衬托下，边界显示更加清楚。囊壁一般不易显示（图11-5-1）。囊肿伴感染时，边界变模糊，内容物密度增高且不均匀，壁增厚（图11-5-2）。有时其CT表现和肝脓肿相似，不易区别。但囊肿伴感染经治疗后囊肿仍存在，以此可和肝脓肿鉴别。

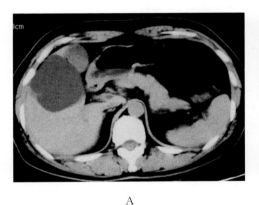
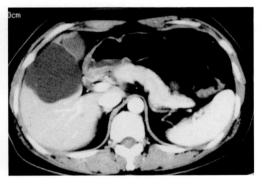

A　　　　　　　　　　　　B

图11-5-1 肝囊肿。A和B为CT平扫和增强扫描，示肝内水样低密度病灶，边界清楚，密度均匀，无强化

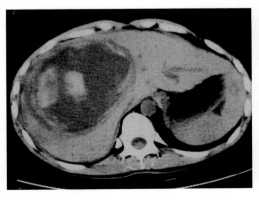
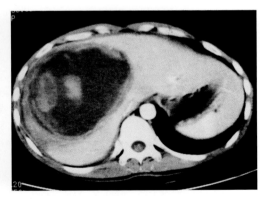

A　　　　　　　　　　　　B

图11-5-2 肝囊肿伴感染、出血。A为CT平扫，肝内巨大占位灶，壁增厚且不光整，周边可见窄带状和片状的低密度水肿，内容物密度增高且可见高密度的出血区；B为增强扫描，示病灶壁有强化，囊内容物无强化

多囊肝和先天性肝纤维化常合并存在，其中有3个亚型：一类以肝纤维化为主，囊肿很小，肉眼难以观察到，影像学上也不能显示；另一类则以囊肿为主，纤维化不明显；再一类就是Caroli病，又称肝内型胆总管囊肿，同样伴程度不一的肝纤维化改变。多囊肝可单独出现，但往往和多囊肾或多囊胰同时存在。表现为弥漫的、大小不一的囊肿，仅存少量的正常肝实质。个别病例可合并出血、破裂甚至恶变（图11-5-3）。这种类型的多囊肝不伴有明显的肝纤维化。

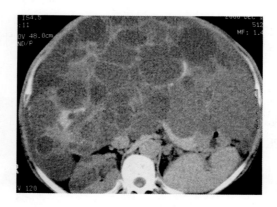

图11-5-3 多囊肝。CT平扫示肝脏体积明显增大，可见弥漫的、大小不一的囊肿，仅存少量的正常肝实质

（严福华　周康荣）

参考文献

1. 徐鹏举,严福华.肝脏血管瘤的不常见CT和MRI表现.放射学实践,2009,24:364
2. 严福华,周康荣.肝脏局灶型结节增生(FNH):螺旋CT多期扫描中的表现.临床放射学杂志,1999,18:468～472
3. 严福华.肝血管瘤的影像学诊断.中国实用外科学杂志,2003,23:324
4. 严福华,曾蒙苏,周康荣等.肝脏血管平滑肌脂肪瘤的CT及MR征象分析.中华放射学杂志,2001,35:821～824
5. Balci NC, Akinci A, Akun E, et al. Hepatic angiomyolipoma: demonstration by out of phase MRI. Clin Imaging, 2002, 26:418～420
6. Basaran C, Karcaaltincaba M, Akata D, et al. Fat-containing lesions of the liver: cross-sectional imaging findings with emphasis on MRI. AJR, 2005, 184:1103～1110
7. Ba-Ssalamah A, Schima W, Schmook MT, et al. Atypical focal nodular hyperplasia of the liver: imaging features of nonspecific and liver-specific MR contrast agents. AJR, 2002, 179:1447～1456
8. Ba-Ssalamah A, Uffmann M, Saini S, et al. Clinical value of MRI liver-specific contrast agents: a tailored examination for a confident non-invasive diagnosis of focal liver lesions. Eur Radiol, 2009, 19:342～357
9. Blachar A, Federle MP, Ferris JV, et al. Radiologists' performance in the diagnosis of liver tumors with

central scars by using specific CT criteria. Radiology, 2002,223:532~539
10. Bonney GK, Gomez D, Al-Mukhtar A, et al. Indication for treatment and long-term outcome of focal nodular hyperplasia. HPB (Oxford), 2007,9:368~372
11. Brancatelli G, Federle MP, Katyal S, et al Hemodynamic characterization of focal nodular hyperplasia using three-dimensional volume-rendered multidetector CT angiography. AJR, 2002,179:81~85
12. Cha EY, Kim KW, Choi YJ, et al. Multicystic cavernous haemangioma of the liver: ultrasonography, CT, MR appearances and pathological correlation. Br J Radiol, 2008,81:e37~e39
13. Choi BY, Nguyen MH. The diagnosis and management of benign hepatic tumors. J Clin Gastroenterol, 2005,39:401~412
14. Furlan A, van der Windt DJ, Nalesnik MA, et al. Multiple hepatic adenomas associated with liver steatosis at CT and MRI: a case-control study. AJR, 2008,191:1430~1435
15. Grazioli L, Federle MP, Brancatelli G, et al. Hepatic adenomas: imaging and pathologic findings. Radiographics, 2001,21:877~892
16. Heyer C, Weitkaemper A, Teig N, et al. Hepatic mesenchymal hamartoma in a preterm newborn: demonstration by low-dose multidetector CT. Acta Paediatr, 2007,96:1538~1542
17. Högemann D, Flemming P, Kreipe H, et al. Correlation of MRI and CT findings with histopathology in hepatic angiomyolipoma. Eur Radiol, 2001,11:1389~1395
18. Horton KM, Bluemke DA, Hruban RH, et al. CT and MR imaging of benign hepatic and biliary tumors. Radiographics, 1999,19:431~451
19. Huppertz A, Haraida S, Kraus A, et al. Enhancement of focal liver lesions at gadoxetic acid-enhanced MR imaging: correlation with histopathologic findings and spiral CT — initial observations. Radiology, 2005,234:468~478
20. Hussain SM, Terkivatan T, Zondervan PE, et al. Focal nodular hyperplasia: findings at state-of-the-art MR imaging, US, CT, and pathological analysis. Radiographics, 2004,24:3~17
21. Ichikawa T, Federle MP, Grazioli L, et al. Hepatocellular adenoma: multiphasic CT and histopathologic findings in 25 patients. Radiology, 2000,214:861~868
22. Jang HJ, Kim TK, Lim HK, et al. Hepatic hemangioma: atypical appearances on CT, MR imaging, and sonography. AJR, 2003,180:135~141
23. Jang HJ, Yu H, Kim TK. Contrast-enhanced ultrasound in the detection and characterization of liver tumors. Cancer Imaging, 2009,9:96~103
24. JJeon TY, Kim SH, Lim HK, et al. Assessment of triple-phase CT findings for the differentiation of fat-deficient hepatic angiomyolipoma from hepatocellular carcinoma in non-cirrhotic liver. Eur J Radiol, 2010,73:601~606
25. Ji Y, Zhu X, Xu J, et al. Hepatic angiomyolipoma: a clinicopathologic study of 10 cases. Chin Med J (Engl), 2001,114:280~285
26. Kim SH, Kim WS, Cheon JE, et al. Radiological spectrum of hepatic mesenchymal hamartoma in children. Korean J Radiol, 2007,8:498~505
27. Layer G, Bohrer M. Diagnostic radiology of liver tumors. Part 1: General disease aspects and radiological procedures. Radiologe,2007,47:819~829
28. Lim AK, Patel N, Gedroyc WM, et al. Hepatocellular adenoma: diagnostic difficulties and novel imaging techniques. Br J Radiol, 2002,75:695~699
29. Low SC, Peh WC, Muttarak M, et al. Imaging features of hepatic angiomyolipomas. J Med Imaging Radiat Oncol, 2008,52:118~123
30. Murray JD, Ricketts RR. Mesenchymal hamartoma of the liver. Am Surg, 1998,64:1097~1103
31. Ren N, Qin LX, Tang ZY, et al. Diagnosis and treatment of hepatic angiomyolipoma in 26 cases. World

J Gastroenterol, 2003, 9:1856~1858
32. Sandulescu L, Saftoiu A, Dumitrescu D, et al. Real-time contrast-enhanced and real-time virtual sonography in the assessment of benign liver lesions. J Gastrointestin Liver Dis, 2008, 17:475~478
33. Ulu EM, Uyuşur A, Ekici Y, et al. Multidetector CT findings of spontaneous rupture of hepatic adenoma in a patient with hepatic adenomatosis. Diagn Interv Radiol, 2009, 15:135~138
34. Van Beers B, Horsmans Y, Sempoux C. Multidetector CT and MRI of benign liver tumors. J Radiol, 2003, 84:445~456
35. Winterer JT, Kotter E, Ghanem N, et al. Detection and characterization of benign focal liver lesions with multislice CT. Eur Radiol, 2006, 16:2427~2443
36. Yan F, Zeng M, Zhou K, et al. Hepatic angiomyolipoma: various appearances on two-phase contrast scanning of spiral CT. Eur J Radiol, 2002, 41:12~18
37. Yan FH, Zeng MS, Zhou KR. Role and pitfalls of hepatic helical multi-phase CT scanning in differential diagnosis of small hemangioma and small hepatocellular carcinoma. World J Gastroenterol, 1998, 4:343~347

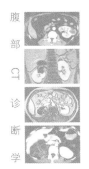

第十二章 肝脏非肿瘤性占位性病变

第一节 炎性假瘤

炎性假瘤(inflammatory pseudotumor)为肝脏少见的良性病变。以往其误诊率极高,达90%以上。随着影像技术的不断发展,特别是MRI的广泛应用,人们对该病的认识也不断深入。炎性假瘤是各种致炎因子引起的肝脏局部组织炎性细胞浸润和纤维组织增生为病理特征的肿瘤样病变。肝脏炎性假瘤的确切病因尚不清楚,有人认为与感染有关,也有人认为与自身免疫性疾病有关。

一、临床和病理表现

炎性假瘤可发生于任何年龄,以中年人多见,男女均可发病。一般无症状,少数可有低热、右上腹痛等症状。甲胎蛋白(AFP)多为阴性,少数病例可有AFP升高,可能与炎性假瘤刺激肝细胞增生或伴有活动性肝病有关。肝功能多为正常,HBsAg多为阴性。

大体病理上炎性假瘤为圆形、椭圆形或不规则的肿块,有较为完整的包膜,为实质性,质地韧。切面光滑平坦,多为黄色。病灶内以慢性炎症细胞如浆细胞、淋巴细胞、泡沫样组织及嗜酸性粒细胞的浸润为主,病灶周围可见纤维组织增生。整个肝脏通常无肝硬化,位于肝表面的炎性假瘤可与腹壁、膈肌或周围脏器有炎性粘连。炎性假瘤的肿块可以自行消退或保持不变,有时可在病变的不同时期其病理成分也有所不同,而且大小也可有变化。

二、CT表现

以往多数学者认为,炎性假瘤的CT表现无特征性,术前往往误诊。随着螺旋CT的广泛应用和MRI检查技术的不断完善以及经验的积累,人们对其也有了进一步深入的认识,诊断准确性有了明显提高。平扫时病灶形态各种各样,圆形、葫芦形、三叶草形或不规则形,边界往往不清楚。有些病灶平扫时为等密度而不能被发现。炎性假瘤病灶可为多发的，也可相互融合。增强动脉期，因绝大多数病灶是少血供的，无强化表现，仍呈低密度，边界仍不清。偶有少数病灶增强早期有轻度强化。门静脉期扫描，病灶常常有强化表现，形态各异，周边环状强化最为常见，占90%以上（图12-1-1），其他可有核心样强化、偏心结节状强化、纤维间隔的强化等，可交叉出现（图12-1-2,3）。另外，增强后病灶范围较平扫或动脉期扫描时相对缩小一些，边界更加清楚。据病理对照研究表明，病灶边缘的纤维包膜强化可以和肝实质的密度一致，衬托出病灶的边界显得清楚。延迟期扫描对炎性假瘤的诊断和鉴别诊断有一定的帮助。此时病灶仍可见到周边环形强化或偏心结节状强化，有极少数病灶也可成为等密度。在病理上表明延迟期时对比剂由血管内渗透到血管外间隙并聚集在肿块的纤维组织中。炎性假瘤在螺旋CT上的表现虽有一定的特点，结合临床资料及其他影像学检查一般可提示本病诊断，但须与其他肝脏占位性病变相鉴别。对不典型病例，行穿刺活检可减少不必要的手术。

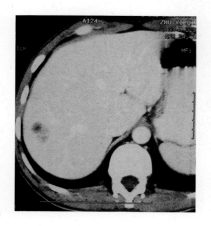

图12-1-1 炎性假瘤。增强门静脉期扫描示病灶形态不规则，密度不均匀，周边环形强化

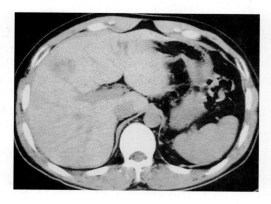

A

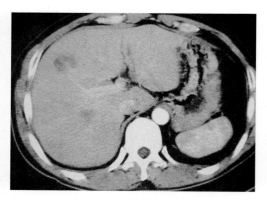

B

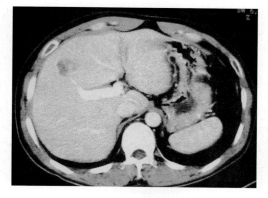

C

图12-1-2 炎性假瘤。A为平扫，示左内叶略低密度灶，边界不清，密度不均匀；B为增强动脉期，病灶强化不明显；C为增强门静脉期扫描，示病灶边缘环形强化和病灶内结节状强化

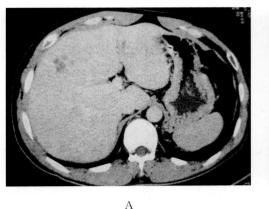
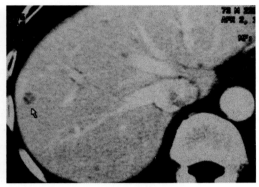

图 12-1-3 炎性假瘤。A～C 为不同病例，增强门静脉期扫描均显示病灶形态不规则，内见分隔强化

肝脏炎性假瘤有其特定的病理定义，不能与凝固坏死、液化坏死和干酪坏死等特异性、非特异性炎症混淆。

三、MRI 表现

MRI 对该病的诊断有很大价值。T_1WI 上病灶多为略低或等信号，检出率低。在 T_2WI 上表现为偏高信号，与炎性细胞浸润含水量增多有关。如病灶内混有少量凝固性坏死或液化坏死，则信号不均匀。病灶内也可有纤维分隔，但 SE 序列对纤维分隔的显示不及动态增强序列敏感。动态增强扫描的早期，因炎性假瘤为少血供，一般无强化表现，偶有少数病灶可表现为轻度的早期强化。增强早期病灶边界仍不清楚。肝脏增强峰值期及晚期，病灶常有强化表现，与 CT 增强所见一致，以周边环形强化为主，也可出现偏心结节状强化、中心核心样强化及分隔强化等（图 12-1-4）。

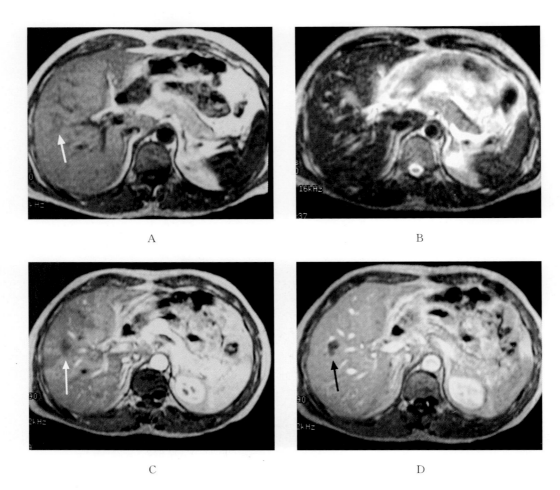

图 12-1-4 炎性假瘤。A 为 T_1WI，示肝内病灶为略低信号（箭头）；B 为 T_2WI，未能发现病灶；C 为增强动脉期，病灶无强化（箭头）；D 为门静脉期，示病灶边缘强化和偏心结节状强化（箭头）

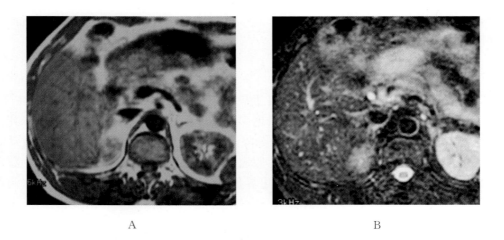

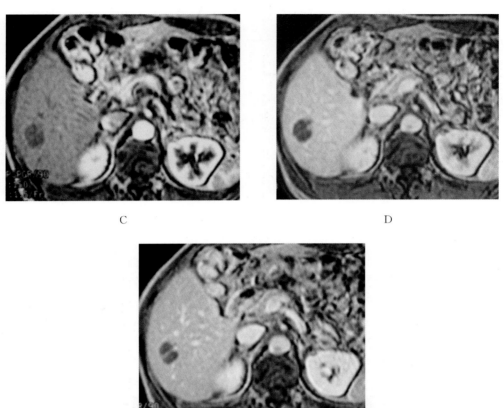

图 12-1-5 炎性假瘤。A 和 B 分别为 T_1WI 和 T_2WI,均未能发现病灶;C 为增强动脉期,见右后叶一低信号无强化病灶;D 和 E 分别为门静脉期和延迟期,显示病灶边缘强化和内部分隔强化,边界清楚

四、鉴别诊断

1. 肝细胞性肝癌(HCC) 富血供的 HCC 早期强化明显,门静脉期和延迟期强化程度明显降低,两者易于鉴别。如无典型表现,即周边环形强化、偏心结节状强化、中心核心样强化及分隔强化等,则和炎性假瘤的鉴别有一定难度。T_2WI 最具鉴别诊断价值,HCC 多为高信号,而炎性假瘤多为等信号或低信号中夹杂少许高信号。另外,结合病史,如 HCC 多有肝炎、肝硬化病史,AFP 多为阳性等有助于鉴别。

2. 胆管细胞癌 两者的强化方式有交叉重叠。但胆管细胞癌好发于左叶,病灶多为单发,较大,病灶内或周边常可见到扩张的胆管,病灶内因大片坏死液化多见因而在 T_2WI 上多为不均匀的高信号。病灶无纤维包膜形成。

3. 转移性肝癌 大多数转移性肝癌为少血供病灶,因增强后以边缘强化为特征,也需和炎性假瘤鉴别。转移性肝癌多有原发肿瘤病史,病灶常为多发,大小不一。典型病例有"牛眼征"出现。MRI T_1WI 上转移灶多为低信号,而 T_2WI 上多为高信号。

4. 血管瘤　炎性假瘤增强后偏心结节状强化和中心核心样强化易与血管瘤混淆。但炎性假瘤病灶随时间延长始终无充填改变。MRI T_2WI 上血管瘤有"亮灯征"的表现具鉴别诊断价值。

五、影像学比较

US 可发现病灶，但定性较难，因其 US 表现无特征性。螺旋 CT 多期扫描可反映炎性假瘤的一些特征，有较大的诊断价值。MRI SE 序列结合动态增强扫描，无论在病灶检出和定性方面均优于 CT。

第二节　发育不良结节

近年来，随着 HCC 高危人群的确立以及影像技术的发展，在慢性肝炎和肝硬化病人的随访中，肝内小结节的检出率明显增加，使得肝切除的机会亦随之增加。而通过肝切除标本的仔细研究发现，有时可见无明确癌特征的小结节性病变，已有较多的研究证明，这些病变和肝癌的发生关系密切，被认为是癌前期病变。有关的名词复杂而繁多，如腺瘤样增生、结节性增生、巨大再生结节（macroregenerative nodule，MRN）、腺瘤增生性结节和肝细胞假瘤等，这些混乱的名词使不少研究之间无法比较。最近文献统一命名为退变结节或发育不良结节（dysplastic nodule，DN）。

病理上被定义为结节性肝细胞再生，直径至少 1 cm 伴有肝细胞的变性而无恶性征象。大体上，退变结节和有肝硬化或无肝硬化的肝实质分界清楚，质地软，切面膨胀。有时可见到不完整的包膜。退变结节有低分化和高分化之分，低分化的 DN 肝细胞有轻度不典型增生，而高分化的 DN 核浆比高，核浓聚，细胞膜增厚。在高分化的 DN 中未见到 HCC 的恶性征象。许多文献都报道高分化的 DN 和 HCC 的关系更加密切。HCC 切除标本中 20% 合并 DN，40% DN 包含癌结节，DN 的癌变率为第一年 22%，第二年 50%，第三年 80%。

CT 对 DN 的发现和定性均较为困难，CT 上因 DN 的血供差异，其表现也各不相同。典型的表现为平扫显示等或高密度，增强扫描动脉期强化不明显，门静脉期和延迟期逐渐有强化而呈等或略低密度（图 12-2-1）。有些病灶动脉血供丰富，早期强化明显，和 HCC 的表现一致，但门静脉期和延迟期多为等密度（图 12-2-2）。MRI 检查有较大价值。T_2WI 上 66% 的 DN 为低信号，27% 为等信号，T_1WI 几乎所有的 DN 均为高信号，此种信号改变有一定的特征性，但有时和高分化的 HCC 不易鉴别（图 12-2-3）。有时 DN 在 T_2WI 上可见到低信号区中有高信号结节，所谓结中结，提示已有癌变。增强扫描可进一步提供诊断依据，增强早期 DN 一般无强化表现，而增强晚期 DN 有强化，和肝实质信号一致或略高。如增强早期 DN 的一部分或结中结出现明显强化，则高度提示癌变（图 12-2-4，5）。

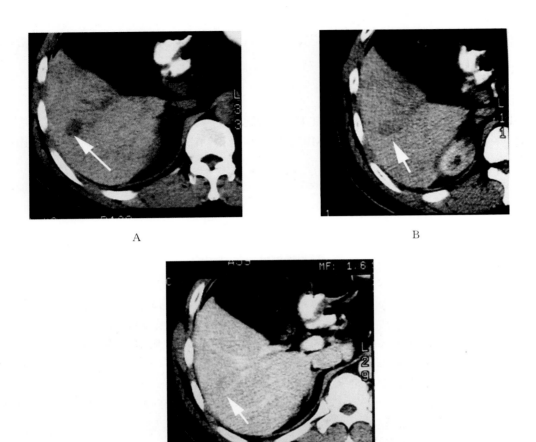

图12-2-1 手术证实的发育不良结节。A 为 CT 平扫,肝右后叶见低密度灶(箭头);B 为增强动脉期,病灶强化不明显,仍为低密度(箭头);C 为门静脉期,病灶有强化,示等密度或低密度,边界不清(箭头)

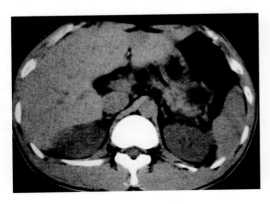

A

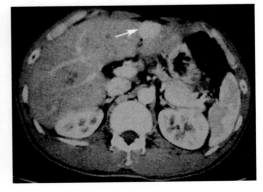

B

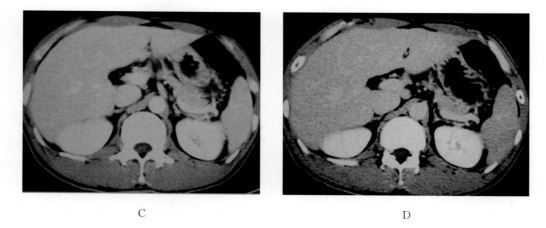

图 12-2-2　手术证实的发育不良结节。A 为平扫,肝左外叶包膜下见略低密度灶,边界不清;B 为增强动脉期,病灶强化明显为均匀高密度(箭头);C 和 D 为门静脉期和延迟期,病灶为等密度,边界不清

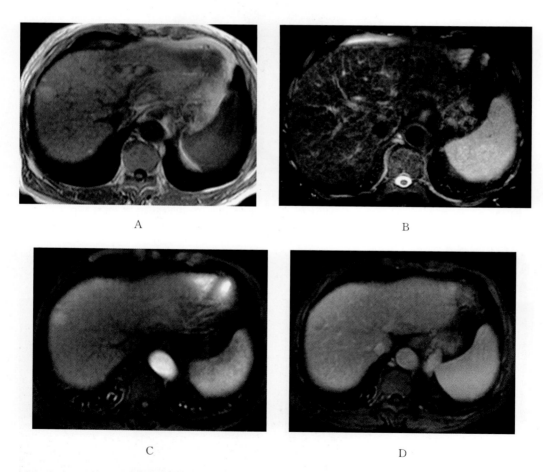

图 12-2-3　手术证实的发育不良结节。A 为 MRI T_1WI,见右前叶包膜下一高信号灶;B 为 MRI T_2WI,病灶为等信号;C 为 MRI 增强动脉期,病灶仍为高信号,无法确定是否有强化;D 为门静脉期,病灶为略低信号,周边见环形强化的包膜

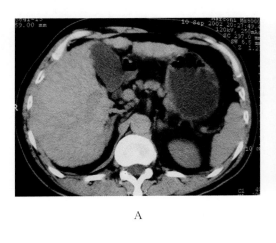

A

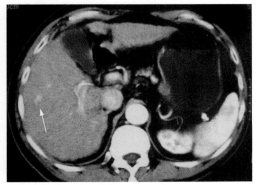

B

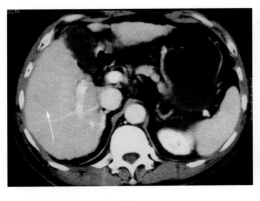

C

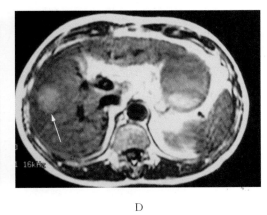

D

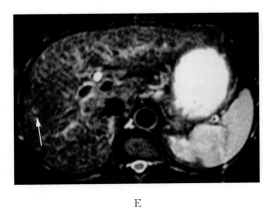

E

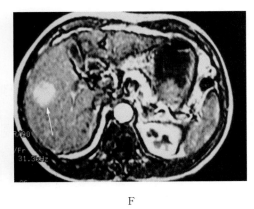

F

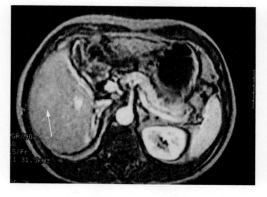
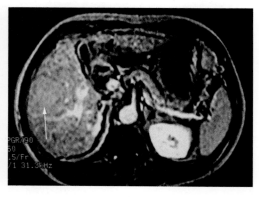

G　　　　　　　　　　　　　　　　H

图 12-2-4　手术证实的发育不良结节伴癌变。A 为 CT 平扫,肝内未见异常密度灶;B 为增强动脉期,见一小点状强化区(箭头);C 为门静脉期,病灶为等低密度,边界不清(箭头);D 为 MRI T_1WI,见右后叶一较大的高信号灶(箭头);E 为 MRI T_2WI,病灶为低信号,其中可见点状的高信号区,和 CT 动脉期强化区域一致(箭头);F 为 MRI 增强动脉期,病灶仍为高信号,无法确定是否有强化(箭头);G 和 H 为门静脉期和延迟期,病灶为略高信号,边界不清(箭头)。说明: T_1WI 高信号、T_2WI 低信号为发育不良结节典型表现。T_2WI 低信号中的高信号结节,加上动脉期明显强化为发育不良结节癌变结节之典型表现

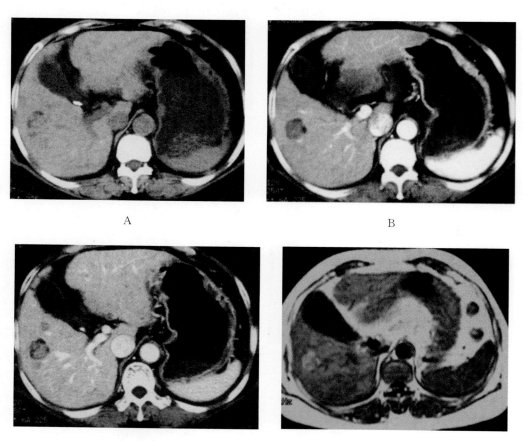

A　　　　　　　　　　　　　　　　B

C　　　　　　　　　　　　　　　　D

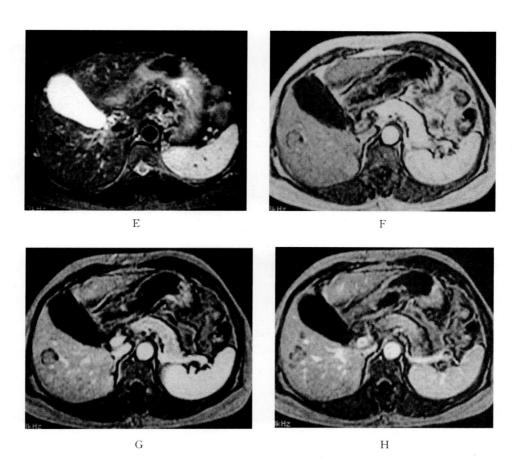

图 12-2-5 手术证实的发育不良结节伴癌变。A 为 CT 平扫,肝右后叶见一等密度灶,病灶周边见弧形的脂肪密度;B 和 C 为增强动脉期和门静脉期,病灶强化不明显,为等低密度,边界清,周边弧形脂肪密度显示清楚;D 为 MRI T_1WI,病灶为高信号;E 为 MRI T_2WI,病灶为低信号,其中可见点状的高信号;F~H 为 MRI 增强动脉期门静脉期和延迟期,病灶表现和 CT 增强所见一致

各种影像学检查技术对 DN 血供的研究有助于鉴别良、恶性。其血供特点和 HCC 的发生、发展有密切关系。一般认为 DN 中腺瘤样增生(adenomatous hyperplasia,AH)结节由肝动脉和门静脉供血;非典型腺瘤样增生(atypical adenomatous hyperplasia,AAH)动脉供血不变,而门静脉供血减少;HCC 主要由动脉供血而门静脉供血较少,提示 DN 从良性转变至 HCC 时,即随着恶性程度的增加,动脉供血不断增加而门静脉供血不断减少。前者可能是异常动脉增多而后者可能是门静脉结构减少的结果。除了 SE 序列上信号特点以及 CT、MRI 动态增强血供特点可供鉴别外,肝脏 MRI 特异性对比剂超顺磁性氧化铁(SPIO)也有鉴别意义。因此,以下征象提示 DN 恶变可能:T_1WI 信号减低,T_2WI 信号增高("结中结");结节内出现脂肪化生;血供由门静脉供血为主转变为动脉供血为主;病灶内出现动脉期强化的结节;Kupffer 细胞数量和功能减低,摄取 SPIO 能力下降;结节直径>3 cm;出现假包膜;病灶进行性增大。尽管如此,目前的技术包括病理对 DN 以及从 DN 到早癌演变过程的鉴别仍有困难。免疫组化、分子基因病理以及微循环的研究也许更有帮助。

(严福华 周康荣)

参考文献

1. 张佳佳. 退变结节的病理学改变及影像学表现. 实用放射学杂志, 2005, 21:88～91
2. Choi BI, Han JK, Hong SH, et al. Dysplastic nodules of the liver: imaging findings. Abdom Imaging, 1999, 24:250～257
3. Fukuya T, Honda H, Matsumata T, et al. Diagnosis of inflammatory pseudotumor of the liver: value of CT. AJR, 1994, 163:1087～1091
4. Kobayashi M, Ikeda K, Hosaka T, et al. Dysplastic nodules frequently develop into hepatocellular carcinoma in patients with chronic viral hepatitis and cirrhosis. Cancer, 2006, 106:636～647
5. Kudo M, Hatanaka K, Inoue T, et al. Depiction of portal supply in early hepatocellular carcinoma and dysplastic nodule: value of pure arterial ultrasound imaging in hepatocellular carcinoma. Oncology, 2010, 78 (Suppl 1):60～67
6. Kudo M. Multistep human hepatocarcinogenesis: correlation of imaging with pathology. J Gastroenterol, 2009, 44 (Suppl 19):112～118
7. Matsui O. Imaging of multistep human hepatocarcinogenesis by CT during intra-arterial contrast injection. Intervirology, 2004, 47:271～276
8. Mikami S, Kubo S, Hirohashi K, et al. Computed tomography during arteriography and arterial portography in small hepatocellular carcinoma and dysplastic nodule: a prospective study. Jpn J Cancer Res, 2000, 91:859～863
9. Sakai T, Shiraki K, Yamamoto N, et al. Diagnosis of inflammatory pseudotumor of the liver. Int J Mol Med, 2002, 10:281～285
10. Spivach A, Turoldo A, Pistan V, et al. Inflammatory pseudotumour of the liver: case report and review of the literature. Chir Ital, 2005, 57:229～237
11. Takayasu K, Muramatsu Y, Mizuguchi Y, et al. CT Imaging of early hepatocellular carcinoma and the natural outcome of hypoattenuating nodular lesions in chronic liver disease. Oncology, 2007, 72 (Suppl 1):83～91
12. Takayasu K, Muramatsu Y, Mizuguchi Y, et al. Imaging of early hepatocellular carcinoma and adenomatous hyperplasia (dysplastic nodules) with dynamic CT and a combination of CT and angiography: experience with resected liver specimens. Intervirology, 2004, 47:199～208
13. Yan FH, Zhou KR, Jiang YP, et al. Inflammatory pseudotumor of the liver: 13 cases of MRI findings. World J Gastroenterol, 2001, 7:422～424

第十三章 肝脏炎性病变和寄生虫病

第一节 肝 脓 肿

　　肝脓肿主要由细菌、真菌、原虫等感染所引起。临床上主要表现为发热,右上腹痛,有时出现肝脏肿大,少数病人可出现黄疸。细菌性肝脓肿可继发于胆管感染,或由于远处感染性病灶经血行将细菌带入肝内引起,也可来自肝外伤或肝内原发病变的感染或腹腔内邻近脏器感染的直接蔓延。真菌性肝脓肿中病原菌以白色念珠菌多见,常见于体质差、免疫功能抑制或使用免疫抑制剂的患者,特别是在急性白血病中多见,发生肝内多发性小脓肿,并常累及脾脏。阿米巴肝脓肿病人常有阿米巴痢疾史,阿米巴痢疾是一种原发性的肠道疾病,寄生于结肠黏膜的阿米巴原虫分泌溶组织酶,消化、溶解肠壁上的小静脉并侵入其中,随门静脉血流进入肝脏引起肝脓肿。

一、病理

　　肝脓肿可发生于肝的任何部位,其中阿米巴肝脓肿好发于右叶后上部。脓肿穿破肝脏或肝包膜时,可引起腹腔炎或腹腔积脓。早期肝脓肿为脓肿早期或蜂窝组织炎阶段,主要表现为蜂窝状肝组织液化坏死,病变组织充血水肿,脓肿未液化或小部分液化,脓肿壁还未形成。随着病变的进展,炎症组织因受细菌产生的毒素或酶的作用,发生坏死溶解,形成脓腔,腔内充满脓液,周围肉芽组织增生形成脓肿壁。脓肿壁在组织学上为3层结构:最内层为纤维组织膜,比较薄;中间层为明显增生的纤维肉芽组织;最外层为炎性水肿带。较大的肝脓肿腔多有分房的倾向,可有厚薄不一的间隔,为增生的纤维结缔组织。脓肿后期,肉芽组织逐渐增多,脓腔吸收缩小。

二、影像学表现

1. 典型的细菌性肝脓肿的 CT 表现 平扫时呈圆形或卵圆形低密度区,边缘有时可见一圈密度高于脓腔但低于周围正常肝组织的低密度环。脓肿的密度根据脓腔成分不同而有所不同,CT 值常为 2~36 Hu。有些脓肿其脓腔内密度很低,类似单纯性囊肿;也有些脓肿类似实质性肿瘤,脓腔内的密度可表现为均匀一致,也可因含有其他物质而表现为密度不均匀。静脉内注射对比剂后脓肿周围一般均有强化,周围可见密度增高的增强环。增强后能更清楚地显示病变的形状、大小和数目(图 13-1-1,2)。典型的肝脓肿 MRI 表现为:在 T_1WI 上呈圆形或卵圆形低信号区,信号强度可略不均匀,脓肿壁的信号强度略高于脓腔而低于周围正常肝实质,壁的外侧又有一圈略低信号的水肿带;在 T_2WI 上呈大片高信号区。增强后脓肿壁呈花环状强化,多房性脓腔的间隔也可增强,脓肿体积缩小(图 13-1-3)。

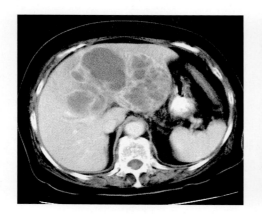
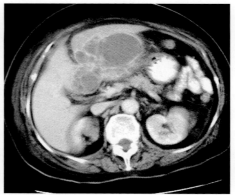

图 13-1-1 肝左叶肝脓肿。CT 增强扫描,脓肿壁及间隔明显强化,脓肿腔内低密度区无强化

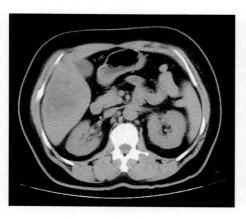
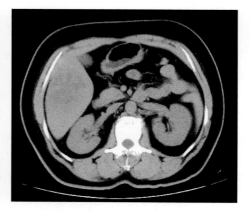

A   B

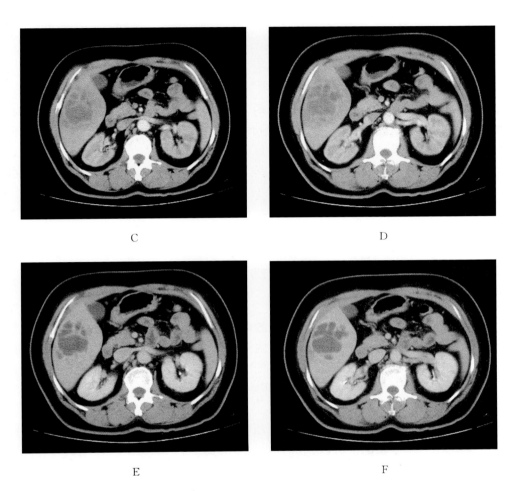

图 13-1-2 肝右叶肝脓肿。A 和 B 为平扫,示片状低密度灶,边缘模糊;C 和 D 为增强后动脉期和门静脉期,脓肿壁及分隔强化;E 和 F 为延迟扫描,脓肿壁及分隔持续强化,脓肿内仍为低密度,不强化

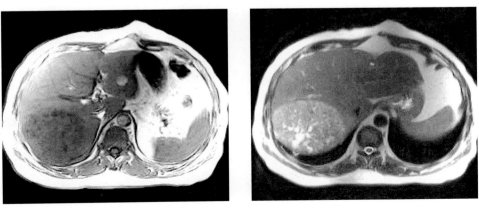

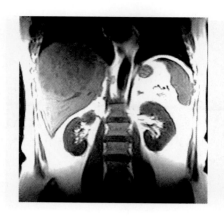
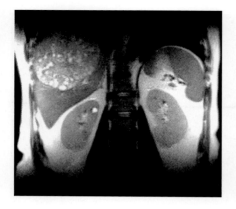

C   D

图13-1-3　肝右叶肝脓肿。A为横断位T_1WI，C为冠状位T_1WI，脓肿呈类圆形低信号区，脓肿壁呈略低信号；B为横断位T_2WI，D为冠状位T_2WI，脓肿呈高信号，内可见更高信号的液化区

2. 肝脓肿早期　脓肿壁尚未形成，病灶的周边为变性坏死的肝组织，并有白细胞浸润，邻近肝组织充血、水肿及变性。CT表现为肝内囊样低密度影，边缘模糊，少数脓肿内可见多个小气泡或气-液平面，为坏死液化较彻底伴产气杆菌感染或化脓性肝内胆管扩张积气所致。CT增强扫描可以显示早期细菌性肝脓肿内部结构情况，有助于定性诊断。增强后肝脓肿主要有以下几个特征性征象。

(1) 一过性增强征：表现为肝脓肿周围肝组织在增强早期短时间内出现呈楔状或片状较明显强化，其范围局限于相当于肝段动脉供血区，增强后对比剂退出快，一般在门静脉期基本消退。其原理可能与肝脓肿周围门静脉狭窄、肝静脉受阻同时存在，而肝动脉受累较轻，肝动脉血流代偿性增加有关。

(2) 肿块缩小征：表现为增强后病灶较平扫时缩小，反映了化脓性炎症期或残留肝组织的炎症反应。

(3) 双环征：是肝脓肿特征性表现之一，脓肿形成早期病灶中央密度较低，周围密度较高，但低于正常肝组织密度。中央局部肝组织低密度的病理改变可能与脓肿开始坏死、部分液化有关，而周围环形略高密度表示局部的炎症、水肿。此时脓肿壁尚未形成。

(4) 簇状征：为多个细小的脓肿聚集成簇或融合成团而形成。

(5) 花瓣征：为多房脓肿，脓肿间有未液化坏死的房隔，残留的房隔有炎症反应。

3. 肝脓肿形成期　病灶周围肝实质在炎症因子的持续刺激下，炎症反应明显，出现肝动脉的高灌注状态。病灶此时已有脓肿壁形成，病理上由内向外分别为肉芽和纤维组织。CT表现为脓肿呈多房性或蜂窝状改变的低密度区，增强后边缘或分隔强化（图13-1-4）。

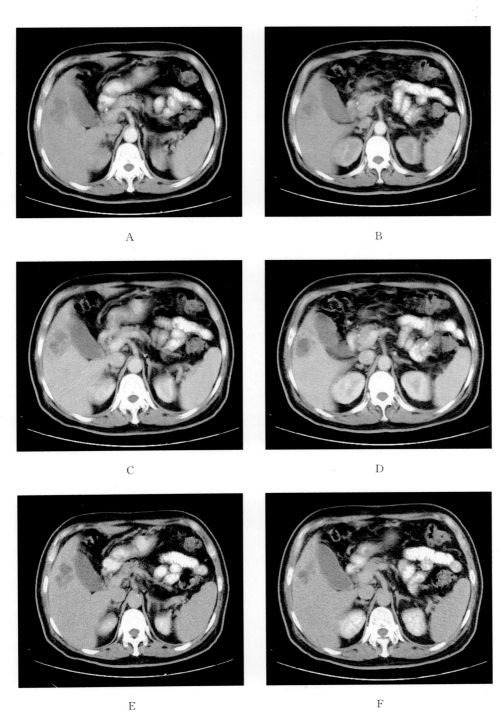

图 13-1-4 肝右叶肝脓肿。A 和 B 为增强动脉期,病灶为片状低密度,边缘欠清,分隔略有强化;C 和 D 为增强门静脉期,脓肿壁及分隔进一步强化;E 和 F 为延迟扫描,脓肿壁密度与周围肝组织相似

4. 肝脓肿后期　由于机体抵抗力的增强，脓液吸收，脓腔干涸，肉芽和纤维组织不断增殖充填脓腔，同时脓肿周围肝实质充血明显减轻，局部门静脉小分支管壁炎症浸润减退。CT平扫表现为圆形、椭圆形低密度影，边缘清楚锐利，有完整包膜；动态增强扫描可见病灶内花瓣状强化，随时间的延迟逐渐明显；延迟扫描显示包膜及病灶均强化，与正常肝组织无明显差异。病灶的强化程度与其组织成分有关，血管丰富的肉芽组织在动脉期可见花瓣样强化，并延迟强化；纤维为主的肉芽组织则表现为随时间延迟的逐渐明显强化。强化明显的肉芽组织衬托显示无强化的细小液化坏死区。

5. 阿米巴肝脓肿与细菌性肝脓肿的CT表现近似　肝脏受侵犯后常产生一个或多个脓肿腔。阿米巴脓肿的发展特点是引起肝组织的局部破坏，病变早期由坏死组织组成，并包含富有活力的阿米巴。当脓肿增大后中央空洞的形成为其标志性表现。其并发症是脓肿破裂，可穿破横膈。CT扫描时，阿米巴脓肿的典型表现是肝脏内圆形低密度病变，边缘光滑整齐。增强扫描有助于肝脏阿米巴脓肿的鉴别诊断，静脉注入对比剂后边缘可出现强化，中央的空腔并无增强。阿米巴脓肿的CT表现并不是特征性的，通常还应结合临床表现和实验室资料进行分析。

6. 肝脓肿的CT表现主要需与以下疾病鉴别

（1）原发性肝癌：当原发性肝癌肿瘤较大，生长速度较快，导致肿瘤中央出现坏死液化区，且有分隔；如果继发感染，临床上也可有发热、腹痛和白细胞升高表现，CT平扫和增强都会呈现出早期细菌性肝脓肿的表现。但认真分析两者CT表现仍存在差别。肝癌坏死区密度高于脓液，呈裂隙状或不规则状，病灶增强环通常厚薄不均，有时可见结节状阴影，边缘高低不平，增强持续时间短。增强后病灶边缘与正常肝组织之间分界更为清晰，如伴有门静脉癌栓、腹膜后及肝门淋巴结肿大和AFP升高则有助于肝癌的诊断。而早期细菌性肝脓肿平扫无特征性，与原发性肝癌有相似的表现：边缘模糊的低密度肿块，而增强扫描有上述5个特征性表现，有助于两者的鉴别。此外，短期抗炎后复查也有助于鉴别。

（2）肝内转移瘤：当肝出现单发性囊性转移性低密度灶时，与肝内单发性肝脓肿十分相似。两者区别在于转移性病灶周围没有水肿带，常有原发病灶，无全身感染症状。部分边缘可见薄层花边样软组织影向病灶内突起，其密度低于肝组织，而略高于囊内密度。另一种转移性病灶表现为"牛眼征"，即不论病灶大小，中央均可见点片状低密度灶，边缘有环状增强。而肝脓肿只有在病灶较大时中央才出现液化坏死，且环状增强在较大的脓肿中常见。此外，转移灶可分散在肝脏各叶、段，而肝脓肿以肝右叶多见，这与肝右叶体积大以及门静脉血液分流有关。

（3）肝血管瘤：肝脓肿在增强扫描时可见病灶比平扫时缩小，个别在扫描时仅残留病灶中央更低密度区。与血管瘤被对比剂充填的CT表现十分相似，两者区别在于肝血管瘤只有在较大（直径>4.0 cm）时才表现病灶中央有裂隙状低密度，且范围较小，与肝脓肿中央液化坏死区形成的圆形或多个圆形的低密度灶不同。

（4）肝囊肿及囊肿合并感染：少数肝脓肿表现为边缘清楚时须与单纯囊肿区别，脓肿的某一部分边缘总是模糊的，周边常有强化，密度稍高于单纯囊肿；当囊肿继发感染时，两者极为相似，除观察周边有无明显强化外，治疗后随访边缘变为清楚但大小不变，则支持囊肿诊断。

（王培军　江　虹）

第二节　肝结核

一、病因、病理和临床表现

多数肝结核(hepatic tuberculosis)是全身性结核的一部分,故称为继发性结核。肝脏血供丰富,结核杆菌易经肝动脉或门静脉到达肝脏,也可经淋巴管、胆管或邻近的病灶直接感染。由于肝脏有丰富的单核巨噬细胞及强大的再生修复能力,因此只有当机体免疫力下降时才发病。肝结核的分型有多种,目前尚无统一标准,常用的分型标准为 5 型:①粟粒性结核;②结核瘤型(巨结节型);③结核性肝脓肿;④结核性胆管炎;⑤肝浆膜性结核。粟粒性结核最为常见,往往是全身血行播散的一部分,临床症状明显,诊断不难。结核瘤型,系由较小的粟粒结节融合而成或由增殖型结核增大而成。临床症状无特征性,或往往由体检发现,影像学上容易误诊为肝癌或其他占位性病变,使患者不能得到及时治疗,影响其预后。

二、CT 表现

急性期粟粒性结核全身中毒症状明显,但很少做 CT 检查。慢性期,如全身抵抗力增强,病灶可愈合,如抵抗力差,则在肝内形成弥漫性的小的低密度结节,边界不清。有时仅表现为肝脏肿大和密度减低而不易发现病灶。增强扫描有利于病灶的显示。病程长的可见肝内散在点状钙化灶。结核瘤型(巨结节型)常表现为肝内单发或多发的结节。呈圆形或椭圆形,病灶内的钙化为其特征。典型的表现为"中心粉末状"或颗粒状钙化,也可为边缘钙化(图 13-2-1)。增强扫描动脉期,绝大多数病灶是少血供的,无强化表现(图 13-2-2)。也有少数病灶主要由肉芽肿组成,血供丰富,动脉期可有强化表现(图 13-2-3)。在门静脉期和延迟期大多数的病灶可以见到周边强化,因病灶边缘的炎性肉芽肿和纤维组织增生在门静脉期或延迟期有强化表现,而中心干酪样坏死或液化坏死均无强化。病灶内的纤维分隔也可强化(图 13-2-4)。多数文献报道均发现结核病灶多位于肝脏的边缘,因此容易破溃和累及肝包膜,表现为包膜下的少量积液和局部包膜的增厚(图 13-2-5)。手术中常可发现肝包膜或腹膜上结核结节形成,但 CT 对腹膜结节的显示不敏感。

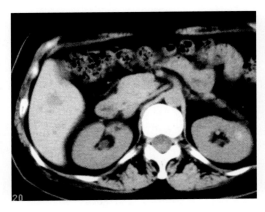

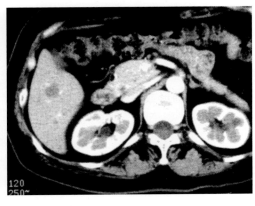

A　　　　　　　　　　　　　　B

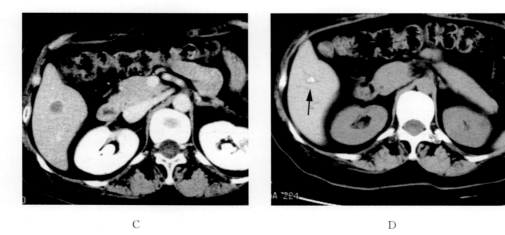

图 13-2-1 肝结核。A 为 CT 平扫,示肝右叶下角低密度灶,边界不清;B 为增强动脉期,病灶无强化,边界不清;C 为延迟期,病灶边缘有轻度环形强化,边界显示清楚;D 为随访半年后,病灶内出现点状钙化(箭头)

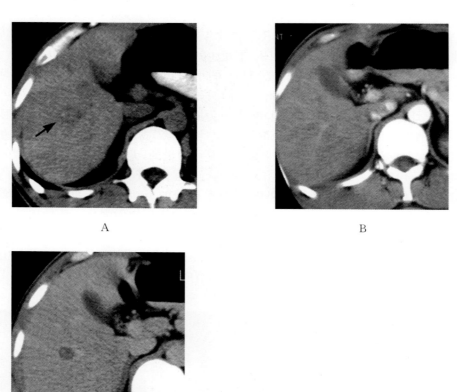

图 13-2-2 肝结核。A 为 CT 平扫,示肝右后叶低密度灶,边界不清,中心见"粉末状"钙化(箭头);B 为增强动脉期,病灶显示不清;C 为延迟期,病灶边缘有轻度环形强化,边界显示清楚

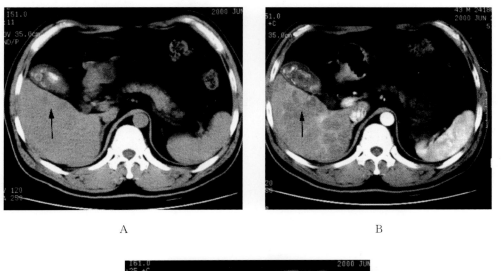

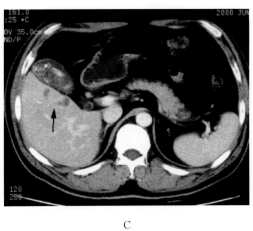

图 13-2-3 肝结核。A 为平扫,示右前叶肝脏边缘一略低密度灶(箭头);B 为增强动脉期,病灶中心有强化(箭头);C 为门静脉期,病灶中心部分仍有强化,边界显示清楚(箭头)

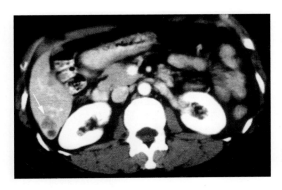

图 13-2-4 肝结核。门静脉期扫描示右后叶病灶(箭头)边缘环形强化和分隔强化

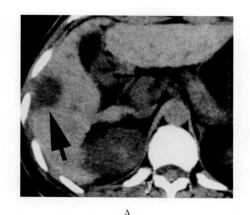
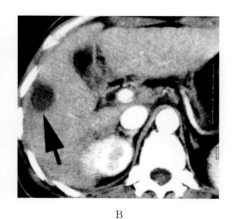
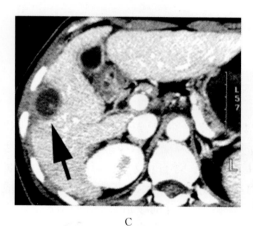

图 13-2-5 肝结核。A 为平扫,示右叶肝脏边缘一低密度灶,局部肝包膜增厚伴包膜下少量积液(箭头);B 和 C 为增强动脉期和门静脉期,病灶边界显示更加清楚(箭头)

其他几种类型更为少见。结核性肝脓肿的表现和细菌性肝脓肿的表现相似,因病程缓慢,病灶周围的水肿不甚明显,有时两者不易鉴别。结核性胆管炎表现为肝内胆管的扩张,程度为轻到中度,胆管壁增厚而且有强化,与炎症性的胆管扩张也不易区别。如有肝门淋巴结的肿大且具有中心极低密度、周边环形强化的特点时则有助于诊断。肝浆膜性结核极为少见,病变仅累及肝包膜而无肝内病变。局部肝包膜增厚伴有积液,肝实质可受压而边缘不光整或塌陷(图 13-2-6)。

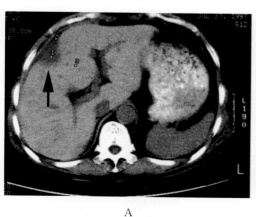
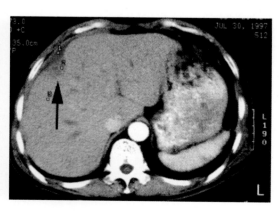

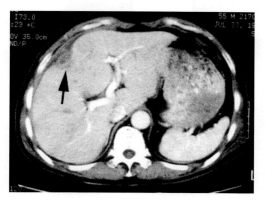

C

图 13-2-6 肝浆膜性结核。A 为平扫,示右前叶及左内叶肝脏包膜增厚伴包膜下积液,局部肝实质塌陷呈低密度(箭头);B 为增强动脉期,局部肝包膜有轻度强化(箭头);C 为门静脉期,肝包膜强化更加明显,而且肝实质塌陷处表面也可见环形强化灶(箭头)

三、MRI 表现

T_1WI 上,病灶多表现为低信号,因干酪样坏死、液化坏死、纤维组织增生及钙化在 T_1WI 上都是低信号。T_2WI 上,因病灶处于不同时期,其表现也多种多样。多数病灶表现为低信号,因干酪样坏死是一种特殊类型的凝固性坏死,含自由水少;而病灶周边的炎性肉芽肿因含有各种炎性细胞和增生的小血管而呈环形或小片状的高信号。因此,形成了病灶中心低信号而周边为高信号的表现,这种征象的存在有助于肝结核的诊断和鉴别诊断(图 13-2-7)。另外,处于液化坏死期的病灶,因液化坏死含自由水多,在 T_2WI 上表现为高信号。当病灶内含多种成分时,可表现为混杂信号。MRI 对钙化的检出不敏感。结核病灶存在干酪样坏死时容易破溃,MRI 上也可显示(图 13-2-8)。增强后的表现和 CT 所见一致(图 13-2-9)。

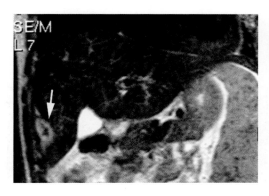
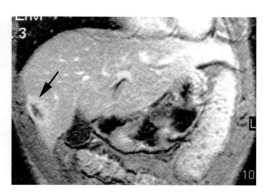

A　　　　　　　　　　　　　B

图 13-2-7 肝结核。A 为 MRI T_2WI 冠状面,示右叶下角肝脏边缘一病灶,中心低信号,周边为环状高信号(箭头);B 为增强门静脉期,病灶中心部分无强化,周边环形强化明显(箭头)

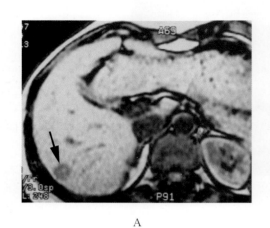
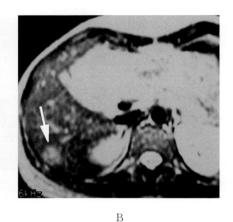
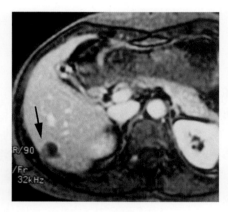

图 13-2-8　肝结核。A 为梯度回波序列 T_1WI，示右后叶肝脏边缘一低信号病灶，边界清楚（箭头）；B 为 FSE T_2WI，病灶为高信号（箭头）；C 为增强门静脉期，病灶周边环形强化，并可见破溃（箭头）

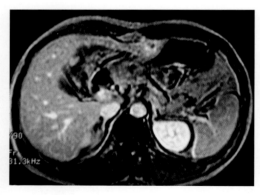

图 13-2-9　肝结核。MRI 增强门静脉期示左外叶包膜下病灶边缘环形强化和内部分隔强化

不同病理类型的肝结核可同时或交叉存在。CT 尤其是 MRI 在一定程度上可反映肝结核的病理过程，肉芽肿、干酪坏死、纤维化和钙化为其基本病理特点。如临床上有低热、盗汗、乏力等症状，应考虑结核的可能性。

四、鉴别诊断

1. 肝细胞性肝癌(HCC) 以下的 MRI 征象有助于肝结核瘤和 HCC 的鉴别:①大多数 HCC 在 T_2WI 上是高信号的,但无中心低信号而周边高信号的表现;②增强动脉期肝结核瘤多无强化表现,而 HCC 绝大多数由肝动脉供血,动脉期强化明显;③病灶内存在分隔,增强晚期病灶边缘强化和(或)分隔强化,此种表现在 HCC 中较少见到。少血供的 HCC 与肝结核的鉴别有一定难度,结核的病理改变呈多样性,如能显示钙化、干酪样坏死则倾向于肝结核诊断。

2. 炎性假瘤 在 CT 和 MRI 上的表现与肝结核相似,两者常会混淆。炎性假瘤无钙化也无破溃的表现。另外,MRI T_2WI 上中心低信号而周边高信号的表现,在肝结核中多见而在炎性假瘤中尚未见到,此征象有助于两者的鉴别。增强扫描两者的强化方式相同,表现为边缘强化、分隔强化和周边结节状强化。表现不典型者,鉴别诊断仍有一定的困难。有时病理上的鉴别也有一定的难度,需采用抗酸染色和免疫组化进一步鉴别。

(严福华 周康荣)

第三节 慢性血吸虫性肝病

血吸虫病以南方地区多见,特别是长江流域。目前血吸虫病已不多见,但有时可见到晚期病例。血吸虫进入人体后主要寄生于肠系膜下静脉内,产生大量虫卵,主要累及结肠和肝脏,晚期导致血吸虫性肝硬化。

一、临床和病理表现

血吸虫病急性期可有发热、腹痛、腹泻、肝脾肿大和乏力等症状,慢性晚期病例主要为肝硬化、门静脉高压的表现。血吸虫尾蚴穿过人体皮肤后,随静脉血流可到达腹部脏器,经毛细血管到达肠系膜下静脉内发育为成虫和长期寄生。成虫产生大量虫卵,部分虫卵沉积于结肠壁黏膜下层,引起结肠黏膜炎性反应,晚期可造成结肠壁纤维组织增生、肠壁增厚,甚至发生癌变。沉积的虫卵坏死钙化。另外,大量虫卵也可随门静脉血流到达肝脏,在汇管区沉积,引起纤维化反应,最终导致肝硬化。

二、CT 表现

血吸虫肝病有典型的 CT 表现,周康荣等对此曾有详细描述和报道。因此 CT 检查可明确诊断,并可了解有无合并症。

1. 肝脏体积改变 血吸虫肝病均有不同程度的肝硬化,但肝脏体积可正常、增大或缩小,肝叶比例失调,其中以左叶增大最多见。还可见到脾肿大和腹腔积液等门静脉高压表现。

2. 肝脏钙化 肝脏钙化为晚期血吸虫肝病的基本病理特征和主要诊断依据,几乎每例都能见到。其形态可为线样、网状、蟹足状、地图状、团块状或包膜下钙化。这几种形态可混合存在(图 13-3-1)。

3. 汇管区扩大 虫卵沉积在汇管区，引起纤维化反应，造成汇管区的扩大和密度下降，其中的门静脉分支扩张扭曲(图13-3-2)。

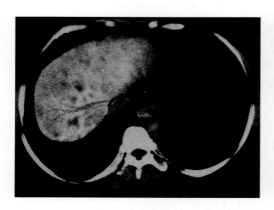

图13-3-1 血吸虫性肝硬化。CT平扫示肝内不规则钙化影

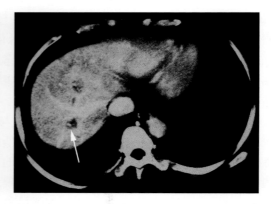

图13-3-2 血吸虫性肝硬化。增强扫描可见汇管区扩大及其内扭曲的门静脉分支血管(箭头)

4. 门静脉血管钙化 虫卵随血流进入肝内的过程中，可沿途沉积于门静脉血管壁，久之发生钙化。钙化的形态多种多样，有条状、点状、环状、弧形或双轨形。发生门静脉高压后，血流可逆流入脾，因而脾内也可见到钙化(图13-3-3)。

5. 肠系膜改变 虫卵也可随血流逆流至肠系膜根部，由于纤维化反应造成系膜增厚、收缩、小肠曲呈扇形向系膜根部靠拢。CT扫描时有时还可显示肠壁的增厚和钙化(图13-3-4)。

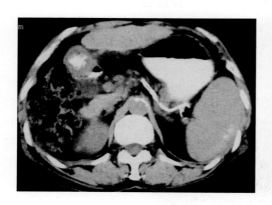

图13-3-3 血吸虫性肝硬化。CT平扫示脾静脉钙化，脾脏内也可见散在的钙化点

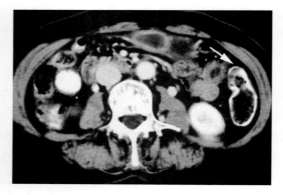

图13-3-4 血吸虫病。CT平扫示结肠壁增厚钙化明显(箭头)

6. 合并原发性肝癌 血吸虫肝病患者常合并原发性肝癌，其发生率较一般人高10倍左右。国内学者研究认为，HCC的发生与血吸虫肝病之间并无直接的关系。

MRI上可显示肝脏形态和体积的改变，以及门静脉高压和腹腔积液征，但对钙化的发现不敏感，因此血吸虫肝病患者一般不做MRI检查。

(严福华 周康荣)

第四节 肝包虫病

包虫病即棘球蚴病,是一种人畜共患的寄生虫病。包虫病有两种类型,即由细粒棘球绦虫卵感染引起的囊型包虫病和泡状棘球蚴绦虫卵感染引起的泡型包虫病。肝包虫病(hepatic echinococciosis)发病率居人体包虫病的首位。

一、临床和病理表现

患者有牧区生活史或与犬、羊及其皮毛密切接触史。绦虫卵被吞食后在小肠内孵出六钩蚴,后者经肠壁血管随血流经门静脉入肝,逐渐发育成肝包虫囊肿。

包虫囊肿的壁分为内囊和外囊,内囊为棘球蚴本身形成的囊,由内外两层构成,内层为生发层,外层为角皮层。生发层可向囊腔生出生发囊、头节及子囊,子囊结构与母囊相同,飘浮于母囊中。囊内的每个头节均可发育成一个包囊。外囊为包围囊虫的肝组织所形成的纤维组织层,可以很厚。内外囊紧密相贴,但可以分离。生长较久的外囊可以发生钙化。

二、CT 表现

在肝包虫病的诊断方面,CT 有重要价值,可以显示包虫囊肿的部位、大小、数目、形态以及并发症等。

1. 囊型包虫病

(1)单纯囊肿型:表现为肝内大小不等的圆形、椭圆形水样低密度影,密度均匀,边缘光滑锐利,囊壁呈厚 1~5 mm 线状致密影。有文献报道该型内外囊壁紧贴,形成双层囊壁结构,显示"双壁征"。伴有感染时,囊内密度可以增高。增强后囊肿无强化,在强化的肝实质的衬托下,有时可显示菲薄的囊壁。伴有感染或钙化时,囊壁增厚也易于显示(图 13-4-1)。

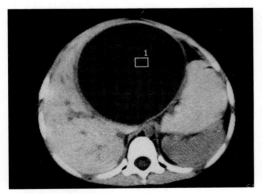

图 13-4-1 肝包虫病(单纯囊肿型)。CT 平扫示肝左叶巨大囊肿,密度均匀,壁较厚

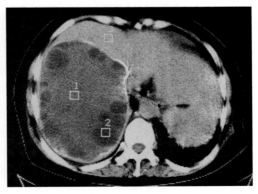

图 13-4-2 肝包虫病(含子囊型)。CT 平扫示肝右后叶巨大囊肿,其内可见多个更低密度的子囊沿母囊内壁排列,母囊壁有钙化

（2）含子囊型：子囊的出现使包虫囊肿呈多房性，子囊的密度总是低于母囊。除有单纯囊肿的表现外，在母囊内可见数量不等、大小不一的类圆形更低密度影，边界清楚，子囊沿着母囊内壁排列，小囊壁纤细（图13-4-2）。随着包虫囊肿的不断发育，其表现也有所不同。早期，子囊小而圆，分布在母囊的周边，呈车轮状，占据母囊内的部分空间。以后，子囊增大增多，几乎占据母囊的全部空间，形似葡萄状，少量的母囊液分散在子囊之间，母囊液密度较子囊液高，子囊相互挤压而呈圆形、菱形或多角形。病程长的包虫囊肿，母囊液密度更高并伴有囊壁或内容物的钙化。

（3）钙化：为肝包虫病的常见表现，占55%左右。病程较长的包虫囊肿一般外囊壁较厚，在囊壁中出现长短、厚薄不一的弧形钙化影，部分囊壁呈厚壳状钙化或囊内团块状钙化和条状钙化，囊液浑浊，密度增高。囊内容物（母囊碎片、退化的头节和子囊）也可发生钙化，呈片状或条状（图13-4-3）。

（4）合并感染：CT表现为囊壁塌陷、变形、边缘模糊，CT值增高，密度不均匀。

（5）母囊破裂分离：因感染、损伤或囊液外漏，可造成内外囊分离，如内囊完全分离并悬浮于囊液中，则称为"浮莲征"；如内外囊部分分离，则表现为"双边征"（图13-4-4）；偶尔完全分离脱落的内囊散开呈"飘带征"。

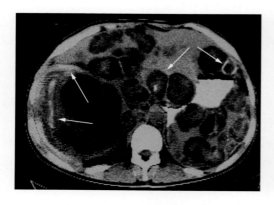

图13-4-3 肝包虫病。肝内多发的囊肿，密度不均匀，其中部分囊壁和囊内可见钙化（箭头）。脾脏内也可见到多发病灶

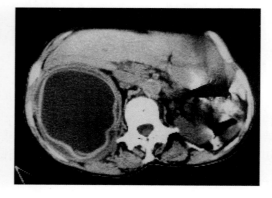

图13-4-4 肝包虫病。CT平扫示肝右后叶巨大囊肿，可见到"双边征"

（6）并发症：包虫囊肿在生长过程中因囊肿老化、外伤等易并发感染。感染后包虫囊肿内密度增高，密度不均匀，酷似肝脓肿。由于受外囊的限制，其周围肝组织炎性反应较轻。感染后包虫及子囊坏死、变形、塌陷，气-液平面的出现提示产气杆菌的感染。由于外囊充血水肿并增厚，增强扫描可见到明显强化。另外，囊肿破裂后可形成腹腔内包虫囊肿，甚至可以破入胸腔内。

2. 泡型包虫病 泡球蚴由无数小囊泡集合而成海绵状，与周围组织分界不清。囊泡内容物为豆渣样蚴体碎屑和小泡。陈旧病灶的中央因营养不佳常发生变性、坏死或溶解呈冻胶状液体。泡状囊肿外周无纤维包膜。CT上一般可表现为类圆形或不规则混合密度影，边界模糊，病灶内散在数量不等的密集小点状钙化影或为大小不等的囊状低密度影，边界清，囊壁可见到不规则钙化（图13-4-5）。另外，还可见到病灶成片状钙化，与正常肝组织之间见宽窄不一的中低密度影环绕,病灶中心为水样低密度影。泡型包虫病的特征性表现为多层同心圆形的小点状钙化。注射对比剂后无强化表现。病变也可累及肝内胆管,导致局部胆管的狭窄和梗阻,引起肝内胆管不同程度的扩张。门静脉也可受压,引起门静脉高压而出现腹腔积液和脾肿大等。

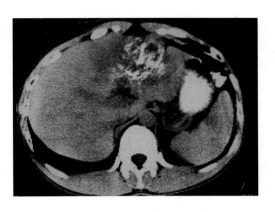

图 13-4-5 泡型包虫病。CT 平扫示肝左叶混杂密度病灶,中心可见到钙化和囊状更低密度影

三、MRI 表现

细粒棘球蚴囊肿即包虫囊肿为单发或多发的圆形或椭圆形病灶,边界清楚,T_1WI 上为低信号,T_2WI 上为高信号,其信号强度多不均匀,因有蛋白成分和细胞碎片存在,而且子囊的信号略低于母囊,呈现"囊中囊"的特点。在 T_2WI 上可清楚显示囊壁和分隔,囊壁为低信号。囊壁和内容物均可发生钙化,从细小的到团块状,程度不等。钙化的发生和其生长时间及是否存活有关,一般认为,生长时间较久的细粒棘球蚴易出现钙化,而粗大的团块状钙化表明其已死亡。但 MRI 对钙化的显示不敏感,不易和低信号的囊壁区分开来。

泡状棘球蚴病囊肿在 T_1WI 上为地图样的低信号区,边界不清,在 T_2WI 上多呈高信号,部分病灶可有低信号表现,可能由于病灶内慢性炎性反应或广泛钙化所致。病灶中心有坏死时,T_1WI 上为更低信号,T_2WI 上为更高信号。

US 和 CT 为本病的首选诊断方法。US 可显示囊壁、子囊及囊内的碎片等,CT 对钙化的显示优于 US 和 MRI,而 MRI 对囊壁和囊内分隔的显示较佳,但对钙化不敏感。一般经 US 和 CT 检查即可明确诊断,无需做 MRI 检查。

(感谢青海医学院附属医院影像中心马立公教授和广东省台山市人民医院乔颖教授为本节提供了病例照片)

(严福华 周康荣)

参考文献

1. 范东,李鹏,孙华等.肝片吸虫感染所致肝脓肿的 CT 表现.中华放射学杂志,2006,40:191~194

2. 方石岗,杨继震.肝结核的诊治现状.世界华人消化杂志,1999,7:412～413
3. 高欣,陈九如.肝脓肿的 CT 诊断.中国医学计算机成像杂志,2004,10:170～174
4. 李妙玲,孙兴旺,王秋萍等.肝脓肿的 CT 诊断.实用放射学杂志,2007,23:472～474
5. 马立公,李文方,张庆祥等.肝泡型包虫病的 CT 诊断.实用放射学杂志,2001,17:279～280
6. 王成林.肝脏非肿瘤囊性病变的病理研究.中华肝脏病杂志,2004,12:639～640
7. 严福华,曾蒙苏,周康荣等.肝结核的 MRI 征象.临床放射学杂志,2002,21:439～442
8. 易亚辉,周建胜.CT 增强扫描诊断早期细菌性肝脓肿.中国医学影像学杂志,2006,14:112～115
9. 余日胜,孙继红,李蓉芬.肝结核的 CT 与 MRI 表现.中华放射学杂志,2001,35:367～369
10. Akhan O, Pringot J. Imaging of abdominal tuberculosis. Eur Radiol, 2002,12:312～323
11. Barakos JA, Godberg HI, Brown JJ. Comparison of computed tomography and magnetic resonance imaging in the evaluation of focal hepatic lesions. Gastrointest Radiol, 1990,15:93～101
12. Beers BEV, Gallez B, Pringot J. Contrast-enchanced MR imaging of the liver. Radiology, 1997,203:297～306
13. Kim YK, Kim CS, Lee JM, et al. Solid organizing hepatic abscesses mimic hepatic tumor: Multiphasic computed tomography and magnetic resonance imaging findings with histopathologic correlation. J Comput Assist Tomogr, 2006,30:189～196
14. Marmolya G, Karlins NL, Petrelli M. et al. Unusual computed tomography findings in hepatic amyloidosis. Clin Imaging, 1990, 14:248～250
15. Mergo PJ, Ros PR. Benign lesions of the liver. RCNA, 1998,36:319～329
16. Monzawa S, Ohtomo K, Oba H, et al. Septa in the liver of patients with chronic hepatic schistosomiasis japonica: MR appearance. AJR, 1994,162:1347～1351
17. Mortelé KJ, Segatto E, Ros PR. The infected liver: radiologic-pathologic correlation. Radiographics, 2004,24:937～955
18. Ohmae H, Sy OS, Chigusa Y, et al. Imaging diagnosis of schistosomiasis japonica — the use in Japan and application for field study in the present endemic area. Parasitol Int, 2003,52:385～393
19. Pan KT, Hung CF, Tseng JH, et al. Hepatic calcification by sequelae of chronic schistosomiasis japonica: report of four cases. Changgeng Yi Xue Za Zhi, 1999,22:265～270
20. Pereira JM, Madureira AJ, Vieira A, et al. Abdominal tuberculosis: imaging features. Eur J Radiol, 2005,55:173～180
21. Syed MA, Kim TK, Jang HJ. Portal and hepatic vein thrombosis in liver abscess: CT findings. Eur J Radiol, 2007,61:513～519
22. Wang CL, Guo XJ, Qiu SB, et al. Diagnosis of bacterial hepatic abscess by CT. Hepatobiliary Pancreat Dis Int, 2007,6:271～275

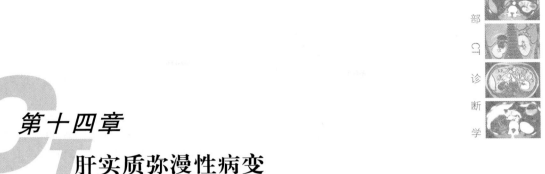

第十四章 肝实质弥漫性病变

肝脏是人体内最大的代谢器官,又是网状内皮系统器官,故肝脏的弥漫性病变多而复杂。按病因、病理大体分为如下几种:肝炎、脂肪肝、肝硬化、胆红素代谢障碍性疾病,如日尔贝(Gilbert)综合征、克里格勒-纳贾尔(Crigler - Najjar)综合征、杜宾-约翰逊(Dubin - Johnson)综合征、罗托(Rotor)综合征,遗传学疾病如α-抗胰蛋白酶缺乏症、囊性纤维化、先天性肝纤维化、含铁血色素沉着症、肝豆状核变性(Wilson's 病)、肝糖原沉积症、戈谢(Gaucher)病、尼曼-皮克(Niemann - Pick)病等;全身性疾病肝脏受累,如红斑狼疮,血液系统疾病如白血病、淋巴瘤等。本章节仅叙述常见的一些病变。

第一节 肝硬化和门静脉高压

肝硬化(liver cirrhosis)是一种或多种病因长期作用所致的终晚期弥漫性肝脏损害。

一、病因和病理

在我国病因以病毒性肝炎为首,在西方国家则以酒精性肝硬化为主,其他尚包括药物、毒物,胆汁淤积,代谢异常,血吸虫病(肝纤维化)以及病因不明的隐源性肝硬化等。病理组织学上表现为肝实质弥漫性变性坏死,并继发肝细胞结节性再生,广泛结缔组织增生并形成纤维间隔,包绕再生结节并致肝小叶结构破坏及假小叶形成,肝脏收缩变形,同时血管结构改建,包括血管床缩小闭塞、各种分流现象及血栓形成等。肝硬化实质中尚可见到众多局灶型改变。已有证据表明,肝硬化中存在再生结节、低分化退变结节、高分化退变结节、分化好的肝癌及典型的肝癌这样一个逐步的转变过程,同时随结节恶性程度递增伴有结节门静脉血供下降而肝动脉血供上升的趋势。

二、临床表现

临床上以肝功能损害及门静脉高压为主要表现。一般表现有消瘦乏力、厌食、腹部不适等症状。其中门静脉高压（portal hypertension）表现最为常见，包括腹腔积液、食管静脉曲张出血、肝性脑病等。肝功能损害后则凝血异常较为常见，如合并静脉曲张及脾功能亢进所致的上消化道大出血往往严重威胁患者生命。肝硬化患者肝功能损害程度临床一般按 Child 分级。此外，并发肝癌者亦不少见，尤以乙型、丙型肝炎后肝硬化病人中最多见，超过 80% 的肝细胞性肝癌（HCC）发生于肝硬化基础上。我国肝硬化尸检病例研究表明，肝硬化中肝癌发病率为 55.9%（423/757）。另有一组 6 年随访调查发现，肝硬化中 HCC 的 6 年累计发病率达 39%，每年发生率为 5.3%～8.8%。

三、CT 表现

CT 检查的目的主要包括大体形态表现，检出肿瘤性病变，评价肝内外血管情况及门静脉高压的影响，据此有助于诊断及治疗。

1. **肝脏大体形态改变**　包括肝脏大小轮廓及肝实质密度弥漫性异常。肝脏大小改变随病因及病变程度不定，晚期肝硬化肝脏体积往往缩小，且伴肝叶比例失调，大多患者表现为肝叶萎缩及代偿性肥大合并出现。肝炎后肝硬化最常见右叶（5～8 段）、左内叶（4a～4b 段）萎缩伴尾叶（1 段）及左外叶（2～3 段）增大，并致尾右叶比率增大（>0.65，正常平均 0.37），此与尾叶特殊血供及适度肝功能维持有关。肝叶亚段间比例失调使肝脏轮廓明显高低不平，同时，纤维组织增生和肝脏收缩的结果导致肝裂增宽，肝门区扩大。由于肝脏再生结节的大小不同，小结节性肝硬化可导致肝脏边缘接近于正常或轻度结节状不平，而明显粗糙的边缘往往由于大结节性肝硬化所致（图 14-1-1，2）。

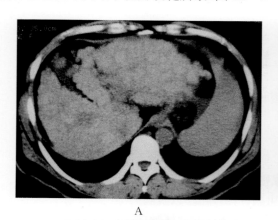

A

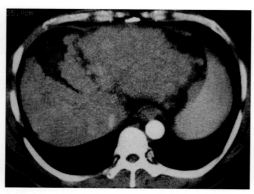

B

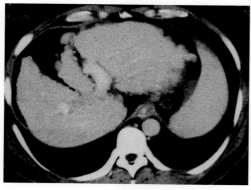

C

图 14-1-1　肝硬化。A 为平扫，示肝脏广泛分布稍高密度再生结节，表面亦呈结节状高低不平，肝裂增宽，左外叶明显增大；B 为增强动脉期，肝内未见明显异常强化病灶；C 为门静脉期，肝脏密度趋于一致，结节感显示不如平扫明显

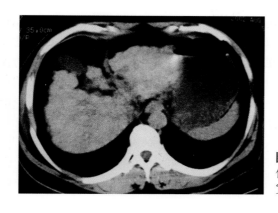

图 14-1-2 肝硬化。平扫示肝脏表面高低不平，伴多发高密度结节影，部分突出于肝表面，肝裂增宽，部分胆囊位于肝外

2. 密度改变 轻度到中度肝硬化密度可无明显改变。重度肝硬化常伴有脂肪浸润，整个肝脏密度下降，因纤维化、再生结节、变性坏死等病理改变，整个肝脏的密度不均匀。平扫时可见肝实质内弥漫分布的高密度影和低密度区域相间，纤维化表现为斑驳状、桥带状、条网状低密度影围绕再生结节；也有表现为汇管区纤维化，呈楔形低密度区沿肝门放射分布，甚至可伴有相应肝叶的萎缩及肝包膜凹陷。脂肪变性多见于酒精性肝硬化患者中，平扫及增强 CT 均呈局灶型片状低密度区。铁质沉着则在 CT 平扫上表现为局部高密度。增强 CT 图上，肝脏密度的不均匀性可能甚于平扫表现，也可能趋于均匀（图 14-1-3）。

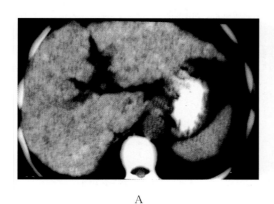
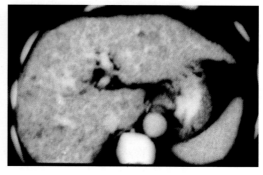

A B

图 14-1-3 肝硬化。A 为平扫，示肝脏广泛分布稍高密度再生结节，表面亦呈结节状高低不平，肝裂增宽；B 为增强门静脉期，肝脏密度仍不均匀，可见多个低密度结节

3. 再生结节 为肝硬化中因大量变性坏死而局部增生的肝细胞及其支持基质被周围增生的纤维间隔所包绕，又称硬化结节。硬化结节包括单腺泡及多腺泡。再生结节可自发退化。事实上再生结节发生于除早期外几乎所有的硬化肝脏中，但平扫 CT 往往只显示其中 25% 左右的结节，因其包含铁质及糖原，且被低密度的纤维化所包绕衬托，平扫时多呈广泛弥漫分布的高密度结节，直径数毫米至 3 cm 不等。病理上 <5 mm 的结节则因 CT 分辨率的原因而难以显示，或仅表现为肝脏密度欠均匀，故 CT 对小结节性肝硬化的显示不如大结节

性肝硬化明显。再生结节以门静脉血供为主,增强后动脉期多无强化,门静脉期则可为等密度而不能发现。少数再生结节可因肝灌注下降而缺血坏死并于平扫上密度不均,坏死及陈旧出血区呈低密度,且无明显强化,而存活肝组织及含血管的纤维组织仍可有强化,衬托之下,再生结节始终呈低密度。另有少数再生结节会聚合成更大的密度不均的结节。相对而言,在众多弥漫再生结节中,单个显著较大的结节须考虑发育不良结节(DN)及 HCC 可能(图 14-1-3,4)。

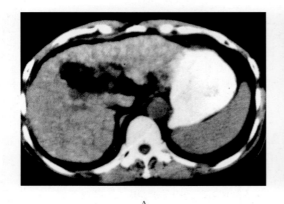

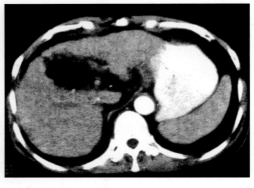

图 14-1-4 手术证实的肝硬化再生结节。A 为平扫,示肝脏广泛分布稍高密度再生结节,肝裂增宽;B 为增强动脉期,肝实质密度仍不均匀,未见异常强化灶;C 为门静脉期,肝脏右前叶见一低密度病灶,边界清楚,余肝实质密度趋于均匀

肝硬化患者 CT 检查中,对于肿瘤的检出尤为重要,而螺旋 CT 以及多排螺旋 CT(MDCT)的出现使多期扫描成为可能,针对不同血供病灶,特别是富血供病灶检出敏感性大为提高。CT、MRI 及电子发射计算机断层成像(ECT)肝脏灌注扫描研究发现,肝硬化时血流动力学及微循环发生改变,肝脏总灌注尤其门静脉血供下降明显,而肝动脉血供因代偿相应增加,故肝脏灌注扫描如能严格区分动脉期和门静脉期并准确测量其灌注值,从微循环变化区别 HCC 与硬化结节将很有意义。目前,动态扫描的动脉期对于 HCC 的检出更显关键,动脉期高密度病灶对于硬化肝脏中诊断 HCC 具有高度的特异性,但尚须排除其他异常。门静脉期对病灶检出影响相对较大,随着门静脉高压时进肝血流下降及分流现象,肝实质强化降低,强化峰值降低及强化峰值时间延迟,且随着肝硬化程度(Child-Pugh 分级)的加重,差异越明显,门静脉期对 HCC 的检出有一定影响,必须结合动脉期扫描。考虑到结节转化恶变的自然进程,有学者推荐肝硬化患者每半年做一次 CT 以监测 HCC 的发生情况。总之,在肝实质背景的改变(坏死,纤维化,再生结节,脂肪浸润)及异常血流动力学存在情况下,不同性质的局

灶型病变的动态 CT 鉴别诊断仍存在相当的困难,必要时仍须结合病史及甲胎蛋白(AFP)检查等作综合判断。

4. 继发改变 包括门静脉高压,脾肿大和腹腔积液。门静脉高压表现为门静脉主干增粗,侧支循环形成,常见的侧支部位有食管下端静脉、胃冠状静脉、胃短静脉及脾门附近静脉、脐旁静脉、腹膜后及皮下侧支静脉。脾肾分流亦不少见,有时还可见到门静脉内血栓形成。平扫示团块状,结节状软组织影,增强后易于分辨血管性质。同时,随着螺旋 CT 的出现,CT 血管成像(CTA)技术也已广泛应用于肝血管三维重建中,能更好地了解门静脉开放程度,门静脉高压侧支循环情况及血管解剖变异情况,同 MRI 血管成像(MRA)技术一样,已逐渐替代了以往的传统创伤性的门静脉血管造影,在对肝硬化门静脉高压患者的肝移植手术、介入或保守治疗等治疗方案的制定,预后判断及随访监测中有着重要意义(详见有关章节)。此外,胃肠道壁的增厚比较常见,尤以升结肠及十二指肠为最常见部位,考虑与门静脉高压后组织静水压升高有关。肠系膜,网膜及腹膜后水肿亦经常出现。脾脏增大则表现为脾脏长径及厚度增大(图 14-1-5～7)。

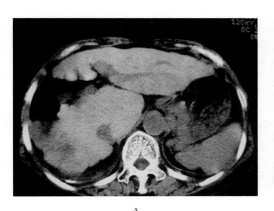 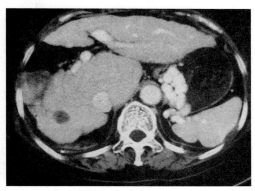

A　　　　　　　　　　　　　　　B

图 14-1-5 肝硬化伴门静脉高压。A 为平扫,示肝脏尾叶明显增大,肝裂增宽,胃底见软组织影;B 为增强门静脉期,肝脏密度均匀,胃底静脉扭曲增粗

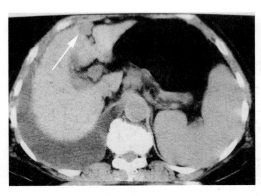 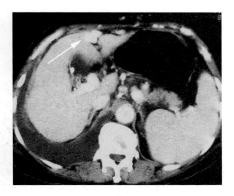

A　　　　　　　　　　　　　　　B

图 14-1-6 肝硬化伴门静脉高压,脾肿大。A 为平扫,示肝裂内圆形软组织影(箭头),右侧胸腔内见积液,脾脏增大;B 为增强门静脉期,示肝裂内软组织影明显强化,为开放的脐静脉(箭头),肝实质及脾脏均匀强化

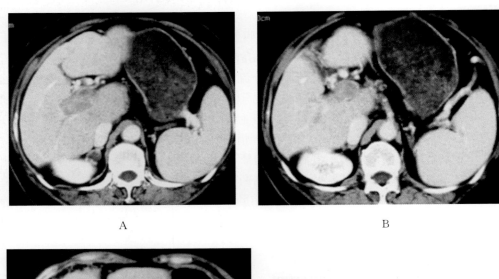

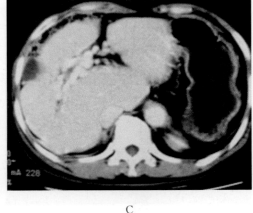

图 14-1-7 肝硬化伴门静脉高压,门静脉血栓形成,脾肿大。A~C 为增强门静脉期的不同层面,示门静脉主干和右支内见充盈缺损,肝门区血管影增多,脾脏体积增大

四、MRI 表现

MRI 分辨率高,是诊断肝硬化的最有价值的手段,不仅多方位显示肝脏的形态特征和病理改变,还有助于区分再生结节、退变结节和 HCC。另外还可提供肝硬化时其他异常改变的信息,如门静脉高压、侧支血管开放等,为临床诊断和治疗方案的制定提供更多信息。MRI 和 US、CT 一样,可显示肝脏的外形和轮廓的改变。肝硬化时肝脏的信号强度可以均匀或不均匀。肝硬化时可伴有铁的沉积,导致肝脏信号的下降。MRI 对肝硬化的重要价值在于能显示再生结节,而 CT 和 US 一般难以显示,而即使能发现也往往不易与结节型 HCC 鉴别。T_1WI 上再生结节呈等或稍高信号,T_2WI 上呈等或稍低信号。结节内部信号均匀,无包膜(图 14-1-8)。肝硬化在 T_2WI 上信号强度增高,可能为纤维间隔内炎性改变或扩张的血管间隙使水含量增多所致。周围纤维间隔形成小环状或网状高信号区,高信号的纤维间隔使再生结节呈相对低信号。弥漫性分布的再生小结节在 T_1WI 上表现为均匀的粟粒样高信号影。增强扫描示肝硬化再生结节无强化表现,在强化的肝实质对比下,再生结节显示为边界清楚的低信号灶。另外,T_2WI 上可见到的不规则线状异常高信号为纤维组织带,在动态增强早期可有轻度的强化,而延迟强化比较明显(图 14-1-9)。

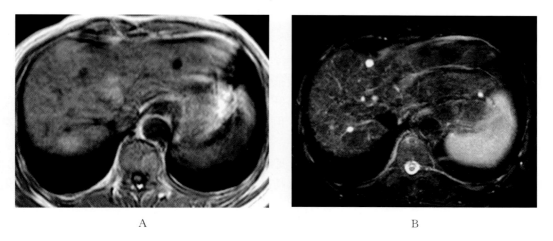

图14-1-8 肝硬化结节。A为T_1WI,示肝实质信号不均匀,见多个高信号结节,边界不清楚;B为T_2WI,结节为低信号

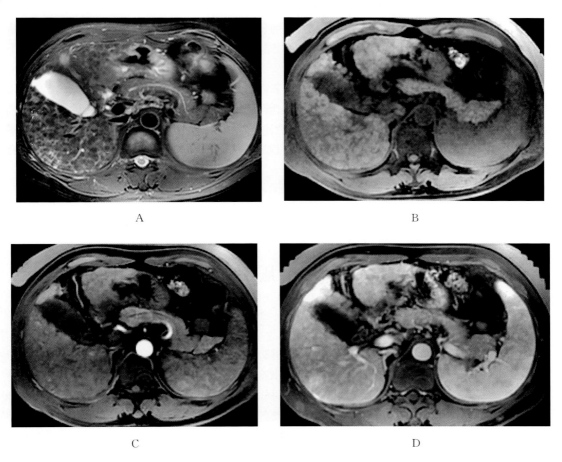

图14-1-9 肝硬化。A为T_2WI,示肝实质信号不均匀,周围纤维间隔形成小环状或网状高信号区,使再生结节呈相对低信号;B为T_1WI,硬化结节为高信号,而周边纤维间隔为条状或网状的低信号;C为增强动脉期,肝内结节无明显强化;D为门静脉期,右后叶包膜下见一高信号灶,手术证实为小肝癌;其他硬化结节为等信号,周边纤维间隔延迟强化呈环形高信号

五、影像学技术比较

US 上肝硬化表现为增粗、不均匀的回声，实质回声增强及肝脏表面结节状改变。同时尚可观察伴门静脉高压时脾肿大和腹腔积液征象。结合彩色多普勒 US，还能更好地了解门静脉侧支开放情况以及有无门静脉增粗或离肝血流，此外在鉴别良恶性血栓、测量血流速度及特征性的血流模式上均有一定诊断意义。但是，CT 和 US 在结节病灶的鉴别诊断上困难较大，尤其当脂肪沉积明显时更易混淆。

CT 也可直观显示肝脏的形态和轮廓改变，增强扫描可观察肝脏密度变化和血管情况，对典型的肝硬化结节可作出诊断，但对平扫、动脉期和门静脉期扫描中均为低密度的肝硬化结节，则和少血供的 HCC 难以鉴别。特别是弥漫性肝硬化和弥漫性肝癌的鉴别有一定困难，门静脉有无癌栓有助于鉴别，但肝硬化伴门静脉血栓形成时则难以鉴别。另外 CT 对 DN 的诊断价值有限。

MRI 与 US 和 CT 一样，对硬化肝脏大体形态改变的诊断均大致相仿。MRI 重要的价值在于对肝硬化中局灶病变，如增生结节，退变结节及 HCC 的鉴别中。特别是 MRI 对 DN 显示有特异性。肝细胞特异性对比剂的逐步应用无疑有助于进一步提高诊断能力。此外，MRI 运用化学位移成像中同相及反相 GRE 成像技术，对脂肪浸润易于显示。

以上是 3 种影像学技术对肝硬化、肝脏结节以及门静脉高压诊断方法的一般评价。但须指出的是，目前对于早期肝硬化，尤其是肝硬化前期病变，即早中期肝纤维化的诊断，无论临床还是影像学技术均存在困难，即使肝穿刺活检也有限度。目前肝灌注扫描、磁共振波谱 (MRS) 和 MRI 肝脏特异性对比剂以及弥散加权成像 (DWI) 的研究取得了某些进展，也许有一定帮助 (可参考第五章)。

(凌志青　严福华　周康荣)

第二节　肝脏脂肪浸润

一、病因、病理和临床表现

脂肪肝为肝脏的代谢和功能异常，由肝内脂肪过度积聚，特别是三酰甘油在肝细胞内的过度沉积引起，又称脂肪变性或脂肪浸润。常见的原因有肥胖、酗酒、营养不良、糖尿病、类固醇治疗、库欣综合征、囊性纤维化、遗传性疾病、化疗后等。肝炎和肝硬化也可发生脂肪肝。当潜在的代谢异常纠正后，脂肪肝也可消失。

肝脏脂肪浸润 (fatty infiltration of the liver) 可以呈均匀分布，也可为局灶型，程度各不相同。弥漫性脂肪肝可有肝脏体积的增大，轻到中度，质地变软，切面呈淡黄色，镜下见肝细胞肿大，内含大量脂肪滴，细胞核受压推移至周边呈月牙形，周围血管和血管窦变细。

轻度或局灶型分布的多无临床症状，重度脂肪肝可伴肝功能损害，患者可出现右上腹胀痛或不适，或有和病因相关的临床症状。

二、CT 表现

(一) 一般表现

1. **密度改变** 肝脏密度弥漫性降低或局部肝实质密度降低，一般以脾脏密度为参照值，如肝脏的 CT 值低于脾脏即可诊断为脂肪肝（图 14-2-1）。局灶型脂肪浸润时，该区域的 CT 值明显低于正常肝实质。

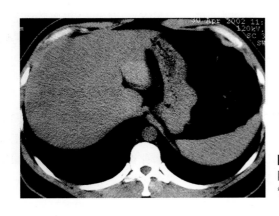

图 14-2-1 脂肪肝。CT 平扫示肝脏密度明显下降，低于脾脏密度，左外叶见高密度的肝岛，肝内血管影显示不清

2. **肝内血管阴影改变** 肝实质密度下降时，和血液密度接近，两者的密度差异缩小或消失，肝内血管影显示不清。严重脂肪肝病例，肝内血管影可为相对高密度影（图 14-2-2）。

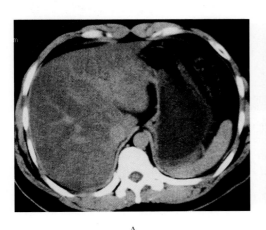 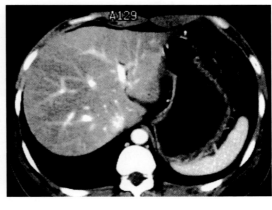

A   B

图 14-2-2 重度脂肪肝。A 为 CT 平扫，示肝脏密度明显降低，肝内血管影为高密度；B 为增强扫描，肝脏强化均匀，其密度低于脾脏

3. **增强特征** 脂肪肝的强化特征和正常肝实质一致，但密度相对较低，仍低于脾脏密度。肝内血管影清晰可见，有时血管受挤压变细，但无受侵或包绕现象。

(二) 特殊表现

1. **局灶型脂肪浸润** 可累及肝的一叶、一段或多个段或叶，也可为单发的小片状病灶。

脂肪浸润如为叶和段分布,其CT表现易于识别;但片状不规则脂肪浸润,须和浸润型肝癌、转移灶或炎症区分。其CT表现特点为:常为非球形病灶,和正常肝实质界限不清;无占位效应,增强扫描后可见病灶中有血管影穿过;肝脏边缘无膨出;增强后可有轻度强化表现,但其CT值增加不及正常肝组织和脾脏(图14-2-3);无边缘环状强化表现。个别疑难病例穿刺活检取得病理资料也许是必要的。

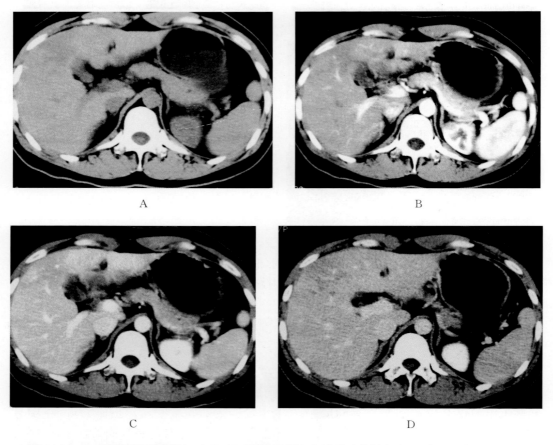

图14-2-3 局灶型脂肪浸润。A为CT平扫,示肝左内叶见片状低密度区,边界不清;B为增强扫描动脉期,病灶未见强化,内有血管影;C和D为门静脉期和延迟期,病灶内血管影更为清晰,病灶边界不清,无占位效应

2. **正常肝岛** 在肝脏弥漫性脂肪浸润的基础上,某个区域肝细胞未被累及,在脂肪肝的衬托下表现为相对高密度的区域,称为肝岛。一般以胆囊窝附近和肝裂处多见,左叶内侧段最为常见。平扫及增强扫描均为相对高密度,密度均匀,边界清楚,呈圆形、楔形或不规则形,有时可见小血管进入,无占位效应(图14-2-4)。有时需和脂肪肝基础上的肝内占位性病变如肝癌、血管瘤和转移灶等鉴别。鉴别的方法为沿高密度区作连续薄层螺旋扫描,若该阴影的累计厚度小于其直径,则不符合球形占位的几何形态;如显示分支血管通过其内则诊断更为明确;最后,动态增强扫描其强化类型(时间-密度曲线)与周围脂肪浸润的肝组织一致,同样可排除占位。

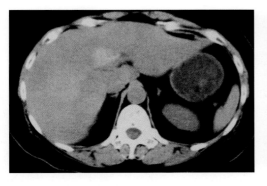
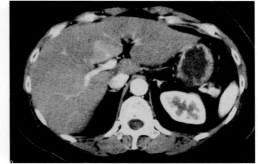

图 14-2-4 正常肝岛。A 为 CT 平扫,示肝左内叶肝裂旁局灶型高密度;B 和 C 为增强动脉期、门静脉期扫描,该区域均为片状高密度,其内可见小血管影,整个肝脏密度下降

三、MRI 表现

SE 序列对脂肪肝的敏感性较低,理论上讲脂肪病灶在 T_1WI 和 T_2WI 上的信号增加,但在实际工作中仅有少数病例可见到肝脏的信号强度增加。对于局灶型脂肪肝浸润可在 T_1WI 和 T_2WI 上看到边界不清的、淡薄的略高信号区。T_2WI 对脂肪浸润的检出敏感性更低,因多数局灶型脂肪浸润可为等信号。

化学位移成像对脂肪肝的检出敏感性较高,可根据脂肪中氢质子和水中氢质子共振频率不同而加以区分。在高场强且磁场均匀度高的 MRI,多采用梯度回波成像,其原理是用不同的回波时间,分别采集水和脂肪的质子宏观磁化矢量即同相和反相的 MRI 信号。此时,脂肪肝在反相图像上的信号和同相相比为低信号,比正常肝实质信号低得多,有时肝内肿瘤反而为高信号。

增强扫描有助于进一步诊断,弥漫性脂肪肝肝实质强化均匀一致,局灶型脂肪浸润其强化不及周围正常肝实质,边界可较 SE 序列成像时清楚,呈片状或楔形低信号区,多位于肝裂周围、肝脏边缘部分。有时病灶内可见血管影通过,无占位效应,也不呈球形(图 14-2-5)。

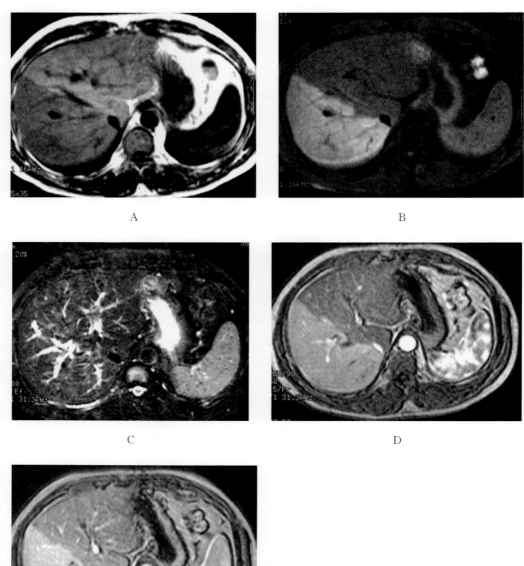

图 14-2-5 肝脏脂肪浸润。A 为 T_1WI，肝左叶信号增高；B 为 T_1WI 加脂肪抑制序列后，该区域信号明显降低；C 为 T_2WI，肝实质信号差异不明显；D 和 E 为增强动脉期和门静脉期，该区域强化程度低于正常肝实质，其内血管走行正常

肝岛在 CT 或 US 检查时有时会误诊为肝内占位，而 MRI 的诊断极其明确。正常肝岛在 T_1W 上为等低信号，在 T_2W 上和脂肪肝的信号几乎一致，不易区分，但在反相图像上表现为弥漫性低信号的背景上一个局灶型的略高信号区。增强扫描肝岛的强化方式和正常肝实质一致。

在 US 和 CT 检查中被疑为肝内占位的患者，需 MRI 进一步明确。US 会将弥漫性脂肪肝误诊为肝硬化或慢性肝炎，正常肝岛会误诊为占位，因为在弥漫性高回声的基础上其表现为低回声。局灶型的脂肪浸润因高回声也常常误诊为肝占位，在脂肪肝基础上的占位性病变更难定性。CT 也是如此，虽对脂肪肝的诊断较为敏感，但如伴有转移灶、血管瘤、HCC 等因肝脏密度变低而往往呈高密度，而有些成为等密度，因此给检出和定性都带来困难。因此，对肝岛、局灶型脂肪浸润以及脂肪肝基础上伴有病变的检查，MRI 是最有价值的。US、CT 和 MRI 资料的综合分析无疑可提高诊断准确性。如局灶型脂肪浸润，在 US 上表现为高回声，在 CT 上表现为低密度，而在 MRI 图像上信号差异不大；正常肝岛在 US 上为低回声，CT 上为高密度，而在 MRI 上为略低或等信号。

（严福华　周康荣）

第三节　肝血色素沉着症

血色素沉着症是过量铁在体内积蓄所致疾病的总称。可引起皮肤色素沉着、肝硬化、糖尿病及内分泌紊乱等一系列临床表现。1871 年法国 Troisier 指出肝硬化、糖尿病及皮肤色素沉着是本病三大特征。按其发生原因可分为原发和继发两类，前者是一种常染色体隐性遗传病，由于患者对铁的吸收大大超过正常人，造成铁过量，导致组织中大量铁的沉积；而后者主要是继发于铁幼粒细胞贫血和重型珠蛋白生成障碍性贫血（地中海贫血）患者，长期反复输血或服用铁剂过量所致。铁过量造成组织的损伤，如损伤肝组织，产生肝纤维化及肝硬化，肝癌的发生率也增加；损伤胰岛细胞可致糖尿病等。组织学和临床生化检查仍是估计肝组织含铁量的简便方法，其中以转铁蛋白饱和度和肝组织活检最准确。

肝组织 CT 衰减值与肝中铁浓度有关，肝铁浓度显著增高，肝 CT 衰减值增加，一般为肝弥漫性密度增高，但也可局限性增高（图 14-3-1）。Guyader 将肝脏平扫 CT 值＞72 Hu 作为诊断该病的标准。双能定量 CT 结合临床表现可作出肝血色素沉着症（liver hemochromatosis）的诊断，并可观察其疗效，避免多次肝活检。双能定量 CT 是利用铁在两种不同管电压条件扫描时的衰减值的不同，且 CT 值的改变与肝组织铁含量间存在线性关系的特点，较容易检出肝铁的过量沉积。但其准确性取决于技术的标准化，定期校正、相同参照物和扫描条件是至关重要的。另外测量应符合下列条件：平扫，胃内无对比剂以免伪影干扰，并且测量区内无伪影和大血管分支。然而一些患者肝脏铁浓度虽然升高，但肝脏铁含量＜150 μmol/g 时，衰减值仍在正常范围内。另外，如合并脂肪浸润时，CT 值可无增加，无诊断价值。

肝血色素沉着症与糖原累积症并存时，肝衰

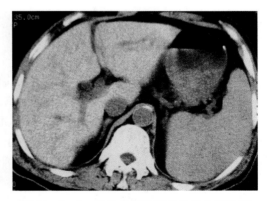

图 14-3-1　自身免疫性溶血性贫血所致肝脏血色素沉着。CT 平扫示肝脏密度明显增高，高于脾脏

减值显著增高,双能定量 CT 可对这两种成分定量。肝密度增加是肝血色素沉着症的直接观察证据,异常高密度的肝实质与肝内血管形成鲜明对比。长期的血色素沉着症继发肝硬化时,肝脏的大小、形态和肝叶比例亦发生相应改变。偶发 HCC 时,含铁的肝实质呈高密度与低密度的肿瘤组织形成显著对比,犹如增强后门静脉期改变。血色素沉着症亦可累及脾脏、肾上腺、胰腺、淋巴结等肝外组织引起密度增高征象。

MRI 可选择性地显示肝细胞内含铁量。正常人每克肝组织的含铁量<25 μg,当含铁量增加较多时,因铁的顺磁性效应使肝组织的 T_1 和 T_2 弛豫时间缩短,其结果为肝脏信号下降,表明有系统性的铁质沉着。当含铁量>1 mg 时 MRI 才能显示肝脏信号的变化。血色素沉着症经治疗后含铁量可恢复正常,MRI 可取代肝活检用于观察和随访。

输血所致的血色素沉着和原发性血色素沉着不同之处为前者脾脏受累后信号下降,而胰腺和心肌则不受影响。输血性的血色素沉着主要位于网状内皮系统,少量沉积时仅在 T_2WI 和 T_2^*WI 上可以看到,T_1WI 基本正常。中到大量的沉积时,T_2WI 上肝脏信号的改变更加明显,而且 T_1WI 上肝脏的信号也有所下降。大量的血色素沉着(输入的红细胞>100 个单位)时,其他组织和细胞内也可见到沉积。输血性和原发性的血色素沉着可以通过胰腺、脾脏和心肌的改变进行鉴别。原发性的血色素沉着,胰腺和心肌可有改变,而脾脏无变化。继发性的血色素沉着,脾脏改变明显,而胰腺和心肌变化不大。另外,横纹肌溶解时也可有血色素沉着,因肌红蛋白降解释放出的铁也可被网状内皮系统吸收。骨髓增生性贫血如珠蛋白生成障碍性贫血,也可导致过量铁的沉积。这些病例同时伴有多次输血,两种因素都可导致铁的过度沉积,但其病理结果和原发性的相同,也称为红细胞生成性的血红蛋白沉着症。

血管内溶血也可导致肝细胞血色素沉着。溶血时释放的血红蛋白和血浆结合珠蛋白结合被肝细胞吸收,如血清结合珠蛋白被血红蛋白饱和,自由的血红蛋白则可通过肾小球过滤再吸收,贮藏在远端的管状上皮细胞内,因此选择性地引起肝和肾皮质的铁质沉积,而脾脏无铁质沉积。

双能定量 CT 和 MRI 能对本病进行早期诊断,对及时治疗和评价疗效,避免严重的器官损害有重要意义。

(程伟中)

第四节 肝糖原贮积病

糖原贮积病是由于糖原合成或分解过程中某些酶的缺陷或结构异常,导致机体内各组织细胞内糖原异常增多的一类疾病。可累及各种组织器官,如肝脏、肾脏、心肌及肌肉等组织。Ⅰ型糖原贮积病(von Gierke 病)临床上最为常见,发病原因主要是由于肝肾等组织细胞缺乏葡萄糖-6-磷酸酶,以致糖原分解发生障碍,不能将 6-磷酸葡萄糖分解为葡萄糖。病变主要累及肝脏及肾脏,但不侵及心脏和肌肉。临床表现为肝肾肿大、空腹低血糖、生长障碍、乳酸性酸中毒、高脂血症、高尿酸血症等。病理改变主要是肝肾肿大,肝细胞及肾皮质的肾小管上皮细胞内大量糖原沉积,肝细胞胞质内有少量脂肪。本病可继发肝腺瘤。

CT 表现主要是肝脏体积显著增大和肝实质密度的改变。当糖原沉积到一定量时,肝密度增高;但当合并有肝脂肪浸润时,可部分或完全抵消糖原对肝密度的影响。肝实质 CT 值的高低取决于糖原和脂肪的相对量,表现为增高、降低或正常。在年龄较大的病儿中脂肪浸润较多见,故此时CT值的高低对诊断意义不大。另外由于患者生长发育迟缓、骨质疏松、长骨生长较慢,在常规X线片上可见骨密度降低、骨骼成熟延迟等改变有助于诊断(图14-4-1,2)。

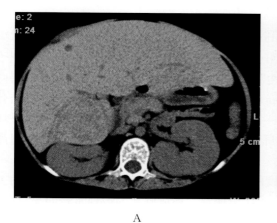

A

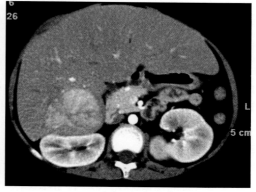

B

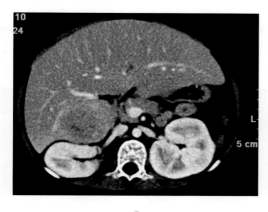

C

图14-4-1 肝糖原贮积病伴肝腺瘤。A为CT平扫,示肝脏体积明显增大,密度普遍降低,右后叶见低密度占位灶,周边见环形高密度;B为增强动脉期,病灶明显强化呈高密度;C为门静脉期,肝实质强化程度低,病灶密度也下降,和肝实质相比呈低密度

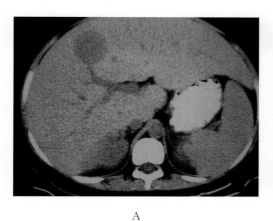

A

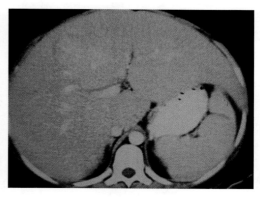

B

图14-4-2 肝糖原贮积病伴肝腺瘤。A为CT平扫,示肝脏体积明显增大,密度普遍增高,高于脾脏的密度,右前叶见低密度占位灶;B为增强门静脉期,病灶强化呈略高密度,周边包膜为低密度

(程伟中)

第五节 肝豆状核变性

肝豆状核变性(hepatolenticular degeneration)又称 Wilson 病(Wilson's disease),为常染色体隐性的铜代谢障碍引起的遗传性疾病。好发于儿童或青年人,患者体内大量铜沉积于肝、脑、肾等组织内,引起肝硬化、脑基底节变性及肾功能障碍。铜沉积于角膜缘后弹力层内形成特征性的绿褐色色素环(Kayser-Fleioker 环)。血清铜蓝蛋白降低,肝细胞对铜的结合力增强,使铜在肝细胞内的浓度明显增高,到一定量时,引起肝细胞的中毒性变性和广泛坏死,导致急性肝功能损害及溶血,进一步发生肝纤维化、肝硬化。晚期出现腹腔积液及门静脉高压症状。

CT 主要表现为肝脾肿大、肝硬化和肝密度的增高。关于肝 CT 值增高和铜蓄积间的关系,由于铜蓄积量常较轻微,肝 CT 值的增高并不十分明显。而肝硬化的表现常较明显:肝脏体积的改变、肝叶比例失调、密度不均匀以及脾肿大、门静脉高压、腹腔积液等继发表现(图 14-5-1)。脑部 CT 表现为基底节区低密度灶及广泛性脑萎缩有助于诊断。另外,本病可继发骨质疏松,椎体、骨盆等 CT 示钙盐含量降低,小关节边缘毛糙和软骨下骨质吸收,韧带肌腱的过早钙化或骨化等亦有助诊断。

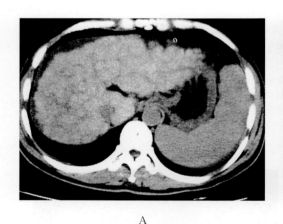

A

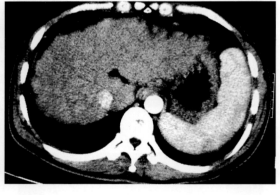

B

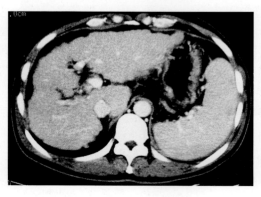

C

图 14-5-1 肝豆状核变性。A 为 CT 平扫,示肝脏体积缩小,密度不均匀,见多个低密度结节;脾脏增大,密度均匀;肝包膜下见少量积液;B 为增强动脉期,肝实质强化不均匀;C 为门静脉期,肝实质强化趋于均匀

MRI 对肝硬化的显示较 CT 更为准确可靠，但对病因的诊断仍有困难（图 14-5-2）。

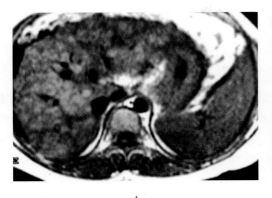
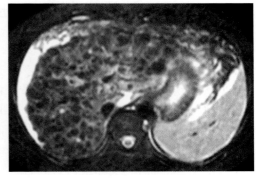

图 14-5-2 肝豆状核变性。A 为 T_1WI，示肝脏信号不均匀，见多个高信号结节，肝脏表面不光整，脾脏增大；B 为 T_2WI，示肝内多发的低信号结节，周边增生的纤维间隔呈环形高信号；C 为增强门静脉期，肝实质信号仍不均匀，可见多发低信号病灶

（程伟中　严福华　周康荣）

第六节　肝淀粉样变性

淀粉样变性是指细胞外间质内出现淀粉样蛋白沉着物的一种病变。淀粉样物质是一类形态学和特殊染色反应相同，而化学结构不同的异质性物质。主要沉积在细胞间、小血管基膜下或沿网状纤维支架排列。可分为原发性和继发性，以及全身性和局灶型。可侵及多种脏器，如：肝、脾、胰、心肌、肾脏和胃肠道等，原发于肝脏或累及肝脏时称为肝淀粉样变性（liver amyloidosis）。临床上无特异性表现。

CT 表现为肝大，可见弥漫性低密度区，增强不明显，肝内血管无移位，脾脏亦可有类似表现。与肝脂肪浸润的表现相似，但后者脾脏无类似表现。^{99m}Tc 硫酸胶体扫描示肝大，按组织受累程度，肝脏放射性分布稀疏，可均匀或不均匀，有时出现局限性放射性稀少或缺损区。

（程伟中　严福华　周康荣）

第七节 肝脏结节病

一、病理及临床表现

结节病是一种病因不明的全身性疾病,其特征为病变器官和组织出现上皮样细胞肉芽肿而无干酪样坏死,常累及全身多个脏器,见于肺、淋巴结、皮肤、眼、肝、脾及神经系统等。

结节病累及肝脏时称为肝脏结节病(liver sarcoidosis),常无明显症状。少数病例可有肝功能轻度受损、血清免疫球蛋白升高、血清碱性磷酸酶增高和门静脉高压等表现。引发门静脉高压主要是由于门静脉肉芽肿或肝内纤维化等导致窦性阻塞及长期肝内胆汁淤积所致。

病理大体标本可见肝脏体积增大,表面或切面黄色或灰白色界限分明的粟粒大小结节单发或散布,可融合。结节以外肝实质大多正常,严重病例也有呈肝硬化样结节者。镜下可见上皮样细胞肉芽肿形成,或夹杂有一定数量的多核巨细胞。病程较长时,可完全由透明变性的纤维组织所取代。可见于肝脏任何部位,但以门管区最常见。

二、CT 表现

肝脏体积一般有不同程度增大。当病灶极小时,肝实质密度无明显异常变化。当病灶＞2~3 mm 时,可见肝内单发或弥漫多个结节样低密度影,当结节融合时,亦可见肝内多个低密度区。增强后动脉期病灶无明显强化,门静脉期病灶可有轻度强化或无强化,相对于较高密度的肝实质背景,病灶仍表现为较低密度的结节影。当病变累及脾脏,脾脏亦有相类似的表现。有报道称,肝、脾同时表现为多发结节样低密度影较为少见。腹腔可见融合肿大淋巴结(图 14-7-1,2)。

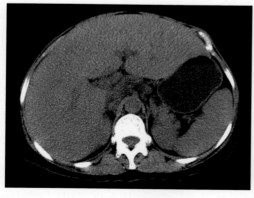

A

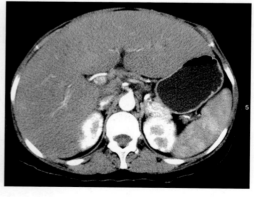

B

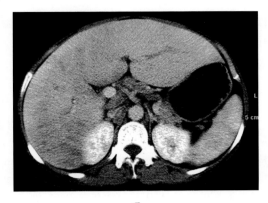

图 14-7-1 肝脏结节病。A 为 CT 平扫,示肝脏体积增大,密度不均匀;B 为增强动脉期,肝内未见强化灶,肝实质密度基本均匀;C 为门静脉期,肝右叶多发无强化低密度结节,同时可见腹腔淋巴结肿大

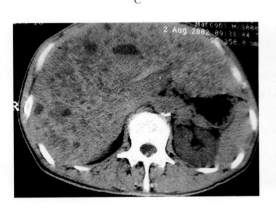

A

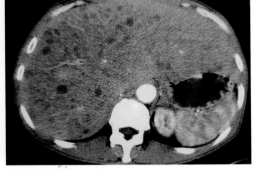

B

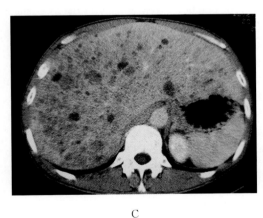

C

图 14-7-2 肝结节病。A 为 CT 平扫,示肝脏体积增大,密度不均匀,见多发低密度结节;B 和 C 为增强动脉期和门静脉期,肝内多发低密度结节无强化,比平扫所见结节更多

三、鉴别诊断

由于肝结节病无明显特征性表现,故诊断较为困难。影像学上常需与原发或转移性肝肿瘤、肝其他肉芽肿性病变、多发肝囊肿等鉴别。本病的结节样病灶为肉芽肿性改变,所以密度较囊肿的水样密度要高。增强后病灶的强化方式与 HCC 及转移性肿瘤的强化方式有别。而与肝其他肉芽肿性病变如肝结核瘤、炎性假瘤等较难鉴别,需结合病史及其他实验室

检查。结合胸部影像学检查,若有胸部结节病表现者,可提示支持肝结节病的存在,但亦有胸部检查阴性者。只有确诊病灶为非干酪样肉芽肿,且排除其他肉芽肿改变,或伴有其他组织受侵(皮肤、肺、淋巴结等)才能支持结节病的诊断。

(程伟中　严福华　周康荣)

参考文献

1. 廖锦元,黄仲奎,龙莉玲等.16层螺旋CT体积测量评估肝硬化肝叶大小的价值.临床放射学杂志,2006,25:425～428
2. 吴东,周康荣,陈祖望.螺旋CT门静脉成像评价门静脉高压的价值.临床放射学杂志,2001,20:767～770
3. 吴新彦,张通,王萍等.肝豆状核变性肝、脑CT改变及其临床意义.中华放射学杂志,1994,28:344
4. 于红,李惠民,刘光华等.肝硬化肝内门一体循环分流的MSCT诊断.临床放射学杂志,2004,10:175～177
5. 曾燕.肝纤维化与早期肝硬化的CT、MRI诊断进展.重庆医学,2008,37:2247～2249
6. Basaran C, Karcaaltincaba M, Akata D, et al. Fat-containing lesions of the liver: cross-sectional imaging findings with emphasis on MRI. AJR, 2005, 84:1103～1110
7. Boll D T, Merkle EM. Diffuse liver disease: strategies for hepatic CT and MR imaging. RadioGraphics, 2009, 29:1591～1614
8. Doppman JL, Cornblanth M, Dwyer AJ. et al. Computed tomography of the liver and kidneys in glycogen storage disease. J Comput Assist Tomogr, 1982, 6:67～71
9. Fujikawa K, Shiraki K, Ito T, et al. Focal spared area in fatty liver mimicking a tumor. Hepatogastroenterology, 2002, 49:1253～1254
10. Guyader D, Gandon Y, Deugnier Y, et al. Evaluation of Computed Tomography in the assessment of liver iron overload. Gastroenterology, 1989, 97:737
11. Hanna RF, Aguirre DA., Kased N et al. Cirrhosis-associated hepatocellular nodules: correlation of histopathologic and MR imaging features. RadioGraphics, 2008, 28:747～769
12. Harada M, Hirai K, Sakisaka S, et al. Comparative study of magnetic resonance imaging, computed tomography and histology in the assessment of liver iron overload. Intern Med, 1992, 31:180～184
13. Hartnell GG, Hughes LA, Longmaid HE, et al. Body magnetic resonance angiography and its effect on the use of alternative imaging-experience in 1 026 patients. Br J Radiol, 1995, 68:963～969
14. Heiken JP, Brink JA, McClennan BL, et al. Dynamic contrast-enhanced CT of the liver, comparison of contrast medium injection rates and uniphasic and biphasic injection protocols. Radiology, 1993, 187:327～331
15. Henseler KP, Pozniak MA, Lee FT, et al. Three-dimensional CT angiography of spontaneous portosystemic shunts. Radiographics, 2001, 21:691～704
16. Hoe LV, Baert AL, Gryspeerdt S, et al. Dual-phase helical CT of the liver: value of an early-phase acquisition in the differential diagnosis of noncystic focal lesions. AJR, 1997, 168:1185～1192
17. Ito K, MiTChell DG, Outwater EK, et al. Hepatic lesions: discrimination of nonsolid, benign lesions from solid, malignant lesions with heavily T_2-weighted fast spin-echo MR imaging. Radiology, 1997, 204:729～737
18. Kelly PM, Poon FW. Hepatic tumours in glycogen storage disease type I(von Gierke's disease). Clin Radiol, 2001, 56:505～508

19. Kim T, Murakami T, Oi H, et al. Detection of hypervascular hepatocellular carcinoma by dynamic MRI and dynamic spiral CT. JCAT, 1995,19: 948~954
20. Kim T, Murakami T, Oi M, et al. Detection of hypervascular hepatocellular carcinoma by dynamic MRI and dynamic spiral CT. JCAT, 1995,19:948~954
21. Knollmann FD, Böck JC, Teltenkötter S, et al. Evaluation of portal MR angiography using superoparamagnetic iron oxide. JMRI, 1997,7:191~196
22. Koizumi K, Monzawa S, Shindo C. et al. Primary hepatic amyloidosis well delineated by Tc-99m DTPA galactosyl HAS liver SPECT. Clin Nucl Med, 1999, 24: 271~273
23. Kopka L, Funke M, Vosshenrich R, et al. Helical CT of the liver: evaluation of injection flow rate, mode, and scan delay with a reduced-volume contrast medium bolus. JCAT, 1995,19:406~411
24. Kopp AF, Laniado M, Dammann F, et al. MR imaging of the liver with resovist: safety, efficacy, and pharmacodynamic properties. Radiology, 1997,204:749~756
25. Kudo M, Tomita S, Tochio H, et al. Small hepatocellular carcinoma: diagnosis with US angiography with intraarterial CO_2 microbubbles. Radiology, 1992,182:155~160
26. Kuszyk BS, Osterman FA, Venbrux AC, et al. Portal venous system thrombosis: helical CT angiography before transjugular intrahepatic portosystemic shunt creation. Radiology, 1998,206:179~186
27. Lee HM, Lu DSK, Krasny RM, et al. Hepatic lesion characterization in cirrhosis: significance of arterial hypervascularity on dual-phase helical CT. AJR, 1997,169:125~130
28. Long JA, Doppman JL, Nienhus AW, et al. Computed tomographic analysis of beta-thalassemic syndromes with hemochromatosis: pathologic findings with clinical and laboratory correlations. J Comput Assist Tomogr, 1980,4:159~165
29. Ma XZ, Holalkere NS, Kambadakone A, et al. Imaging-based quantification of hepatic fat: methods and clinical apalications. RadioGraphics, 2009,29:1253~1280
30. Marmolya G, Karlins NL, Petrelli M. et al. Unusual computed tomography findings in hepatic amyloidosis. Clin Imaging, 1990,14:248~250
31. Mergo PJ, Ros PR. Benign lesions of the liver. RCNA, 1998,36:319~329
32. Mergo PJ, Ros PR. Imaging of diffuse liver disease. RCNA, 1998,36:365~375
33. Oi H, Murakami T, Kim T, et al. Dynamic MR imaging and early-phase helical CT for detecting small intrahepatic metastases of hepatocellular carcinoma. AJR, 1996,166:369~374
34. Rodgers PM, Ward J, Baubouin CJ, et al. Dynamic contrast-enhanced MR imaging of the portal venous system:comparisom with X-ray angiography. Radiology, 1994,191:741~745
35. Scott GC, Berman JM, Higgins JL Jr. CT patterns of nodular hepatic and splenic sarcoidosis: a review of the literature. J Comput Assist Tomogr, 1997,21:369~372
36. Springer F, Machann J, Claussen CD, et al. Liver fat content determined by magnetic resonance imaging and spectroscopy. World J Gastroenterol, 2010,16:1560~1566
37. Thanos L, Zormpala A, Brountzos E, et al. Nodular hepatic sarcoidosis in a patient with normal chest radiograph. Eur J Radiol, 2002,41:10~11
38. Tobari M, Hashimoto E, Yatsuji S, et al. Imaging of nonalcoholic steatohepatitis: advantages and pitfalls of ultrasonography and computed tomography. Inter Med, 2009,48:739~746
39. Warshauer DM, Dumbleton SA, Molina PL, et al. Abdominal CT findings in sarcoidosis: radiologic and clinical correlation. Radiology, 1994,192:93~98
40. Weissleder R. Liver MR imaging with iron oxides: toward consensus and clinical pracice. Radiology, 1994,193:593~595

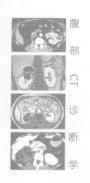

第十五章 胰腺 CT 检查、正常与变异表现

胰腺疾病的 CT 检查和诊断,平扫和增强 CT 是两者不可缺一的有机组成,尤其现代螺旋 CT 具备亚秒扫描速度、亚毫米层厚、大范围覆盖扫描和高容量球管能力和特性等,因此,能够在注射对比剂后的胰腺动脉早期、动脉晚期、门静脉期和实质延迟期分别实现胰腺增强 CT 的快速各期扫描。同时,结合各种三维重建技术,对胰腺细微结构显示更清晰和理想,发现胰腺病变的敏感性、特异性和准确性等均明显提高,如胰腺肿瘤的早期发现以及评价胰腺肿瘤与周围血管之间的关系等较以往有极大改善,这对临床分期或手术切除性判断均有十分重要的临床指导价值。

第一节 CT 检查技术

一般情况下,病人于检查前按常规禁食 8 h,检查前 0.5～1 h 口服清水 1 000～1 500 ml,临检查前 5 min 再服 300～500 ml 以进一步充分充盈胃和十二指肠。充分服水对显示胃和十二指肠壁十分重要,服水足量是前提,即使不使用低张药物,也能充分扩张胃和十二指肠。CT 扫描时,病人一般取仰卧位,采用层厚 5～6.5 mm,螺距为 1～1.2,先作上腹部(包括肝脏和胰腺)平扫,然后常规作上腹部胰腺双期增强扫描。增强扫描方案为:经肘静脉高压注射器注射非离子型碘对比剂,总量一般 90～120 ml,或者按 1.0～1.5 ml/kg 计算,注射速率 3～5 ml/s,常规采用 3 ml/s 注射速率。双期增强扫描一般泛指胰腺动脉晚期和门静脉期(两者扫描时间分别约为注射对比剂后 35 s 和 75 s)。有时为重点或强调观察上腹部动脉血管,或者为观察胰腺病变强化变化规律或趋势,也可作上腹部胰腺三期和(或)四期增强扫描,即增加胰腺动脉早期和(或)实质延迟期增强扫描(两者扫描时间分别约为注射对比剂后 20 s 和 90～120 s)。

所有扫描期间病人均应平静呼吸时屏气,这一点很重要,不仅可保证图像质量,减少运动伪影,同时可避免扫描层面上下跳动的错层。扫描结束后,可酌情对各螺旋扫描图像再行重建处理,以获取任意间隔的细节薄层图像。一般重建间隔1.5~3 mm基本能满足诊断要求和各种三维重建的需要。

第二节　正常胰腺解剖

胰腺在解剖上常分为胰头、钩突、胰颈、胰体和胰尾等。整个胰腺似棒球拍横卧在后腹膜内,胰尾近邻在脾门处,胰体呈斜行走向横卧在脊柱前方,胰颈在门静脉根部前方向右后下呈斜行走向移行于胰头,钩突是胰头下方向内延伸的三角形或楔形突出部分,钩突紧贴肠系膜上静脉的后方。胰头外侧方是十二指肠圈的第二段,前方是胃十二指肠动脉,后侧方是下腔静脉,十二指肠第三段在胰头后下方,肠系膜上动、静脉在胰头内侧方。胰头形态变异较多,可呈分叶状。

脾静脉沿着胰体尾后方表面走行,因此是鉴别胰体的一重要标志,左肾上腺在脾静脉的后方。胰尾起自左肾上腺水平,终止于脾门。胰尾有时向胰体前方卷曲,易与胰腺体尾增大混淆。胰体前方为胃的后壁,它们之间是腹腔脂肪和小网膜囊。横结肠系膜形成小网膜囊的下界,并和腹膜后脂肪融合覆盖胰腺前方表面。小网膜囊和横结肠系膜间隙是急性胰腺炎液体的通路和积聚的常见部位。

胰腺表面可以光滑规则,也可呈分叶状,年老或肥胖者由于胰腺组织脂肪浸润,可以表现为羽毛状。由于胰腺缺乏浆膜层,胰腺炎时胰液容易播散以及早期胰腺导管癌可以侵犯腹膜后组织。胰腺主导管正常情况下直径为1~3 mm,胰头部导管大小为2~2.5 mm,胰体尾导管大小1~2 mm。约2/3的主胰管从胰尾至胰头,然后与胆总管汇合形成泛特壶腹,共同经Oddi's括约肌开口于十二指肠第二段稍下部,其余1/3或主胰管、胆总管分别开口于十二指肠,或在汇合的胆总管和主胰管之间有分隔存在。

胰腺的动脉供血变异很大,主要来自腹腔动脉或肠系膜上动脉的分支。腹腔动脉发出的肝动脉分出胃十二指肠动脉,穿行于十二指肠球部的后面,分出胰十二指肠上动脉前、后支,与肠系膜上动脉发出的胰十二指肠下动脉的前、后支,在胰头分别吻合形成前、后弓包绕胰头,从而供应胰头的血液营养,前弓由胰十二指肠上动脉前支和胰十二指肠下动脉前支形成,而后弓则由胰十二指肠上动脉后支与胰十二指肠下动脉的后支构成。脾动脉在胰腺后方可发出许多小分支供应胰颈、体、尾部,它们是胰上动脉、胰下动脉、胰大动脉、胰横动脉、胰背动脉和胰尾动脉等,有时胰上动脉可起源于腹腔动脉或肝动脉。胰腺的静脉一般与动脉伴行,其中胰头大部分静脉先入肠系膜上静脉,胰体静脉、尾静脉先入脾静脉。肠系膜上静脉和脾静脉汇成门静脉进肝脏。

胰腺组织主要由胰体腺细胞和胰岛细胞两大组织构成,它们分别司职外分泌和内分泌功能。外分泌物中主要是胰蛋白酶,内分泌物中主要为胰岛素和胰高糖素等。

第三节　正常胰腺CT表现

平扫时正常胰腺密度均匀,边缘规则。一般而言,胰腺从头至尾是逐渐变细且连续光滑,胰腺管一般不可见。增强扫描,尤其增强扫描动脉晚期,由于胰腺血供非常丰富而呈明显均匀的强化;增强扫描门静脉期,胰腺强化程度逐渐减退,偶可见胰腺主导管呈细线样低密度(图15-3-1)。肥胖和老年者,由于胰腺组织内脂肪的浸润,胰腺边缘可呈羽毛状或锯齿状改变,同时胰腺内易出现弥漫性脂肪浸润,CT扫描见全胰腺点状弥散分布的低密度脂肪影,但偶尔会在胰头或钩突出现局限性的脂肪浸润,不要误诊为肿瘤。螺旋CT薄层平扫(1~2 mm)重建图像,可更清楚显示胰头局限性低密度脂肪浸润,其形态呈点状或条索状,CT值为负值,并且在增强CT胰腺动脉晚期或门静脉期,其正常残留胰腺密度仍与其他部位胰腺密度变化一致(图15-3-2,3)。老年人胰腺实质因萎缩可呈整体明显缩小,同时可伴均匀细长规则的胰腺管扩张,但直径一般不超过3 mm(图15-3-4)。

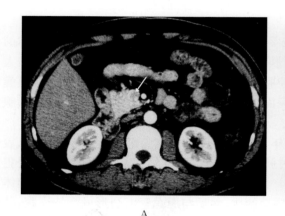

A

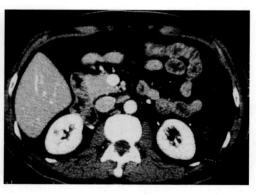

B

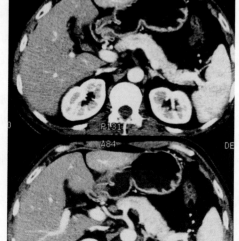

C

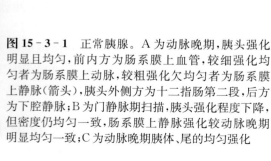

图15-3-1 正常胰腺。A为动脉晚期,胰头强化明显且均匀,前内方为肠系膜上血管,较细强化均匀者为肠系膜上动脉,较粗强化欠均匀者为肠系膜上静脉(箭头),胰头外侧方为十二指肠第二段,后方为下腔静脉;B为门静脉期扫描,胰头强化程度下降,但密度仍均匀一致,肠系膜上静脉强化较动脉晚期明显均匀一致;C为动脉晚期胰体、尾的均匀强化

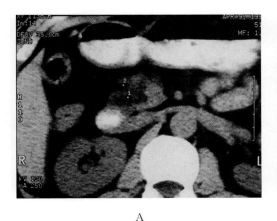
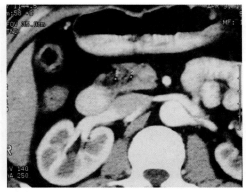

图 15-3-2 胰头局限性脂肪浸润。A 为平扫,见胰头局限性条索状低密度影,CT 值为负值,呈脂肪密度;B 为动脉晚期扫描,索状低密度脂肪影显示更清晰,整个胰头形态轮廓尚可

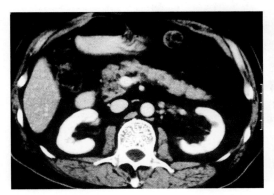
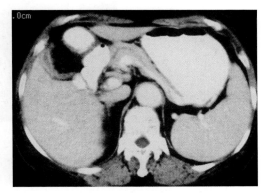

图 15-3-3 胰腺脂肪化浸润,特别以胰头明显

图 15-3-4 胰腺萎缩,胰腺形态明显缩小,同时见胰腺管轻度扩张

螺旋 CT 增强另一重要作用在于显示胰周血管,尤其是动脉血管。不仅能显示胰周较大的动脉血管,如腹腔动脉、肝动脉、脾动脉、胃左动脉和肠系膜上动脉等,而且还能显示以上动脉血管更细小的分支,如胃十二指肠动脉,胰十二指肠前、后上动脉和胃网膜右动脉等(图 15-3-5,6),这些血管虽然细小,但由于常常与扫描平面垂直,故显示概率较大。相反,胰十二指肠前、后下动脉,胰上动脉,胰下动脉,胰背动脉,胰大动脉,胰尾动脉以及胰横动脉这些细小动脉常与扫描平面平行,故横断位图像不易显示;此外,这些细小动脉紧贴胰腺或在胰腺实质内走行,也是不易显示的因素。如果施行螺旋 CT 三维血管成像有可能显示。这对判断胰腺肿瘤的临床分期以及能否手术切除至关重要,甚至对胰腺肿瘤的判断亦会有帮助。

胰周静脉血管,螺旋 CT 较常规 CT 更能清晰显示下腔静脉、门静脉、脾静脉和肠系膜上静脉等,尤其门静脉扫描期显示更理想。至于与上述那些其他细小动脉同名的静脉由于变异多,CT 图上不易区分。一般 CT 图上两条伴行血管中,较粗者为静脉,较细者为动脉。

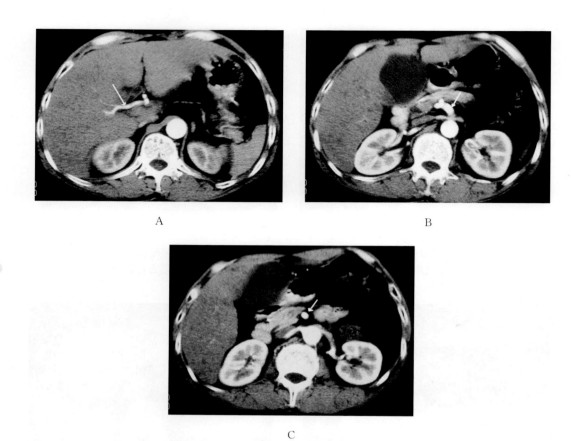

图 15-3-5 螺旋 CT 增强动脉晚期显示胰腺周围的较大血管。A 显示肝固有动脉(箭头);B 显示腹腔动脉(箭头);C 显示肠系膜上动脉(箭头)

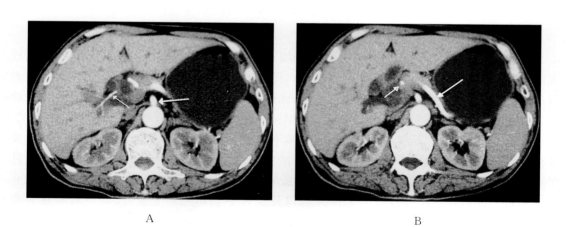

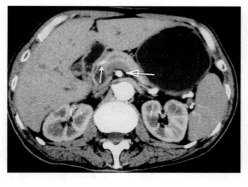
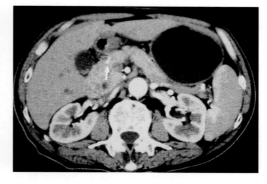

C　　　　　　　　　　　　　　　　D

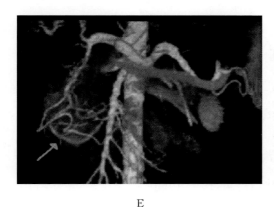

E

图15-3-6 螺旋CT增强动脉晚期显示胰腺周围的较大和较小血管。A显示肝固有动脉（小箭头）和腹腔动脉（大箭头）；B显示胃十二指肠动脉（小箭头）和脾动脉（大箭头）；C显示胃十二指肠动脉分支前一段（小箭头）和肠系膜上动脉（大箭头）；D显示胰十二指肠前上动脉（小箭头）和胰十二指肠后上动脉（大箭头）；E为三维容积重组（VR）技术显示胃十二指肠动脉分支和肠系膜上动脉分支在胰头形成前后弓（箭头）

第四节　胰腺解剖变异

一、胰腺局部轮廓变异

常规CT显示胰腺，尤其胰头结构常常不甚满意，给诊断带来困难。以往作者特别强调胰腺轮廓改变，尤其胰头或胰尾轮廓改变，提示肿瘤存在的可能。事实上，胰腺轮廓的变异较为常见，具体表现为胰腺局部轮廓不规则，如果经验不足，常误诊为肿瘤，因此认识这种变异十分重要。

螺旋CT增强扫描更重视胰腺动脉晚期和门静脉期的胰腺密度情况，特别是动脉晚期的密度改变更为重要。即使胰头、胰体、胰尾存在局限性轮廓改变，但是在增强理想的动脉晚期、门静脉期和（或）实质延迟期扫描图与正常胰腺间无密度差异，一般情况下不应认为有病变或肿瘤存在，而应认为只是胰腺轮廓变异罢了。螺旋CT检查强调注射对比剂的增强扫描，螺旋CT以其扫描速度快、无漏层和薄层重建技术，使其显示正常胰腺及其轮廓变异较常规CT更为清晰、直观和可靠。

另外，可疑病例，推荐做高场强MRI检查有帮助，表现在T_1WI和T_2WI上，胰腺局部轮廓变异的信号与其他胰腺部分无差异,尤其是抑脂肪 T_1WI 上,局部变异仍呈均匀的高信号更有意义。同时,增强的 GR 序列扫描在动脉期、门静脉期和实质延迟期与正常胰腺间也无信号差异(图 15-4-1,2)。

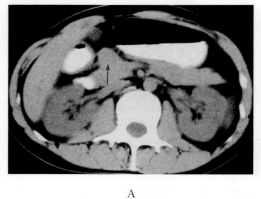
A

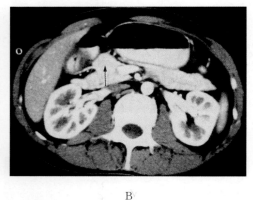
B

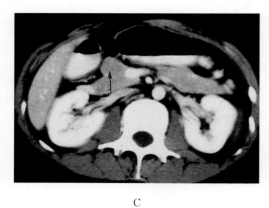
C

图 15-4-1 胰头局限性轮廓变异。A 为平扫,CT 显示胰头呈分叶状轮廓,边缘较清晰(箭头);B 为动脉晚期增强扫描,显示胰头局限性突出部分强化十分明显(箭头),并且与胰腺其他部分的强化密度一致;C 为门静脉期扫描,仍然没有密度差异(箭头)

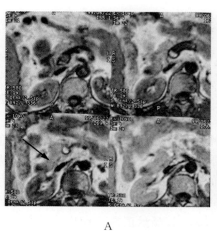
A

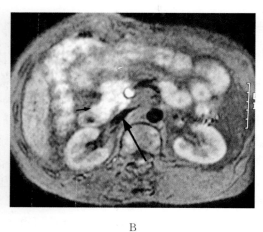
B

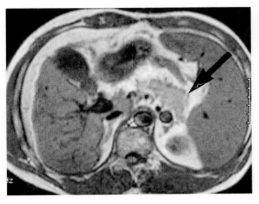 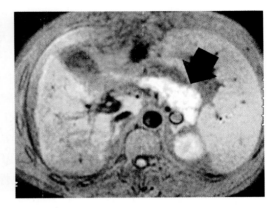

C D

图 15-4-2 胰头和胰尾局限性轮廓变异。A 显示 MRI T_1WI 图像上见胰头后外方局限性的部分突出(箭头);B 为 MRIT_1WI+FS 图像,胰头局限突出部分呈明显均匀的高信号(箭头),与其前方的正常胰头组织的信号完全一致;C 为 MRIT_1WI 图像,见胰尾局部膨隆(箭头);D 为该层面的 MRIT_1WI+FS 图像,呈完全均匀一致的高信号(箭头),表明为膨大正常的胰尾

二、分裂胰腺

分裂胰腺(pancreas divisum)是临床比较常见的胰腺解剖变异,具十分重要的临床意义。这种解剖变异是在胚胎 6~8 周时,原始胰背和胰腹融合发生障碍,致使胰头和胰体有各自独立分开的胰腺导管系统,胰头的分泌胰导管为 Wirsung 导管,而胰体的分泌胰导管为 Santorini 导管,并且它们分别开口于十二指肠第二段,Wirsung 导管通常与胆管总共同开口于泛特壶腹,而 Santorini 导管则开口于泛特壶腹的上方 1 cm 范围内的副泛特壶腹,绝大多数情况下,胰腺的胰液分泌大部分是通过 Santorini 导管分泌进行的。这种解剖变异发生率在尸检中占 4%~14%,在经内镜逆行胰胆管造影术(ERCP)检查中的发生率为 2%~8%。大多数情况下,分裂胰腺是完全的,即在 Wirsung 导管和 Santorini 导管间无其他小管相通;如果它们间有小管沟通,则为不完全的分裂胰腺。

CT 和常规 MRI 对显示分裂胰腺有限度,只能显示胰头局部轮廓的改变,却没有密度和(或)信号的差异。而只有磁共振胰胆管成像(MRCP)能够分别清晰显示 Wirsung 导管和 Santorini 导管呈线条状高信号管状影,薄层螺旋 CT 的多平面重建技术有可能显示该变异(图 15-4-3)。分裂胰腺偶尔能导致复发性急性胰腺炎,这是由于部分 Santorini 导管开口范围内狭窄阻塞,导致胰蛋白酶外漏至胰腺组织而发生胰腺炎。复发性急性胰腺炎常并不严重,也不易发展为慢性胰腺炎,但临床上常有症状,应引起重视。

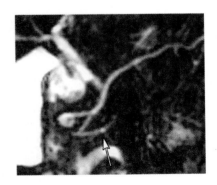

图 15-4-3 分裂胰腺。MRCP 清晰显示 Wirsung 导管(箭头)和 Santorini 导管

三、环状胰腺

环状胰腺(annular pancreas)为罕见的先天变异,由于胰腺侧原基发生异常,胰腺组织可全部或部分呈环状包绕十二指肠的降部。有一半以上的病人为新生儿,出生后出现上消化道梗阻症状,偶伴有梗阻性黄疸症状。一般根据腹部平片有上消化道梗阻的征象,如"双泡征",即会联想到先天性十二指肠闭锁和环状胰腺的诊断,加之新生儿不能配合做 CT 和(或) MRI 检查,故无需也不可能做 CT 和(或) MRI 检查。另一半的病人往往至儿童期或成年后发病,常常是环状胰腺部分包绕十二指肠,大多没有特殊症状,病人终身不发病,仅在尸检时发现。少部分病人常常由于部分环状胰腺压迫泛特壶腹,造成其开口通而不畅,进而导致反复的胆汁和胰液分泌受阻或者引起胰头局限性炎症,病人往往因出现梗阻性黄疸和(或)上消化道梗阻的症状而就医。

CT 检查除可显示十二指肠降部狭窄、胃扩张以及胆道系统扩张外,还可以更清楚显示十二指肠降段周围有环状腺样组织包绕,其与胰体、尾组织相连,密度相似,尤其螺旋 CT 在增强扫描动脉晚期、门静脉期和实质延迟期密度变化与胰体、尾密度变化一致,据此可以明确诊断(图 15-4-4)。

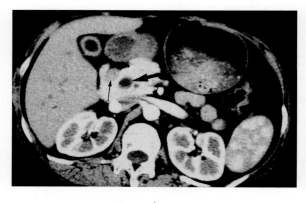 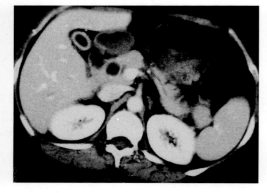

A   B

图 15-4-4 部分环状胰腺。A 为 CT 动脉晚期扫描,显示胰头呈不规则轮廓状,并且见部分胰腺组织包绕十二指肠(小箭头),同时可见胆总管(大箭头)和胰腺管的扩张;B 为门静脉期扫描,见稍高层面十二指肠轻度的扩张,胰头仍部分包绕十二指肠,胆总管和胰腺管仍可见扩张

四、异位胰腺

异位胰腺(ectopic pancreas)指发生在胰腺正常解剖以外的胰腺组织,较少见。最常发生在胃和十二指肠的黏膜下层或肌层,偶可发生在空肠、回肠、美克尔室、胆囊、肝、脾和肠系膜,极少数发生在纵隔。单靠影像学检查诊断比较困难,最后的确诊依赖手术病理结果。但是对于消化道的异位胰腺,当消化道钡餐检查发现胃、十二指肠溃疡,尤其是胃窦或十二指肠部位出现的脐凹样细小溃疡,应想到异位胰腺的可能。如进一步 CT 检查发现肿块与正常胰腺密度相似,尤其是强化扫描时密度变化相近,则可进一步提示诊断(图 15-4-5,6)。如果结合肠道充盈钡剂的 MRI 检查,发现黏膜下肿物,并与其正常部位胰腺组织的信号类似

者,则更提示异位胰腺的可能。但是,有时与胃肠道的间质瘤(包括平滑肌瘤、神经鞘膜瘤和神经纤维瘤)鉴别存在困难。

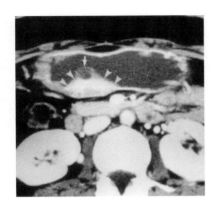

图 15-4-5 胃的异位胰腺。增强 CT 显示胃壁局限性富血供强化肿块向腔内突出(箭头),边缘规则,同时钡餐显示为腔内边缘规则的充盈缺损,并且见"脐凹征"

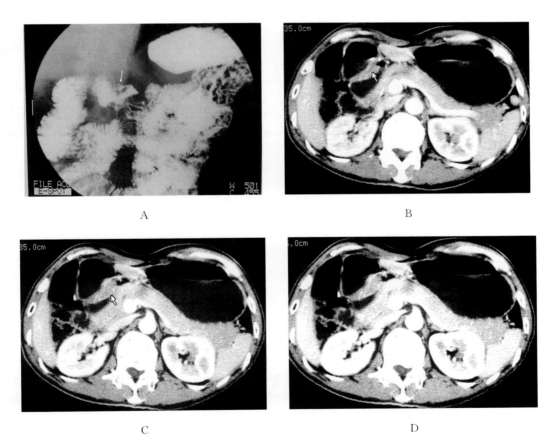

图 15-4-6 胃窦邻近十二指肠球底异位胰腺。A 为钡餐显示胃窦邻近十二指肠球底充盈缺损,中间见星状龛影(箭头);B、C、D 为 CT 动态增强扫描,显示该部位的肿块强化与正常胰腺增强变化基本一致

(曾蒙苏)

参考文献

1. 吕新生,韩明,钟守先. 胰腺外科. 湖南:湖南科学技术出版社,1997
2. 殷允娟,曾蒙苏,周康荣等. 胰腺癌的 MRI 检查技术及临床应用的新进展. 放射学实践,2004,2:140～143
3. 殷允娟,曾蒙苏,周康荣等. 胰腺癌 MRI 检查的最佳扫描序列及 MRI 表现分析. 中华医学研究杂志,2004,2:114～117
4. 周康荣,陈祖望主编. 体部 MRI. 上海:上海医科大学出版社,2000
5. 周康荣主编. 腹部 CT. 上海:上海医科大学出版社,1994
6. 周康荣主编. 螺旋 CT. 上海:上海医科大学出版社,1999
7. Barbra AR, Brooke RJ Jr, Robert EM. Normal variation in the lateral contour of the head and neck of pancreas mimicking neoplasm: evaulation with dual-phase helical CT. AJR, 1996,166:799～801
8. Bret PM, Reinhold C, Taourel P, et al. Pancreas divisum: Evaluation with MR cholangiopancreatography. Radiology, 1996,199:99～103
9. David SKL, Suresh V, Robert MK, et al. Two-phase helical CT for pancreatic tumors: pancreatic versus hepatic phase enhancement of tumor, pancreas, and vascular structures. Radiology, 1996,199:697～701
10. Hollett MD, Jorgensen MJ, Jeffery RB Jr. Quantitative evaluation of pancreatic enhancement during dual-phase helical CT. Radiology, 1995,195:359～361
11. Jill EJ, Beverly GC, Peter HA, et al. Pancreatic sparing of focal fatty infiltration. Radiology, 1994,190:437～439
12. Oi T. ERCP imaging. Pancreas, 1998,16:402～407
13. Reinhart RD, Brown JJ, Foglia RP, et al. MR imaging of annular pancreas. Abdom Imaging, 1994,19:301～303
14. Reinhold C, Bret PM. Current status of MR cholangiopancreatography. AJR 1996,166:1285～1295
15. Reuther G, Kiefer B, Tuchmann A, et al. Imaging findings of pancreaticobiliary duct diseases with single-shot MR cholangiopancreatography. AJR, 1997,168:453～459
16. Semelka R, Cumming MJ, Shoenut JP, et al. Islet cell tumors: Comparision of dynamic contrast-enhancement CT and MRI imaging with dynamic gadolinium enhancement and fat suppression. Radiology, 1993,186:799～802
17. Semelka R, Kroeker MA, Shoenut JP, et al. Pancreatic disease: Prospective comparision of CT, ERCP, and 1.5-T MR imaging with dynamic gadolinium enhancement and fat suppression. Radiology, 1991, 181:785～791
18. Semelka RC, Ascher SM. MR imaging of the pancreas. Radiology, 1993,188:593～602
19. Sim JS, Choi BI, Han JK, et al. Helical CT anatomy of pancreatic arteries. Abdom Imaging, 1996,21:517～521
20. Zeng MS, Yan FH, Zhou KR, et al. MR dynamic gadolinium-enhanced fast multiplanar spoiled gradient-echo and spin-echo T_1-weighted fat-suppressed techniques in diagnosis of pancreatic carcinoma. HBPD Int, 2002,2:294～298

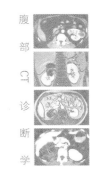

第十六章

胰 腺 炎

第一节 急性胰腺炎

急性胰腺炎是最常见的胰腺疾病,也是常见的急腹症之一。大部分病例由临床和实验室有关检查即可作出诊断,但部分不典型病例,临床诊断有一定困难,特别对并发症的程度、范围的了解和定位诊断更为困难。临床资料统计显示:急性胰腺炎大部分为单纯水肿性胰腺炎,少数(占10%～20%)为出血坏死性胰腺炎。CT在显示急性胰腺炎方面发挥重要临床作用。主要应用指征为:①对可疑的胰腺炎病例,协助临床诊断;②了解胰腺炎的并发症,如出血、坏死、积液、脓肿、假性囊肿、假性动脉瘤形成等,提供病变的程度、范围和定位方面的资料;③胰腺炎特别是并发症处理前后的随访,了解病变的消退或进展情况;④协助临床判断病情的严重程度和预后;⑤CT导引下穿刺抽液进行细菌培养或对脓肿进行引流。

一、病因和病理

胰腺炎的病因很复杂,目前认为与下列因素有关:①长期酗酒;②胆石症;③高脂血症;④高钙血症;⑤穿透性消化性溃疡;⑥外伤;⑦病毒感染;⑧药物;⑨遗传等;⑩医源性损伤[如经内镜逆行胰胆管造影(ERCP)检查、活检和手术等]。急性胰腺炎由于胰蛋白酶原溢出至胰腺间质和胰周组织内而被激活成胰蛋白酶,胰蛋白酶具有消化自身组织的作用,故而引起急性胰腺炎。其共同的病理改变是早期胰腺轻度肿胀,间质充血水肿,少数中性粒细胞浸润。随病情进展,出现坏死和出血,呈局限性或弥漫性,腺泡及小叶结构破坏呈模糊不清,胰腺内、胰腺周围、肠系膜、网膜和后腹膜脂肪组织不同程度的坏死。

二、临床表现

根据临床资料统计,国人急性胰腺炎发病绝大多数是由于过量饮酒、高脂餐或者胆石症所致。饮酒、高脂餐所致的急性胰腺炎往往导致复发性急性胰腺炎，相反胆石症引起的胰腺炎常是单纯急性发作，胆道泥沙样结石也可引起急性胰腺炎。95%患者有中上腹疼痛，并向背部放射。75%~80%的患者同时有恶心呕吐，约一半病人有发热等症状。临床有上腹部压痛、反跳痛和肌紧张等腹膜炎体征。严重者有低血压、休克以及多器官功能衰竭的表现。实验室检查除白细胞计数升高外，多数情况下，血和尿淀粉酶升高。

三、CT 表现

（一）急性单纯性水肿性胰腺炎

这类病人临床上大多属于轻型，病变较轻，20%左右在 CT 上胰腺的形态、大小和密度等没有改变，包括增强扫描，其增强方式与正常胰腺没有区别。CT 诊断急性单纯性水肿性胰腺炎主要取决于有无胰腺形态的改变以及胰周的渗液等。表现为局部或全胰的增大，有时其增大的变化是很轻微的，胰腺密度可轻度下降，胰腺轮廓模糊，同时可见胰周少量积液，特别是注射对比剂后，胰腺仍均匀强化，无坏死区（图 16-1-1，2）。少部分病例可见中量腹腔积液和双侧少量胸腔反应性积液。

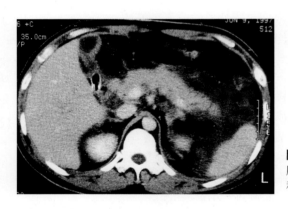

图 16-1-1 急性水肿性胰腺炎。CT 增强扫描见胰腺轮廓明显增大，但无明显坏死区域，胰周水肿积液明显

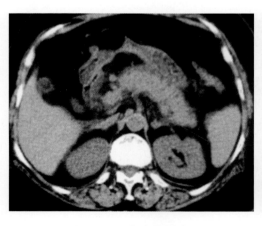 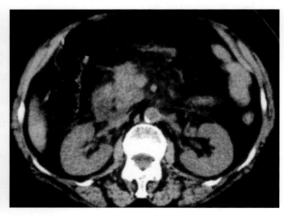

A　　　　　　　　　　　　B

图 16-1-2 急性水肿性胰腺炎。A 为平扫胰体水平，见胰体增大，但密度均匀，胰周有少量渗液；B 为平扫胰头水平，胰头同样稍增大，并且左侧肾前筋膜轻度增厚

(二) 急性出血坏死性胰腺炎

1. 临床表现 临床上急性单纯性水肿性胰腺炎,经过积极治疗,一般一周后病情稳定或好转,但仍有少部分病人可演变成出血坏死性胰腺炎,或者急性出血坏死性胰腺炎也可在一开始时即发生,呈爆发性经过。急性出血坏死性胰腺炎的诊治和预后与一般急性单纯性水肿性胰腺炎有显著区别,治疗方案和早期诊断、病情的严重程度与各种高危因素相关。由此国内外许多学者从临床不同角度,提出相应的指标来判断急性出血坏死性胰腺炎的严重程度,其中较为有影响的是Ranson(1974)11项判断指标。尽管如此,许多学者均公认CT在判断胰腺的出血坏死及其程度、范围以及并发症等,具有不可替代的作用,因此,当临床疑为急性出血坏死性胰腺炎时,应及时做CT检查,或在治疗过程中,为判断疗效,应随时做CT随访复查。一般情况下,CT检查基本能满足临床要求,只有当CT检查不能完全肯定出血坏死和并发症的程度与范围时,可酌情考虑做MRI检查作为补充。

2. CT表现 急性出血坏死性胰腺炎的主要CT表现为胰腺体积明显增大,轮廓模糊,其CT密度下降,并常呈弥漫性,特别是坏死区呈更低密度。有时急性出血区域的CT密度可高于正常胰腺,但遇亚急性或慢性出血时,该区域的CT密度值可呈水样,但无论出血还是坏死区域,在增强扫描时,该区域均没有强化(图16-1-3)。胰腺局限性小范围的早期坏死(≤1.0 cm)在常规增强CT往往不易发现或敏感性不高,而螺旋CT增强动脉晚期扫描能够很好显示没有强化的呈低密度的坏死区域,因此,可提高坏死性胰腺炎早期诊断的准确性,这对临床及时进行必要的处理甚为重要。其主要CT特征为胰腺实质内小点状或小片状边界不清的低密度灶,这种小片坏死大部分位于胰体尾前缘包膜下,有时呈皂泡状,局部胰包膜增厚或包膜下积液(脓),包膜即被掀起厚1 mm左右,较规则(图16-1-4)。胰后缘包膜增厚、掀起及包膜下积液少见。另外,平扫时胰腺实质内可见小片状高密度区,代表出血灶。

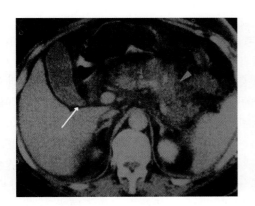

图16-1-3 坏死性胰腺炎。胰体部见局限性坏死区呈无增强的低密度(三角),胆囊内有高密度的结石(箭头)

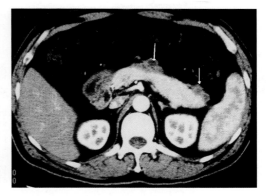

图16-1-4 局灶型坏死性胰腺炎。胰体尾前方包膜下见局限性的小点状坏死和包膜下积液(箭头)

与单纯性水肿性胰腺炎不同,出血坏死性胰腺炎的胰周改变常常很明显,表现为脂肪坏死和积液,病变的范围和程度变化也较大(图16-1-5)。胰周或胰腺外积液常有一定的规律分布,小网膜囊积液最为常见,其次依次为左前肾旁间隙、降结肠旁沟等,同时可表现其相关的腹膜或筋膜不规则的增厚。其他非常见部位还包括：①右前肾旁间隙，常由胰头部炎症向后扩散的结果，也有人认为少数人左、右前肾旁间隙经中线可以沟通，因此左前肾旁间隙的炎症可扩散到右侧；②穿过肾周筋膜进入肾周间隙内；③可进入后肾旁间隙，并由此可扩散到椎旁、盆腔和大腿上部；④经小网膜囊和静脉韧带裂隙进入肝实质内；⑤可经脾门进入脾脏；⑥经膈脚之间和裂孔进入纵隔；⑦经横结肠系膜到达横结肠；⑧沿小肠系膜根部扩展（图16-1-6）。

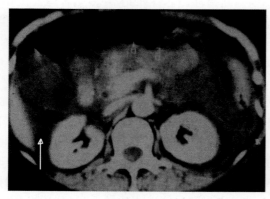

图16-1-5 坏死性胰腺炎。胰腺大片坏死，胰周和左前肾旁间隙大量积液，肾旁筋膜增厚，肝周围有弧形低密度腹腔积液（箭头）

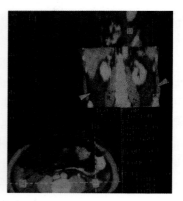

图16-1-6 坏死性胰腺炎。左右结肠旁沟渗出（三角）直达盆腔内，上图为冠状位重建

积液与水肿的密度和水近似，如蛋白含量较高，则CT值高于水，如积液内有出血，则CT值更高，增强后积液没有强化，并且显示更清晰。大部分积液可自行吸收，或局限化，然后由纤维组织包裹形成假性囊肿。也可继发感染形成细菌性蜂窝织炎和脓肿等，如果病灶区域内见到透亮散在小气泡影，则可明确为脓肿形成（图16-1-7）。如果积液内见到大量气体积聚或出现大的气液平面，除脓肿可能外，还需考虑病灶与肠道之间沟通的可能性，特别与临床症状不太符合时，不应贸然诊断为脓肿。再者如果病灶内没有气体影，单靠病灶的CT密度和形态等，常常很难鉴别是单纯的积液，还是细菌性蜂窝织炎和（或）脓肿。如果病灶壁在增强CT图上见到环状强化，则对细菌性感染的诊断有一定提示，但最后诊断必须密切结合临床表现，必要时可在US或CT导引下穿刺抽吸，并将内容物进行生化检查和细菌培养（图16-1-8）。

假性囊肿在急性胰腺炎病程的4~6周内形成，是积液未能及时吸收，被纤维组织粘连包裹所致。可发生在胰腺内或胰腺外，胰腺外者其分布与积液的扩散途径和分布范围是一致的。假性囊肿的CT表现可以圆形、椭圆形和不规则形，大小从几厘米至几十厘米不等，大多数为单房，偶为多房具有分隔，囊壁可薄厚不一，但一般较均匀，尤其伴感染时，囊壁常较厚（图16-1-9，10）。一般而言，假性囊肿的密度与水相近，感染性和出血性囊肿密度可升高，但也有例外，故不能单从密度高低来区分囊肿有无感染。注射对比剂后，囊肿壁强化常不明显，甚至不强化，但如果是感染性囊肿，则囊肿壁可有不规则的强化表现。

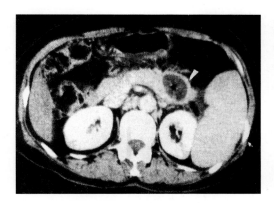

图 16-1-7 坏死性胰腺炎伴脓肿形成。胰尾脓肿形成,脓肿壁明显强化(三角),内见小气泡影

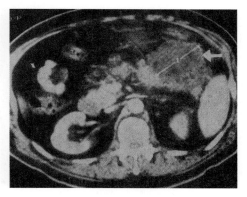

图 16-1-8 坏死性胰腺炎伴脓肿形成。胰尾脾门处见比较大的脓肿,内隐约可见多个气泡影,此例单凭CT表现与积液和蜂窝织炎鉴别有一定困难

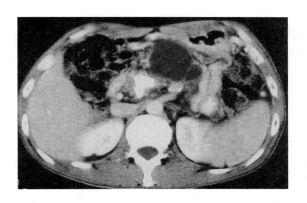

图 16-1-9 胰腺炎伴假性囊肿。胰尾与胃之间见约5 cm大小的囊样水密度影,边缘规则,囊壁均匀一致,同时见胰体有大块钙化影

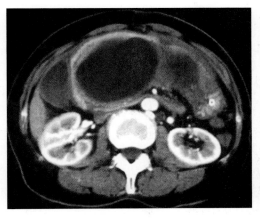

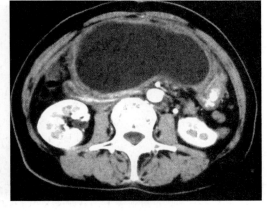

A　　　　　　　　　　　　　B

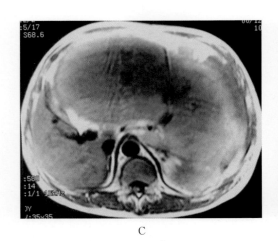
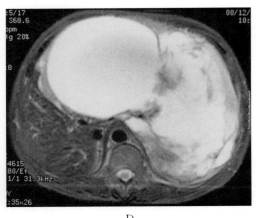

图 16-1-10　胰腺假性囊肿(A 和 B)：A 和 B 分别为上下层面，显示巨大囊肿，密度均匀一致，囊壁规则厚薄一致；另一例胰腺假性囊肿(C 和 D)：C 为 MRI T_1WI，显示巨大囊肿基本呈低信号；D 为 MRI T_2WI，显示巨大囊肿高信号，同时囊壁规则均匀

假性囊肿 40%～50% 可自行吸收。囊肿可与胰腺管相通，胰腺肿胀消退后，囊液可经主胰腺管排入肠道内。囊肿吸收常在 6 周内发生，如果超过 6 周，则囊肿自行吸收的机会明显减低，超过 13 周几乎不可能吸收。假性囊肿可穿破到腹腔或胃肠道，少数可穿破到胆管或压迫胆管引起梗阻性黄疸。

螺旋 CT 可以大范围扫描，更可以进行三维多平面的重建，对显示胰腺炎并发症如脓肿、假性囊肿以及假性动脉瘤的位置、范围及其与周围脏器的结构关系更加全面、直观和准确。但最主要优点是显示胰腺炎引起的血管病变。假性动脉瘤成为胰腺炎的一个重要并发症，当胰液或炎症侵蚀胰腺周围血管时，逐渐导致血管破裂出血，一般发生较缓慢，被纤维组织包裹，形成假性动脉瘤(图 16-1-11)。被累及的血管以脾动脉最常见，其次为胃十二指肠动脉和胰十二指肠动脉。增强 CT 可明确诊断，但螺旋 CT 除可显示假性动脉瘤腔内情况，还可利用三维 CT 血管成像(CTA)更直观显示假性动脉瘤与周围结构和脏器的关系。另外，急性胰腺炎可导致门静脉系统血管闭塞和静脉血栓形成，随后伴大量侧支血管形成，螺旋 CT 对门静脉的显示较常规 CT 满意和清晰(图 16-1-12)。

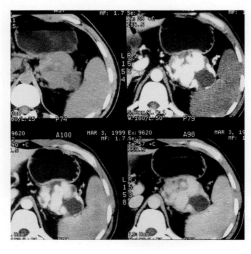

图 16-1-11　脾动脉瘤伴动脉静脉瘘。左上图见脾门处，较大低密度混合影，边缘较清晰；右上图、左下图和右下图依次为动脉期、门静脉期和延迟期扫描，见肿块强化非常明显，并且见到扭曲的血管影，同时见没有强化的血栓

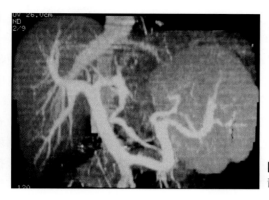

图 16-1-12　螺旋 CT 三维血管显示门静脉和肝静脉及其分支

另外,急性出血坏死性胰腺炎常伴大量的腹腔积液和肠麻痹所致的肠腔高度扩张,同时常伴有肺部的感染和中量以上的胸腔积液等表现。

第二节　慢 性 胰 腺 炎

一、病因和病理

慢性胰腺炎是指由各种因素造成的胰腺局部的、节段性或弥漫性的慢性进展性炎症,导致胰腺实质和胰管组织的不可逆性损害,并伴有不同程度的胰腺外分泌和(或)内分泌功能障碍。虽然慢性胰腺炎的首发症状可表现为急性炎症,也可呈反复急性发作(慢性复发性胰腺炎),急性胰腺炎亦可呈反复发作(复发性急性胰腺炎)。但两者不同,前者是指在胰腺组织结构和功能损害的慢性炎症基础上的急性发作,后者指胰腺炎症的急性发作,但在急性发作期后,胰腺组织和功能都可恢复正常,不致造成不可逆的组织损害或永久性的外分泌和(或)内分泌的功能障碍。

慢性胰腺炎的一个主要致病因素是长期酗酒,另外各种原因引起的胰腺管的阻塞(如胰腺结石、胰腺癌等)也可引起慢性胰腺炎。但是由胆石症所致的急性胰腺炎很少发展为慢性胰腺炎。慢性胰腺炎发展为胰腺癌的概率明显提高。

二、临床表现

慢性胰腺炎的最主要症状是中上腹痛,往往无特异性,饮酒和饱餐可引起加重。由于胰液分泌减少,致消化不良、厌食、腹泻和脂肪痢等,进而体重减轻,如果胰腺的内分泌胰岛细胞大量破坏,则可并发糖尿病。

三、CT 表现

慢性胰腺炎进行 CT 检查的目的为:①慢性胰腺炎临床症状比较含糊,易与其他疾病混淆,CT 检查可协助诊断或排除其他病变;②已明确诊断的病人,CT 检查用来了解胰腺的形态改变等,从而决定治疗方案;③与胰腺肿瘤等病变进行鉴别。

根据有关 CT 文献报道,慢性胰腺炎的特征为:66% 的患者有胰腺管扩张,54% 有胰腺萎缩,50%有胰腺钙化形成,34%有假性囊肿形成,29%有胆道扩张,16%有胰周脂肪密度增高或胰周筋膜增厚,7%患者未发现胰腺和(或)胰周的异常改变。

　　CT,尤其螺旋 CT 最大的优点是能够利用动脉早、晚期增强扫描,可以更清晰和全面显示呈低密度扩张的胰腺管形态和范围等。由于慢性胰腺炎症的反复刺激,典型表现为主胰管及其分支呈串珠状扩张或扭曲等,同时伴胰腺管内和(或)胰实质的结石或钙化(图 16-2-1)。这些结石或钙化均较粗大,常在胰腺管内为多,胰腺整个体积可增大、正常或缩小。有人认为如果扩张胰腺管直径与相应胰腺直径之比<1/2,多为慢性胰腺炎;反之则胰腺癌可能大。此外,胰腺癌尤其胰头癌所致的胰腺管扩张常较规则,边缘光整。但是单从胰腺管扩张程度和形态改变分析,两者鉴别有时仍很困难,必须结合其他征象和依赖其他影像技术如 ERCP 和螺旋 CT 的密切随访,甚至活检等。

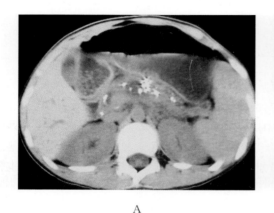
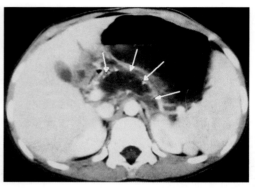

图 16-2-1 慢性胰腺炎。A 为平扫,显示胰腺形态不规则,胰腺内见点状钙化影;B 与 C 为增强扫描,分别显示上下相邻层面胰腺管明显扩张(箭头)以及点状钙化影

　　胰腺的钙化是慢性胰腺炎的病理特征,是由于胰腺的纤维化和病变后期的表现,但仅50%的患者能够见到胰腺的钙化。因此,对发现早期的慢性胰腺炎的改变,CT 不是一个敏感或理想的影像诊断手段。MRI 不仅能够显示慢性胰腺炎的形态改变,而且能够了解胰腺纤维化的程度,故 MRI 在显示慢性胰腺炎方面较 CT 为佳。由于纤维化是引起胰腺钙化的前期表现,故 MRI 能够较 CT 更早期显示慢性胰腺炎的情况。纤维化在 T_1WI 抑脂肪像和 T_2WI 上均表现为低信号区,这反映了胰腺腺泡中水蛋白的消失。在动态增强 MRI 上,纤维

化区没有强化或强化不明显,这反映了胰腺的正常毛细血管床损害而代之以乏血管的纤维肉芽组织(图16-2-2)。

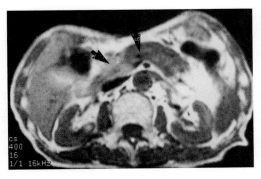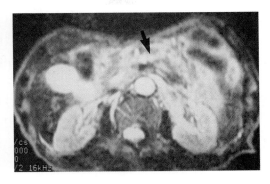

图16-2-2 慢性胰腺炎。A为SE T_1WI,见胰体尾(箭头)较胰头(箭头)呈明显均匀低信号区;B为FSE T_2WI,见该区扩张的胰腺管呈明显条状的高信号影(箭头)

慢性胰腺炎可伴假性囊肿,假性囊肿在 T_1WI 上为低信号,T_2WI 表现为高信号区域(图16-2-3)。但信号的高低还取决于假性囊肿内有无出血、蛋白成分、感染和坏死物质的残留等。在增强图上假性囊肿可清楚显示,表现为无强化的低信号区。对小的假性囊肿的显示MRI较CT敏感且特异性高,因部分容积效应对CT的影响较大,同时囊内成分的改变也使CT值升高而影响对假性囊肿的判断。

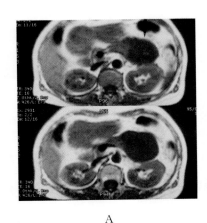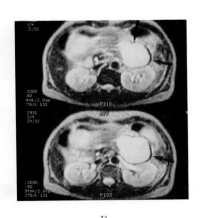

图16-2-3 胰腺假性囊肿。A为SE T_1WI,显示胰尾部较大的水样均匀信号影(箭头),边缘轮廓规则;B为FSE T_2WI,示明显均匀的高信号影(箭头)

CT所显示的慢性胰腺炎的形态改变,如胰腺萎缩、胰腺管的串珠状扩张以及胰腺周围筋膜增厚等,有助于慢性胰腺炎诊断。但是,对于慢性胰腺炎所致的胰头局限性增大和胰头癌鉴别仍十分困难。因为两者均可导致胆总管和胰腺管扩张,胰体尾萎缩以及胰腺周围血管脂肪层消失等。即使手术时有时也很难对两者进行鉴别,甚至偶尔病理学也会发生鉴别困难,这是因为慢性胰腺炎可诱发胰腺癌变以及胰腺癌也可在肿瘤表面产生广泛的纤维化组织。因此,目前对于疑难病例仍主张采用多种影像学检查的综合判断。目前比较一致公认的看法如下。

(1) 如果在肿块内见到较大的斑片状钙化影或假性囊肿影,则提示胰头慢性炎症的机会大。CT对发现钙化敏感,而MRI对发现小的假性囊肿的敏感性高,故提倡CT和MRI技术相结合(图16-2-4~6)。

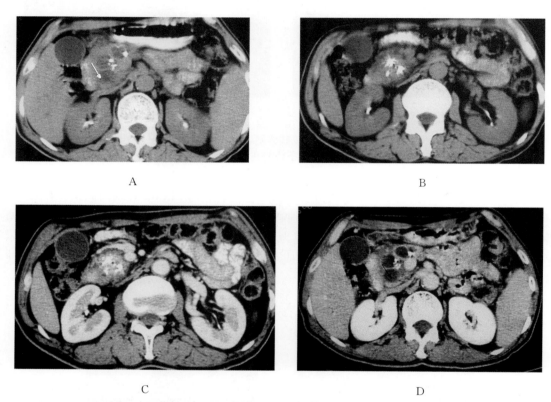

图16-2-4 胰头慢性炎症。A和B为平扫,显示上下相邻层面胰头的钙化、胰腺管的扩张(箭头)和管内钙化;C和D分别为增强扫描动脉晚期和门静脉期,显示胰头腺体组织仍有强化,同时扩张的胰腺管呈串珠状改变更加明显

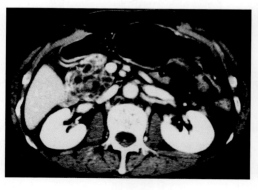

A

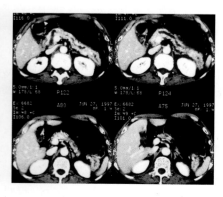

B

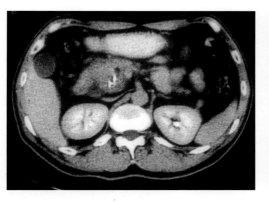
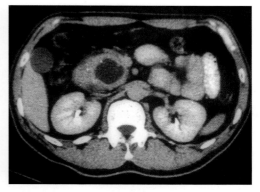

C   D

图 16-2-5 胰头慢性炎症（A 和 B）。A 为增强扫描门静脉期，显示胰头增大呈蜂窝状强化，见多个小囊状影，胰头与周围血管境界清晰；B 为稍高平面，胰腺管明显扩张。另一例胰头慢性炎症（C 和 D）。C 为增强扫描延迟期，见胰头稍增大并有点状钙化影；D 为稍低平面，见约 2.5 cm 的假性囊肿

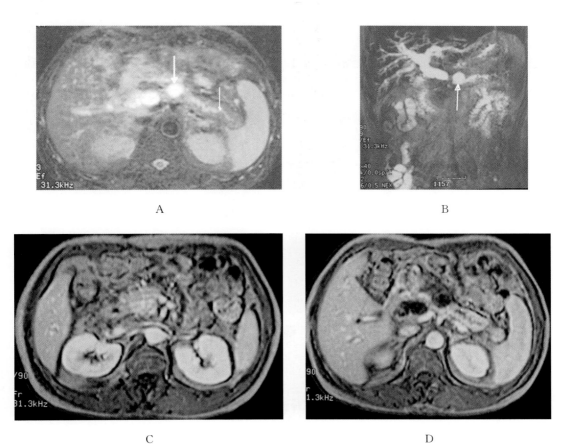

图 16-2-6 慢性胰腺炎伴假性小囊肿。A 为 FSE T_2WI，显示胰体部 1.5 cm 直径的均匀高信号影（粗箭头），同时其远端见扩张的胰腺管（细箭头）；B 为 MRCP，显示胆总管、肝内胆管和胰腺管扩张，同时假性囊肿也清晰显示（箭头）；C 为动态增强横断面图像，显示胰头稍增大，但仍均匀强化；D 为稍高层面，见扩张的胰腺管和假性囊肿

(2) 在以往的经验中,对于疑难病例,十分强调 CT 和 ERCP 相结合,由于 MRCP 技术的发展,目前提倡 MRI 和 MRCP 相结合的应用,这是 MR 技术的一大优势。

(3) 慢性胰头炎性肿块以纤维化改变为主,T_1WI 和 T_2WI 上均呈低信号的改变,如果再加上动态增强扫描肿块,无论在动脉期还是在门静脉期和实质延迟期扫描,其强化的变化趋势基本与正常部位胰腺的强化一致,同时结合螺旋 CT 的动态增强扫描有类似的表现,则提示慢性胰头炎性;相反,胰头肿块在动脉期主要为低信号而没有强化的表现,或仅肿块边缘有轻度的强化,且肿块边缘较清楚,则提示为胰腺癌(图 16-2-7)。

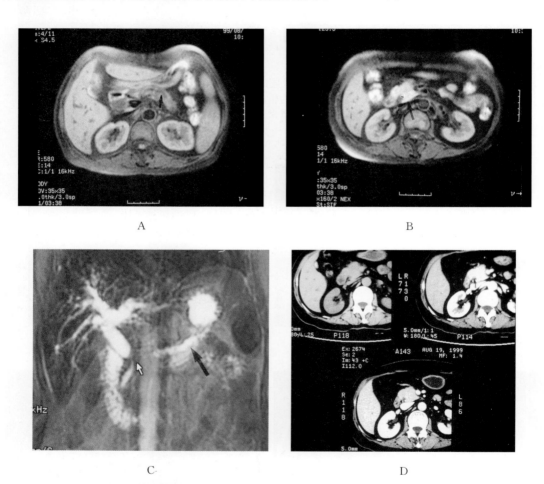

图 16-2-7 慢性胰头炎症。A 为 SE T_1WI+FS,显示胰腺管扩张(箭头);B 为 SE T_1WI+FS 图像,见胰头形态增大,但信号仍基本均匀,并且可见胆总管的扩张(箭头);C 为 MRCP,显示胆总管(白箭头)、肝内胆管和胰腺管(黑箭头)扩张;D 为 CT 平扫、动脉期和门静脉期增强扫描,胰头仅轮廓稍增大,但增强后密度仍均匀一致,支持为胰头炎症的诊断

(4) 胰头局限性增大伴胆总管和胰腺管扩张及周围血管脂肪层模糊或消失,应考虑胰头癌较胰头慢性炎症的机会大。如果仍有怀疑之处,可做 MRCP 以观察胆总管的形态,特别是在胰头肿块区呈截然中断者,提示为胰头癌;如果胆总管呈逐渐变细的尖嘴样改变,提示胰头慢性炎症。同时,做增强 CTA 和磁共振血管成像(MRA)以观察胰头周围血管的形态改

变,如果有血管的明显狭窄和侵犯等,则考虑胰头癌的机会为大。尽管如此,尚有极少数的病例,需依靠穿刺活检或随访来明确诊断。

第三节　自身免疫性胰腺炎

一、概况

1961年Sarles首次报道,以往称胰腺慢性炎性硬化、自身免疫性慢性胰腺炎、自身免疫相关性胰腺炎、慢性胰腺炎伴主胰管弥漫不规则性狭窄、硬化性胰胆管炎、淋巴浆细胞性胰腺炎、硬化性胰腺炎等。1995年日本学者Yoshida等正式提出自身免疫性胰腺炎的概念。总之它是一种多系统全身性炎性疾病,以往常误诊为慢性胰腺炎,甚至个别误判为胰腺癌。临床诊断主要依赖临床表现、实验室检查和影像学检查(主要CT和MRI)等,由于临床和实验室检查常常不典型或变异度大,影像学检查有时起决定性作用,如影像学拟诊为该病,同时对激素治疗反应良好,也可属确诊范畴。

二、临床特点和病理变化

本病好发于老年人,男性多见,事实上年轻者也不少见。临床表现无特异性,可见上腹部不适、食欲减退、隐痛、黄疸。自身抗体如抗核抗体(ANA)、类风湿因子(RF)、抗乳铁蛋白抗体(ALF)、碳酸酐酶Ⅱ抗体(ACA Ⅱ)等可阳性,但阳性率仅为22%~45%,最有诊断价值的实验室检查是血清IgG4,其次是血清γ球蛋白。组织病理上,主要表现为胰腺组织中大量浆细胞(分泌IgG4)和淋巴细胞浸润,尤其胰周较为丰富,表现为胰腺肿大;其次见主胰管结构改变,呈胰腺管不规则狭窄。另外,胰腺外多种组织和器官可受累,如胆管、肾小管间质性肾炎、肺门淋巴结肿大、泪腺及唾液腺病变、甲状腺功能低下、腹膜后纤维化、间质性肺炎和肝脏假性瘤等。

三、CT表现

常见为整个胰腺受累的弥漫型,偶可见局限性的胰腺受累,但以胰头多见。弥漫性典型表现为胰腺轻中度肿大,呈典型"腊肠征",即胰腺周围见主要为浆细胞和淋巴细胞浸润的环状低密度软组织影,几乎无强化;胰腺本身强化程度均匀或不均匀下降,呈"雪花状"强化(图16-3-1)。其次常见表现为胰腺管不规则狭窄或伴扩张,特别磁共振胰胆管成像(MRCP)或ERCP显示更清晰。另外胆道(主要胆总管下端)不规则狭窄(68%~90%),形成无痛性黄疸,CT增强上见胆总管管壁强化。少见表现为胰腺内或胰周假性囊肿,甚至可见胰腺周围血管受累和胰腺钙化等表现。其他脏器受累包括腹膜后纤维化(3%~11%)和肾孤立性病变等。

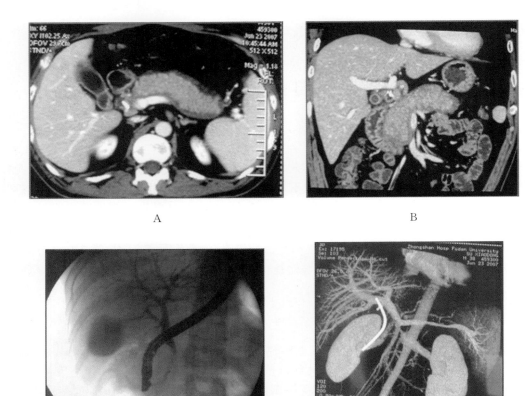

图 16-3-1 自身免疫性胰腺炎。A 为增强扫描,示胰腺肿大,强化呈"雪花状",胰腺周围见环状"腊肠征";B 为冠状位重建,全面显示胰腺;C 为 1 个月前患者因黄疸行 ERCP 检查,显示胆总管下端狭窄改变;D 为 CT 三维重建,显示胆总管内支架和门静脉三维血管重建图像全貌

自身免疫性胰腺炎的影像诊断,MRI 价值更高,尤其显示"腊肠征",T_2WI 抑脂像上显示更清晰,表现更典型,即为低信号的环状影包绕整个胰腺,颇具特征性。ERCP 对显示胰腺管和胆总管较 MRCP 和 CT 等更准确可靠。一般而言,结合 CT 和 MRI 表现,明确诊断不难,特别对鉴别诊断困难者,可进行激素试验性治疗。ERCP 主要用于进行治疗,如实行支架减黄措施等。至于 PET/CT,在与胰腺癌不能鉴别时,有一定帮助。

(曾蒙苏)

参考文献

1. 程宪永,吴叔明. 重症急性胰腺炎治疗的几个问题. 胃肠病学,2010,15:321~323
2. 周康荣,陈祖望主编. 体部 MRI. 上海医科大学出版社,2000
3. 周康荣主编. 腹部 CT. 上海:上海医科大学出版社,1994

4. 周康荣主编. 螺旋 CT. 上海：上海医科大学出版社，1999
5. Banks PA, Freeman ML. Practice parameters committee of the America College of Gastroenterology: Practice guidelines in acute pancreatitis. Am J Gastroenterol，2006，101：2379~2400
6. Banks PA. Classification and diagnosis of chronic pancreatitis. J Gastroenterol，2007，42(Suppl XVII)：148~151
7. Sahani DV, Kalva SP, Farrell J, et al. Autoimmune pancreatitis: Imaging features. Radiology，2004，233：345~352
8. Semelka RC, Ascher SM. MR imaging of the pancreas. Radiology，1993，188：593~602
9. Takahash N, Fletcher JG, Fidler JL, et al. Dual-phase CT of autoimmune pancreatitis: A multireader study. AJR，2008，190：280~286
10. Takahash N, Fletcher JG, Hough DM, et al. Autoimmune pancreatitis: differentiation from pancreatic carcinoma and normal pancreas on the basis of enhancement characteristics at dual-phase CT. AJR，2009，193：479~484

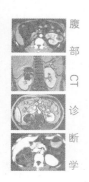

第十七章 胰腺癌

第一节 胰腺导管细胞腺癌

一、病因和病理

胰腺导管细胞腺癌(简称胰腺癌)占整个胰腺恶性肿瘤的 80%～95%。在美国占肿瘤死亡的第四位,仅次于肺癌、大肠癌和乳腺癌,多见于男性和黑人。在国内尚无全国性发病资料的统计结果,但据上海和北京等几大医院的住院病例的统计:胰腺癌的好发年龄段为 40～80 岁,发病率随年龄增高而增多,高峰段为 80 岁,总的男女之比约为 1.5∶1。胰腺癌的发生率有逐渐上升的趋势,究其原因可能很多,但人们平均寿命的增长和诊断技术的提高可以成为解释的因素之一。胰腺癌预后差,以往对胰腺癌的早期临床症状认识不足及影像学检查的限制,临床上发现的胰腺癌大多为中晚期,手术难以切除,仅能作放疗或化疗等姑息性治疗,其 5 年生存率不足 5%。近年来由于对早期胰腺癌临床的深入研究和影像学检查手段的发展,尤其是螺旋 CT 的出现,使得早期或小胰腺癌(肿瘤直径≤2.0 cm)的发现成为可能,特别是小胰头癌(包括钩突癌)的发现呈增加趋势。根据文献 60%～70%的胰腺癌发生在胰头、15%～20%在胰体、5%～10%在胰尾、1%～5%为弥漫性的胰腺癌。胰腺癌在病理上依细胞分化程度分为高、中、低 3 类,但多数为高分化腺癌,间质有大量纤维组织。有的癌性腺管分化良好,很难在光镜下与慢性胰腺炎增生的导管相鉴别。胰腺癌在病理上还分为非囊性黏液腺癌、腺鳞癌、未分化癌、破骨细胞类巨细胞腺癌和多形性癌等亚型;除了胰腺导管细胞腺癌外,实际上胰腺癌还包括腺泡细胞癌、胰胚细胞癌、小细胞癌等罕见的病理类型。

二、临床表现

胰腺癌具有围管性浸润和嗜神经生长这两个重要生物学特性。围管性浸润指肿瘤容易侵犯胆总管和胰腺管,因此,胰头癌早期就可出现胆总管、肝内胆管扩张、胆囊增大以及胰腺管扩张,病人有上腹部闷胀、食欲缺乏等症状,进一步发展导致病人出现进行性加重的黄疸。嗜神经生长指肿瘤容易向腹膜后方向生长,这是由于腹膜后有丰富的交感和副交感神经组织,因而胰腺癌病人临床上常有明显的持续和顽固性腹痛或腰背痛。当然,胰体尾癌如果肿瘤未侵犯胰头部和(或)肝门区淋巴结转移,临床表现则主要为持续性腹痛和(或)腰背痛。因此,临床上胰头癌肿发现时常较胰体尾癌为小,这是由于胰头癌导致黄疸促使病人较早就诊而较早发现。胰腺癌较易出现其他脏器或淋巴结的转移,依次为肝、胰周局部淋巴结、腹膜后和肺等。由于胰腺淋巴引流丰富和缺乏胰周包膜,故胰腺癌较早出现局部淋巴转移,如胰周、主动脉腔静脉旁和门静脉腹腔动脉干旁淋巴结最易受累。晚期病例常出现消瘦、恶病质和腹腔积液等临床表现。特别值得一提,肿瘤标志物CA19-9和癌胚抗原(CEA),尤其前者60%~70%患者呈阳性。因此,CA19-9和CEA升高者,应该引起高度重视,除胰腺癌外,胆道肿瘤和消化道肿瘤等也可引起两者升高。

三、CT 表现

目前,螺旋CT被认为是胰腺肿瘤理想和主要的无创性影像学检查手段,它不仅能清晰显示肿瘤形态、大小、密度、轮廓以及血供情况,还能准确了解肿瘤与周围血管、脏器间的关系,以及在门静脉期完成肝脏扫描,显示可能存在的肝脏转移灶,从而为临床肿瘤定性及其分期提供客观而详尽的依据。事实上随着多排螺旋CT(MDCT)在临床的开展和经验的积累,必将进一步提高CT诊断胰腺癌的敏感性和准确性。

事实上,近期大量临床病例分析表明,黄疸的出现往往并非是早期胰头癌的临床表现,这是由于胆总管和肝内胆管扩张到一定程度后才出现黄疸。95%的胰头癌迟早出现黄疸等表现,仅5%的胰头癌(包括早期钩突癌)呈外生性生长,或由于胆总管和主胰管分别开口于十二指肠,并且两者相距较远,同时胰头肿瘤较小(≤2.0 cm),尚未侵犯胆总管下端开口,不引起肝内胆管和胆总管扩张以及胆囊增大,仅表现为持续性腹痛或腰背痛。早期胰体尾癌并不出现黄疸,主要表现为持续性腹痛或腰背痛,或早期转移引起的有关临床症状(图17-1-1,2)。

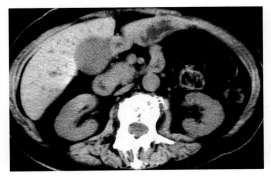

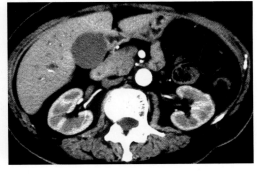

A   B

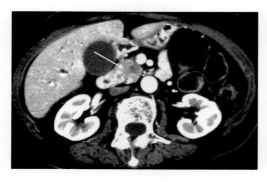
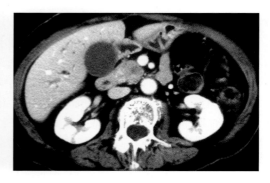

C D

图 17-1-1 胰头癌。A~D 分别为胰头区平扫、增强动脉早期、动脉晚期和门静脉期扫描,可见胰头肿瘤呈低密度改变,尤其在动脉晚期肿瘤显示更清晰(箭头),并且肿瘤边缘有不规则的强化

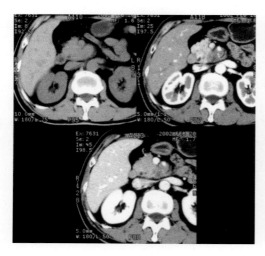
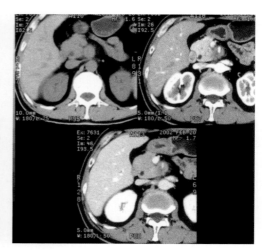

A B

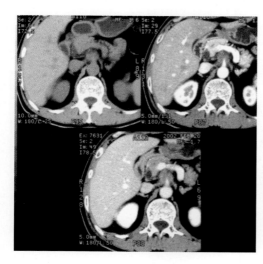

图 17-1-2 外生性胰头钩突癌。A~C 代表胰头区相邻的层面,每图中各有 3 幅小图分别表示平扫、增强动脉晚期和门静脉期。图中清晰显示钩突肿瘤呈低密度,并且肿瘤向内侧生长侵犯和包绕腹腔动脉

C

小胰腺癌系指肿瘤直径≤2.0 cm或≤3.0 cm，目前尚未得到统一，大家比较倾向肿瘤直径≤2.0 cm的标准。在常规CT和螺旋CT平扫时往往呈等密度，仅局限性胰腺轮廓改变或没有改变，因此，不易在平扫CT图上识别，仅少数小胰腺癌表现为低密度或高密度改变而引起重视，故单纯平扫其漏诊率甚高。平扫图上胰腺癌引起的间接CT征象十分重要：肿瘤远端胰腺可萎缩，胰腺管可有不同程度的扩张，或者伴有假性潴留性囊肿形成，如小胰头癌还可见到胆总管和肝内胆管扩张以及胆囊增大等（图17-1-3）。但是极少数外生性生长的胰头癌和（或）钩突癌可以没有肝内胆管、胆总管以及胰腺管的扩张，仅表现为胰头区的直接征象即肿块影（图17-1-4）。对更少数的胆总管和主胰管分别开口于十二指肠，且两者相距较远（>1.0 cm）的患者，虽无胆总管和肝内胆管扩张以及胆囊增大等，但可见小胰头癌所致的胰腺管扩张，主胰腺管扩张有时平扫不明显，增强扫描动脉晚期或门静脉期（甚或实质延迟期）由于正常或萎缩胰腺强化十分明显，而没有强化的胰腺管显示更清晰。对于少数外生性胰体癌，尤其是小胰体癌，其肿瘤远端胰腺管可不扩张，当然亦无胰尾的萎缩等改变（图17-1-5）。

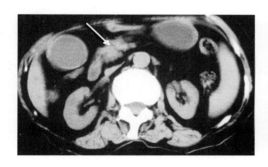

A

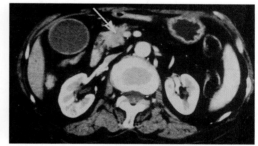

B

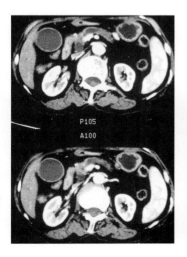

C

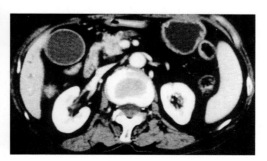

D

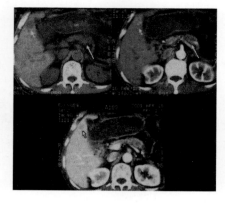

图 17-1-3 小胰头癌。A 示 CT 平扫,胰头稍增大,边缘不规则(箭头);B 为动脉晚期扫描,示胰头局部(箭头)呈明显低密度的改变;C 为 B 的较高平面,示胆总管和胰腺管的明显扩张,同时胰体尾萎缩;D 示门静脉期扫描,胰头局部肿瘤的低密度较动脉期不明显;E 为另一例小胰体癌(大箭头)伴肝转移(小箭头)

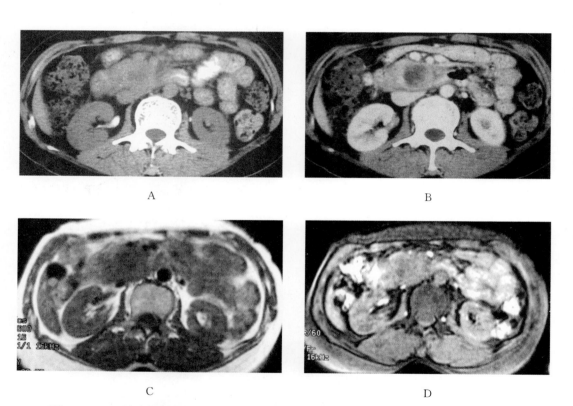

图 17-1-4 胰头钩突癌。A 示 CT 平扫,胰头钩突饱满,密度不均匀,中央见更低密度;B 为增强扫描动脉晚期,示胰头钩突见明显低密度的肿瘤病灶,边缘可见轻度强化;C 为 SE T_1WI,见胰头钩突饱满,呈低信号的改变;D 为平扫扰相快速梯度回波(SPGR)T_1WI,呈更低信号的块影

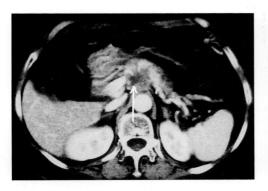
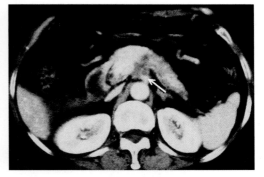

图 17-1-5 胰体癌侵犯腹腔动脉。A 示增强动脉晚期,见胰体部向后生长、强化不明显的低密度肿块(箭头);B 为稍低平面,见肿瘤明显包绕侵犯腹腔动脉的起始部(箭头)

胰腺动脉血供十分丰富,胰腺癌相对其胰腺组织来说为乏血管肿瘤,因此在动脉晚期增强扫描肿瘤主要表现为均匀或不均匀的低密度病灶,边缘呈规则或不规则的环状强化,这主要是肿瘤边缘血供相对丰富些。门静脉期或实质延迟期扫描仍可为低密度,但其与正常胰腺组织间的密度差异不如动脉晚期明显,同时肿瘤边缘亦模糊不清(图 17-1-6)。有时门静脉期或实质延迟期扫描可表现为等密度,故门静脉期或实质延迟期一般不及动脉晚期扫描易于识别小胰腺癌,所以必须强调动脉晚期扫描的重要性。而门静脉期扫描的意义更在于了解肝脏是否有转移病灶存在,以及更好显示门静脉系统血管了解有否侵犯。我们曾收集了 15 例手术证实的胰头癌,其中 7 例为小胰头癌,平扫中 6 例为等密度,1 例为低密度;动脉晚期扫描均为低密度,仅边缘有环状规则或不规则强化;门静脉期扫描仅 3 例仍为低密度,且其低密度改变不如动脉晚期显著,其余 4 例均为等密度。此外,我们还测定了肿瘤与正常胰腺动脉晚期强化的平均 CT 值之差为 66 ± 16 Hu,而门静脉期仅为 35 ± 21 Hu。可见动脉晚期时,肿瘤和正常胰腺密度之差较门静脉期为大,故螺旋 CT 动脉晚期更易检出小肿瘤。但有 5% 的小胰腺癌动脉血供可相对丰富,可在动脉晚期扫描呈明显的强化,或动脉晚期强化与正常胰腺强化密度差异不大,因此动脉晚期显示肿瘤反而不如门静脉期清晰(图 17-1-7)。需说明的是,由于机型不同,本章节中胰腺扫描的动脉晚期与第五章中胰腺实质期比较接近。

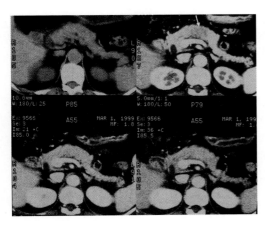

图 17-1-6 胰体癌。左上、右上、左下和右下图分别为平扫、增强动脉晚期、门静脉期和延迟期,可以很明显地见到动脉晚期显示肿瘤最清晰,呈低密度(箭头)

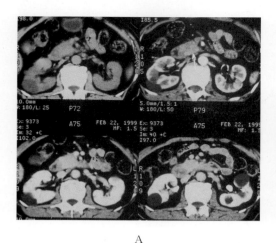

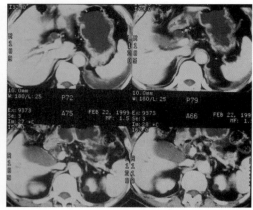

图 17-1-7　富血供胰头腺癌。A 从左到右、从上到下分别为 CT 平扫、增强动脉晚期、门静脉期和延迟期，可以见到胰头形态不规则，动脉晚期胰头中等不均匀强化（箭头），而门静脉期和延迟期呈等密度；B 和 C 分别为胰头以上层面可以见到胆总管、肝内胆管和胰腺管的扩张以及胆囊的增大等

　　Hollott 等研究了 120 例正常胰腺的单螺旋 CT 动脉和门静脉双期增强扫描，结果显示：动脉晚期胰腺强化较门静脉期平均 CT 值高 20 Hu 左右。同样，David 等测定 27 例胰腺癌肿瘤和正常胰腺增强的 CT 值改变，结果表明动脉晚期正常胰腺与肿瘤组织 CT 值之差为 67±19 Hu，而门静脉期仅为 39±16 Hu。他们的结果与我们基本一致。

　　小胰腺癌的早期检出的重要意义在于早期治疗，提高生存率。肿瘤越小，手术越易切除，术后生存率亦明显提高。本组 7 例小胰头癌 5 例行胰十二指肠手术切除，另 2 例由于肝脏转移未能行手术切除。国外有类似文献报道。

　　中晚期胰腺癌（肿瘤直径≥3.0 cm），尤其是胰头癌，其 CT 征象除胰头肿块外，基本上都伴有肝内胆管、胆总管和胰腺管的不同程度的扩张，胰体尾萎缩更为常见，伴慢性胆囊炎的患者胆囊可不增大。至于胰体尾癌，其主要表现仍为肿块影，胰体癌亦可致远端胰腺萎缩和胰腺管扩张，胰尾癌尚可侵犯脾门及其静脉，引起肝外性的门静脉高压，即脾静脉分支与胃底和食管下端的静脉吻合而致食管胃底静脉曲张。无论中晚期胰头还是胰体尾癌，增强扫描肿瘤大多表现为低密度，边缘可有不规则强化或可见扭曲增粗的肿瘤血管，若胰液外渗还可引起假性囊肿形成或者阻塞引起肿瘤远端胰腺组织内潴留囊肿。因此，无论超声（US）、常规 CT、螺旋 CT 以及 MRI 均较易发现或定性(图 17-1-8～10)。全胰腺癌罕见,螺旋 CT 增强扫描和常规 CT 增强一样亦表现为整个胰腺低密度肿块影或部分胰腺不规则肿块影,部分融合,偶中央夹杂小部分正常胰腺组织。但螺旋 CT 在了解肿瘤临床分期及手术切除性判断方面更优于其他影像诊断技术。由于螺旋 CT 没有漏层且增强扫描范围大,对了解腹膜后淋巴结、肝门区淋巴结及肝脏转移均较理想和清晰,尤其对肝脏 0.5～1.0 cm 转移灶的发现较为敏感。

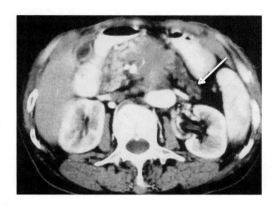

图 17-1-8 胰体癌。增强 CT 见胰体部低密度的肿块向腹膜后生长,侵犯腹主动脉。肿块远端胰腺管扩张(箭头)伴胰腺萎缩

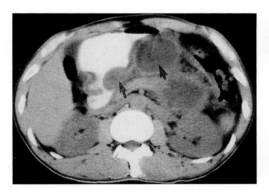

A   B

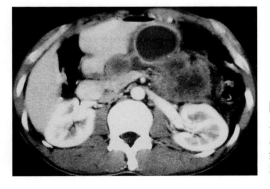

C

图 17-1-9 胰尾癌伴假性囊肿。A 示平扫 CT,胰尾见较大低密度肿块影,其前内方见更低密度的囊肿影(箭头);B 为增强扫描,假性囊肿显示更清晰,囊肿密度均匀呈水样,内外壁均规则(箭头);C 为 B 稍低平面,显示胰尾肿块呈不规则强化

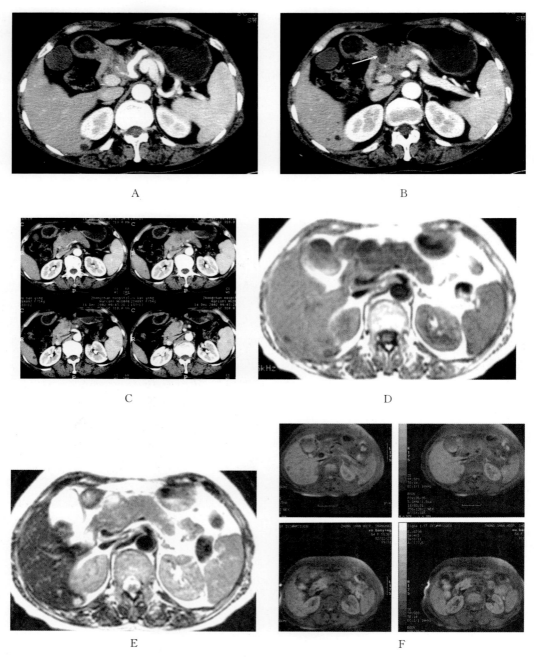

图 17-1-10 胰颈体癌侵犯腹腔动脉和假性囊肿形成。A~C 为增强 CT 不同层面,显示肿瘤侵犯门静脉、肝动脉、脾动脉和腹腔动脉等,同时见肿块前方 1.0 cm 的假性小囊肿形成(箭头);D 为 MRI T_1WI,显示肿瘤呈低信号,假性囊肿为明显低信号;E 为 MRI T_2WI,显示肿瘤为稍高信号,而假性囊肿为明显高信号;F 中 4 幅小图为不同层面 MRI T_1WI+FS,显示肿瘤呈明显低信号区,而正常胰头呈均匀高信号,因此很容易发现病灶,同时更清晰显示病灶的边缘

螺旋CT另一重要作用在于显示胰腺癌侵犯周围血管及脏器方面比常规CT更敏感和准确。胰头癌最易侵犯肠系膜上动静脉、门静脉、脾静脉和下腔静脉，胰体尾癌最易侵犯腹腔动脉、脾动脉、脾静脉和腹主动脉等。文献报道肿瘤直径＞3.0 cm的胰腺癌或多或少侵犯上述血管，尤其是胰头癌更多见，往往致手术不能切除或切除较困难。螺旋CT在判断胰腺癌侵犯血管不能手术切除的准确性为100％，而在判断能够切除时，其准确性为70％～80％，即仍有部分假阴性。

近期许多学者研究胰腺癌，特别胰头癌侵犯周围血管的CT判断分级标准，旨在术前提高肿瘤（主要为胰头癌）能否切除判断的准确性和可靠性。引用最多的是Loyer等提出的6级分级标准：A——肿瘤与血管间脂肪层仍可见；B——肿瘤与血管间有正常胰腺组织分隔；C——肿瘤与血管以凸面相接触；D——肿瘤与血管以凹面相接触或肿瘤部分包绕血管；E——肿瘤完全包绕血管；F——肿瘤栓塞血管。同时Loyer等认为：A、B级为可切除；C、D级有切除的可能，需根据手术中血管切除、血管移植或补片的具体情况而定；E、F级不可切除，其阳性预测值达96％。

如果进一步细化肿瘤包绕血管的程度，又有学者认为可分成：1级——肿瘤包绕＜1/4周径血管；2级——肿瘤包绕1/4～1/2周径血管；3级——肿瘤包绕1/2～3/4周径血管；4级——肿瘤包绕＞3/4周径血管。肿瘤包绕血管范围越大，不能切除的可能性也越大。

多数学者将肿瘤包绕血管周径的1/2作为胰腺癌能否切除的分界点。除观察血管周径被肿瘤包绕外，更重要的是判断血管被肿瘤包绕的长度。绝大多数外科医师认为：肿瘤包绕血管长度超过2.0 cm，常常切除十分困难或不可切除。

根据受侵血管是否变形可分为：A——血管无狭窄，边缘规则；B——血管无狭窄，边缘不规则；C——血管狭窄，边缘规则；D——血管狭窄，边缘不规则；E——血管增粗，边缘规则；F——血管增粗，边缘不规则；G——血管闭塞或栓塞。有学者认为：血管壁不规则，常提示肿瘤不仅侵犯血管外壁，而且侵犯血管内壁，即使肿瘤得以切除，往往加剧远处转移的发生。而对血管壁规则者，常为肿瘤侵犯血管外壁，而血管内壁是否受累不能肯定。

近年来有些学者研究注意到胰周小静脉扩张，也是胰腺癌侵犯主干静脉或肿瘤扩散的一种敏感征象，可作为肿瘤不可切除的诊断标准之一，因而可提高不可切除性胰腺癌的诊断准确性。胰周小静脉扩张的机制主要有：①门静脉和肠系膜上静脉受累，使汇入其内的属支小静脉发生滞留或反流而扩张；②胰腺癌侵犯胰腺表面的静脉，未受侵的静脉代偿性扩张，引流胰腺大部分血液。胰周小静脉主要包括胰十二指肠上后静脉、胰十二指肠上前静脉、胃结肠干静脉、胰十二指肠下后静脉、胰十二指肠下前静脉、第一空肠静脉、中结肠静脉、结肠右上静脉和胃网膜左、右静脉。

但是，作者认为，胰周小静脉的扩张对胰腺癌手术不可切除性或肿瘤扩散的实际临床价值，有待进一步研究和探讨。理由为：①胰周小静脉的扩张毕竟是一种间接征象，其扩张与胰腺癌侵犯主干静脉或肿瘤扩散程度的相关性到底如何，目前无明确结论；②胰周小静脉变异很大，尽管螺旋CT薄层扫描技术提高了其显示率，但仍有限；③胰周小静脉正常的管径大小也很难明确，个体差异大。

因此，作者认为，胰周小静脉的扩张毕竟是胰腺周围主干静脉受侵的间接征象，目前螺旋CT完全有能力清晰显示主干静脉和动脉，手术能否切除主要考虑主干静脉和动脉的受累程度和范围，故应着重研究CT如何准确反映胰周主干静脉受侵犯的程度和范围等，只研究胰周小静脉的扩张,其临床意义并不大。

肿瘤侵犯血管方式是多样性的,在临床实际工作中应综合应用各项指标判断血管受累的程度和范围,同时也需结合考虑手术者的技术(血管外科的水平)和病人的全身状况等因素。

简而言之,肿瘤包绕血管以及血管变形或闭塞为较可靠的不能手术切除的征象,而肿瘤与血管间脂肪层消失,或仅部分包绕血管的可靠性较差(图17-1-11～13)。

国内外有关螺旋CT与血管造影、手术结果进行对照研究的文献认为:螺旋CT基本能代替血管造影来进行胰腺癌切除性的估价,其判断的准确性为80%～85%。CT横断面增强扫描判断血管受侵犯有一定的限度,螺旋CT薄层增强扫描行三维最大密度投影(3D MIP)和容积再现(VR)血管重建可明显提高血管侵犯判断的准确性和直观性(图17-1-14,15)。另外MRI可以直接作冠状面扫描,故MRA对胰腺癌侵犯血管的程度和范围也有一定的帮助(图17-1-16)。

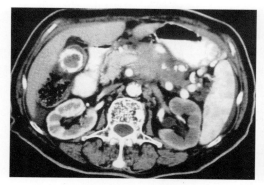

图17-1-11 胰体尾癌。增强CT见胰体尾低密度不规则的增强的肿块侵犯脾动脉,脾动脉呈节段性扩张改变

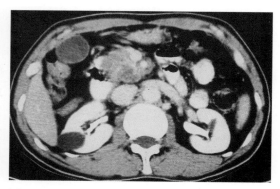

图17-1-12 胰头癌。增强CT见胰头肿瘤包绕肠系膜上动、静脉和十二指肠第二段

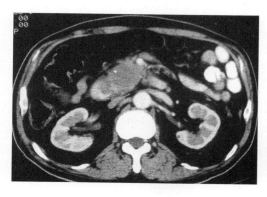

图17-1-13 胰头癌。CT增强扫描动脉晚期示胰头癌肿瘤侵犯部分肠系膜上动脉

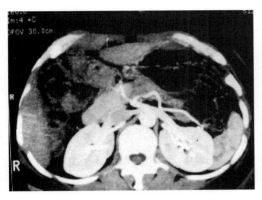
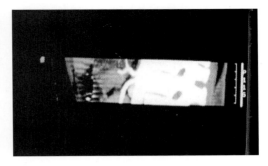

图 17-1-14 胰腺癌侵犯周围血管三维图像。A 为横断位,显示胰腺癌肿瘤侵犯腹腔动脉和脾动脉等;B 为矢状位,更清晰显示肿瘤包绕侵犯腹腔动脉

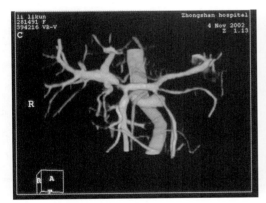
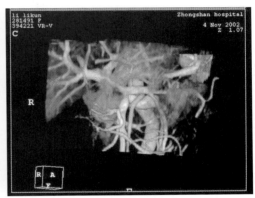
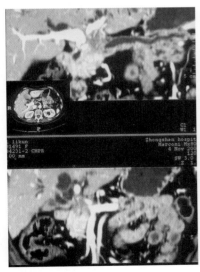
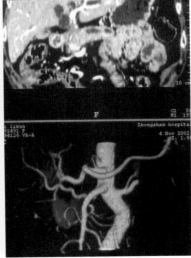

图 17-1-15 胰颈癌侵犯门静脉的三维图像。A 为容积再现三维技术动脉晚期,重点显示门静脉系统,见肝外门静脉局限性一段受累变窄;B 为容积再现三维技术,同时显示肿瘤和门静脉的情况;C 为增强 CT 的多平面重建,显示胰颈部低密度肿瘤侵犯门静脉的肝外段;D 中上方小图为多平面重建,显示肿瘤远端胰腺萎缩和胰腺管扩张,下方小图为动脉早期容积再现三维技术,显示胰周动脉形态结构正常,未被肿瘤侵犯

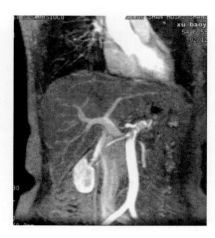
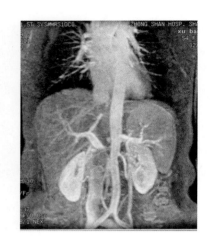

A   B

图 17-1-16 　为图 17-1-10 病例的 MRA 动脉期(A)和门静脉期(B)，分别显示冠状位肿瘤侵犯腹腔动脉和门静脉的情况

第二节　特殊类型胰腺癌

一、变异型胰腺导管细胞腺癌

变异型胰腺导管细胞腺癌(variants of ductal adenocarcinoma)指具有特定组织成分与分化类型的胰腺导管细胞腺癌，占总体胰腺导管细胞腺癌的 2%～10%，主要包括非囊性黏液腺癌、腺鳞癌、未分化癌和破骨细胞类巨细胞腺癌等，此外，还包括极其罕见的印戒细胞癌、透明细胞癌、纤毛状细胞癌和混合性导管内分泌细胞癌。它们的临床表现和生物学行为均类似于普通胰腺癌(即胰腺导管细胞腺癌)，单凭影像学无法与普通胰腺癌鉴别。下面简要叙述它们有关病理和 CT/MRI 的表现。

1. 非囊性黏液腺癌(mucinous noncystic carcinoma)　腺细胞分化好，细胞外间质有丰富的黏液(>50%)，肿瘤呈白凝蚀状，境界清晰。CT 平扫，可见肿瘤内稍高密度的黏液，增强扫描中央几无强化区呈低密度。MRI T_1WI 和 T_2WI 上黏液成分可呈稍高信号。

2. 腺鳞癌(adenosquamous carcinoma)　肿瘤中腺上皮细胞和鳞状上皮细胞混合存在，且两种细胞占整个肿瘤细胞的 30% 以上，肿瘤转移发生率高，预后差，影像学上与普通胰腺癌鉴别困难。

3. 未分化癌(undifferentiated or anaplastic carcinoma)　肿瘤由多形大细胞、巨细胞和梭形细胞组成，远处转移多见，预后极差。肿瘤多位于胰尾，常为 6 cm 左右，肿瘤内常有坏死和出血。除肝和淋巴结转移，增强 CT 上肿瘤实质部分常强化明显。

4. 破骨细胞类巨细胞腺癌(osteoclast-like giant cell carcinoma)　肿瘤由圆形或梭形未分化的恶性上皮细胞及其相关的破骨细胞类巨细胞组成，大体病理、CT 表现与未分化癌相似，预后更差。

二、胰腺腺泡细胞癌

胰腺腺泡细胞癌(acinar cell carcinoma)的肿瘤细胞由分化的胰腺腺泡组成,偶尔还可见分化的内分泌细胞。该肿瘤很少见,占所有胰腺外分泌肿瘤的1%～2%,多见于老年男性,儿童患该肿瘤也曾有报道。50%的病例发现时已有肝和淋巴结的转移。

临床上一般无特点,主要为肿瘤相关的压迫症状。即使肿瘤位于胰头,也很少出现黄疸,这一点与常见的胰头癌不同。另外,约15%患者可伴有相关特征性的临床表现,如多关节痛和关节炎;由于脂肪酶活性增高,出现皮下脂肪散在局灶型坏死和外周血嗜酸粒细胞增多。一般而言,该肿瘤预后介于胰腺导管细胞癌和非功能性内分泌肿瘤之间。

病理上,肿瘤可位于胰腺各部,但胰头多见。肿瘤直径平均大小10 cm,边缘清晰,绝大多数为实质性肿瘤,伴有坏死灶,偶见囊变区,丰富的纤维结缔组织分隔肿瘤。肿瘤细胞核圆形、胞质呈颗粒状和嗜酸性染色(PAS阳性)。免疫组织化学分析,各种胰腺酶呈阳性结果,如胰蛋白酶、胰淀粉酶、胰脂肪酶和胰凝乳蛋白酶(糜蛋白酶)等。胰内分泌细胞的标志物常阴性,或仅见于单个细胞,当内分泌细胞及成分超过整个肿瘤的1/3以上,则肿瘤称为胰腺混合性腺泡——内分泌细胞癌。

平扫CT图上,肿瘤较大呈低密度或混合密度,边界常较清晰,胰腺管和(或)胆道系统扩张不多见。增强扫描边缘不规则强化或整个病灶不均匀增强。CT表现常不易与胰母细胞瘤和实质性假乳头状肿瘤鉴别。部分肿瘤血供丰富,特别位于胰头者,动脉晚期可见中等或明显的增强,可与普通胰头癌鉴别,但与非功能性内分泌肿瘤鉴别困难(图17-2-1,2)。

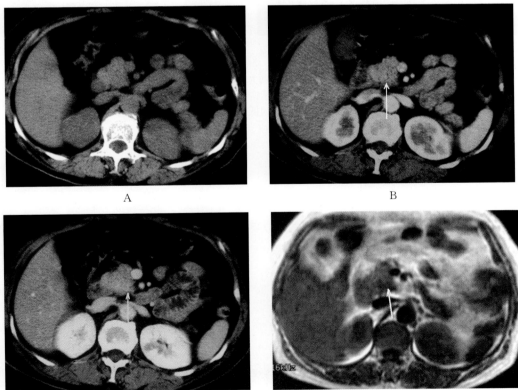

A　　　　　　　　　　B

C　　　　　　　　　　D

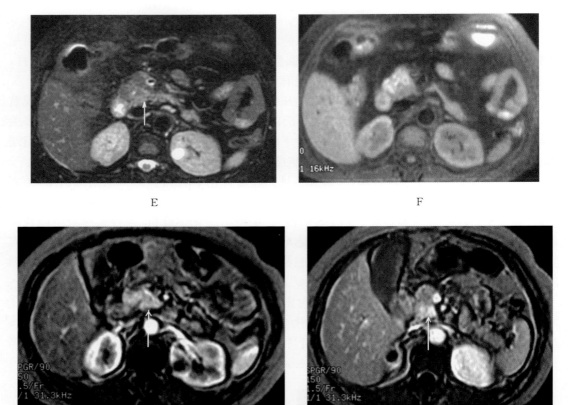

图 17-2-1 胰头钩突腺泡细胞癌。A~C 分别为 CT 平扫、增强动脉晚期和门静脉期，显示胰头钩突肿瘤部轻中度强化（箭头）；D 为 T_1WI，显示钩突肿瘤呈低信号；E 为 T_2WI，显示肿瘤为稍高信号（箭头）；F 为 T_1WI+FS，更清晰显示肿瘤为低信号；G 和 H 为 GR 序列增强动脉期和门静脉期，肿瘤强化明显（箭头）

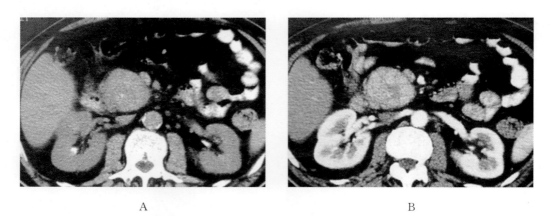

图 17-2-2 胰头腺泡细胞癌。A 为平扫，胰头增大呈圆形，边缘清晰，密度均匀；B 为增强动脉晚期，肿瘤强化较明显

第三节 鉴别诊断

一、慢性胰腺局部炎症肿块

胰腺局部增大几乎都在胰头部,常与胰头癌混淆,CT 诊断甚为困难。即使手术,有时手术者也很难判断其良恶性,这是因为胰头癌容易诱发纤维结缔组织增生,在胰头癌表面形成纤维的盔甲。因此,如果取材不当,病理诊断也会发生困难或混淆,必须多点取材进行胆总管与胰腺管周围组织活检,病理诊断率才会明显提高。但是,尽管如此,根据螺旋 CT 的表现,尚有一些鉴别要点,支持慢性胰腺局部炎症肿块的诊断。

(1) 胰头增大,但不能显示低密度占位。
(2) 增强扫描动脉晚期或门静脉期密度较均匀一致,胰头区仍无明显低密度区。
(3) 胰头肿块≥3 cm,周围血管无侵犯。
(4) 胆总管下端显示结石。
(5) 胰管内结石或钙化。
(6) 胰头部显示较大的钙化灶。至于出现点状或针尖状钙化对鉴别诊断无价值。
(7) 如果出现肾周筋膜增厚、假性囊肿形成有助于慢性炎症的诊断。
(8) 有学者认为当肠系膜上动脉直径超过肠系膜上静脉时,有助于恶性肿瘤的诊断。
(9) CTCP、MRCP 和 ERCP 示胆总管下端呈移行狭窄,有助于慢性局部炎症诊断。
(10) 必须结合临床病史、相关症状等,疑难病例需依靠综合影像诊断技术,如 MRI 检查等进行综合判断。

以上各点,特别是多个征象的同时出现有助于慢性局限性胰腺炎症的诊断。

二、胰腺囊腺瘤或癌

胰腺囊腺瘤或癌并不多见,CT 表现主要为肿块呈完全囊样或囊实混合性改变。肿块外缘较规则,周围血管和邻近结构为推压改变,而不是侵犯受累的表现;肿块远端胰腺管扩张不明显甚或无扩张;如果肿瘤在胰头,出现胆道系统扩张的概率较低;动脉晚期扫描囊壁结节或分隔有程度不同的强化,特别是囊壁结节显示和强化支持本病的诊断,薄层螺旋 CT 可以充分显示囊壁和分隔情况;肿瘤软组织的成分越多,则恶性倾向越大;囊内钙化的概率远高于胰腺癌;胰腺囊腺瘤或癌往胰腺前方生长趋向较大,相反,胰腺癌常常往胰腺后方生长,引起腹膜后大血管的受累。

三、胰腺功能性肿瘤

最常见为功能性胰岛细胞瘤,其60%发生在胰体尾部,肿瘤直径常<2.0 cm,常规 CT 发现率低。螺旋 CT 增强扫描在检测功能性小胰岛细胞瘤方面发挥重要作用,尤其临床已明确为胰岛细胞瘤所致的低血糖综合征病人,螺旋 CT 有助于明确肿瘤确切部位,从而为手术提供依据。由于胰岛细胞瘤为多血供肿瘤,在螺旋 CT 增强扫描动脉晚期和门静脉期肿瘤均表现为中度或明显强化,且持续时间较长,这一点是螺旋 CT 增强扫描确诊胰岛细胞瘤的依据。

四、胰腺非功能内分泌性肿瘤

对于非功能内分泌性的胰腺肿瘤,由于病人早期无症状,就诊时肿瘤常很大,肿瘤内部或中央区常有较大坏死和囊变区,其在螺旋 CT 增强图上,肿瘤实质部分强化亦较显著,持续时间亦较长。一般情况下与胰腺癌鉴别不难,但是,有时与外生性富血供的胰腺癌的鉴别有一定难度,最后确诊依赖于病理诊断。

(曾蒙苏)

参考文献

1. 丁建辉,曾蒙苏,周康荣等.胰腺癌和慢性胰腺炎胆胰管扩张的 CT 分析.临床放射学杂志,2002,7:539~543
2. 李卉,曾蒙苏,周康荣等.胰腺癌侵犯胰周主要血管的 CT 表现分析.中华放射学杂志,2005,39(3):293~297
3. 李卉,曾蒙苏,周康荣等.胰腺癌侵犯胰周主要血管的 CT 诊断标准探讨.中华肝胆外科杂志,2004,10(12):817~820
4. 吕新生,韩明,钟守先.胰腺外科.湖南:湖南科学技术出版社,1997.
5. 潘玉清,曾蒙苏,周康荣等.小胰头癌 CT 诊断.临床放射学杂志,1998,17:96~98
6. 史讯,曾蒙苏,张志勇等.16 层螺旋 CT 对胰腺癌侵犯胰周血管可切除性判断标准的研究.中国临床医学,2006,3:491~493
7. 殷允娟,曾蒙苏,周康荣等.胰腺癌 MRI 检查的最佳扫描序列及 MRI 表现分析.中华医学研究杂志,2004,2:114~117
8. 殷允娟,曾蒙苏,周康荣等.胰腺癌 MRI 检查改良新方法的初步探讨.中华放射学杂志,2005,39(增刊):179~183
9. 殷允娟,曾蒙苏,周康荣等.胰腺癌的 MRI 检查技术及临床应用的新进展.放射学实践,2004,2:140~143
10. 殷允娟,曾蒙苏,周康荣等.MRI 对胰腺癌胰周血管侵犯的手术可切除性评价.临床放射学杂志,2005,9:792~795
11. 曾蒙苏,严福华,周康荣等.磁共振动态增强和脂肪抑制技术在胰腺癌诊断的价值.临床放射学杂志,2000,11:703~706
12. 曾蒙苏,严福华,周康荣等.螺旋 CT 双期增强扫描在胰头癌检测中的临床应用和价值.中华放射学杂志,1997,31:54~57
13. 曾蒙苏,严福华,周康荣等.乳头型壶腹癌螺旋 CT 双期增强的表现.中华放射学杂志,2001,4:31~33
14. 曾蒙苏,周康荣,王滨等.CT 对胰头癌手术切除性的估价.中华放射学杂志,1993,27:488~489
15. 周康荣,陈祖望主编.体部 MRI.上海:上海医科大学出版社,2000
16. 周康荣主编.腹部 CT.上海:上海医科大学出版社,1994
17. 周康荣主编.螺旋 CT.上海:上海医科大学出版社,1999
18. 朱捷,刘荣波,周翔平.螺旋 CT 对胰腺癌侵犯血管的评价.放射学实践,2002,17:436~439
19. Bluemke DA, Cameron JL, Hruban RH. Potentially resectable pancreatic adenocarcinoma: spiral CT assessment with surgical and pathologic correlation. Radiology, 1995,197:381~385
20. Bluemke DA, Soyer PA, Fishman EK. Spiral CT evaluation and staging of pancreatic adenocarcinoma. AJR, 1995,164(Suppl.):185~186
21. Brailsford J, Ward J, Chalmers AG, et al. Dynamic MRI of the pancreas - gadolinium enhancement in

normal tissue. Clin Radiol, 1994,49:104~108
22. David SKL, Suresh V, Robert MK, et al. Two-phase helical CT for pancreatic tumors: pancreatic versus hepatic phase enhancement of tumor, pancreas, and vascular structures. Radiology,1996,199: 697~701
23. Gabata T, Matsui O, Kadoya M, et al. Small pancreatic adenocarcinoma: Efficacy of MR imaging with fat suppression and gadolinium enhancement. Radiology, 1994,193:683~688
24. Gohde SC, Toth J, Krestin GP, et al. Dynamic contrast-enhancement FMPSPGR of the pancreas: Impact on diagnostic performance. AJR, 1997,168:689~696
25. Helmberger T, Mergo PJ, Stoupis C, et al. Improved technique for pancreatic MRI: Value of oblique fat suppression imaging with oral barium administration. J Comput Assist Tomogr, 1998,22:391~397
26. Hommeyer SC, Freeny PC, Crabo LG. Carcinoma of the head of the pancreas: evaluation of the pancreaticoduodenal vein with dynamic CT — potential for improved accuracy in staging. Radiology, 1995,196:233~238
27. Ichikawa T, Haradome H, Hachiya J, et al. Perfusion-weighted MR imaging in the upper abdomen: Preliminary clinical experience in 61 patients. AJR, 1997,1691061~1066
28. Inui K, Nakazawa S, Yoshino J, et al. Endoscopic MRI. Pancrease, 1998,16:413~417
29. Irie H, Honda H, Kaneko K, et al. Comparison of helical CT and MRI imaging in detecting and staging small pancreatic adenocarcinoma. Abdom Imaging, 1997,22:429~433
30. Li H, Zeng MS, Zhou KR, et al. Pancreatic adenocarcinoma: The different CT criteria for peripancreatic major arterial and venous invasion. J Comput Assist Tomogr, 2005,29:170~175
31. Li KCP, Ang PGP, Tart RP, et al. Paramagnetic oil emulsions as oral magnetic resonance imaging contrast agents. Magn Reson Imaging, 1990,8:589~598
32. Markus FM, Christa M, Philipp B, et al Pancreatic tumors: evaluation with endoscopic US, CT, and MR imaging. Radiology, 1994,190:745~751
33. Marti-Bonmati L, Vilar J, Paniagua JC, et al. High density barium sulphate as an MRI oral contrast. Magn Reson Imaging, 1991,9:259~261
34. Megibow AJ, Zhou XH, Rotterdam H. Pancreatic adenocarcinoma: CT versus MR imaging in the evaluation of resectability — report of the radiology diagnostic oncology group. Radiology, 1995,195: 327~332
35. Mirowitz SA, Susman N. Use of nutritional support formula as a gastrointestinal contrast agent for MRI. J Comput Assist Tomogr, 1992,16:908~915
36. Nishihara K, Kawabata A, Ueno T, et al. The differential diagnosis of pancreatic cysts by MR imaging. Hepto-Gastroentrology, 1996,43:714~720
37. Reimer P, Saini S, Hahn PF, et al. Clinical application of abdominal echoplanar imaging (EPI): Optimization using a retrofitted EPI system. J Comput Assist Tomogr, 1994,18:673~679
38. Schima W, Ssalamah AB, Kolblinger C, et al. Pancreatic adenocarcinoma. Eur Radiol, 2007,17:638~649
39. Semelka R, Kroeker MA, Shoenut JP, et al. Pancreatic disease: Prospective comparision of CT, ERCP, and 1.5-T MR imaging with dynamic gadolinium enhancement and fat suppression. Radiology, 1991, 181:785~791
40. Sironi S, Cobelli FD, Zerbi A, et al. Pancreatic carcinoma: MR assessment of tumor invasion of the peripancreatic vessels. J Comput Assist Tomogr, 1995,19:739~744
41. Tajiri H, Kobayashi M, Ohtsu A, et al. Peroral pancreatoscopy for the diagnosis of pancreatic diseases. Pancreas, 1998,16:408~412
42. Tart RP, Li KCP, Storm BL, et al. Enteric MRI contrast agents: Comparative study of five potential

agents in humans. Megn Reson Imaging, 1991,9:559~568
43. Zeng MS,Yan FH, Zhou KR, et al. MR dynamic gadolinium - enhanced fast multiplanar spoiled gradient - echo and spin - echo T1 - weighted fat - suppressed techniques in diagnosis of pancreatic carcinoma. HBPD Int, 2002, 2:294~298

第十八章 胰腺其他肿瘤

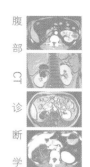

第一节 胰腺囊性肿瘤

胰腺囊性肿瘤是一种少见的肿瘤。目前,由于病理学和外科手术技术的进展,加上人们认识的提高,近几年,在国内外相关报道的病例数有逐渐增多趋势,但有关具体概念尚不统一或含糊。最新WHO标准见表18-1-1。

表18-1-1 胰腺囊性肿瘤的分类(classification of cystic pancreatic tumors)

原发肿瘤(primary tumors)
 外分泌(exocrine pancreas)
  良性(benign)
   浆液性囊腺瘤(serous cystadenoma)
   黏液性囊腺瘤(mucinous cystadenoma)
   导管内乳头状黏液腺瘤(intraductal papillary - mucinous adenoma)
   成熟囊性畸胎瘤(mature cystic teratoma)
  交界性(borderline, uncertain malignant potential)
   中度发育不良黏液囊性肿瘤(mucinous cystic tumor with moderate dysplasia)
   中度发育不良导管内乳头状黏液肿瘤(intraductal papillary - mucinous tumor with moderate dysplasia)
   实质性假乳头状肿瘤(solid - pseudopapillary tumor)
  恶性(malignant)
   导管细胞癌(ductal adenocarcinoma)
   未分化癌(undifferentiated or anaplastic carcinoma)
  浆液性囊腺癌(serous cystadenocarcinoma)
  黏液性囊腺癌(mucinous cystadenocarcinoma)
   非侵袭(noninvasive)
   侵袭(invasive)
  导管内乳头状黏液癌(intraductal papillary - mucinous carcinoma)
   非侵袭(noninvasive)
   侵袭(invasive)
  腺泡细胞囊腺癌(acinar cell cystadenocarcinoma)

　　　　实质性假乳头状癌(solid-pseudopapillary carcinoma)
　　　内分泌(endocrine pancreas)
　　　　功能和非功能胰岛细胞肿瘤(functioning and non-functioning islet cell tumors)
继发肿瘤(secondary tumors)
囊性肿瘤样病变(cystic tumor-like lesions of the exocrine pancreas)
　　　假性囊肿(pseudocyst)
　　　潴留囊肿(retention cyst)
　　　寄生虫性囊肿(parasitic cyst)
　　　先天性囊肿(congenital cyst)
　　　壶腹旁十二指肠囊肿(para-ampullary duodenal wall cyst)
　　　肠源性囊肿(enterogenous cyst)
　　　淋巴上皮样囊肿(lymphoepithelial cyst)
　　　子宫内膜囊肿(endometrial cyst)

简言之,目前临床上常见和普遍所指胰腺囊性肿瘤主要包括浆液性囊腺瘤、黏液性囊性瘤、导管内乳头状黏液腺瘤和实质性假乳头状肿瘤。胰腺囊性肿瘤根据良恶性可分为囊腺瘤和囊腺癌,依据肿瘤囊性成分又可分为浆液性囊性肿瘤和黏液性肿瘤,黏液性肿瘤包括黏液性囊性肿瘤和导管内乳头状黏液性肿瘤。

一、浆液性囊腺瘤

浆液性囊腺瘤(serous cystadenoma)是常见的胰腺囊腺肿瘤,好发于50~60岁女性,约20%患者合并有肝、肾及中枢神经系统的囊肿,Hippel-Lindau综合征(小脑囊性血管和视网膜血管瘤)易患此症。肿瘤为良性,几乎无恶变趋向,自1978年Compagno和Oertel首次描述以来,仅3例文献报道为恶性。1/3病例属偶然发现,另2/3病例由于肿瘤较大压迫周围结构,引起相关临床症状,因而就诊时被发现。然而肿瘤即使位于胰头,也很少引起病人黄疸。

大体病理标本上,可分为多囊型和单囊型两类,多囊型多见。两型囊内均含有无色清亮的浆液。多囊型边界清晰,呈多房型小囊(小囊直径<2 cm,更多见<1 cm),类似海绵状,偶见特征性的肿瘤中心有瘢痕和(或)钙化。肿瘤整体直径大小为1~12 cm,平均5 cm。单囊型边界欠清晰,可为仅一个囊,或多个囊聚合,但囊直径超过2 cm,肿瘤中央无瘢痕,囊内壁可见壁结节,整体肿瘤直径可达10~15 cm。一小部分肿瘤,见小囊和大囊的混合型。显微镜下,囊壁为单层立方上皮细胞,核圆形,胞质内有丰富的糖原,PAS染色阳性,不含黏蛋白。肿瘤细胞间有丰富微小血管的纤维间隔。

多囊型肿瘤,CT平扫肿块呈圆形或椭圆形,囊壁光整,与周围胰腺组织分界清晰,肿块密度从水样到肌肉样不等,囊壁和其囊隔可见线样钙化,偶可见肿瘤中央特征性片状不规则或日光状钙化影。多个小囊性成分聚集在一起,其小囊直径往往<1 cm,常为浆液性囊腺瘤的特点,增强后可见囊隔和整个囊壁有不同程度的强化表现,呈蜂窝或海绵状(图18-1-1,2)。

单囊型肿瘤,CT平扫肿瘤较大,边界不规则和欠清晰,增强扫描见囊壁和囊隔轻度强化,有时可见轻度强化的囊壁小结节。常常与胰腺黏液性囊腺瘤或癌不易鉴别,有时也容易与胰腺假性或真性囊肿混淆(图18-1-3,4)。

第十八章 胰腺其他肿瘤

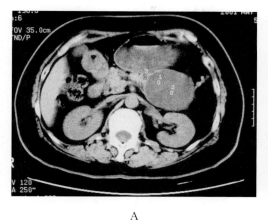

A

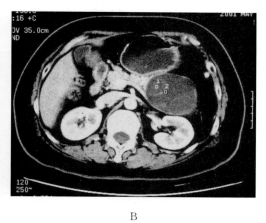

B

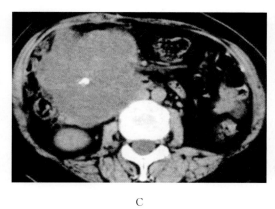

C

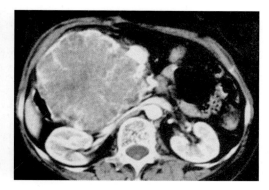

D

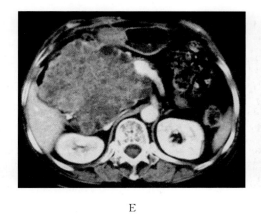

E

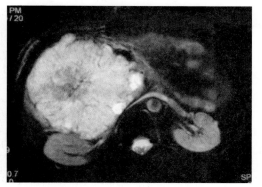

F

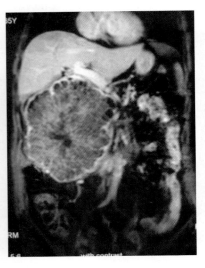

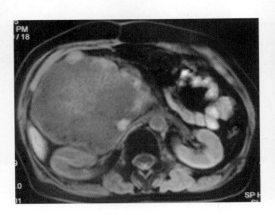

G　　　　　　　　　　　　　　　　H

图 18-1-1　胰尾浆液性囊腺瘤(A 和 B)。A 为 CT 平扫,示胰尾处低密度欠均匀囊样块影,其内见条状分隔,囊块影边缘规则;B 为增强动脉晚期扫描,示囊内分隔有轻度的强化;其他为另一例胰头浆液性囊腺瘤(C~E 为 CT;F~H 为 MRI)

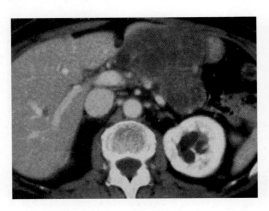

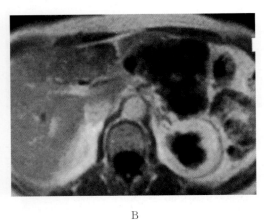

A　　　　　　　　　　　　　　　　B

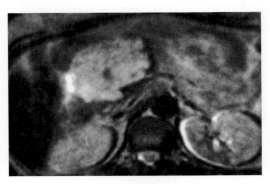

图 18-1-2　多囊型囊腺瘤。A 为增强 CT,见胰体部边缘清晰肿块,内有小囊聚集,其间隔轻度强化;B 为 MRI T_1WI,肿块呈低信号;C 为 MRI T_2WI,见小囊呈高信号,内有稍低信号的小间隔,中央有低信号瘢痕

C

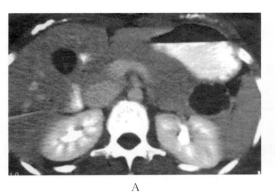
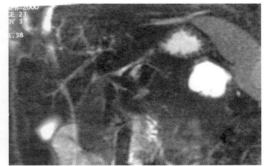
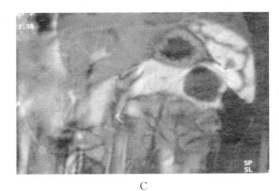

图 18-1-3 浆液性单囊型腺瘤。A 为增强实质延迟期 CT，显示胰尾约 3.0 cm 的囊性影，边缘规则，并似有轻度强化；B 为 HASTE T_2WI，显示病灶明显均匀高信号；C 为 GR 序列增强冠状位，显示病灶内部无分隔和结节，故不易与胰腺假性囊肿鉴别

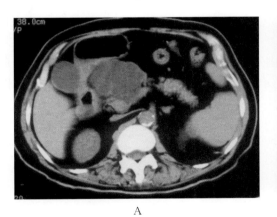
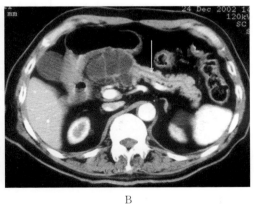
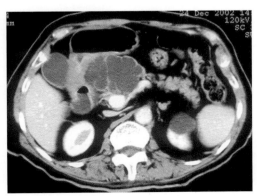

图 18-1-4 浆液性单囊型腺瘤。A 为平扫，显示胰头低密度囊性病灶，内有分隔；B 和 C 为增强 CT 动脉晚期和门静脉期，显示囊性病灶囊壁和内部分隔由轻至中度的强化，同时见病灶远端胰腺管轻度的扩张（箭头）

小囊直径大小为1~2 cm者,既可见于浆液性囊腺瘤,也可见黏液性囊腺瘤;如果子囊的直径>2 cm更多提示为黏液性囊腺瘤或囊腺癌,但相当薄的间隔、间隔轻度增强和没有邻近脏器的侵犯,常是浆液性囊腺瘤区别于黏液性囊腺瘤或癌的特征。

二、黏液性囊性肿瘤

黏液性囊性肿瘤(mucinous cystic tumor):包括囊腺瘤、交界性囊腺瘤和囊腺癌,囊腺瘤具有高度潜在恶性,瘤体越大,癌的可能性也越大。最多见于成年女性,50%患者年龄在40~60岁,肿瘤常在胰体尾处,直径常超过10 cm。临床上,主要为肿瘤的压迫症状,如果恶性者,肿瘤标志物(CEA和CA19-9)可阳性。

大体标本,肿瘤表面光整,可见纤维假包膜,肿瘤剖面可仅见单囊或多个子囊,内含黏液,也可见出血和坏死组织。囊的大小不一,从几毫米至几十厘米不等,整个肿瘤不与胰腺管相通。囊壁结节明显和有钙化者,多为恶性,且常位于胰头。

显微镜下,见囊内壁为柱状上皮细胞,富含黏蛋白,其外层为致密的卵型基质层。恶性者,除见核分裂和核变异外,可见肿瘤细胞侵犯假包膜和周围组织等。

典型病例,CT平扫肿瘤呈多房水样低密度,囊壁厚薄不规则和壁结节,或者偶可见高密度的钙化影;由于黏液产生,有时肿瘤在CT平扫图上可呈高密度或MRI T_1WI为高信号(图18-1-5~7)。增强后囊壁和分隔可不规则强化。在影像学上判断良恶性困难,如果有周围脏器的侵犯,提示为恶性(图18-1-8);如果出现肝转移,则肯定为恶性,其肝转移病灶也含黏液,故在CT平扫可呈略高密度,或者由于肝转移病灶血供丰富,在增强图上,边缘呈环状强化表现。囊壁不规则,分隔厚而不均匀,出现壁结节,强化较明显者,从影像学上提示恶性可能。

不典型病例,如单囊,无壁结节或者囊内有出血和坏死者,与单囊型浆液性囊腺瘤和胰腺复杂性假性囊肿鉴别困难,必须结合临床病史,最后确诊依赖病理结果(图18-1-9)。

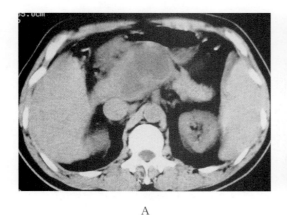
A

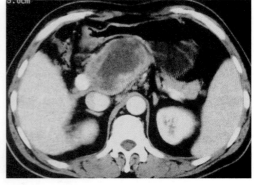
B

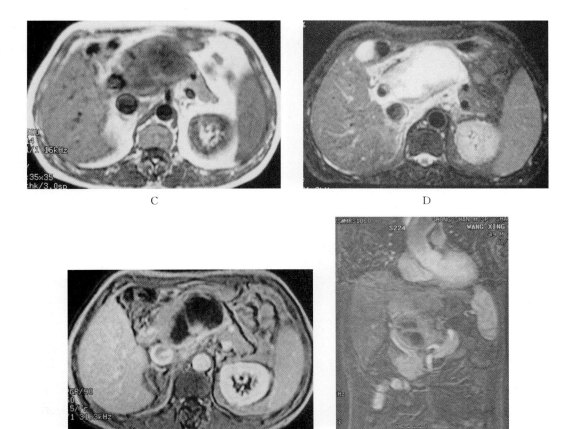

图 18-1-5 胰腺囊腺癌。A 为 CT 平扫,显示胰体部囊样肿块影,外壁较规则,而内壁不规则见壁结节;B 为增强 CT 扫描,显示肿块内壁不规则更清晰,同时见强化的壁结节;C 为 SE T_1WI,显示肿块为混杂低信号影;D 为 FSE T_2WI,显示肿块中央部分为明显高信号,囊壁为中等信号,并且囊壁不规则见壁结节;E 为 GR 序列增强扫描,见囊壁结节明显强化;F 为 GR 序列增强扫描的冠状位,见肿块壁结节强化更清晰,同时显示肿块与周围脏器和血管间关系更直观和理想

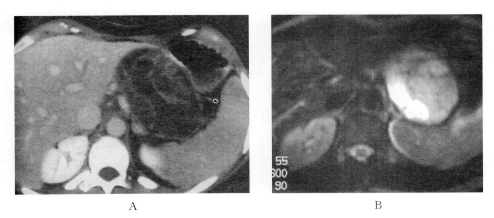

图 18-1-6 黏液性囊腺瘤。A 为增强 CT,见胰体尾包膜完整的囊性肿块,内有多个小囊,囊壁厚薄不一,有强化;B 为 MRI T_2WI,见囊液明显高信号,尤其后部的小囊高信号更明显,代表黏液成分,同时囊壁呈低信号

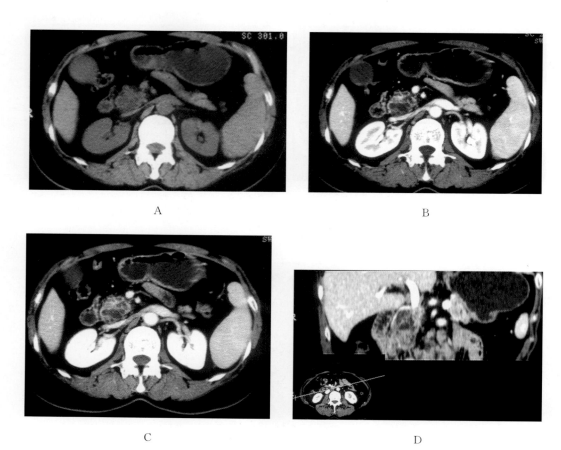

图18-1-7 胰头囊腺癌。A、B、C分别为胰头区平扫、增强动脉晚期和门静脉期,显示胰头低密度混合病灶,内有分隔不规则的强化,肿瘤与周围血管的脂肪层基本存在;D为多平面重建技术,更清晰地显示胰头肿瘤病灶与周围结构的空间关系,有利于临床手术治疗方案的确定

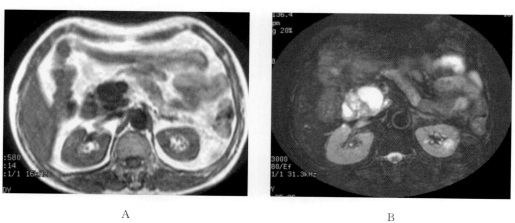

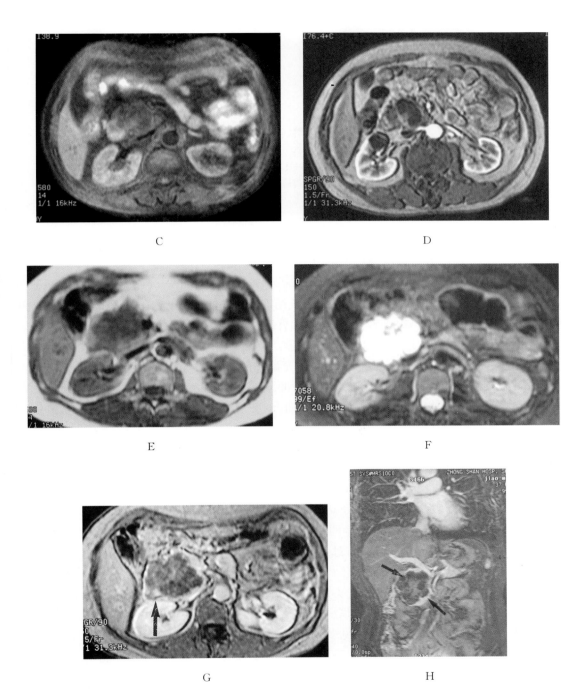

图 18-1-8 胰头囊腺癌侵犯十二指肠(A~D)。另一例胰头黏液囊腺瘤(E~H)。E 为 SE T_1WI,示胰头低信号的肿块影;F 为 FSE T_2WI,肿块呈明显高信号影,中央见低信号的星状分隔影;G 为增强 GR 序列,肿瘤分隔呈轻度的条状强化;H 为冠状扫描,显示囊壁小的结节和分隔强化更明显,同时肿瘤与周围血管和脏器的空间关系显示更直观。该两例单凭 MRI 无法区别肿瘤的良、恶性

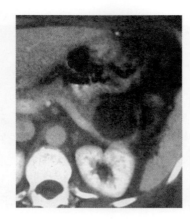

图 18-1-9 胰尾单囊型黏液性囊腺瘤。增强 CT 显示胰尾囊性占位，密度均匀，边缘规则，无壁结节的强化，与大囊型浆液性囊腺瘤或假性囊肿无法鉴别

三、导管内乳头状黏液性肿瘤

导管内乳头状黏液性肿瘤（intraductal papillary-mucinous tumor）是比较罕见的一种胰腺导管内的肿瘤。以往常误诊为慢性胰腺炎或黏液性囊性肿瘤，自 1980 首次报道以来，文献报道逐渐开始增多。该肿瘤的特点主要为：①男性发病多见，而其他胰腺囊性肿瘤以女性好发；②经内镜逆行胰胆管造影（ERCP）显示无胰腺导管的狭窄，而以胰腺主导管和（或）分支的扩张为主，内见黏液栓或多个肿瘤乳头状的充盈缺损；③扩张的十二指肠主乳头和（或）副乳头见黏液溢出；④由于过多的黏液阻碍胰液的分泌，患者临床症状类似慢性胰腺炎或复发性急性胰腺炎。临床特点是渐进性腹块和腹痛等，肿瘤早期者仅表现上腹部不适和消化不良等症状，患者预后较好。

病理上，明显的特点是肿瘤在胰腺导管内呈多个乳头状生长，并且使胰腺主导管或次级导管呈局限性或弥漫性的扩张改变。

根据主胰导管和次级导管受累和扩张分为：①主胰管型，肿瘤主要在主胰管内生长伴主胰管扩张；②分支管型，肿瘤主要在分支导管内生长伴分支导管扩张，多见于胰头；③混合型，肿瘤在主胰管和分支胰管生长，伴两者均扩张。一般而言，主胰管型和混合型常为恶性或具有恶变倾向，需要及时手术治疗；对于分支管型，肿瘤常为良性或交界性肿瘤，肿瘤生长缓慢，如果肿瘤<2.0 cm，可随访观察。

根据肿瘤分泌黏液多寡和肿瘤乳头大小又可分为两型：①黏液分泌型，该型扩张的胰腺导管内充满凝结的黏液，而肿瘤细胞呈扁平或微小乳头状生长；②乳头绒毛型，除扩张的胰腺导管和导管内充满黏液外，导管内见多发乳头绒毛状生长的肿瘤。

无论何型，肿瘤早期主要局限在扩张的胰腺主导管或次级导管内；在进展期，主胰管伴次级胰管扩张常呈葡萄状，主导管内乳头状肿瘤可侵犯泛特壶腹，并可向十二指肠内突出，偶尔可致胰管胆管瘘或胰管十二指肠瘘，黏液也可在腹腔广泛播散，形成腹腔假性黏液瘤样改变。镜下，产生黏液的细胞来自导管上皮，乳头或结节状增生，常呈多发，肿瘤可为良性、交界性和恶性改变。甚至同一病例，不同部位的乳头或结节，其肿瘤细胞良恶性与分化程度也可异。恶性者，也少有脏器的转移。

以往诊断主要依靠 ERCP 技术，目前随着认识的提高，CT 和 MRI 技术相对提高了诊断的准确性，尤其依赖磁共振胰胆管成像（MRCP）技术，有文献报道其诊断的准确性可超过

ERCP 技术，这是由于扩张胰腺导管内凝结的黏液或乳头状肿瘤结节，有时可影响 ERCP 技术顺利地注射对比剂，从而在 ERCP 上不能显示胰腺的整个病变，影响诊断的准确性。

CT 上病变见于胰腺任何部位，肿瘤主要局限在胰腺导管内伴胰腺管的明显扩张，并且见胰管扩张充满低密度的黏液，内有多发的乳头状充盈缺损，充盈缺损既可代表肿瘤组织，又可代表凝结成块的黏液。乳头状充盈缺损的肿瘤本身较小，为软组织密度，增强扫描动脉期和（或）门静脉期可有轻度至中度的强化。肿块较大时，尤其位于胰头的肿瘤，常常境界清，可见薄包膜，又可见肿块实性和囊性结构的混杂密度，偶见单纯性囊性或实质性肿块密度。与其他囊性肿瘤的鉴别点，关键是与胰腺导管是否沟通，如果相通，则明确导管内乳头状黏液性肿瘤的诊断，MRCP 和 ERCP 显示肿块与胰腺导管相通更有优势。肿瘤继续增大，可经十二指肠乳头突向十二指肠腔内，形成十二指肠腔内充盈缺损。CT 可显示该变化。

主胰管扩张黏液分泌型为主肿瘤的诊断，有时与慢性胰腺炎伴胰腺管扩张病例鉴别困难，这也是以往常误诊断为慢性胰腺炎的主要原因。主要鉴别为：慢性胰腺炎胰腺管的扩张常常不规则，由于纤维组织增生，使扩张的胰腺管呈粗细不等的改变；而黏液分泌型导管内乳头状黏液性肿瘤，其扩张的胰腺导管往往规则一致。

因胰腺导管癌常无囊性成分，与胰腺管不通，加之其他相关征象，一般鉴别不难（图 18 - 1 - 10～12）。

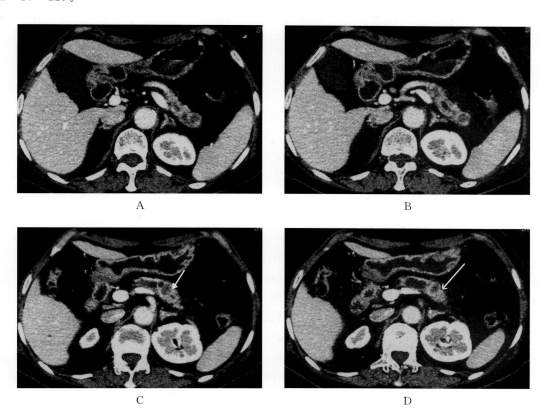

图 18 - 1 - 10 胰体尾导管内乳头状黏液瘤。A～D 为不同相邻层面，显示胰体尾部胰腺管明显扩张，其内有中度强化的充盈缺损影（箭头），特别 D 显示胰管近端明显规则扩张，表示黏液充满胰腺管，同时远端胰腺管内有充盈缺损病灶（箭头）

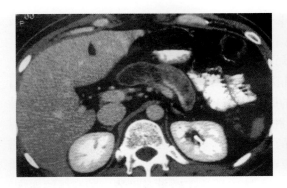

图18-1-11 导管内乳头状黏液瘤。A为增强CT,显示主胰管明显扩张,导管壁内有乳头状充盈缺损;B为T_2WI,显示充盈缺损为低信号,同时高信号者为黏液成分

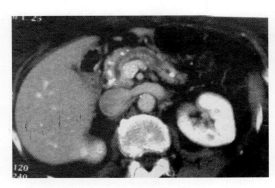

图18-1-12 导管内乳头状黏液瘤。A显示主胰管轻度扩张伴慢性胰腺炎钙化存在;B显示胰头部导管明显扩张伴壁内充盈缺损,同时壶腹部扩张(箭头)

四、胰腺实性假乳头状瘤

胰腺实性假乳头状瘤(solid pseudopapillary tumor of the pancreas,SPTP)较少见,属低度恶性或有恶性倾向,好发于20~30岁的女性,发病率低,占所有胰腺肿瘤的1%以下,其发病机制尚在进一步研究中,可能与β-catenin有关。临床症状不典型,多数无症状,或因腹胀、腹部疼痛发现肿块。2004年WHO肿瘤组织学分类中将其统一命名为实性假乳头状瘤,组织学上均由实性区、假乳头状区及两者的过渡区组成。

CT表现为:肿瘤多见于胰体尾,大小为2~20 cm,平均10 cm,肿瘤轮廓规则,肿瘤内有实质和囊性成分混合,同时有明显出血和坏死,有时可见呈片状钙化,小的肿瘤以实质成分为主,大肿瘤以囊性成分为主,肿瘤周边见较厚纤维包膜,纤维包膜在增强后期强化常较明显。如果T_1WI和T_2WI像上肿瘤中央均可见高信号区,提示诊断,否则手术前很难鉴别,尤其常与胰腺神经内分泌肿瘤鉴别难,甚至病理上有时也有难度。中央高信号区常代表肿瘤出血区,如果肿瘤较大,出血区常呈圆形;肿瘤不大时,这种出血区不易见到,仅见到肿瘤呈混合信号的改变(图18-1-13)。

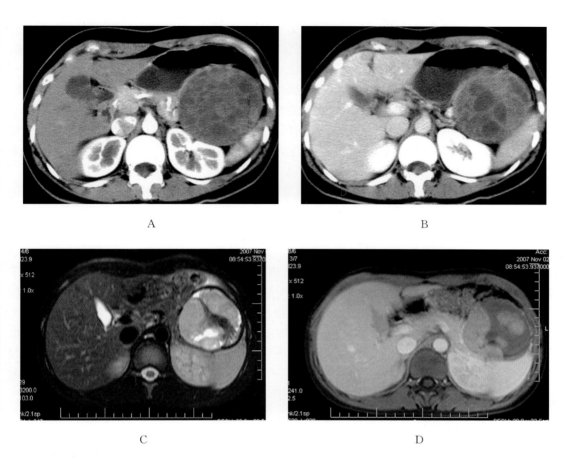

图 18-1-13 胰尾实质性假乳头状肿瘤（A、B）。A 和 B 分别为增强动脉晚期和门静脉期，显示胰尾圆形有包膜状结构的肿块，轻度强化，囊性和实质性成分混合存在。另一例胰尾实质性假乳头状肿瘤（C、D）。MRI T_2WI 显示肿瘤实质部分呈低信号，囊性成分呈高信号，增强显示肿块实质呈均匀性强化

第二节　胰腺内分泌肿瘤

胰腺内分泌性肿瘤，罕见，发生率不足 1/10 万，占胰腺所有肿瘤 1%～2%，多见于成人，男女发病无差异，多数为单发，少数可多发病灶。依据其是否分泌激素，分为功能性和非功能性两类。主要包括胰岛素瘤、胃泌素瘤、胰高糖素瘤、血管活性肠肽瘤（VIP 瘤）、生长激素释放抑制因子瘤和促肾上腺皮质激素瘤（ACTH 瘤）。在这几种肿瘤中，胰岛素瘤较为多见，据欧美文献报道胃泌素瘤也并不少见，同时约 50% 的胃泌素瘤为恶性胃泌素瘤，而其他性质的肿瘤非常少见。功能性肿瘤因出现一系列临床症状，病人就诊时间早，故发现的肿瘤常常较小；非功能性肿瘤不分泌激素，没有相应的临床症状，故肿瘤较大时，才出现相应的肿瘤压迫症状或恶性肿瘤转移的症状。

至于具体何种功能性肿瘤，必须结合临床相关症状和实验室检查结果，才能确定，影像

学检查(包括CT),其表现基本类似,无法鉴别,影像学检查主要是明确肿瘤的确切部位。对于非功能性肿瘤,影像学也无法进一步明确何种肿瘤,甚至目前病理学上常常笼统称为胰腺非功能性神经内分泌性肿瘤,因此,本节主要按功能性与非功能性分别叙述相关的CT表现,并对相关MRI表现也有一定涉及。

除非出现肝转移或其他脏器转移与淋巴结转移等,仅凭影像学判断肿瘤的良恶性甚难,必须依赖病理学诊断,但是用诊断恶性肿瘤的形态指标如细胞异型性、浸润包膜和血管等不足以鉴别。一般而言,肿瘤≥5 cm,恶性倾向增加。诊断恶性最可靠的指标是出现转移或瘤细胞广泛浸润周围脏器或组织。肝脏是恶性胰腺神经内分泌肿瘤转移最常见的部位,偶尔同时有脾转移和肺转移等。

在CT检查中,十分注重增强扫描,尤其螺旋CT的动脉晚期扫描。由于几乎所有功能性胰腺肿瘤或癌都是富血供的,因而肿瘤动脉晚期增强十分明显,并且持续时间较长,至门静脉期增强仍然较明显或呈等密度。

胰腺神经内分泌肿瘤有别于胰腺导管细胞癌的CT和MRI,表现为:①动态增强动脉早期或动脉晚期扫描肿瘤强化明显,高于胰腺实质,而胰腺癌绝大多数为少血供肿瘤,强化不及胰腺实质,呈相对低密度或低信号;②极少引起胰腺主导管的阻塞以及侵犯血管的概率较低,即使肿瘤位于胰头也很少胆道系统梗阻或仅轻度胆道系统梗阻;③肿瘤常向胰腺腹侧生长,而胰腺癌因具有嗜神经生长的特性,故常向胰腺背侧生长而侵犯后腹膜,这一点也有助于鉴别;④绝大多数病例T_2WI抑脂肪像上,肿瘤常呈明显高信号,而胰腺癌与正常胰腺间的信号差异常常不显著,即常为稍高信号,甚至可呈等信号;⑤如果为恶性者,出现富血供的肝转移病灶,偶尔也可见腹膜后富血供的淋巴结转移病灶。

一、功能性肿瘤

临床上最常见为胰岛素瘤和胃泌素瘤。由于临床有明显特征性症状,早期易引起注意,故肿瘤发现时常较小(≤2 cm)。

(1) 功能性胰岛素瘤绝大多数(90%)为良性肿瘤,临床上有典型的低血糖综合征表现。根据文献统计:肿瘤位于胰体尾较胰头多见。肿瘤虽小,血供却十分丰富。

CT平扫肿瘤常为等密度或低密度,密度常均匀,边缘境界清,偶可见包膜。CT动脉晚期肿瘤呈明显均匀的强化或环状强化,环状强化的中心部分强化不明显是由于中央区血供不丰富;肿瘤周边强化环较厚时,反映肿瘤周边血供十分丰富;如周边强化不明显或较薄,往往由于肿瘤周边正常胰腺组织的强化而不易观察到这种变化,偶尔整个肿瘤呈囊性变。门静脉期或实质延迟期,肿瘤仍有强化,呈高密度或等密度。

MRI SE T_1WI抑脂肪像上,胰岛素瘤呈低信号,T_2WI抑脂肪像上为很明显的高信号,因此,有时临床常利用T_2WI抑制脂肪像进行检查,从而有利于发现肿瘤。MRI GR序列快速动态增强扫描发现功能性胰岛素瘤的敏感性和特异性均很高,其特征性的表现类似于CT增强扫描,即动脉晚期明显强化呈高信号,而门静脉期和(或)延迟期仍较强化而呈高信号,或与正常胰腺强化一致呈等信号。另有文献报道,选择性数字减影血管造影(DSA)检出功能性胰岛素瘤优于CT。因此,作者主张:功能性胰岛素瘤检查采用综合影像技术,即当CT检查为阴性或可疑者,则可采用MRI进一步检查,如果需要,也可采用DSA检查(图18-2-1~3)。

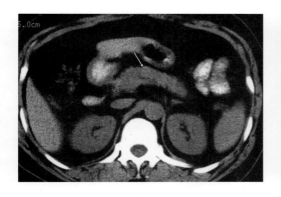
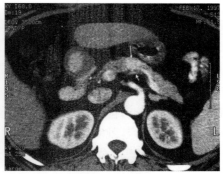

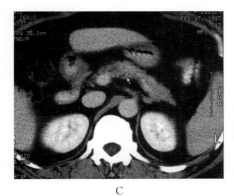

图 18-2-1 胰体功能性胰岛素瘤。A 为平扫，显示胰体部约 1.5 cm 稍高密度影（箭头）；B 为增强扫描动脉晚期，病灶明显呈均匀高密度强化（箭头）；C 为延迟期，病灶仍然呈一定程度的强化（箭头），表现肿瘤血供丰富

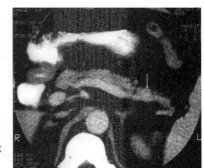

图 18-2-2 胰尾功能性胰岛素瘤。增强 CT 显示胰尾约 0.8 cm 的小肿块呈环状强化（箭头）

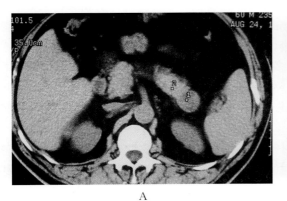
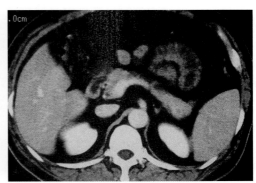

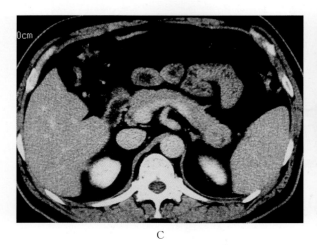

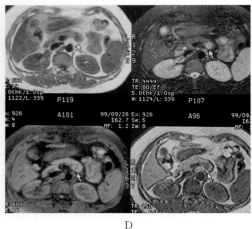

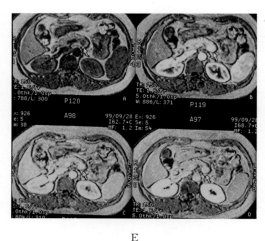

图 18-2-3 胰尾功能性胰岛素瘤。A 为 CT 平扫,示胰尾见 2.0 cm 大小的低密度影;B 为 CT 增强扫描动脉期,肿瘤强化十分明显;C 为 CT 增强扫描门静脉期,肿瘤仍有明显强化;D 从左到右、从上到下分别为 SE T_1WI 上肿瘤呈低信号、FSE T_2WI 上肿瘤呈高信号、SE T_1WI+FS 上肿瘤呈低信号和 GR 序列平扫上肿瘤呈低信号;E 从左到右、从上到下分别为 GR 序列平扫上肿瘤呈低信号,GR 序列增强扫描动脉期、门静脉期和延迟期上肿瘤强化均非常明显

(2) 胃泌素瘤产生胃泌素引起胃黏膜分泌胃酸增多,结果导致多发消化性溃疡的病变,临床上称为 Zollinger-Ellison 综合征,溃疡常见于胃、十二指肠球后部和空肠。胃肠道存在多个溃疡,提示胃泌素瘤,常伴发食管炎。瘤体大小常介于 1~15 mm,好发于胰头、十二指肠第一和第二段,胃泌素瘤也可发生在胰腺和十二指肠以外的部位,如胃、肝、骨骼、卵巢和淋巴结等,不过发生在这些部位的胃泌素瘤不到全部患者的 10%,据统计分析,90% 以上的胃泌素瘤发生在胃泌素瘤的三角区(gastrinoma triangle)。所谓胃泌素瘤三角区指上起自胆囊管和胆总管的上部,下至十二指肠的第三段,内至胰腺颈部的交界处这一解剖区域。虽然胃泌素瘤单发多见,但多发者也并不少见。多发者往往在三角区以外,还包括胰腺体和尾部等。

胃泌素瘤的血供不如胰岛素瘤丰富,但其 CT 表现基本类似于胰岛素瘤,更多见动脉期的肿瘤呈周边环状强化。

由于胃泌素瘤常可发生在胰腺之外,有时整个胰腺可发现散在多个胃泌素瘤灶,但肿瘤较小(≤1.0 cm)时,CT 常常不易发现,甚至手术探查时也常不易发现而致漏诊。故作者更主张临床上明确诊断者,为明确肿瘤部位和数目,除 CT 检查外,更应推荐做 MRI 的进一步检查(图 18-2-4,5)。

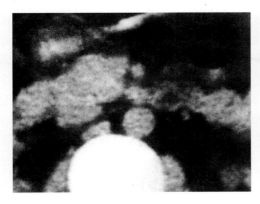 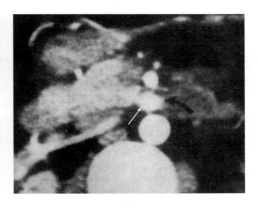

图 18-2-4 胃泌素瘤。A 为平扫,胰头部未见明显占位病灶;B 为增强扫描,显示胰头钩突部向内方突出约 1.0 cm 的高密度强化结节影(箭头),边缘轮廓规则

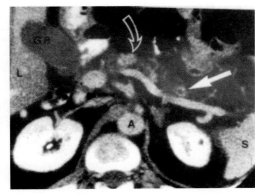

图 18-2-5 胰腺多发胃泌素瘤。增强扫描胰体和胰尾各见一高密度结节强化影,其中一个呈环状强化(白箭头)

T_1WI 抑脂肪像呈低信号,T_2WI 抑脂肪像呈高信号。T_2WI 单次激励的 SE 技术扫描时间短,仅几秒钟,病人屏气扫描可避免运动伪影,图像质量有所改善,更有助于检出胃泌素瘤灶。如果常规序列图像上信号差异不大,可导致漏诊,以 MRI GR 序列动态增强扫描敏感性最高,尤其是动脉期扫描,与胰岛素瘤的强化方式相仿。另外,胃泌素瘤的肠道表现,如胃泌素导致溃疡的肠道炎性反应和肠壁增厚等,在 CT 增强或 MRI 快速动态增强扫描图上,可表现为病变部的肠道异常不规则的强化。

功能性胃泌素瘤恶性者较胰岛素瘤多见,文献报道占所有胃泌素瘤的 50% 左右。恶性者出现肝转移呈典型的整个病灶明显强化或周边环状增强;如果转移灶较小,趋向于整个病灶均匀性增强。小转移灶常在扫描早期呈一过性的强化,故无论 CT 或 MRI 动脉期包括肝脏的扫描十分重要。

恶性胃泌素瘤的肝转移灶形态和大小较一致,病灶血供丰富,动脉期扫描病灶边缘均匀的环状强化十分明显。周边强化环可厚可薄,这取决于血供的程度,偶尔周边环状强化可呈

"车轮辐状"。在系列动态强化扫描图上,肝转移灶早期呈边缘增强,随时间推移,边缘强化消退,而中央区呈逐渐强化的改变。

一般来说,MRI 能够更好地显示恶性胃泌素瘤的肝转移灶。典型病灶在 T_2WI 抑制脂肪像上呈高信号,边缘规则清晰,类似于血管瘤 T_2WI 表现,但通过强化扫描,不同的强化方式可进行鉴别。即在增强早期呈环状均匀强化,并随时间而消退;而血管瘤增强早期,边缘呈结节状强化,并随时间推移,强化的方式从周边向中央逐渐过渡的过程,由于 MRI 敏感性高,因此这种增强方式较 CT 显示为佳。

(3) 胰高糖素血管活性肠肽(VIP)瘤、生长激素释放抑制因子瘤和促肾上腺皮质激素(ACTH)瘤均甚罕见,它们几乎总是为恶性肿瘤,当临床确定诊断时,常发现肝有转移病灶。通常肿瘤较大和不规则,此外,常可见脾脏转移。其 CT 或 MRI 表现与胰岛素瘤和胃泌素瘤类似。

二、非功能性内分泌性肿瘤

文献统计占所有胰腺内分泌肿瘤 30% 左右,由于缺乏临床特征性表现,待病人就诊时,肿瘤常生长至 5 cm 以上,并且恶性机会多见或低度恶性。但即使已经有肝转移,经手术切除后,其预后较胰腺癌明显为好。组织病理学上与功能性内分泌肿瘤类似,瘤细胞呈多角、立方或柱状,排列成:①花带、小梁或脑回状;②腺泡样、腺样或菊形团样;③实性细胞巢、团块或弥漫成片。瘤细胞间有丰富的薄壁血管或血窦分隔和纤维细胞等。也可常见坏死和(或)囊变区,甚至钙化或淀粉样物沉着。

根据复习文献和作者 18 例手术病理证实的经验,其 CT 表现大致可分为:①实质型;②纤维实质型;③实质坏死型;④囊变型。实质型和纤维实质型约占 70%。

实质型和纤维实质型平扫 CT,肿瘤呈均匀软组织密度,轮廓和境界基本清晰。增强扫描动脉晚期,实质型强化十分明显,并呈均匀一致,其强化程度类似于主动脉;门静脉期或延迟期,肿瘤强化基本消退,但仍较平扫密度为高,并且仍呈均匀一致性。纤维实质型动脉期强化不如实质型显著,但较平扫仍有一定程度均匀一致的强化,门静脉期或延迟期扫描肿瘤强化可继续或稍减退。该两型根据 CT 强化特点,明确诊断容易,不会混淆(图 18-2-6)。

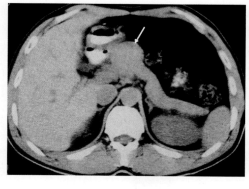

A

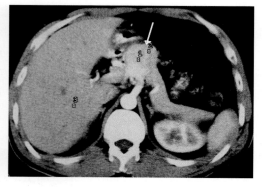

B

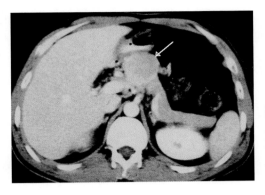

图 18-2-6 胰颈部非功能性神经内分泌性肿瘤。A 为 CT 平扫,见胰颈部 3.5 cm 的肿块影(箭头);B 为 CT 增强扫描动脉期,见肿瘤呈中等程度的强化(箭头);C 为 CT 增强扫描的门静脉期,见肿瘤仍有一定的强化(箭头)

实质坏死型肿瘤中央坏死较常见,偶见肿瘤内散在不规则坏死区。平扫见肿瘤中间或散在低密度区,肿瘤边界一般较清晰。增强扫描肿瘤边缘呈规则或不规则的环状强化,对肿瘤内散在坏死者,肿瘤强化可呈"蜂窝"或"车轮"状改变。同时,无论动脉晚期、门静脉期和延迟期,肿瘤强化部分的增强形式和程度,与实质型和纤维实质型肿瘤相仿或介于两者之间(图 18-2-7)。

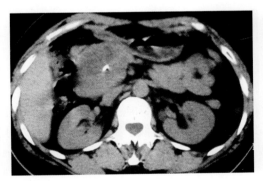

A

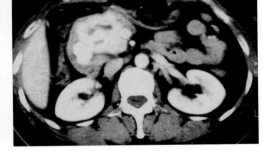

B

图 18-2-7 胰头部非功能性神经内分泌性肿瘤。A 为 CT 平扫,胰头部见较大的低密度肿块影,中央见点状钙化影;B 为 CT 增强扫描动脉期,见肿瘤强化十分明显和广泛,中央无强化坏死区,呈条状影;C 为血管造影,显示肿瘤呈富血供样染色

C

囊变型,肿瘤囊变明显,平扫肿瘤呈明显均匀水样低密度,有时可见密度欠均匀,肿瘤边界清楚。增强扫描动脉晚期、门静脉期和延迟期,肿瘤总体可有强化,但不明显,或者仅肿瘤部分有轻中度强化(图 18-2-8,9)。

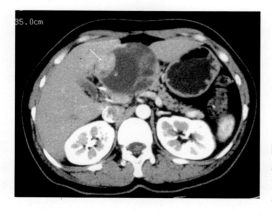

图 18-2-8 囊变型非功能性神经内分泌性肿瘤。胰头部巨大囊变混合低密度影,部分有明显强化(箭头),同时肿块边缘规则,并且仅推移周围结构和血管

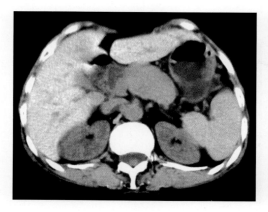

A

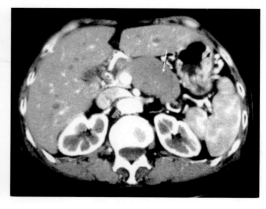

B

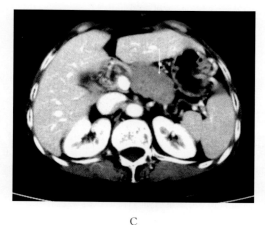

C

图 18-2-9 胰体囊变型非功能性神经内分泌性肿瘤。A 为平扫,显示胰体部较低密度影,似有囊变;B 和 C 为增强动脉晚期与门静脉期,肿瘤呈不规则的中等强化,内部未增强区(箭头)为囊变坏死

值得一提的是,实质坏死型和囊变型胰腺非功能性神经内分泌性肿瘤仅根据肿瘤形态

和强化方式,有时不容易与胰腺癌和胰腺囊腺癌鉴别,还需结合其他间接征象,综合分析,方能避免错误。诚然,确诊有赖于病理诊断。

Carlo等报道非功能性胰神经内分泌性肿瘤钙化发生率为23.8%,作者一组18个病例,钙化发生率为22.2%(4/18),明显高于胰腺癌的钙化发生率。故肿瘤内发现钙化,有助于非功能性胰神经内分泌性肿瘤的诊断,但非绝对,需结合其他相关CT征象,综合考虑(图18-2-10)。

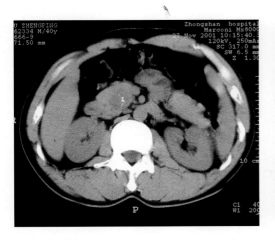

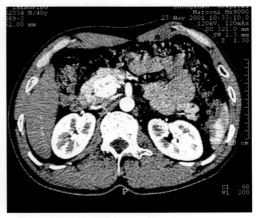

图18-2-10 胰头非功能性神经内分泌性肿瘤伴钙化。A为平扫,见胰头2 cm肿块,中间有点状钙化;B和C分别为增强动脉期和门静脉期,肿瘤强化十分明显,并且呈均匀一致的增强

非功能性胰神经内分泌性肿瘤恶性机会大,肝转移和(或)腹膜后淋巴结转移多见,其转移灶的CT和MRI表现与恶性功能性胰腺内分泌性肿瘤的转移灶相同。

非功能性胰神经内分泌性肿瘤常呈外向性生长,同时肿瘤待发现时往往比较大,临床上常常需要与胃肠道(如间质性肿瘤)、腹腔和腹膜后来源的肿瘤侵犯胰腺进行鉴别。作者经验:除根据非功能性胰神经内分泌性肿瘤的强化特性以外,仔细寻找或发现肿瘤与胰腺的关系十分重要,如果能够发现肿瘤近胰腺缘侧与胰腺的交界面呈"杯口征"样改变,则有助于胰腺来源肿瘤的诊断(图16-2-11,12),同时薄层扫描或冠状位重建同样十分重要,可有助于肿瘤的定位;根据胃肠道钡餐检查和胰腺周围大血管(如脾血管、门静脉、下腔静脉与主动脉等)的推移改变,也可以帮助确定肿瘤的来源。诚然,有时即使做了完备的各种检查,确定肿瘤来源仍然十分困难,因此,最后只能通过活检和手术得以明确肿瘤的来源。

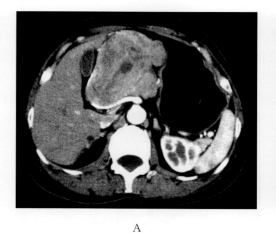
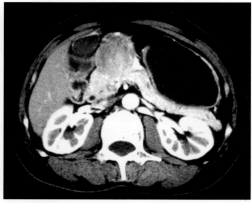

图 18-2-11 胰腺非功能性神经内分泌性肿瘤的杯口征。A 为动脉期增强 CT，显示胰头颈区巨大肿块，呈不均匀强化，内有中心无强化坏死区；B 为稍低层面，显示肿瘤与胰腺颈部交界面呈杯口征

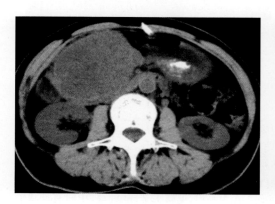
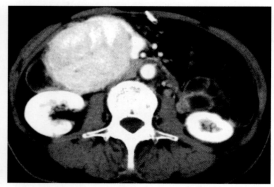

图 18-2-12 胰头非功能性神经内分泌性肿瘤呈杯口征。A 为平扫，显示胰头低密度均匀肿块，边缘规则；B 和 C 分别显示增强 CT，肿块呈均匀强化，同时显示肿块与胰头交界面呈杯口征，确定肿瘤来自胰腺

第三节 胰腺其他少见肿瘤

胰腺肿瘤按组织学起源可分为两大类：胰腺导管细胞肿瘤和非导管细胞肿瘤。最常见的是导管细胞癌，占 80% 以上，其他为浆液性囊腺瘤、黏液性囊性瘤或癌、导管内乳头状瘤和胰腺类癌；非导管细胞肿瘤极为少见，它们包括内分泌性肿瘤、胰腺母细胞瘤、平滑肌肉瘤、神经母细胞瘤、纤维瘤、纤维肉瘤、血管球瘤、脂肪瘤、脂肪肉瘤、胰腺淋巴瘤和畸胎瘤等。CT 鉴别罕见胰腺肿瘤存在难点，确诊必须依赖手术后病理学检查结果，但是有时 CT 和 MRI 可提供一定线索，下面简要进行叙述。

一、胰腺类癌

胰腺类癌极其罕见，类癌有前肠型、中肠型和后肠型 3 种。胰腺类癌系前肠型，肿瘤细胞内含有分泌颗粒，但缺乏芳香-L-氨基酸脱羧酶，故不能生成 5-羟色胺，仅生成 5-羟色胺酸（5-HTP）。5-HTP 释放入血后，可引起皮肤潮红、腹泻和哮喘等症状，称为类癌综合征。胰腺类癌血供相对丰富，故 CT 和 MRI 增强扫描，特别是动脉晚期扫描肿瘤强化较明显，类似于胰岛细胞瘤的增强程度，同时在 T_2WI 像上肿瘤呈明显高信号，结合临床症状可考虑类癌的可能（图 18-3-1）。

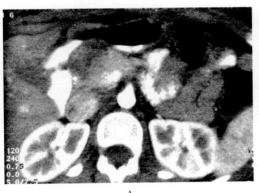

A

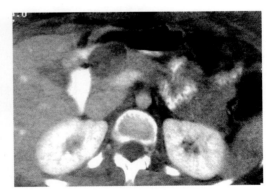

B

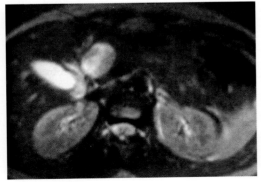

C

图 18-3-1 胰腺类癌。A 为增强动脉晚期，见胰颈处向前方生长的囊实性肿瘤，实质部分强化中等；B 为门静脉期，肿瘤仍有部分强化；C 为 FSE T_2WI，见部分区域明显高信号

二、胰腺母细胞瘤

本病以往报道均见于婴儿或儿童,故又称婴儿胰腺癌。近年来文献报道本病有增多趋势,并发现呈两个发病高峰年龄段,分别为3~5岁和25~30岁,因此,该肿瘤并不只见于婴儿或儿童,只是婴儿或儿童胰腺发现肿瘤,则更多考虑之。本瘤在临床上无特征性表现,仅为肿瘤局限压迫的相关临床症状。CT和MRI表现无特征性。CT平扫常低密度或混合密度,偶见钙化,肿瘤大多达数厘米,甚至十几厘米,边界较清晰,增强扫描强化不明显。MRI T_1WI 像上为低或混合信号,T_2WI 像上高信号。影像学上,该肿瘤与其他胰腺肿瘤鉴别困难,较大肿瘤甚至不易明确其来源,尚需与腹腔或腹膜后肿瘤进行鉴别。该肿瘤最常见肝转移,1/3病例临床就诊时,已有肝转移,预后较差(图18-3-2)。

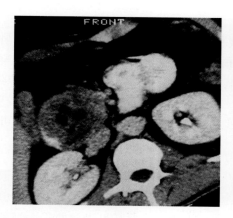
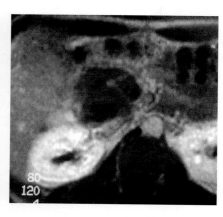

图18-3-2 成人胰母细胞瘤。A为增强CT扫描,显示胰头边缘清晰的肿块,密度不均匀,强化不明显;B为MRI增强扫描,肿瘤强化仍不明显,表示为乏血管性肿瘤

三、胰腺血管球瘤

由于肿瘤不含神经组织常无疼痛,临床上多见于中年妇女。肿瘤生长缓慢,幼年时无自觉症状,长大时由于压迫周围组织而有隐痛。CT和MRI表现与肝脏血管瘤类似,但与胰腺的非功能性神经内分泌性肿瘤鉴别困难,特别是恶变成肉瘤则不可能与其他胰腺恶性肿瘤鉴别。

四、胰腺畸胎瘤

文献报道仅见到10例,如果胰腺肿瘤内见到脂肪、钙化和骨骼影,则畸胎瘤的诊断可以成立。在显示钙化和骨骼影时,CT比较理想,而显示脂肪则MRI相对可靠,特别是 T_1WI 和 T_2WI 像上均呈高信号影,同时该高信号影经使用脂肪抑制技术后,高信号变成低信号或等信号,则可明确脂肪成分。

五、胰腺脂肪瘤或肉瘤

本病更罕见。如果发现胰腺肿块为单纯脂肪密度,边缘清晰,则脂肪瘤的诊断可明确。

而脂肪肉瘤为混合密度,可有脂肪成分或没有脂肪成分,对于含有脂肪成分者,则 CT 和 MRI 可考虑脂肪肉瘤的可能;但对没有脂肪成分者,则手术前很难与其他胰腺恶性肿瘤鉴别(图18-3-3)。

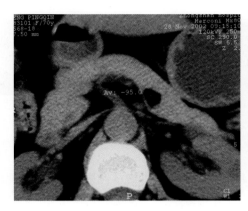 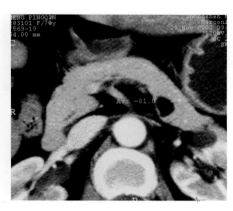

A   B

图 18-3-3 胰尾脂肪瘤。A 为 CT 平扫,显示胰尾肿块呈脂肪密度,CT 值为 −93 Hu;B 为增强 CT 动脉晚期,肿块无强化,CT 值测定仍为 −83 Hu,表明为脂肪瘤

六、淋巴瘤

原发性胰腺淋巴瘤非常罕见。常为全身性非霍奇金淋巴瘤胰周淋巴结的受累或者极少数直接侵犯胰腺组织。在 CT 上表现为肿块较大,呈分叶状,并且可见有多个淋巴结融合在一起的改变。在 T_1WI 抑制脂肪像上,胰周受累的淋巴结呈中等信号的改变,较易与呈高信号的正常胰腺组织区别,T_2WI 像呈稍高信号或混合信号的改变,如果为低信号,更有助于诊断淋巴瘤,尤其是非霍奇金淋巴瘤(大 B 细胞型)。增强扫描(CT 和 MRI)淋巴结或肿瘤病灶有轻中度不规则强化或均匀强化或延迟强化等。最后诊断需结合临床表现、实验室检查及淋巴结活检的结果(图 18-3-4,5)。

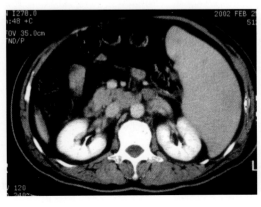 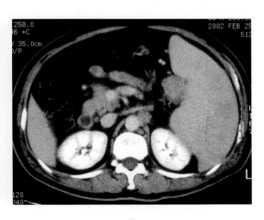

A   B

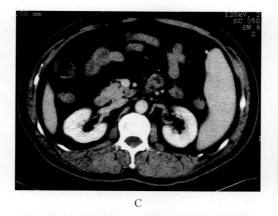
C

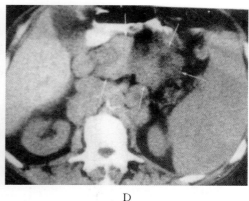
D

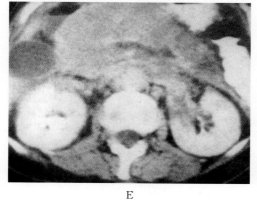
E

图 18-3-4 胰腺淋巴瘤。A、B 和 C 为继发性全身性淋巴瘤侵犯胰头，A、B 分别显示胰头周围肿大和脾门淋巴结，同时脾脏肿大明显；C 为经治疗后，胰头淋巴结和脾脏明显缩小。D 为另一例全身淋巴瘤的胰腺侵犯，显示胰腺轮廓不规则，呈分叶状（箭头），密度不均匀，并且腹膜后下腔静脉和主动脉周围见广泛肿大的淋巴结。E 为另一例胰腺的 Burkitt 淋巴瘤，整个胰腺均匀性肥大，密度不均匀，轮廓不规则，侵犯腹膜后脏器和血管

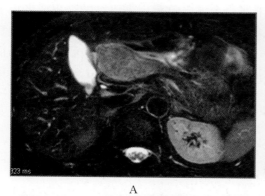
A

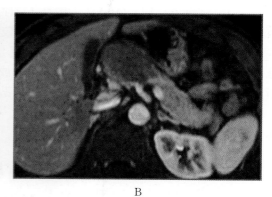
B

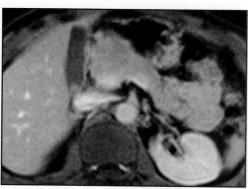
C

图 18-3-5 胰腺非霍奇金淋巴瘤（大 B 细胞型）。A 为 FSE T_2WI，示胰颈部肿瘤为稍低信号影；B 为动脉晚期，肿瘤强化不明显；C 为门静脉期，呈延迟强化

七、胰腺转移癌

胰腺转移癌较为少见,常为胰周淋巴结转移而累及胰腺,真正的胰腺转移癌非常少见。原发癌常见依次为乳腺癌、肺癌、肾癌、胃癌、结肠癌、黑色素瘤、肝细胞癌、甲状腺癌和前列腺癌。典型的胰腺转移癌表现为多发的圆形小结节。CT上平扫为低密度,边缘较清晰,密度比较均匀。胰腺转移瘤 T_1WI 上呈低信号,T_2WI 上呈高信号。<1 cm 的转移灶,强化图上常为均匀增强;较大转移灶,常为环状周边强化,增强扫描病灶可呈轻度至明显强化不等,这需要视原发肿瘤的血供而定。如果原发癌常见为乳腺癌、肾癌、甲状腺癌的胰腺转移,则胰腺转移瘤可呈明显的强化改变,其表现类似于胰岛细胞瘤的表现。一般转移灶强化不明显,与原发胰腺癌不易区分。临床病史即原发恶性肿瘤的病史,对确定诊断十分重要。由于黑色素瘤的转移灶内含有顺磁性的黑色素物质,故胰腺转移灶可在 T_1WI 上为高信号,往往是单发灶,边缘规则,常提示诊断(图18-3-6~8)。

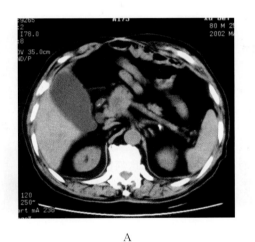

A

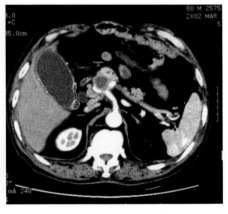

B

C

图 18-3-6 胃癌手术后一年胰头转移。A、B、C 分别为平扫、增强动脉晚期和门静脉期,显示胰颈部 1.0 cm 的低密度转移灶

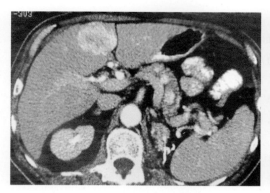 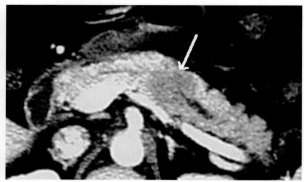

图 18-3-7 肾癌胰腺和肝脏富血供转移灶。显示胰体尾多个小结节状强化病灶,同时肝脏有类似强化的转移结节病灶

图 18-3-8 乳腺癌胰腺转移癌。胰腺颈部见 1 个低密度类圆形(箭头)病灶,远端胰腺管轻度扩张,如果没有病史,与原发胰腺癌区别有困难

八、其他

胰腺平滑肌瘤或肉瘤、纤维瘤或肉瘤、神经母细胞瘤等无特殊 CT 和 MRI 表现,最后的明确诊断依赖于手术病理结果。

九、胰腺结核

胰腺结核甚为罕见,常为全身其他部位脏器结核经血道播散或胰周局部淋巴结结核侵犯胰腺局部所致,虽然不属于肿瘤,但常常需要与肿瘤鉴别,故在此与胰腺罕见肿瘤一并叙述,目的是与胰腺淋巴瘤进行鉴别。CT 表现往往为囊性低密度混合影,边缘规则或不规则,壁较薄,偶见钙化影,增强扫描见肿大淋巴结呈环状强化,并融合在一起,类似葡萄串状改变,颇具特征性(图 18-3-9,10)。遇不典型病例,诊断常较困难,必须密切结合临床症状和相关化验检查,作出综合判断。

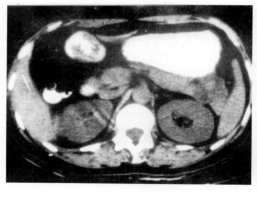 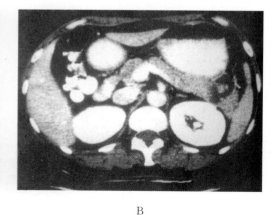

A　　　　　　　　　　　B

图 18-3-9 胰腺尾部结核。A 显示胰尾处混合密度灶,边缘欠规则;B 为增强扫描,病灶呈明显水样密度影,中央见小斑块状高密度影,壁薄且光整

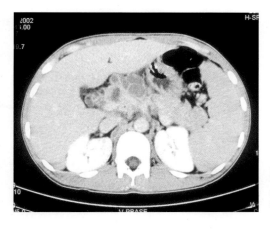

图 18-3-10 胰头周围淋巴结结核侵犯胰腺。胰头部多个环状强化结节影，融合成不规则影，类似葡萄串状，远端胰腺体尾部形态正常，无胰腺管扩张

第四节 胰头-壶腹区梗阻性黄疸鉴别诊断

螺旋 CT 在明确和鉴别梗阻性黄疸中发挥着重要作用，基本可取代创伤性 PTC 和 ERCP 的检查。尤其结合 MRCP 技术，单纯从诊断角度出发，已完全可以替代 ERCP。在大多数病人中，螺旋 CT 结合 MRCP 既能明确梗阻部位，又能明确诊断。这是因为螺旋 CT 基本消除了部分容积效应和扫描时病人呼吸不一致所造成的层面跳跃，因此能够清晰显示扩张的肝内胆管、胆总管和胰腺管以及增大的胆囊，尤其在增强扫描图上显示基本没有强化的扩张的肝内胆管、胆总管和胰腺管更为满意和理想，并且能够利用最小密度投影技术和多平面重建技术得到立体三维图像，同时 MRCP 技术更能够立体和客观地显示扩张的胆道系统和胰腺管，更受临床的青睐，这对确定梗阻平面更加直观和准确。由于螺旋 CT 和 MRCP 对肝门区高位梗阻容易明确，在此不作进一步叙述（见胆道系统）。

不同平面的梗阻性黄疸是由一系列不同的疾病所致，下面就临床常见的胰头-壶腹平面的梗阻性黄疸作一讨论。该区域的梗阻性黄疸主要分为：①炎症性病变；②原发肿瘤病变；③外压性病变。

炎症性病变主要包括胆总管结石及胆管炎、慢性胰头炎症。胆总管结石较易诊断，典型表现为胆总管下端呈靶征或新月征，依据结石的不同成分可表现为高密度、低密度和混合密度影，最为重要的是相同层面的平扫和增强扫描（包括动脉期和实质期扫描）比较，其密度没有变化，即没有强化。在 MRCP 图上显示低信号的充盈缺损，则可明确诊断（图 18-4-1）。至于胆总管炎性狭窄常合并结石，但有时由于结石脱落于十二指肠内，可见不到结石影的 CT 征象。但是不管伴有或不伴有结石，胰头的形态和密度均在正常范围，亦无胰腺管的扩张。更重要的征象是在 1 或 2 mm

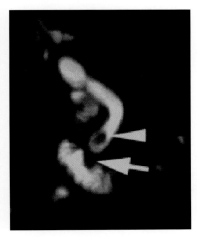

图 18-4-1 胆总管结石。MRCP 显示胆总管下端无信号的类圆形结石影

重建的连续图像上观察,胆总管不是截然中断的,而是呈逐渐变细的过程,尤其是在最小密度投影的三维重建图像(CTC)和MRCP上见胆总管下端呈鸟嘴状改变(图18-4-2)。慢性胰头炎症与胰头癌鉴别诊断前面已描述。

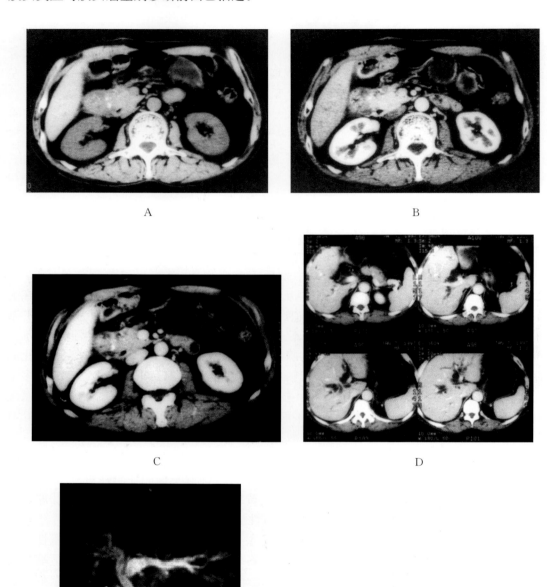

图18-4-2　十二指肠球部后壁穿透性溃疡致胰头炎症(A~D)。另一例慢性胰头炎症(E),MRCP显示胆总管下端和近端胰腺管呈不规则的狭窄,并且范围较长

原发肿瘤性病变主要为胰头癌、胆总管癌和壶腹癌三者的鉴别,螺旋CT对三者的早期

肿瘤的鉴别明显优于常规 CT 和 MRI。至于中晚期肿瘤，因肿块较大，且相互侵犯，以致三者的鉴别无论是螺旋 CT 还是 MRI 及其他有关影像诊断技术均甚为困难，甚至病理诊断亦常发生困难，只能笼统地称为胰头-壶腹区腺癌。小胰头癌的动脉期增强扫描主要呈明显低密度影，边缘有强化，同时常伴有胆总管、肝内胆管和胰腺管扩张和胆囊增大（图 18-4-3）。而早期胆总管癌在胰头区常不易见到明显肿块，仅表现为梗阻上端的胆总管扩张和肝内胆管扩张，强化扫描有时可见到胆总管梗阻部位管腔狭窄，管壁均匀或不均匀环状增强，或者见到腔内软组织影，管腔内有异常点状强化或增厚管壁呈环状强化，其直径常在 1.0 cm 左右，代表肿瘤组织，尤其门静脉期扫描强化较动脉期明显，且持续时间较长（图 18-4-4）。这种异常强化表现是诊断胆总管癌的重要征象。另一鉴别要点为胆总管癌一般不伴有胰腺管的扩张。小壶腹癌在胰头区也常见不到肿块，但服水充分充盈十二指肠情况下，在胰头水平略低平面的十二指肠第二段内侧壁可见到局限性的充盈缺损。同时除胆总管、肝内胆管扩张、胆囊增大外，往往还伴有胰腺管的扩张，这一点有别于胆总管癌，增强扫描时可见到肿

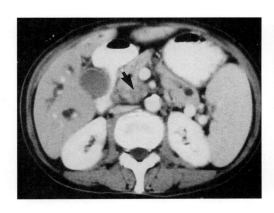 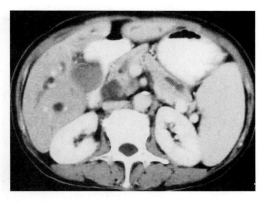

A　　　　　　　　　　　　　　B

图 18-4-3　小胰头癌。增强扫描动脉晚期，胰头见 2.0 cm 的低密度的肿瘤（箭头）；B 为较高平面，显示扩张的胆总管、肝内胆管和胰腺管以及增大的胆囊

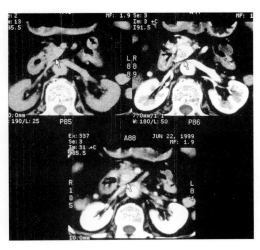

图 18-4-4　胆总管下端胆管细胞癌。左上图、右上图和下图分别为 CT 平扫、增强动脉晚期和门静脉期，可以清晰显示胆总管下端 1.0 cm 大小的持续强化影（箭头），为肿瘤组织

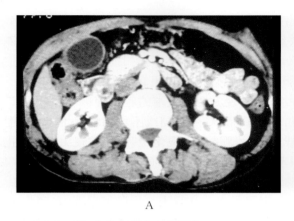

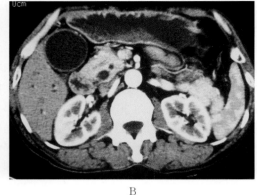

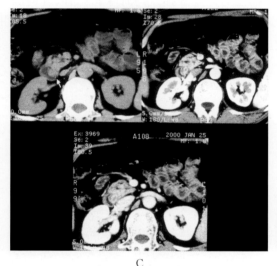

图 18-4-5 十二指肠乳头部腺癌。A 为 CT 增强动脉晚期扫描,示十二指肠乳头部充盈缺损,肿瘤呈中度强化;B 为稍高层面,见胆总管和胰腺管的扩张,C 为另一例十二指肠乳头部腺癌

瘤有均匀强化,或肿瘤边缘环状强化,但其强化程度无论动脉期还是门静脉期均不如胆总管癌明显,且密度较均匀(图 18-4-5)。由于胆总管癌和壶腹癌均为腔内肿瘤,因此肿瘤较小时就出现梗阻性黄疸的改变,绝大多数病人因为黄疸而就诊,故临床上两者预后均较胰头癌为佳。如果利用最小密度投影或多平面三维重建技术和 MRCP 技术,胰头癌、胆总管癌和壶腹癌所致胆总管扩张下端改变均呈截然中断状,这一点有助于鉴别胆总管结石、胆总管炎性狭窄和慢性胰头炎所致的胆道梗阻性狭窄,其典型的表现为胆总管下端呈鸟嘴状改变。有学者认为:壶腹癌和胰头癌均可产生双管征,但前者扩张的胆总管和胰腺管是接近的,后者扩张的两管之间有一定的距离,即被肿瘤分开。同时,一般而言,胰头癌造成胆道系统梗阻较壶腹癌为显著。

外压性病变主要为胰周淋巴结肿大和十二指肠肿瘤压迫与侵犯胰头区。外压性肿瘤病变(主要为十二指肠腺癌和壶腹周围十二指肠腺癌)侵犯胰头,致胆总管、肝内胆管和胰腺管扩张的程度不如胰头癌明显,在服水后胃肠道充盈良好的情况下,螺旋 CT 往往能直接显示肿瘤与十二指肠壁的关系。一般情况下,十二指肠肿瘤侵犯胰头和胆总管时,肿块的中心偏于肠腔,胰头改变程度取决于受侵犯情况,可基本保持正常,或见增大,特别在增强扫描动脉期和门静脉期胰头密度变化与胰体尾一致,这为排除胰头癌较为重要的征象。根据我们的经验:十二指肠癌肿瘤密度一般较均匀,轮廓规则或不规则,强化扫描时其为中等强化,并且强化密度比较均匀一致。当胰头明显受侵犯时,两者的鉴别相当困难或不可能。增强检查时如发现胰周主要血管完整,则有助于外压性病变的诊断。当然,进一步明确可行上消化道钡餐检查(图18-4-6)。十二指肠平滑肌肿瘤也可压迫或侵犯胰头区而临床出现黄疸症状。十二指肠平滑肌肿瘤一般较大,平扫CT往往密度不均匀,中央见低密度坏死区,强化扫描颇具特点,动脉晚期和门静脉期扫描强化明显,且持续时间长,符合平滑肌瘤血供丰富的特征(图18-4-7)。胰头周围淋巴结在螺旋CT和MRI动态增强扫描上较容易鉴别,表现为多个强化不甚明显或边缘环状强化的结节状影,也可部分融合成团块,与胰头境界清晰或模糊不清,但胰头密度仍均匀一致,在平扫和增强中与胰体尾密度或信号保持一致(图18-4-8~10)。

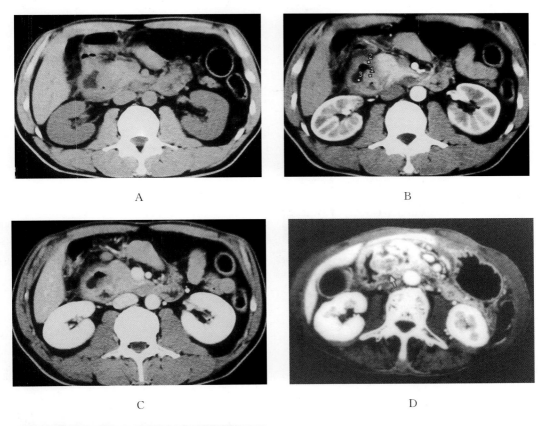

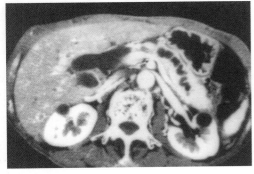

图18-4-6 十二指肠癌侵犯胰头(A~C)。A为CT平扫,示十二指肠第二段肠壁不规则增厚,尤以内侧壁明显,并且与胰头境界不清;B为增强扫描动脉期,见十二指肠第二段肠壁明显不规则强化,表面高低不平,胰头受累,但增强仍基本均匀一致;C为增强扫描门静脉期,肿瘤仍较强化,强化程度并未消退。另一例十二指肠癌侵犯胰头(D和E)

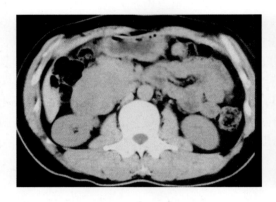

A B

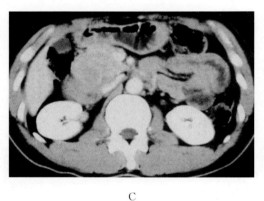

C

图 18-4-7 十二指肠平滑肌肉瘤。A 为 CT 平扫,见胰头十二指肠区不规则低密度肿块;B 和 C 分别为增强扫描动脉晚期和门静脉期,显示肿瘤强化十分明显,并且持续时间较长,符合平滑肌瘤的血供特点。由于下腔静脉未见明显向前移位,可以排除肿瘤来自后腹膜,同时胰头被推移且与肿瘤的境界不清。临床检查该肿瘤有活动度,故进一步提示肿瘤来自十二指肠

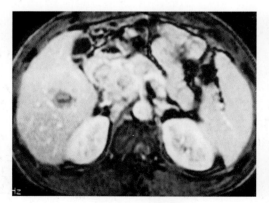

图 18-4-8 肝癌伴胰头周围淋巴结转移。增强 GR 序列显示胰头周围多个淋巴结融合并且呈环行强化

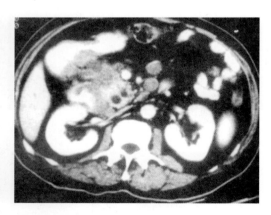

图 18-4-9 胰头周围淋巴结转移侵犯胰腺。患者结肠癌手术后一年,胰头周围淋巴结转移侵犯十二指肠和胰头,引起胆总管和胰腺管扩张形成"双管征"

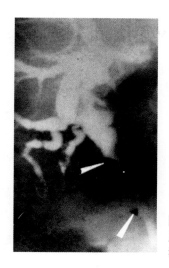

图 18-4-10 全身淋巴瘤侵犯胰头。ERCP 显示肝内胆管和上端胆总管扩张明显,胆总管下端明显狭窄(箭头)

在胰头-壶腹区梗阻性黄疸中,最不易鉴别的是胰头癌和胰头慢性炎症,这两者甚至在手术时仍不易区分。虽然前面有关描述可以提供参考和帮助,但作为螺旋 CT 增强扫描在鉴别两者上仍存在难点,有待积累更多的经验。

(曾蒙苏)

参考文献

1. 李传福,刘松涛,马祥兴等. 螺旋 CT 双期增强扫描诊断胰岛素瘤(附13例报告). 中华放射学杂志,1999,33:483~485
2. 李卉,曾蒙苏,周康荣等. 胰腺实性-假乳头状瘤的影像学诊断. 中华放射学杂,2006,40(8):846~849
3. 李俊来,董宝玮,唐杰等. 术中超声在胰岛素瘤定位诊断中的价值. 中华超声影像学杂志,2000,9,340~342
4. 吕新生,韩明,钟守先. 胰腺外科. 湖南:湖南科学技术出版社,1997
5. 饶圣祥,曾蒙苏,程伟中等. 胰腺转移瘤的 MDCT 表现及其特征分析. 中华胰腺病学杂志,2009,8:235~237
6. 史讯,曾蒙苏,张志勇等. 胰腺实性-假乳头状瘤的影像学诊断与病理对照分析. 放射学实践,2008,11:347~349
7. 王冬青,纪元,史讯等. 导管内乳头状黏液性肿瘤的 CT 诊断. 中华肿瘤杂志,2006,28:606~608
8. 王冬青,曾蒙苏,饶圣祥等. 胰腺内分泌肿瘤的 MRI 诊断. 临床放射学杂志,2006,1:45~48
9. 叶彤,曾蒙苏,史讯等. 16 层螺旋 CT 重建技术对导管内乳头状黏液性肿瘤的诊断价值. 中华肝胆外科杂志,2007,4:348~353
10. 叶彤,曾蒙苏. 导管内乳头状黏液性肿瘤的影像学诊断进展. 临床放射学杂志,2004,23:727~729
11. 殷允娟,曾蒙苏,周康荣等. 胰腺癌 MRI 检查的最佳扫描序列及 MRI 表现分析. 中华医学研究杂志,2004,2:114~117
12. 殷允娟,曾蒙苏,周康荣等. 胰腺癌 MRI 检查改良新方法的初步探讨. 中华放射学杂志 2005,39(增刊):179~183

13. 殷允娟,曾蒙苏,周康荣等.胰腺癌的 MRI 检查技术及临床应用的新进展.放射学实践,2004,2:140～143
14. 曾蒙苏,王冬青,饶圣祥.胰腺囊性肿瘤的 CT 诊断与处理对策.放射学实践,2006,11:1089～1093
15. 曾蒙苏,严福华,周康荣等.非功能性胰内分泌肿瘤的螺旋 CT 表现.中华放射学杂志,2003,6:528～531
16. 曾蒙苏,严福华,周康荣等.乳头型壶腹癌螺旋 CT 双期增强的表现.中华放射学杂志,2001,4:31～33
17. 赵玉沛,王欣,杨波等.220 例胰岛素瘤诊治分析.中华外科杂志,2000,38:10～13
18. 周康荣,陈祖望主编.体部 MRI.上海:上海医科大学出版社,2000
19. 周康荣主编.腹部 CT.上海:上海医科大学出版社,1994
20. 周康荣主编.螺旋 CT.上海:上海医科大学出版社,1999
21. Buetow PC, Miller DL, Parrino TV, et al. Islet cell tumors of the pancreas: clinical, radiologic, and pathologic correlation in diagnosis and localization. Radio Graphyics, 1997, 17:453～472
22. Buetow PC, Parrino TV, Buck JL, et al. Islet cell tumors of the pancreas: pathologic - imaging correlation among size, necrosis and cyst, calcification, malignant behavior, and functional status. AJR, 1995, 165:1175～1179
23. Carlo P, Giovanni C, Simons A, et al. Nonfunctioning endocrine tumors of the pancreas: possibility of spiral CT characterization. Eur Radiol, 2001, 11:1175～1183
24. Carlson B, Johnson CD, Stephens DH, et al. MRI of pancreatic islet cell carcinoma. J Comput Assist Tomogr, 1993, 17:735～740
25. Gohde SC, Toth J, Krestin GP, et al. Dynamic contrast - enhancement FMPSPGR of the pancreas: Impact on diagnostic performance. AJR, 1997, 168:689～696
26. Helmberger T, Mergo PJ, Stoupis C, et al. Improved technique for pancreatic MRI: Value of oblique fat suppression imaging with oral barium administration. J Comput Assist Tomogr, 1998, 22:391～397
27. Ichikawa T, Haradome H, Hachiya J, et al. Perfusion - weighted MR imaging in the upper abdomen: Preliminary clinical experience in 61 patients. AJR, 1997, 1691061～1066
28. Inui K, Nakazawa S, Yoshino J, et al. Endoscopic MRI. Pancrease, 1998, 16:413～417
29. Li KCP, Ang PGP, Tart RP, et al. Paramagnetic oil emulsions as oral magnetic resonance imaging contrast agents. Magn Reson Imaging, 1990, 8:589～598
30. Marti - Bonmati L, Vilar J, Paniagua JC, et al. High density barium sulphate as an MRI oral contrast. Magn Reson Imaging, 1991, 9:259～261
31. Mirowitz SA, Susman N. Use of nutritional support formula as a gastrointestinal contrast agent for MRI. J Comput Assist Tomogr, 1992, 16:908～915
32. Nishihara K, Kawabata A. Ueno T, et al. The differential diagnosis of pancreatic cysts by MR imaging. Hepto - Gastroentrology, 1996, 43:714～720
33. Procacci C, Graziani R, Bicego E, et al. Serous cystadenoma of the pancreas: Report of 30 cases with emphasis on the imaging findings. J Comput Assist Tomogr, 1997, 21:375～382
34. Reimer P, Saini S, Hahn PF, et al. Clinical application of abdominal echoplanar imaging (EPI): Optimization using a retrofitted EPI system. J Comput Assist Tomogr, 1994, 18:673～679
35. Reinhold C, Bret PM. Current status of MR cholangiopancreatography. AJR, 1996, 166:1285～1295
36. Reuther G, Kiefer B, Tuchmann A, et al. Imaging findings of pancreaticobiliary duct diseases with single - shot MR cholangiopancreatography. AJR, 1997, 168:453～459
37. Semelka R, Cumming MJ, Shoenut JP, et al. Islet cell tumors: Comparision of dynamic contrast - enhancement CT and MRI imaging with dynamic gadolinium enhancement and fat suppression. Radiology, 1993, 186:799～802
38. Semelka R, Kroeker MA, Shoenut JP, et al. Pancreatic disease: Prospective comparision of CT, ERCP, and 1.5 - T MR imaging with dynamic gadolinium enhancement and fat suppression. Radiology, 1991,

181:785~791
39. Semelka RC, Ascher SM. MR imaging of the pancreas. Radiology, 1993,188:593~602
40. Stafford-Johnson DB, Francis IR, Eckhauser FE, et al. Dual-phase helical CT of nonfunctioning islet cell tumors. J Comput Assist Tomogr, 1998,22:59~63
41. Tajiri H, Kobayashi M, Ohtsu A, et al. Peroral pancreatoscopy for the diagnosis of pancreatic diseases. Pancreas, 1998,16:408~412
42. Tart RP, Li KCP, Storm BL, et al. Enteric MRI contrast agents: Comparative study of five potential agents in humans. Megn Reson Imaging, 1991,9:559~568
43. Yao XH, Ji Y, Zeng MS, et. al. Solid Pesudopapillary tumor of the pancreas: cross-sectional imaging and pathologic correlation. Pancreas, 2010,28:486~491

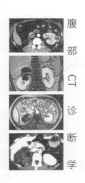

第十九章
胰腺影像学技术比较

　　胰腺的影像学检查主要包括胃十二指肠钡餐造影(GI)、选择性X线数字减影血管造影(DSA)、超声(US)、CT、MRI、PET/CT和逆行胰胆管造影(endoscopic retrograde cholangiopancreatography，ERCP)等技术。由于胃十二指肠钡餐低张造影可间接判断胰腺局部有无增大和肿物，因此，其只能用于诊断一些晚期的肿瘤病例，并且其诊断的特异性很低。由于近年来影像学的迅速发展，该技术已多被其余的影像学技术所替代。常规US检查价格低廉、操作方便、重复性好和可靠性好的诊断而得到广泛的应用，目前已作为腹部(包括胰腺)脏器检查的首选影像学技术。但是由于胰腺深藏于后腹膜，前面有肠道气体干扰US的显像，同时US诊断的准确性更多依赖于检查者的经验和技能等，因此，在US上发现胰腺有病变的情况下，则推荐进一步做螺旋CT检查，至于腔内超声虽有一定优势，但由于检查复杂，且价格贵和有一定创伤性等，在临床应用尚难推广。CT检查具有简单、重复性和稳定性强等特点，一般不依赖于操作者的经验和技能等，故可更客观地反映胰腺病变的情况。特别是螺旋CT扫描速度快，能够克服部分容积效应和消除呼吸运动的伪影等，有利于发现胰腺小的肿瘤(<2 cm)。如果结合螺旋CT动脉晚期、门静脉期和延迟期增强扫描技术，对胰腺癌诊断的可靠性达95%，结合螺旋CT血管造影，对肿瘤的分期和手术可切除性判断的准确性均十分理想。选择性X线血管造影是20世纪70年代和80年代初期胰腺癌诊断的主要影像学检查手段之一，但选择性插管难度相对大，有创伤性，有时会出现一定的并发症和检查费用高以及病人需要住院检查等因素，极大地限制了其在临床的应用，即使以后出现的DSA，虽然在图像的分辨率方面得到极大提高，但仍然存在上面所述不足，其临床应用仍很有限，目前主要用于胰腺癌的分期和了解血管侵犯的情况，对于急性胰腺炎，可了解是否有假性动脉瘤的并发症的存在。但由于螺旋CT血管成像和MR血管成像已广泛用于临床实践，并积累了一定的经验，因此DSA技术基本上已被它们所替代。ERCP是一种胰胆系统的直接造影方法，对于涉及胰胆系统疾病的诊断非常有用，它优于间接的胆道造影术(即口服和静

脉胆管造影),尤其在梗阻性黄疸时,因为 ERCP 不依赖于肝脏功能以及与排泄有关的压力,能清楚地显示出肝内外胆管和胰管的病变情况。与经皮肝胆管造影术(percutaneous transhepatic cholangiography, PTC)比较,ERCP 创伤小,还具有十二指肠镜和胰管造影术的优点,而这些在诊断壶腹肿瘤和胰腺疾病时是至关重要的。尽管如此,单从作为诊断的意义来讲,目前比较公认的看法是,无创性的磁共振胰胆管成像(MRCP)基本能够替代 ERCP。但是,ERCP 既有诊断作用,又有治疗和组织学诊断作用。如在 ERCP 检查过程中,还能收集胆汁和胰液进行细胞学检查,或者进行 ERCP 下的胰腺组织穿刺活检。此外,ERCP 还能进行壶腹部括约肌切开术、胆总管的取石术和恶性胆管和(或)胰腺管梗阻的内支架放置引流等。总而言之,ERCP 技术目前更多地趋向于向内镜治疗学上的发展,因此,仍有广泛应用和发展的前景。

MRI 在评价胰腺疾病方面具有较高的敏感性和特异性。在敏感性方面表现为:①T_1WI 抑脂肪像和动态增强扫描图有助于检测慢性胰腺炎;②T_2WI 抑脂肪像和 T_2WI 屏气扫描有助于检出胰岛细胞瘤;③屏气的动态扫描有助于检出急性胰腺炎。另外,相对特征性胰腺形态和信号改变,有助于急性胰腺炎、慢性胰腺炎、胰腺导管瘤、胰岛素瘤、胃泌素瘤、胰高血糖素瘤、小囊腺瘤和大囊腺瘤以及实质性乳头状上皮细胞癌变等诊断。MRI 是一个非常有效的影像检查手段,在绝大多数情况下,它能够鉴别慢性胰腺炎和正常胰腺、局限性慢性胰腺炎和胰腺癌的诊断。

尽管胰腺影像技术众多,但螺旋 CT 检查仍然是胰腺疾病的首选检查手段,但遇下列情况时,可考虑推荐做 MRI 检查:①碘过敏患者;②CT 检查显示局限性胰腺增大,但没有明确界限,CT 不能明确诊断;③临床和 CT 表现有矛盾或不能明确诊断者;④临床高度怀疑胰岛细胞瘤患者,做 MRI 可发现肿瘤的部位以及是否有肝转移瘤。

PET/CT 在鉴别疑难病例时,尤其对胰腺癌和胰腺局部炎性肿块鉴别有一定帮助。另外该技术对胰腺癌非手术治疗病例的疗效评价非常有帮助。

(曾蒙苏)

参考文献

1. 吕新生,韩明,钟守先. 胰腺外科. 湖南:湖南科学技术出版社,1997
2. 叶彤,曾蒙苏,史讯等. 16 层螺旋 CT 重建技术对导管内乳头状黏液性肿瘤的诊断价值. 中华肝胆外科杂志,2007,4:348～353
3. 叶彤,曾蒙苏. 导管内乳头状黏液性肿瘤的影像学诊断进展. 临床放射学杂志,2004,23:727～729
4. 殷允娟,曾蒙苏,周康荣等. 胰腺癌 MRI 检查的最佳扫描序列及 MRI 表现分析. 中华医学研究杂志,2004,2:114～117
5. 殷允娟,曾蒙苏,周康荣等. 胰腺癌 MRI 检查改良新方法的初步探讨. 中华放射学杂志,2005,39(增刊)179～183
6. 殷允娟,曾蒙苏,周康荣等. 胰腺癌的 MRI 检查技术及临床应用的新进展. 放射学实践,2004,2:140～143
7. 曾蒙苏,王冬青,饶圣祥. 胰腺囊性肿瘤的 CT 诊断与处理对策. 放射学实践,2006,11:1089～1093
8. 周康荣,陈祖望主编. 体部 MRI. 上海:上海医科大学出版社,2000
9. 周康荣主编. 螺旋 CT. 上海:上海医科大学出版社,1999
10. Schima W, Ssalamah AB, Kolblinger C, et al. Pancreatic adenocarcinoma. Eur Radiol,2007,17:638～649

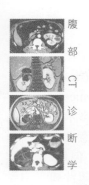

第二十章 脾 脏

第一节 正常解剖

脾脏位于左上腹，其长轴与第10后肋平行，上缘凸面正好与左膈的凹面相吻合，因此左侧后肋膈角和左肺底部与脾脏紧密相连。脾脏的下缘与左肾上腺和左肾毗邻，前缘与结肠脾曲相邻，并由脾结肠韧带相连接。此外，脾膈韧带、脾肾韧带以及脾胃韧带将脾脏的位置固定。脾的内缘除了与左肾和结肠相邻近，还与胃和胰尾相邻。脾脏由脏腹膜包绕，属腹膜腔内结构。脏腹膜在脾门处反折，形成脾胃韧带和脾肾韧带。胰尾位于脾肾韧带内，脾血管、淋巴管和神经在其内行走。脾动脉由腹腔动脉发出，然后向左横行，沿胰腺上缘曲折行走到达脾门，再分成5支或5支以上的血管进入脾内。脾静脉在脾门处形成，沿胰腺后方行走于脾肾韧带中。先与肠系膜下静脉汇合，然后再与肠系膜上静脉在胰头后方汇合成门静脉（图20-1-1）。

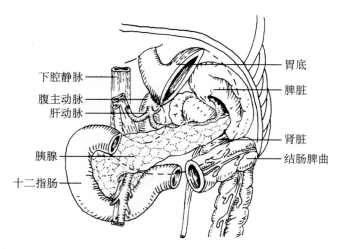

图20-1-1 正常脾脏解剖

正常脾脏可以有分叶或有切迹,明显的分叶常可突入到胰尾和左肾之间,有时被误认为是脾脏增大,也可能会误认为左肾、左肾上腺或胰尾部的肿瘤。脾脏的下缘也可有切迹,在CT横断面上这些切迹表现为脾实质的裂口,不要把这些表现误认为是脾脏的撕裂或梗死(图20-1-2)。

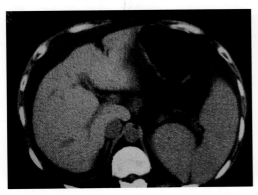
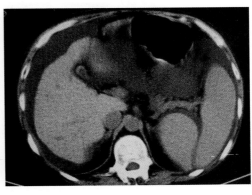

图20-1-2　腹部平扫。脾脏在不同平面表现为后下缘呈分叶状,形状酷似外伤性脾脏撕裂

脾脏的大小除与年龄、身材有关外,个体差异较大。一般成人脾脏平均长度为12 cm,宽为7 cm,厚为3～4 cm;脾脏的重量为50～250 g,平均为150 g。

CT图上脾脏的形态因层面而异,上部和下部呈新月形,中部(脾门)呈内缘凹陷的半圆形或椭圆形(图20-1-3)。其长轴占3～5个肋单元,但不是所有病人都能清楚地显示真正的长轴。如脾脏下缘超过肝脏下缘,或脾脏的前缘和后缘超过中线,均是判断脾脏增大的指标。

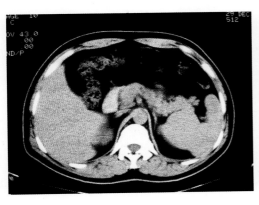
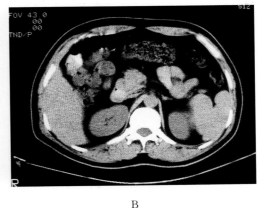

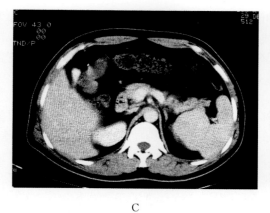
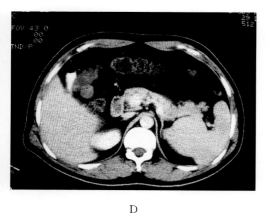

图 20-1-3 A 和 B 为平扫,脾脏后内侧呈卷曲分叶状,密度均匀;C 和 D 为增强扫描,脾脏呈均匀性强化

在 CT 平扫图上正常脾脏密度均匀一致,略低于正常肝脏密度(5～10 Hu)。在增强 CT 图上,动脉期(增强早期)由于血流关系,皮质强化明显高于中间的髓质,造成密度不均,呈花斑状或大理石花纹状,不可误认为是病变和占位,稍后皮质、髓质密度趋向均匀一致,CT 峰值可达 100～150 Hu(图 20-1-4)。

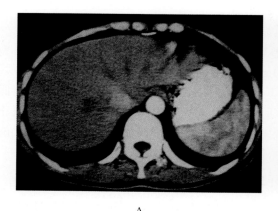
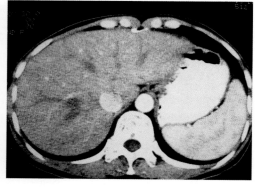
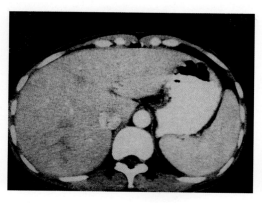

图 20-1-4 A 为增强扫描动脉期,腹主动脉明显强化,脾脏呈花纹状均匀强化;B 和 C 分别为动脉后期和门静脉期,脾脏强化趋于均匀

第二节 检查技术

脾脏的检查方法与肝脏相同。检查前 30 min 口服清水 800 ml,上机前再服 200 ml,使胃及上腹部小肠充盈,尽可能减少胃内气体,使脾脏和肠道内的密度差缩小,消除扫描时可能产生的伪影。从左膈顶开始扫描,取层厚 10 mm,间隔 10 mm,依次将整个脾脏扫描完毕。在扫描时应嘱咐病人平稳呼吸后屏气,以免遗漏扫描层面造成漏诊。如果扫描时发现可疑病灶或病灶<20 mm,可以加扫 5 mm 层厚和间隔的薄层补充扫描。一般采用平扫和增强,这样能发现平扫时等密度的小病灶。如果扫描时发现病变可能为血管瘤,可加延迟扫描。增强扫描常用的对比剂为 60%泛影葡胺或非离子型碘对比剂,剂量为 80~100 ml,成人或儿童也可按每千克体重 1.5~2.0 ml 给予。对比剂注入速度应尽可能快,一般采用静脉团注法给予,在 30~50 s 内将对比剂注完,使脾脏密度在短时间内达到一个高峰,这对病变的显示和鉴别极有帮助。目前 CT 发展很快,单排或多排螺旋 CT 已普遍应用于临床,扫描速度已有很大提高。增强扫描不仅能了解病灶的血供情况,而且能提高正常的脾脏实质与病灶之间的密度差异,有利于小病灶的发现。增强扫描一般采用双期,动脉期于注入对比剂 25~30 s 时开始,静脉期于注入对比剂 70~80 s 时开始。动脉期扫描可导致脾脏密度不均而误认为是脾脏有病理性改变,而静脉期扫描绝大多数脾脏密度趋于均匀,有利于小病灶的发现(图 20-2-1)。

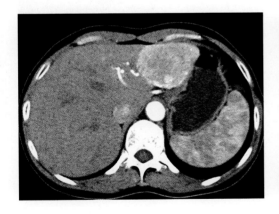
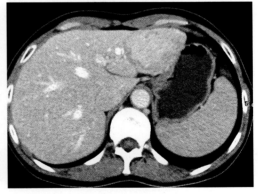

A   B

图 20-2-1 正常脾脏。A 为 CT 增强扫描动脉期,脾脏强化不均匀,呈斑片状改变;B 为门静脉期扫描,脾脏强化均匀一致。肝左叶强化病灶为血管平滑肌脂肪瘤

脾脏的团注法动态扫描在某些情况下是有帮助的,可区别正常脾脏还是邻近组织结构,如肝脏、肾脏、胰尾、副脾、脾静脉曲张、脾门区淋巴结增大等。一般情况下,脾门部位扭曲扩张的静脉血管和侧支血管与胰后方的脾静脉同步显影,而在平扫图上这些血管颇似肿块和增大的淋巴结(图 20-2-2)。脾动脉瘤与腹主动脉同步显影。这些血管性病变增强时最高 CT 值都大于副脾、脾门淋巴结和胰尾部肿瘤。副脾的增强程度和时间密度曲线一般与正常脾脏相仿,而脾门淋巴结一般强化不显著。

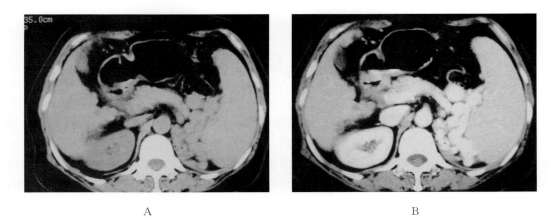

图20-2-2 另一例门静脉高压伴侧支血管病例。A为平扫,脾静脉周围见较多不规则软组织影;B为增强扫描,所见软组织影与脾静脉同步显影,为扭曲扩张的脾静脉和侧支血管

对于脾脏血管性病变,螺旋CT薄层(1.25~2.5 mm)无间隔连续增强扫描及三维重建可以明确病变的性质和范围。如脾动脉瘤、脾静脉瘤、脾动静畸形等(图20-2-3)。

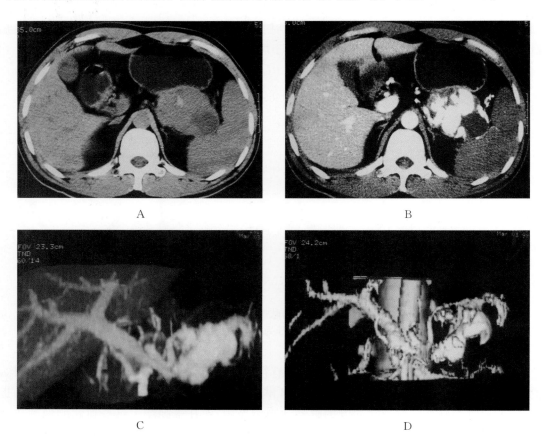

图20-2-3 脾动脉假性动脉瘤。A为平扫,脾门区见软组织肿块,密度不均;B为增强扫描,脾门区软组织影明显强化,密度与主动脉相似,部分区域无强化;C为最大密度投影(MIP)重建,不规则形强化影与脾动脉同时显影;D为表面遮盖法(SSD)重建,不规则形血管与脾动脉相连

第三节 先天性异常

一、副脾

1. 病理和临床表现 副脾为一种先天性异位脾组织,可能是由于背侧胃系膜内胚胎脾芽的某部分融合失败所致,它与由创伤所引起的异位脾组织种植不同。根据尸解报告,副脾的发生率为 10%～31%。副脾多数表现为轮廓光滑的圆形或卵圆形结节,其大小不一,可为显微镜下才能显示的脾组织,直径 2 cm 左右,但一般不超过 2.5 cm 结节。由于副脾通常较小,影像学显示率远低于尸检发现率。副脾可为单个或多个,通常不超过 6 个(图 20-3-1)。

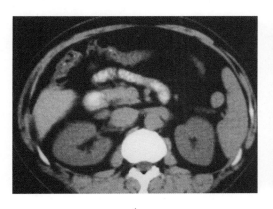
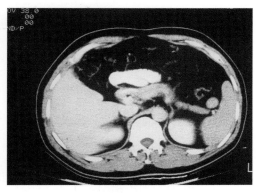

A   B

图 20-3-1 副脾。A 为平扫,脾门处见小圆形软组织影密度与脾脏一致;B 为增强扫描,该结节与脾脏同步强化,密度均匀一致

单个病灶者占 88%,2 个者占 9%,2 个以上者占 3%。多个病灶时会呈一串排列。副脾仍由脾动脉供血,有脾门和正常结构的包膜。副脾最常位于近脾门处或沿着脾血管或脾脏的悬吊韧带分布。有 20% 的病例副脾发生在腹部或腹膜后腔的任何部位,包括胰尾周围、肾蒂上方、胃壁、小肠壁、大网膜、肠系膜、横膈,甚至盆腔内或阴囊内。大多数病人无症状,仅为影像学检查、手术或尸解时被偶尔发现。但正确认识十分重要,以免与腹腔肿块如淋巴结增大等混淆。偶尔压迫邻近器官产生症状。在脾切除手术后,副脾组织可代偿增生而造成疾病复发,如脾功能亢进。此时,副脾直径可增大到 3.5～5 cm(图 20-3-2)。

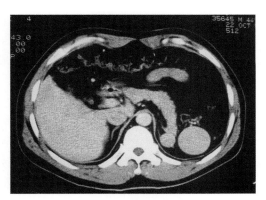

图 20-3-2 主脾切除后副脾代偿性增大。主脾已切除,胰尾处见两个圆形软组织影,轮廓光整,强化均匀

脾脏肿瘤也可累及副脾,如淋巴瘤。副脾少见的并发症是自发性破裂、梗死或扭转。

2. CT 表现　在 CT 扫描图像上,副脾的特征性表现与主脾脏相同。它表现为光滑锐利的圆形或卵圆形肿块,密度均匀。增强扫描尤其是动态扫描诊断价值较大,比较增强前后 CT 值及强化方式,并与主脾对照,结合其典型的常见部位,诊断并不难。作者共收集了 11 例副脾,其直径大小 1.0~6.6 cm 不等。11 例中单个者 7 例,2 个者 2 例。其中 2 例为主脾切除后副脾增大。11 例都分布在脾门附近,其中 1 例主脾切除后副脾增大者可见 2 个副脾,分别位于脾门处和胰尾处。所有病例的副脾在 CT 平扫图上均表现为密度均匀的圆形肿块影,强化表现与主脾相同。其中 1 例显示脾门血管进入副脾内(图 20-3-3)。

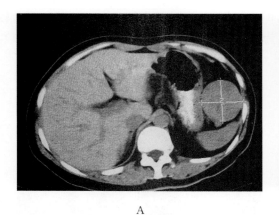
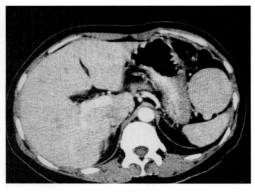

A　　　　　　　　　　　　　　　　B

图 20-3-3　副脾。A 为平扫,左上腹见月牙状脾脏,前方见有圆形软组织影,密度与脾脏一致;B 为增强扫描,脾脏与圆形软组织影同时强化,并可见分支血管进入副脾内

当副脾位于非典型部位或脾切除术后,诊断常有一定难度。副脾可邻近某些脏器,而类似于这些脏器的肿瘤,如胃平滑肌瘤、胰腺肿瘤或肾上腺腺瘤等。对于 CT 诊断有问题的病例,可辅以其他影像学检查技术以协助诊断。如超声检查可帮助证实副脾的血供来自脾血管。血管造影也可证实副脾的血供来源,但是属于损伤性检查方法。放射性核素成像检查,运用 ^{99m}Tc 进行肝脾扫描可证实为脾组织,而确立诊断。凡诊断有困难的病例,只要考虑到副脾的可能性,放射性核素扫描是确诊的最佳方法。

二、游走脾

1. 病因　游走脾也称异位脾、迷走脾、脾下垂或漂浮脾。1889 年由 Bond 作为首例报道。其病因尚有争论,大多数认为它是一种少见的先天性异常,由于支持脾脏的韧带松弛或缺如造成,这样脾脏可以游走和沿着脾蒂发生扭转。部分学者认为游走脾还存在着继发的因素,包括脾肿大、创伤以及妊娠时内分泌作用和腹部松弛等。这也能解释在经产妇中游走脾的发生率高这一现象。

2. 临床表现　游走脾的发生率低于 0.2%。Abell 1933 年总结出 95 例游走脾中,女性占 88 例,年龄分布为 6~80 岁,大部分为 20~40 岁之间。病人可以无症状,而在体检或 X 线检查时偶尔发现腹部"肿块"。典型表现为坚实可移动的肿块伴有一个切迹。在慢性反复发作脾扭转而又能自行缓解的患者,由于脾淤血,可有腹部轻度不适或间断的含糊不清的疼痛发生。间歇性扭转可导致脾功能亢进和脾肿大。慢性扭转伴静脉淤血还可引起胃底静脉曲张。脾蒂的急性扭转可引起急腹症、脾梗死、脾坏疽、脾脓肿、胃食管静脉曲张出血以及胰尾扭转坏死。临床上常与阑尾炎、卵巢囊肿扭转、胆囊炎、肠梗阻等相混淆。

3. CT 表现和影像学检查技术比较　多种影像学技术可用来诊断游走脾,其中包括 X 线平片、胃肠钡剂检查、放射性核素扫描、超声检查、CT 和血管造影等。我们收集了一例游走脾扭转坏死病例,CT 表现为在正常脾脏区域没有脾脏,而在脐孔水平见一形状似横卧的脾脏,脾门朝内,脾脏呈低密度坏死状,增强后脾脏边缘有轻度强化,而大部分坏死区域无强化表现(图 20-3-4)。

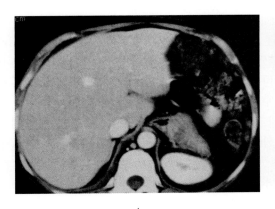

A

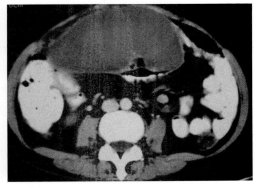

B

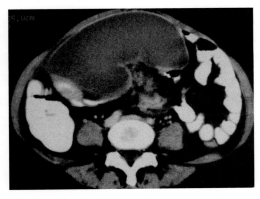

C

图 20-3-4　游走脾扭转伴坏死。A~C 为增强扫描;A 为脾脏区域没有发现脾脏;B 和 C 为脐孔水平上下层面,在腹腔前方见有脾脏形态的软组织影,脾门向着脊柱,大部分组织液化坏死,仅见游走脾边缘强化

常规 X 线检查可提供可疑线索,X 线平片检查阴性或显示腹部"肿块"以及左上腹脾窝处为过多的肠曲所占据。胃肠钡餐或钡剂灌肠阴性或显示肠道外肿块。

放射性核素检查具诊断意义。可显示正常摄取放射性核素但位置异常的脾脏。经复查若以前功能正常的游走脾无放射性核素摄取者和减低者,提示有扭转存在。但是,放射性核素的分辨率差,同时对于游走脾扭转病例首次检查者,如无放射性核素摄取,则不能提供帮助。超声检查可显示典型的逗点形脾脏位于异常位置,以及左上腹缺乏正常脾脏。但是超声易受肠气干扰。血管造影可明确显示脾动脉行径、游走脾的部位及沿脾蒂的扭转等,可作出正确诊断。但它属于损伤性诊断方法,目前已经较少应用。

相比之下,CT 是一种较好的检查方法。CT 可显示胃后方和左肾前方的脾缺如。在下腹部和盆腔内可见一个密度均匀的实质性"肿块",相当于脾脏大小。增强前后的 CT 值变化符合脾组织的强化规律。如有扭转存在,游走脾的一部分或整个呈低密度,代表坏死液化。如扭转累及胰尾,可导致胰尾坏死伴腹腔积液。在慢性扭转病例,可见增厚和强化的假包膜,由网膜和腹膜粘连形成。对于游走脾扭转的诊断,可联合运用 CT、放射性核素和超声几种无损伤性检查方法,相互补充,以求正确诊断。

三、无脾综合征

1. **病理和临床表现** 无脾(asplenia)和多脾(polysplenia)可为孤立的表现,但常常伴先天性血管异常和内脏位置异位,分别称为无脾综合征和多脾综合征。

无脾综合征于 1826 年由 Martin 首次描述,Ivemark 做了广泛的研究,故又称 Ivemark 综合征。本病为一种很少见的先天性多系统畸形组成的综合征。在 40 000 例存活分娩婴儿中仅占 1 例。无脾综合征多见右侧异构,脾脏可以完全缺如或有少量脾脏残迹,常见于各种复杂的先天性心脏病,特别是发绀型肺动脉狭窄类复杂畸形。右房异构、双侧右房耳多见于无脾综合征。肺部畸形表现为双侧右肺形态即三叶肺,双侧右肺动脉上支气管,并可见内脏位置不定、对称肝、胃肠道和泌尿道畸形等。外周血象内见 Howell-Jolly 小体,可提示本征。Mishalang 的 36 例尸解病例中,83% 表现为心肺畸形,17% 有肠梗阻。本病预后不佳。Rose 的一组约 80% 在 1 岁末死于心力衰竭或术后并发症。

2. **CT 表现和影像学检查技术** 常规 X 线检查及心血管造影可显示内脏位置是否异常以及心血管畸形。腹主动脉造影显示脾动脉缺如;腹主动脉与下腔静脉在同一侧,通常是在腹部右侧,这是一个特征性征象。

CT 检查可显示心肺畸形,腹部内脏如肝、胆囊、肠道及泌尿道的位置异常和畸形,以及脾缺如。增强 CT 扫描见主动脉和下腔静脉在同一侧可提示无脾综合征。而本征很少见到下腔静脉肝段缺如伴奇静脉连接。此外,放射性核素 ^{99m}Tc-硫胶体进行肝、脾扫描可以显示对称肝和脾缺如,超声能显示下腔静脉与腹主动脉位置关系以及内脏位置,可以协助诊断。

四、多脾综合征

1. **病理和临床表现** Baillie 在 1788 年首先描述第一例多脾综合征,它也是一种十分少见的先天性多系统畸形组成的综合征。多见双侧或左侧异构,内脏位置不定。多脾综合征的特征为多个小脾,数目从 2～16 个不等;通常位于左侧,偶尔在双侧。58% 为双侧左侧肺形态,双侧左肺(动脉下)支气管。42%～60% 伴先天性心脏病(房间隔缺损、室间隔缺损等)。65% 伴下腔静脉肝段缺如伴奇静脉连接。57% 伴腹部内脏异位如对称肝、右位胃、肠旋转不良、胆囊中位或缺如、短胰等。与无脾综合征比较,多脾综合征伴复杂心肺畸形较少,死亡率也低。1 岁以内死亡率达 50%～60%。

2. **CT 表现和影像学检查技术** 常规 X 线检查和心血管造影可显示心、肺畸形及内脏位置异常,特别是对显示下腔静脉肝段缺如和奇静脉连接具诊断意义(图 20-3-5)。

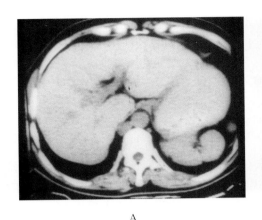
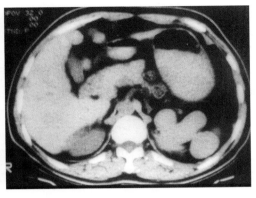

图 20-3-5 多脾伴下腔静脉肝段缺如。A 和 B 为平扫,脾脏呈多个圆形或不规则形,位于左上腹。肝段下腔静脉缺如,奇静脉扩张

CT 检查可全面显示各系统畸形以作出正确判断,包括左侧多个小脾和下腔静脉肝段缺如及奇静脉连接等特征性征象。其他征象还有左侧形态双侧肺、对称肝及胃肠道畸形等。文献报道多脾可发生脾梗死而显示低密度和无强化改变。复旦大学附属中山医院收入 1 例多脾合并下腔静脉肝段中断病例,CT 显示脾脏区域可见多个结节影,与正常脾脏密度和强化方式一致,提示多脾,右肾门上方下腔静脉中断,奇静脉作为侧支血管明显扩张(图 20-3-6)。

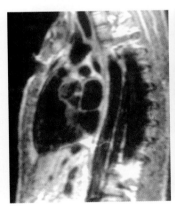
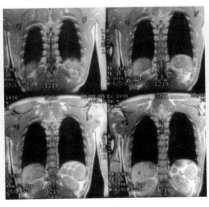
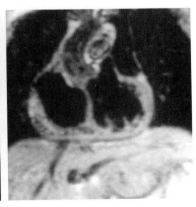

图 20-3-6 多脾伴下腔静脉肝段缺如 MRI 表现。A 为 SE 序列矢状位,下腔静脉缺如,奇静脉扩张;B 为 SE 序列冠状位,左上腹见多个圆形或类圆形软组织影;C 为 SE 序列冠状位肝静脉显示,下腔静脉缺如

此外,放射性核素肝、脾扫描可以显示多脾和对称肝。超声可以显示脾脏大小和位置、内脏位置异常以及下腔静脉肝段缺如等征象以助诊断。

小结:影像学检查发现内脏异构(肺、支气管、心房和肝脏)以及内脏位置异构时,必须检查脾脏;反之,如发现无脾和多脾时,心血管系统则为重点检查对象。

第四节 脾 脏 增 大

一、病理和临床表现

脾脏的形态和大小个体差异较大,通过临床 CT 检查确定其大小有时较为困难。儿童脾脏大小可通过公式表示,即 $L=5.7+0.31A$。式中 L 是脾脏的长轴,用厘米表示,A 为年龄。进入青春期,脾脏的重量和大小可以达到最大限度。正常成人脾脏的平均重量为 150 g,但它与体重略微有关,随着年龄的增加,脾脏可以略有缩小。脾脏增大可以粗略分为轻度(<500 g)、中度($500\sim1\,000$ g)和重度($>1\,000$ g)。脾脏增大不一定都很明显。成人正常脾脏有时可以扪及,而轻度增大的脾脏则不一定能扪及。一组研究指出 3% 的年轻人和 10% 的儿童可以扪及脾脏,故对体检扪及脾脏的病人,应综合考虑是否为病理性增大。

中度以上增大的脾脏,临床触诊和 CT 均较易判断,而轻度增大与正常大小脾脏并无严格的 CT 标准可资区分。均匀性增大影响长度、宽度和厚度,而不均匀性增大可能仅影响 1~2 个径线。CT 为二维图像,主要显示宽度和厚度,分析时应加以注意(图 20-4-1)。

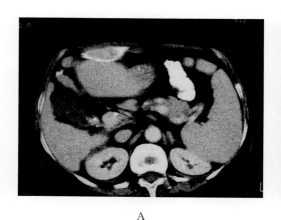
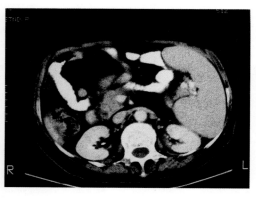

A   B

图 20-4-1 肝硬化伴脾脏增大。A 和 B 为 CT 增强扫描,肝脏轮廓不规则,脾脏增大,脾脏下缘超过肝脏下缘,前后径也延长

二、病因

脾脏增大的病因较多,当临床诊断为脾脏增大时,CT 是进一步详细检查的首选方法之一。本节主要叙述 CT 检查时不伴有局灶型病变的弥漫性脾脏增大。

1. **感染性病变** 感染性病变可以引起脾脏非特异性增大,如亚急性细菌性心内膜炎、传染性单核细胞增多症(图 20-4-2)、巨细胞病毒感染以及寄生虫病变(如疟疾、血吸虫病)、肉芽肿性病变（如结核、组织胞浆菌病、结节病）等。它们在急性期可引起脾脏增大，而在愈合期脾脏可以正常大小，但在脾实质内有时可见到针尖样大小钙化影，在我国这种表现以结核感染的后遗症较为多见。艾滋病也可引起脾脏增大，这可能与巨细胞病毒、Kaposis 肉瘤以及其他分枝杆菌感染有关。

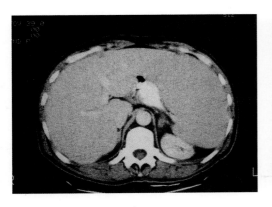
A

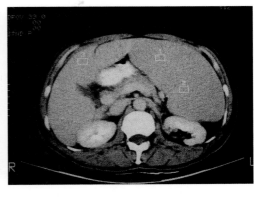
B

图 20-4-2 传染性单核细胞增多症。A 和 B 为增强扫描，肝脏和脾脏均增大，脾脏前缘超过中线，肝脾密度均匀

2. 血液系统病变　血液系统的病变可以引起脾脏增大，特别是骨髓增生性病变，包括慢性髓细胞性白血病、霍奇金病弥漫性浸润（图 20-4-3）、真性红细胞增多症、骨髓纤维化、骨髓外化生等。其他如淋巴细胞性白血病、自身免疫性贫血、血小板减少性紫癜、遗传性球形红细胞症也可引起脾脏的均匀性增大。异合型镰状细胞贫血患者，脾脏可以增大，但常伴有反复梗死和血肿，最终导致脾脏的自截（萎缩）。CT 表现视病期而异，早期增大伴梗死，终末期缩小伴钙化。

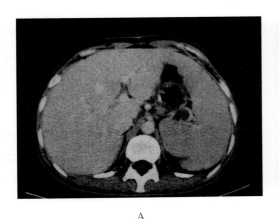
A

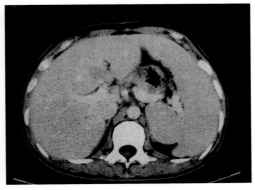
B

图 20-4-3 淋巴瘤病例肝脾增大。A 和 B 为 CT 增强扫描，脾脏明显增大，超过 10 个肋单元，后缘呈分叶状，肝脾密度均匀

3. **充血性脾脏增大** 进行性肝硬化伴门静脉高压或脾静脉梗死和血栓形成可使脾脏增大。CT除了发现脾脏增大外，还能发现肝脏呈结节状改变、尾叶增大、腹腔积液、胃底和食管下端静脉曲张和增粗扭曲的侧支循环血管，对该病例CT诊断有独特价值。此外对需要了解脾静脉有无阻塞或血栓形成，脾门区的动态扫描较有价值（图20-4-4）。

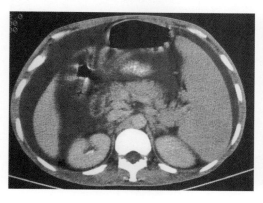 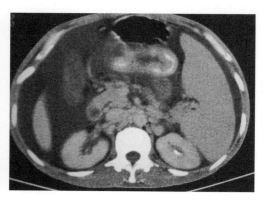

A　　　　　　　　　　　　　　　　　B

图 20-4-4　肝硬化门静脉高压伴脾脏增大。A 为平扫；B 为增强扫描，肝脏轮廓不规则，密度不均匀，脾脏明显增大，脾门周围见较多扭曲扩张血管

4. **结缔组织病** 如系统性红斑狼疮、类风湿关节炎可导致脾脏增大。此外，代谢性病变，如 Gaucher 病、糖尿病、Niemann-Pick 病也可导致脾脏增大。

总之，脾脏弥漫性增大的病因很多。CT除了能发现脾脏增大外，对治疗后脾脏大小有无改变还可以随访比较。

三、临床表现

脾脏增大的原因很多，所以出现的症状和体征也不尽相同，主要表现为贫血、发热、乏力、消瘦、紫癜等。如果脾脏过度增大引起破裂，可有急腹症的表现。脾脏中度以上增大的病人一般体检都能扪及脾脏，明显增大的脾脏下缘可以达到脐下水平。

四、CT 表现

上述任何原因的疾病都能引起脾脏增大。CT判断脾脏有无增大，粗略的方法是运用脾周肋单元。正常脾脏为5个以下肋单元，即2个肋骨和3个肋间隙，或3个肋骨和2个肋间隙。大于5个肋单元则视为脾脏增大。但脾脏的长轴和扫描线可不相互平行，故肋单元小于5个，但脾脏下缘超过肝脏下缘也应认为是脾脏增大。上述标准仅考虑到宽度，如同时注意厚度改变，判断的准确性可相应提高。CT可测量脾脏容积，即用电子游标将每层脾脏面积乘以扫描层厚，得出每层容积，然后依次将每层容积相加，求得整个脾脏容积。容积测量包含3位径线，所得结果比较接近实际大小，但脾脏大小的个体实际差异甚大，加上影响因素较多，故仍然难以分辨正常与轻度增大的差异。容积测量用于治疗前后的比较，较为客观和准确。临床上较明显的病例为脾肾静脉分流术。分流成功的,脾脏血流减少,脾脏容积缩小;分流失败的,脾脏容积改变则不明显。

五、鉴别诊断

CT 可显示密度均匀的脾脏增大,但要区别它们的病理类型极为困难。脾周的血管情况、腹膜后有无肿大的淋巴结、肝脏有无改变虽对鉴别有帮助,但有意义的临床表现和实验室检查资料更是鉴别诊断的关键。

六、影像学检查方法和比较

US 是检查脾脏增大最为简便的方法,它测量脾脏各径线极为方便,判断脾脏有无增大很敏感。其次也能测量脾静脉的宽度,了解脾静脉内有无血栓形成,但对其定性较为困难。放射性核素 ^{99m}Tc-硫胶体扫描时,增大的脾脏内如果吞噬细胞过度活跃,可以表现为放射性物质浓聚增加,而在形态表现上则无明显的特征。MRI 检查,当脾脏增大,尤其是门静脉高压所致的脾脏增大,因脾脏内淤血,使 T_1 弛豫时间稍缩短,T_2 弛豫时间延长,表现为 T_1 加权图像上脾脏的信号较低,T_2 加权图像上脾脏信号明显增强,并能发现门静脉扩张,而对其他原因引起的脾脏增大则缺乏特异性。故影像学检查选择的顺序依次为 US、CT 和 MRI。

第五节 脾脏肿瘤

一、原发性恶性肿瘤

脾脏原发性恶性肿瘤极为少见,主要为血管肉瘤。

脾脏血管肉瘤由 Langhans 在 1879 年首先报道,至今文献报道仅 64 例。它主要表现为脾脏的孤立性占位,多数病人可伴有肝脏的转移。有学者认为,脾脏血管肉瘤可能与钍的过量照射和乙酰氯的作用有关。多发先天性血管瘤病可以恶变成血管肉瘤。

1. 病理表现 脾脏血管肉瘤病灶大小不等,内有实质和囊性混合成分,无包膜。内皮细胞不典型增生,核异常,细胞排列紊乱。

2. 临床表现 主要表现为腹痛、左上腹肿块、发热、不适、消瘦和贫血,以及血小板减少。巨大的病灶可以破裂出血。多数病人伴有转移,主要是肝脏、骨骼和淋巴结。本病预后较差,6 个月生存率仅为 20%。

3. CT 表现 平扫可见脾脏增大,有的轮廓呈分叶状。病灶区呈低密度影,境界不清,形态可为圆形和椭圆形;多数为孤立性病变,少数可为多发性。增强扫描表现酷似血管瘤。它先从病灶边缘强化,然后逐渐向中间充填。病灶内常伴有囊变,囊变区不能充填。脾脏血管肉瘤由于较早发生转移,故 CT 扫描时应同时仔细寻找肝内有无转移、腹膜后淋巴结有无增大对诊断尤为重要(图 20-5-1)。

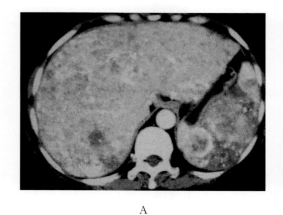
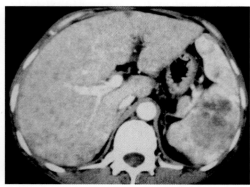
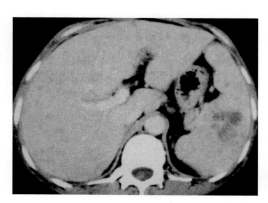

图 20-5-1 脾脏血管肉瘤。A 为增强扫描动脉期,脾内病灶边缘早期见有强化;B 为门静脉期,脾脏实质强化,病灶强化较动脉期明显;C 为延迟期,病灶内对比剂进一步增多,显示的病灶范围缩小,肝脏内见较多细小低密度转移灶,以门静脉期(B)最为明显

4. 鉴别诊断 脾脏血管肉瘤主要需与脾脏血管瘤相鉴别,两者 CT 表现在无囊变的情况下相似,故鉴别较为困难,但结合临床表现尚可区分。脾脏血管肉瘤常伴有血液的异常,如贫血或消耗性凝血,此外可伴有其他脏器的转移。而脾脏血管瘤为良性肿瘤,常无临床症状,多为体检偶尔发现。另外脾脏血管肉瘤的发生与放射性物质钍的过度照射有关,故长期接触钍的病人,发现脾脏内占位性病灶则应考虑此病的可能(图 20-5-2)。

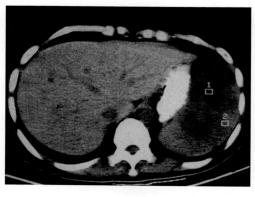
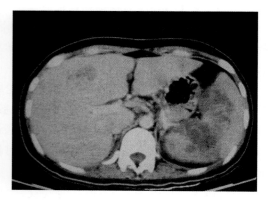

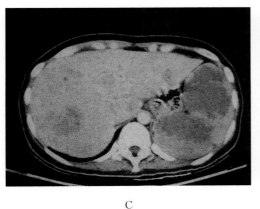
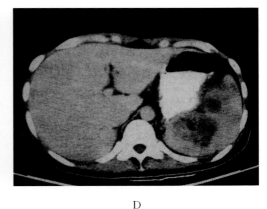

图 20-5-2 脾脏血管肉瘤。A 为平扫,见脾脏轻度增大,脾内密度不均;B 为增强扫描,脾内病灶显示较清,呈不规则形,中间可见囊性改变;C 和 D 为 45 天复查,病灶较前明显增大、增多,肝脏同时也可见数个不规则形低密度灶

5. 影像学检查方法和比较　US 检查能发现脾脏增大,脾内有混合性占位。其操作简单,价格低廉,故为首选方法,但定性特征较少。放射性核素检查能发现占位病变,但特异性较少。有时虽能显示病灶过度充填,但与脾脏良性血管瘤仍难以区别。腹腔动脉造影能显示肿瘤血管粗细不一、血管湖、动静脉瘘以及肿瘤染色等,有时还能发现肝内病灶。故作者认为 US 和 CT 是初步检查方法,腹腔动脉造影可作为诊断和介入治疗的一种手段。

二、转移性肿瘤

脾脏和肝脏同为网状内皮系统,但脾脏转移瘤远较肝脏少见,这可能与肝脏有门静脉系统有关。有关脾脏转移瘤的文献报道颇有分歧,如有学者认为脾脏发生转移时一般都有多个器官的累及,而单独累及脾脏少见。以往文献报道,多数恶性肿瘤晚期都有脾脏的转移,这种观点未必正确。造成脾脏转移的常见原发肿瘤依次是肺癌、乳腺癌、前列腺癌、结肠癌、恶性黑色素瘤、卵巢癌、宫颈癌和胰腺癌。也有学者认为 50% 的恶性黑色素瘤可以转移到脾脏,成为脾脏最常见的转移性肿瘤。多数转移性肿瘤为血行转移,少数为直接侵犯或种植,如胃、结肠、左肾的肿瘤可以直接侵犯脾脏,但一般情况下,脾脏包膜可以阻挡直接侵犯。

1. 病理表现　脾脏转移性肿瘤可以发生在静脉窦、红髓、白髓和小梁血管等处。巨检呈结节型或弥漫型,大小不等,境界清。大的结节可以伴有液化坏死区。广泛性脾脏转移性肿瘤可以导致脾脏增大,但脾脏轮廓尚能保存。

2. 临床表现　脾脏转移瘤的病人临床上大多有肿瘤病史,常伴有消瘦、乏力、低热、贫血等恶性肿瘤的晚期表现。少数病人可有左上腹不适或疼痛。体检可发现脾脏增大。

3. CT 表现　脾脏转移性肿瘤 CT 表现为脾脏正常大小或轻至中度增大,一般仍保持正常轮廓,脾脏内有低密度、轮廓清或不清的占位病灶,其大小和数量不等。平扫时 CT 值平均为 25 Hu,也可呈囊样改变(图 20-5-3)。

少数转移灶呈等密度,平扫不能发现,而增强后表现为较正常脾实质密度略低的病灶。由于原发肿瘤的不同,脾脏转移性肿瘤的 CT 表现也可以多种多样(图 20-5-4,5)。

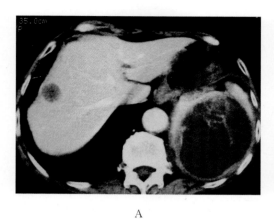
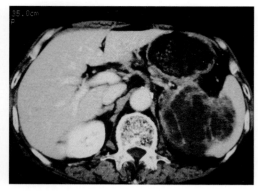

图 20-5-3　胰腺癌脾脏和肝脏转移。A 和 B 为不同层面增强扫描,肝脏内见有厚壁囊样病灶,脾脏及脾门处见有不规则肿块,密度不均,以囊样改变为主

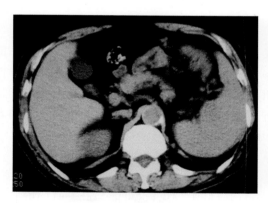
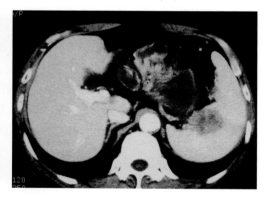

图 20-5-4　脾脏转移性肿瘤。A 为平扫,示脾脏轻度增大,密度大致均匀;B 为增强扫描,脾脏内侧缘见低密度病灶,边缘有强化,中间密度较低

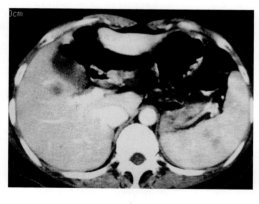
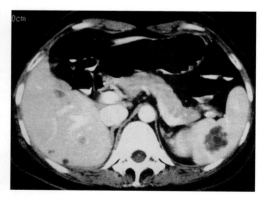

图 20-5-5　结肠癌脾脏及肝脏转移。A 和 B 为增强扫描,脾脏内见有低密度病灶,边缘有轻度强化,中央有纤维条索间隔,肝脏内有数个低密度病灶

血行转移病灶往往在脾脏实质内,脾脏边缘较光整。而直接侵犯者,脾脏边缘往往不规则(图 20-5-6)。

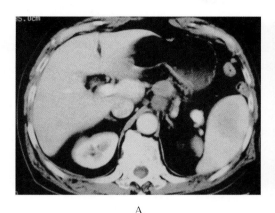
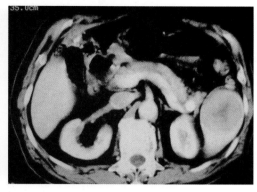

图 20-5-6 脾脏转移性肿瘤。A 和 B 为增强扫描,脾脏前缘见占位病灶,边缘有强化,病灶中央有裂隙样低密度坏死灶,腹主动脉前方见有淋巴结增大

来源于胰腺、消化道、卵巢的转移瘤由于含有黏液成分,可以出现"牛眼征"样表现。黑色素瘤转移灶常常可以出血,所以 CT 平扫能发现脾脏内有高密度影(图 20-5-7)。

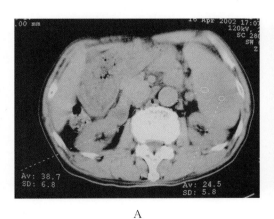
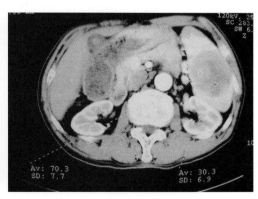
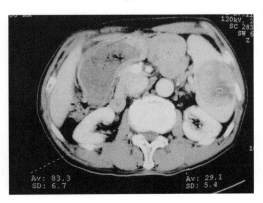

图 20-5-7 胃癌脾脏转移。A 为平扫,脾脏轻度增大,脾内密度不均;B 和 C 为增强扫描,脾脏内病灶见有强化,轮廓清晰,中央密度较低,呈"牛眼征"表现

以前曾报道运用经腹腔动脉或脾动脉内缓慢注入对比剂后于门静脉期作CT扫描（CTAP），显示肝脏或脾脏内有无转移，其显示率较外周静脉内直接注入对比剂增强为高，能发现直径5～10 mm的病灶。而目前螺旋CT尤其是多排螺旋CT的临床应用，采用多期扫描对于显示脾脏转移性肿瘤已有很大改善。目前已基本取代经动脉门静脉CT成像（CTAP）的损伤性检查。脾脏转移的病人大多数伴有肝脏的转移，故在检查时应同时注意肝脏有无改变，这对诊断有很大帮助（图20-5-8,9）。

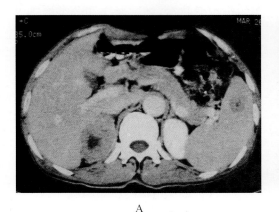
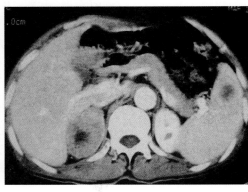

图20-5-8 肾上腺癌脾脏转移。A和B为增强扫描，右侧肾上腺明显增大，有轻度强化，脾脏前缘见占位病灶，呈"牛眼征"样表现

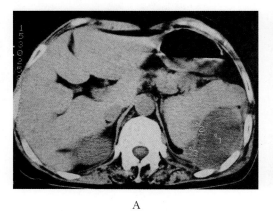
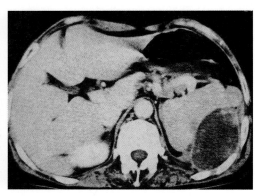
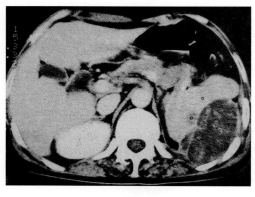

图20-5-9 结肠癌侵犯脾脏及脾内转移。A为平扫，脾脏后内方见软组织肿块，脾脏受压前移；B和C为增强扫描，肿块中度强化，相邻脾脏边缘轮廓不清，脾内另见数个低密度病灶

三、脾脏淋巴瘤和淋巴瘤脾脏浸润

脾脏淋巴瘤分为原发性和继发性。原发性指病变仅仅位于脾脏内而其他部位包括淋巴结没有累及,属于脏器内的淋巴瘤。继发性指全身淋巴结(包括浅表或纵隔、腹膜后腔)增大伴有脾脏的浸润。这类脾脏淋巴瘤多数由于腹部淋巴结病变经淋巴管扩散而形成。

1. 病理表现 脾脏原发性淋巴瘤大体上分为 4 型:均匀弥漫型、粟粒结节型、巨块型和多发肿块型。显微镜下所见具有非霍奇金淋巴瘤的组织学特征,细胞形态和分类原则上与淋巴结内淋巴瘤相同。

2. 临床表现 脾脏淋巴瘤无论是原发性的还是继发性的都可以出现由于脾脏增大所造成的压迫症状,如上腹不适、食欲缺乏、长时期低热、盗汗、贫血,有时可以扪及增大的脾脏下缘。

3. CT 表现 脾脏原发性淋巴瘤中的均匀弥漫型和粟粒结节型在 CT 上有时很难与淋巴瘤脾脏浸润区别,除非腹部有明显增大融合成团的淋巴结(图 20-5-10)。绝大多数脾脏淋巴瘤都可表现为脾脏增大,脾脏的轮廓可以光整或者不规则,有些可以突破脾脏包膜浸润周围脏器,如结肠脾曲、胰腺、胃以及腹膜后其他脏器(图 20-5-11)。

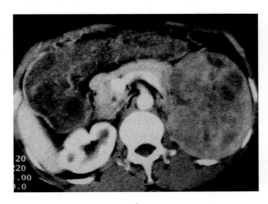 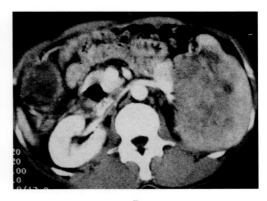

A B

图 20-5-10 脾脏淋巴瘤。A 和 B 为增强扫描,脾脏内见巨大占位病灶,突破脾包膜,病灶有不均匀强化

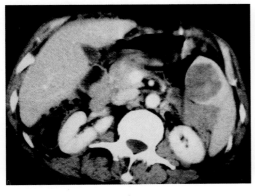 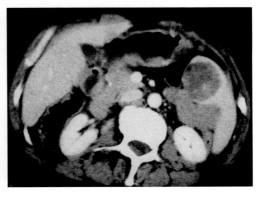

A B

图 20-5-11 脾脏淋巴瘤。A 和 B 为增强扫描,脾脏轻度增大,前缘见类圆形占位性病灶,有轻度强化,脾门区见增大融合成团的淋巴结

对于累及脾脏的巨块或多肿块型淋巴瘤,CT 表现可能较有特征性。平扫时病灶可以是等密度或略低密度,而增强后正常脾脏表现为高密度,病灶区域强化不明显,即使延迟扫描病灶边缘也没有强化,形成所谓"地图"样表现。脾脏淋巴瘤病灶可以是圆形,但大多数呈不规则形(图 20-5-12,13)。对于脾脏淋巴瘤病例,增强扫描中的动脉期一般来说价值不大,因为在皮髓交界期病灶显示较差,而静脉期和延迟期对病灶的显示较为理想。

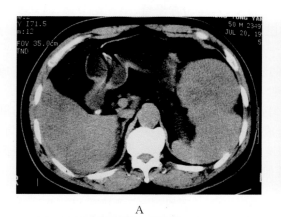

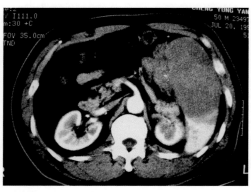

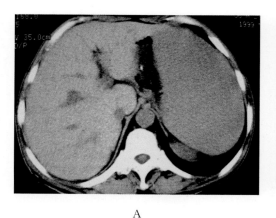

图 20-5-12 脾脏淋巴瘤。A 为平扫,脾脏增大,前缘轮廓隆起,密度均匀,与正常脾脏分界不清;B 和 C 为增强扫描,正常脾脏强化均匀,病灶呈不均匀轻度强化,呈"地图"样

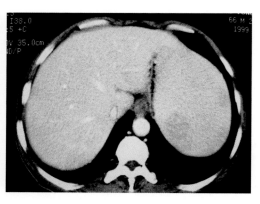

图 20-5-13 脾脏淋巴瘤。A 为平扫,脾脏明显增大,轮廓光整,密度均匀;B 为增强扫描,脾脏明显强化,内可见小圆形低密度灶,境界欠清

4. **鉴别诊断** 脾脏多发性转移主要应与淋巴瘤相鉴别。前者多数有肿瘤病史,而后者则表现为持续高热、全身淋巴结肿大、骨髓象与血象异常(图 20-5-14)。

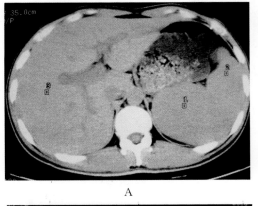
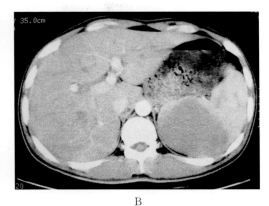
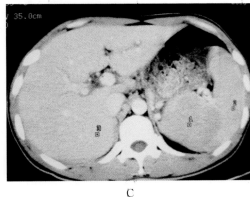

图 20-5-14 脾脏淋巴瘤。A 为平扫,脾脏增大,尤以后内侧明显,密度均匀;B 和 C 为增强扫描,正常脾脏密度明显增高,病灶轻度强化呈相对低密度,轮廓较平扫清晰

对于脾脏内囊性转移灶,则需与脾脏的良性囊肿鉴别。囊性转移灶的壁往往增厚,可以有附壁结节形成,"牛眼征"或"靶心征"为典型表现。而脾脏良性囊肿壁菲薄且光整,CT 值为水样密度。脾脏内单个转移结节需与血管瘤、错构瘤以及其他良性病变相鉴别,仅从形态上很难区分,但如果病人以前有肿瘤史,则应考虑转移可能,短期随访观察也是有益的(图 20-5-15,16)。

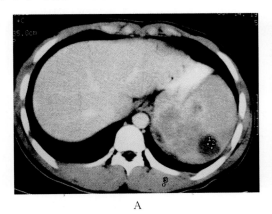
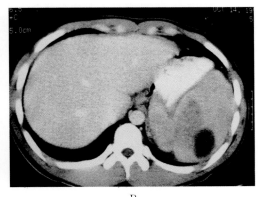

图 20-5-15 脾脏淋巴瘤。A 和 B 为增强扫描,脾脏轻度增大,脾内密度不均,见有多个境界不清病灶和囊变区域

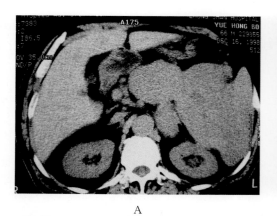
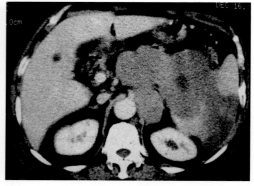
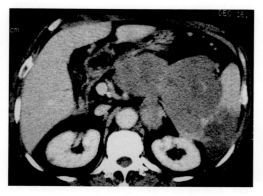

图 20-5-16 脾脏淋巴瘤。A 为平扫,脾脏增大与腹膜后软组织肿块融为一体,密度中等且均匀;B 和 C 为增强扫描,正常脾脏明显强化,病灶轻度强化,呈"地图"样表现,腹膜后淋巴结融合成团

5. **影像学检查方法和比较** US 方法简便,但机器设备和操作者的经验可影响病灶的显示,一般直径在 10 mm 以上的病灶是可以发现的,对区别病灶为实质性还是囊性是敏感的。此外 US 还能检查腹部其他脏器有无累及,如肾上腺、肾脏、盆腔等。放射性核素仅能显示直径>20 mm 的占位病灶,且形态显示较差,定性较难。MRI 对脾脏内占位病灶的显示决定于脾脏和病灶的信号强度差以及是否为弥漫性。如果病灶内有液化坏死,则水分增加,T_2 弛豫时间延长,在 T_2 加权图像上为高信号,而在 T_1 加权图像上有时很难发现。顺磁性对比剂的应用可以缩短 T_1 使病灶易于显示。影像检查方法的选择依次为 US、CT、MRI 和放射性核素。上述方法的结合使用可相互弥补,提高病变检出率(图 20-5-17~19)。

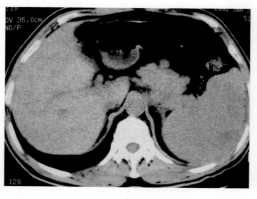
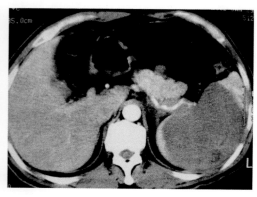

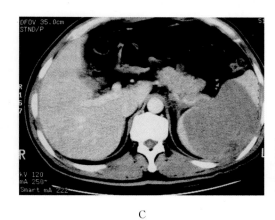

C

图 20-5-17 脾脏淋巴瘤。A 为平扫,脾脏增大,轮廓尚清,密度基本均匀;B 和 C 为增强扫描,正常脾脏明显强化,病灶轻度强化,病灶后外侧突破脾包膜

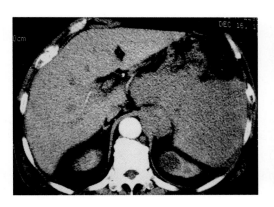

A

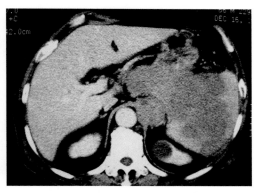

B

图 20-5-18 脾脏淋巴瘤。A 和 B 为增强扫描,脾脏明显增大,轮廓呈分叶状,突破脾包膜,腹主动脉旁见软组织肿块(增大淋巴结),动脉期增强扫描病灶强化不明显,门静脉期脾脏强化明显,病灶轻度强化,呈"地图"样表现

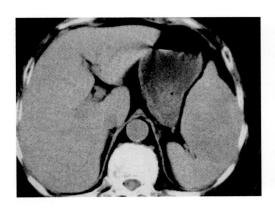

A

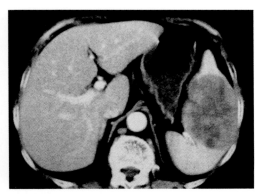

B

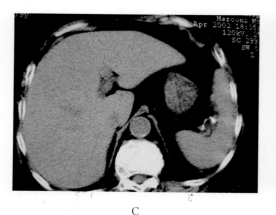
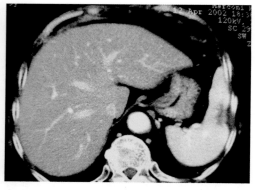

图 20-5-19 脾脏淋巴瘤放疗前后。A 为放疗前平扫,显示脾脏增大,脾内密度基本均匀;B 为增强扫描,脾内见类圆形病灶,中央密度较低,酷似"靶心征"样表现;C 和 D 分别为放疗后平扫和增强扫描,脾脏较前明显缩小,脾脏外侧缘略不规整,增强后示病灶明显缩小

第六节 脾脏良性肿瘤

一、血管瘤

脾脏血管瘤是脾脏常见的良性肿瘤,但在一系列尸解中发病率仅为 0.03%~0.14%。多数病人发病年龄为 20~50 岁,男性多于女性;有报道儿童也可以发病。

1. **病理表现** 脾脏血管瘤类似身体其他部位的血管瘤。常为海绵状,与正常脾脏实质境界不清。镜下见血管内皮细胞增生。病灶大小不一,形态多为圆形或椭圆形,偶尔可见钙化。大的血管瘤中央可有纤维瘢痕形成,呈星状或不规则形。

2. **临床表现** 通常无症状,但较大的血管瘤可以伴有脾脏增大而压迫周围脏器产生相应的症状。大约有 25% 的病人由于脾脏破裂而出现急腹症,如突然腹痛、血压下降和休克等。也有患者由于脾功能亢进而产生贫血、乏力、心悸等表现。

3. **CT 表现** 脾脏可以正常大小或者轻至中度增大。如果病灶位于边缘,可造成脾脏轮廓突出(图 20-6-1)。

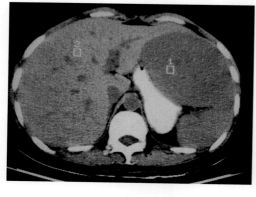
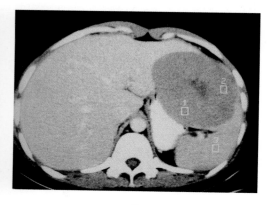

A

B

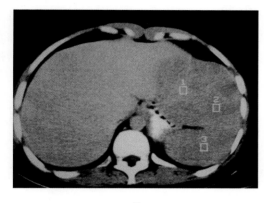

图 20-6-1 脾脏血管瘤。A 为平扫,脾脏前缘明显增大,轮廓清晰,密度基本均匀,中央可见小低密度区;B 为增强扫描,病灶边缘呈结节样强化,中央小低密度区仍可见;C 为延迟扫描,病灶密度与正常脾脏密度基本一致

平扫病灶表现为轮廓清晰的低密度区。少数直径>40 mm 的病灶中央可见更低密度的瘢痕区。增强扫描如对比剂能短期快速进入,病灶周围可见明显结节状强化,然后逐渐向中央充填。延迟扫描大多数病灶能完全充填,与正常脾脏实质密度一致。其表现类似肝脏的血管瘤(图 20-6-2)。

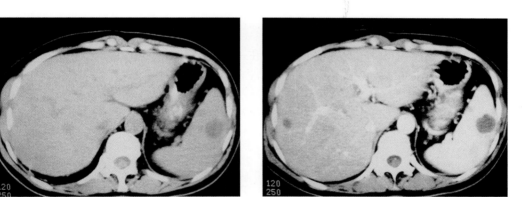

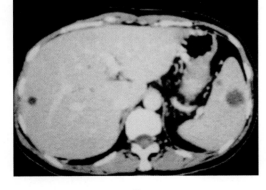

图 20-6-2 脾脏血管瘤。A 为平扫,脾脏无明显增大,脾内见低密度病灶,境界清晰;B 为增强后病灶边缘结节状强化较明显,并可见数个小囊肿;C 为延迟扫描,病灶有轻度缩小

绝大多数血管瘤为非典型表现,如病灶周围可有轻度强化,或者病灶始终没有强化,但在平扫时病灶边缘轮廓极为清晰,此表现可与其他脾脏内实质占位病变相鉴别。这主要是由于血管内皮细胞过度增生,使血管狭窄或闭塞所致(图20-6-3)。脾脏多发性血管瘤常常与脾脏的淋巴管瘤相混淆,对于这种情况加延迟扫描,观察病灶有否缩小对诊断有帮助(图20-6-4,5)。

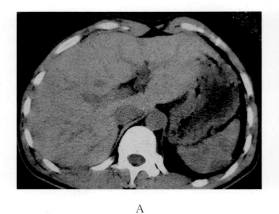

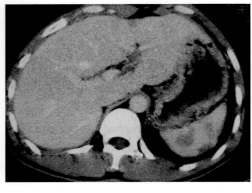

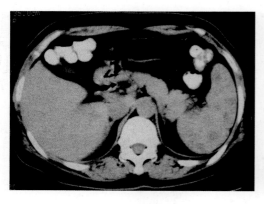

图 20-6-3 脾脏多发血管瘤。A 为平扫,脾脏无增大,脾内密度不均匀;B 为增强扫描,脾内见多发病灶,境界清晰,无明显充填表现;C 为 MRI SE T_2WI,脾内多发病灶呈均匀性高信号

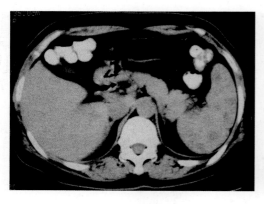
A

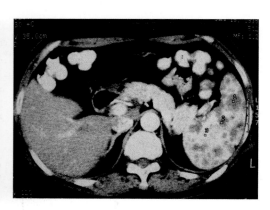
B

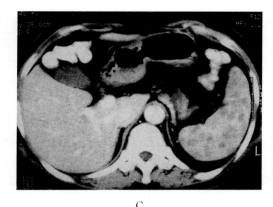

图 20-6-4 脾脏多发血管瘤。A 为平扫,脾脏无明显增大,脾内见多个低密度区域;B 为增强扫描动脉期,脾内病灶大多境界清晰,边缘有强化;C 为静脉期扫描,脾内病灶有充填改变

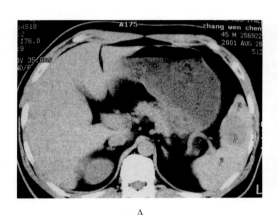
A

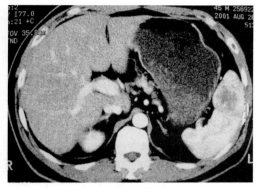
B

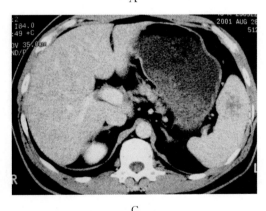
C

图 20-6-5 脾脏血管瘤。A 为平扫,脾脏无增大,脾内见圆形低密度病灶,境界清晰;B 为增强扫描,脾内病灶有强化;C 为延迟扫描,病灶缩小,境界不清

4. 鉴别诊断　错构瘤、淋巴管瘤以及脾脏内孤立性转移瘤为主要鉴别对象。错构瘤常含有脂肪成分及钙化,一般不需鉴别。淋巴管瘤常呈囊状表现,并含有较多粗大间隔,可有强化,但无血管瘤的周边强化特征。脾脏内孤立转移瘤延迟扫描不能充填,故也能与血管瘤区别。

5. 影像学检查方法和比较　脾脏血管瘤与肝脏血管瘤的诊断标准和检查方法基本相同,US 和 CT 都是主要和常用的方法,大部分病例可以借此确诊。对不典型病例可以选择核素血池扫描和 MRI 检查,前者特异性较高,但直径<20 mm 的病灶难以显示;后者可以发现直径在 10 mm 以内的小病灶。因为血管瘤内迂曲纤细的血管和血管湖内血流缓慢,故其 T_2 弛豫时间长,在 T_1 加权像上血管瘤的信号强度稍低于正常脾组织,但在 T_2 加权像上则表现

为均匀的高信号,有人形容为"亮灯征",颇具特征性。病灶周围无水肿等其他异常。

二、错构瘤

脾脏错构瘤是少见的良性肿瘤,由多种正常脾组织异常混合而成。女性略多于男性,成人较多见,少数也可见于儿童。至 2001 年文献统计有 191 例脾脏错构瘤,其中 174 例为剖腹检查和尸检时偶尔发现,这可能与以前影像学检查开展较少有关。近期有关脾脏错构瘤的报道略有增多。

1. **病理表现** 脾脏错构瘤常为孤立性,少数可为多发性。有两种病理类型,即白髓型和红髓型。白髓型含淋巴组织,红髓型含血窦和类似红髓的结构组织。常见的是两种类型的混合型。病灶大小不等,呈圆形、椭圆形或不规则形。没有包膜,可压迫周围正常的脾组织,故境界清楚。病灶内成分多样化,如扩大的血管腔、淋巴网织样细胞、纤维组织和脂肪组织等。偶见含铁血黄素沉着和钙化。

2. **临床表现** 小的脾脏错构瘤常无症状,而大的或多个融合而成的错构瘤可产生症状,但无特异性。少数患者可产生脾功能亢进。

3. **CT 表现** 错构瘤表现为低密度实质性单发占位病灶,偶为多发性。平扫时病灶中央偶见星状或团块状粗大钙化(图 20-6-6,7)。

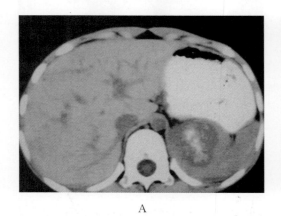
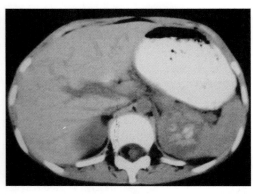

A   B

图 20-6-6 脾脏错构瘤。A 和 B 为平扫,脾脏呈分叶状,后内侧较明显,内可见不规则钙化

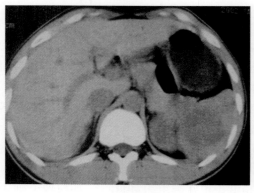
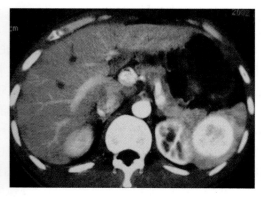

A   B

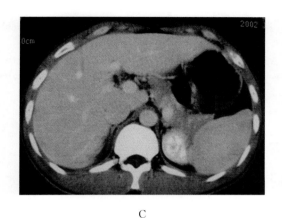

C

图 20-6-7 脾脏错构瘤。A 为平扫,脾脏轻度增大,内可见低密度圆形病灶,境界清晰;B 为动脉期扫描,病灶明显强化,边界清晰;C 为延迟扫描,脾内病灶呈等密度。此例病变与血管瘤很难区别

病灶轮廓不清,内可含脂肪组织,CT 值<-25 Hu,颇具特征性。

增强扫描错构瘤强化较明显,延迟扫描可有部分充填。少数错构瘤表现为囊状和实质性的混合肿块。实质部分增强后与脾实质密度相等;囊样部分轮廓不规则,无强化(图 20-6-8)。

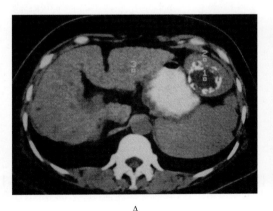 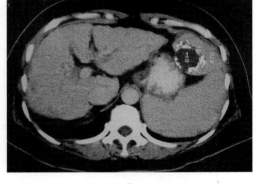

A　　　　　　　　　　　　　　　B

图 20-6-8 脾脏错构瘤。A 为平扫,脾脏轻度增大,脾前缘见占位病灶,密度较低,周围见有环形钙化;B 为增强扫描,病灶无强化

作者遇有 2 例较特殊的错构瘤,1 例平扫显示钙化和脂肪成分,增强后病灶显示缩小。另 1 例平扫病灶为低密度,轮廓不清,增强后病灶明显强化,静脉期和延迟期对比剂没有退出,与正常脾脏密度相等。这样的表现可能是由于病灶内有明显扩张的粗大血管造成(图 20-6-9)。

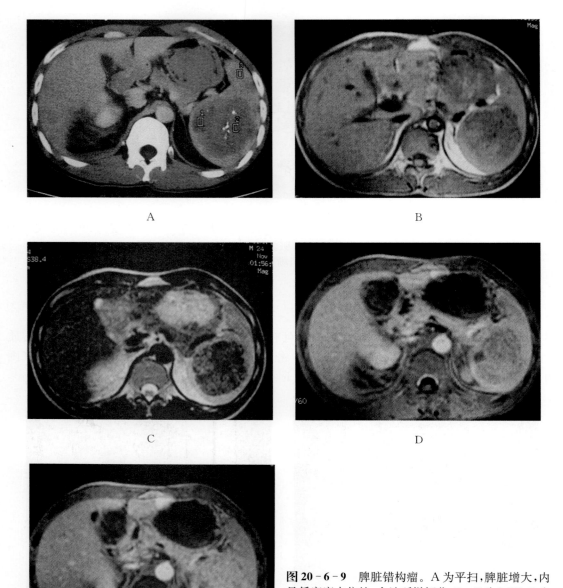

图 20-6-9 脾脏错构瘤。A 为平扫,脾脏增大,内见低密度占位灶,含沙砾样钙化;B~E 为 MRI;B 为 SE 序列 T_1WI,脾内病灶呈等低信号;C 为 SE 序列 T_2WI,等高信号;D 和 E 为增强,病灶有轻至中度强化

4. 鉴别诊断 孤立性脾脏错构瘤主要与血管瘤和孤立性转移瘤相鉴别。血管瘤的典型表现是增强早期周边先强化,延迟后可完全充填。很少有钙化,少数病灶中央可有纤维瘢痕形成,不含有脂肪成分,一般可以区别。孤立性转移瘤表现多样,增强早期可以强化,延迟后常无充填。囊样转移瘤壁较厚,可有附壁结节形成,表现为靶心征,不含有脂肪成分,与典型的错构瘤可以区别。

5. **影像学检查方法和比较** US 发现脾内占位较为敏感,但鉴别病灶性质较为困难。放射性核素对错构瘤不能定性,但能与血管瘤区别。含脂肪成分的错构瘤在 MRI 图像上有一定特点,因为脂肪组织内的质子密度较高,且 T_1 值非常短,故在 T_1 加权像上表现为高信号。如果错构瘤内含有钙化,那么在 T_1 和 T_2 加权像上均表现为低信号。腹腔动脉造影时,错构瘤表现为富血供肿瘤,并可见到肿瘤血管、血管湖或瘤样血管扩张等。这与血管瘤的表现相似,故定性价值较小。上述方法的联合运用对定性有一定帮助。

三、脾脏淋巴管瘤

脾脏淋巴管瘤又称淋巴水瘤,非常少见,由 Fink 在 1885 年首先报道。可以单发或多发。形成的原因为局部淋巴液引流受阻,使淋巴液积聚而形成囊样扩张。所以该病为良性淋巴管畸形。

1. **病理表现** 分为毛细血管状、海绵状和囊状。囊状淋巴管瘤主要见于身体的软组织部位,如颈部、腋窝、纵隔、腹膜后和四肢软组织。如果病变累及多个脏器或多发时称淋巴管瘤病。

2. **CT 表现** 脾脏轻至中度增大,内见单个或多个低密度病灶,轮廓清,病灶内可见粗大间隔,因含有蛋白成分,故 CT 值高于一般囊肿(15~30 Hu)。增强后病灶周围和粗大间隔可以有轻度强化,中央区无强化(图 20-6-10)。脾脏淋巴管瘤内可以有少量沙砾状或蛋壳状钙化。

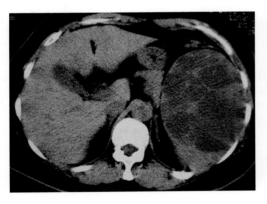

A

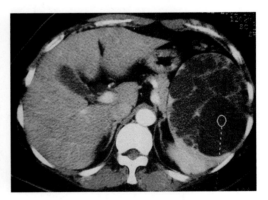

B

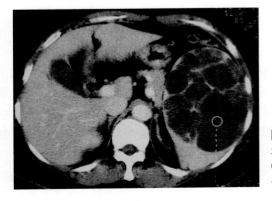

C

图 20-6-10 脾脏淋巴管瘤。A 为平扫,脾脏明显增大,脾内见巨大占位病灶,密度较低,呈水样;B 和 C 为增强扫描,动脉期病灶无明显强化,静脉期病灶仍无强化,内部间隔强化,显示更清楚

脾脏淋巴管瘤的 CT 表现类似囊肿,但又不同于单纯囊肿,CT 值偏高,内有粗间隔和边缘轻度强化为其特点。上述表现可能与脾脓肿混淆,后者壁强化显著,外周可能伴有水肿带。含脂肪成分的错构瘤 CT 值偏低,可资区别(图 20-6-11)。

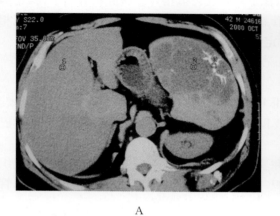
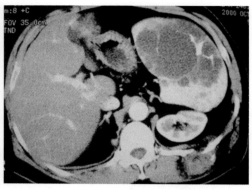
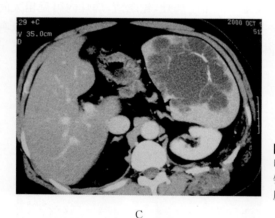

图 20-6-11 脾脏淋巴管瘤。A 为平扫,脾脏增大明显,脾内见占位性病变,呈囊样表现,并可见弧形钙化;B 和 C 为增强扫描,病灶边缘和内部分隔有轻度强化

第七节 脾脏炎性病变

一、脾脓肿

脾脓肿可由多种细菌感染引起,常见的致病菌为链球菌、葡萄球菌和沙门菌,少见的为革兰(Gram)阴性菌,常为败血症脓栓的结果。最常见的病因是亚急性细菌性心内膜炎。腹部脏器的严重感染也可累及脾脏。20 世纪初脾脓肿发病率为 0.14%~0.7%,死亡率较高。自从抗生素广泛运用以来,发病率已经明显降低。近年来由于先进的影像技术的发展,早期诊断已经成为可能。

1. **病理表现** 随病期而异,早期以急性炎症反应为主,表现为脾脏的弥漫性增大,随后炎症反应趋于局限化,在滤泡中心发生组织变性和坏死,并形成以毛细血管、成纤维细胞以及炎性细胞组成的脓肿壁。壁外有反应性的毛细血管扩张及水肿。脓肿可以单房或多房，也可以是孤立性或多发性。脾脏大小不等，形态多为圆形或椭圆形。

2. 临床表现　脾脓肿病人的症状是非特异性的，故临床诊断常不明确。95%的病人表现为寒战、高热、恶心、呕吐和白细胞计数升高，与败血症有关。60%的病人有腹痛。少数病人可以出现局限于左上腹或左肩胛区的疼痛。左上腹可有触痛，闻及摩擦音伴左侧胸腔积液和脾脏增大，血培养可以阳性。

3. CT表现　脾脓肿早期表现为脾脏弥漫性增大，密度稍低但均匀。当发生组织液化坏死后，CT平扫可见单个和多个低密度病灶，境界清或不清。形态呈圆形或椭圆形，大小不等。增强后见脓肿壁有强化，而液化区无强化。在正常脾实质与脓肿壁之间有时可见低密度水肿带（图20-7-1）。

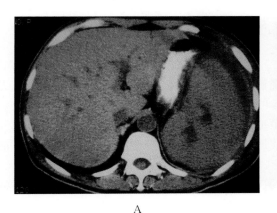

A

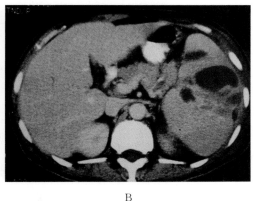

B

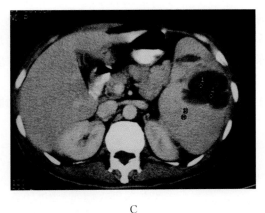

C

图20-7-1　脾脏脓肿。A为平扫，脾脏增大，脾内密度不均，见多个低密度灶；B和C为增强扫描，脾脏强化，脾内见多个不规则低密度灶，呈水样密度，边缘环形强化

少数病例脓肿区可见气体，以小气泡形式存在或形成液气平面，这是脾脓肿的特征表现。脾脓肿可以引起脾破裂，表现为包膜下出血和积液，使脾脏轮廓不规则，并可见左肾前筋膜增厚（图20-7-2）。

CT除了能了解脾脏的情况，还可以同时观察胰腺和左肾情况，以确定脾脓肿是否为邻近脏器病变的直接累及。

4. 鉴别诊断　孤立性脾脓肿应与血管瘤、错构瘤区别。典型病例有脓肿壁强化及周围

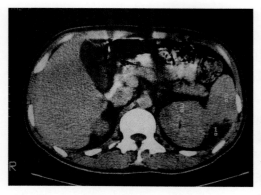

图 20-7-2 脾脏脓肿。CT 增强扫描延迟期,脾脏后缘见有不规则低密度影,边缘有轻度强化,脾脏增大不明显

水肿带,若病灶内见到气液平面则 CT 可以确定诊断。多发性脾脓肿应与转移瘤、淋巴瘤和真菌性脓肿相区别。转移瘤往往为多脏器累及,边缘仅轻度强化,典型的可见靶心征。真菌性脓肿常表现为多个细小的、轮廓不清的低密度病灶,与细菌性脓肿难以区别,但临床表现可供参考。当脾脓肿的临床表现与 CT 表现较含糊时,尤其是脓肿早期,尚未完全液化,影像学定性相当困难,但血白细胞计数及中性粒细胞升高则有参考价值。抗感染治疗后短期随访,若病灶缩小则支持脾脓肿诊断。另外脾脏穿刺抽取组织做病理检查有助于鉴别,同时也能对脾脓肿进行介入引流治疗。

二、脾脏结核

脾脏结核一般由肺部结核通过血液循环播散到脾脏而引起。大多数病例因机体抵抗力强和通过积极有效的抗结核治疗而吸收恢复,可仅留下针尖样大小的钙化灶。只有少数病人因抵抗力差和由于治疗不当而形成结核结节或结核性脓肿。脾脏结核病人可以伴有腹腔多脏器的累及,如肝脏、肾上腺、肾脏、肠道和腹腔淋巴结。这类病人胸片可以发现肺部有活动或静止的结核病灶。

1. 临床和病理表现　脾脏结核大多为多脏器累及,故临床表现常缺乏特异性。主要症状为发热、盗汗、乏力、消瘦、食欲缺乏、血沉加快。少数病人可伴有脾功能亢进。OT 试验可以阳性。临床检查可以发现肝脏及脾脏增大、少量腹腔积液、左上腹触痛等。

病理表现与病期有关,急性期如病变广泛则表现为脾脏轻至中度增大,巨检切面可见大小均匀一致的灰白带黄色的圆形结节。少数病例以结核球形式存在,形态酷似肿瘤。病灶中央为干酪坏死物,周围为结核性肉芽组织。陈旧性结核球周围有结缔组织包膜,与正常脾组织境界清楚。愈合期形成纤维瘢痕或钙化。

2. CT 表现　脾脏粟粒型结核,由于病灶直径仅 0.5～2 mm,CT 不能分辨,仅表现为脾脏轻至中度增大,密度稍低或欠均匀(图 20-7-3,4)。

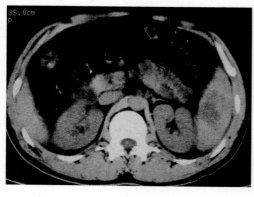

A

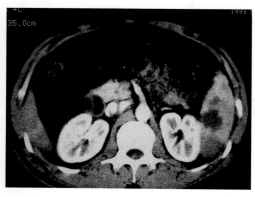

B

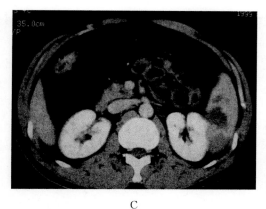

图 20-7-3 脾脏结核。A 为平扫,脾脏增大,脾下极超过肝脏,脾内密度不均;B 和 C 为增强扫描,动脉期脾脏呈斑片状强化,病灶无明显强化;静脉期正常脾脏强化均匀,脾内多个病灶中仅部分病灶边缘有轻度强化

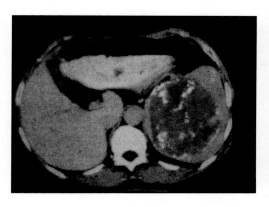
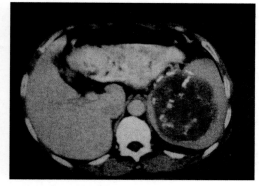

图 20-7-4 脾脏结核。A 为平扫,脾脏增大,内后方轮廓突出,脾内见巨大低密度占位,境界清晰,伴有沙砾样钙化;B 为增强扫描,病灶中心部分未见强化,病灶边缘有轻度强化

当病灶直径＞10 mm,CT 平扫可显示低密度区,形态多为圆形或椭圆形。CT 值为 25～45 Hu 以上,当有干酪坏死时 CT 值可降低。少数病灶周围可见环状强化(图 20-7-5,6)。

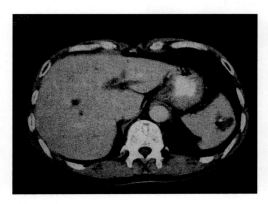
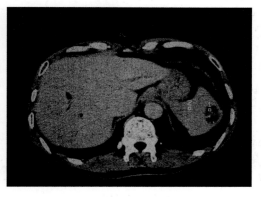

图 20-7-5 脾脏结核。A 和 B 为增强扫描,脾脏无明显增大,脾内见有不规则低密度占位病灶,境界不清,内可见钙化和纤维条索影

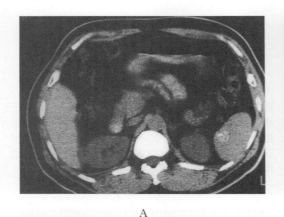
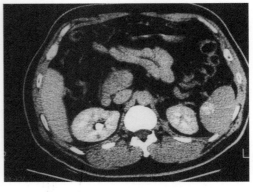

图 20-7-6 脾脏结核球钙化。A 为平扫,脾脏无增大,脾内见有球形钙化,周围无低密度灶;B 为增强扫描,正常脾脏均匀强化,脾内钙化灶显示更清晰

钙化为结核病灶的另一表现,形态不一。由于脾脏结核病人常伴有腹腔其他脏器的累及。故必须仔细观察肝脏、肾上腺等有无病灶,腹腔内淋巴结有无增大。若增大的淋巴结表现为中央低密度,周围环状强化,则提示结核可能。这对脾脏结核的诊断是有帮助的。陈旧性的脾脏结核可以见到针尖样大小的钙化影(图 20-7-7)。

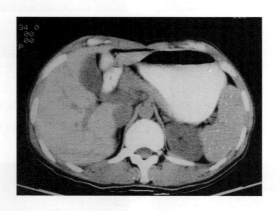

图 20-7-7 脾脏陈旧性结核后遗改变。平扫脾脏无增大,脾内见有较多细沙砾状钙化灶

3. **鉴别诊断** 脾脏孤立性结核可与血管瘤、错构瘤、脾脓肿等相互混淆。典型病例,根据各自的 CT 表现可作出诊断,最后定性尚需依靠组织学检查。脾脏针尖样钙化影,在我国多为结核的后遗改变,而在欧美国家应考虑组织胞浆菌病。

第八节 其 他

一、脾囊肿

脾囊肿分寄生虫性和非寄生虫性两大类,后者又分为真性和假性两类。真性囊肿囊壁内含有上皮细胞层,而假性囊肿囊壁不含上皮细胞层。假性囊肿大多与外伤、感染、栓塞有关。就病因而论,外伤占首位,故须仔细追问病史;其次为胰腺炎并发症。男女发病率之比为 2:1,80% 为单发。多见于 40 岁以下年龄组。

小的囊肿仅为影像学检查时偶尔发现,多无症状。只有巨大囊肿可产生相应的压迫症状或于左上腹部触及肿块。脾脏囊肿主要压迫胃、左肾或输尿管。

1. CT 表现　脾囊肿多为单发,也可多发,平扫见脾内大小不等的圆形低密度区,轮廓清晰,密度均匀,CT 值为 ±10 Hu(图 20-8-1)。增强后病灶无强化,但轮廓更为清楚。

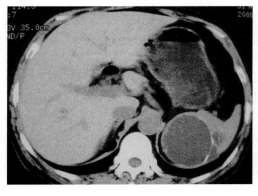
A

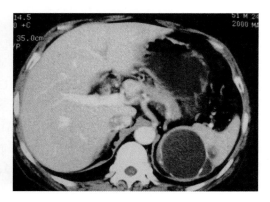
B

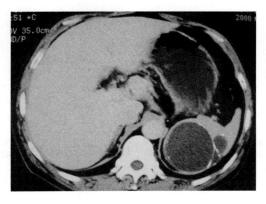
C

图 20-8-1　脾脏囊肿。A 为平扫,脾脏后缘见圆形低密度病灶,边缘有弧形钙化;B 和 C 为增强扫描,脾内病灶无强化,病灶与正常脾脏交界显示更清晰,大病灶旁边可见两个小囊肿

如果病灶较大，可造成邻近脏器的推移。少数囊肿可见囊壁弧状钙化影（图20-8-1）。外伤性囊肿内由于出血和机化，囊内可见混合性密度（图20-8-2）。

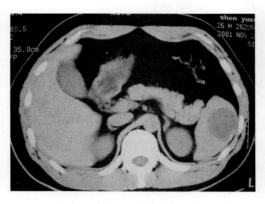
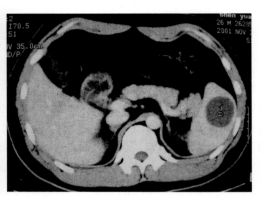

图20-8-2　脾脏囊肿。A为平扫，脾脏无增大，脾内见圆形低密度病灶，境界清晰；B为增强扫描，脾内病灶无强化，呈水样密度，病灶与正常脾脏交界显示更清晰

2. 鉴别诊断　真性囊肿与不伴有血肿机化的假性囊肿从形态上是不能鉴别的，但参考有无外伤史和感染史有助于鉴别。单纯囊肿有时需与囊样肿瘤相区别，如淋巴管瘤。后者表现为脾脏的液性占位，内可见粗大的间隔，CT值往往高于单纯囊肿。囊样转移灶与囊肿也可相混淆，两者CT值可十分接近，薄层增强扫描对鉴别较有帮助，壁的轻度不规则增厚、强化以及小的附壁结节的显示，都提示为肿瘤可能。脾脏真性或假性囊肿与单纯型脾包虫囊肿的鉴别，有时较为困难，但大多数包虫囊肿增强扫描时见囊壁轻度强化，或有囊壁和囊内钙化，以及母囊内有子囊存在，与脾囊肿不会混淆（图20-8-3）。

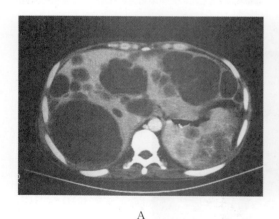
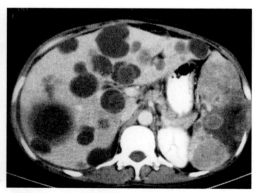

图20-8-3　肝脾包囊虫病。A和B为增强扫描，肝脏和脾脏内见多个大小不等囊性病灶，囊壁有强化，部分囊内见有子囊

绝大多数脾脏囊肿US和CT可以作出正确诊断，两者的敏感性和特异性均很高，无需

做任何其他检查。临床上一般也无需处理，除非巨大囊肿产生了压迫症状。个别不典型病例可能与囊性肿瘤、脓肿或结核相混淆。在 US 或 CT 导引下穿刺活检或者注射对比剂后扫描对鉴别诊断有一定帮助。

二、脾梗死

脾梗死是指脾内动脉的分支阻塞，造成局部组织的缺血坏死。相对而言，脾梗死的发生率较其他脏器高。梗死的原因主要有：血栓形成、动脉粥样硬化、动脉内皮细胞下白细胞浸润（见于慢性髓性白血病）。微循环的阻塞，见于镰状细胞性贫血所致的微循环内凝血和血流停滞。心脏内附壁血栓的脱落以及肝癌病例碘油栓塞治疗过程中由于导管位置不当，或因门静脉高压而使碘油栓子逆流到脾动脉内，都是造成脾梗死的因素。脾功能亢进患者，用碘油栓塞脾动脉，造成脾梗死可进行治疗。脾梗死大小各异，但较少累及整个脾脏。脾梗死愈合后由于纤维化和瘢痕形成，脾脏轮廓可呈分叶状。

1. 病理表现　脾梗死多数发生在脾的前缘、近脾切迹处。梗死灶大小不等，常有数个梗死灶同时存在，或几个梗死灶相互融合形成大片状。梗死灶形态多数呈锥状，底部位于被膜面，尖端指向脾门。有时可呈不规则形。肉眼上梗死分为贫血性和出血性两类，后者梗死区周围有充血或出血带。梗死区常有大量含铁血黄素沉着。梗死后坏死脾组织被结缔组织所取代，因纤维瘢痕收缩，使脾脏局部凹陷。如果梗死灶较大，不能完全纤维化，其中央可发生液化，形成纤维结缔组织包裹的囊腔。

2. 临床表现　大多数脾梗死无症状，但有时可出现左上腹痛、左膈抬高和胸腔积液，少数可有摩擦音。如果左上腹痛较剧，则应与脾破裂、脓肿以及腹主动脉瘤破裂鉴别。脾梗死一般不需要进行治疗。

3. CT 表现　脾梗死早期表现为脾内三角形低密度影，基底位于脾的外缘，尖端指向脾门，边缘可清晰或略模糊（图 20-8-4）。

增强后病灶无强化，但轮廓较平扫时清楚。少数梗死灶可呈不规则形。大的梗死灶中央可以伴有囊性变（图 20-8-5）。

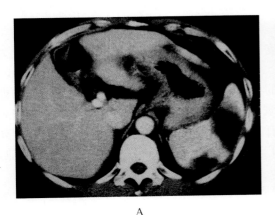
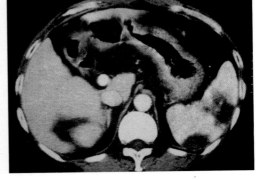

A　　　　　　　　　　　　B

图 20-8-4　脾脏多发梗死。A 和 B 为增强扫描，脾内见多个低密度灶，形态不规则，病灶中心无强化，边缘似有轻度强化

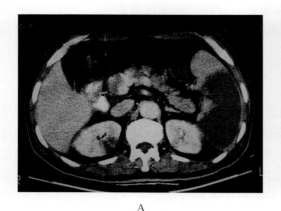
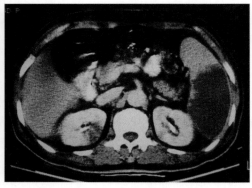

图 20-8-5 脾脏梗死合并右肾梗死。A 和 B 为增强扫描,脾脏大部分呈低密度灶,脾脏前缘和内侧见少许高密度强化的正常脾脏,右肾见有楔形低密度灶

陈旧性梗死灶因纤维收缩,脾脏可略缩小,轮廓呈分叶状(图 20-8-6)。

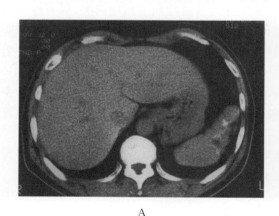
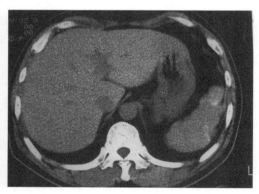

图 20-8-6 脾脏陈旧性梗死伴钙化。A 和 B 为平扫,脾脏无增大,轮廓不规则,脾内见有钙化,脾包膜下有少量积液

当病灶内伴有出血时可见到不规则高密度区。少数脾梗死可伴有包膜下积液,表现为脾周新月形低密度影(图 20-8-7,8)。

3. **鉴别诊断** 以三角形低密度影为表现的典型脾梗死一般不难诊断。不典型形态的梗死需与脾囊肿、脾破裂出血相鉴别。脾脓肿表现为圆形或椭圆形低密度影,增强后脓肿壁可有强化,而且可见水肿圈,典型病例病灶内可有气体或液平。梗死合并感染,则感染性梗死与脾脓肿无法区别。脾破裂大多有外伤史,CT 表现为脾脏轮廓不规则并可见低密度裂隙,同时常合并包膜下出血和积液(图 20-8-9)。

4. **影像学检查方法和比较** US 易于发现脾内病变,测量脾脏大小也较为准确,但对梗死的定性诊断特异性较低。放射性核素扫描对显示脾脏有无增大以及反映脾脏功能有价值,但不能显示脾内小病灶(直径≤20 mm),即使对大病灶也只能发现占位而无法确定性质。

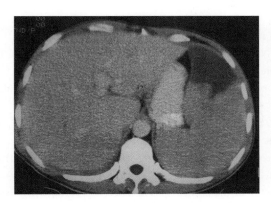
图 20-8-7　脾脏增大伴脾梗死。平扫脾脏明显增大,脾脏前缘见楔形低密度病灶,尖端指向脾门

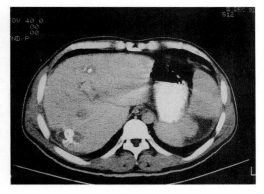
图 20-8-8　肝癌病例碘油介入治疗后脾脏梗死。平扫肝脏内见有碘油沉积,脾脏外侧缘见宽基底低密度灶,尖端指向脾门

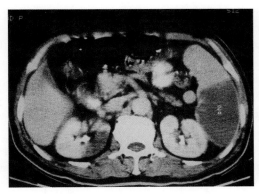

A　　　　　　　　　　　　　B

图 20-8-9　脾和右肾梗死。A 和 B 为增强扫描,脾脏轻度增大,后缘见巨大低密度灶,内无强化,右肾内见楔形低密度灶

MRI 对脾梗死的诊断较敏感,因为梗死灶内组织水分增加,T_1 和 T_2 弛豫时间延长,故在 T_1 加权像上表现为低信号,而在 T_2 加权像上表现为高信号。作者认为,对脾梗死病例,US 为首选方法,CT 为最佳检查技术,MRI 可作为疑难病例诊断的补充手段,放射性核素检查的目的主要是了解脾功能情况。

（蒋亚平）

参考文献

1. 程伟中,曾蒙苏,饶圣祥等.胰腺异位副脾的影像学诊断(附3例报告并文献复习).放射学实践,2007,22:1196~1198
2. 纪元,朱雄增,谭云山等.脾脏的肿瘤性病变还是增生性病变？中华病理学杂志,2006,35:570~571

3. Bezzi M, Spinelli A, Pierleoni M, et al. Cystic lymphangioma of the spleen: US-CT-MRI correlation. Eur Radiol, 2001,11:1187~1190
4. Chadburn A. The spleen: anatomy and anatomical function. Semin Hematol, 2000,37:13~21
5. Czekajska-Chehab E, Kieszko R, Drop A, et al. Nodular lesions in the spleen diagnosed by US and CT in the course of sarcoidosis. Ann Univ Mariae Curie Sklodowska Med, 2003,58:118~123
6. Freeman JL, Jafri SZ, Roberts JL, et al. CT of congenital and acquired abnormalities of the spleen. Radiographics, 1993,13:597~610
7. Gayer G, Zandman-Goddard G, Kosych E, et al. Spontaneous rupture of the spleen detected on CT as the initial manifestation of infectious mononucleosis. Emerg Radiol, 2003,10:51~52
8. Gayer G, Zissin R, Apter S, et al. CT findings in congenital anomalies of the spleen. Br J Radiol, 2001, 74:767~772
9. Glazer GM, Axel L, Goldberg HI, et al. Dynamic CT of the normal spleen. AJR, 1981,137:343~346
10. Irie H, Honda H, Kaneko K, et al. Inflammatory pseudotumors of the spleen: CT and MRI findings. J Comput Assist Tomogr, 1996,20:244~248
11. Kim SH, Lee JM, Han JK, et al. Intrapancreatic accessory spleen: findings on MR imaging, CT, US and scintigraphy, and the pathologic analysis. Korean J Radiol, 2008,9:162~174
12. Liu DL, Xia S, Xu W, et al. Anatomy of vasculature of 850 spleen specimens and its application in partial splenectomy. Surgery, 1996,119:27~33
13. Ma PC, Hsieh SC, Chien JC, et al. Inflammatory pseudotumor of the spleen: CT and MRI findings. Int Surg, 2007,92:119~122
14. Merran S, Karila-Cohen P, Servois V. CT anatomy of the normal spleen: variants and pitfalls. J Radiol, 2007,88:549~558
15. Mortele KJ, Mortele B, Silverman SG. CT features of the accessory spleen. AJR, 2004,183:1653~1657
16. Sajjad S, Garcia M, Malik A, et al. An assessment of the accuracy of hepatic and splenic size based upon a clinician's physical examination, a radiologist's impression and the actual liver and spleen volumes calculated by CT scanning. Dig Dis Sci, 2008,53:1946~1950
17. Stasolla A, Kharrub Z, Colaiacomo MC, et al. Isolated non-Hodgkin's lymphoma of the spleen: CT findings in an AIDS patient treated with highly active antiretroviral therapy. Radiol Med, 2002, 104:111~114
18. Taylor AJ, Dodds WJ, Erickson SJ, et al. CT of acquired abnormalities of the spleen. AJR, 1991,157:1213~1219
19. Thacker C, Korn R, Millstine J, et al. Sclerosing angiomatoid nodular transformation of the spleen: CT, MR, PET, and (99m) Tc-sulfur colloid SPECT CT findings with gross and histopathological correlation. Abdom Imaging, 2009,12:144~147
20. Urban BA, Fishman EK. Helical CT of the spleen. AJR, 1998,170:997~1003
21. Vrachliotis TG, Bennett WF, Vaswani KK, et al. Primary angiosarcoma of the spleen-CT, MR, and sonographic characteristics: report of two cases. Abdom Imaging, 2000,25:283~285

第二十一章 胆道系统

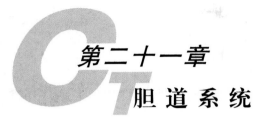

胆道系统疾病的诊断很大程度上依赖影像学检查，US 和 CT 的出现，提高了胆道系统疾病诊断的准确性，但常规 CT 对胆道系统早期肿瘤性病变检出的敏感性并不高，对胆道梗阻和胆道狭窄的定性准确性欠佳，许多病例仍需借助于有损伤的检查方法，如经皮肝穿刺胆道造影（PTC）或经内镜逆行胰胆管造影术（ERCP）。近年来，螺旋 CT 和快速高场强 MRI 的临床应用明显提高了良恶性胆道梗阻的鉴别能力，提高了胆道系统肿瘤诊断的准确性，也明显提高了胆道系统早期肿瘤的检出率。现在，一些新的检查技术如 CT 胆道造影（CT cholangiography，CTC）和磁共振胆道成像（MR cholangiography，MRC）趋向成熟，成为 PTC 或 ERCP 强有力的挑战手段。相信，随着设备的发展、检查技术的提高以及研究工作的深入，多排螺旋 CT（MDCT）多期增强扫描、多方位成像、动态增强 MR、CTC 和 MRC 等技术将使影像学在胆道系统疾病的诊断、胆道系统肿瘤的分期和预后判断等方面的应用价值提高到一个新的高度。

第一节 正常解剖与生理

胆道系统是由各级肝胆管和胆囊所组成，其正常解剖、生理介绍如下。

一、肝胆管和胆囊的正常解剖

（一）肝胆管正常解剖

肝胆管可分为 3 个部分，即肝管、胆囊管和胆总管，包括其远端的壶腹和十二指肠乳头部。引流左右两肝叶的肝内胆管呈树枝状逐级汇向肝门，形成左右两个肝管，在肝门区汇合成肝总管。右肝管多以近于垂直状下行，与肝总管延续走向一致，左肝管多呈斜行，可近乎横行，与右肝管成锐角连接，有时可近乎直角。左右肝管长 2.5～3.5 cm，有时左肝管可较右肝管稍长,宽度大致相等,约为 0.3 cm。肝总管一般长 3～4 cm,宽 0.5～0.8 cm。左右肝管大多在肝门下 3～4 cm 处连接,但连接点亦可较高或较低。胆囊管长 3～4 cm,宽 0.2～0.3 cm,大部分扭曲呈螺旋状,多在右侧以锐角与肝总管相连接,少数依次可在前方、左侧或后方与肝总管相接,所成角度亦可有差别。胆总管从胆囊管与总肝管的连接处开始,实际上是肝总管的延续。胆总管一般长 7～8 cm,宽度 0.5～0.8 cm。

(二) 胆囊解剖

胆囊近似梨形,容量约为 40 ml,长 7～10 cm,宽 3～4 cm,位于肝脏左叶内侧段后外侧方,与十二指肠球部和十二指肠降部近端有密切关系,同时亦与结肠肝曲接触。胆囊的大小、形状、张力和位置与人的体型有关,变异颇大。胆囊可以分为底部、体部、漏斗部和颈部 4 个部分,颈部与胆囊管的瓣膜部连接。组织学上胆囊壁分 3 层:①外层为浆膜;②中层为胆囊的基本结构,由纤维组织和平滑肌纤维所组成;③内层为黏膜层,具有浅小的皱襞,当胆囊膨大时皱襞变平。在颈部黏膜皱襞呈斜行突起,形成螺旋样瓣膜。

二、肝胆管和胆囊的正常生理

肝胆管和胆囊的主要生理功能是运送、贮藏和浓缩胆汁,当肠道需要胆汁协助消化含脂肪的物质时,输送和调节胆汁流入肠道。

(一) 胆汁的贮藏和浓缩

胆汁自肝总管下流时,可不需管内的压力而自行流入胆囊管,逐步将胆囊扩大充满。贮藏在胆囊内的胆汁,经黏膜将其水分吸收而使胆汁浓缩。

(二) 胆囊排空和胆汁输入肠道

当含脂肪的食物通过十二指肠时,肠道黏膜分泌出胆囊收缩素,这种激素在血液中循环时,促使胆囊收缩,将浓缩的胆汁经胆囊管排入胆总管,当 Oddi 括约肌舒张时胆汁流入肠道。

第二节 CT 检查技术

一、常规 CT 检查

胆道系统扫描范围应包括膈顶至胰腺钩突区。常规层厚 5～10 mm,间隔 5～10 mm,重点部位亚毫米扫描,2～3 mm 薄层重建。增强扫描有 3 种方式可供选择。

(一) 静脉内团注对比剂 CT 扫描

根据检查的目的,可采用常规增强扫描或移床式动态增强多期扫描。该方法应用最普遍,可清楚显示门静脉系统等血管结构,提高胆道系统器官的显示能力,了解病变的强化程度和良好地显示扩张的肝内外胆管。另外,正常大小的肝外胆管在平扫图上的显示率为 60%～70%,增强后借助胆总管与门静脉伴行的解剖关系可帮助识别,其显示率明显提高。

(二) 静脉胆道造影后 CT 扫描

对个别常规 CT 检查不能明确诊断的病例,为了更好地显示胆囊和胆道以及病变与胆道的关系,可静脉内滴注 60%胆影葡胺,剂量为 20~30 ml。正常或轻度扩张的肝内胆管均可显示,表现为浓密的条状影,对先天性胆道系统变异、畸形以及对胆道梗阻部位和原因的了解均有一定的作用。

(三) 口服胆囊对比剂后 CT 扫描

用于某些胆囊病变的检查,如判断胆囊位置有无异常,诊断胆囊腺肌瘤病、息肉、胆固醇结晶和慢性胆囊炎等的诊断,部分胆囊癌与肝癌病例鉴别困难时,口服胆囊造影后 CT 检查可能会有帮助。口服碘番酸或碘阿芬酸的量取决于胆囊的功能。胆囊功能正常者,常规口服胆囊造影量的 1/6 即可;功能差者,采用 1/2 量或全量(即 3 g)。CT 检查一般在口服碘番酸 12 h 后进行。扫描前胃肠道准备同上腹部其他检查,口服对比剂建议使用饮用水。

(四) 胃肠道口服对比剂的两种选择

1. **阳性对比剂** 如 5%泛影葡胺 800~1 000 ml。上腹部的 CT 检查甚少应用。
2. **水和脂类对比剂** 上腹部的 CT 检查,特别是临床怀疑胆囊结石、胆管结石者,则初次检查不宜用阳性对比剂,建议口服水对比剂 800~1 000 ml,因为十二指肠肠腔内、结肠内的对比剂,尤其是十二指肠憩室内的高密度对比剂可能掩盖胆道结石或与不透光结石相混淆,从而造成诊断上的困难。低密度对比剂对显示胆管下端的结石很有帮助(图 21-1-1)。近年来口服 1/2 对比剂已成为常规。

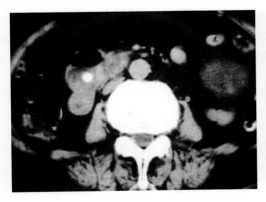
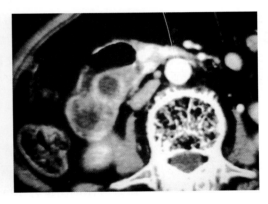

A B

图 21-1-1 胆管下端结石。口服水对比剂后 CT 扫描示十二指肠扩张良好,清晰显示胆管扩张及胆管下端结石

二、螺旋 CT 检查

螺旋 CT 扫描前需做胃肠道准备,方法同常规 CT,现在多主张使用水对比剂。病人空腹,检查前 10~20 min 口服饮用水 800~1 200 ml。

平扫常规层厚 3~5 mm,重点部位 2~3 mm 层厚。对于平扫不能明确病变性质者,需行螺旋 CT 增强扫描。一般周围静脉注射对比剂 80~120 ml,速率 2~3 ml/s,层厚和扫描的延迟时间可视病变的具体情况而定。病变大或较明确者,在注射对比剂开始后 60~70 s 行常规扫描。病变小或不明确者,建议采用螺旋 CT 动脉、门静脉双期或加延迟期扫描,病变区应采用 2～3 mm 薄层,对＜1～2 cm 的小病灶,扫描结束后采用多方位重建是有意义的。MDCT 多方位重建图像对显示胆管结石,特别是显示胆管肿瘤以及肿瘤与周围的关系更加直观、准确。

三、螺旋 CT 胆道造影

螺旋 CT 胆道造影(SCTC)是胆道造影、快速 CT 容积扫描和计算机三维重建相结合的产物,根据使用的对比剂种类,SCTC 可分为以下两种。

(一) 静脉胆道系统造影后 CT 检查

胆道对比剂经周围静脉内注入后,由肝细胞分泌和胆道排泄,使胆道显影呈高密度,与周围软组织器官等产生一定的密度差异,螺旋 CT 容积扫描后的胆道系统轴位原始资料,通过工作站后处理重建,形成胆道系统二维、三维图像。

与胆道树显示有关的技术因素包括开始注射至扫描的时间,对比剂的种类,扫描参数如层厚、螺距、mAs 及 kVp 等。

操作步骤如下:由外周静脉注入胆道对比剂如胆影葡胺 30 ml,直接推注或用等量生理盐水混合后滴注,注射速度要慢,至少 10 min 以上。滴注速度慢,造影效果可能更佳,变态(过敏)反应也较少。一般以 20～30 min 滴完为佳,开始用药后 30～60 min 时扫描。对胆囊切除或胆道术后 Oddi 括约肌松弛的病人,扫描时间应提早至 20～30 min。一般来说,患者胆红素水平低于 51.3 $\mu mol/L$(3 mg/dl)都可获得良好的胆道显影;反之超过 51.3 $\mu mol/L$(3 mg/dl)则显影较差。对胆红素明显升高的病人,可以增加对比剂的量,如采用常规剂量的 1.5 倍,同时延长扫描时间至 2～2.5 h。有文献报道,改用不同种类的胆道对比剂也有可能使原来不显影的胆道显影。

(二) 血管对比剂增强检查

在患者胆道梗阻明显,总胆红素高于 85.5 mmol/L(5 mg/dl)的情况下,运用上述方法使胆道显影的机会极少,此时可以运用常规血管对比剂增强,使胆道壁和胆管周围器官、组织明显强化,低密度的胆道与周围血管、软组织器官形成明显对比,通过工作站软件的处理,得到胆道系统三维图像。血管对比剂用量为 100～130 ml(300 mg I/ml),静注速率 2～3 ml/s,延迟 60～70 s 开始扫描。

胆道系统扫描范围应包括膈顶至胰腺钩突区,采用薄层扫描(层厚 2～5 mm),重建层厚 1～2 mm。

扫描前胃肠道准备基本同上腹部一般检查,病人空腹,口服对比剂采用饮用水。如果需更多地了解十二指肠情况,开始扫描前可静注 0.2 mg 甲氧氯普胺(glylopynolate,副交感神经阻滞药),以松弛 Oddi 括约肌。

SCTC 三维重建方法:使用胆道对比剂时,通常使用最大密度投影(maximum intensity projection,MIP)法。MIP 反映投影区的最大 CT 值,直观地显示胆道内对比剂的充盈程度,重建图像的分辨率和可信度都较高。但重建时应避免骨骼等高密度组织的重叠。其次还可用表面遮盖法(shaded surface display,SSD)成像,显示胆道、胆囊的外形和轮廓,其立体解剖感较强,但并不反映 X 线衰减值,重建时易受阈值影响。

在使用血管对比剂时,三维重建法采用最小密度投影(minimum intensity projection,

MinP)、SSD 和透明法投影（ray sum projection），后者反映了所显示区域的射线总和，图像相当于透视效果。一般采用 MinP 显示胆道系统以了解胆道解剖结构。

四、SCTC 与其他影像学方法比较

（一）SCTC 的临床应用指征

SCTC 作为一种非创伤性检查方法，既能多角度多方位显示胆道解剖结构，对有胆道扩张的病人，也能显示胆管树的分布情况，甚至了解肝内胆管分支的情况，如有无狭窄等。

以往经腹腔镜胆囊切除术的病人术前须做胆道造影，以了解胆道情况。术前常规行 ERCP 检查，病人较痛苦且有一定的并发症。SCTC 简单方便且病人无痛苦，可以用来了解胆道解剖结构，以及了解有否解剖变异或先天异常，而这些资料对于经腹腔镜行胆囊切除术的术前准备很有帮助。此外，可了解是否合并胆道结石、肿瘤等。这些因素的存在都会增加外科手术的危险性。如果有胆总管结石存在，则行 ERCP 逆行取石或做常规胆囊切除术及胆总管探查术。

当经腹腔镜胆囊切除后有胆道并发症存在时，也可以行 SCTC 了解胆道情况。胆囊切除术后部分病人感觉胆区疼痛，当常规 CT、US 检查未见明显异常或仅发现胆道轻度扩张时，如进一步做 ERCP 检查，发生胆源性胰腺炎的概率约 5%，对这类病例可以先行 SCTC 检查，既不冒任何并发症的风险，又可同样解决诊断问题。许多胆道结石因胆固醇含量高而与胆总管密度相似，常规 CT 易遗漏。SCTC 由于运用薄层扫描技术减少了部分容积效应，加之连续容积扫描不会造成层面跳动。此外，运用胆道对比剂可以增加阴性结石的显示机会。所以 SCTC 可以提高胆道阴性结石的显示率。在 SCTC 明确诊断后可进一步考虑行 ERCP 取石等治疗。本组中有 7 例为胆囊炎胆石症术后复查，其中 1 例病人胆囊切除术后一年出现中上腹隐痛，疑胆总管结石，常规 CT、US 阴性，行 SCTC 检查发现胆总管下端阴性结石，后经 ERCP 证实，取石后症状解除。

SCTC 的另一应用指征为 ERCP 或 PTC 检查失败的病人。SCTC 不仅能提供胆道立体图像，而且结合横断面原始图像可以了解胆道周围结构，如淋巴结、肿块等，对确立胆道梗阻的病因诊断很有帮助。

（二）与其他影像学技术比较

与常规 CT 相比，SCTC 在显示胆道方面具以下优势：首先在一次屏气时间采集数据，减少或消除了呼吸伪影；用薄层扫描和小间隔重建减少了部分容积效应，提高了小病灶检出的敏感性；其次可以进行 SSD 及 MIP 图像重建，进行多方位的图像观察。

SCTC 与 ERCP 及 PTC 相比较，毫无疑问最大的优点是无创伤性及简单易行。SCTC 使用的静脉胆道对比剂仍可引起变态（过敏）反应。作者所做数十例病人，在缓慢用药情况下除 1 例发生轻度反应（皮疹）外，未有其他不良反应。文献报道 SCTC 检查的变态反应发生率也很低。相对而言，PTC 及 ERCP 在诊断疾病的同时可以相应地做一些治疗，而且其图像空间分辨率优于 SCTC 图像，ERCP 图像显示肝内胆管的细节优于 SCTC。SCTC 图像纵向分辨率受层厚限制，从而影响重建图像的质量。总之，目前 SCTC 尚不能完全替代 PTC 及 ERCP。如果进一步的研究能证实 SCTC 有足够高的诊断准确性，那么该检查方法有可能成为需要施行创伤性治疗（如经皮穿刺胆道引流、经内镜括约肌切开术或外科手术）前的一种

有益的筛选检查。自采用 CT 容积扫描技术后(64 排以上 CT)，SCTC 质量明显提高，PTC 和 ERCP 日渐减少。阳性法 SCTC 和阴性法 SCTC 比较，又以后者为主。

　　SCTC 与 MRCP 相比，两者在显示胆道立体结构的同时都能获得横断面图像，了解胆道周围结构。据作者有限的病例-对照分析，SCTC 图像能显示胆道更多的细节。在确诊胆道结石引起的胆道扩张或显示肝内胆管轻度扩张方面 SCTC 图像有明显优势。但是，当病人总胆红素超过 85.5 mmol/L(5 mg/dl)时，胆道显示率很低，或因胆道显影很淡不能做 SCTC 三维重建。故这类病例不适宜行 SCTC 检查，相反适合行 MRC 检查，而且胆道梗阻越明显，胆道扩张越显著，MRC 图像显示越佳。所以根据胆道梗阻的程度不同，SCTC 与 MRC 图像可以优势互补。作者建议在 US 及常规 CT 检查不能确诊的胆道梗阻病人，胆道轻度扩张时宜行 SCTC 检查，而总胆红素水平高和胆道扩张明显的病人则宜行 MRCP 检查。

第三节　正常 CT 表现、变异及先天性异常

一、胆管

　　正常肝内胆管与肝内门静脉分支伴行，呈放射状分布。分辨率较差的 CT 平扫图难以显示，但在分辨率高的增强扫描图上，少部分正常人可见低密度的肝内胆管影，1～3 mm 宽，与门静脉分支走行一致。通常，在近肝门区部分肝内胆管影可以显示，呈散在分布，与梗阻所致的胆管普遍扩张不同。肝内胆管汇合成左、右主肝管，左、右主肝管在肝门区汇合成为肝总管。

　　肝总管的壁一般<1.5 mm，直径 3～5 mm，66% 的正常人可以显示，位于门静脉主干的外侧，而肝动脉位于门静脉主干之前内侧。肝总管和胆囊管合并成胆总管，长 4.1～8 cm，壁厚 1.5 mm，正常管径 0.3～0.6 cm，约有 82% 的人 CT 上可见正常胆总管影。胆总管长度差异很大，分上、中、下 3 段，少数人胆囊管与肝总管合并开口的位置很低，以致胆总管上段并不存在。约 80% 的人胆总管末端与胰腺管末端合并，开口于十二指肠壶腹部，其余则单独开口。从上往下跟踪胆总管的行径，发现它与肝外门静脉的关系比较固定，在胆囊颈平面，它位于门静脉的前外侧，然后略向后，位于门静脉的外侧，到十二指肠平面，转到门静脉的后外侧。故在增强 CT 图上，根据显影的门静脉位置，不难找到和正确辨认胆总管。

二、胆囊

　　在横断面上，胆囊为一卵圆形的水样密度的结构，正常位于胆囊窝内，正好在左叶内侧段后外侧方，相当于肝左叶和右叶分界的平面上。CT 可准确确定正常和变异的胆囊。正常胆囊壁厚约 2 mm，胆囊内容物 CT 值为 -5～15 Hu。偶尔正常胆囊超过肝脏的下缘，表现为一孤立的水样密度影，四周由脂肪环绕，即使在平扫图上也显示十分清楚。同样的情况见于肝裂明显增宽和胆囊周围有腹腔积液时。胆囊与结肠肝曲、十二指肠第 2 段外侧毗邻。正常胆囊壁强化明显，胆囊内容物不强化，在因其他目的行 CT 检查静脉注射泛影葡胺 8～24 h 内，部分受检者胆囊可显影。正常情况下，胆囊的大小、形态多变，多数为圆形和葫芦形。分底、体和颈 3 个部分。餐后胆囊可显著缩小，甚至难以被 CT 显示，应予以注意。

三、正常变异

(一) 双房胆囊

双房胆囊为一个胆囊完全被分隔成两个腔,但为同一个胆囊管所引流。这种异常有两个类型:①外形呈一个胆囊,内部为一个纵行的纤维隔膜分成两个房腔;②外形呈两个胆囊,但于颈部相互融合,以前者为多见,功能大多正常,本身无临床意义。

(二) 葫芦状胆囊

葫芦状胆囊畸形并不罕见,可为先天性或获得性。在儿童中这种畸形多属先天性,而在成人中则往往可由于胆囊炎或胆囊周围炎所产生的局限性纤维性收缩或粘连造成。CT 表现为胆囊有局限性狭窄使胆囊呈两个隔室,故它们的浓缩和排空功能正常。获得性葫芦状胆囊的外形与上述相同,有时其浓缩和排空功能可较差。

(三) 胆囊憩室

多数为先天发育异常所致,获得性者可能由于溃疡等因素引起。底部较多见,大小有很大差别,多数直径为 1 cm 左右,口服胆囊对比剂后 CT 扫描显示为突出于胆囊壁外的囊袋状阴影。

(四) 胆囊缺如

胆囊缺如是一种很少见的先天性异常,迄今文献报道不足 300 例。通常有多种先天性缺损同时存在。

(五) 双胆囊

双胆囊是一种极少见的变异。在胚胎期,常可有小囊自肝管或胆总管发生,偶尔这些小囊持续存在,形成第二胆囊。

(六) 折叠胆囊

折叠胆囊是胆囊最常见的变异,约占人群的 10%。由于胆囊底部扭曲折叠犹如 Phrygian 帽,可分两种类型:①扭结在胆囊体与漏斗部之间(浆膜型);②扭结在胆囊体与胆囊底之间(浆膜后型)。这种扭曲的胆囊功能是正常的,重要的在于正确解释 CT 表现,这种胆囊会造成双胆囊或胆囊间隔的印象。

(七) 胆囊异位

1. **肝内胆囊** 在胎儿期,胆囊被埋藏于肝组织内,以后才逐渐移往肝外。某些病例肝内胆囊未能外移,持续存在。此种胆囊收缩功能差,易合并感染,常有结石形成,少数病例合并胆囊癌。CT 示胆囊位置高,部分位于肝组织内,而正常胆囊窝内无胆囊。口服胆囊对比剂后 CT 检查易明确诊断。

2. **左叶胆囊** 是一种少见的变异,胆囊位于肝左叶,在镰状韧带的左侧,CT 容易明确诊断。

3. **肝后胆囊** 少见,胆囊位于肝右叶后方、右肾前方。此种胆囊位置的异常常合并肝形态学的改变,如肝右叶因先天发育或肝硬化萎缩体积明显缩小。

4. **漂浮性胆囊及胆囊扭转** 胆囊的支持膜松弛使胆囊呈游走状,多见于老年体瘦者,这种胆囊易发生扭转,甚至发生内疝,通过网膜孔(winslow foramen)疝入小网膜囊内。CT 表现为小网膜囊内囊性占位,正常胆囊窝内无胆囊影;口服胆囊造影后CT检查,在"囊肿"内见对比剂影。

(八)迷走肝管或胆囊管与肝管的异常连接

迷走肝管或胆囊管与肝管的异常连接为正常变异,前者如肝右后叶肝管直接引流入胆总管,后者如胆囊管与肝总管低位汇合。这种变异的临床意义在于行胆囊腹腔镜或手术切除时极易被损伤。SCTC或MRC可识别这种变异,从而明显降低术中胆管损伤的机会。

四、先天性异常

(一)先天性胆管闭塞

先天性胆管闭塞可涉及胆管的任何部分或涉及所有的胆管,闭塞可为部分性或完全性。临床上患儿于出生时或出生后3周内即出现严重的阻塞性黄疸。不论有无黄疸,患儿的大便于出生时即呈白色或灰白色。如果不经治疗,患儿于几周内即死亡。

(二)胆管囊肿

胆管的囊肿传统称为胆总管囊肿,实际上为胆管的囊状扩张,系先天性胆管壁发育不良所致。本病根据囊肿的位置和形态分5型:Ⅰ型(80%~90%),胆总管呈囊状、纺锤状或柱状扩张;Ⅱ型(2%),胆总管呈单发憩室样扩张;Ⅲ型(1.4%~5%),十二指肠壁内段胆总管呈囊状膨出;Ⅳ型(19%),多发胆管囊肿,位于肝内和肝外,或肝外多发;Ⅴ型,又称Caroli病,为肝内胆管多发囊状扩张。总之,胆管囊肿可发生于胆管系统的任何部位,以单发为主,也可多发,形态、范围和大小不一。胆总管囊肿多见于女性,男女之比为1:3~1:4,婴幼儿占本病的50%~80%。

1. **病理** 本病的病因尚不明确,可能有几种原因,如胆总管下端阻塞和其上部管壁的先天性薄弱。有人认为本病系胆总管和胰腺管连接部不正常,导致胰液倒流入胆总管引起慢性炎症所致。胆总管扩张可涉及胆总管的一部分或全部,囊壁可厚2~4 mm,由纤维组织构成,一般无上皮层。成年人胆管囊肿易恶变,胆管囊肿内引流术后发生胆管癌的可能性明显增加。胆管囊肿恶变为胆管癌的病因尚不明确,文献报道囊肿恶变与囊肿壁反复的炎症、溃疡和胰胆管系统汇合畸形使胰液易于向胆管反流致胆管上皮破坏、化生有关,也有学者认为与胆管囊肿内结石、炎症反复刺激有关。肿瘤以腺癌多见(90%),少数为不定型癌、鳞癌和腺棘皮癌。

2. **临床表现** 早期婴儿表现为阻塞性黄疸。在儿童及青少年中往往出现下述3种较典型的症状:①右上腹部肿块:巨大者可占据右腹大部,肿块张力高的有囊性感,固定不能活动;②腹痛:轻者为阵发性较缓和的腹痛,重者呈剧烈胆绞痛,腹痛是继发感染的表现,因而临床上常有发热;③黄疸:严重程度与胆道梗阻的程度有关。以上3个症状的发生多呈间歇性,可以同时存在,亦可单独出现。部分患者症状不明显,仅于体检时偶尔发现。长期反复发作者最后并发胆汁性肝硬化伴贫血、脾大、食管静脉曲张。

3. **CT表现** Ⅰ型表现为肝门区液性密度(囊性)占位,密度均匀,边缘光滑,壁薄(图21-3-1)。肝内胆管不扩张或仅轻度扩张。扩张的肝内胆管有其特点,呈球状或梭状,即外周几乎不扩张,明显不同于梗阻性黄疸所致的肝内胆管扩张形式。胆总管高度扩张,直径可达16 cm或以上,压迫邻近组织器官,如胰腺、胃和胆囊等,胆管囊肿须和肝囊肿、胰腺假性囊肿、肾囊肿及肾上腺囊肿等鉴别。注射胆影葡胺或口服胆囊对比剂后CT扫描,正常的胆囊显示或看见对比剂通过肝管进入囊肿内可以明确诊断。Ⅱ型胆管囊肿因囊肿颈部狭小或闭塞,对比剂不能进入,可能造成鉴别诊断上的困难。Ⅲ型小的囊肿CT诊断困难,大的囊肿表现为囊性肿块突入充盈对比剂的十二指肠腔内或位于壁内,与胆总管相邻近,肝内胆管和胆总管不扩张。Ⅳ型CT表现为肝内胆管和胆总管囊样扩张。Ⅴ型少见,常规CT难以和肝内外其他囊性病变相鉴别,部分病例可以提示诊断,胆道造影CT扫描,有助于该病的诊断。

胆管囊肿易合并消化道肿瘤、结石、胆管炎。统计资料表明,成人的胆管囊肿发生恶性肿瘤可能性很高,被认为是癌前病变,且发生胆道肿瘤或并发消化道肿瘤的机会随年龄增大而明显升高。一组资料显示婴幼儿先天性胆管囊肿发生肿瘤的可能性是0.7%,10~20岁组为6.8%,20~40岁组为14.3%。美国一组文献报道胆管囊肿并发恶性肿瘤的发生率为2.5%~26%,日本为8.2%~17.5%,其中胆管癌占57.8%,胆囊癌40.3%,肝癌0.6%,胰腺癌1.3%。胆管囊肿以Ⅰ型最常见,占80%~90%,胆管囊肿恶变为胆管癌也以Ⅰ型最为常见。

胆管囊肿合并胆管癌主要的CT表现为扩张的肝内或肝外胆管壁局限性或广泛不规则增厚(>0.5 cm)和腔内肿块,增强扫描病灶有不同程度的强化。常规CT动态增强和螺旋CT三期扫描,病灶动脉期表现为中等程度的早期不规则强化,门静脉期强化的程度与周围器官(肝脏、胰腺)相似,延迟期见不同程度的延迟期强化。文献报道延迟强化是胆管癌的特点之一,笔者这组病例中,胆管囊肿发生胆管癌的病例同样具有这个特点。胆管囊肿合并胆道肿瘤与胆道结石有密切的关系,文献报道合并结石占20%~57%,且胆道的结石易诱发胆源性胰腺炎、胆管炎等。作者有2个病例是急症起病,1例胆源性胰腺炎病人在首次急症CT平扫时,没有发现胆管肿瘤,诊断为胆管囊肿、胰腺炎。胰腺炎手术后2个月出现黄疸,增强的CT发现胆管囊肿内2 cm肿块,手术和病理证实为胆管癌。急症病人条件容许或病情稳定后,应建议增强扫描,特别是合并大量结石时,要尽可能在病变区采用动态增强或螺旋CT容积扫描,观察有无胆管壁异常增厚,早期及延迟期的强化灶,合并大量结石而不能确定有无肿瘤存在的病例,应建议MRI检查(图21-3-1,2)。

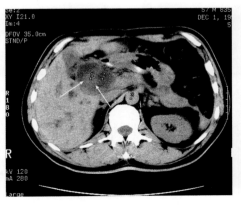 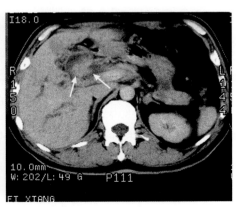

A B

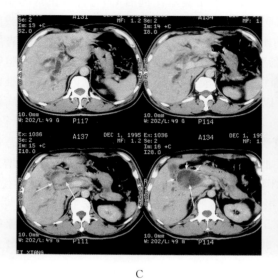
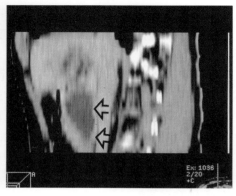

图 21-3-1 Ⅰ型胆管囊肿合并胆管癌。A 为平扫,示胆总管囊样改变,胆管腔内可见结节影(箭头);B 为增强扫描,示肝内胆管中度扩张,囊样的胆管内不规则软组织结节强化(箭头);C 为连续层面图像;D 为重建的矢状位,示胆管囊肿呈椭圆形(空箭头)

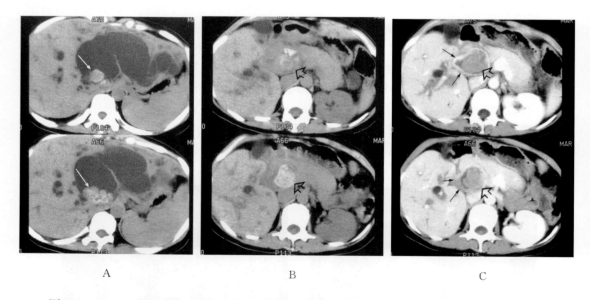

图 21-3-2 Ⅳ型胆管囊肿合并胆管癌及结石。A 和 B 为平扫,肝右叶肝内胆管中度扩张,左叶胆管囊样改变,胆总管囊样扩张,肝内外胆管囊肿内可见大量的混合密度结石(箭头);C 为螺旋 CT 延迟期扫描,示胆总管囊肿腔内结石呈相对低密度(空箭头),胆管壁明显不规则增厚,延迟期明显强化(箭头)

由于成人的胆管囊肿并发胆道系统肿瘤的可能性较高,因此对于每例成人胆管囊肿,行 CT 或 MRI 检查都要注意观察胆道、胆囊、胰腺有无异常,不局限于胆管囊肿的诊断,建议胆道系统范围内采用薄层动态增强或三期,甚至多期扫描技术。两种以上的检查方法结合,将更为安全、有效。

目前认为胆管囊肿容易被 CT、US、MRI、PTC 和 ERCP 诊断,有时胆管囊肿需要和胰腺头部的假性囊肿和胰腺的囊腺癌、淋巴管瘤鉴别。对于复杂的病例,胆道造影、CTC 或 MRCP 可以显示胆道与囊性病灶的关系,对于鉴别诊断有很大的帮助。

第四节 炎 症

一、胆囊炎

(一) 急性胆囊炎

1. **病因及病理** 梗阻、感染及缺血是急性胆囊炎的主要病因。90%的梗阻是由于结石嵌顿胆囊壶腹部所致。病理上分为急性单纯性、急性化脓性和急性坏疽性3种形式。急性单纯性胆囊炎表现为胆囊黏膜的炎症、充血和水肿;如炎症波及胆囊的全部,胆囊内充满脓液,浆膜面纤维素渗出,则称为急性化脓性胆囊炎;急性坏疽性胆囊炎常见于严重的细菌感染、损伤以及极度衰弱的病人,病理上可见胆囊内充满脓液,胆囊壁缺血、坏死、穿孔率甚高。

2. **临床表现** 急性胆囊炎多见于45岁以下的女性,男女之比为1∶2。常有胆绞痛发作病史,主要症状为右上腹痛,向右肩胛区放射。严重者伴有高热、畏寒、轻度黄疸,查体右上腹压痛、肌紧张、Murphy 征阳性。

3. **CT 表现** 急性胆囊炎主要依靠临床表现和 US 诊断,CT 也可以作为一种辅助性检查手段。

最常见的 CT 表现是胆囊增大和胆囊壁增厚。急性胆囊炎胆囊多明显扩大,直径＞5 cm。由于胆囊的大小受多种因素影响,变化较大,单纯的胆囊增大并不意味着炎症。胆囊壁的增厚是胆囊炎的重要依据。胆囊壁增厚多呈弥漫性、向心性。增厚的胆囊壁在增强扫描时明显强化,而且持续时间较长。胆囊周围常可见一圈低密度环,系胆囊周围组织水肿所致,少数病例可见胆囊窝积液。急性胆囊炎螺旋 CT 多期扫描动脉期胆囊周围的肝区可见早期的一过性强化,即异常灌注表现,文献报道该征象多见于胆囊炎症性病变。若并发坏疽、穿孔,则胆囊窝部形成有液平面的脓肿,肝胆界面不清。化脓性和坏疽性胆囊炎可蔓延到邻近肝脏,形成肝内脓肿。有报道 80%～90%的病人合并有胆囊结石。急性胆囊炎时由于大网膜包裹胆囊,导致胆囊壁不均匀增厚,炎症导致的胆囊壁增厚往往位于胆囊的内侧壁,外侧壁不增厚或增厚不明显,且胆囊腔内多数光整。少数病例增厚的胆囊壁可呈结节状,与胆囊癌表现相似(图 21-4-1～5)。

气肿性胆囊炎和出血性胆囊炎是急性胆囊炎的少见类型。前者 CT 特征性的改变是胆囊壁内显示有气泡或线状气体影(图 21-4-6)。常见的其他表现为胆囊腔、胆道内或胆囊周围见到气泡影。诊断时要除外胃肠胆道瘘的情况,胆囊周围脓肿和穿孔改变有助于气肿性胆囊炎的诊断。

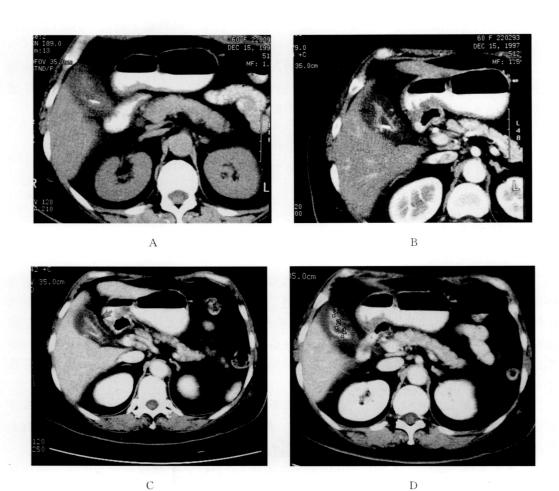

图 21-4-1 胆囊结石合并急性胆囊炎。A 为平扫,胆囊内可见阳性结石,胆囊内容物密度高,胆囊体积略增大;B 为增强扫描动脉期,示胆囊黏膜稍厚,明显强化,黏膜下水肿,胆囊壁明显增厚,肝胆界限尚清;C 和 D 为门静脉期,黏膜持续强化,部分浆膜层强化,胆囊壁呈内高、中低、外高三层结构

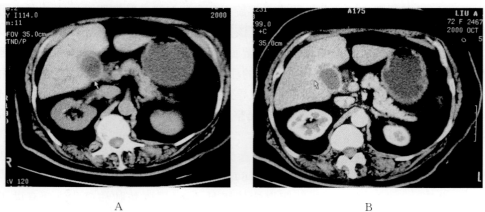

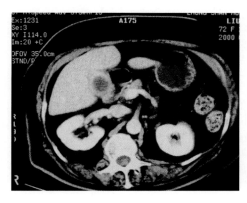

C

图 21-4-2 急性胆囊炎。A 为平扫,胆囊内容物密度增高,胆囊壁增厚(箭头);B 为增强扫描动脉期,示肝胆交界区早期片状强化(箭头);C 为门静脉期,胆囊壁延迟强化,肝胆交界面较清

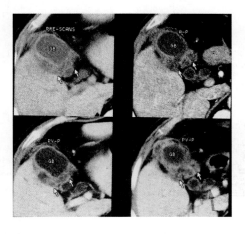

图 21-4-3 急性胆囊炎伴胆囊周围脓肿。左上图为平扫,右上图为动脉期,下图为门静脉期。系列扫描图示胆囊壁增厚,胆囊增大,胆囊周围多个低密度影,周边有强化,箭头所示为小脓肿。GB 为胆囊

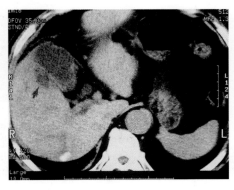

A

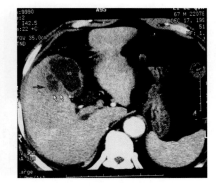

B

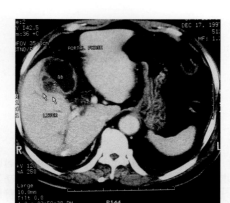

图21-4-4 急性胆囊炎伴胆囊周围脓肿。A为平扫,胆囊增大,肝胆交界面不清,见低密度病灶;B为动脉期,示病灶早期强化不明显(箭头);C为门静脉期,示脓肿壁强化,中心为液化坏死区,周围可见水肿带(小箭头)

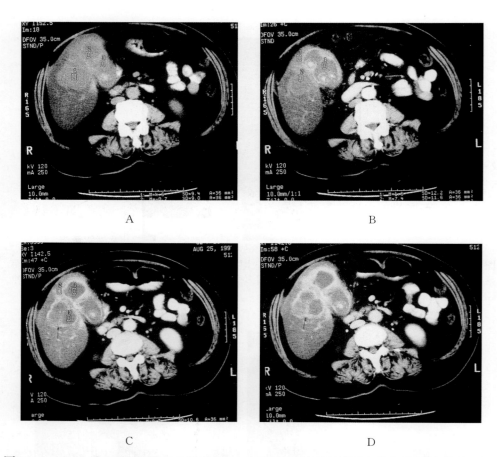

图21-4-5 急性化脓性胆囊炎合并肝脓肿。A为平扫,胆囊正常形态消失,可见多枚结石影,肝脏内病灶在脂肪肝基础上呈相对高密度;B为动脉期,示增厚的胆囊壁强化,肝胆界限消失,肝内病灶强化不明显;C为门静脉期及D延迟期(120 s)扫描,示增厚的胆囊壁不规则强化,肝内病灶边缘强化,内可见分隔(箭头)

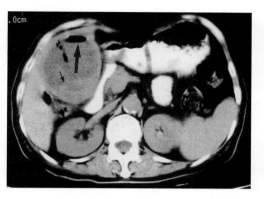 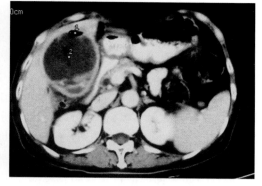

图 21-4-6　气肿性胆囊炎。A 为平扫,胆囊明显增大,胆囊壁增厚,腔内可见小气液平(箭头),胆囊下部见混合密度结石及沉积物(小箭头);B 为增强扫描,示胆囊壁明显增厚强化,腔内壁光整

出血性胆囊炎除胆囊壁增厚和胆囊内结石外,主要表现为胆囊血性内容物呈高密度。钙胆汁可有相似的 CT 改变,但钙胆汁的密度更高,较均匀,更重要的是临床表现明显不同(图 21-4-7)。

文献报道,肝脏炎症或腹腔的感染可以累及胆囊,造成胆囊反应性改变,CT 表现为胆囊的壁增厚,黏膜下水肿,个别病例胆囊窝少量积液。这类病人多数没有胆囊结石、胆囊炎的病史,肝功能检查异常(图 21-4-8),肝脏功能改善后,胆囊壁的增厚消失。

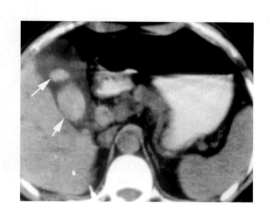

图 21-4-7　出血性胆囊炎。胆囊增大,胆囊内高密度血块影(箭头),胆囊内容物密度也增加。手术证实为胆囊内出血,血块形成

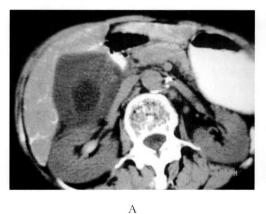 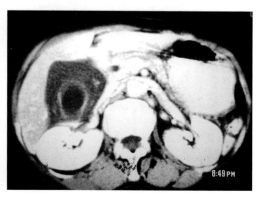

图 21-4-8　肝炎所致胆囊壁增厚。A 为平扫,示胆囊壁明显增厚,黏膜下水肿,胆囊界限清楚;B 为增强扫描,胆囊黏膜明显强化。肝内线样钙化影提示血吸虫性肝硬化

（二）Mirizzi 综合征

1. 病理和临床表现 结石嵌顿在胆囊颈部或胆囊管引起炎症且造成胆总管阻塞，称为 Mirizzi 综合征。有时胆囊的炎症累及胆总管也可以产生轻度的 Mirizzi 综合征。临床上主要表现为急性胆囊炎的症状和体征并有轻到中度的黄疸。

2. 影像学表现 腹部平片和口服胆囊造影检查对本病的术前诊断没有帮助，静脉胆道造影胆道显影的机会不多，有时可以提示诊断。

CT 或 US 对本病的术前诊断有重要帮助，是首选的检查方法。CT 主要表现为胆囊炎症或胆囊炎并发胆囊周围脓肿，同时见肝门水平的胆管梗阻，往往见结石位于胆囊管内，周围炎性粘连，如果发现结石穿入胆总管内而胆囊萎陷更具有特异性。一般而言，急性胆囊炎合并肝门水平的胆管梗阻，除外肿瘤、肝门淋巴结肿大压迫等，应考虑本病的诊断，对外科医师术前选择手术方式和提醒外科医师避免术中误扎胆总管有一定的意义（图 21-4-9）。

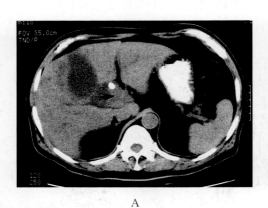
A

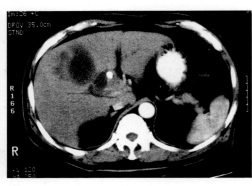
B

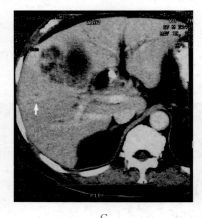
C

图 21-4-9 Mirizzi 综合征。A 为平扫，胆囊颈部结石，周围软组织肿块，胆囊增大；B 和 C 分别为动脉期和门静脉期，示肝门区软组织肿块，肝内胆管扩张。病理结果胆囊颈部结石穿破胆囊管、胆囊炎、肝脓肿（箭头）

（三）慢性胆囊炎

慢性胆囊炎是常见的胆囊疾病，可以为急性胆囊炎反复发作的结果，也可开始即为慢性，它往往与胆结石共存。慢性胆囊炎的病因一般认为是细菌感染和代谢失常，其次是胆管阻塞。本病女性多见，女与男之比为 1.5：1，发病年龄在 30~50 岁。

1. 病理 慢性胆囊炎的主要病理表现为胆囊壁的增厚和瘢痕收缩，胆囊往往缩小，周围可有粘连。如在胆囊颈部或胆囊管有梗阻,胆囊亦可扩大。镜检显示黏膜破坏,为肉芽组织或瘢痕组织所替代。壁有淋巴细胞浸润、纤维化以及钙化等改变。这些病理改变都会对胆囊的浓缩和排空功能产生不同程度的障碍。非结石性胆囊炎常伴胆囊管的先天性异常、纤维瘢痕增生和扭曲,这些因素造成胆囊管的部分阻塞,影响胆囊的排空功能。

2. 临床表现 慢性胆囊炎与胆石症的临床症状基本相同,表现为右上腹痛、不适或腹胀,病程中可有急性胆囊炎发作史。并往往在进油腻或脂肪性食物后加剧,嗳气后可稍减轻。常见恶心,除非伴有胆总管结石,一般无呕吐或黄疸。本病最有提示性的体征是胆囊区的局限性疼痛和墨菲(Murphy)征阳性。部分病例症状不明显或不典型,常与胃肠道病变、慢性肝病和慢性胰腺炎混淆。

3. CT 表现 CT 和 US 一样诊断慢性胆囊炎的准确性有限。如果无临床症状,无胆囊结石显示,诊断是困难的。胆囊壁增厚是慢性胆囊炎的主要表现之一,但壁的厚度与胆囊充盈程度有关,充盈良好者,壁的厚度>3 mm 有一定意义(图 21-4-10)。少数病人可见胆囊壁钙化,胆囊壁钙化是慢性胆囊炎的典型改变(图 21-4-11,12),实际上能看到这一表现者

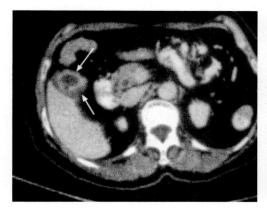

图 21-4-10 慢性胆囊炎。CT 示胆囊壁增厚,腔内面光整(箭头)

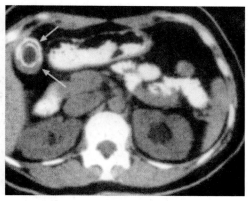

图 21-4-11 慢性胆囊炎。CT 平扫示胆囊壁环形钙化伴增厚(箭头)

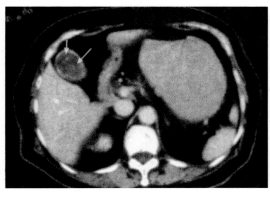

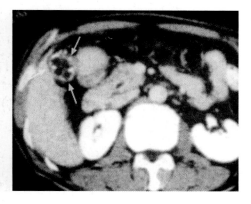

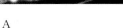

图 21-4-12 慢性胆囊炎胆囊壁钙化。A 示胆囊壁钙化,胆囊内泥沙样结石(箭头);B 为另一病例,示胆囊壁不规则状钙化,胆囊内多发阴性结石(箭头)

甚少。慢性胆囊炎者胆囊可显著增大或缩小，前者代表胆囊积液，后者代表胆囊纤维化萎缩。由于正常胆囊大小变化很大，只有与胆囊壁增厚或胆结石同时存在时，方有意义。口服胆囊对比剂后行 CT 检查，了解胆囊是否显影从而判断胆囊管有无阻塞，也是检查慢性胆囊炎的一种方法。须注意不少慢性胆囊炎病例 CT 检查为阴性。

（四）黄色肉芽肿性胆囊炎

黄色肉芽肿性胆囊炎（xanthogranulomatous cholecystitis）又名胆汁肉芽肿性胆囊炎、纤维化黄色肉芽肿性胆囊炎、胆囊蜡样色素肉芽肿等，是胆囊慢性炎症的一种少见类型，与黄色肉芽肿性肾盂肾炎相类似，是一种良性病变，但临床和影像学检查难以与恶性肿瘤相鉴别。

本病的病因及发病机制不明，临床表现无特异性。大体病理胆囊壁增厚，切面呈黄色，镜下胆囊炎性区内大量的泡沫细胞聚集及纤维组织增生，形成多量大小不一的黄色结节为其特征。

本病 CT 多表现为胆囊壁的不规则增厚或胆囊区软组织肿块，肝胆交界面不清，胆囊内多可见结石影。常规动态增强或螺旋 CT 多期扫描增厚的胆囊壁可以不规则轻度强化，强化的方式没有特异性，与胆囊癌表现非常相似，本病术前多误诊为胆囊癌（图 21-4-13，14）。作者一组资料中，6 例黄色肉芽肿性胆囊炎术前 4 例误诊为胆囊癌。回顾性分析并与胆囊癌的 CT 表现比较，本病一般没有胆囊颈区、肝门的淋巴结肿大，而胆囊癌多数合并淋巴结肿大。

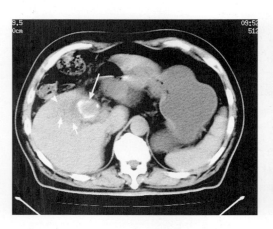

A

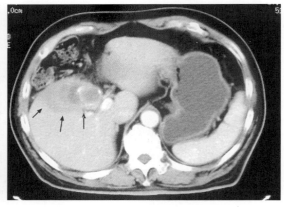

B

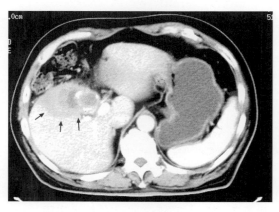

C

图 21-4-13　黄色肉芽肿性胆囊炎。A 为平扫，示胆囊壁不规则增厚，腔内面不整，胆囊腔内可见结石影（长箭头），肝胆界线不清（箭头）；B 和 C 分别为动脉期和门静脉期，增厚的胆囊壁呈明显不规则状，胆囊窝内见软组织密度影，肝胆交界面消失（箭头），胆囊颈管及肝门区未见肿大的淋巴结影

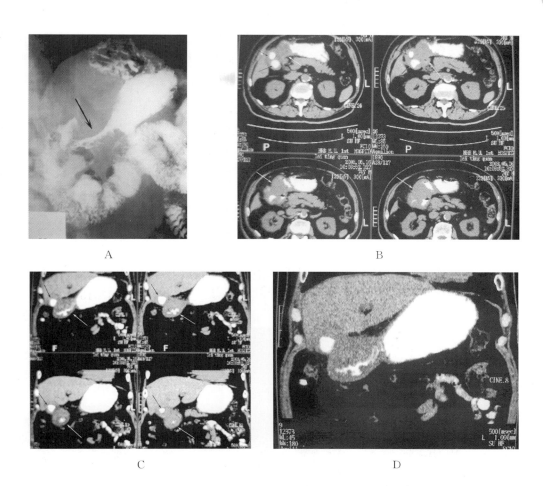

图21-4-14 黄色肉芽肿性胆囊炎累及胃窦部。A 为 GI,示胃窦部黏膜紊乱,胃窦部稍僵硬(箭头);B 为 CT 平扫,示胆囊壁不规则增厚,胆囊腔内可见 2 枚结石(箭头),胃窦部胃壁明显增厚,胃窦和胆囊交界不清;C 和 D 为冠状位重建图像,白箭头示增厚的胃窦壁,黑箭头示胆囊结石

慢性结石性胆囊炎的诊断不难,主要依靠 US 检查。而慢性非结石性胆囊炎的诊断是一大难题。一般口服胆囊造影作用不大。24～36 h 口服胆囊造影延迟摄片,以及应用胆囊收缩素作胆囊造影,国内外学者研究颇多,对诊断有一定帮助,但也有分歧。

螺旋 CT 增强扫描通过观察胆囊内容物有无血供及强化情况,对鉴别胆囊结石与软组织肿块,了解胆囊内膜碎片沉积物、积脓、血肿等方面有独到的作用。

二、胆管炎症

(一) 急性化脓性胆管炎

1. **病理和临床表现** 急性化脓性胆管炎的病因主要是胆管的梗阻和感染。常见的梗阻原因是胆管结石,其次是胆道蛔虫、胆管狭窄、肿瘤和胰腺病变等。感染的细菌以大肠埃希菌最多见。临床上起病急骤,右上腹剧烈疼痛、高热,多数有黄疸。梗阻多发生在胆总管下端,此时,胆总管明显扩张,管壁增厚,管腔内充盈脓性胆汁,管内压升高。部分病人肝内可见多发脓肿。

2. **CT 表现** CT 在了解梗阻部位、病因、病变范围和术后随访方面有重要作用。通常,

CT可见肝内、外胆管明显扩张,其内容物的CT值高于胆汁而低于肝实质。胆管壁广泛增厚,增强扫描强化明显。由产气菌引起的感染在扩张的胆道内可见气体影,偶可见门静脉积气的病例。严重的病例CT可见肝内多发脓肿。50%~60%病人合并胆道系统结石。

(二) 慢性胆管炎

1. **病理和临床表现** 大多数是急性胆管炎遗留的结果。病理上,胆管壁增厚,胆总管常明显增厚扩张,直径达2~3 cm,甚至达5 cm,胆总管下端纤维瘢痕组织增生和狭窄。

临床一般无特异性,可表现为中上腹不适和胀痛,很少有发热和出现黄疸,急性发作时则出现腹痛、寒战和黄疸三联征(Charcot征)的表现。

2. **CT表现** 明显的肝内、外胆管扩张合并胆道结石是慢性胆管炎的常见和主要CT改变。胆道结石由于含钙量的不同,与胆汁相比,密度从等密度到高密度不等。对泥沙样结石的显示CT优于US(图21-4-15,16)。结石的形态也多种多样,肝内胆管结石常呈条状,或呈铸状,是慢性胆管炎的特征性改变。肝外胆管扩张很明显,直径达2~4 cm,肝内大的胆管常扩张,而分支不扩张或扩张不明显。胆管壁增厚多位于肝外胆管段,达2~3 mm,呈不规则广泛分布。

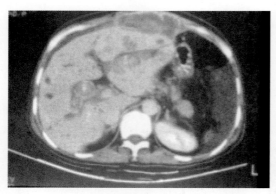

图21-4-15 慢性胆管炎。肝内胆管结石,肝内多发小脓肿,腹壁慢性脓肿

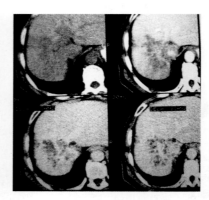

图21-4-16 慢性胆管炎。肝脏右叶萎缩,萎缩的肝脏密度不均匀,内可见扩张的胆管,肝门结构欠清

(三) 硬化性胆管炎

1. **病理和临床表现** 硬化性胆管炎分为原发和继发两种。原发硬化性胆管炎又名狭窄性胆管炎,病因不明,往往合并溃疡性结肠炎。以肝内、外胆管的慢性纤维化狭窄和闭塞为特征。80%的病变累及包括胆囊在内的整个胆道系统,20%仅局限于肝外胆道。受累的胆管壁增厚,管腔狭小,外径变化不大,内径明显狭小或闭塞。后期可发生胆汁性肝硬化或门静脉高压。以慢性进行性梗阻性黄疸为主要临床表现,一般无上腹绞痛史。继发性硬化性胆管炎往往是胆道损伤的结果,可见于胆道手术,胆道结石、感染,肝动脉内化疗等。

2. **CT表现** 依据病变的部位和范围而异。病变仅局限于肝外胆管者,呈现典型的低位胆管梗阻,狭窄处远端的胆总管影仍可见。狭窄段胆管壁增厚,管腔不规则狭小,增强扫描时管壁强化明显。病变广泛者,肝内胆管扩张改变有一定的特点(图21-4-17),呈不连续的散在分布,串珠状或不规则状。这种跳跃式的胆管扩张,反映了肝内胆管的多发性狭窄。

节段性分布的肝内胆管扩张也是本病的 CT 表现之一。通常,本病引起的肝内胆管扩张程度较轻。有明显肝内胆管扩张者,要想到肿瘤性病变。CT 诊断本病的准确性有限。对不明原因的梗阻性黄疸要想到本病的可能,进一步做 ERCP 或 PTC 检查,对明确诊断有帮助。少数病例胆管改变不明显,腹膜后区炎性反应增生性淋巴结可以明显肿大,少数病例肿大的淋巴结,貌似肿瘤转移(图 21-4-18)。

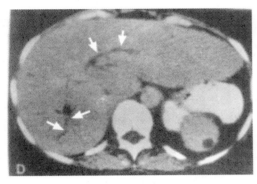
A

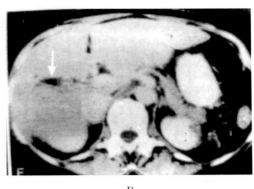
B

图 21-4-17　原发性硬化性胆管炎。A 示肝内胆管扩张,呈不连续的散在分布,管壁不规则(箭头);B 示节段性分布的胆管扩张,不连续,呈不规则状(箭头)

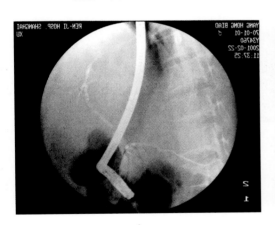
A

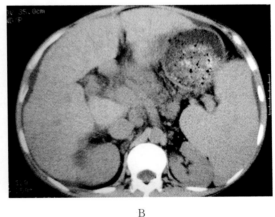
B

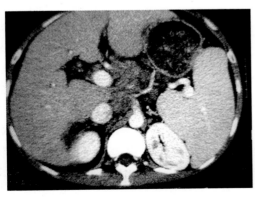
C

图 21-4-18　原发性硬化性胆管炎。A 为 ERCP 胆道造影,示胆管广泛变窄,呈不规则串珠状;B 和 C 为肝脏扫描,肝内未见扩张的胆管影,腹膜后区可见多枚肿大的淋巴结,孤立、不融合

(四) 其他

胆管的良性狭窄还可见于结核、非特异性炎症以及肿瘤放疗后的纤维化。文献报道，良性病变所致的胆管狭窄胆管壁往往均匀增厚，厚度多<0.5 cm，增强扫描往往没有延迟强化的特点(图21-4-19,20)。

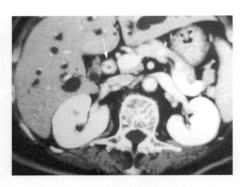

图21-4-19 胆管结核。肝门区胆管壁轻度增厚，管腔狭窄，管壁明显强化(箭头)。术前诊断胆管癌

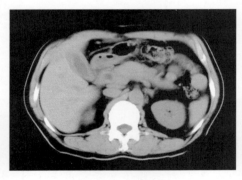

A

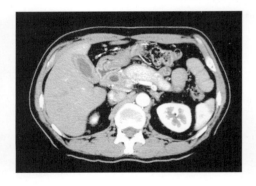

B

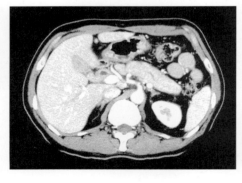

C

图21-4-20 胆总管中下段炎性狭窄。A~C分别为平扫、动脉期和门静脉期扫描，示胆管稍扩张，末端(C)轻度狭窄，胆管壁增厚，动脉期和门静脉期管壁中度强化

(五) 影像学检查方法和比较

急性胆囊炎主要依靠临床表现和US诊断。US检查简单、方便，准确性高。主要表现为胆囊增大，胆囊壁增厚，合并胆囊结石。但US对急性非结石性胆囊炎的诊断比较困难。在诊断困难的病例，过去习惯应用静脉胆道造影，如胆道显影而胆囊不显影，则提示诊断。一般情况下不需要做CT检查，CT的主要应用指征为：①诊断不明确的病例，CT可作为一种

辅助性检查手段；②临床上可疑急性化脓性胆囊炎，特别是气肿性胆囊炎，根据其特殊表现CT可明确诊断；③临床上确诊为化脓性或坏疽性胆囊炎的病例，为了解并发症情况，如胆囊窝积液，有无合并肝脓肿和胆囊穿孔，胆囊癌等。

第五节　胆道结石

胆石症是胆道系统中最为多见的疾病之一。胆结石大多位于胆囊内，胆囊管、肝管和胆总管结石较为少见。胆石症在中年女性中较为多见。在诊治胆道系统疾病中明确有无结石具有重要意义，影像学检查如果方法和条件应用适当，大多可以作出较为明确的诊断。

一、病理

胆结石是由不同成分的胆固醇、胆色素和钙盐所组成。形成结石的原因尚不完全清楚，感染和胆汁滞积是两个重要因素。胆结石根据其不同的化学成分可以分为：①胆固醇结石；②胆色素结石；③胆固醇和胆色素混合结石；④含有钙盐的混合性结石；⑤滞积性结石。胆固醇结石多为单发，呈圆形，往往较大，剖面可见粗糙的胆固醇结晶体呈放射线状排列。胆色素结石常为多发，呈黑色，形如桑葚状颗粒，小而无一定的形态。胆固醇和胆色素合并组成的结石，其中心为胆固醇，周围为成层的胆色素和胆固醇，可夹杂钙盐。混合性结石最常见于胆囊内，一般为多发，可以是分叶状或多面状如石榴籽样，其剖面多成层，往往可有裂隙产生。滞积性结石可为单发或多发，多见于胆管内；这种结石大多是在胆囊内形成，然后移入胆管，但偶尔可在胆管本身内产生，多伴有不同程度的胆管梗阻，它们的形态不一，大多是由胆色素和胆固醇组成，一般含钙盐很少。胆结石的大小不一，可自沙粒样到鸽蛋大小，较大的结石多位于胆囊内。胆囊结石常伴有胆囊炎，如果结石嵌顿在颈部或胆囊管内可以引起胆囊积水或积脓，胆囊壁炎性改变，甚至引起胆囊坏疽、穿孔。

二、临床表现

胆石症的临床表现取决于胆石的部位，是否有移动或嵌顿，以及有无并发胆道梗阻和继发感染等。胆绞痛和阻塞性黄疸是胆石症的两个较为特殊的临床表现。胆绞痛大多是由于胆囊内的结石移动至胆囊管和胆总管内时所引起。局限于胆囊内的结石一般不产生绞痛。黄疸则多是由于结石停留在胆总管或肝管内引起梗阻所致。胆绞痛可以缓解或反复发作。黄疸可为间歇性或可持久存在。此外，胆石症引起的其他症状与胆囊炎相同。如有胆囊坏疽穿孔则可产生腹膜炎表现。胆总管结石的典型临床表现为胆绞痛、发热、寒战和黄疸，即夏科（Charcot）征。但不典型的病例也不少见，也有少数病人可完全无疼痛，仅感上腹不适，黄疸一般不深，并有波动的特点。但有些病人，黄疸为其唯一的临床表现。

三、CT表现

（一）胆囊结石

胆囊结石的诊断主要依据US，直径3 mm大小的结石US也可显示，诊断准确率达95%以上。US的典型表现为强光团伴声影。CT由于检查费用较贵，一般不作为胆囊结石的检查手段。胆囊结石多系在行腹部其他检查时发现。按结石成分 CT 表现可分为 5 种类型：①高密度结石；②略高密度结石；③等密度结石；④低密度结石；⑤环状结石。胆石的 CT 表现与其化学性质密切相关。其 CT 值与胆固醇含量呈负相关，与胆红素和钙含量呈正相关。高密度和略高密度结石绝大多数为胆色素类，少数为混合类结石，CT 可明确显示（图 21-5-1）。等密度结石，在不口服胆囊对比剂的情况下，CT 不能发现。低密度结石表现为胆囊中出现低于胆汁密度的大小不一透亮影，是胆固醇类结石的特点（图 21-5-2）。环状结石表现为结石边缘呈一高或略高密度环状区，中心有低密度区（图 21-5-3）。胆石症的病人多合并胆囊炎，可伴相应的 CT 表现。

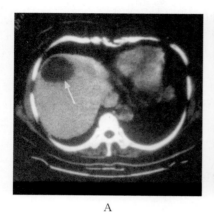
A

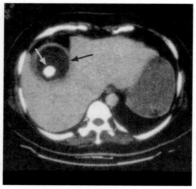
B

图 21-5-1 胆石症。A 和 B 均为肝内胆囊，胆囊增大，胆囊内多发结石（白箭头）。A 示低密度结石，与胆汁密度接近；B 示高密度结石

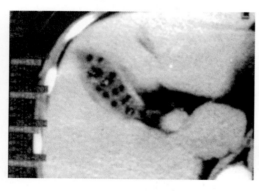

图 21-5-2 胆石症。胆囊壁增厚，胆囊内多发透亮影，外层高密度，中心低密度，CT 值 -150～-50 Hu 为胆固醇结石的特点

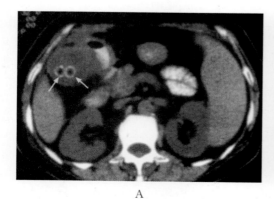
A

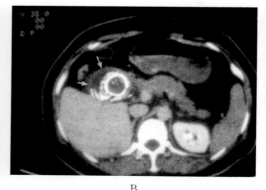
B

图 21-5-3 胆石症。A 和 B 均为环状结石，大小不等（箭头）

CT能反映胆囊结石的化学成分,为现代体外震波碎石、药物溶石技术提供参考资料。胆石与腹腔钙化、肠道内高密度影鉴别有困难时,可改变体位检查,有助于明确诊断。

钙胆汁为一罕见的病理变化,胆囊内胆汁含有较多的碳酸钙盐,胆汁密度增高。一般认为与胆囊管梗阻、胆囊感染和胆囊内胆汁的磁化有关。临床表现具有胆石症和胆囊炎的症状和体征。CT表现为胆囊内容物密度明显升高(达60~80 Hu)(图21-5-4)。在钙胆汁没有充满整个胆囊的病例,CT可见钙胆汁平面。鉴别诊断方面要除外胆道出血和出血性胆囊炎,以及胆囊内充盈有对比剂。钙胆汁的密度明显高于出血,一般高15~20 Hu。胆囊内是否充盈对比剂,可查询病史或日后复查明确之。

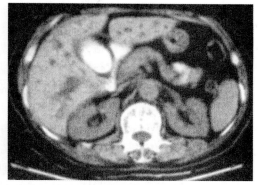

图21-5-4 钙胆汁。胆囊内容物呈均匀性高密度,CT值85 Hu

(二)胆管结石

胆管结石分为原发性和继发性两种。原发性是指结石原发于胆管系统,继发性是指胆囊内的结石迁移至胆管所致。胆总管结石所引起的病理变化主要取决于结石所造成的梗阻程度以及有无继发感染的发生。肝内胆管结石是指发生于左、右肝管汇合部以上的结石,国外以继发于胆囊结石者为多见,国内大多数是原发性的,且发生率高,其化学性质以胆红素结石为主。肝内胆管结石多数合并肝外胆管结石。

1. 肝内胆管结石 肝内胆管结石多种多样,以管状、不规则状为常见,典型者在胆管内形成铸型结石,其密度与胆汁相比从等密度到高密度不等,以高密度结石为多见。结石位于肝内较大胆管者,远端小的分支扩张。肝内胆管结石合并感染,长期反复发作可引起段或叶的肝脏纤维化和萎缩,部分病例CT表现与肝内的胆管细胞性肝癌相似,有些病例需要与肝门胆管癌鉴别。临床病史和延迟扫描技术对鉴别诊断有一定的帮助。

肝内胆管结石合并胆囊结石、胆囊炎、胆总管结石很常见。US和CT一般能明确诊断,个别病例可考虑做PTC检查,后者可明确结石的分布范围、有否合并胆管狭窄和局限性扩张(图21-5-5)。

2. 肝外胆管结石 国外大多数胆总管结石系从胆囊迁移而来,而国内以原发性居多。继发性胆总管结石以胆固醇类混合结石居多,胆固醇成分占73%~85%。原发性结石主要是胆色素类混合结石。由于这种特点,加之CT具有很高的密度分辨率,有人统计,CT诊断胆总管结石的准确性为82%~90%,准确性高低与结石成分有关。

(1)间接征象:胆总管梗阻,CT显示梗阻近端胆管系统扩张。

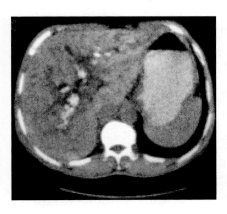

图21-5-5 肝内胆管结石。示胆管内广泛分布的高密度结石

(2) 与结石有关的征象：根据结石的密度、大小和在管腔内的位置，可有以下几种表现：①胆总管内高密度影，可充满整个管腔，周围无低密度胆汁影；或周围环绕低密度胆汁影，形成高密度靶征；或低密度胆汁以新月形围绕高密度结石，形成高密度半月征。②腔内显示软组织密度影，周围极低密度的胆汁环绕（靶征）。③软组织密度影占据大部分胆总管，对侧可见新月形的透亮区（半月征），以上征象均属胆总管结石的典型 CT 表现。④胆总管内中心低密度区边缘为高密度影，代表结石的中心为胆固醇成分，边缘为胆色素成分。⑤胆总管内低密度区的中心见散在点状高密度影，代表混合性结石，中心为胆色素成分。最后两个征象也高度提示结石诊断。有时，胆总管内的结石在 CT 扫描时不能显示，特别是胆固醇结石与胆汁呈等密度或者低于胆汁密度。对这些病例，下列 CT 表现结合临床提示胆总管结石可能：①胆总管轻到中度扩张；②胆总管在胰腺水平或壶腹部突然中断，而周围没有软组织块影；③胆管渐进性狭窄，节段性胆管壁强化无胆管壁的异常增厚提示等密度结石或泥沙样结石。对于诊断不明的病例，需要采用薄层高分辨技术。胆管下端小结石使用右侧卧位，口服水对比剂，有助于结石的发现。

值得注意的是，胰头区的高密度影不一定总是梗阻性结石，胰腺区的淋巴结钙化、胰腺内的钙化、胰颈后方增强效果不佳的门静脉均可以被误认为结石。

下列两种情况也应注意：①胆管结石排出后，胆总管壁因弹性减退或消失，不能恢复原状，胆管系统可以保持扩张状，造成胆管梗阻的假象。肝内胆管因受肝脏保护，梗阻消除后，一般可恢复原状。测定血清胆红素，可判断有无梗阻存在。②结石引起的梗阻常为不完全性或间歇性，胆管扩张的程度有时很轻，CT 测定胆总管直径在正常范围内（<6 mm），或在临界范围内（6～8 mm），但临床上血清胆红素常有升高。综上所述，有结石史的病人，胆管扩张不一定总是意味着梗阻存在。相反，轻度结石梗阻或短期梗阻的病人，胆管也可无明显扩张。CT 表现必须紧密结合临床情况，以免误诊。

胆总管低位梗阻时，如胆总管结石的 CT 表现不明显或不确定者，要高度考虑胰头癌、胆总管癌、壶腹部癌和胰腺炎可能。US 与 CT 结合，或 US(CT) 与 PTC 结合再根据临床表现，有助于明确诊断。上述任何一项技术单独检查，胆总管结石的诊断准确性为 75%～85%，结合两项以上检查技术，诊断准确性可提高到 90% 以上。

螺旋 CT 由于采用容积扫描和高峰期强化扫描，可以比较客观准确地判断胆道腔内容物有无强化，对确定梗阻的原因有一定的帮助。作者一组资料表明螺旋 CT 诊断胆道结石准确性达 85%～90%，优于常规 CT。更值得注意的是肝门胆管癌可能合并胆管结石，或在肝内胆管结石的基础上发生胆管癌。面对这种复杂的病例，往往会注意结石而疏忽了肿瘤，常规 CT 在判断这种合并症病例时较困难，大的高密度结石可能掩盖小的肿瘤，等密度结石又往往难以与肿瘤区分。螺旋 CT 薄层扫描结合动态增强技术在鉴别这种复杂情况时优于常规 CT。

（三）影像学方法评价

根据文献报道及作者的经验，胆管结石的检查应首先采用 US、CT 和 MRI，在不能诊断的情况下，进一步选择非损伤性的 CT 胆管造影（CT cholangiography，CTC）和 MR 胆管造影（MR cholangiography，MRC）。CTC 和 MRC 对胆管结石诊断的敏感性和特异性相仿，都接近 ERCP。在严重梗阻的病例，采用阳性对比剂做 CTC 检查时，胆道显影率甚低，故不及 MRC。在考虑经内镜胆道取石的病例，术前行 ERCP 是必要的。在下列情况下，ERCP 有一定的危险性,如胆道吻合术后等。应注意 ERCP 和胆道内取石术有约 10% 的并发症,1.5% 的死亡率,以及 5%～10% 的失败率。胆总管结石是临床上梗阻性黄疸的常见原因之一。诊断胆道结石各种检查方法的敏感性和准确性从高到低为 CTC、MRC 或 ERCP、CT、US。PTC/ERCP 的敏感性为 90%～97%,准确性 90%～98%,但文献报道其并发症为 2%～7%,造影成功率与操作者的水平关系密切。CT 诊断结石的敏感性及准确性与结石的大小、部位、成分,CT 机性能,检查方法密切相关。对于高密度结石,常规和螺旋 CT 准确性都很高;而对于等密度、低密度结石,常规 CT 的敏感性和准确性差异很大,文献报道不一,为 23%～85%。

第六节 胆道其他病变

一、胆囊腺肌增生症

胆囊腺肌增生症(adenomyomatosis of the gallbladder)是胆囊上皮及肌层增生,黏膜向增厚的肌层内突出或穿过肌层形成罗-阿窦(Rokitansky-Aschoff sinuses),是胆囊的一种常见疾病,发病率为 2.8%～5% 或更高。常表现为胆囊壁的局限性或弥漫性增厚,因此必须与胆囊癌相鉴别。本病的命名有 20 余种,如腺瘤、腺肌病、腺肌增生症、腺肌瘤病、囊腺瘤、囊性胆囊炎、腺性增生性胆囊炎、胆囊憩室性瘤、胆囊炎囊肿等。国外多采用腺肌瘤病,国内多称腺肌增生。

(一) 病因及病理

病因不十分明了,目前多数学者认为胆囊腺肌增生症与胚胎期胆囊芽囊化不全有关,也有学者认为与胆囊动力学障碍,胆囊内压力增高,使黏膜伸入黏膜下层和肌层而形成 Rokitansky-Aschoff 窦有关。病理表现主要是胆囊黏膜和肌纤维增生肥厚,Rokitansky-Aschoff 窦增加,增生的腺体及扩大的窦腔穿入肌层甚至深达浆膜面,窦内可有胆汁淤积、胆固醇沉积或小结石形成,常伴肌层肥大。病理上病变直径约在 0.8 cm 以下,部分达 2 cm。

(二) 临床表现

胆囊腺肌增生症发病率为 2.8%～5%,男女均可发病,女性多于男性,年龄以 40～55 岁者多见。胆囊腺肌增生症多伴有胆囊结石、胆囊炎,所以三者症状类似。一般病程较缓慢,多数表现有反复发作的上腹胀痛或不适、恶心、厌油腻食物。少数患者可以完全没有症状,体检时由 US 或 CT 检查发现。

(三) CT 表现

借鉴病理 Ohtani 分型法,可以分为:①弥漫型:胆囊体部及体至底部弥漫增厚;②节段型:体部或体、颈交界处胆囊壁增厚;③基底型:胆囊底部形成局限性增厚。

有关本病的 CT 文献报道不多,采用螺旋 CT 多期扫描检查的报道更少。作者一组病例中,3 例弥漫型和 1 例节段型胆囊腺肌增生症病人口服胆囊对比剂后行脂肪餐前和餐后 CT 检查,均显示"光环征",明确了诊断,该征象具特征性。基底型的"小帽征",高度提示本病的

CT诊断。CT动态增强或多期扫描动脉期,增厚的胆囊壁均表现为黏膜层和黏膜下区明显强化,门静脉期强化范围扩展,延迟期胆囊壁强化范围扩大,黏膜层和黏膜下肌层不均匀显著强化或较均匀强化。这种强化的方式在胆囊其他病变中不多见,反映了病理上的胆囊黏膜和肌层的增生肥大,可能为胆囊腺肌增生症的强化特点,其特异性有待进一步积累病例证实。作者一组病例中,病变区的胆囊壁明显增厚,胆囊腔缩小,但厚度较均匀,内外壁较光整,肝胆交界面清晰,正常的胆囊区和病变区交界清楚。临床上,胆囊切除术后病理报告胆囊腺肌增生症的发生率为3%~5%,远较CT术前诊断准确性高。CT对胆囊腺肌增生症的检出率与胆囊腺肌增生症的程度有明显关系。轻度者,病理上增生的黏膜未穿透肌层,胆囊壁多轻度增厚,CT仅表现为胆囊壁的弥漫性轻度增厚,或局限性稍增厚,与胆囊炎难以鉴别,术前易误诊、漏诊。部分轻度和中度增生的病例,CT显示胆囊壁可以不增厚或轻度增厚,可被认为正常。中度特别是重度腺肌增生症,CT诊断的准确性明显提高。CT对胆囊腺肌增生症诊断的准确性与腺肌增生症的类型也有关,弥漫型和基底型CT表现较特殊,易引起检查者的重视,如果对本病的CT表现有正确认识,诊断准确性也较高。节段型中,范围较广者与弥漫型表现相似,如果采用合适的检查技术,则易于诊断。局限型者,检查中如不使用薄层和动态增强或多期扫描技术,CT表现与胆囊癌较难鉴别,正确使用CT检查技术,将有助于减少误诊。口服胆囊对比剂后CT检查对胆囊腺肌增生症有定性的诊断价值,CT多期扫描对胆囊腺肌增生症有较高的诊断准确性,两者结合对胆囊壁增厚性病变的诊断和鉴别诊断有较高的价值。临床或US高度怀疑本病而又须CT进一步明确诊断者,建议按口服胆囊造影的要求做CT检查准备,检查前12 h口服碘番酸2~3 g,CT检查中常规使用多期扫描。这样做既可以减少CT检查次数,又可以获得较多的信息,有利于胆囊疾病的诊断和鉴别诊断。本组病例中,偶然见1例使用碘海醇(欧乃派克)增强后24 h胆囊显影,对于CT怀疑胆囊腺肌增生的病例,可以尝试在静脉注射对比剂12~24 h后胆囊区局部延迟CT扫描。如胆囊显影后服脂肪餐再行局部CT扫描,可能会有助于本病的诊断。

文献报道常规CT平扫和增强扫描可以显示胆囊的Rokitansky-Aschoff窦,作者尚未见类似的病例。个别文献报道胆囊腺肌增生症可以表现为胆囊脂肪增生,向腔内突出可以形成息肉样结节。

胆囊腺肌增生症常常存在与胆囊其他病变、特别是胆囊癌的鉴别诊断问题。与胆囊癌的鉴别诊断应注意以下几点:①不能因发现胆囊腺肌增生症和胆囊结石而忽视胆囊癌同时存在的可能性;②胆囊壁的局限性增厚或一侧壁增厚,特别是外侧壁的不规则增厚多支持胆囊癌诊断;③胆囊壁均匀增厚且腔内外光整者倾向于胆囊腺肌增生症,而壁的不规则增厚尤其是内壁高低不平或结节状突出者高度提示胆囊癌;④在胆囊壁普遍增厚的基础上发现局部壁的不规则增厚伴明显强化提示胆囊炎合并胆囊癌的可能性。此外,部分腺肌增生病例CT表现为胆囊窝区或右上腹软组织密度肿块,边界清楚,中心为水样低密度区,可貌似结肠肝曲肿瘤或胃窦部增厚,也需加以区别(图21-6-1~5)。对鉴别诊断困难的病例,MRI检查有重要意义,扩大的Rokitansky-Aschoff窦在T_2WI图像上呈明显高信号,向腔外、壁内突出,颇具特征性。

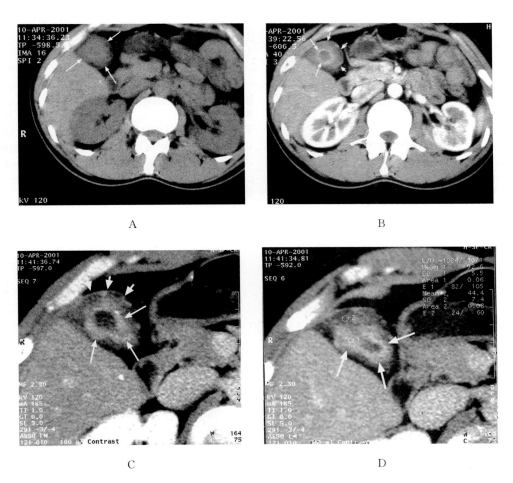

图 21-6-1 胆囊腺肌增生症,弥漫型。A 为平扫,示胆囊窝区软组织肿块,中心密度稍低(箭头);B 为多期增强扫描动脉期,示病变区黏膜层明显强化(长箭头),浆膜面轻度强化(短箭头);C 为门静脉期,示病灶强化扩展(长箭头),部分达浆膜下(短箭头);D 为延迟期扫描,示病变区延迟强化(长箭头),肝胆交界清晰

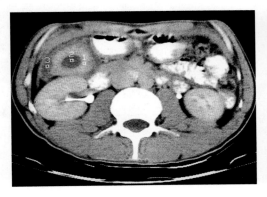

A

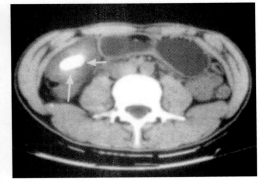

B

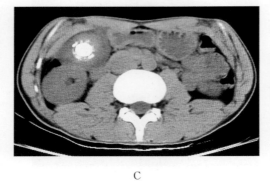

图21-6-2 胆囊腺肌增生症,弥漫型。A示右下腹软组织肿块,6.0 cm×5.0 cm大小,边界清,延迟期强化明显,中心为水样密度;B为口服胆囊对比剂后CT扫描,肿块中充盈对比剂(箭头);C为服脂餐后30 min CT扫描,示胆囊腔内对比剂与Rokitansky-Aschoff窦内对比剂形成"光环征"。本例胆囊位置低于正常

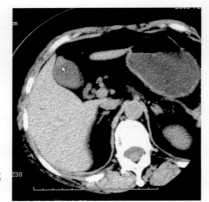

图21-6-3 胆囊腺肌增生症,基底型。胆囊底部局限性增厚,内外缘光整,状如小帽(箭头)

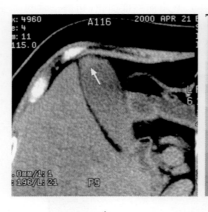
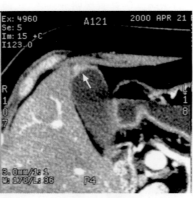
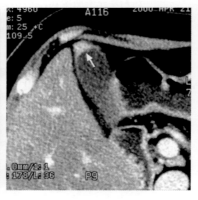

A　　　　　　　　　　B　　　　　　　　　　C

图21-6-4 胆囊腺肌增生症,基底型。胆囊底部局限性增厚,内外缘光整,状如小帽,多期增强扫描动脉期明显强化,门静脉期可见延迟强化

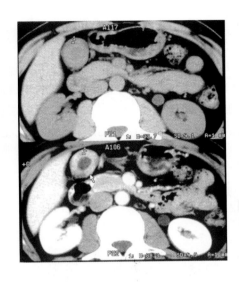

图 21-6-5　胆囊腺肌增生症，节段型。平扫（上图）示胆囊区软组织肿块，中心密度较低；门静脉期图像（下图）示病灶较均匀强化，内外缘光整（箭头），肝胆交界清晰

二、胆固醇沉积症

胆囊的胆固醇沉积症系代谢障碍使过多的胆固醇和其他脂质沉积于胆囊壁黏膜层内所致。本症可分为弥漫型和局限型两种。前者胆固醇广泛沉积于整个胆囊壁的黏膜层内和表面，呈圆形或椭圆形的颗粒状突起，因而有时被称为"草莓状胆囊"。局限型胆固醇沉积可为单个或多个，基底较宽或略带蒂，形如息肉，直径大小一般不超过 1 cm，多在 0.5 cm 左右。单发者多位于胆囊体及颈部，多发者亦较局限于胆囊的一部分，一般无临床症状。

检查本症的方法以常规 X 线口服胆囊造影最为有效，CT 诊断胆固醇沉积症有一定的局限性。因为在本症中，胆囊的浓缩功能大多为正常或较强，服脂肪餐后收缩亦较敏感迅速。弥漫型胆固醇沉积症 CT 显示胆囊的密度为正常或较高，轮廓毛糙，如锯齿状，服脂肪餐后很快明显收缩，毛糙和深浅不一的边缘更为清晰；局限型或息肉型在一般致密的胆囊阴影中显示有位置固定的单发或多发小息肉样充盈缺损，服脂肪餐后胆囊收缩时显示更为清楚。单发者多在胆囊的上、中部交界处，多发者可占较大的范围。影像学上该病与乳头状腺瘤及炎性息肉不易鉴别。

三、胆道出血

胆道出血是肝胆疾病的严重并发症。其病因很多，主要有肝内感染、肝内胆管结石、手术时的探查和肝损伤等。胆道出血在临床上多表现为不明原因的消化道出血。血液可通过开放的胆总管进入胆囊，当出血量占胆囊容量的 77% 和出现血凝块时，CT 表现为胆囊不均匀性密度增高。出血量更大时，胆囊内密度均匀性增加，CT 值达 50～60 Hu。胆管系统出血常合并胆道梗阻，引起胆管扩张、积血。CT 平扫表现为胆管扩张，内见呈管状的高密度影和圆形高密度影。临床病史对 CT 诊断本病有重要作用。鉴别诊断要与钙胆汁、胆管结石相区别。

随着腹腔镜胆囊切除术的开展，胆道损伤明显增加。胆道损伤包括胆管狭窄、闭塞和胆漏。CT 可以显示胆汁聚积的部位、范围、量的多少，鉴别单纯胆漏和合并出血，但难以显示胆漏的准确部位。

四、胆道蛔虫

胆道蛔虫症是由于十二指肠内蛔虫经乳头开口处,部分或全部进入胆总管所引起。为急腹症原因之一。有时可有几条蛔虫钻入胆道,直达肝管。临床症状主要为剧烈的胆绞痛。

应用静脉胆道造影检查后 CT 扫描可以清晰地显示胆道蛔虫的数量、形态。CT 表现为胆管内长条状稍呈弯曲的透亮阴影,其形态与蛔虫相符。

第七节 胆道肿瘤

一、胆囊良性肿瘤

胆囊良性肿瘤包括腺瘤及息肉样病变。前者为真正意义上的肿瘤,后者包括炎性息肉、胆固醇性息肉、腺瘤样息肉等。

胆囊腺瘤与胆囊息肉在病理上是截然不同的两种疾病,而 CT 表现相似,有时统称为息肉样病变。直径<1 cm 的息肉和腺瘤,CT 的检出率很低,为 25% 左右。高分辨薄层 CT 可提高检出率,表现为胆囊壁上的小结节灶,CT 值低于含钙结石,而高于胆汁和胆固醇结石。38%~60% 病例与胆石同时存在。CT 在鉴别息肉样病变与结石有困难时,可变换体位检查,腺瘤和息肉位置不变,而结石常有变动。多数学者认为,息肉样病变直径≥1 cm,年龄大于 60 岁,应怀疑恶变。位于胆囊颈部直径<1 cm 的单发病变应高度怀疑是恶性。胆固醇沉着症和胆固醇息肉与上述病变在影像学上也无法区别(图 21-7-1)。

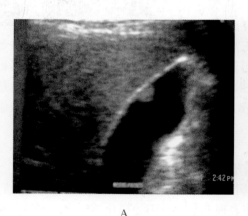
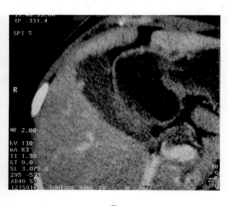

A   B

图 21-7-1 胆囊息肉。A 为超声,示胆囊息肉;B 为螺旋 CT 增强门静脉期,示胆囊底部 0.8 cm 小占位灶,轻度强化,邻近胆囊壁未见异常

胆囊息肉和腺瘤在 CT 和 MRI 上难以截然分清,表现相似,对于<1 cm 的这类病变,无论高分辨 CT 和 MRI 检出率都很低,即使 US 发现胆囊的息肉或小腺瘤,CT 和 MRI 的检查往往阴性,US 的检出率明显高于前两者。因此,我们认为用 CT 和 MRI 检查这类病变价值不大。胆囊息肉与腺瘤、胆固醇结晶的区别为注射对比剂后前两者可以强化。胆囊大腺瘤

和腔内型胆囊癌形态学上表现相似,但强化的方式不同,大的腺瘤在动脉期明显强化,门静脉期和延迟期延迟强化(图21-7-2)。

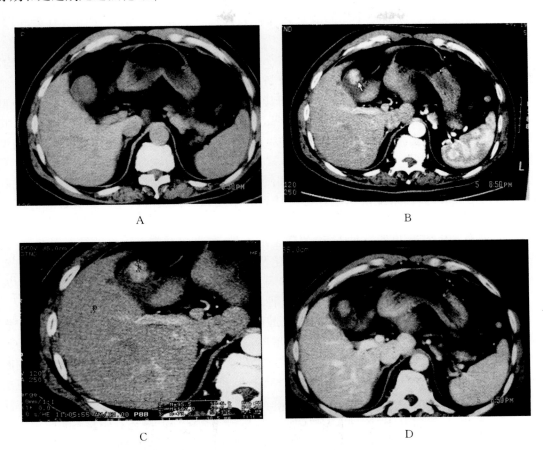

图21-7-2 胆囊腺瘤。A～D为多期扫描图,显示胆囊腺瘤血供丰富,动脉期明显强化(箭头),门静脉期和延迟期持续强化,病变局部和邻近的胆囊壁正常

二、胆管良性肿瘤

胆管良性肿瘤极为少见,包括乳头状瘤、腺瘤、息肉、囊腺瘤、纤维瘤、神经瘤、平滑肌瘤、错构瘤等。其中较多见者为乳头状瘤,乳头状瘤和腺瘤有恶变倾向。

乳头状瘤可为广基型或带蒂型,突入于管腔内,可为单个或多个。临床上小的肿瘤可以没有任何症状,大的肿瘤可以在发生的部位产生梗阻,从而引起相应的症状如黄疸和上腹疼痛等。CT表现为肝门区肿块或胆管腔内肿块,伴轻度或明显胆管扩张。肿块多数边界清楚,局部的胆管壁正常或轻度增厚。

三、胆道恶性肿瘤

胆道恶性肿瘤可分别发生于胆囊、肝内外胆管和壶腹部,胆囊癌的发病率一般高于胆管癌。胆道的其他恶性肿瘤如肉瘤、转移性肿瘤、淋巴瘤、恶性组织细胞病等均非常罕见。

(一) 胆囊癌

胆囊癌是胆道系统最常见的恶性肿瘤,86%发生在50～80岁。女性多于男性,男女之比为1:3,一般认为胆囊癌的发生与胆囊结石所伴发的慢性感染造成的长期刺激有关,因为80%的病例伴有胆囊结石。

1. **病理** 胆囊外观可正常,也可增大、缩小或似急性炎症。胆囊壁明显增厚,厚薄不均,高低不平。肿瘤多发生在胆囊底或颈部,由于肿瘤扩展迅速,往往使原发部位难以确定。组织类型以腺癌最常见,占70%～90%,鳞癌和其他类型少见。腺癌又可分为浸润型、黏液型和乳头状型3种生长方式。其中浸润型最常见,早期多表现为胆囊壁局限性不规则增厚,晚期可使胆囊腔完全闭塞。乳头状腺癌约占20%,肿瘤向腔内生长,形成菜花样肿物。黏液型少见,呈广泛浸润性生长。胆囊癌易于扩散,常直接侵犯邻近组织,主要是肝脏的左内叶及右前叶,其次是十二指肠、胃和结肠,可压迫和侵犯这些器官,形成瘘管。肿瘤经门静脉或肝动脉播散可形成肝内转移,经淋巴途径可转移到肝门处和后腹膜淋巴结。胆囊癌患者多合并胆囊炎和(或)胆石症。

2. **临床表现** 胆囊癌通常见于50岁以上的女性,早期症状多系伴发的结石引起,并无特异性,后期有进行性体重减轻、健康状况恶化及右上腹持续性疼痛,甚至出现黄疸、发热和腹水。半数病人右上腹可扪及肿块。总之,本病无特异症状,转移出现早,又不易诊断,疗效差,预后不佳。US和CT检查技术出现后,这种状况有所改观。

3. **CT表现** 胆囊癌分为胆囊壁增厚型、腔内型、肿块型、弥漫浸润型4种类型:①胆囊壁增厚型,占15%～22%,CT表现为胆囊壁增厚,大部分是不规则的,少数病例可表现为均匀性增厚,非常类似于慢性胆囊炎。②腔内型,占15%～23%,表现为乳头状、单发或多发腔内肿块,基底部胆囊壁增厚。增强后乳头状肿物明显强化,这种类型的胆囊癌,肝脏侵犯出现较晚。③肿块型,占41%～70%,表现为胆囊窝内软组织肿块。几乎所有的病例均有广泛的邻近肝组织侵犯,常合并胆道梗阻,少数病例难以区分肿块来自肝脏还是胆囊。④弥漫浸润型少见,易误为胆囊炎。胆囊癌常伴肝内或肝外胆管梗阻,其可能原因为肿瘤直接侵犯胆管、肝门区淋巴结转移以及肝十二指肠韧带内淋巴结和胰头后淋巴结转移压迫胆道。胆囊癌也常合并胆石症和胆囊炎(占73%～98%),20%的患者胆囊壁可见钙化(图21-7-3～6)。

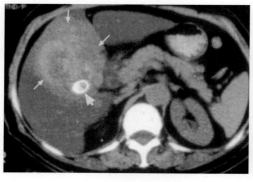
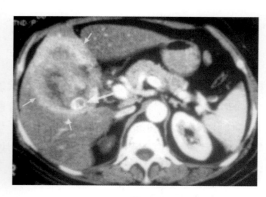

A B

图21-7-3 胆囊癌,胆囊壁增厚型。A为平扫,示胆囊壁不规则增厚(箭头),局限于一侧壁;B示胆囊壁广泛不规则状增厚,厚达2 cm(箭头),在脂肪肝的基础上,病灶强化十分明显,胆囊内见一高密度结石(粗箭头),病灶与肝脏界线消失

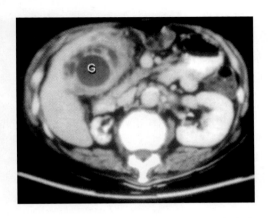
图 21-7-4 胆囊癌，弥漫浸润型。胆囊腔内面光滑，肿瘤沿黏膜下浸润生长，肝胆界线消失，肝内出现低密度灶，腹膜后区淋巴结增大

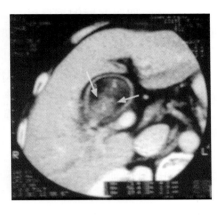
图 21-7-5 胆囊癌，腔内型。腔内见不规则软组织密度结节影（箭头），胆囊壁稍增厚

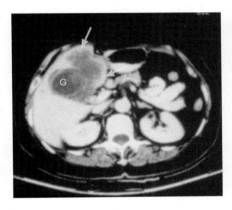

A

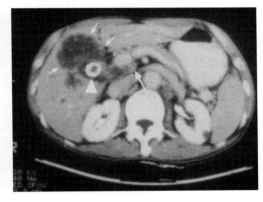

B

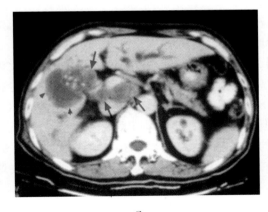

C

图 21-7-6 胆囊癌，肿块型。A 为 CT 增强扫描，示胆囊窝不规则软组织肿块，胆囊影部分存在；B 示肝脏及胆囊窝区低密度病灶，胆囊影消失，胆囊区内见高密度结石（白三角），肝胆界线消失，肝内见低密度病灶，肝内胆管扩张，腹膜后区淋巴结肿大（长箭头）；C 示胆囊窝不规则软组织肿块（箭头），胆囊影消失，胆囊区内见结石，肝门区及腹膜后区淋巴结肿大（箭头）。上述图均为不同病例

虽然CT在诊断胆囊癌方面是很有价值的检查手段，但也有局限性，如胆囊壁的增厚既见于慢性胆囊炎，也见于胆囊癌，有时难以鉴别。在一些晚期病例，CT也难以区分胆囊区的占位是肝癌侵及胆囊还是胆囊癌侵及肝脏（图21-7-7）。个别早期胆囊癌 CT 可以漏诊，尤其是在厚层扫描时。胆囊癌淋巴结转移所致的肿大淋巴结位于胰头区，可以酷似胰腺癌的 CT 表现。胆囊癌的肝内胆管和胆总管内播散常难以被发现，一些阳性 CT 表现者，常易误诊为胆管细胞癌或胰腺癌肝内转移。少数位于肝脏方叶胆囊窝周围的肝脏血管瘤由于观察不全面或检查不仔细可能误诊为胆囊癌。

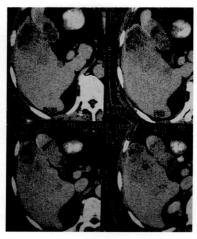

图 21-7-7 肝癌胆囊转移。肝右叶肝癌，胆囊内低密度影，手术病理确诊为肝癌胆囊转移

下列表现有助于胆囊癌侵犯肝脏或肝癌侵犯胆囊的鉴别：胆囊癌伴胆管扩张的概率高于肝癌，作者收集的45例晚期胆囊癌中，32 例见到肝内胆管扩张；胆囊癌的强化明显，且持续时间长；如软组织肿块内见到结石影，支持胆囊癌诊断；胆囊癌侵犯门静脉形成癌栓的概率明显低于肝癌，临床资料如甲胎蛋白（AFP）检测和肝炎、肝硬化病史也有助于两者鉴别。

胆囊癌和胆囊炎都可表现为胆囊壁的弥漫性增厚，造成鉴别诊断困难。Smathens 等认为，以下 CT 征象可作为胆囊癌诊断时的参考：①胆囊壁不均匀性特别是结节状增厚；②胆囊壁强化明显；③出现胆管梗阻；④直接侵犯肝脏，表现为邻近肝组织边界不清的低密度区；⑤肝内出现结节状转移灶。下列征象则支持胆囊炎的诊断：①胆囊周围境界清晰的低密度，反映了胆囊壁的水肿或胆囊炎所致胆囊周围的液体渗出；②胆囊壁增厚而腔内面光整；③胆囊壁弥漫性增厚；④肝十二指肠韧带的增厚。胆囊结石、大的软组织肿块位于胆囊窝、胆囊周围脂肪层水肿等在鉴别诊断上都没有特征性。

值得注意的是，胆囊癌晚期，不论肿块型、囊壁增厚型还是腔内型均可以使胆囊腔闭塞，CT 图上见不到胆囊影。多数胆囊癌合并有结石和慢性胆囊炎，当胆囊周围结构不清时，应进一步检查，而不能满足于胆石症、胆囊炎的诊断。

US 和 CT 问世前，胆囊癌的术前诊断是十分困难的问题。现在，胆囊癌的检出率大为提高，但多数病例为中晚期，手术切除率并不高，预后较差。早期胆囊癌的诊断以及与胆囊炎的鉴别诊断仍然是一个很困难的问题。Shiral 等前瞻性研究一组 241 例胆囊癌，CT 诊断准确性仅 42%。这一组数字虽然偏低，但却说明 CT 发现早期病例以及鉴别诊断是有限度的。螺旋 CT 较常规 CT 无疑有一定的优势，连续层面容积扫描在一次屏气下完成，可以避免漏层和漏检，对发现小的病灶如局部胆囊壁的增厚、壁结节、腔内小的肿块均有帮助（图 21-7-8）。

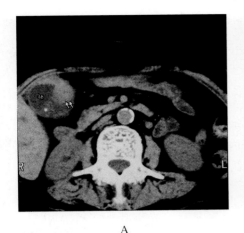
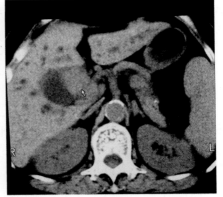
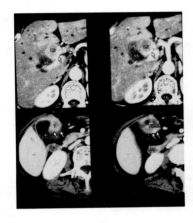

图 21-7-8 胆囊癌。A 为胆囊中心层面平扫图；B 为肝门区平扫图；C 上图为肝门区增强动脉期，下图为胆囊区增强门静脉期。A 和 C 下图显示胆囊偏心性肿块（双箭头），B 和 C 上图示肝门区胆囊旁一明显肿大淋巴结（单箭头），肿瘤和肿大淋巴结强化均很明显

螺旋 CT 扫描的另一突出优点是易于对一个或多个可疑的病灶进行动态增强的观察。过去，胆囊腔内的碎片充满整个胆囊腔或与结石混合形成一个等密度的肿块，常规 CT 常常难以与肿瘤鉴别，如果合并感染和胆囊管阻塞，良恶性鉴别诊断就更困难。由于螺旋 CT 可以客观地观察肿块有无血供即有无强化，从而明显提高胆囊区占位的诊断和鉴别诊断能力。胆囊癌形成的腔内肿块在螺旋 CT 三期扫描中强化较明显，尤其在动脉期。胆囊壁增厚的定性诊断仍然是目前影像学的一个难点，螺旋 CT 三期扫描对胆囊壁增厚的良恶性定性帮助不大，原因主要是胆囊炎与胆囊癌往往合并存在，早期胆囊癌造成的胆囊壁增厚与胆囊炎的壁增厚混淆，炎性病变和胆囊癌的强化方式无明显差异。其次，胆囊癌发生在胆囊颈部者易侵及胆囊管造成胆囊管狭窄，诱发急性化脓性胆囊炎，炎症造成的 CT 表现掩盖了肿瘤病变或混淆了诊断者的视线。过去许多学者如 Smathers 等强调晕圈征（halo sign）是鉴别胆囊良恶性病变的一项重要指标。实际上，其可靠性并不高。众所周知，胆囊癌病人常常有长期的慢性胆囊炎病史且多合并胆结石，有些是以胆管阻塞合并急性感染起病的，我们发现这些病人常常可以观察到此征象，因此，晕圈征仅提示胆囊炎的存在，但不能排除隐藏着恶性病变。同样，淋巴结增大、胆管梗阻、胆囊周围脂肪浸润均可见于良恶性病变，无特异性。相反，螺旋 CT 增强扫描发现胆囊腔内强化的肿块，或者局限不规则增厚的壁合并强化则高度提示肿

瘤的存在(图 21-7-9)。

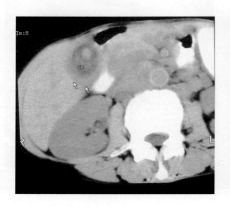
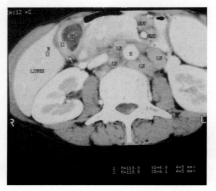

A   B

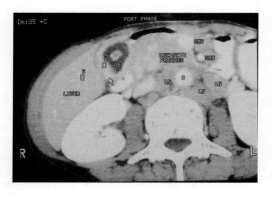

C

图 21-7-9 胆囊癌。A 为平扫,示胆囊壁增厚,内可见混合密度结石影,箭头示晕圈征;B 为动脉期,示在胆囊壁普遍增厚的基础上(慢性炎症引起),外侧壁不规则异常增厚,明显强化(箭头),后腹膜区广泛肿大淋巴结;C 为门静脉期,示增厚的胆囊壁延迟强化(箭头),CT 值 115 Hu,LN 代表淋巴结

归纳起来,胆囊炎与胆囊癌的鉴别诊断应注意以下几个问题:①不能因发现胆囊炎和胆囊结石而忽视胆囊癌同时存在的可能性。②胆囊壁较均匀增厚主要见于胆囊炎,也偶见于浸润型胆囊癌,即使是螺旋 CT 三期扫描鉴别诊断意义也不大。相反,胆囊壁的局限性增厚或一侧壁增厚,特别是外侧壁的不规则增厚多支持胆囊癌诊断。③胆囊壁均匀增厚且腔内光整者倾向于胆囊炎,而壁的不规则增厚尤其是内壁高低不平或结节状突出的高度提示胆囊癌。④在胆囊壁普遍增厚的基础上发现局部壁的不规则增厚伴明显强化提示胆囊炎合并胆囊癌的可能性。

胆囊癌侵犯肝脏是最常见的转移途径,34%~89%的病人在手术中发现肝侵犯,螺旋 CT 三期薄层动态增强扫描在发现胆囊癌肝侵犯和判断胆囊窝区肿块起源方面有一定的价值。肝脏明显受侵犯者,胆囊内肿块一般较大,占据整个或大部分胆囊窝,致使正常胆囊影消失(图 21-7-10)。另外,胆囊癌侵犯肝脏所致肝内占位与肝细胞癌的强化方式有明显差别,在动态增强图上较易区别,前者呈持续强化,后者动脉期强化明显,门静脉期及延迟期强化程度迅速下降。

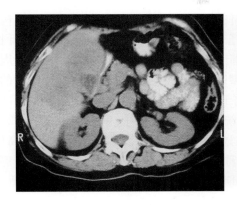

A

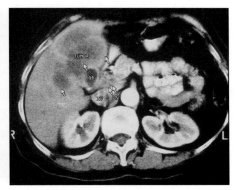

B

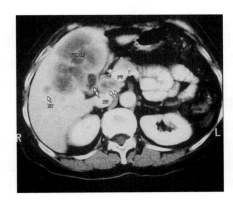

C

图 21-7-10 胆囊癌,肿块型,侵犯肝脏。A 为平扫,胆囊窝区不规则软组织密度肿块,正常胆囊影消失,肝内见大片低密度区;B 和 C 为动脉期和门静脉期增强扫描,肿块周边不规则环状强化(箭头),与受侵的肝内占位病灶不易区分,双箭示腹膜后肿大淋巴结,GB 代表残存的胆囊腔,箭头和 MT 示肝内转移灶

4. 影像学技术比较 胆囊癌的影像学诊断方法虽多,除 US、CT 和 MRI 外,常规口服胆囊造影和静脉胆道造影等的敏感性和特异性均很差。由于胆囊癌常伴发胆囊炎、胆石症,或由于肿瘤阻塞胆囊管,故口服胆囊造影常不显影。静脉胆道造影价值也有限。PTC 和 ERCP 仅对胆道有无梗阻提供依据,对胆囊癌的早期发现和直接诊断没有帮助。上消化道钡餐造影可显示十二指肠球部受压改变,如果无肠壁的直接侵犯,则与其他原因造成的胆囊增大压迫球部无法鉴别。血管造影在胆囊癌的诊断上有较大价值,为 US 和 CT 问世前主要的诊断手段,自 US 和 CT 应用以来,胆囊癌的诊断率大为提高,但在早期胆囊癌的检出,晚期胆囊癌与肝癌相互侵犯的鉴别方面,少数病例仍存在困难,一般而言,CT 在胆囊癌的诊断尤其是了解胆囊癌的扩散范围方面,优于 US。Weinter 报道的 11 例胆囊癌病人中,7 例两者诊断均正确,3 例仅 CT 作出诊断,另 1 例两者术前均误诊。作者收集的 16 个疑难病例中,2 例 CT 无法与肝癌鉴别,有 1 例慢性胆囊炎囊壁明显增厚,术前误诊为胆囊癌,而 US 术前不能明确诊断的有 5 例。MRI 对胆囊癌的诊断价值与 CT 相仿,可以互为补充。

(二) 胆管癌

胆管癌的发病率居胆道恶性肿瘤的第二位。与胆囊癌相反,胆管癌以男性多见,男女之比为 2∶1～2.5∶1,好发年龄在 50～70 岁。病因不明,可能与慢性溃疡性结肠炎、原发性硬化性胆管炎、Caroli 病、胆管囊肿、肝胆管结石等因素有关。

1. 病理表现　　大体病理分 3 型,即结节型、浸润型和乳头型,其中以浸润型多见。浸润型致胆管壁增厚而且僵硬,常累及胆管壁全周,使管腔狭窄,黏膜呈灰白色,致密,结构模糊,并伴有多量纤维组织增生;结节型向腔内生长,形成硬质结节,直径<2 cm;乳头型可长成灰白色质脆的乳头状肿块,早期即可阻塞管腔。胆管癌根据发生的部位分为 4 型:①周围型,肿瘤位于肝内较小的胆管,又称胆管细胞性肝癌;②肝门型,肿瘤位于肝门附近较大的肝管;③肝外胆管型,即胆总管癌;④壶腹型,肿瘤位于胆总管下端近壶腹区。胆管癌中肝门型最常见,占 50%～70%,复旦大学附属中山医院统计的一组资料中,肝门胆管癌占 62%(31/50)。肝门胆管癌由 Klatskin 于 1965 年首先描述,因此又名 Klatskin 瘤,是临床上高位梗阻性黄疸的主要原因。壶腹型其次。后 3 型又统称为肝外型。第 1 型即胆管细胞性肝癌。

2. 临床表现　　胆管癌起病隐匿,发病的早期主要表现为右上腹或上腹部的不适。随病情的进展,患者出现黄疸、消瘦,大部分病人的黄疸呈进行性加重,个别患者可呈间歇型,这类病人有时反而延误诊断和治疗。其他症状为右上腹不适和肝区钝痛、食欲不佳和肝脏肿大等。少数病例可有寒战和发热。

3. CT 表现　　胆管癌的 CT 表现依据肿瘤生长的部位和生长方式而有所不同。周围型者即胆管细胞性肝癌,病灶一般较大,在平扫和增强检查中,都表现为低密度灶,多数病例有轻到中度强化表现,以延迟强化为主,常伴有病灶内和(或)周围区域胆管扩张,须与肝内原发性肝细胞性肝癌和转移癌区别。肝门型者,如肿块位于肝总管,则全部的肝内胆管扩张,但左右叶胆管扩张的程度可以不对称。位于左或右主肝管者,则相应的胆管扩张。约 70% 的肝门型者可显示肿块,肿块呈中度强化;局限于腔内小的肿块,可见肝管壁增厚和强化,腔内见软组织块和显示中断的肝管。但小的肿块尤其位于腔内的,CT 不一定能显示。动态高分辨薄层 CT 可提高肿块检出率。肝门型常侵及肝门结构和周围肝组织,以至于难以区分肿块的来源。部分学者认为肝叶萎缩是胆管癌的间接征象,常见于胆管严重梗阻且时间较长的患者。肝外胆管型和壶腹型 CT 表现相同,主要表现为低位胆道梗阻和胆总管突然中断,部分病例在胆管中断的部位可见腔内软组织肿块,或显示胆总管壁不规则增厚,提示阻塞是由于腔内的肿瘤引起。

鉴于肝门胆管癌比较多见,影像学诊断有一定难度,因此结合螺旋 CT 表现作一重点介绍。

肝门部胆管癌或称近段胆管癌,是指原发于胆囊管开口以上,主要侵犯肝总管及其分叉部以上的左右肝管的胆管腺癌。从大体病理上,肝门胆管癌可分为 4 种类型:①息肉样型;②结节型;③硬化型;④浸润型。胆管癌早期多位于胆管腔内生长,现有的影像学方法不易显示,是影像诊断的难点之一。过去 PTC 是肝门胆管癌不可缺少的诊断方法,缺点为有损伤性,有一定的并发症。ERCP 在胆管癌造成梗阻性黄疸时,是一项有危险的检查方法,因可将细菌送至梗阻的胆管系统,诱发急性胆管炎,应列为禁忌。无论 PTC 还是 ERCP,显示梗阻端的形态较理想,常不能直接显示肿块。常规 CT 尽管采用动态薄层技术,对肿块本身的显示率仍较低,为 40%～70%,早期位于腔内的肿块显示率更低,对<1 cm 的肿块,常规 CT 难以观察到。

肝门胆管癌绝大多数是乏血管的肿瘤,一般较小,多<3 cm,在螺旋 CT 三期扫描中,肿

瘤的强化出现在注射对比剂后30 s,强化的峰值出现在90～120 s,具有延迟强化的特点,少数表现为早期强化者,仍具有延迟强化的特点。我们一组25个病例,动脉期(20～25 s)按强化程度统计,10例病灶为低密度无强化,4例轻度不均匀强化,6例中度不均匀强化,5例明显不均匀强化。21例门静脉期(70～120 s)和延迟期(3～20 min)为不均匀高密度,4例呈等密度。与文献报道的基本一致。该特点在鉴别肝细胞肝癌侵犯胆道致胆道梗阻,以及鉴别肝癌胆管癌栓方面有一定的作用。肝门胆管癌早期弥漫均匀强化者很少见。螺旋CT的无间隔扫描使得胆管癌的形态学特点也更易被显示,本组资料证明,螺旋CT显示突入腔内的肿块或腔内的充盈缺损明显优于常规CT。肝叶的萎缩合并门静脉分支的闭塞也是肝门胆管癌的一个特点,文献报道肝门胆管癌的门静脉分支侵犯主要表现为血管的狭窄和包绕,而门静脉癌栓较少见。此点也是区别肝门肿块起源的参考点。总之,境界较清楚的肿块,不均匀的进行性强化,明显的肝内胆管扩张,肝叶的萎缩,段的门静脉分支闭塞是肝门胆管癌的主要特点(图21-7-12～14)。

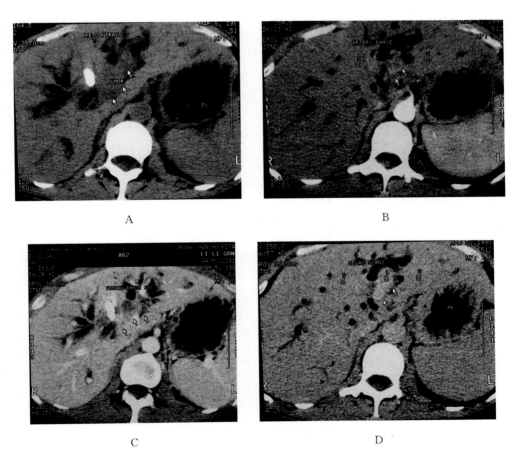

A   B

C   D

图21-7-12 胆管癌。A为平扫,肝内胆管明显扩张,左右肝管汇合处隐约可见一不规则软组织肿块(箭头),肝内胆管结石一枚;B为动脉期,肿块轻度强化(箭头);C为门静脉期,肿块与肝组织密度相近,难以确定肿块范围;D为延迟扫描(360 s),肿块呈高密度(箭头),CT值83 Hu,正常肝组织为64 Hu

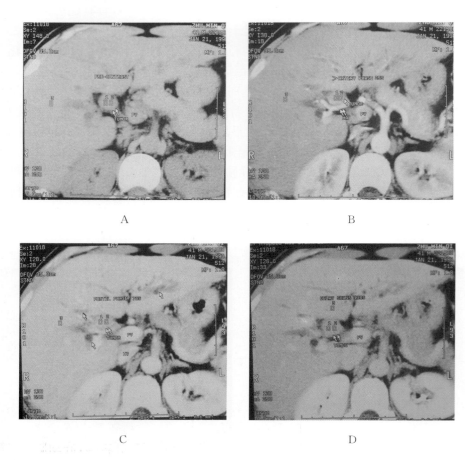

图 21-7-13 肝门胆管癌。A 为平扫,肝门区肿块呈等密度(箭头),CT 值 40 Hu;B 为动脉期,肿块中度强化,CT 值 60 Hu;C 为门静脉期,肿块持续强化,CT 值 85 Hu;D 为延迟期(180 s),肿块进行性强化,CT 值 73 Hu;箭头示强化的肿块

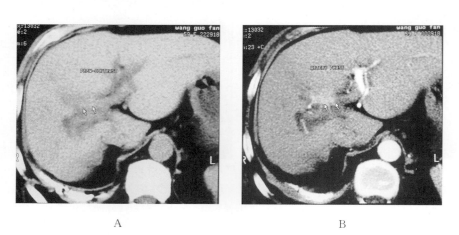

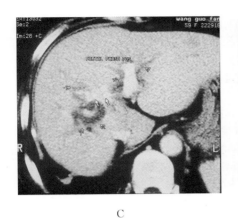 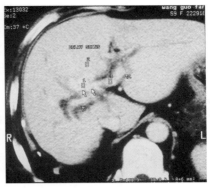

| C | D |

图 21-7-14 肝门胆管癌。A 为平扫,肝内胆管扩张,肝门区结构不清,似有占位灶(箭头); B 为动脉期,肝门区早期异常强化区,边界不清(箭头);C 为门静脉期,病灶呈稍高密度(箭头),界限不清,肝内胆管扩张(小单箭头),扩张的肝管于肝门区中断;D 为延迟期(180 s),肿块延迟强化呈高密度(箭头),CT 值 100 Hu

浸润型胆管癌以胆管壁的浸润、增厚和管腔狭窄为主要表现,肝门区软组织肿块并不明显。螺旋 CT 多期薄层扫描结合多平面重建,尤其是冠状面、多角度斜冠状面 MIP 或 Min-p 图像,较单纯横断面图像显示病变及病变范围更佳。根据胆管壁浸润范围可进一步分型:病变局限于肝总管、左肝管或右肝管;肝总管病变累及左或右肝管,或三者同时受累。这对手术可切除性评估以及手术计划的制定很有帮助。

胆管癌不能切除的指标包括:广泛的肝脏侵犯,淋巴结转移,肝转移,肝动脉或门静脉的侵犯。螺旋 CT 动脉期、门静脉期、延迟期扫描不但利于观察肝门胆管癌的强化和形态特点,更利于观察肿瘤沿周围血管侵犯的情况和肝内有无转移灶,这些情况对于术前判断肿瘤可否切除十分重要。文献报道一组病例,对晚期胆管癌患者,常规 CT 和螺旋 CT 术前分期的准确性均高达 95%,但常规 CT 对胆管癌分期总的准确性较差(仅 50%)。胆管癌的肝侵犯较常见,约见于 30% 的病例,常规 CT 可发现其中 50% 的病例,约 30% 的病例程度估计不足。螺旋 CT 分期的准确性达 85%,明显优于常规 CT。

肝门型胆管癌由于肝门区胆管内径较小,左、右肝管内径约 0.3 cm,肝总管内径约 0.4 cm,因此,早期即可造成胆管的完全梗阻,出现肝内胆管扩张和黄疸,而肿块往往较小,常规 MRI 序列虽可显示,但不及 MRI 增强扫描。一侧的肝门胆管癌除了以上表现外,较有特征的征象是该侧的胆管明显扩张和肝叶的萎缩。胆囊常常缩小,如果增大,则提示肿瘤累及胆囊管或肿大的淋巴结压迫胆囊管。值得注意的是,一侧肝叶萎缩在胆管结石合并反复发作的慢性炎症时往往也可出现。肝门型胆管癌患者发现较早,但手术切除率很低,主要原因是早期侵犯肝门结构,如肝门区血管、肝脏以及局部和远处淋巴结转移。

(彭卫军　周康荣　张　蓓　顾　军)

参考文献

1. 荣独山主编. X 线诊断学. 上海:上海科学技术出版社,1998
2. 金庆丰编著. 胆道疾病. 上海:上海科学技术出版社,1981
3. 吴恩惠主编. 肝胆胰脾影像学. 北京:人民卫生出版社,1986
4. 周康荣主编. 腹部 CT. 上海:上海医科大学出版社,1993
5. 江绍基主编. 临床肝胆道系统病学. 上海:上海科学技术出版社,1992
6. 彭卫军,周康荣,李轫晨,等. 胆囊腺肌增生症 CT 检查技术和表现. 中华放射学杂志,2002,36:725
7. 彭卫军,张蓓,周康荣,等. 胆管囊肿 CT 表现. 中国临床医学,2001,8:316
8. 彭卫军,张蓓,周康荣,等. 胆管囊肿合并胆道系统肿瘤 CT 表现. 中华普通外科杂志,2000,15:736
9. 张蓓,彭卫军,周康荣. 胆管囊肿合并胆管癌 CT 表现. 临床放射学杂志,2001,20:115
10. 顾军,周康荣,彭卫军. 螺旋 CT 胆道造影及其三维重建的临床应用价值. 临床放射学杂志,2000,19:490
11. 彭卫军,周康荣,陈财忠,等. 磁共振胆道造影在胆道梗阻定位和定性中的价值. 中华放射学杂志,1997,31:668
12. Brink JA, Heiken JP, Balfe DM. Noninvasive cholangiography with spiral CT. Radiology, 1992, 185:141
13. Campbell WL, Ferris JV, Holbert BL, et al. Biliary tract carcinoma complicating primary sclerosing cholangitis: evaluation with CT, cholangiography, US, and MR imaging. Radiology, 1998,207:41
14. Camus C, Taourel P, Calvet C, et al. Differentiating stones from tumors of the biliary tree: a new challenge for MR cholangiography? AJR, 1998,170:511
15. Chun Choi BI, Han JK, Shin YM, et al. Peripheral cholangicarcinoma: comparison of MRI with CT. Abdom Imaging, 1995,20:357
16. Chun LA, Ha HK, Yu ES, et al. Xanthogranulomatous cholecystitis: CT feature with emphasis on differentiation from gallbladder carcinoma. Radiology, 1997,203:93
17. Fleischmann D, Ringl H, Schofl R, et al. Three-dimensional spiral CT cholangiography in patients with suspected obstructive biliary disease: comparison with endoscopic retrograde cholangiography. Radiology, 1996,198:861
18. Jesudason SR, Govil S, Mathai V, et al. Choledochal cysts in adults. Ann R Coll Surg Engl, 1997,79:410
19. Hamada Y, Sato M, Sanada T, et al. Spiral computed tomography for biliary dilatation. J Pediatr Surg, 1995,30:694
20. Gillams A, Gardener J, Richards R, et al. Three-dimensional computed tomography cholangiography: a new technique for biliary tract imaging. Br J Radiol, 1994,67:445
21. Gerg M, Greenberg BM, Rubin JM, et al. Computed tomographic cholangiography: a new technique for evaluating the head of the pancreas and distal biliary tree. Radiology, 1982,144:363
22. Klein HM, Wein B, Truong S, et al. Computed tomographic cholangiography using spiral scanning and 3-D image processing. Br J Radiol, 1993,66:762
23. Kumar A, Aggarwal S. Carcinoma of the gallbladder: CT findings in 50 cases. Abdom Imaging, 1994, 19:304
24. Lacomis JL, Baron RL, Olive JH, et al. Cholangiocarcinoma: Delayed CT contrast enhancement patterns. Radiology, 1997,203:93
25. Ohtani T, Shirai Y, Tsukadak K, et al. Spread of gallbladder carcinoma: CT evaluation with pathologic correlation. Abdom Imaging, 1996,21:195
26. Ohtani T, Shirai Y, Tsukadak K, et al. Carcinoma of the gallbladder: CT evaluation of lymphatic spread. Radiology, 1993,189:875

27. Soyer P, Sibert A, Laissy JP. Intrahepatic bile duct dilatation secondary to hepatocellular carcinoma: CT features in 10 patients. Abdom Imaging, 1995,20:114
28. Soyer P, Bluemke DA, Reichle R, et al. Imaging of intrahepatic cholangiocacinoma: Hilar cholangiocarcinoma. AJR, 1995,165:1433
29. Stockberger SM, Sherman S, Kopecky KK. Helical CT cholangiography. Abdom Imaging, 1996,21:98
30. Stockberger SM, Wass JL, Sherman S, et al. Intravenous cholangiography with helical CT: comparison with endoscopic retrograde cholangiography. Radiology, 1994,192:675
31. Van Beers BE, Lacrosse M, Trigaux JP. Noninvasive imaging of the biliary tree before or after laparoscopic cholecystectomy: use of three - dimensional spiral CT cholangiography. AJR, 1994, 162:1331
32. Zeman RK, Berman PM, Silverman PM, et al. Biliary tract: three - dimensional helical CT without cholangiographic contrast material. Radiology, 1995,196:865

第三篇 胃肠道、腹腔与腹膜后腔

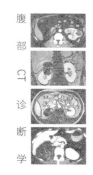

第二十二章 胃肠道

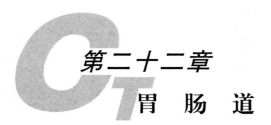

胃肠道病变以前以钡餐检查和内镜及镜下活检为主要手段。近年来，CT、US，特别是腔内超声在临床也逐步得到应用。随着设备的不断发展和完善，CT扫描速度和分辨率显著提高，图像质量明显改善。加之近年来胃肠道对比剂的改进和合理选用，多排螺旋CT（MDCT）及影像处理工作站的应用，CT检查在胃肠道方面的优势更加明显，不但能良好地显示胃肠道壁本身、腔外的改变，而且可以较好地显示黏膜面的表浅凹陷或隆起性病变，并可以多方位地显示胃肠道肿瘤与周围结构的关系，为胃肠道的CT检查提供了更加理想的客观条件，拓展了CT在胃肠道方面的应用范围。目前胃肠道CT应用指征主要有以下几个方面：①恶性肿瘤的术前分期和评估；②腔内、壁内和腔外肿块的鉴别；③恶性肿瘤治疗后随访，了解疗效及有否复发；④凡有消化道症状病例，如体重减轻、腹部疼痛和消化道出血，临床上不能确定病变部位，胃肠道作为全腹检查的一个部分，进行搜索检查；⑤其他检查技术如钡餐和内镜未发现明确病变或仅为可疑，可进一步做CT检查。前两项为CT检查的主要指征，但不论何种情况，CT只能作为一种补充手段，不应该是首选检查方法，更不应该取代常规的钡餐和电子纤维内镜检查。

第一节 胃肠道的正常解剖和CT表现

一、胃的CT应用解剖

胃头端向尾端的横断面图像分别显示下列各区：贲门区呈喇叭口状，局部胃壁明显较其他部位厚，有时形成假性肿块，易误诊为贲门癌。此区位置较固定，与肝的静脉韧带裂在同一层面。胃底部多呈圆形或椭圆形。胃食管交界处在CT图像上比较固定，交界区3～4 cm以下层面为胃体部，体部又分成上、中、下3份。胃的整体形态多呈钩状，横断面上，胃底及胃体上部小弯侧靠中线区，大弯侧位于外侧，胃体中部与胃窦

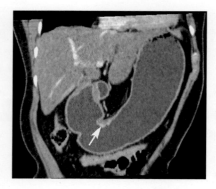

图 22-1-1 胃体部胃小弯胃癌。口服水对比剂后螺旋 CT 容积扫描,斜冠状位图像显示病灶(箭头)、胃的形态和周围关系

幽门前区多在同一扫描层中出现,呈一大一小双圆形或双椭圆形。幽门胃窦部与胃体下部移行区,胃的形态变化较大,幽门胃窦部的大弯侧位于身体右侧,体部大弯侧位于左侧,而胃体及幽门区小弯侧都靠近中线区。再向尾侧的扫描层面,胃的形态由双椭圆形逐渐变成不对称之哑铃状,胃体下部及窦部大弯侧分别在左、右两侧,而小弯角切迹处在近中心双圆相交处。继续向尾侧的扫描层面上,胃形态逐渐变成单一的长椭圆形或长柱形,胃体和窦部大弯侧分别位于两侧,这时胃小弯已经消失。胃横断位上的表现随体形、充盈状况等不同而有所差异,需酌情分析。MDCT 容积扫描,多方位重建,可以直观地显示胃的形态和解剖关系,有利于病灶的定位和显示病变的范围以及与周围组织、器官的关系(图 22-1-1)。

二、胃壁厚度及 CT 表现

文献中关于胃壁厚度的正常范围目前较统一,一般认为正常胃壁的厚度≤5 mm,>5 mm 为异常。胃壁的厚度随扩张的程度不同而有所差异,确定胃壁的厚度应参照口服对比剂的量。作者的资料中,受检者服水 1 000 ml,行山莨菪碱(654-2)低张时,胃壁的平均厚度为 2.73±1.67 mm,体部较薄(1~2 mm),很少>2.5 mm,其胃壁厚度>3.0 mm 可认为异常;胃窦部和胃食管交界区胃壁较厚,分别在 0.5~3.0 mm 及 2.5~5.0 mm,>5.0 mm 可视为异常。在判断增厚的胃壁系良性或恶性病变所致时,需结合增厚胃壁的形态、胃壁强化的方式、黏膜是否完整及病变周围等情况综合分析。在适当扩张状态下,山莨菪碱对胃壁厚度变化影响不大,但山莨菪碱可明显减少图像伪影,提高图像质量。此外,山莨菪碱可延缓胃的排空,以利于在胃的充盈扩张状态下完成 CT 检查,从而有助于鉴别诊断。螺旋 CT 扫描胃壁强化明显,胃壁的强化呈 3 种形式:①胃壁呈均一强化,轮廓光整、清楚,呈此表现的约 30%。胃的贲门区较体部及窦部强化略明显。②胃壁呈两层不同密度结构,内层呈高密度,外层呈相对低密度。在螺旋 CT 扫描中较多见,约占 60%。③胃壁呈 3 层不同密度结构,内层(黏膜层)呈高密度,中层(黏膜下层和肌层)为低密度,外层(浆膜层)呈略高密度。三层或二层结构的显示率与胃扩张程度有关,即与口服对比剂的量有关。服中等量对比剂(<500 ml)显示机会较多,特别是胃窦部、体部大弯侧;服大量对比剂(800 ml)后常只能在部分病例的胃窦部显示"二环"表现。

胃腔大小和形态变化较大,且与肝脏、脾脏的大小、位置有关。胃底的左后方是脾,右前方是肝,内侧是左膈脚。胃壁与肝、脾接触的部分因缺少脂肪对比而显示欠清。胃体的垂直部分近圆形,位置偏前,与肝左叶、脾脏、胰尾和空肠关系密切,有时结肠脾曲在其左侧。胃的小弯面与大弯面相比偏右、偏后。胃体的水平部弓形向右方与胃窦相接,胰体在其背侧。当胃呈空虚状态和收缩时,胃与胰腺之间往往可见肠曲影。胃与胆囊、横结肠以及结肠的肝曲和脾曲也有相邻关系。上述脏器和胃部肿瘤病变可相互推压和侵犯。胃的韧带主要包括肝十二指肠韧带、肝胃韧带、胃脾韧带和胃结肠韧带。肝十二指肠韧带内包含有门静脉、胆总管、肝固有动脉和淋巴结等。肝胃韧带内有胃左、右动脉分支,胃冠状静脉和淋巴结。在良好的增强 CT 图像上,一些重要结构在腹腔脂肪的衬托下均易于显示。肝胃韧带内>5 mm 的软组织影提示淋巴结肿大或曲张的静脉。门静脉高压的病人在胃脾韧带内常见到静脉曲张阴影。

胃的淋巴结分为 16 组,在正常情况下 CT 不易显示,在平扫时也不易与血管区分。

三、十二指肠和小肠

十二指肠上部位于腹腔,降部位于腹膜后腔、肾前旁间隙内,位置较固定,易于被 CT 检查。十二指肠与许多脏器相邻,和胰腺的关系特别密切。降部和球部位于胆囊内侧,右肾和右肾上腺居降部之后,中间由下腔静脉隔开。结肠肝曲及其系膜居降部之前。胆总管跨过十二指肠球后面沿降部内侧下降到十二指肠壶腹部。在进行 CT 诊断时应注意,一些正常变异或先天性异常可能与病变相混淆,憩室充盈气体可能被认为肠穿孔,十二指肠旋转不良加上未完全充盈对比剂可能难以和肿瘤区别。小肠壁厚度在适度扩张时不超过 3.0 mm,肠腔宽度不超过 3.0 cm,一般见不到液平面,小肠曲在腹腔内游离分布。小肠黏膜皱襞在充盈阳性对比剂的 CT 图像上不能显示,若用水作对比剂或肠腔扩张时,有时也可显示。

四、结肠和直肠

结肠位于腹腔两侧,在横断面上呈圆形结构,由肾前间隙内的脂肪包绕。由于肠腔内通常有液体、气体或气粪影存在,即使不服对比剂,在 CT 图像上显示也较清楚。根据结肠线和气粪影不难区别结肠与小肠曲。横结肠通过横结肠系膜悬挂于腹腔内,位置变化大,消瘦者可下降到盆腔内。结肠旋转不良可致盲肠高位,此时,结肠可位于肝与右膈之间(间位结肠)或位于肝肾隐窝内。在某些情况下如肾切除和肝切除后结肠充盈空虚区域,有可能与软组织肿块影混淆。充分扩张的结肠壁厚度一般<5 mm。

直肠位于盆腔内,位置较固定。彻底清洁灌肠作为 CT 检查前的准备十分重要,否则干涸的粪块影及充盈不佳的肠管可能被误认为病变。直肠壁较结肠壁稍厚些,合适充盈下,≥5 mm 则为异常。直肠后方为骶骨,骶前间隙内脂肪将两者清楚分开。直肠前方的子宫(女性)或精囊、前列腺(男性)也由脂肪分开,再前面为膀胱。

第二节 检查前准备

胃肠道 CT 检查前的准备工作至关重要。除了腹部检查一般性要求如禁食外,作为胃、十二指肠的专项 CT 检查,对比剂的选择是关键因素。饮用水作为胃、十二指肠的口服对比剂比较理想。它有以下诸多优点:①无异味,易被病人接受;②安全、无不良反应;③显示胃肠道壁及肿瘤清楚,可与脂肪乳剂相媲美,但无后者的不良反应;④费用低廉。

在上消化道 CT 检查中,服水的方法和量与病变检出的敏感性和定性的准确性密切相关。国外部分学者主张服水 500~800 ml,作者主张服水的量要大,以 1 000~1 200 ml 为宜,至少 800 ml。服水的方式有两种:①一次服 800~1 200 ml,服水时间应在行低张后及 CT 检查前 10 min 进行,服水时应嘱病人尽可能快和少服入气体;②对于部分体质差、耐受性差的病人可采用分次服水的方法,即检查前 20~30 min 首次服 500 ml,检查前 5~10 min 再服 300~400 ml。低张技术是胃、十二指肠 CT 专项检查中一项重要的步骤。它能使胃、十二指肠充分扩张,延缓胃、十二指肠内对比剂的排空,不但能消除蠕动造成的伪影,提高图像的质量,而且更有利于减少蠕动造成的胃肠壁假性增厚,有助于准确地判断胃肠壁有无异常增厚。鉴于以上优点,在上腹部 CT 检查中,特别是针对胃、十二指肠及胰腺、胆道病变,作者均常规使用水对比剂配合使用低张药,取得良好的检查效果。作者的一组资料中,有 45 例胃癌和 28 例胃肠道间质瘤或平滑肌瘤首先由上腹部 CT 检查时发现和拟诊胃部肿瘤性病变,后经病理证实。检查前训练好病人的呼吸有利于提高图像质量和防止遗漏小病灶,检查中于小病灶区行螺旋 CT 薄层扫描有利于提高肿瘤的 CT 诊断准确性。

第三节　对比剂的选择

针对胃肠道病变的 CT 检查,如何选择合理的对比剂是近年来一项重要的研究课题。理想对比剂应符合以下要求和条件:①易被病人接受;②密度均匀、稳定,不被胃肠道吸收以及无毒副作用;③能使胃肠道良好充盈,并能很好显示胃肠道壁和软组织肿块影;④不易产生因密度差异过大造成的伪影。根据被检查的部位和目的不同,采用的对比剂也不同,归纳起来有以下 4 种。

一、高密度对比剂

临床上广泛应用的有 3％~5％有机碘溶液,如泛影葡胺或胃影葡胺,也有人曾经采用 1％~2％医用硫酸钡混悬液。这类对比剂均质、稳定,不易被胃肠道吸收,对比良好,如与其他饮料混合或加上香料,更易被病人接受。缺点是对胃肠道壁的显示不佳,用于常规腹部 CT 检查的胃肠道准备。对腹部创伤或疑有胃肠道穿孔以及有瘘管或窦道的病例,宜选用有机碘溶液。疑有胆道结石的病例,为避免混淆,胃肠道准备不宜采用这类高密度对比剂。

二、等密度对比剂(以水的密度为标准)

如饮用水或其他饮料,最大的优点是使用方便和病人乐于接受,胃肠道壁的显示能力明显高于阳性对比剂,与脂类对比剂接近。据文献统计和作者 1 000 余例资料表明,胃壁的显示率约为 95％,结合增强扫描其显示率更高。胃肠道壁属软组织密度,在胃(肠)腔内水和腹腔脂肪衬托下,尤其经造影增强后显示十分清楚,为胃、直肠和结肠 CT 检查理想的对比剂。自 20 世纪 90 年代起在全国推广使用,产生了良好的经济效益和社会效益,目前已被广泛使用。缺点为个别严重虚弱患者不能耐受需要的服水或灌水量,对小肠检查也欠满意。

三、低密度对比剂

主要有脂类和气体两种。脂类对比剂 CT 值为 －10~－180 Hu,均质、稳定,胃肠道壁的显示非常满意,良好显示率大于 95％。主要缺点是费用较高,服用后出现腹泻,少数病人出现恶心、呕吐、腹痛等不良反应。急性胰腺炎、糖尿病、高脂血症和胆囊病变患者不宜采用。

四、超低密度脂肪对比剂

该对比剂 CT 值－240 Hu 左右,最大的优点是一次胃肠道准备,一次螺旋 CT 或 MRI 扫描,通过后处理,可以完成结、直肠横断位,三维仿真内镜图像,各种图像质量均良好,其横断位图像质量明显优于气体对比剂,与水对比剂相似或略优。仿真内镜图像在显示小病灶时较气体对比剂略差。检查过程中,病人对于脂肪对比剂的耐受性较气体对比剂好,腹痛和腹胀感明显减少。该对比剂的另一优点是可以用于磁共振盆腔或结、直肠病变检查时行胃肠道准备,也可以作为磁共振结、直肠仿真内镜成像的对比剂。该对比剂具有多功能、多用途和不良反应少的优点(图22-3-1,2)

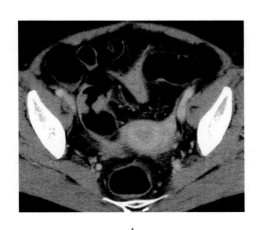
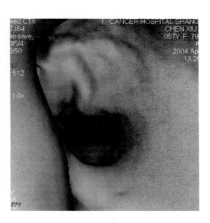

A B

图22-3-1 乙状结肠癌。采用超低密度脂肪对比剂,一次螺旋CT扫描,通过计算机重建技术,可以同时得到优良的横断位(A)和三维仿真内镜图像(B)

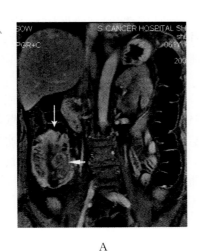
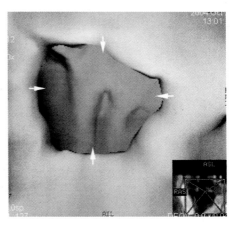

A B

图22-3-2 盲升结肠癌。采用超低密度脂肪对比剂,脂肪抑制技术,MRI三维高分辨成像,一次扫描,通过计算机重建技术,可以同时得到优良的冠状位(A)及仿真内镜图像(B),箭头示增生型结肠癌

总之,超低密度脂肪对比剂作为结肠螺旋CT三维重建的一种新的对比剂,具有独特的优点,初步的研究已证明了它的安全性和可行性,特别适合于无法完成结肠镜(CC)检查的结

直肠癌患者。随着研究的深入和技术的改进，超低密度脂肪对比剂将为胃、结直肠病变的检查开创了新的途径。

根据作者的临床经验，胃肠道口服对比剂视目的和部位可作以下选择：上腹部常规 CT 检查通常采用低密度对比剂，目前多主张使用水对比剂。胃部 CT 专项检查以水和脂类最佳；十二指肠和上腹部小肠选用水对比剂或脂类；结肠和直肠的常规 CT 检查以结、直肠逆行使用水对比剂为佳，结肠的仿真内镜检查以气体或脂类对比剂为佳。

胃肠道低张有利于病变的显示和消除伪影，提高图像质量，对于没有禁忌证的患者都应该常规使用低张药物。作者的一组 500 余例病人均使用山莨菪碱 20 mg 肌内注射，效果满意，使用前应告知检查者可能出现的不良反应。对心律不齐、青光眼和前列腺肥大伴尿潴留患者应禁用。

第四节　检 查 方 法

胃肠道的 CT 检查按常规应先做平扫。增强扫描是胃肠道检查中的一项重要措施，可使血管清楚显示，胃肠道壁也有强化，有助于病变的检出、定位、定性，判断淋巴结改变情况。

一、胃和十二指肠

检查前禁食 6 h，使胃充分排空，避免食物残渣的影响。检查前 10 min 肌内注射山莨菪碱等低张药，服对比剂 800～1 200 ml，使胃充分扩张。病人常规取仰卧位扫描，从胸骨剑突扫至脐部，部分病人视需要可扫描至盆腔，层厚和间隔可根据机器的型号而定。应该常规使用螺旋扫描和薄层扫描。增强扫描可使胃壁显示更满意，也应列为常规。增强扫描时，可根据病变的部位和检查需要改变体位，如胃窦部和十二指肠病变可选用右侧卧位，目的是采用适当体位使胃窦和十二指肠良好充盈。

二、小肠

检查前 1～2 h 口服阳性对比剂，只要病人能够耐受，服用的量越多，小肠充盈扩张的情况就越满意，越利于病变的发现和避免假象。目前，CT 小肠造影多主张采用水作为对比剂（见小肠章节）。若同时口服山梨醇或甘露醇 50 mg，可加快胃肠道的充盈过程，大约 1 h 即可充盈小肠。病人取仰卧位，如病变部位不明确，应做全腹扫描。

三、直肠和结肠

充盈直肠和结肠有两种方法：①扫描前 2.0～2.5 h 口服对比剂 1 500 ml，或加用甘露醇；②清洁灌肠后，用对比剂通常是生理盐水作保留灌肠。第二种方法能使结肠充分扩张，且对比也好。病人体位视病变部位而定。直肠和乙状结肠检查取仰卧位，良好地显示左半结肠使用左侧卧位等。

第五节　胃的非肿瘤性病变

一、胃部炎症

从理论上讲,许多类型的胃炎均可引起胃黏膜和胃壁增厚。但实际上,尽管仿真内镜的应用,CT 对胃腔内黏膜结构的显示仍然不及胃镜和钡餐双重造影,但对胃壁和壁外结构的显示后两种技术不及 CT。故 CT 主要用于消化道肿瘤分期等,在炎症方面应用较少。CT 能显示胃部炎症方面的常见病变如胃窦炎、肥厚性胃炎、结核等。

(一) 胃窦炎

正常胃窦部的胃壁较胃体部厚,如果口服水对比剂的量不足,不使用低张药物,胃窦部胃壁可以呈明显增厚的表现,貌似胃部炎症或肿瘤,因此,判断胃窦部有无异常,先决条件是胃部良好的充盈和使用低张药物。胃窦炎表现为胃壁广泛较均匀增厚,三期扫描动脉期黏膜层完整,明显强化,个别病例胃壁可呈"三环样"改变,即黏膜层强化呈高密度,浆膜层呈稍高密度,黏膜下和肌层呈较低密度,貌似浸润型胃癌表现。炎症所致的胃壁增厚,其胃壁较柔软,补充胃内的口服对比剂后,胃壁的厚度可以变化,借此可以鉴别。

(二) 慢性肥厚性胃炎

慢性肥厚性胃炎是慢性胃炎中的一种少见类型。其病理特点是黏膜上皮成分高度增生而使黏膜层高度肥厚,而黏膜层的腺体并无明显增生,甚至呈萎缩变化。胃镜及钡餐观察示皱襞粗大。临床表现最常见的症状是上腹部疼痛和饱胀,空腹时较舒适,饭后不适。上腹部压痛,少数病人有消瘦。CT 表现胃壁局限性或较广泛性增厚,增厚的胃壁呈对称性,较均匀。胃壁的厚度随胃充盈的增加而变薄,明显不同于肿瘤所致的胃壁不规则增厚、僵硬。病变多位于胃窦部和胃体下部,增厚的胃壁厚度很少超过 1 cm。在动态增强的 CT 图像上,增厚的胃壁强化,呈内外高密度中间较低密度的 3 层结构,且浆膜面和黏膜面完整。

(三) 胃结核

胃肠道结核 85% 发生在回盲部,胃原发结核罕见,继发性结核也少见。胃的结核 X 线检查或 CT 检查多数被误诊为胃溃疡或胃癌。CT 多数表现为胃壁不规则增厚,周围可见肿大淋巴结,表现酷似胃癌(图 22-5-1)。

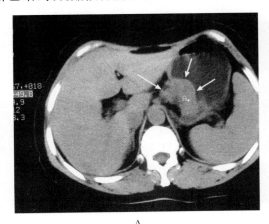
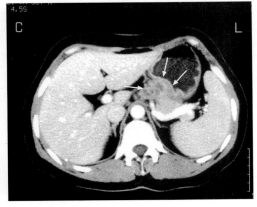

A　　　　　　　　　　　　　　B

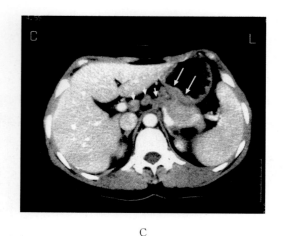

图 22-5-1 胃结核。A～C 为胃贲门区及胃体小弯区胃壁不规则增厚（长箭头），增强扫描胃黏膜完整，不规则强化，周围可见肿大的淋巴结（短箭头）

二、胃黏膜巨肥厚症

由于胃黏膜的过度增生而使胃壁广泛增厚。原因不明。1880 年由 Mènètrier 首先提出，故又名 Mènètrier 病。

病变主要见于胃底及胃体，尤以大弯侧最明显，呈弥漫性或局限性分布。黏膜层高度肥厚，皱襞增高、增宽，分布不规则，呈脑回状。重者皱襞的高度可达 3～4 cm，宽度达 1.0 cm，呈结节状或息肉状。两皱襞间的基底黏膜可以正常。

临床表现主要为上腹痛、消化不良和呕吐，因蛋白质丢失和脂肪泻而使体重下降、乏力和水肿，甚至呈恶病质而疑为恶性病变。

本病较少见，钡餐检查（GI）和胃镜均不易诊断，且误诊率高。其原因为：①不易考虑本病；②不易鉴别。CT 对本病的诊断及鉴别诊断很有帮助。但检查方法非常重要，扩张不良的胃其皱襞间隙显示不清，极易误诊为恶性病变。低密度对比剂和低张药物的使用，可使胃明显扩张，充分显示出本病的特点：①黏膜皱襞明显粗大呈指状或息肉状；②皱襞间隙较规则，且间隙区基底部的胃壁厚度基本正常；③胃的浆膜面光整；④病变呈弥漫性，以胃体、底部大弯侧明显；⑤胃皱襞厚度随充盈程度而变化，即可变形，这一特征有利于与恶性病变区别。作者收集 6 例，采用合适的 CT 检查技术，CT 表现十分典型，于胃镜活检术前即予确诊（图 22-5-2, 3）。

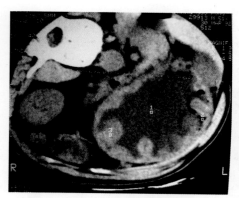

图 22-5-2 胃黏膜巨肥厚症。服水、低张后胃 CT 右侧卧位平扫，示胃黏膜皱襞异常粗大，呈指状及息肉状

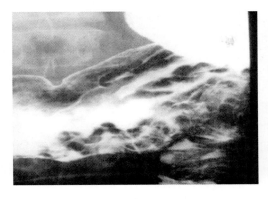
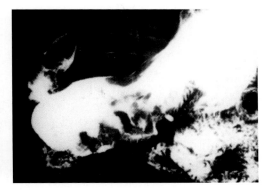
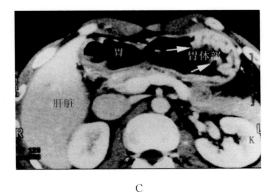

图22-5-3 胃黏膜巨肥厚症。A和B为胃钡餐造影,示胃黏膜异常粗大,紊乱,大弯侧息肉样改变;C为CT增强扫描,示黏膜皱襞粗大(箭头),皱襞间隙较规则,基底部胃壁厚度基本正常

三、卓-艾综合征

本病有3个主要特点:①有顽固性的溃疡病史;②大量胃酸分泌;③往往在胰腺部位发现胰腺肿瘤-胃泌素瘤。由于胃泌素瘤分泌大量胃泌素,刺激胃黏膜增生,分泌大量胃酸,在上消化道形成多发和顽固性溃疡。

(一) 病理

胃黏膜显著肥厚,重者比正常厚5~6倍,皱襞粗大,多位于体部。十二指肠和上段空肠往往有同样改变。胃、十二指肠可见多发或单发溃疡。

(二) 临床表现

主要症状为上腹痛,病程长,多在1年以上。约25%的病人有消化道出血,约20%的病人发生溃疡病穿孔,20%~30%的病人有腹泻,多为水样便,有时为脂肪泻。

(三) CT表现

CT图像上无特征性改变,部分病人表现为胃黏膜皱襞肥大,胃壁广泛性增厚。如临床上高度怀疑本病,血清胃泌素增高,CT同时发现胰腺肿瘤和(或)转移瘤,则更支持本病的诊断。

四、胃溃疡病

胃溃疡是一种最常见的胃肠道疾病,胃镜和钡餐检查是其最主要的检查手段。CT的作用在于了解有无并发症,螺旋CT仿真内镜提高了CT显示表浅溃疡的能力。但CT对鉴别良恶性溃疡仍然有一定的限度。

(一) 病理

胃溃疡大多数为单发,少数为多发。常发生于胃体小弯和胃窦,其他部位少见。溃疡呈圆形或椭圆形。直径一般<2.0 cm,深达黏膜肌层,边缘整齐,伴炎性水肿和纤维组织增生等改变。溃疡进一步发展,则累及肌层或浆膜层,有时穿透浆膜引起穿孔。在慢性溃疡,底部边缘及附近有大量瘢痕组织形成,局部胃壁增厚变硬,称胼胝体性溃疡。

(二) 临床表现

以慢性、周期性和节律性疼痛为主要表现,部位多位于剑突下正中或偏左。其他胃肠道症状有嗳气、反酸、恶心和呕吐等。大量呕吐提示幽门梗阻。体检常有上腹部压痛。

(三) CT表现

胃溃疡一般不需要做CT检查,CT主要用于溃疡并发症的检查。在良恶性溃疡的鉴别方面,CT有一定价值。根据作者的一组资料,CT对溃疡的检出率与溃疡大小、部位有密切关系。直径<1 cm的溃疡,检出率<50%;直径≥1 cm的溃疡,检出率达95%。胃角区和胃窦部的小溃疡难以显示。溃疡在CT图像上表现为胃壁缺损和局部较对称的胃壁增厚,缺损区多光整,病变区与正常胃壁交界清楚、自然,浆膜面多光整。深达浆膜层的溃疡,胃的浆膜层可毛糙,表现貌似溃疡型胃癌。穿透性溃疡表现为胃壁的缺损达胃壁浆膜层外,周围有广泛粘连,形成炎性肿块。有时在小网膜囊内见到含气的液平面或对比剂影,周围由软组织或脏器包绕。胃溃疡穿孔可见小网囊内积气,胃周围软组织密度肿块,个别行胃肠道钡餐检查者,可见钡剂影散在分布于腹腔,常见部位为膈下、小网膜囊内。巨大溃疡和活动性溃疡的CT表现与早期溃疡型胃癌表现非常相似,鉴别常有一定困难。良性溃疡胃壁的缺损区多光整、对称,局部增厚的胃壁均匀。邻近增厚的胃壁呈明显的对称性且光整是其特点,与癌性溃疡明显不同,前者病变区与正常胃壁交界区逐渐移行、自然,增强扫描强化明显,持续时间长(图22-5-4)。

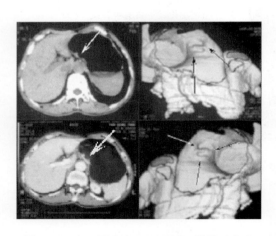

图22-5-4 胃溃疡。CT平扫、增强及仿真内镜三维图像示胃体上部溃疡呈马蹄形,边缘光整(箭头)

五、食管胃底静脉曲张

胃底静脉曲张是门静脉高压的重要并发症,常与食管静脉曲张合并存在,也可单独存在。

(一) 病理生理

门静脉与腔静脉系统之间有4处交通支,其中最主要的是在胃底和食管下端处。有冠状静脉、胃短静脉和奇静脉分支相吻合,血液流入上腔静脉。正常情况下,胃底的静脉血经胃短静脉流入脾静脉,当门静脉和脾静脉有阻塞时,门静脉的侧支循环形成,交通支逐渐扩大,形成曲张的静脉。当胃冠状静脉、胃短静脉和奇静脉之间交通支扩张时,则表现为胃底和食管下端的静脉曲张。

(二) 临床表现

继发于肝硬化和门静脉高压者,出现相应的临床症状。单纯胃底静脉曲张可无症状,破裂后表现为急性上消化道出血,如呕血、黑便,严重者出现失血性休克。

(三) CT表现

胃底静脉曲张的检查中,胃镜有一定的危险性,钡餐检查时对于肿块状胃底静脉曲张,在不伴食管静脉曲张的情况下,鉴别诊断较困难。CT显示胃底静脉曲张明显优于以上两项检查,而且更适用于钡餐检查阴性或怀疑是胃占位者。平扫表现为边界清楚的圆簇状或结节状的软组织密度影,位于胃底后壁和后内侧,增强扫描早期见以上结构明显强化,与正常的血管密度一致,随后密度平行下降。与此同时,CT能显示腹腔内的其他侧支循环血管和引起门静脉高压的疾病,如肝癌、肝硬化、门静脉栓子和胰腺癌等(图22-5-5)。

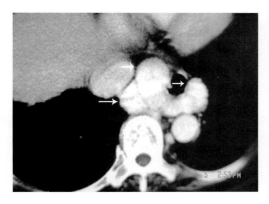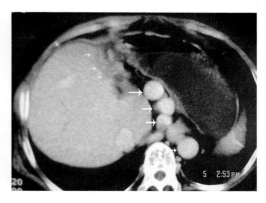

A B

图22-5-5 食管下端胃底静脉曲张。A和B为增强门静脉期扫描,示食管下端胃底静脉呈瘤样扩张(箭头)

六、肝、胆、胰腺疾病影响

胃底部与肝脏关系密切,胃体及胃窦部与胰腺关系非常密切,肝胆疾病以及胰腺疾病可累及胃,引起胃壁的异常改变。CT结合临床表现可予鉴别。胆道感染造成的腹腔脓肿可累及胃底部,胰腺炎造成的胃壁改变多位于胃后壁,较广泛。CT示胃的浆膜面模糊,胃壁增厚,厚度常>1cm,黏膜皱襞增粗,强化明显,小网膜囊内常见积液,同时可见胆管炎或胰腺炎的其他CT表现。有时,胃和胰的巨大肿瘤相互侵犯,钡餐和胃镜很难确定原发部位,CT会有一定帮助(图22-5-6)。

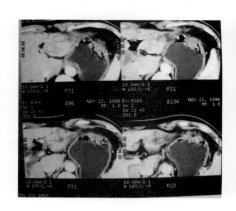 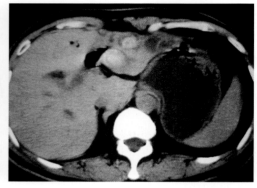

图 22-5-6 胆道感染合并腹腔脓肿并累及胃部。A 为胆道感染治疗前,胃底部胃壁广泛不规则增厚,貌似胃肿瘤;B 为胆道感染治疗后

七、异位胰腺

系胰腺组织在胃内的孤立残留,多位于胃窦部,距幽门 6 cm 范围内,多呈圆形或分叶状,表面常伴有溃疡,直径一般<4 cm。异位胰腺 50% 位于黏膜下,25% 位于肌层。X 线检查多数像良性肿瘤伴小溃疡,CT 表现为局限性胃壁增厚,边缘光整,增强扫描病灶在动脉期明显强化。

八、瘤样病变

(一) 嗜酸性肉芽肿

嗜酸性肉芽肿(eosinophilic granuloma)是较少见的瘤样病变,以肉芽肿内含有多量嗜酸性粒细胞为其特征。本病多见于男性,平均年龄 44 岁。临床表现有上腹部阵发性或无规律性疼痛,常伴有反酸、嗳气、恶心、呕吐。部分患者表现为呕血、便血及梗阻的症状,临床上不易触及包块。病变多位于胃窦和胃体小弯侧,分为弥漫浸润型和局限息肉型。前者病变部位之胃壁呈弥漫性肥厚,胃窦及幽门管腔狭窄。增厚的胃壁可厚达 1.0 cm,个别可达 2~3 cm,CT 表现与胃癌难以鉴别。局限性病变者,病灶常位于黏膜下层,与周围组织界限清楚,表面黏膜常伴有溃疡,病变也可突入胃腔形成息肉状物。

(二) 浆细胞肉芽肿

胃浆细胞肉芽肿(plasma cell granuloma)是一种原因不明的少见的瘤样病变。镜下观察可见大量成熟的浆细胞散布在由成纤维细胞、纤维细胞、新生的毛细血管和胶原纤维等构成的肉芽肿样组织之中。其临床症状、体征及 CT 表现极易与胃癌等恶性肿瘤混淆。CT 图像上,病变多位于胃窦和胃体部,常较为弥漫,往往累及黏膜下层、肌层及浆膜层,黏膜面一般较为完整。

九、胃石症

摄入某种植物成分、植物纤维或吞入毛发或某些矿物质在胃内形成团块,称胃石。国内以胃柿石多见。胃石在 X 线钡餐检查中易被误诊为肿瘤,CT 有助于胃石的诊断。胃石根据其成分的不同表现各异,典型者表现为胃腔内高密度或混杂密度占位,边界清楚,部分胃壁一般无异常改变。透视检查可见移动特点。

第六节 胃良性肿瘤

胃的良性肿瘤少见,占所有肿瘤的 1%～5%。包括腺瘤、息肉、错构瘤、囊肿、良性间质瘤、平滑肌瘤、神经纤维瘤、神经鞘瘤、血管瘤及脂肪瘤等。

一、胃息肉

胃息肉(gastric polypus)系指胃黏膜的局限性良性病变,胃息肉占胃肿瘤的 3.1%,多发生在胃的中部和下部。胃息肉的分类很多,常见的有:①腺瘤性息肉,腺瘤性息肉属于真性肿瘤,好单发,无蒂,直径多在 2 cm 左右,呈球形和半球形。②增生性息肉,最为常见,单发或多发,呈球形或半球形,有蒂或无蒂。③炎性息肉,由于黏膜感染,腺管潴留扩张等原因引起,多<2 cm,单发或多发。胃腺瘤和息肉多由 GI 和胃镜发现,在 CT 图上仅偶尔见到。腺瘤和息肉的 CT 表现相似,难以区分。作者遇到 5 例胃息肉,4 例单发,1 例多发,直径 0.8～1.0 cm,CT 显示很清楚,肿物表面光滑,带蒂或广基均可,周围胃壁正常,不至于与胃癌混淆。须注意的是不要将粗大的黏膜皱襞当作带蒂息肉,小的黏膜下间质瘤可误为息肉,多发的胃息肉在仿真内镜图像上呈葡萄串样(图 22-6-1,2)。

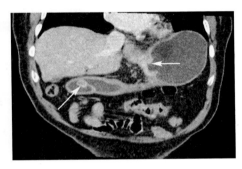

图 22-6-1 胃贲门癌(箭头)合并胃窦部息肉(箭头)

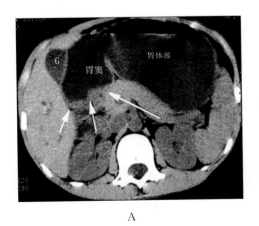

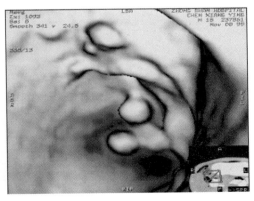

图 22-6-2 胃多发息肉。A 为横断位图像,胃窦部见多个结节(箭头);B 为服用阴性对比剂后的仿真内镜图像,多发的胃息肉呈葡萄串样

二、胃脂肪瘤

胃脂肪瘤(lipoma)是罕见的黏膜下肿瘤,多发生于胃窦部,大的脂肪瘤可以出现黏膜表面溃疡,脂肪瘤的CT表现具有特征性,圆形腔内肿物,密度均匀,CT值-90～-120 Hu(图22-6-3)。如果肿瘤内出现软组织密度成分和分隔,提示脂肪肉瘤。

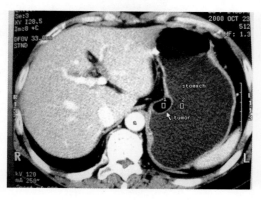 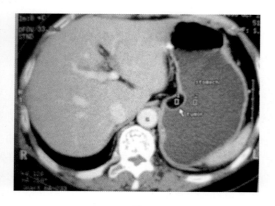

图22-6-3 胃脂肪瘤。A和B示胃贲门区椭圆形占位,边界清楚,密度低于水,CT值-120 Hu(箭头)

三、胃血管瘤

胃血管瘤(gastric hemangioma)十分罕见,肿瘤多见于胃体及胃窦部,多发生在黏膜下层,肿瘤质地柔软,可呈球形、分叶状或腔隙状,大多无包膜。表面黏膜常伴有溃疡形成。肿瘤大小不一,1～10 cm以上。肿瘤由许多呈不规则形扩张的毛细血管组成,血管间有数量不等的纤维结缔组织,管腔内常有血栓形成或已发生机化及钙化。

四、胃淋巴管瘤

胃淋巴管瘤(gastric lymphangioma)罕见。多位于浆膜下,由呈囊性扩张的淋巴管组成。海绵状淋巴管瘤多为弥漫性,浸润于胃壁之中。肿瘤质地软,无包膜。单纯性淋巴管瘤是由许多密集成群、微小的淋巴管组成。囊性淋巴管瘤是一种管腔特别扩大的淋巴管瘤,肿瘤为圆形、椭圆形或分叶状。其大小不一,表面光滑,有囊性感,囊内有清亮稀薄液体。

五、胃血管球瘤

胃血管球瘤(gastric glomus tumor)较为罕见。肿瘤好发于胃窦部,直径通常<5 cm,多位于肌层内,其表面黏膜光滑,但亦可伴有溃疡形成,强化非常显著。

六、胃神经源性肿瘤

极其少见,约占胃肿瘤的0.5%,包括神经鞘瘤、神经纤维瘤、神经节细胞瘤等,可能源于胃肠神经丛的神经膜细胞或神经细胞。大体巨检肿瘤无包膜，位于胃壁固有层，切面实性，淡黄色，无出血和囊变或坏死等继发改变。肿瘤多数 2.0～12.0 cm，平均 4.5 cm。免疫组化神经源性标记阳性，肌源性标记多阴性，电镜下可见神经元样特征。胃神经源性肿瘤多为富血供，位于黏膜下，黏膜线可见被抬起，平扫密度均匀，边界清楚；增强扫描动脉期强化明显，门静脉期和延迟期明显强化。多数胃的神经源性肿瘤 CT 表现与胃肠道间质瘤的表现极其相似，难以鉴别，鉴别诊断主要依靠病理学检查（图 22-6-4）。

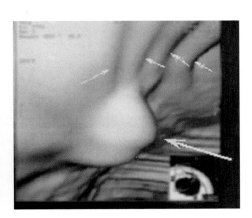

图 22-6-4　胃神经鞘瘤。胃服水多期扫描示胃体小弯后壁圆形占位，位于黏膜下，动脉期不规则强化，门静脉期呈均匀高密度强化（箭头）

七、胃平滑肌瘤

以往，胃肠道间叶源性肿瘤（gastrointestinal mesenchymal tumor，GIMT）绝大多数被诊断为平滑肌源性的肿瘤，自从 Mazur 和 Clark 提出胃肠道间质瘤（gastrointestinal stromal tumor，GIST）的概念以来，GIST 逐渐得到公认，并在临床和病理诊断中开始应用。人们逐渐发现 GIST 才是胃肠道最常见的间叶源性肿瘤。一组资料表明，过去约 73% 的 GIMT 是 GIST。胃肠道平滑肌源性的肿瘤中，食管为好发部位，胃平滑肌源性肿瘤少见，肉瘤罕见。胃平滑肌类肿瘤主要指平滑肌瘤、平滑肌肉瘤或平滑肌母细胞瘤。以现代病理学的诊断标准，这类肿瘤主要来源于胃肠道固有肌层或血管有关的平滑肌细胞，类似于子宫、食管和其他部位的平滑肌肿瘤。免疫组化证实有平滑肌肌动蛋白和结蛋白，同时 Desmin 阳性和 CD117 阴性表达支持本病诊断。超微结构证实有胞饮小泡，质膜下致密斑及胞质微丝伴有局灶型密点。

胃平滑肌瘤（gastric leiomyoma）一般较小，0.5～3.5 cm，有时为多发的黏膜下肿瘤，常在尸检或其他原因检查时偶然发现。大体病理上，切面实性，质地较韧，多呈漩涡状，无囊变和出血，少有相应的恶性病变，如周围浸润等（图 22-6-5）。

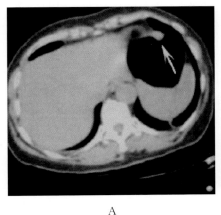

图 22-6-5　胃平滑肌瘤。A 为横断位图像，示胃底 1 cm 大小结节，突入胃腔（箭头）；B 为仿真内镜图像，示宽基底突入胃腔的占位灶（粗长箭头），周围可见桥形皱襞（箭头）

第七节 胃间质瘤

胃肠道间质瘤(gastrointestinal stromal tumors，GIST)过去多归为平滑肌类肿瘤，近年来，随着病理学的发展，特别是免疫组化及超微结构研究的深入，多数学者认为 GIST 是一类独立的来源于胃肠道原始间叶组织的非定向分化的肿瘤，部分可伴有平滑肌和(或)神经鞘细胞的不完全分化。就是说 GIST 不包括完全由平滑肌细胞起源的平滑肌类肿瘤和由神经细胞或神经鞘细胞起源的神经源性肿瘤。国内对 GIST 的中文翻译存在着诸多名称，如胃肠道基质细胞瘤、胃肠道间质肿瘤、胃肠道间质细胞瘤等，目前多数学者认为胃肠道间质瘤较合适。

一、病理

GIST 起源于胃肠道原始间叶组织，可能是胃肠道卡哈尔间质细胞(interstitial cell of Cajal，ICC)或起源于幼稚细胞向 ICC 分化。大体病理中，肿瘤多位于肌壁间或向浆膜外生长，黏膜下生长者少见。侯英勇等一组 247 例 GIST 中，良性 GIST 27 例，瘤体直径 0.2～3 cm，平均 1.5 cm，多数<5 cm。交界性 88 例，肿瘤直径 1.2～17 cm，平均 5.23 cm，≥5 cm 者 40 例。多数瘤体内可见出血和(或)囊变。恶性 GIST 164 例，直径 1.5～35 cm，平均9.5 cm，132 例瘤体直径>5 cm。交界性和恶性者瘤体直径多≥5 cm。60% 的 GIST 间质有出血和(或)囊变，囊变和(或)出血是 GIST 的特点之一。光镜下，肿瘤细胞与平滑肌肿瘤类似，呈梭形或上皮样多边形，排列成编织状、漩涡状或栅栏状，核旁常可见到空泡，核呈椭圆形或梭形，但胞质着色偏淡或透亮。良性者核分裂相少见，恶性者细胞密度和细胞异型性均增加，围绕血管呈簇状排列，核分裂相≥10 个/50 个高倍视野，肿瘤坏死常见。超微结构该类肿瘤有丰富的线粒体、粗面内质网、胞浆指突状突起。免疫组化 CD117 阳性率为 95%～97%，CD34 阳性率为 75%～80%，多为弥漫性强表达。约 50% 的 GIST 发生 $c\text{-}kit$ 基因突变。

GIST 的生物学行为多样化，包括良性、交界性、恶性。恶性者可以发生血行及种植转移，淋巴转移很少见。常见的转移部位为肝、腹膜和肺。GIST 以良性和交界性多见，而小肠以恶性多见。

二、临床表现

GIST 发病年龄为 40～69 岁，高峰年龄为 60～69 岁，中位年龄 55 岁，男女之比 1.2∶1。对其发生率各家统计不一。可以发生于胃肠道任何部位，以胃区最常见，其次是小肠，大肠少见。患者多以上腹部不适、消化道出血或腹痛就诊，部分患者有呕血、腹腔出血、发热或腹部触及肿块。位于小肠的间质瘤可以出现梗阻、肠套叠或肠穿孔；也有一些病例无任何症状和体征而于体检时偶然发现。GIST 与平滑肌类肿瘤、神经源性肿瘤的临床表现没有太大的区别。

三、CT 表现

根据生长方式分为 3 型：①胃内型，肿瘤位于黏膜下，主要向腔内生长和形成肿块，表面常有溃疡形成,易出血;②胃外型,肿瘤位于胃浆膜下,主要向腔外生长和发展,不突入胃腔内,有时可有蒂挂于胃壁上,此型少见;③胃壁型(或腔内腔外型),恶性GIST发生于肌层,肿瘤同时向浆膜下及黏膜下生长,形成中间有瘤组织相连的哑铃状肿物。

良性或交界性者平扫肿瘤多呈圆形或类圆形,少数呈不规则形。肿块直径多<5 cm,密度均匀,边界清晰,钙化较少见。动态增强CT扫描,多数良性或交界性者在动脉期轻度或中度均匀强化,少数明显均匀强化,门静脉期和平衡期出现延迟强化。CT图上恶性GIST呈圆形或椭圆形,光整或有分叶,肿块绝大多数≥5 cm。密度均匀或不均匀,后者有囊变和坏死区,钙化少见(图22-7-1)。肿块强化明显,若病灶中心有坏死时则以周边强化为著。腔内型和胃壁型者,胃腔内部分肿瘤表面常见大小不一的溃疡,部分肿块可有窦道形成(图22-7-2,3)。胃外型者,肿块多较大,常有大的溃疡形成并与胃腔沟通,肿块内充盈对比剂为特征性CT表现。当肿瘤坏死与胃肠道相通时,显示明显气液平改变(图22-7-4)。恶性GIST可直接侵犯胃周围组织,常累及大网膜和腹膜后,并易血行转移,转移率为15%~20%。肝转移最常见,其次是肺,淋巴转移不常见。

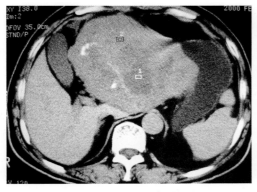

图22-7-1 胃恶性间质瘤。胃外型,肝胃间巨大肿块,边缘较光整,内有斑点状钙化,不规则强化,中心有囊变和坏死区

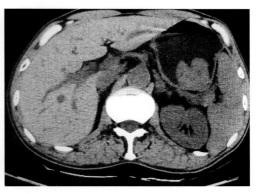

图22-7-2 胃良性间质瘤。胃内型,肿块向腔内生长,伴有浅表溃疡

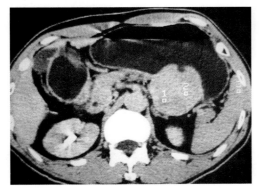

图22-7-3 胃良性间质瘤。胃壁型,肿块同时向腔内、外生长,伴有溃疡

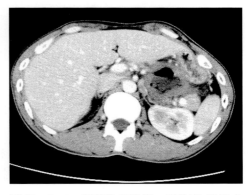

图22-7-4 胃恶性间质瘤。胃外型,肿块主要向外生长,中心液化坏死形成空腔,可见气液平面,胃受推压移位

CT 对于 GIST 不但能准确定位,而且具有定性的价值。特别是对于胃外型 GIST,CT 补充了 GI 和胃镜的不足。尤其重要的是 CT 可以观察肿瘤对邻近器官有无侵犯和转移,据此,可以决定手术的方式和判断切除的可能性。CT 图像上有时存在定位困难,胃底部以及胃窦小弯侧的巨大 GIST 易误诊为肝肿瘤(图 22-7-5),胃体后壁向后方生长的肿块压迫肾上腺,推移肾脏可误为肾上腺肿瘤。个别带蒂的肿瘤和胃似乎无关系,表现为外压性改变,与腹腔内胃外肿瘤难以区别。个别肿瘤可侵犯周围器官和腹膜后间隙(图 22-7-6～8)。

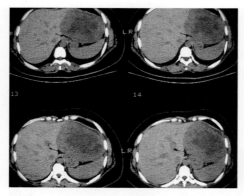

图 22-7-5 胃恶性间质瘤。胃外型,肿块主要向外生长,侵犯肝左叶,貌似肝肿瘤

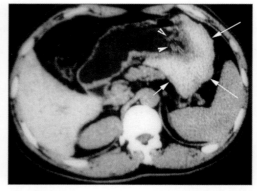

图 22-7-6 胃恶性间质瘤。肿瘤位于胃体大弯侧,不规则状,与正常胃壁交界不清,似胃癌表现

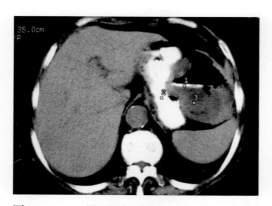

图 22-7-7 胃恶性间质瘤。胃外型,胃腔与肿块有窦道相通,阳性对比剂进入中心液化坏死形成的空腔内,可见气液平面

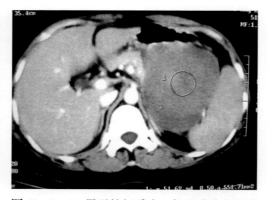

图 22-7-8 胃恶性间质瘤。侵犯胰腺和腹膜后结构

第八节 胃恶性肿瘤

一、胃癌

胃癌是最常见的癌肿之一。男性患者中,胃癌居各器官恶性肿瘤的首位;女性则仅次于

宫颈癌和乳腺癌列为第 3 位。本病男性多于女性,男女之比约 3：1,以中年和老年多见,根据国内一组较大样本统计,患病年龄 40～60 岁者约占 2/3,小于 40 岁的约占 1/4,其余大于 61 岁。

(一) 病理与分期

胃癌可以发生在胃的任何部位,半数以上位于胃窦幽门区。大体形态中晚期胃癌分类法甚多,下列分类较简单和实用。

1. 蕈伞型　呈息肉状或菜花样,突入胃腔,表面高低不平,肿瘤面可见表浅溃疡,肿瘤与周围胃壁有较明显的分界,转移发生较晚。

2. 浸润型　癌细胞弥漫浸润胃壁各层,使胃壁增厚变硬,大多数较局限,少数累及胃壁的大部分或全部,称之为"皮革胃"。此型的特点为：既不形成结节,也很少发生溃疡,癌肿生长速度快,癌细胞分化差,恶性程度最高,早期即发生转移。

3. 溃疡型　其生长特性是主要向深部浸润,肿瘤的中心坏死并形成深的溃疡,边缘隆起呈环堤状,质硬。该型早期即可侵入浆膜层,并可广泛浸润胃壁淋巴管。

4. 混合型　具有以上所述的两种或两种以上的形态特征,如既有溃疡形成,又有大量增生或明显浸润。

组织病理学上可分为以下 4 类。

1. 腺癌　最多见,癌细胞呈立方形或柱状,排列成腺管称管状腺癌；有些向腺腔内突起成乳头状结构,称乳头状腺癌。

2. 黏液癌　癌细胞多呈圆形,胞质内和细胞外有大量黏液分泌,可形成印戒样细胞。此种黏液癌更易广泛浸润。

3. 低分化癌　癌细胞形态不规则,胞质少,胞核有明显的异形性,很少有腺管。

4. 未分化癌　癌细胞呈圆形,体积小,胞质少,核深染,细胞游散分布。此种胃癌常不易与肉瘤鉴别。

(二) 转移途径

1. 直接蔓延　直接侵及邻近器官,如肝脏、脾、胰、横结肠及其系膜和大网膜。

2. 淋巴转移　淋巴转移一般是先转移至肿瘤邻近的局部淋巴结,以后由浅入深,发生深组淋巴结转移。

胃的淋巴结大致可分为 3 组：第 1 组是邻近癌肿的胃壁旁浅组淋巴结,位于贲门旁、胃大小弯及幽门上下等；第 2 组是引流浅组的深组淋巴结,位于脾门、脾动脉、肝总动脉和胃左动脉附近；第 3 组包括腹腔动脉旁、腹主动脉和肠系膜血管根部等。若第 3 组淋巴结已有转移,则肿瘤已失去根治手术的机会。

3. 血行转移　以肝脏最多见,其次为肺和卵巢等。

4. 种植转移　癌细胞脱落于腹腔内,可种植于器官、腹膜、网膜和系膜,形成转移结节,广泛腹膜转移可有腹腔积液。胃癌卵巢转移又称克鲁根勃瘤(Krukenberg's tumor),80% 为双侧性。

(三) 胃癌临床病理分期胃癌的 TNM 分期

T：代表原发肿瘤。T_1：不论肿瘤大小,仅限于黏膜或黏膜下层；T_2：肿瘤侵及肌层,但大小不超过一个分区的 1/2；T_3：肿瘤侵及浆膜层,或虽未侵及浆膜层但病变超过一个分区的

1/2，但不超过一个分区；T_4：肿瘤占据一个分区以上或侵及周围组织。N 代表淋巴结。N_0：无淋巴结转移；N_1：第 1 组淋巴结转移；N_2：第 2 组淋巴结转移；N_3：第 3 组淋巴结转移。M 代表远处转移。M_0：无远处转移；M_1：有远处转移。

根据以上 TNM 标准，胃癌分为以下 4 期。

第Ⅰ期，无淋巴结转移的表浅癌及肿瘤虽侵及肌层但不超过 1/2 个分区。

第Ⅱ期，有第 1 站淋巴结转移的表浅癌；T_2 和 T_3 癌；没有淋巴结转移 T_3 癌也属此期。

第Ⅲ期，指有第 2 站淋巴结转移的各种大小肿瘤；或 T_{4a} 肿瘤伴或不伴第 1 站淋巴结转移。

第Ⅳ期，凡有第 3 站淋巴结转移或远处转移的，不论肿瘤大小，均属此期。

(四) 临床表现

胃癌早期往往无明显症状，中晚期胃癌的临床表现多样化但无特殊性。上腹不适是最常见的初发症状，见于 80% 的患者。常见的其他症状有呕吐、咽下困难、呕血、黑便和疼痛等。食欲减退、消瘦和乏力也很常见。部分病例消化道症状不明显，而以腹块或转移灶的症状为主诉，甚至表现为急腹症者。晚期病例可出现腹腔积液、贫血和恶病质，体检可触及腹部肿块，质硬、有压痛，多在上腹，小的不易触及。肝脏可因转移而肿大。远处淋巴结转移可引起左锁骨上淋巴结肿大。

(五) CT 表现

早期胃癌主要由上消化道钡餐或内镜检查发现，CT 仿真内镜以及螺旋 CT 多期扫描在早期胃癌的诊断方面有一定的作用。早期胃癌胃壁不增厚或增厚不明显，常规 CT 难以发现，因此，常规 CT 在早期胃癌的诊断中意义不大。中晚期胃癌多数出现局限性或广泛胃壁增厚或肿块，在胃适度充盈下易于被 CT 发现。胃癌在 CT 上的表现与胃癌各型的大体病理形态改变基本上是一致的。与钡餐和胃镜相比较，CT 既能显示肿瘤腔内和壁内生长情况，而且能显示肿瘤浆膜外浸润，向腔外生长，侵犯周围器官和远处转移的情况。

胃癌的 CT 表现可从以下几个方面进行讨论。

1. 动脉期的早期异常强化区　早期胃癌胃壁轻度增厚或增厚不明显，螺旋 CT 多期扫描动脉期在病变部位出现局限性异常强化区。

2. 胃壁增厚　从轻度到数厘米的显著增厚，增厚的胃壁可以较均匀，但多数为不规则状，病灶与正常胃壁分界不清，侵及浆膜层时则外缘轮廓多不光整。密度与肌肉相似，少数病灶内可见环状或不规则状水样密度区，胶样癌和少数低分化癌在 CT 图像上可显示 3 层结构，中间一层呈水样密度，病理标本检查发现黏膜下层有大量胶样和黏液样物质沉积，个别病例病灶内可见细点状或斑片状钙化。胃癌病灶行增强扫描检查，病灶多数在动脉期不规则强化，门静脉期和延迟期出现延迟强化。多数病例侵及 1 个或 1 个以上的胃分区，少数病例胃壁广泛增厚形成"皮革胃"。胃壁环状增厚常造成胃腔不规则变形和狭窄。有时增厚胃壁的腔面可见口部不规则的浅溃疡。

3. 软组织肿块　肿瘤向腔内或腔外同时生长或与周围肿大的淋巴结融合形成不规则软组织肿块，表面往往高低不平。肿块坏死脱落形成腔内不规则溃疡时，内见对比剂或气体充盈。邻近胃壁不规则增厚。少数胃癌形成的软组织肿块可以光整，病灶与邻近胃壁界线也较清楚，状如胃间质瘤。增强扫描早期肿块强化显著，内部坏死区则无强化，显示更为清楚。

4. **肿瘤向周围直接侵犯** 中晚期胃癌往往突破浆膜层侵及邻近的组织和器官，表现为胃轮廓不清，浆膜面毛糙，胃周脂肪层模糊不清或消失，病变区见伸向胃周的不规则条状和带状致密影。表明胃的浆膜层、胃周脂肪或周围组织、器官已受侵犯。根据作者的资料统计，当胃壁增厚≥2 cm时，多数病例伴有浆膜层突破或胃周浸润。

在胃的邻近器官中，大网膜受累最常见，其次是胰腺，然后是肝脏、食管下端、横结肠和十二指肠等。脾脏和胆囊受侵较少见。轻度侵犯与粘连不易区分，若表现为胃与邻近脏器轮廓或密度改变，则为局部受侵犯的可靠表现。因此，局部脂肪层部分消失并非脏器受侵犯的可靠征象，尤其在消瘦和恶病质病例。多期增强扫描为显示脏器早期受侵犯的重要技术因素。少数病例，当胃外软组织影巨大时，常难以判断肿块来源，如晚期胃癌和胰腺癌，常可相互侵犯。

5. **局部和远处淋巴结转移** 为胃癌扩散的主要方式。CT发现肿大的淋巴结，很大程度上依赖CT机的性能和检查方法，而且与淋巴结的大小、部位有关。直径<0.5 cm的淋巴结，CT检出率不足30%，直径>1 cm淋巴结，CT检出率>90%。胃大、小弯和幽门下局部肿大淋巴结CT显示率较低。腹腔动脉旁、肠系膜上血管根部和腹主动脉旁等腹膜后区淋巴结，CT最易显示且可靠，其次是胃大、小弯和肝十二指肠韧带区淋巴结。薄层CT配合增强扫描可明显提高淋巴结的检出率。国外文献与作者统计的一组资料表明，CT诊断淋巴结肿大，动态增强或螺旋CT敏感性达82%～90%，普通扫描为68%。

6. **远处转移** 胃癌最常转移到肝脏，其次为肾上腺、肾脏、胰腺和卵巢等，也可以种植的方式转移到网膜、肠系膜和盆腔，出现网膜、系膜的改变，如网膜浑浊、增厚，腹盆腔内肿块和腹腔积液等。

CT显示肝脏转移灶敏感性为75%～80%，特异性为95%。直径<1 cm的转移灶，常规CT显示率不足，网膜和系膜的种植性转移灶较小时，即使是很广泛，也难以检出。当形成直径≥1 cm的结节时，尤其有腹腔积液衬托时易被检出。少数贲门癌，胃体部胃癌可血行转移造成门静脉癌栓。

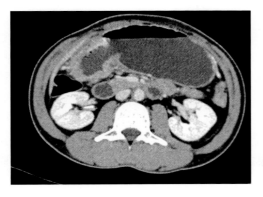 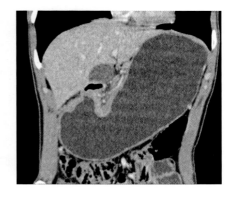

A　　　　　　　　　　　　　　B

图22-8-1 胃窦癌。A为胃窦癌肿突破浆膜面；B为重建的MPR图像，直观显示病变范围

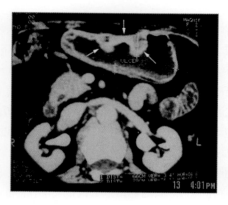

图 22-8-2 胃癌。胃体部前壁不规则增厚伴溃疡形成(箭头)

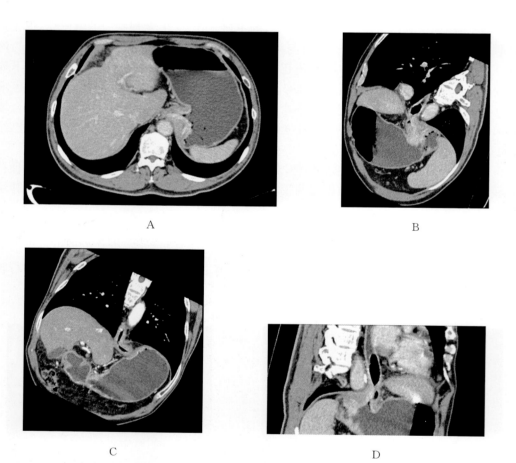

图 22-8-3 食管下端贲门癌。A 为横断位,显示贲门部肿块;B~D 为多方位重建,清晰显示肿瘤累及食管下端

(六) 胃癌的 CT 分期和术前评估

如前所述,胃癌分期法甚多,但临床上广泛采用的是 TNM 分期法和日本胃癌协会提出的 PHNS 分期法。1981 年 Moss 参照临床分期提出 CT 分期方案。CT 采用不同的分期标

准,其结果有所差异。有关 CT 分期的准确性,各家意见分歧颇大,综合为 65%～90%,有的作者认为 CT 分期很可靠,有的持相反意见。综合多数学者的观点和作者自己的经验,可以认为,普通 CT 检查对局部淋巴转移和邻近脏器侵犯的判断并不可靠,因而影响 CT 分期的准确性。近年来采用口服阴性对比剂(水)、动态增强或螺旋 CT 多期扫描和全胃薄层扫描技术,明显提高了 CT 分期的准确性。作者的一组 66 例胃癌病例,经手术和病理严格对照,CT 分期的准确性为 86.36%(57/66),术前可切除性评价准确性达 92%,与近期文献报道的结果相仿。对 CT 发现有远处淋巴结转移和脏器转移或多脏器侵犯者,即 CT 认为不可切除的,其可靠性大,可避免不必要的外科剖腹探查。相反,如 CT 评估认为可以手术切除的,其中有少数病例仍无法切除(低估)。

(七) 诊断和鉴别诊断

胃癌与良性病变造成的胃壁增厚的鉴别,主要依据胃镜和 GI。下列 CT 表现可作为参考:①胃癌造成的胃壁增厚较局限或偏于一侧,即使是广泛性改变,常不均匀,与正常胃壁分界不清。②前者增厚的胃壁欠光滑,胃周常伴有浸润改变;后者胃壁光滑,胃周有炎性粘连时,轮廓不光整,须与胃癌引起的胃周浸润鉴别。③良性病变胃壁较柔软,厚度随充盈程度而改变,而胃癌所致胃壁厚度不变(僵硬)。④如果显示完整的黏膜层结构(高密度带)则支持良性病变。⑤胃肿瘤如伴腔外肿块和远处转移,则肯定为恶性肿瘤。胃的良性肿瘤如息肉、腺瘤等偶尔被 CT 检查发现,与增生型胃癌鉴别并不困难。前者通常表现为局部隆起,形态规则、均匀和光滑,壁外无改变,和周围正常胃壁分界十分清楚。胃息肉病例可显示蒂的存在,但须和黏膜皱襞区分。若为脂肪瘤,根据其 CT 值可独立作出诊断。CT 的另一优于钡餐和胃镜之处,在于它能明确区分腔内、壁内和腔外的肿块。

胃癌和胃淋巴瘤的鉴别对于临床制定治疗计划有重要作用。胃的淋巴瘤多位于胃体大弯侧后壁,累及胃的范围往往较广泛,局限性较少见,胃壁增厚呈明显的不对称性,在同一个病例中,胃壁的厚度起伏较大,可以从轻度增厚到明显增厚。多数病例胃壁呈波浪状,平均胃壁厚度 2.67 cm,胃壁较均匀增厚的相对少见。通过平扫和增强系列对比观察,大部分病例胃壁较柔软,浆膜面多数完整,侵犯周围组织和器官相对少见。平扫胃壁密度较正常胃壁密度稍低,较均匀,CT 值平均 40.45 Hu。动态增强或螺旋三期扫描,动脉期病变累及的胃壁往往强化不明显,受累的胃黏膜层增厚、强化,但很少看到黏膜下组织的明显强化。在门静脉期和平衡期,受累的胃壁轻度强化,CT 值升高 20～30 Hu,多数<35 Hu,较胃癌强化的程度明显低,多数没有延迟强化的特点。胃的淋巴瘤多数乏血供,由于强化不明显呈现低密度,与周围强化的脏器形成鲜明的对比。胃的淋巴瘤多可见局部和远处淋巴结肿大,肿大的淋巴结多融合成块,可以位于肾静脉水平下,往往合并脾脏肿大等。结合其他脏器的改变和临床资料,有助于两者鉴别。

二、特殊类型胃癌

(一) 浸润型胃癌

1. **病理特点** 浸润型胃癌又名硬癌(scirrhous),包括胃壁内弥漫浸润的胃癌、皮革胃(也称塑形胃炎,linitis plastica)和局部(多在胃窦部)的硬癌。特点是癌病变沿黏膜下浸润生长,早期缺乏黏膜改变,此期胃镜诊断困难,GI 易漏诊。中晚期阶段,胃壁多全层浸润合并大量纤维间质增生，胃壁高度肥厚、僵硬，易诊断，但癌组织已经有明显的深部浸润和广泛的腹腔转移，患者往往失去手术治疗机会，5年的生存率很低，预后很差。此外，这类癌的发生和发展中，黏膜浅层为印戒样癌细胞，中层为体积较小的黏液癌细胞，底层为未分化的小形癌细胞。即同一标本的不同深浅度的胃癌组织类型有变化。

2. 临床特点　作者的一组资料中，女性占较大比例，为46.9%（15/32），年轻女性较多，为25%（8/32）。以消瘦、腹腔积液就诊居多，为25%（8/32），全胃累及者多，为46.9%（15/32），有机会行根治性胃大部切除者少，为28.1%（9/32）。

3. CT表现特点　胃壁不规则局限性或弥漫性增厚，胃腔变形和缩窄，对比剂通过快，呈"倾倒现象"。门静脉期渐进性和延迟期的持续性强化，网膜侵犯和腹腔种植发生率高是浸润型胃癌的主要CT特点（图22-8-4～7）。

CT的优势在于：①浸润型胃癌多发生在胃体部或累及胃体部，以黏膜下浸润、胃壁增厚硬化为特点。胃体部是CT最易显示的部位，有良好的对比，正常情况下胃壁厚度一般在2～3mm，轻度的胃壁增厚就很容易显示。②增强扫描可以观察癌病变的早期异常强化和（或）门静脉期延迟期的延迟强化，有助于早期发现病变。③CT不但能显示胃壁本身的改变，而且能显示肿瘤向周围侵犯，局部或远处转移情况，如胃周淋巴结肿大，腹腔积液，网膜和系膜的增厚，种植结节等，可以提供胃癌诊断的有利佐证。④CT可以较准确地显示癌病变的范围，对外科医师术前确定手术方式，制定治疗计划有帮助。⑤CT与胃镜相比，CT显示肿瘤真正的范围较胃镜确切。

4. 鉴别诊断　弥漫型胃癌主要需要与弥漫型胃淋巴瘤鉴别，其他病变包括转移性胃癌，胃黏膜巨肥厚症，胃扩张不良造成的假性胃壁增厚等。

转移性胃癌弥漫浸润型CT表现与浸润型胃癌相似，较难鉴别，需结合临床病史分析。胃黏膜巨肥厚症CT有以下特点：①黏膜皱襞明显粗大呈指状、脑回状或息肉状，皱襞间隙较规则，少部分不规则，但间隙区基底部的胃壁厚度基本正常；②胃的浆膜面光整；③病变以弥漫性多见，尤以胃体、底部大弯侧明显；④胃皱襞厚度随胃的充盈程度而变化。扩张不良的胃可以貌似胃肿瘤，误诊的病例不少。作者主张，不轻易对非胃专项CT检查的病例作出胃肿瘤的诊断，除非同时观察到胃壁增厚、动脉期异常强化或者门静脉期渐进性强化和延迟期持续强化。

浸润型胃癌胃镜活检的阳性率较低，有文献报道仅为47.9%。作者小组资料中，胃镜1次活检阳性率78.1%，有7例病人在CT建议下行多次活检，最多者行3次胃镜活检均为胃炎，外科行剖腹探查确诊。为及早得到病理诊断，放射科医师需要和胃镜医师密切合作，为胃镜医师提供癌病变的部位，建议胃镜定点多次反复钳取，黏膜下活检或采用穿刺的方法，提高活检阳性率。有学者认为皮革胃的诊断不应过度依赖于胃镜检查和活检结果，在临床和高度怀疑皮革胃而胃镜活检结果阴性的病人，不可贸然否定胃癌的诊断，而应结合病人的具体情况选用X线钡餐和CT检查以明确诊断。

胃镜是公认的胃癌检查手段，但在浸润型胃癌的诊断方面有其不足。临床怀疑浸润型胃癌，特别是胃镜活检阴性者，建议服水低张动态或螺旋CT增强多期扫描检查。相信，两者结合将有助于及早发现肿瘤和提高浸润型胃癌诊断的准确性。

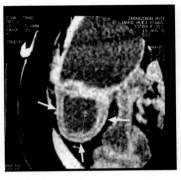
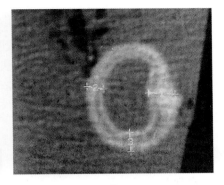

图 22-8-4 浸润型胃癌。A 为局限胃壁增厚型,胃窦部胃壁弥漫性增厚,胃壁呈内外高密度中心低密度的三层样结构(箭头),胃窦部胃腔缩窄不明显,病理为黏液腺癌;B 为病例手术切除标本 CT 扫描,同样显示内外高密度、中心低密度样改变

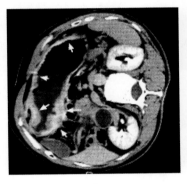
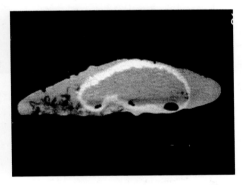

图 22-8-5 浸润型胃癌。A 为弥漫性胃壁增厚型,胃壁广泛不规则增厚(箭头),从胃窦达贲门区,病理为低分化腺癌;B 为病例全胃切除标本缝合断端胃腔注水后 CT 扫描,示胃壁广泛不规则增厚

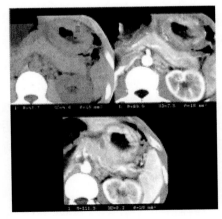
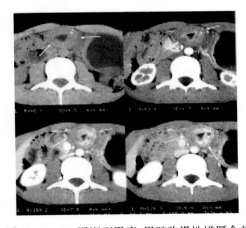

图 22-8-6 浸润型胃癌,胃壁局限性增厚合并胃腔缩窄。胃窦部胃壁弥漫性不规则增厚,胃腔明显狭窄,变形。动脉期不规则强化,门静脉期渐进性强化,延迟期持续强化。病理为印戒细胞癌

图 22-8-7 浸润型胃癌,胃壁弥漫性增厚合并胃腔缩窄(箭头)。胃壁广泛不规则增厚,胃腔变形,缩窄。动脉期黏膜层强化,黏膜下强化不明显,门静脉期渐进性强化。病理为低分化腺癌

(二) 钙化性胃癌

钙化性胃癌 CT 特点是胃壁不规则增厚,密度明显不均,可见散在的水样密度低密度区,内可见钙化,钙化呈沙砾样或不规则斑片状。病理上,低密度区为肿瘤的黏液池,多见于黏液腺癌,少数为低分化腺癌。胃癌发生钙化的原因不明,钙化性胃癌的预后较差(图 22-8-8,9)。

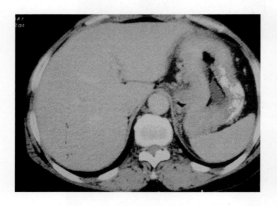

图 22-8-8　钙化性胃癌。胃壁广泛不规则增厚、僵硬,胃壁内散在钙化灶

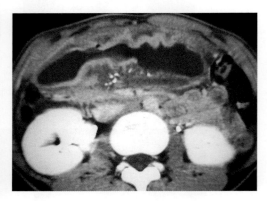

图 22-8-9　钙化性胃癌。胃壁广泛不规则增厚,黏膜下区可见不规则水样密度区,其中散在不规则钙化灶

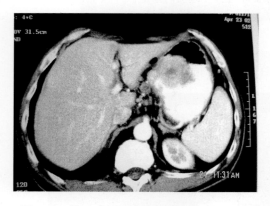

图 22-8-10　残胃癌。患者胃溃疡手术后 15 年,胃体部不规则肿块,病理为低分化腺癌

(三) 残胃癌

残胃癌分狭义和广义两种概念。狭义的残胃癌是指首次病变为良性病变,病变组织切除后在残胃上发生的癌。广义的残胃癌包括首次手术时为癌,胃切除后在残胃上又发生了癌。关于距首次手术的时间间隔问题,国内外多数学者主张胃良性病变行胃切除术满 5 年或胃癌术后 15 年以上在残胃上新发生的癌,可诊断为残胃癌;后者在 15 年之内的称为胃癌术后复发。残胃癌的 CT 表现与胃癌一致,所不同的是手术后残胃的形态根据手术的方式及时间不同而有所差异(图 22-8-10)。

(四) 胃多原发癌

胃多原发癌指胃同时或先后发生 2 个或 2 个以上的原发上皮性恶性肿瘤。小于 6 个月者为同时性,大于 6 个月者为异时性。两个病灶可以组织类型相同或不同。胃的多原发癌中以贲门部较常见,其他部位相对少见(图 22-8-11)。

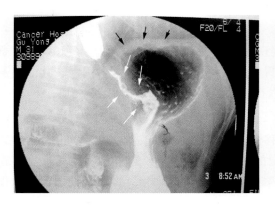
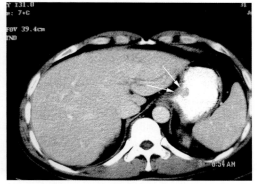
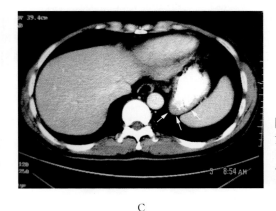

图 22-8-11　胃多原发癌。A 为 GI,示食管下端贲门区黏膜破坏,胃泡内可见软组织肿块(白箭头),胃底部黏膜增厚(黑箭头);B 和 C 为 CT 横断面图像,显示胃底及胃贲门区胃壁不规则(箭头),病理为胃底腺癌,食管下端贲门区鳞癌

第九节　胃部其他恶性肿瘤

一、转移性胃癌

转移性胃癌是不常见的胃恶性肿瘤,文献报道发病率为 0.2%～7%。胃的转移癌多源于恶性黑色素瘤、乳腺癌、支气管肺癌、食管癌和肾癌。一组尸检资料报道,黑色素瘤发生胃转移为 26%,乳腺癌为 8.2%～15%,食管鳞癌为 6.2%,肺癌为 0.2%,肾癌、结肠癌、胰腺癌和肝癌有个别病例报道。

转移性胃癌的转移途径主要有血行播散、淋巴道转移和直接播散。血行播散主要见于恶性黑色素瘤、乳腺癌、肺癌、肾癌等;淋巴道转移主要见于食管癌,特别是中 1/3 的食管鳞癌;直接播散可见于胰腺尾部胰腺癌、结肠癌,主要通过肝结肠韧带、脾胃韧带播散。

(一) 病理

大体病理上,转移性胃癌可以有多种形态,一般<2 cm 的转移瘤多呈黏膜下孤立结节,较光滑,或多发病灶;>3 cm 的肿块可以光滑或呈溃疡型肿块,较典型的表现是黏膜下肿块,胃的黏膜抬高,顶部可见溃疡,呈火山口样改变。多数与原发性胃癌难以区别,部分转移性胃癌呈黏膜下广泛浸润性生长,胃壁呈革袋状,文献报道多见于乳腺癌。

(二) 临床表现

转移性胃癌的临床表现没有特异性,多表现为消瘦、厌食、腹部不适、恶心和呕吐,少数为上腹痛、黑便、消化道梗阻等。一般转移性胃癌多有原发肿瘤的病史,个别胃转移瘤引起的症状为首发症状和体征。文献报道个别病人在化疗过程中,出现消化道出血、穿孔。

(三) CT 表现

作者一组 365 例晚期胃癌 CT 资料中,转移性胃癌 4 例,1 例表现为胃窦部光整的肿块,3 例表现为弥漫型胃壁增厚。弥漫型者似有一定的特点,这组资料中观察到,浸润型病变多位于胃窦和体部,黏膜下生长,胃壁明显增厚,以黏膜下层组织增厚明显,胃壁韧性明显降低但仍有一定的韧性,胃壁厚而不明显僵硬可能是其特点,这与原发浸润型胃癌有所区别;胃壁增厚致胃腔明显缩窄,和原发浸润型胃癌相比,胃的浆膜面改变较轻,较特殊的改变是,黏膜面往往完整,黏膜皱襞明显增粗、紊乱,动态增强和螺旋 CT 三期扫描,增厚的黏膜面明显强化,较黏膜下的肿瘤强化明显。我们的首例转移性胃癌误诊为成人先天性胃幽门狭窄,手术发现系小肠腺癌胃转移,原发肿瘤较小,无小肠肿瘤的症状和体征,胃转移瘤较大,范围较广,以幽门梗阻起病(图 22-9-1)。

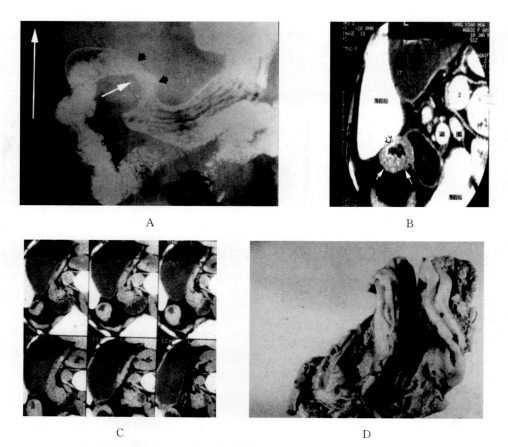

图 22-9-1 转移性胃癌。A 为 GI,示胃窦部狭窄,僵硬,黏膜紊乱(箭头);B 为采用服水低张技术行胃 CT 检查动脉期,示胃壁明显增厚,胃窦狭窄,黏膜完整,病变主要位于黏膜下的肌层(箭头);C 为连续层面的图像,示胃窦部胃壁广泛增厚;D 为大体病理。手术病理为小肠腺癌胃窦部转移

文献报道转移性胃癌的 CT 表现也是多样性的,可以是孤立、光滑的肿块,也可以和多数原发胃癌的表现一样,呈溃疡性肿块,少数表现为皮革胃。总之,缺乏特异性。但临床有肿瘤病史,胃的孤立光滑的肿块或明显黏膜下生长的肿块,要考虑到胃转移瘤的可能。我们认为,如果检查方法得当,对原发胃癌的 CT 表现有充分的认识,结合临床,CT 往往可以提示诊断。胃转移性胃癌是非常少见的肿瘤,仅仅依靠 CT 资料来诊断该疾病是有困难的。提高对该肿瘤的认识,在恶性黑色素瘤、乳腺癌、食管癌、肝癌和胰腺癌等检查中,注意观察有无胃的异常改变,或以上肿瘤在治疗过程中出现胃肠道梗阻,应想到有转移性肿瘤的可能性,采用合适的胃肠道检查方法发现病变,为临床提供更多的信息,对病人的术前治疗计划的制定和预后的判断,预防意外的消化道穿孔和出血的发生有重要的参考价值。

二、胃类癌

类癌是罕见的肿瘤,占胃肠道肿瘤的 1%～1.5%。类癌可发生于来自胚胎内胚层的任何组织。据统计,60%～80%的类癌发生于消化道,约 10%发生于呼吸道。在消化道中,又以阑尾和回肠末段的发生率最高,其次为直肠、结肠,胃和十二指肠少见。胃类癌起源于胃肠内分泌细胞或其前体细胞。类癌可单发或多发,多数没有临床症状,多在手术或尸检时发现,仅约 7%有类癌综合征的临床表现。胃类癌胃部的 CT 表现没有特异性,表现为胃黏膜或黏膜下的结节状占位性病变,1～3 cm 大小,个别病例表现为胃壁的较广泛增厚。其肝脏的转移性病灶多为富血供病灶,小的转移灶可以貌似肝脏血管瘤(图 22-9-2)。

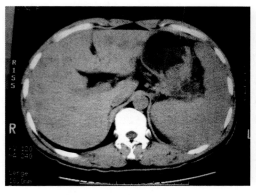

A

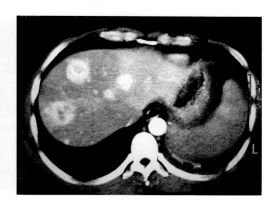

B

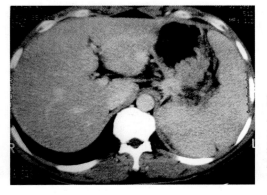

C

图 22-9-2 胃类癌。A 为 CT 平扫,肝内隐约可见多发低密度病灶,胃体大弯侧胃壁不规则增厚;B 为动脉期,示增厚的胃壁不均匀强化,肝内多个早期强化病灶,大的病灶呈环样强化;C 为门静脉期,示肝内病灶多数呈等密度,少数呈高密度,增厚的胃壁延迟强化

第十节 胃癌术后复发

胃癌术后患者如出现腹块、梗阻、消瘦、贫血和肝大,临床上多考虑复发。胃癌复发的诊断以往主要依靠上消化道钡餐和内镜加活检。文献报道术后复发的主要形式为淋巴结和脏器转移,真正的吻合口复发较少见,故 CT 在胃癌术后随访中的意义是显然的。

一、局部复发

(一) 胃癌局部复发的概念

胃癌或其他胃恶性肿瘤行胃部分切除后,距首次手术的时间 15 年内,在残胃吻合口周围发生的癌称为胃癌局部复发。

(二) 临床表现

胃癌局部复发的临床表现与原发胃癌相似。由于胃手术后多伴有不同程度的胃部症状,致使胃癌吻合口复发出现症状时被忽视,就诊者晚期居多。常见症状为剑突下疼痛,其次为上腹部不适、食欲减退、呕吐、乏力等,晚期患者以消瘦、贫血最常见,其次为上腹部疼痛、黑便、上腹部肿块等。

(三) 残胃的 CT 检查技术和表现

残胃由于胃腔缩小,容量减少,加之胃癌切除后幽门括约肌功能丧失,与正常胃相比,排空较快,对比剂的存留时间缩短,影响胃的扩张和胃壁良好的显示。为了良好显示残胃胃壁及吻合口,同正常胃的专项检查一样,CT 检查前没有禁忌证的患者,需要常规使用低张药物,如使用山莨菪碱等,口服对比剂以脂肪或水为佳,作者多使用水对比剂。正常胃的胃壁厚度在适度扩张下<5 mm,残胃吻合口由于缝合的原因,局部胃壁明显变厚,0.5～0.8 cm,平均 0.65 cm,内缘较毛糙,外缘较光整。强化的方式与正常胃壁一致。过去,残胃胃壁和吻合口的良好显示是 CT 检查中面临的问题之一,作者采用多次服水和低张技术,90% 的病例可以满意地显示残胃的吻合口。显示吻合口是检查的第一步,判断吻合口有无异常是残胃 CT 检查中的又一个问题。吻合口由于手术缝合造成胃壁不规则增厚,其厚度和形态随手术的方式和术后的时间不同略有差异。过去,常规 CT 扫描仅仅从胃壁厚度来判断残胃胃壁有无异常,误差较大,准确性有限。现在,采用动态增强或螺旋 CT 多期扫描技术,作者根据胃癌的强化特点结合胃壁厚度改变综合判断吻合口有无异常,明显提高了病变检出率和定性的准确性。影响残胃吻合口观察的主要因素是吻合口的银夹,残胃吻合口梗阻,残胃扩张不良造成的假性胃壁增厚。银夹产生明显的伪影,干扰对吻合口的观察。吻合口梗阻后难以服用对比剂,往往无法观察吻合口情况。假性胃壁增厚有时与局部复发较难鉴别。

除了残胃发生形态改变外,胃癌局部复发主要表现为胃壁增厚,局部肿块或两者兼而有之。动态增强或螺旋 CT 多期扫描在肿瘤检出和定性上有重要作用,建议常规使用。胃癌复发灶部分在动脉期不规则早期强化,多数病灶强化不明显,门静脉期胃癌复发灶多数呈渐进性强化,延迟期病灶多数延迟强化,而正常胃壁或残胃胃壁没有渐进性强化的特点。多数残胃癌的 CT 强化方式和特点与文献及作者观察到的一组原发胃癌表现一致,强化的范围显示了肿瘤的大小和浸润范围。作者认为,门静脉期和延迟期结合,对胃癌特别是残胃癌的检出和定性有重要的价值。其他征象包括腔内的溃疡,溃疡可以高低不等,大小不一,口部明显不规则。局部复发可以是复合复发的一种形式,或单独或与其他形式复发同时存在。除吻合口的肿块或吻合口区胃壁不规则增厚,还可见局部或远处淋巴结肿大、肝脏转移瘤、肝内胆管扩张、腹腔积液、腹腔种植转移等。

二、胃癌术后复发

胃癌根治术后约有 40% 的病人复发,一组胃癌复发 247 例报道残胃再发 29 例(11.8%),腹膜复发 106 例(42.9%),淋巴结转移 13 例(5.3%),血行转移 57 例(23.1%),复合复发 19 例(7.7%)。胃镜是检查胃癌及胃癌术后吻合口局部复发的公认手段,对早期的吻合口复发无疑有不可替代的作用。但由于胃癌复发多为网膜复发、血行转移或复合复发,胃镜对胃癌复发的诊断价值相对有限。CT 对肝脏转移和肝脏淋巴结转移有较高的诊断准确性。过去,CT 对局部复发的诊断有一定的局限性,现在,采用新的检查技术,可以提高 CT 对残胃吻合口显示的能力和对残胃局部复发判断的准确性。作者认为,CT 是一项较全面、较准确检测胃癌术后复发的手段。相信随着 CT 的发展,认识水平的提高,CT 将在胃癌和胃癌术后复发诊断上发挥重要的作用。胃癌术后患者除胃镜和 GI 检查外,定期的 CT 随访能及早发现复发,积极的再次手术或综合治疗对提高胃癌术后生存率具有重要的临床意义,CT 和 GI 及内镜复查都应列为常规,这样可相互弥补,提高早期复发的检出率(图 22-10-1～5)。

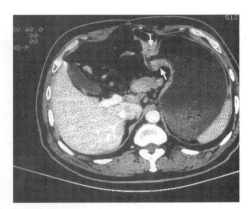

图 22-10-1 正常残胃吻合口。增强扫描示吻合口外缘光整,内缘稍毛糙,胃壁厚度 0.8 cm(箭头)

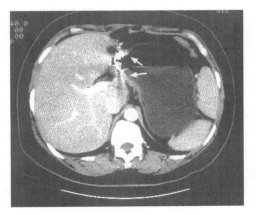

图 22-10-2 残胃吻合口 CT 扫描。残胃充盈良好,胃壁显示清楚,吻合口银夹产生较明显伪影(箭头)

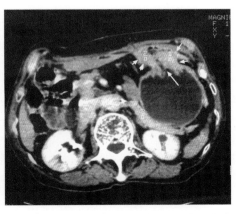

图 22-10-3 胃癌吻合口复发。残胃吻合口壁明显增厚,内外缘均不光整,延迟期扫描,病变区延迟强化(箭头),CT 值平均 87 Hu

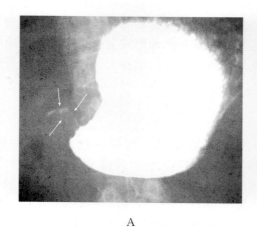
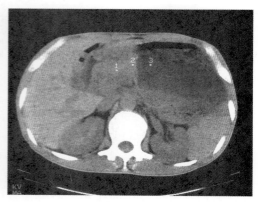
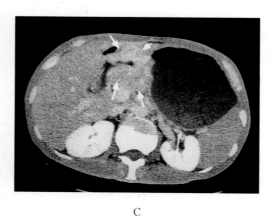

图22-10-4 胃癌术后吻合口复发。A为GI,示残胃吻合口梗阻(箭头);B为CT平扫,残胃吻合口狭窄,吻合口周围胃壁明显增厚,CT值34 Hu;C为增强扫描门静脉期,病变区胃壁增厚,明显不均匀强化(箭头),CT值平均106 Hu

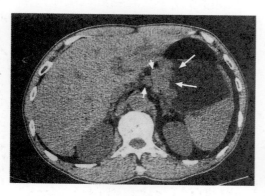

图22-10-5 胃癌术后复发。采用服水低张技术后CT平扫,吻合口局部胃壁增厚,腔内可见不规则溃疡(长箭头),周围淋巴结肿大、融合(短箭头)

第十一节　胃肠手术后 CT 检查

除了用于了解肿瘤有无复发外，CT 在检查胃肠手术并发症，如术后脓肿、出血、胃吻合口梗阻、输入肠襻梗阻、术后胰腺炎、假性囊肿形成、吻合口瘘等方面，具有重要的作用。

1. **吻合口梗阻**　分两种类型：①功能性胃排空障碍，原因不明，可能是由于暂时性神经功能失调；②吻合口机械性梗阻，由于吻合口过小或吻合口组织水肿，或大网膜炎性包块或肿瘤复发所致。钡餐检查为首选方法，CT 可进一步了解吻合口梗阻的原因。

2. **输入肠襻梗阻**　分急性和慢性两类。急性输入肠襻梗阻往往是封闭性的梗阻，大量胰液和胆汁积贮在输入肠襻内，压力增高，可压迫肠壁血管，引起坏死、穿孔或十二指肠缝端破裂，临床症状严重。X 线腹部平片可见气液平面和中上腹密度增高的软组织阴影。CT 表现为高度扩张、边界清楚的圆形或长柱形充满液体的肿块，位于胰头和胰尾区，连续的层面观察，可证实为 U 形扩张的肠管。

（彭卫军　周康荣）

参考文献

1. 高剑波，杨学华，李荫太等. 进展期与早期胃癌螺旋 CT 三期增强的诊断价值. 中华放射学杂志，2001，35：253～257
2. 戈少云，孙益红，王承培. 影像学对皮革胃诊断与治疗的探讨. 中国医学影像技术，1996，12：276～277
3. 郭进华，张正坤. 弥漫浸润型胃癌的内镜诊断探讨. 中华消化内镜杂志，1998，15：36～37
4. 侯英勇，朱雄增. 胃肠道间质瘤组织发生及命名. 中华病理学杂志，2000，29：453
5. 刘复生，刘彤华主编. 肿瘤病理学. 北京：北京医科大学中国协和医科大学联合出版社，1997
6. 刘强，王舒保. 复发胃癌及残胃癌的外科治疗. 中国实用外科杂志，1998，18：494
7. 陆朴铭，盛二燕，彭卫军. 应用服水低张和改良动态增强扫描技术检查胃肿瘤. 中国临床医学影像杂志，1999，10：176
8. 彭卫军，吴东，周康荣等. 口服脂肪密度对比剂螺旋 CT 三维成像初探. 中国医学影像技术，2001，17：566
9. 彭卫军，张蓓，周康荣等. 胃黏膜巨肥厚症的 CT 检查技术和影像学表现. 中华放射学杂志，2000，34：708
10. 彭卫军，周康荣，陈惠明. CT 在胃癌诊断中的作用. 临床放射学杂志，1997，16：352
11. 彭卫军，周康荣，陈惠明. 正常胃 CT 应用解剖和表现. 临床放射学杂志，1997，16：348
12. 彭卫军，周康荣，秦新裕等. 浸润型胃癌的 CT 特点和检查技术. 临床放射学杂志，2002，21：623
13. 彭卫军，周康荣，秦新裕等. 螺旋 CT 三期扫描胃癌的分期研究. 中国计算机成像杂志，2001，7：179
14. 彭卫军，周康荣，秦新裕等. 胃癌局部复发的 CT 表现和检查技术. 中国癌症杂志，2003，13：335
15. 彭卫军，周康荣，秦新裕等. 应用水充盈技术行胃癌 CT 分期和术前估价. 临床放射学杂志，1994，13：94
16. 彭卫军，周康荣，秦新裕等. 转移性胃癌的 CT 表现. 中国临床医学，2000，7：369
17. 彭卫军，周康荣，沈继章等. 胃的口服对比剂对照研究. 临床放射学杂志，1996，15：55
18. 彭卫军，周康荣. 胃癌的 CT 研究. 国外医学，1993，16：68
19. 秦新裕，王承培，彭卫军等. 应用水充盈胃低张技术胃癌术前分期的价值. 中国实用外科杂志，1996，16：144
20. 吴东，彭卫军，周康荣. 螺旋 CT 胃部三维成像：不同对比剂的对照研究. 中国医学影像技术，2000，16：90

21. 吴东,周康荣,彭卫军. 螺旋 CT 胃部三维成像对比剂的对照研究. 中华放射学杂志,2001,35:258
22. 萧树东主编. 江绍基胃肠病学. 上海:上海科学技术出版社,2001
23. 徐光炜主编. 胃癌. 北京:人民卫生出版社,1987,332
24. 徐光炜主编. 胃癌. 北京:人民卫生出版社,1987
25. 张蓓,彭卫军,周康荣. 动态增强 MRI 多期扫描技术在进展期胃癌诊断中的价值. 中国医学影像技术,2001,17(增刊):56～57
26. 张帅,彭卫军,钟国民等. 脂肪对比剂灌肠螺旋 CT 在结直肠癌术前分期中的作用. 中国医学影像技术,2005,21(1):86～89
27. 张帅,吴斌,彭卫军等. 超低密度脂肪对比剂螺旋 CT 结肠成像初探. 临床放射学杂志,2005,24(3):229～233
28. 张文范,魏雅洁. 胃镜检查中易发生漏诊,误诊的几种胃癌. 中国实用内科杂志,1997,17:49
29. 张晓鹏,张景荣,徐荣天等. 狭窄前期浸润型胃癌的 X 线诊断. 临床放射学杂志,1996,15:29～31
30. 章士正,方松华. 胃肠道间质瘤影像学诊断. 中国计算机成像杂志,2001,7:126
31. Adachi Y, Sakino I, Matsumata T, et al. Preoperative assessment of advanced gastric carcinoma using computed tomography. Am J Gastroenterol,1997,92(5):872～875
32. Amicucci G, Sozio ML, Szio A, et al. Gastric metastases of breast carcinoma. Am J Gastroenterol,1999,94(3):859
33. Boudiaf M, Bedda S, Soyer P, et al. Preoperative evaluation of gastric adenocarcinomas: comparison of CT results with surgical and patholgic results. Ann Chir,1999,53(2):115～122
34. Davies J, Chalmers AG, Sue - Ling HM, et al. Spiral computed tomography and operative staging of gastric carcinoma: a comparison with histopathological staging. Gut,1997,41(3):314～319
35. Fishman EK, Urban BA, Hruban RH. CT of the stomach: Spectrum of disease. Radiographics,1996,16(5):1035～1054
36. Glick SN, Teplick SK, levine MS, et al. Gastric cardia metastasis in esophageal carcinoma. Radiology,1986,160(3):627～630
37. Green Lk. Hematogenous metastases to stomach. Cancer,1990,65:1596～1560
38. Ha HK, Kim HH, Kim HS, et al. Local recurrence after surgery for gastric carcinoma: CT findings. AJR,1993,161:975～977
39. Hundt W, Braunschweig R, Reiser M. Assessment of gastric cancer: value of breathhold technique and two - phase spiral CT. Eur Radiol,1999,9(1):68～72
40. Kim JJ, Jung HC, Song IS, et al. Preoperative evaluation of the curative resectability of gastric cancer by abdominal computed tomography and ultrasonography: a prospective comparison study. Korean J Intern Med,1997,12(1):1～6
41. Mullin D, Shirkhoda AJ. Computed tomography after gastrectomy in primary gastric carcinoma. Comput Assist Tomogr,1985,9:30～33
42. Odori T, Tsuboi Y, Katoh K, et al. A solitary hematogenous metastasis to the gastric wall from renal cell carcinoma four years after radical nephrectomy. J Clin Gastroenterol,1998,26(2):153～154
43. Stell DA, Carter CR, Stewart I, et al. Prospective comparison of laparoscopy, ultrasonography and computed tomography in the staging of gastric cancer. Br J Surg,1996,83(9):1260～1262
44. Takao M, Fukuda T, Iwanaga S, et al. Gastric cancer: evaluation of triphasic spiral CT and radiologic - pathologic correlation. J Assist Tomogr,1998,22(2):288～294
45. Takao M, Fukuda T, Iwanage S, et al. Gastric cancer: evaluation of triphasic spiral CT and radiologic - pathologic correlation. J Assist Tomogr,1998,22:288～294

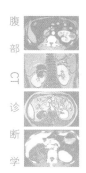

第二十三章

多排螺旋 CT 小肠造影和临床应用

第一节 概 述

小肠迂曲冗长、管径细小、互相重叠,现仍是消化道影像检查中最具有挑战性的部分。Maglinte 形象地将小肠的影像学检查比喻为在一个装满蛇的箱子里去整理蛇。

1. 常规胃镜检查 常规胃镜能清楚地显示胃肠道腔内及黏膜改变,但只能观察小肠近段;结肠镜只能观察末端回肠,且通过回盲瓣困难;小肠镜虽能观察全部小肠,然而检查复杂、费时,病人痛苦大,临床少用;胶囊内镜安全、无创,但价格昂贵,当存在妨碍胶囊运行的情况,如肠腔狭窄、梗阻、穿孔、肠瘘及大憩室等都属检查禁忌证(图 23-1-1)。

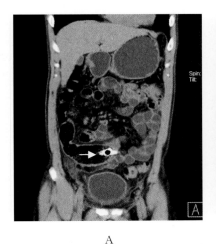
A

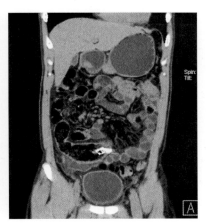
B

图 23-1-1 克罗恩病患者,在外院做胶囊内镜检查;CT 多平面重建(MPR)图像显示扩张的肠腔内高密度梭形胶囊嵌顿于狭窄肠段近端(箭头),部分穿透肠壁

2. 口服法小肠钡餐造影　是最常用、最简便的方法。在上消化道检查结束后,口服 50%(w/v)的硫酸钡混悬液 200~300 ml,每隔 0.5~1 h 检查一次,以加压法使肠管分开,顺序摄片观察。为了增加肠蠕动,可使用胃肠动力药如甲氧氯普胺(胃复安)等,至钡剂充盈回盲部时为止。本法缺点为费时,间隔检查、肠襻重叠易于将病灶遗漏,此外肠腔扩张不充分,不易发现小病灶及轻微狭窄改变。因此有较高的假阴性,且无法观察肠外情况。

3. 插管法小肠气钡双重造影　可使小肠充分扩张,黏膜展平,互相重叠的肠曲易为 X 线穿透而显示清楚,有利于早期发现病变,成为小肠疾病检查的有效手段。采用配有金属导丝的小肠灌肠专用导管(如 Bibao-Dotter 管),插管成功后灌入 28%~42%(w/v)钡混悬液,总量 600~800 ml,灌注速度 100 ml/min 左右,在透视下随钡剂的走行密切观察,并逐段加压推开重叠的肠曲,分段点片。钡剂充盈回盲部后即停止注钡,然后用气囊注气,速度要慢,量以肠曲的扩张情况及患者的耐受程度而定,待小肠充气扩张满意后摄取双对比相。用水或 0.5%羟甲纤维素溶液作阴性对比剂也有良好效果。其缺点是需要插管,要求医师有熟练的插管技术。插管过程增加病人的痛苦,同时也增加了医师和病人的辐射量。与口服法造影一样,该法也无法直接观察肠外结构。

4. 选择性血管造影　主要用于明确小肠活动性出血的原因和部位,是胃肠道血管性病变诊断的金标准。胃肠道血管造影是将导管选择性地插到胃肠道供血动脉,然后经导管注入对比剂,显示血管分布和血液动态变化来诊断疾病的方法(图 23-1-2)。1960 年 Margulis 等报道了一例胃肠道出血的患者,经传统的放射学检查未能发现病变,应用血管造影后明确了病因。从此以后,胃肠道血管造影的应用越来越广泛,并发展了药物血管造影以及胃肠道疾病的血管内治疗,包括胃肠道出血的药物灌注和栓塞,胃肠道肿瘤的灌注化疗等。胃肠道血管造影在消化道疾病的诊断和治疗中起到了很重要的作用。有一定的创伤是其主要缺点。

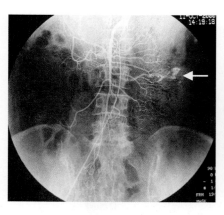
A

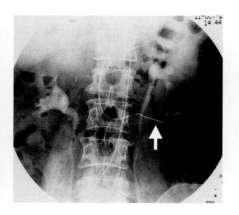
B

图 23-1-2　空肠血管发育不全(肠系膜上动脉造影)。A 为动脉期,显示左中腹空肠分支动脉末梢扩张、迂曲,回流静脉早显(箭头);B 为超选择至病变血管,置入金属标记,作为择期手术的定位标记(箭头)

5. 超声检查　较少用,当肠腔内充盈液体时,小肠表现为管状或靶样结构,空肠有皱襞,回肠较光滑。肠壁厚度常<4 mm。肠系膜血管常能显示,彩色多普勒能显示小分支。用超声判定肠系膜上动脉和上静脉的相对位置可以诊断有无中肠旋转不良。超声能显示儿童与较瘦病人的肠系膜淋巴结肿大,但对肥胖病人和肠胀气病人常无能为力。超声在发现和判断重复畸形、克罗恩(Crohn)病和肿瘤等方面也有一定的作用。

6. **常规腹部 CT 和常规 MRI**　能清晰显示腹腔内实质脏器、肠外结构、腹膜后脏器、大血管,能清楚显示腹内肿块、炎症等,但当肠道充盈不良时,对肠道病变,尤其是其腔内和黏膜病变难以显示。

7. **MRI 小肠造影**　是一种新技术,经口服或插管导入肠道对比剂使小肠扩张,同时注入静脉对比剂使肠壁强化,这样使肠腔、肠壁和肠外结构同时显示。该法需要肠道良好的清洁准备和肠管充分扩张,因为肠道残余物可形成伪影,瘪陷肠管既可能掩盖病变又可能被误诊为异常。根据肠道对比剂对 T_1WI 信号的影响可分为降低肠腔信号的阴性对比剂(如稀释的硫酸钡和甲基纤维素水)及增加肠腔信号的阳性对比剂(如稀释的超顺磁性氧化铁溶液和钆剂与甲基纤维素水的混合液等)。重 T_2WI 的 SSFSE 序列能清晰显示完整的花纹状黏膜,T_2WI 肠腔呈高信号,图像类似于小肠钡剂造影。超快速序列(SSFSE,FSPGR)的屏气扫描,均无呼吸运动伪影;静脉注射山莨菪碱(654-2)后,图像也无肠蠕动伪影,由于肠腔内为大量液体,无明显磁敏感伪影产生。因此,肠壁和肠腔对比良好,图像清晰,尤其是增强以后的图像。没有电离辐射是其得天独厚的优点。但相对于 CT 来说,MRI 检查耗时较长,对病人配合的要求较高,不太适用于危重病人。

8. **CT 小肠造影**　将常规腹部 CT 和小肠造影的优点结合起来,取长补短,相得益彰。尤其是多排螺旋 CT 快速、大范围的容积扫描、强大的后处理功能,减少了肠蠕动和呼吸伪影,使多排螺旋 CT 小肠造影(MDCTE)变得更加简便可行,图像更加清晰(图 23-1-3,4)。比 MRI 小肠造影更快速,适应证和适用人群更广。目前大多数 MDCTE 技术利用阴性对比剂充盈肠腔、静脉注射非离子型碘对比剂强化肠壁、肠系膜脂肪为天然对比剂显示肠外成分,同时腹内其他脏器、血管结构、腹膜后淋巴结等也能清晰显示。MDCTE 是一种简便有效、安全可行,能全景式展现小肠及其他腹内结构的途径。

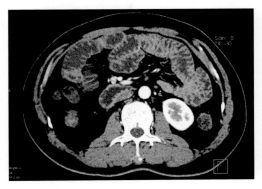
A

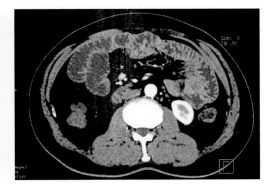
B

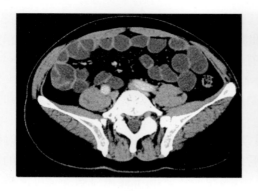
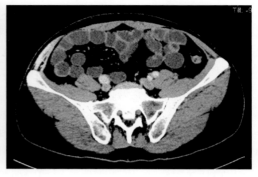

图 23-1-3 CT 小肠造影。A 和 B 示中上腹偏左侧空肠充盈良好,可见肠黏膜皱襞,部分贯通肠腔,部分呈羽毛状,肠壁强化明显,肠周血管显示清楚;C 和 D 示中下腹回肠管腔较空肠细,没有众多的黏膜皱襞

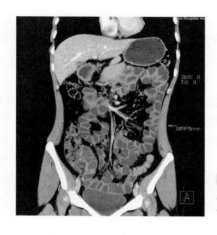

图 23-1-4 CT 小肠造影。冠状位成像显示小肠腔内充满阴性对比剂、肠壁及腹内血管被碘剂强化、肠系膜为脂肪密度,相比对比清晰

第二节 多排螺旋 CT 小肠造影的检查技术

多排螺旋 CT 小肠造影(MDCTE)技术的关键在于根据不同病情要求,用合适的对比剂通过合适的途径让小肠腔充分扩张,采用合适的 CT 扫描参数获取原始数据以获得各向同性的后处理效果。

一、病人准备

充分的结肠准备有助于小肠灌肠,空虚的盲升结肠可使对比剂通过回肠加快,并可减少对比剂用量,减少病人不适感。检查前一日低渣饮食,多饮水,应用缓泻剂,检查当日禁食即可,不提倡清洁灌肠,因灌肠液逆流与对比剂混合影响黏膜细节的观察。检查前静脉注射或口服 10 mg 甲氧氯普胺能有助于插管并能提高对比剂灌注速度,也能促使口服对比剂通过幽门并使小肠快速充盈。应用镇静剂能提高病人耐受性。

二、胃肠道对比剂选择和导入

胃肠道用阳性对比剂包括 4%～15% 的泛影酸钠和 1% 的稀钡等,阴性对比剂为甲基纤维素、水、牛奶等。阳性对比剂主要用于小肠梗阻或肠瘘等;阴性对比剂主要用于血管畸形、评价小肠 Crohn 病的活动性和并发症以及肿瘤等。

胃肠道对比剂导入有两种。

(1) 插管法:13Fr 顶端带球囊的 Maglinte 灌肠导管能有效防止十二指肠胃逆流,多功能鼻胃管同时具有胃肠减压和造影作用,减少了病人反复插管的痛苦。用阳性对比剂时将带球囊导管插到十二指肠降段,用甲基纤维素时插到十二指肠空肠曲,如有低位或高度梗阻,可插到近段空肠。用电力灌注泵灌注阳性对比剂可透视跟踪对比剂达到升结肠,对比剂灌注的速度通常在 55～150 ml/min;如不用透视跟踪,可在 15～20 min 内以 100～120 ml/min 的速度灌注 1 500 ml 对比剂后 CT 扫描;用阴性对比剂如甲基纤维素无法透视跟踪,为保证小肠充分扩张需采用快速灌注和低张药物,并且灌肠导管头应位于十二指肠空肠交界段,静脉内注射 0.5 mg 高血糖素后,以 120 ml/min 的速度灌注 500 ml 甲基纤维素,再以 150 ml/min 的速度灌注 500 ml,然后再静脉内注射 0.5 mg 高血糖素,病人躺上 CT 床后再以 150 ml/min 的速度灌注 500 ml,最后快速静脉内注射对比剂行 CT 扫描。

(2) 口服法:Peter 等采用口服法 CT 小肠造影,病人口服完 10 mg 甲氧氯普胺后即开始口服 450 ml 水,其后 25、50、65 min 分别再喝 450 ml,然后静脉注入高血糖素 1 mg,在口服甲氧氯普胺后 75 min 开始 CT 扫描。Doerfler 等也用一种新型阴性对比剂 Mucofalk 行口服法 CT 小肠造影,检查了 38 例 Crohn 病人,取得了较好的结果。我们利用等渗甘露醇微甜易服、口服不被吸收能充分充盈小肠的优点,将其用作充盈小肠腔对比剂试行了 MDCTE 检查。病人常规结肠准备后,分 3 次服完 1 500 ml 等渗甘露醇,每次间隔 15～20 min,服完后静脉推注山莨菪碱(654-2)注射液 20 ml,5～10 min 后病人出现口干时,行 MDCT 检查取得了很好的效果。

三、CT 检查

参数设计应考虑到能获得各向同性的后处理效果,可利用多平面重建观察轴位无法充分显示的小肠段及其病变。扫描系统不同,各家扫描参数亦不同。Maglinte 4 排螺旋 CT 用 3.2 mm 层厚,1.3 mm 重建间隔,16 排螺旋 CT 用 3 mm 层厚,1.5 mm 重建间隔。用窗宽 1 200 Hu,窗位 200 Hu 显示小肠黏膜和观察小肠粘连。扫描范围从膈顶到耻骨联合,平扫结束后行增强扫描,非离子型对比剂为 300 mgI/ml 120～150 ml,经静脉以 3～5 ml/s 的速率注射后 20～30 s 和 50～70 s 行动脉期、静脉期扫描。在图像工作站上分别根据不同病变进行多平面重建(MPR)、最大密度投影(MIP)以及容积重建(VRT)。

我们用的是 Siemens 公司 Sensation 16 排螺旋 CT 扫描仪,扫描分平扫、动脉期和静脉期。扫描范围从膈顶达耻骨联合,扫描时应用 CARE DOSE4D 智能剂量软件,参数为 kV 120,有效 mAs 130,层厚 7.0 mm,Kernel 系数 B20f smooth,视野范围(FOV)300～375 mm,回顾性重建层厚 0.75 mm,间隔 0.7 mm。对比剂为 300 mg I/ml 的碘海醇 100 ml,注射速率为 3.5 ml/s,动脉期延迟时间 20～30 s,静脉期延迟时间 50～70 s。利用 0.75 mm/0.7 mm 的回顾性重建图像在 Wizard 工作站根据不同目的和不同病种进行 MPR、MIP 和 VRT 等方法后处理(图 23-2-1)。

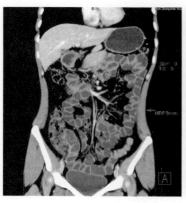
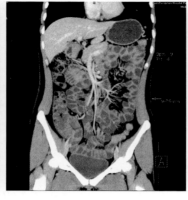
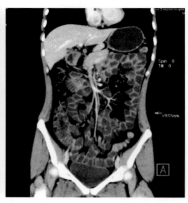

图 23-2-1 CT 小肠造影后处理技术。A 为 MPR 冠状位图像；B 为 MIP；C 为 VRT

第三节　多排螺旋 CT 小肠造影的临床应用

MDCTE 越来越广地应用于小肠 Crohn 病、小肠肿瘤、小肠梗阻、隐性消化道出血等。MDCTE 在小肠病变的诊断价值日益受到重视。2004 年 Boudiaf 等报道了 107 例临床拟诊为小肠病变的 MDCTE 的诊断结果，诊断灵敏度为 100%，特异度为 95%，准确率为 97%，阳性预测值为 94%，阴性预测值为 100%。

一、Crohn 病

本病病因至今未明，大多数学者认为属于自身免疫性疾病。Crohn 病是一种慢性炎性肉芽肿性疾病，可广泛累及从口腔至肛门的整个消化道，其中小肠占 30%～40%，常反复发作，累及肠壁全层，波及肠外系膜和相邻器官。其中发生并发症者占 40%，常为脓肿、瘘和肠道狭窄。

欧洲大多数 MDCTE 报道应用于 Crohn 病。MDCTE 能高度精确地显示黏膜病变、肠壁增厚、瘘管窦道及肠外并发症等。利用三维重建能有效地显示瘘管窦道与周围肠襻的关系(图 23-3-1～3)。Crohn 病的肠系膜淋巴结肿大常多发，径线多<1 cm，强化较明显，所以横断位与血管断面较难区分，而冠状位等 MPR 能使肠系膜血管显示为连续的树枝样结构而淋巴结为紧贴于其旁的小结节，两者可轻易鉴别。所以我们认为 MPR 十分有价值。

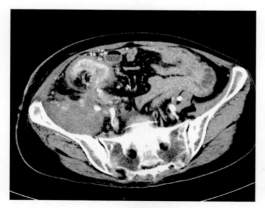

图 23-3-1 回肠末段粘连成团，肠壁增厚，黏膜强化明显，并与肿胀的髂腰肌粘连，肠周血管增多增粗

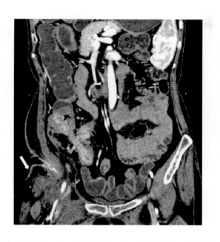

图 23-3-2 与图 23-3-1 为同一病例。冠状位显示回肠末段黏膜增厚强化,周围血管增多,右下腹壁见瘘口(箭头)

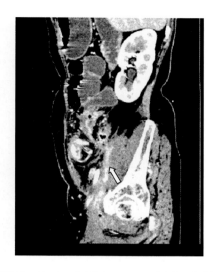

图 23-3-3 与图 23-3-1 为同一病例。矢状位见回肠末段与髂腰肌内瘘管(箭头)相连

活动期常见的 MDCTE 表现为:肠壁增厚(肠壁平均厚度为 8.5 mm,静止期为6.5 mm),肠壁强化为双层或多层(图 23-3-4),肠周围可见血管梳征(图 23-3-5)及肠系膜受累和并发症。纤维化期常见 MDCTE 表现为肠腔狭窄和肠壁增厚,强化均匀一致无分层。黏膜萎缩和增生所致的息肉样改变是修复期表现,有时通过仿真内镜可以观察到小肠腔内情况(图 23-3-6)。

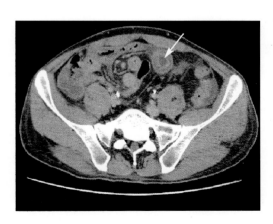

图 23-3-4 回肠壁增厚呈同心圆状强化(箭头)

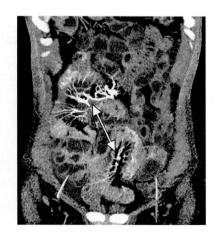

图 23-3-5 两段增厚强化小肠,周围血管增多增粗,呈梳状(箭头)

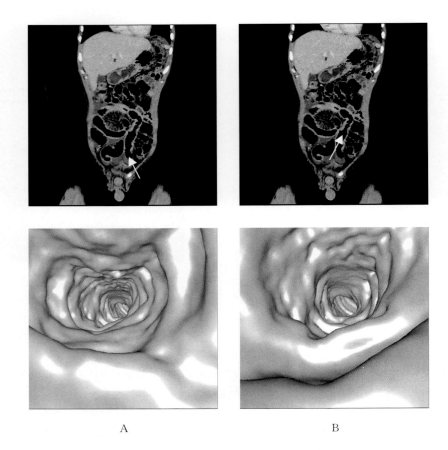

图 23-3-6 MIP 和 CT 仿真内镜图像结合,可观察黏膜面细节。A 为小肠内腔黏膜皱襞增粗、毛糙,伴结节样隆起;B 为黏膜面浅表凹陷,提示溃疡形成(箭头指观察方向)

MDCTE 可以显示小肠钡剂检查所不能显示的肠壁改变和肠外并发症,可以同时评价整个腹部,三维重组技术更有利于肠系膜淋巴结和瘘管的显示,能提高诊断的信心,同时临床医师更易接受三维图像。还可以评价 Crohn 病的活动性,观察治疗效果。

尽管当病变轻微或早期时,MDCTE 有可能漏诊,对于黏膜面的观察还得依赖于小肠造影、纤维内镜以及胶囊内镜,但 MDCTE 对于 Crohn 病的诊断及评估有其独到之处,诊断 Crohn 病的敏感性和特异性分别为 94% 和 95%,值得推广。

二、肿瘤

MDCTE 能发现小至 5 mm 结节,能更精确地判断小肠肿瘤的数目、部位、局部外侵、淋巴结转移、肝脏等处转移及有无肿瘤合并肠梗阻和套叠等并发症,有利于肿瘤分期,可以提供肠内外的重要术前信息。灌肠法 MDCTE 能将并发于肿瘤的套叠整复以便进一步观察远段肠管。

各种肿瘤有较为特征的 MDCTE 表现,有利于小肠肿瘤的定性诊断。

1. **脂肪瘤** 脂肪瘤绝大多数发生于肠黏膜下,偶见于浆膜下。表现为肠腔内类圆形肿块,相邻肠壁不增厚,肿块具有特异性脂肪密度。MDCTE 不仅能清楚显示其特征性的脂肪密度和肿块带蒂等形态特点,而且能逼真地展现并发的肠套叠(图 23-3-7)。

2. **腺癌** 腺癌起源于肠黏膜层,好发于十二指肠,占 50%,远端小肠少见。腺癌 MDCTE 表现为肠腔内孤立圆形肿块伴相邻肠壁局限性增厚,肿块直径多较小,可表现为肠壁环形增厚,厚度>1.5 cm,伴有溃疡形成,可与钡餐检查一样表现为"苹果核征"。MDCTE 有利于淋巴结转移与肝转移的检出,有利于肿瘤继发肠梗阻和肠套叠准确定位。有时近段空肠梗阻在常规腹部 CT 图像上被判为低位小肠梗阻,而 MDCTE 图像上清楚地显示了空肠因梗阻而扩张延长,导致梗阻点下移至盆腔(图 23-3-8,9)。

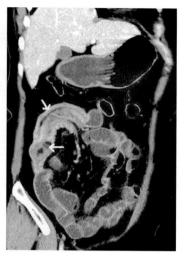

图 23-3-7 空肠脂肪瘤伴肠套叠,斜冠位清楚显示了脂肪瘤及套入的系膜脂肪和血管(箭头)

3. **胃肠道间质瘤(GIST)** GIST 是一类独立的来源于胃肠道原始间叶组织的非定向分化的肿瘤,部分可伴有平滑肌和(或)神经鞘细胞的不完全分化,大多数为恶性。良恶性 GIST 均趋向于浆膜下生长,血供均较丰富,MDCTE 均可见到增粗的供血动脉。恶性 GIST 在 MDCTE 上表现较大的肿块,文献报道直径>8 cm 者倾向于恶性,肿块边缘不规则,呈分叶状;密度不均匀,钙化较良性者多见,中央坏死率高达 100%。肿块可以很大,以至于难以断定其起源,这时 MDCTE 的三维图像将有助于判断。MDCTE 还可见肝脏等远处转移。良性 GIST 表现为由肠壁向肠系膜突出的圆形或类圆形肿块,边缘光滑规则,大小平均约 5 cm,肿块密度多均一,强化均匀,也能见到增粗的供血动脉(图 23-3-10,11)。

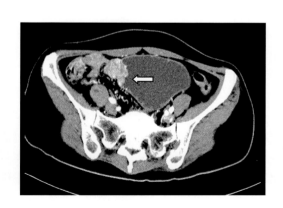

图 23-3-8 小肠腺癌。盆腔内有一扩张肠襻及引起梗阻的分叶状强化肿块,疑似回肠梗阻

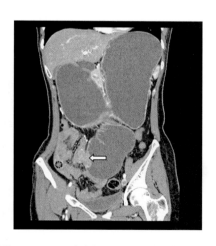

图 23-3-9 与图 23-3-8 为同一病例。近段空肠迂曲扩张延长而导致其梗阻点下移至盆腔入口,手术证实为近段空肠腺癌

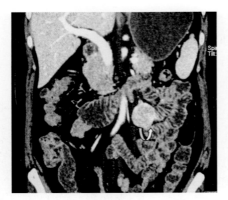
图 23-3-10 近段空肠良性 GIST 病例。冠状位显示了位于浆膜下的均匀强化肿块,离十二指肠空肠曲较近(箭头)

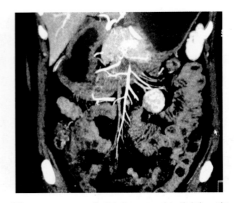
图 23-3-11 与图 23-3-10 为同一病例。冠状位薄层 MIP 显示了肿块与肠系膜血管的关系

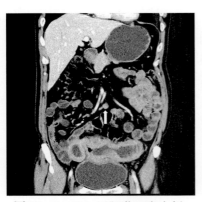
图 23-3-12 回肠淋巴瘤病例。冠状位显示动脉瘤样扩张的回肠襻与膀胱无清楚分界,并有肠系膜淋巴结肿大影(箭头)

4. 淋巴瘤 原发性淋巴瘤起源于肠黏膜下淋巴滤泡,大多数为非霍奇金淋巴瘤,好发于远端小肠,空肠较少见。MDCTE 在肿瘤的诊断和随访中有重要作用。MDCTE 表现为肠壁环形不对称性增厚,受累的肠段较长,可见溃疡形成,但梗阻少见。有时可见典型的"动脉瘤"样肠管扩张,MDCTE 能发现病变肠管与周围器官如膀胱等受累情况以及肠系膜、腹膜后淋巴结群肿大(图 23-3-12)。

5. 类癌 小肠类癌好发于回肠,起源于 Lieberkuhn 隐窝的 Kulchitsky 细胞,常表现为黏膜下结节。常规 CT 难以显示局限于肠壁内的肿块。肠道内充盈中性或阴性对比剂并用静脉注射对比剂的 MDCTE 检查,将肠腔内的低密度与富血供而明显强化的类癌结节区分开来。肿瘤增大侵及肠系膜时,可以出现典型的 CT 征象,表现为浸润性肠系膜肿块,70% 有钙化。MDCTE 还能同时行 CTA,能有效地显示肿块与血管的关系,有利于手术。有钙化的肠系膜肿块合并肠系膜纤维化时高度提示类癌。

三、小肠梗阻

小肠梗阻时,其梗阻近端腔内有较多潴留液时,口服钡剂造影与内镜检查常难以作出诊断,临床极为棘手。而 MDCTE 却与之相反,它要求被检器官腔内充液扩张,其潴留液本身成为 MDCTE 的阴性对比剂,对梗阻部位、梗阻程度的确定及梗阻病因的估计都是极为正确的,必要时在临床严密观察下谨慎地口服或插管引入合适的对比剂后行 MDCTE 检查能有助于病变显示。北美 MDCTE 最先用于小肠部分性梗阻,MDCTE 对部分性小肠梗阻的敏感性为 89%,特异性为 100%,明显高于常规 CT 的 50% 和 94%,如怀疑腹部恶性肿瘤所致梗阻时,MDCTE 更具优势。

大多数小肠梗阻可用 MDCTE 定位定性。与常规小肠灌肠造影比较,MDCTE 还能观察肠壁及壁外情况，MPR 图像有助于区分壁层粘连和脏层粘连，并更易区分单发和多发梗阻点。MDCTE 更易确定梗阻性和非梗阻性粘连。如果小肠粘连固定，但没有移行点常提示为非梗阻性粘连，常无需手术（图 23-3-13）。

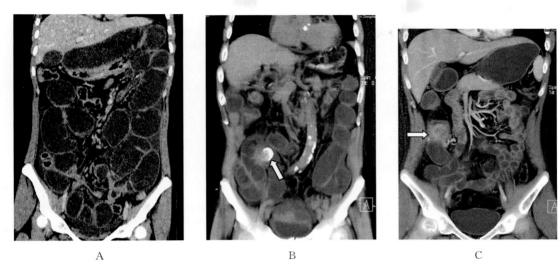

图 23-3-13 不同病因引起的肠梗阻。A 示盆腔内小肠多处粘连；B 示胆结石嵌入末端回肠（箭头）；C 示盲升结肠癌致小肠梗阻（箭头）

四、不明原因消化道出血

38%～66% 不明原因的消化道出血可能为血管畸形，常规气钡双重灌肠可检出 21%，已有报道应用螺旋 CT 来显示这类病变，利用小管径的鼻胃管将肠道用对比剂充盈后更易显示。中性对比剂充盈小肠同时增强能有效检出不明原因消化道出血的原因，用螺旋 CT 增强扫描可以诊断血管畸形和十二指肠静脉曲张。如果肠管萎陷，小的富血管肿瘤易被漏诊，小肠充盈满意时，MDCTE 能更好地显示（图 23-3-14）。

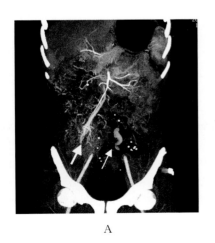 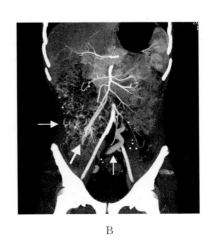

图 23-3-14 多发肠血管发育不全。A 和 B 为动脉期 MIP，显示多处不同程度扩张的静脉（细箭头）；回结肠动脉处显示典型的"双轨征"（粗箭头）

五、其他应用

MDCTE 能清楚区分放射性小肠炎的受累肠段和正常肠段,能区分梗阻的程度及是否被腹膜纤维化包裹,也能清楚显示肠内瘘,有助于制定小肠短路手术。灌肠法 MDCTE 能解决其他小肠检查方法所遇到的由于充盈不佳、扩张不良、肠痉挛以及对比剂中断所造成的假阳性或假阴性。MDCTE 灌肠过程中能使症状再现,如症状出现而无梗阻则可能为肠道激惹;如十二指肠第三段大量充盈对比剂时出现疼痛有助于肠系膜上动脉综合征或腹主动脉修补术后缝合过紧导致十二指肠部分梗阻的诊断。

(张联合　章士正)

参考文献

1. Bender GN, Timmons JH, Williard WC, et al. Computed tomographic enteroclysis: one methodology. Invest Radiol, 1996, 31(1):43~49
2. Bender GN, Maglinte DDT, Kloppel VR, et al. CT enteroclysis: a superfluous diagnostic procedure or valuable when investigating small-bowel disease? AJR, 1999, 172(2):373~378
3. Bender GN, Maglinte DD, McLarney JH, et al. Malignant melanoma: patterns of metastasis to the small bowel, reliability of imaging studies and clinical relevance. Am J Gstroenterol, 2001, 96(8):2392~2400
4. Boudiaf M, Jaff A, Soyer P, et al. Small bowel diseases: prospective evaluation of multidetector row helical CT enteroclysis in 107 consecutive patients. Radioloy, 2004, 233:338~344
5. Doerfler OC, Ruppert-Kohlmayr AJ, Reittner P, et al. Helical CT of the small bowel with an alternative oral contrast material in patients with Crohn disease. Abdom Imaging, 2003, 28(3):313~318
6. Ettorre GC, Francioso G, Garribba AP, et al. Helical CT angiography in gastrointestinal bleeding of obscure origin. AJR, 1997, 168(3):727~731
7. Maglinte DD, Lappas JC, Kelvin FM, et al. Small bowel radiography: how, when, why? Radiology, 1987, 163(5):297~304
8. Maglinte DD, Lappas JC, Chernish SM, et al. Improved tolerance of enteroclysis by use of sedation. AJR, 1988, 151(5):951~952
9. Maglinte DD, Hallett R, Rex D, et al. Imaging of small bowel Crohn's disease: can abdominal CT replace barium radiography? Emerg Radiol, 2001, 8(3):127~133
10. Maglinte DD, Bender GN, Heitkamp DE, et al. Multidetector-row helical CT enteroclysis. Radiol Clin North Am, 2003, 41(2):249~262
11. Maglinte DD, Heitkamp DE, Howard TJ, et al. Current concepts in imaging of small bowel obstruction. Radiol Clin North Am, 2003, 41(2):263~283
12. Maglinte DD, Lappas JC, Heitkamp DE, et al. Technical refinements in enteroclysis. Radiol Clin North Am, 2003, 41(2):213~229
13. Maglinte DD, Gage SN, Harmon BH, et al. Obstruction of the small intestine: accuracy and role of CT in diagnosis. Radiology, 1993, 188(7):61~64
14. Maglinte DD, Kelvin FM, Rowe MG, et al. Small-bowel obstruction: optimizing radiologic investigation and nonsurgical management. Radiology, 2001, 218(1):39~46
15. Mindelzun RE, Beaulieu CF. Using biphasic CT to reaveal gastrointestinal arteriovenouse

malformations. AJR, 1997, 168(2):437~438

16. Moch A, Herlinger H, Kochman ML, et al. Enteroclysis in the evaluation of obscure gastrointestinal bleeding. AJR, 1994, 163(12):1381~1384
17. Schmidt S, Lepori D, Meuwly JY, et al. Prospective comparison of MR enteroclysis with multidetector spiral-CT enteroclysis: interobserver agreement and sensitivity by means of "sign-by-sign" correlation. Eur Radiol, 2003, 13(6):1303~1311
18. Turetschek K, Schober E, Wunderbaldinger P, et al. Findings at helical CT-enteroclysis in symptomatic patients with Crohn disease: Correlation with endoscopic and surgical findings. J Comput Assist Tomogr, 2002, 26(4):488~492
19. Walsh D, Bender GN, Timmons JH. Comparison of computed tomography-enteroclysis and traditional computed tomography in the setting of suspected partial small bowel obstruction. Emerg Radiol, 1998, 5:29~37
20. Weishaupt D, Pfammatter T, Hilfiker PR, et al. Detecting bleeding duodenal varices with multislice helical CT. AJR, 2002, 178(2):399~401
21. Wold PB, Fletcher JC, Johnson CD, et al. Assessment of small bowel disease: noninvasive peroral CT enterography compared with other imaging methods and endoscopy-feasibility study. Radiology, 2003, 229(10):275~281

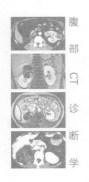

第二十四章 腹膜腔与腹壁

第一节 正常解剖

一、概述

(一) 腹部放射解剖亚学科的形成

腹部(腹膜腔和腹膜后间隙,peritoneal cavity and retroperitoneal space)的解剖结构及解剖关系十分复杂,又存在诸多变异情况。在20世纪70年代以前,传统的腹部平片只能反映腹膜腔内的部分解剖结构和关系,难以反映腹膜腔的全貌,也更难以反映位置深在、结构重叠的腹膜后间隙的情况;而70年代以后,随着断面影像学技术(如US、CT、MRI等)的兴起和广泛应用于临床,使直观显示腹膜腔和腹膜后间隙各种解剖结构以及它们之间的精细解剖关系成为现实。在这种情况下,如何合理解释所观察到的腹腔内解剖结构、正确描述其复杂的解剖关系、准确理解疾病在腹腔内的扩展和蔓延以及澄清以往存有争议的解剖概念,对腹部解剖学研究提出了新的要求。因此,把放射学和解剖学研究方法结合起来,以阐明腹部影像学表现的解剖基础为主要研究目标和内容的新兴亚学科——腹部放射解剖学(radiological anatomy of abdomen),也就应影像医学发展的需要而诞生了。先进的解剖学和放射学的研究方法进一步促进、拓展和丰富了有关腹膜腔和腹膜后间隙放射解剖学的研究,并业已取得了一些有价值的结论,有力地推动了腹部影像诊断和介入放射学的发展和水平的提高。

(二) 腹部放射解剖学的方法学

在断面影像学技术问世之前,有关腹部放射解剖学方面的研究,主要采用人体尸体解剖与常规X线图片对比观察。20世纪60年代末Whalen开始采用矢状切割的冷冻尸体进行断面解剖的初步研究。70年代初 Whalen、Meyers 等利用断面解剖的尸体以及在腹部间隙内灌注比对剂的方法来研究腹膜腔和腹膜后间隙的分隔和通连情况。上述学者通过大体解剖、断面解剖与 X 线检查结合的方法提出了与过去传统解剖概念截然不同的新见解,澄清了一些错误或偏颇的认识,其结论有力地指导了对断面影像解剖基础的正确认识。近 20 余年来,随着多种断面影像学技术,特别是 CT 技术应用于腹部,在上述学者研究方法和结果的影响、带动下,一大批学者的研究成果相继出现,腹部放射解剖学获得了快速的发展。近几年来出现的多排螺旋 CT(MDCT)技术,更使腹部解剖结构和解剖关系的冠状、矢状以及三维重建的精细显示成为现实。

(三)临床意义

腹膜反褶(peritoneal reflection)所形成的韧带(ligament)、皱襞(fold)、系膜(mesentery)、网膜(omentum)与腹内脏器一道将腹膜腔分隔成若干间隙(space)、陷凹(pouch)、浅窝(fossa)、隐窝(recess),腹膜后间隙(包括盆腔腹膜外区域)也被诸多的筋膜(fascia)分隔为若干间隙。腹腔内和腹膜后的这些间隙、隐窝之间有一定的分隔和沟通;一定的解剖间隙有其特定的解剖构成以及毗邻关系,它会影响到该间隙正常与病理状态下的影像学表现,也会影响该间隙或邻近区域病变在腹膜腔内和(或)腹膜后间隙扩散方式与途径的影像学表现。因此,熟悉腹部放射解剖学基础知识及正常影像学表现,并与病变影像学相联系以阐明其解剖实质,十分有利于提高腹部影像诊断和介入治疗的水平。

二、腹膜腔的正常解剖

腹膜(peritoneum)由含弹性纤维的结缔组织和表面单层间皮细胞组成,属浆膜组织(serosa)。腹膜分为两层,一层是衬覆于腹壁、盆壁内表面的壁腹膜(parietal peritoneum),另一层为覆盖于腹腔、盆腔脏器表面的脏腹膜(visceral peritoneum)。上述两层腹膜在后腹壁相互融合形成一个潜在的腔隙,即为腹膜腔。从解剖学角度看,腹膜腔包括由腹壁包绕并由腹膜所被覆的大腹腔和网膜囊(omental bursa 或 lesser sac),它们上起横膈,下至盆底。男性腹膜腔是完全封闭的,女性腹膜腔借输卵管、子宫腔和阴道与体外形成潜在性通道。大腹腔与网膜囊之间通过网膜孔(epiploic foramen 或 foramen of winslow)相交通(图 24-1-1,2)。需要特别指出的是,腹部正中矢状切面依肝左三角韧带附着位置的不同,特别是对网膜囊前界解剖实质认识的不同而存在不同的解剖模式,究其实质,在于对左肝上间隙是否可划分为上前和上后两个间隙以及左肝上后间隙是否就是网膜囊上隐窝曾经存在分歧。由国人提出并逐渐被大家所承认的解剖模式见图 24-1-1 所表述的 3 种情况。

腹膜反褶形成的韧带、皱襞、网膜、系膜等结构一方面在腹膜腔的划分、分隔中起着非常重要的作用,另一方面腹腔脏器的血供、神经等都是经由这些腹膜结构出入,同时腹腔内病变也可沿其在腹腔内各个间隙之间蔓延。因此,上述腹膜反褶和由之分隔形成的腹膜内间隙、浅窝、隐窝、陷凹以及它们在腹腔内的通连关系即构成腹部放射解剖学研究的主要内容。近年来部分腹部放射解剖学家将韧带、皱襞、网膜、系膜等称为腹膜下结构(subperitoneum,有人译为亚腹膜结构),与腹膜腔、腹膜后间隙并列。为了便于描述和理解,本章拟从描述这些重要结构的解剖学实质及相关解剖关系着手,以阐明它们的影像学(CT)表现。

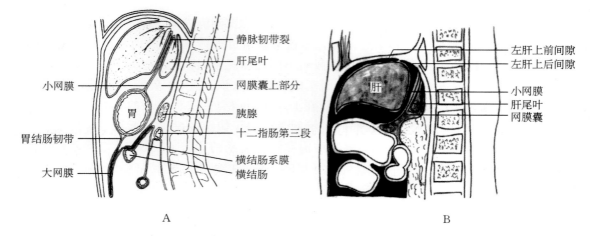

图 24-1-1 躯干正中矢状切面的 3 种模式，显示大腹膜腔、网膜囊和腹腔内主要脏器的大体解剖关系（参照格氏解剖学和闵鹏秋等）。A 为格氏解剖学模式；B 为闵鹏秋模式；C 为 Rohen 模式

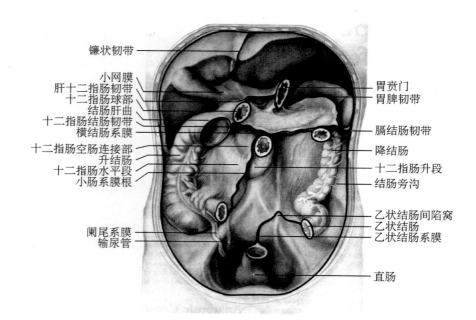

图 24-1-2 冠状面示意图，显示在去除部分消化道（胃、小肠、横结肠等）腹膜后腔后份、小网膜、系膜和部分韧带的解剖位置和相互的解剖关系（参照 Meyers 等）

(一) 腹膜腔内重要解剖结构

1. 上腹腔 上腹腔指横膈以下,横结肠及其系膜以上的区域。在上腹腔比较重要的解剖结构包括:①肝冠状韧带;②肝左三角韧带;③小网膜;④脾周韧带;⑤肝肾隐窝;⑥网膜囊。

(1) 肝冠状韧带(coronary ligament of liver):冠状韧带位于肝右叶后份与膈肌右后部之间,为上、下两层腹膜反褶,并将右侧肝周区域分隔为右肝上间隙(right supra-hepatic space)、右肝下间隙(right infra-hepatic space)和位于冠状韧带上、下层之间的肝裸区(bare area of liver)3个间隙(图24-1-3)。肝裸区实质上属腹膜后间隙的一部分。

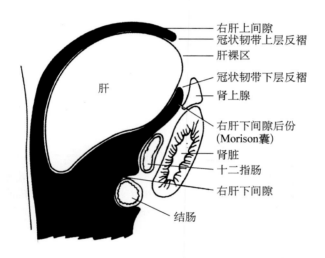

图24-1-3 示肝冠状韧带上、下两层的反褶和右侧肝周区域的解剖分隔情况(参照Meyers等)

(2) 肝左三角韧带(left triangular ligament of liver):肝左三角韧带由内向外走行于横膈与肝左叶之间,约80%的个体可超过肝左叶外缘,继续向外走行,并附着于左膈下,形成一游离段或缘(free segment),有效地将左肝上区域分为上前和上后两个间隙。左肝上前间隙(left anterior supra-hepatic space)和左肝上后间隙(left posterior supra-hepatic space)在左肝上区域虽然受肝左三角韧带阻挡而不能相互交通,但两间隙下方均可分别与肝胃陷凹(hepatogastric pouch)相通连(图24-1-1B,图24-1-4)。

(3) 小网膜(lesser omentum):小网膜的组成包括肝十二指肠韧带(hepatoduodenal ligament)、肝胃韧带(hepatogastric ligament)和肝食管韧带(hepatoesophageal ligament)。它自肝静脉韧带裂发出,向下、向左呈扇形附着于十二指肠、胃及腹段食管。连接肝与胃的部分,称为肝胃韧带;连接肝与十二指肠的部分,称为肝十二指肠韧带,它构成小网膜游离缘,其内含有胆总管(common bile duct)、门静脉和肝动脉。在矢状中线,小网膜向上伸展,附着于膈的腹侧面,然后转向前与肝左三角韧带后层相续,从而将小网膜囊上隐窝(upper recess of lesser sac)与左肝上后间隙有效分隔。

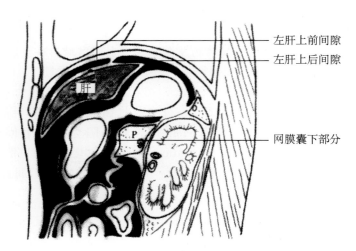

图 24-1-4 通过左肾矢状剖面。显示肝左三角韧带的解剖走行和对左肝上区域的分隔情况（参照闵鹏秋）

小网膜在上腹腔起着非常重要的作用。一方面它连接着肝、胃、十二指肠等重要结构，另一方面上腹腔重要的血管结构（肝动脉、门静脉、胃十二指肠血管等）、淋巴引流管、胆管等也在其中走行，同时，它还在上腹腔解剖间隙的分隔中起着重要的作用（图 24-1-1A，图 24-1-2）。

（4）脾周韧带（perisplenic ligament）：脾与周围的脏器（如胃、左肾）之间存在着由腹膜反褶而形成的韧带连系，分别称为胃脾韧带（gastrosplenic ligament）和脾肾韧带（splenorenal ligament）。前者主要有源于门静脉系统的脾静脉的胃短静脉走行，分布于胃底大弯侧，并收集相关静脉血；后者某些个体可能存在一些潜在的静脉通道，在发生门静脉高压时可开放形成门-体分流（portosystemic shunt）的一个侧支通路。

在胃脾韧带前方有胃脾陷凹（gastrosplenic pouch）；在脾肾韧带后方，腹膜反褶形成脾肾陷凹（splenorenal pouch）；在脾脏外侧与侧腹壁之间尚有一较大的脾外侧间隙。腹腔内炎症、积液可发生于这些部位。

（5）肝肾隐窝（hepatorenal recess or Morison's pouch）：肝肾隐窝是右肝下间隙的后上部分，上方以冠状韧带下层为界，下方以结肠肝曲（hepatic flexure of the colon）和横结肠系膜（transverse mesocolon）起始部为界；外侧与右结肠旁沟（right paracolonic gutter）和右肝上间隙相通，内侧上部分为网膜孔并与网膜囊相通，内侧下部分为十二指肠降部；前方为肝脏脏面的右肾压迹区域，后方为右肾上极（图 24-1-3）。肝肾隐窝是腹膜腔最靠后的部分，在仰卧位位置最低，因此是炎症、外伤、积液等造成的腹腔内液体最先集聚的部位，对上述病变的早期诊断具有重要意义。

（6）网膜囊（omental bursa or lesser sac）：网膜囊也称小腹腔，位于上腹腔后部分，与大腹腔间通过网膜孔相交通。腹腔动脉干（celiac trunk）在分出肝动脉和胃左动脉处将腹膜后掀起，形成胃胰襞（gastropancreatic fold）。以胃胰襞及其对应的胃小弯为界，将网膜囊分为上、下两部分，上部分包括网膜孔、网膜囊前庭（vestibule of lesser sac）及网膜囊上隐窝；下部分包括网膜囊下隐窝（lower recess）和外侧向上后突出形成的脾隐窝（splenic recess of lesser sac)(图 24-1-5)。网膜囊上隐窝上方有肝脏尾叶(caudate lobe of liver)由上向下突入其内(图 24-1-6)。有研究表明,网膜囊下隐窝可以沿大网膜两层之间的潜在间隙向下延伸(图 24-1-7)。

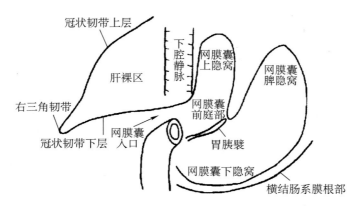

图 24-1-5 网膜囊解剖范围示意图(参照闵鹏秋)

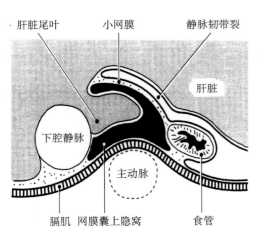

图 24-1-6 横断面示意图,显示网膜囊上隐窝与肝脏尾叶的解剖关系(参照 Meyers 等)

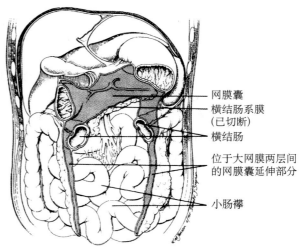

图 24-1-7 冠状面示意图,显示网膜囊下隐窝沿大网膜两层之间的潜在间隙向下延伸的情况(参照 Meyers 等)

关于网膜囊的周界,目前的观点认为,网膜囊上部分前方为小网膜或肝尾叶,后方为腹膜后覆盖的中线大血管,左侧为胃脾、脾肾韧带汇合部分及脾蒂(splenic pedicle),右侧为胃幽门管以远 2.5 cm 处以下的十二指肠第 1 段及第 2 段;网膜囊下部分前方为胃窦后壁,后方为腹膜后覆盖的左肾上腺及部分胰腺,上方为胃胰襞及胃膈韧带(gastrophrenic ligament),下方以横结肠及其系膜为界。网膜囊下部分的体积为上部分的 4～5 倍。

2. **下腹腔** 下腹腔包括从横结肠及其系膜以下直达盆缘之间的区域。为描述方便,我们将大网膜(greater omentum)、膈结肠韧带(phrenicocolonic ligament)也一并加以叙述。

(1) 横结肠及横结肠系膜(transverse colon and mesocolon)：横结肠有3条与其肠管纵轴走行一致的"带"(taenia)，即与大网膜相邻的网膜带(taenia omentalis)、与横结肠系膜相邻的系膜带(taenia mesocolica)及与网膜、横结肠系膜均不相干的处于下方的自由带(taenia libera)(图24-1-8)。Meyers提出，胃癌一般可以沿胃结肠韧带(gastrocolic ligament)扩散，易侵犯到位居横结肠上方侧的肠壁，即处于网膜带与系膜带之间的靠上方侧的这一组结肠袋囊(colonic haustra)(图24-1-9)；而胰腺炎症、出血、肿瘤则均易沿横结肠系膜而扩散到系膜带与自由带之间，甚至超越后者更向前方扩展，即优先侵犯横结肠靠后下方侧的部分(图24-1-10)。运用放射解剖学的知识，将有助于了解病变的扩散方式及范围。

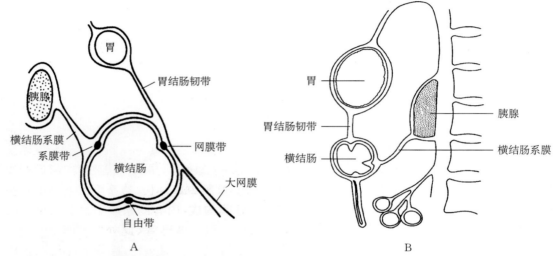

图24-1-8 A表示横结肠的3条"带"与胃结肠韧带、横结肠系膜和大网膜的解剖通连关系；B反映胃和胰腺病变与横结肠的空间解剖关系(参照Meyers等)

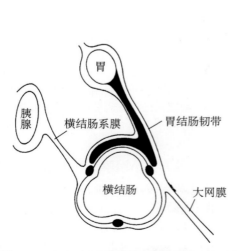

图24-1-9 显示胃部病变通过胃结肠韧带蔓延和累及横结肠的优势解剖部位(参照Meyers等)

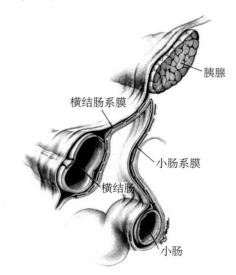

图24-1-10 示意图显示胰腺病变沿横结肠系膜扩散到系膜带与自由带之间的情况以及与小肠系膜的解剖关系(参照Meyers等)

(2) 大网膜：大网膜是连胃至横结肠的腹膜，呈围裙状，遮被上腹部器官和部分小肠。它是由覆被胃前、后壁的腹膜，在胃大弯处贴合一起，形成大网膜前两层；继续向下延伸至脐平面稍下方，然后向后反褶，向上延伸至横结肠，附着于横结肠的网膜带，形成大网膜后两层并包绕横结肠，并与横结肠系膜相续。这样，大网膜共有4层腹膜结构，前层中的后层与后层中的前层相互融合在一起（图24-1-1A）。其中，在胃与横结肠之间的部分，称为胃结肠韧带。在大网膜的前两层靠近胃大弯处，走行有胃网膜血管（gastroepiploic vessels）所形成的吻合弓。大网膜的长度，因人而异。

大网膜是腹腔重要的保卫结构，如阑尾炎、胃、肠穿孔时，大网膜即包围炎变和穿孔部位，限制蔓延。儿童大网膜短小，如阑尾炎穿孔时，常难以包围局限，往往引起弥漫性腹膜炎。

(3) 系膜：腹膜皱襞所形成的系膜包括小肠系膜（small bowel mesentery）、阑尾系膜（mesoappendix）、横结肠系膜、乙状结肠系膜（sigmoid mesocolon）。升、降结肠属腹膜外脏器，成人很少有系膜存在。偶可见胆囊系膜。其中比较重要的有小肠系膜和横结肠系膜（见前述）。

小肠系膜是一宽阔、扇形的腹膜皱襞，连接空肠和回肠，并固定于腹后壁。其附着于腹后壁的壁缘称为系膜根（mesenteric root），长约15 cm。其上端由十二指肠空肠曲开始（即第2腰椎左侧）斜向右下行，下端止于右骶髂关节上部。系膜根跨过十二指肠水平部（此处肠系膜上血管进出）、腹主动脉、下腔静脉、右输尿管和右腰大肌前面。其包绕肠管的近侧系膜缘称肠缘，其对侧系膜缘称为对系膜缘。小肠系膜形成许多皱褶，呈褶扇形，皱褶向腹后壁逐渐减少，甚至消失，最后其附着缘几乎成为一条直线。系膜中部最长（从系膜根到肠缘），长约20 cm，向两端逐渐变短。小肠系膜由左右两层腹膜构成，内有肠系膜上血管（superior mesenteric vessel）的空肠支和回肠支，以及伴行的神经丛、淋巴管（此处叫乳糜管，chyle duct）和肠系膜淋巴结，另外还有疏松结缔组织和脂肪组织。图24-1-11显示小肠系膜根与横结肠系膜、胰腺等的解剖关系。

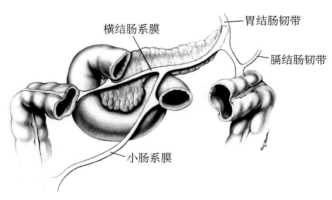

图24-1-11 示意图显示小肠系膜根与胰腺、横结肠系膜、胃结肠韧带、膈结肠韧带等的解剖关系（参照Meyers等）

(4) 结肠下间隙（subcolonic space）：从盲肠到乙状结肠形成了一个结肠框，在此框范围内即为结肠下间隙。由于小肠系膜根部从左上斜向右下，因而将结肠下间隙进一步分隔成右结肠下间隙及左结肠下间隙（图24-1-12A）。

右结肠下间隙,上为横结肠右半及其系膜,外侧为升结肠,下内方为小肠系膜,近似一封闭的三角形。左结肠下间隙,上为横结肠左半及其系膜,外侧为降结肠,内侧为小肠系膜,下方与盆腔相通连。但实际上,前述左、右结肠下间隙,在超越小肠的对系膜缘和结肠的前方后仍可与其他腹腔内间隙交通(图24-1-12B,图24-1-13)。在有腹腔积液时,可更清楚显示这种解剖特点。

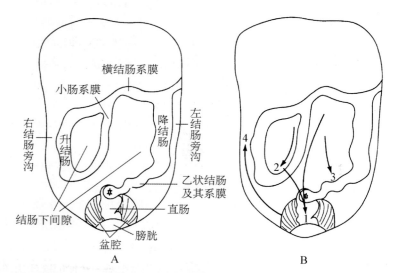

图24-1-12 A显示结肠下间隙的解剖划分;B显示结肠下间隙积液在腹腔(盆腔)各间隙之间扩散的情况。1示意左、右结肠下间隙积液向盆腔内蔓延;2示意右结肠下间隙内的积液流动;3示意左结肠下间隙内的积液流动;4显示盆腔积液通过右结肠旁沟向右肝下间隙扩散

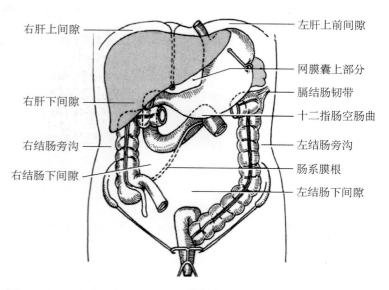

图24-1-13 显示上、下腹膜腔主要间隙和相关腹腔脏器的解剖关系(参照Meyers等)

(5) 结肠旁沟(paracolonic gutter)：在升、降结肠与侧腹壁之间即为右结肠旁沟和左结肠旁沟。左结肠旁沟的上端，在解剖脾曲处有膈结肠韧带(phrenicocolonic ligament)将脾曲结肠连于侧腹壁。它将腹膜从后向前掀起，形成由腹膜反褶所组成的皱襞。由于它由后突向前方，形如一堤坝，因此在仰卧位时，它在一定程度上阻碍了左上腹腔(尤其是脾周)与左结肠旁沟之间腹腔积液的流动和交通；加上左结肠旁沟比右结肠旁沟相对较浅和狭窄，因此，腹腔积液比较容易积聚于右侧。右侧腹部的炎症渗液较易在右肝上、下间隙与右髂凹之间，通过右结肠旁沟蔓延、扩散(图24-1-12B)。

3. 盆腔　盆腔(pelvic cavity)是指从盆缘向下至盆底的区域，从解剖学上，它包括腹膜反褶形成的盆腔和盆腹膜下、外方，属于腹膜外间隙的盆外筋膜间隙(extrapelvic fascial space)，后者与腹膜后间隙和腹壁的腹膜外筋膜间隙存在密切的解剖联系。本章仅述属于腹膜腔的盆腔部分，而至今尚存争议的盆外筋膜间隙将在第二十五章内提及。

腹膜沿膀胱后壁向下至盆底，然后反褶向上走行，在男性附着于中-下1/3直肠交界处的前壁(距肛门开口约7.5 cm)，形成直肠膀胱陷凹(rectovesical pouch)，也称为道格拉斯陷凹(pouch of Douglas 或 cul-de-sac)；在女性则先覆被子宫形成膀胱子宫陷凹(较浅)(vesicouterine pouch)，然后折向下再反褶附着于直肠，形成较深的子宫直肠陷凹(uterorectal pouch)。道格拉斯陷凹基底距肛门开口约5.5 cm。同时在直肠的双侧各有两个膀胱旁外侧隐窝(lateral paravesical recess)，并与直肠膀胱陷凹相通。McCort还将膀胱旁外侧隐窝进一步分为直肠旁浅窝(pararectal fossa)和盆外侧隐窝(lateral pelvic recess)。正常情况下，直肠膀胱陷凹和子宫直肠陷凹一般均很少积液。该处如发生积液，一种可能是由弥漫性腹腔积液所致，因为该处与肝肾隐窝一样，对仰卧位患者来说，均属腹腔内最低的部位；另一可能是邻近脏器病变(例如炎症、肿瘤)所造成的继发性改变。

(二) 腹膜腔的解剖间隙划分

基于对最近腹部放射解剖学进展的认识，我们建议对腹膜腔(含盆腔)的解剖间隙作如下划分。

1. 上腹腔间隙划分

右侧：肝上间隙、肝下间隙、肝裸区。

左侧：肝上前间隙、肝上后间隙、肝胃陷凹、胃脾陷凹、脾肾陷凹、脾外侧间隙、网膜囊上部分、网膜囊下部分。

2. 下腹腔间隙划分

右侧：结肠下间隙、结肠旁沟。

左侧：结肠下间隙、结肠旁沟。

3. 盆腔间隙划分

膀胱直肠陷凹 { 男性：直肠膀胱陷凹
　　　　　　　　女性：膀胱子宫陷凹和子宫直肠陷凹

膀胱旁外侧隐窝 { 直肠旁浅窝
　　　　　　　　盆外侧隐窝

(三) 腹膜腔典型层面的正常CT表现

我们拟选择腹部一些典型层面作为代表，以描述有关的重要解剖结构在CT断面图像上的表现。

1. 第二肝门平面　在该平面除能显示肝脏上份、脾上极、食管-胃连接区等脏器结构之外，还有以下一些腹膜结构和间隙：网膜囊上隐窝顶部、胃脾韧带以及走行于其内的胃短血管和胃网膜左血管、肝冠状韧带、肝左三角韧带、肝裸区等（图 24-1-14A）。在有腹腔积液或积气时上述腹膜结构显示更佳（图 24-1-14B、C）。

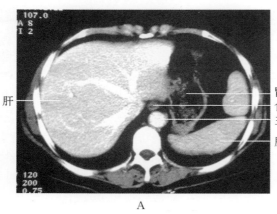

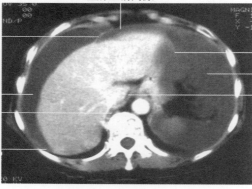

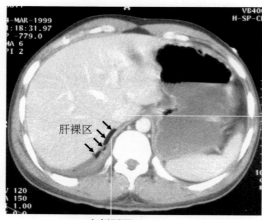

图 24-1-14　A 为正常人第二肝门平面增强 CT 图像；B 为腹腔积液病人第二肝门平面增强 CT 图像；C 为肝裸区积气病人（箭头）第二肝门平面增强 CT 图像

2. 肝门平面 在该平面除能显示肝脏、脾、胃、右侧肾上腺等脏器结构之外，还可显示以下一些腹膜结构和间隙：脾肾韧带，肝冠状韧带上、下层以及肝左三角韧带，肝裸区，胃裸区等（图24-1-15A）。在有腹腔积液时上述腹膜结构显示更佳（图24-1-15B）。

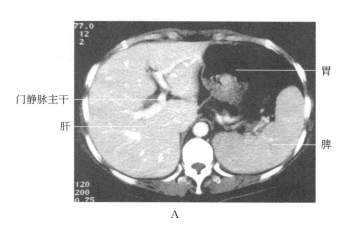

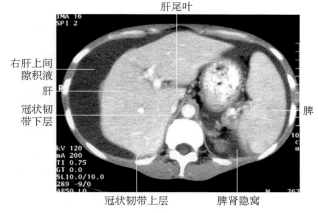

图24-1-15 A 为正常人第一肝门平面增强 CT 图像；B 为腹腔积液病人第一肝门平面增强 CT 图像

3. 胆囊窝平面 在该平面除能显示肝脏、脾、胃、胰腺、胆囊、双侧肾上腺等脏器结构之外，还可显示以下一些腹膜结构和间隙：肝肾隐窝、网膜囊脾隐窝、脾胃韧带、脾肾韧带及脾肾隐窝等（图24-1-16A）。在有腹腔积液时上述腹膜结构显示更佳（图24-1-16B）。

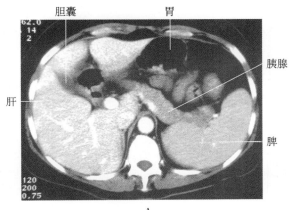

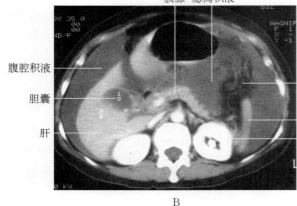

图 24-1-16 A 为正常人胆囊窝平面增强 CT 图像；B 为腹腔积液病人胆囊窝平面增强 CT 图像

4. 胰头（钩突）平面 在该平面除能显示肝脏、脾、双肾、胰头钩突、结肠肝曲、横结肠、十二指肠降段等脏器结构之外，还可显示以下一些腹膜结构和间隙：大网膜、脾肾韧带、胃脾韧带、肝肾隐窝、网膜囊（图 24-1-17A）。在有腹腔积液时上述腹膜结构显示更佳（图 24-1-17B）。

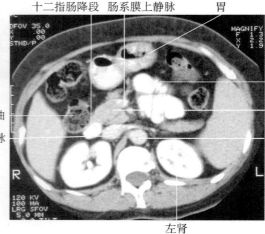

图 24-1-17 A 为正常人胰头（钩突）平面增强 CT 图像；B 为腹腔积液病人胰头平面增强 CT 图像

5. 肾门平面　在该平面除能显示双肾、升结肠、降结肠、胰腺钩突、十二指肠等脏器结构之外,还可显示以下一些腹膜结构和间隙:大网膜、小肠系膜、右结肠旁沟、左结肠旁沟、右侧结肠下间隙、左侧结肠下间隙(图24-1-18A、B)。在有腹腔积液时上述腹膜结构显示更佳(图24-1-18C)。

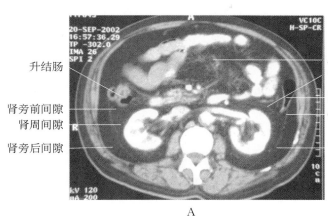

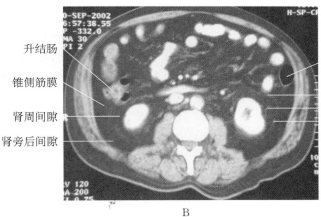

图24-1-18　A 和 B 为正常人肾门平面增强 CT 图像;C 为腹腔积液病人肾门平面增强 CT 图像

6. 盆腔入口(盆缘)平面 在该平面除能显示升结肠、降结肠、小肠襻脏器结构之外,还可显示以下一些腹膜结构和间隙:小肠系膜、右结肠旁沟、左结肠旁沟(图 24-1-19A)。在有腹腔积液时上述腹膜结构显示更佳(图 24-1-19B)。

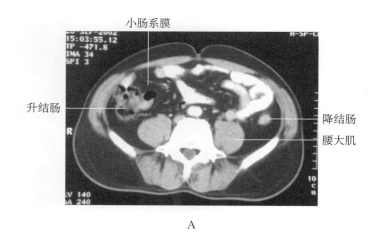

A

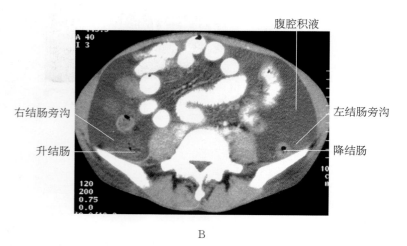

B

图 24-1-19 A 为正常人盆腔入口(盆缘)平面增强 CT 图像;
B 为腹腔积液病人盆腔入口(盆缘)平面增强 CT 图像

7. 直肠中段平面 在该平面除能显示膀胱、直肠、子宫及附件(女性)、前列腺及精囊腺(男性)等脏器结构之外,还可显示以下一些盆腹膜结构和间隙:盆脏筋膜、脐膀胱筋膜、直肠膀胱陷凹(男性)、直肠子宫陷凹和膀胱子宫陷凹(女性)(图 24-1-20A)。在有腹腔积液时上述腹膜结构显示更佳(图 24-1-20B)。

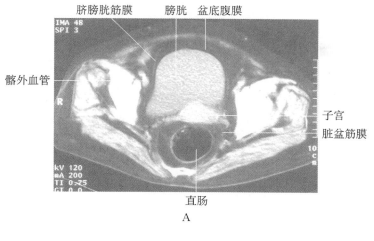

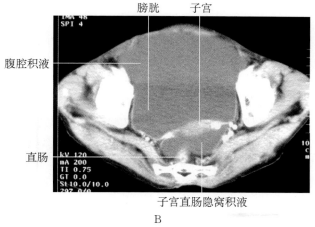

图 24-1-20　A 为正常人直肠中段平面增强 CT 图像；B 为腹腔积液病人直肠中段平面增强 CT 图像

三、腹壁的正常解剖和 CT 表现

按解剖学方法，腹壁以腋后线（posterior axillary line）为界分为前外侧壁和后外侧壁。

（一）前外侧腹壁

上界为胸骨剑突（xifoid process of stenum）、肋弓和第 11、12 肋骨的游离缘，下界为耻骨联合（pubic symphysis）、腹股沟（groin）及髂嵴（iliac crest）。由浅到深，前外侧腹壁可分为以下 6 层结构：

- 皮肤（skin）
- 皮下组织（也称为浅筋膜层，subcutaneous tissue 或 superficial fascia layer）
- 肌层
  - 前方：腹直肌（rectus abdominis muscle）
  - 侧方：
    - 腹外斜肌（external oblique muscle）
    - 腹内斜肌（internal oblique muscle）
    - 腹横肌（transverse abdominis muscle）

- 腹横筋膜(transversalis fascia)
- 腹膜外脂肪层(properitoneal fat)
- 壁腹膜(parietal peritoneum)

(二) 后外侧腹壁

是指第12肋与髂嵴之间、后正中线与腋后线之间的腹壁。后外侧腹壁的层次与前外侧腹壁类似,但在肌层和有关筋膜方面存在以下不同:

- 肌层 ⎰ 背阔肌(latissimus dorsi muscle)
  ⎪ 骶脊肌(sacrospinalis muscle)
  ⎪ 下后锯肌(serratus posterior inferior muscle)
  ⎨ 腹内、外斜肌及腹横肌后份
  ⎪ 腰方肌(quadratus lumborum muscle)
  ⎪ 腰大肌(psoas major muscle)
  ⎩ 腰小肌(psoas minor muscle)(变异较大,出现率约为50%)
- 筋膜结构称为腰背筋膜(lumbodorsal fascia),在腰区由两层组成:

腰背筋膜 ⎰ 浅层(后层)——附于腰椎棘突,贴在骶脊肌浅面
  ⎩ 深层(前层)——附于腰椎横突,贴在骶脊肌深面和腰方肌后面

两层筋膜在骶脊肌外融合,并作为腹内斜肌和腹横肌的起点(图24-1-21A)。在背阔肌深面、腹内斜肌后缘、骶脊肌外缘形成一个三角形区域,称为腰三角(lumbar triangle)。腰三角又分为上、下两部分,即上腰三角和下腰三角。因为该三角以腰背筋膜为分隔腹膜后与胁腹壁的主要屏障,缺乏肌肉的保护,而且腰背筋膜常常存在发育不良或缺损的情况,因此,腰三角是腹后壁解剖的最薄弱处,腹膜后炎症常可经此处蔓延至后、外侧腹壁(图24-1-21B)。

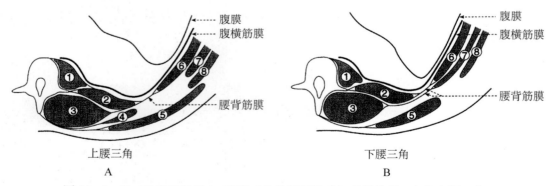

图24-1-21 示意图显示上、下腰三角的解剖组成与毗邻关系。A为上腰三角;B为下腰三角(参照Meyers等)。①腰大肌;②腰方肌;③骶脊肌;④下后锯肌;⑤背阔肌;⑥腹横肌;⑦腹内斜肌;⑧腹外斜肌

(三) 腹壁典型层面的正常CT表现

选择下面5个典型腹部CT层面,来描述腹前、后壁解剖结构的正常CT表现。

1. **上部腰椎平面**　在此平面,除可以显示腹直肌、腹外斜肌、腹内斜肌、腹横机、背阔肌、下后

锯肌、腰大肌、腰方肌、竖脊肌、腹白线等结构外,还可以显示下部前肋和肋软骨(图 24-1-22)。

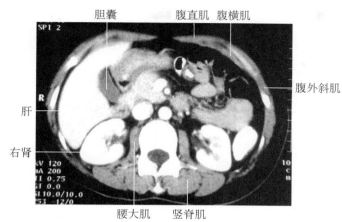

图 24-1-22　上腰椎平面腹壁 CT 图像

2. 中部腰椎平面　在此平面,除可以显示腹直肌、腹外斜肌、腹内斜肌、腹横机、背阔肌、下后锯肌、腰大肌、腰方肌、竖脊肌、腹白线等结构外,有时还可以显示右侧腹直肌后方的肝圆韧带(图 24-1-23)。

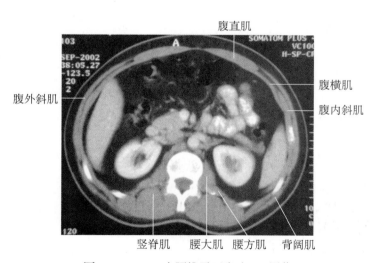

图 24-1-23　中腰椎平面腹壁 CT 图像

3. 第 3-4 腰椎平面　在此平面,可以显示腹直肌、腹外斜肌、腹内斜肌、腹横机、腰大肌、竖脊肌、腹白线,有时脐位于该层面(图 24-1-24)。

4. 下部腰椎(腰 5)平面　在此平面,可以显示腹直肌、腹外斜肌、腹内斜肌、腹横机、髂肌、竖脊肌,腹壁肌向腹前壁靠拢(图 24-1-25)。

5. 坐骨孔平面　在此平面,可以显示腹直肌占据大部分腹前壁,还可显示脐膀胱筋膜、闭塞的脐动脉(图 24-1-26)。

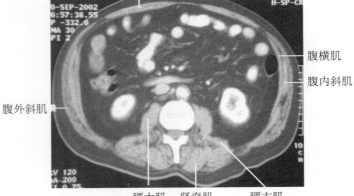

图 24-1-24　第 3-4 腰椎平面腹壁 CT 图像

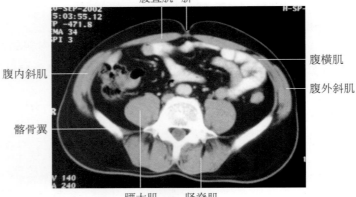

图 24-1-25　上骶腰椎平面腹壁 CT 图像

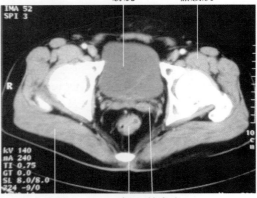

图 24-1-26　坐骨孔平面腹壁 CT 图像

（宋　彬　刘再毅　闵鹏秋）

第二节　CT检查方法及技术特点

一、CT扫描范围

从解剖学角度看，腹膜腔涉及的范围相当宽大。它包括由腹壁包绕并由腹膜所覆被的大腹腔和网膜囊，上起横膈，下到盆腔，同时各腹腔间隙之间存在着不同程度的通连关系；腹膜后间隙包括腹膜壁层后分（腹膜后）与腹横筋膜之间由肾前、后筋膜分隔而成的数个解剖间隙，其上方与膈肌筋膜，下方与盆外筋膜间隙，均有不同程度的相关性。

另一方面，当这两大解剖区域发生病变时，病变均较易在腹膜腔、腹膜后间隙内各间隙之间产生相互扩散和蔓延。例如，卵巢癌可以从盆腔向上扩散到膈下；胃癌可以从上腹腔向下种植到盆腔的腹膜上；急性胰腺炎可在腹膜后间隙内广泛扩散，累及相当宽大的范围，从纵向看，向上可到膈下，向下抵髂窝的腹膜外间隙，从横向看，也可以从肾旁前间隙侵犯肾周、肾旁后间隙，甚至腹壁。

因此，对腹膜腔及腹膜后间隙疾病的CT检查，其扫描范围原则上都应很宽大，上从横膈顶开始，向下一直到盆底。应该根据病史、查体、化验等资料，按病情和预测的病变作出恰当的检查范围设计。

二、CT扫描技术特点

腹膜腔和腹壁的CT检查方法与腹腔内实质性器官如肝、胰、肾等CT扫描方法基本相同。患者一般采取仰卧位。有时为了将腹膜腔病灶与肠管等其他结构区分开，可灵活采取俯卧或左、右侧卧位。以胸骨剑突为基线先作定位像（scout view 或 topogram），自右横膈顶开始向下扫到耻骨联合水平，即包括整个腹腔和盆腔。为了解胃肠道与腹腔内病变的相关性，在CT检查前应口服胃肠道阳性对比剂或清水（阴性对比剂）。常规在扫描前空腹4～6 h，为便于同时显示胃及肠道，应于检查前1～2 h开始，分2～3次分段服用2%的复方泛影葡胺400～600 ml，在患者上检查床前15 min再口服300 ml。

有学者主张采用腹膜腔阳性造影以提高腹膜病变的显示率，但是，由于腹膜病变通常均合并有腹腔积液，在后者比衬下，即使不做腹膜腔阳性造影检查，使用恰当的CT扫描调窗技术，仍可以很好地显示病变。在窗技术中，关键是窗宽（window width）问题。对腹膜腔和腹膜后间隙病变的显示，除上腹腔区域因有较多实质脏器，窗宽宜适当窄一些外（例如150～250 Hu），腹部其他部分最好有较宽的窗宽（例如350～500 Hu），使CT图像层次比较丰富。采用宽窗技术，可以很好区分腹膜腔内的腹腔积液、脏器和肿块，显示肠系膜内的结构；也可以很好显示腹膜后间隙内的筋膜、纤维索条等。较宽的窗宽，还有利于区分腹部脂肪与气体。因此，可视具体临床情况，在必要时采用多种窗技术显示图像，有助于帮助判断病变所处的解剖间隙和鉴别病变的性质及其病理基础。

虽然腹部CT平扫可提供大量诊断信息，但为了提高腹内病变的检出率，了解病变的供血情况以作为判断病变性质的依据，同时也为了观察大血管及其周围淋巴结以及腹腔内其他并发症情况，应该多作对比剂增强CT扫描。

如检查腹壁疝、腹壁占位向腹腔突出的情况等，口服对比剂充盈胃肠道应予强调。

三、CT图像重建技术

为了更准确、直观地作出解剖定位论断，可利用横轴CT图像进行其他方位（例如矢状、冠状）或三维立体图像重建，因此在做横断扫描时宜采用较薄的扫描层厚。有较先进的螺旋CT扫描设备者，特别是MDCT，可以选择更薄的层厚（0.5~1.0 mm）、更快的扫描时间（≤0.5 s），以获得极高分辨率和高清晰度的重建图像，特别是各向同性（isotropicity）的冠状、矢状图像。这对于显示腹腔内血管结构、系膜、网膜有非常重要的意义（图24-2-1）。

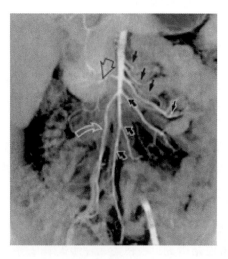
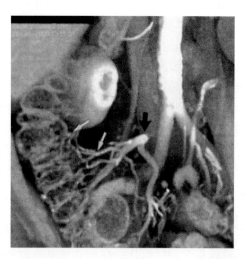

图24-2-1　A和B均为多排螺旋CT腹部增强扫描所作冠状位重建图像，清晰显示上腹腔和肠系膜的血管结构、走行和解剖毗邻关系。图中各种箭示均表示肠系膜上动脉的分支情况以及其回、结肠支在肠壁外的精细分布

（宋　彬　刘再毅　闵鹏秋）

第三节　腹膜腔疾病

因为腹膜腔解剖位置的特殊性，腹部很多疾病均可累及该区域，详见有关章节。本节主要介绍腹膜腔较常见的一组疾病。

一、结核性腹膜炎

腹部结核在发展中国家仍系一种主要的致死性疾病之一，这主要是由于当今世界人口的大量流动和艾滋病（AIDS）病人的不断增多，使近年来腹部结核的发病率上升。腹部结核包括肠道结核、淋巴结结核、腹腔结核和腹部实质性脏器的结核。研究表明，多达2/3的腹部结核患者有淋巴结肿大和腹膜腔的异常，肠道受累，仅1/3有肠外的受累。CT特别是MDCT扫描是研究腹部结核肠道外异常的最佳影像学检查手段之一。本节只介绍结核性腹膜炎(tuberculous peritonitis)。

结核性腹膜炎是由结核杆菌引起的腹膜炎症。可与腹外结核并发或单独发生,发病率仅次于肺结核及肠结核。任何年龄均可发病,以 20~40 岁最多见。男女之比约为 1:2。国内发病率较以往有所下降。

1. **病因与病理** 结核性腹膜炎的结核杆菌来源有两条途径:腹腔病灶如肠结核、肠系膜淋巴结核或盆腔结核活动灶,经淋巴引流直接蔓延到腹膜;血行感染腹外结核,主要是肺结核,如粟粒性肺结核、肺原发综合征等导致血行播散到腹膜面而发病。肺结核患者有 3.5% 可并发腹膜结核。近来有报道,约 50% 以上的腹腔结核从临床和放射学角度均无法证实其原发灶的部位。值得高度注意的是,酒精中毒、静脉药物依赖者、糖尿病和艾滋病等免疫抑制患者易患结核性腹膜炎。

病理学上本病可分为 3 型:粘连型、腹腔积液型和干酪型。各型的腹膜表面,包括网膜、肠系膜和韧带均可见粟粒结节,随着病变进一步发展可融合成大结节,纤维组织增生、机化致腹膜结构广泛粘连;网膜增厚,收缩成团形成肿块。腹腔积液型相对较多见,多为少量渗出液。干酪型较少见,以干酪坏死为主,腹腔内见局限性积液或脓肿,干酪灶可侵及肠管形成内瘘。上述 3 型可同时存在,而以某一型表现为主。

2. **临床表现** 本病的临床表现差异甚大,在缺乏明确的腹外结核依据的情况下,临床诊断有一定困难。多数起病缓慢,全身症状主要为中度发热、食欲缺乏、乏力、盗汗和体重下降等。脐周、上腹或全腹不适或钝痛。多数患者腹部有"揉面感"体征,可触及包块。腹腔积液型者见相应体征。

3. **CT 表现** 结核性腹膜炎的病理类型不同,其 CT 表现也是多样化,可以为腹腔肿块,腹膜或系膜增厚,肠曲粘连,腹腔积液和腹腔内淋巴结增大。往往为几种形式同时存在。

(1) 腹腔内形态不规则的软组织肿块。其由干酪灶、纤维化肿块和粘连的肠曲包绕而成,密度不均匀,边界模糊。增强扫描后病灶不强化或轻度强化(图 24-3-1)。有时中心呈低密度液化灶,周围绕以厚厚的实性部分,呈囊实性肿块。坏死液化灶与肠管沟通形成边界模糊的块影,内可见气液平,提示内瘘形成。

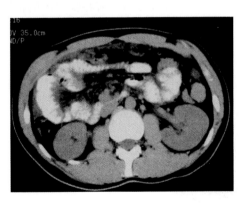
A

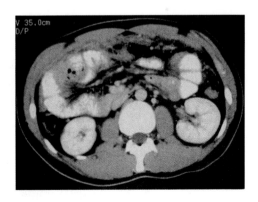
B

图 24-3-1 结核性腹膜炎。A 为平扫,见大网膜密度不均匀增高,小肠曲周围见不规则软组织影;B 为增强扫描,上述病灶轻微强化,由部分小肠曲包绕

(2) 腹腔淋巴结异常。腹腔淋巴结增大为常见的 CT 表现,多为 1～3 cm 大小。分散或融合,常常是多组淋巴结同时受累。融合者呈分叶状肿块,平扫可见融合肿块中心密度稍低,边界不清;可见点状或不规则形态的钙化灶。螺旋 CT 增强扫描早期,肿大淋巴结＜1 cm 时往往无强化,几乎与平扫时的密度一致;≥1 cm 的肿大淋巴结,在增强扫描的动脉晚期或实质期,见病灶边缘强化,密度升高,而中心坏死区保持低密度(图 24-3-2)。淋巴结融合者呈多个环状影,有一定的特征性,如同时见肿块内钙化对诊断有帮助。

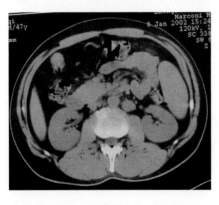 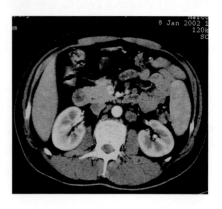

A　　　　　　　　　　　B

图 24-3-2　结核性腹膜炎,腹膜后淋巴结增大。A 为平扫,肠系膜密度增高,腹主动脉左侧旁见增大淋巴结,边界模糊;B 为增强扫描动脉晚期,见增大淋巴结呈环形强化

上述肿大淋巴结主要分布在肠系膜、网膜、胰周及腹膜后间隙的第 2 腰椎水平以上的大血管周围,以肠系膜组和胰周组的淋巴结最为常见。这些异常淋巴结的出现部位多与空回肠和右半结肠病变的淋巴引流密切相关。腹膜后孤立肿大的淋巴结,在结核性腹膜炎时并不常见,大多数情况下,发现腹膜后淋巴结肿大时,腹腔已经有多组肿大的淋巴结存在。

(3) 腹腔积液。腹腔积液量少至中等,分布弥散或局限,与腹膜粘连相关。常分布在膈下间隙、肝下间隙、肝周、脾周、脏器之间、两侧结肠旁沟(图 24-3-3)及盆腔的直肠膀胱凹。腹腔积液密度偏高(一般 CT 值为 25～35 Hu,)大多认为与腹腔积液中蛋白含量高有关。

(4) 腹膜结构的异常。表现为网膜、镰状韧带或系膜增厚,平扫在常规的腹窗上见密度不均匀的软组织肿块;增强扫描呈不均匀强化(图 24-3-3),系膜血管包绕其中呈"星芒状"或"大饼状",代表结核灶浸润网膜、系膜致其肿胀、肥厚(图 24-3-4)。本病壁腹膜增厚较为均匀,其表面的小结节灶不能显示,多与部分容积效应有关。

(5) 小肠曲粘连。位置固定或分布不规则,可有轻度到中等肠管扩张(图 24-3-4)。

上述表现可单独或同时存在,以肠粘连、腹腔积液、腹块和淋巴结肿大为常见表现。网膜或系膜上的粟粒结节 CT 往往不能显示。总之,本病 CT 表现缺乏特异性,当 CT 扫描见肿大淋巴结强化后呈中心低密度环状改变,伴不规则的网膜肿块,密度相对高的腹腔积液时,应该考虑结核性腹膜炎。当然,某些腹腔良、恶性疾病亦可有淋巴结的环状强化之类似表现,如肿瘤转移性淋巴结肿大、淋巴瘤放射治疗后、某些化脓性感染病例。CT 检查多数用来除外其他脏器的病变。要确定诊断仍要结合病史、实验室检查、腹腔镜活检等作综合分析。

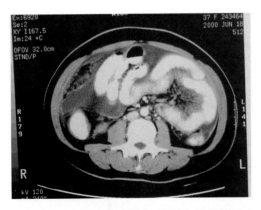

图24-3-3 结核性腹膜炎,增强扫描见腹腔内少量密度偏高腹腔积液,主要分布在结肠旁沟;大网膜及肠系膜密度不均匀增高

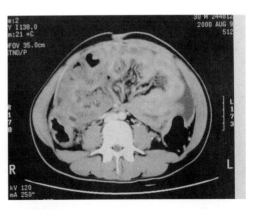

图24-3-4 结核性腹膜炎,增强扫描在常规的腹窗上见肠系膜和大网膜增厚形成的软组织肿块呈"大饼状",密度不均,其中系膜血管呈"星芒状"

二、腹膜假性黏液瘤

腹膜假性黏液瘤(pseudomyxoma peritonei)又称假性黏液瘤性腹腔积液或假性腹腔积液,系少见病变,以腹膜腔内充以大量黏蛋白,形成假性腹腔积液为特点,属低度恶性疾病;本病由Rokitansky于1842年首次描述。

1. 病因与病理　病因、病理尚不十分清楚,主要见于卵巢的黏液性囊腺瘤或囊腺癌及阑尾黏液囊肿。少见的来源还有卵巢畸胎瘤、卵巢纤维瘤、子宫癌、胃肠黏液腺癌、脐尿管囊腺癌及胆总管癌。良性黏液性囊肿破裂入腹腔是否会导致本病目前尚有不同意见。多数学者认为本病是癌瘤病的一种形式。以往报道为"良性"肿瘤,而实际上是一种分化好的低度恶性病变。这种聚积于腹腔的块状黏液是产生黏液的腺癌或囊肿破裂种植到腹膜,使腹膜间皮细胞发生变异而产生大量黏液。剖腹探查见块状黏液呈透明的胶冻样物,或为大量黏液囊,犹如成簇的葡萄附着在腹膜上,生化检测黏液内含黏蛋白。

2. 临床表现　本病以50～70岁女性多见,患者腹部渐胀大,一般情况尚可,这与大量腹腔积液的表现不相称。部分患者除食欲不佳外无甚特别不适;部分患者可出现定位不明的腹痛;疑大量腹腔积液患者可反复多次抽出大量黏液。病程长短不一,长者可达15年;短者表现为急腹症如肠梗阻、阑尾炎的症状,恶心、呕吐、体重减轻亦常见。临床体查常扪不到肿块,少数阑尾起源的病例可扪及包块。术前往往难以明确诊断,需剖腹探查。最新文献研究认为,影像诊断特别是CT扫描是本病术前最佳的定性诊断方法。几乎全部病例最后死于局部原发病变和继发的肠梗阻。通过现代治疗,本病的5年生存率为50%;10年生存率约20%。

3. CT表现　低密度肿块,类似腹腔积液样改变,弥漫分布,尤以盆腔和(或)下腹部明显,密度均匀,CT值与水近似或略高;有些病例有明显分房和厚度不一的囊壁样改变,呈多囊状(图24-3-5A),边缘见强化。仰卧位扫描时,肠曲向背侧移位,这是由于大量黏液使肠管粘连不能漂浮达前腹壁所致,与常见的腹腔积液表现不同。有的病灶内分隔或囊肿样病灶的边缘见钙化,呈斑点状或曲线状,尤其在化疗过程中或化疗后呈进行性钙化(图24-3-5B),

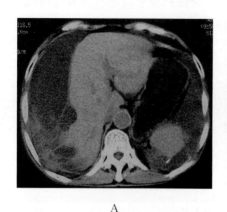
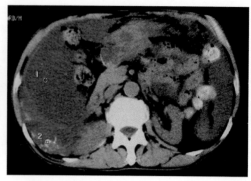
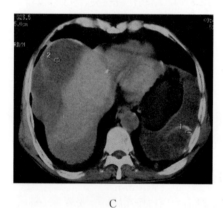

图 24-3-5 假性腹膜黏液瘤,结肠黏液腺癌术后平扫。A 为类腹腔积液样改变,弥漫分布,右膈下间隙见分隔,肝表面受压;B 为肠曲向背侧移位,病灶的边缘见斑点状钙化;C 为近膈顶水平,肝表面受压明显,分房见线状钙化

与包裹性积液或局限性腹腔积液的表现相似。通常化疗开始后平均 1 年 5 个月出现钙化,因此有学者认为这种钙化是腹膜的钙化。

假性黏液瘤是全身和局部化疗的一种反应形式。本病如出现在上腹部,对肝、脾外缘可造成波浪状或扇形压迹,此乃腹膜假性黏液瘤较有特征性的影像学表现(图 24-3-5C)。更有甚者深入肝、脾实质性脏器内,呈低密度改变。慢性病例还可见钙化的网膜饼。本病可发展为腹腔脓肿。有时 CT 表现无特征性,与单纯腹腔积液、腹膜炎、腹腔肿瘤不易区别。US 和 MRI 均可显示这些改变。近年来由于 MRI 技术的发展,特别是快速成像系列的开发,使得 MR 小肠显影(MR enteroclysis)成为可能。这样小肠水成像加上其多轴面成像的优势,利于观察腹膜假性黏液瘤的异常。在快速序列(single - shot fast spin - echo pulse sequence)扫描图上,见腹腔积液呈高信号,肝脏表面见扇形压迹;小肠多处狭窄并扩张,小肠的狭窄系黏液导致肠粘连和压迫所致。

三、Castleman 病

Castleman 病又名巨淋巴细胞增生,病因不明,1921 年 Symmer 首先描述,后 Castleman 对其临床特征和病理表现作了较全面的报道。本病常发生在纵隔,而腹腔受累相对少见。病理上分两型,即透明血管型(占 80%～90%)和浆细胞型。一般发生在系膜和腹膜后区淋巴结。临床上有肝、脾大,贫血,高丙种球蛋白血症。病程变化不定,几个月内可死亡。

CT表现：肠系膜结节状块影，平扫可显示钙化。增强扫描早期有明显强化表现，这可能是透明血管型病灶内血管丰富之故，动态 CT 扫描显示最佳。需要鉴别的是肠系膜淋巴结核，增强扫描结核灶边缘强化呈环状，中央为不强化的干酪灶（图 24-3-6）。

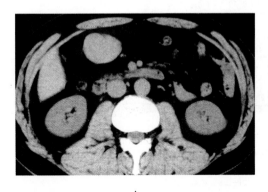
A

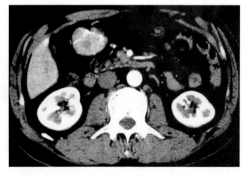
B

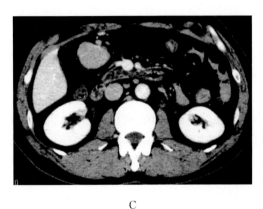
C

图 24-3-6　Castleman 病，上腹部螺旋 CT 扫描。A 为平扫，腹腔内肠系膜区见结节状块影，4 cm×5 cm 大小；B 为增强扫描动脉期，见肿块明显不均匀强化；C 为门静脉期扫描，上述结节强化仍明显

四、腹膜腔内脾植入

腹膜腔内脾植入（intraperitoneal splenosis）系指外伤或脾切除术后脾组织移植到腹膜腔，亦可植入到胸腔。发病年龄轻，常无症状，偶尔有腹痛和肠梗阻表现。

CT 表现：植入腹腔的脾呈多个圆形结节影或块影，大小不一，有时形态也不一致，可分布在腹膜腔和腹膜后区域的任何部位，故统称为腹腔内脾植入为妥。增强扫描时其表现与正常脾不同，这是因为这些植入的脾无固有血管，亦无真包膜及正常脾组织。放射性核素扫描见 CT 上显示的结节或块影处有放射性物浓聚，借此可帮助诊断。

五、非肿瘤性脂肪沉积

非肿瘤性脂肪沉积（non-tumoral lipomatosis）发生于腹腔，较少，因此行 CT 检查偶尔遇到。一般多见于肥胖或应用激素治疗的患者。沉积的脂肪组织无包膜，故 CT 像上无明显分界。主要发生在网膜、系膜和腹膜后区。CT 表现有特征性，一般密度均匀，CT 值为负值，内可见系膜或网膜血管影（图 24-3-7）。

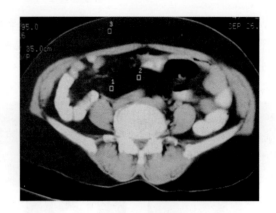

图 24-3-7 非肿瘤性脂肪沉积,平扫,软组织窗,肠系膜根部(游标1,2)见脂肪密度区增大,肠曲推向两侧

六、腹膜腔肿瘤

腹膜的良性肿瘤如脂肪瘤、纤维瘤、纤维组织细胞瘤、平滑肌瘤、血管瘤、神经纤维瘤、皮样囊肿、黏液囊肿等均极为少见。寄生虫性囊肿如包虫囊肿偶尔可发生在腹膜,但不属真性肿瘤范围,亦为少见。稍多见的是肠系膜硬纤维瘤。

腹膜恶性肿瘤较为多见,却很少原发,而以继发性者居多。原发性腹膜恶性肿瘤有间皮瘤、腹腔内纤维组织增生性小细胞肿瘤、恶性纤维组织细胞瘤、淋巴瘤、神经母细胞瘤和横纹肌肉瘤等,以间皮瘤、淋巴瘤和发生在青壮年的腹腔内纤维组织增生性小细胞肿瘤稍多见。继发性者常有4种来源:①原发癌瘤经系膜和韧带附着处直接向腹膜延蔓;②肿瘤已侵犯到脏器的浆膜面,癌细胞脱落而产生腹膜种植;③经淋巴扩散转移到大网膜和肠系膜,相当常见,这类原发灶多数在卵巢、胃、胰腺和结肠;④瘤栓经血行扩散。Nelson 还注意到肿瘤倾向于在手术切除处沿腹膜表面复发,认为在手术切除过程中,含微瘤栓的许多淋巴管被切断后栓子涌出腹膜腔,或术后微瘤栓逆流而溢入腹腔产生转移。

良性腹腔肿瘤的临床表现为:肿瘤较小时多无症状,有的只是在剖腹时偶尔发现。长到一定大小时由于肿瘤挤压腹内脏器而产生症状,主要为疼痛和腹胀。网膜良性肿瘤突出的特点是腹部增大,多数有腹部隐痛。恶性腹腔肿瘤可产生以下症状:①腹腔积液,通常为浆液性带血性的腹腔积液,增长速度快,此乃腹膜受刺激,加上腹膜小淋巴管及小静脉被阻塞之故;②肠梗阻症状,肿瘤压迫胃肠道或与胃肠道粘连造成梗阻;③较大肿瘤时可扪及肿块,腹壁亦可出现侧支静脉扩张、恶病质等。

(一)腹膜间皮瘤

腹膜间皮瘤(peritoneal mesothelioma)相对少见,起源于腹膜间皮和间皮下层细胞。

本病与石棉接触有关,接触石棉后 20~40 年发病;非石棉致病的因素有接触氟、结核性瘢痕、外照射、病毒感染和慢性炎症等。

1. 病理及临床表现 间皮瘤主要发生在浆膜腔,胸膜、腹膜和心包膜均可发生。据统计,发生于胸膜腔者占 57.1%,发生在腹膜腔者为 39.5%,发生在心包腔者仅 1%。病理组织学上分3种类型:上皮型(50%)、结缔组织型(25%)和混合型(25%)。发生于腹膜者,病变倾向于沿腹膜表面扩散呈浸润生长,淋巴和血道转移少。本病可以单发,也可以多中心起源,可沿腹膜浆膜面和间皮下组织扩散蔓延,大多为恶性弥漫性。肉眼见腹膜表面广泛分布的大小不等、白色坚硬的肿瘤结节,大小从数毫米到数厘米,多个结节可融合成肿块。本病后期腹腔脏器常常被白色坚硬的肿瘤组织覆盖,形成所谓"冰冻腹腔"。

好发于男性,40～70岁多见。临床发病隐匿,症状无特殊,如体重减轻、腹痛、消化不良、发热、恶心和腹腔积液等。常常会误诊为结核性腹膜炎、肝硬化腹腔积液、卵巢和胃肠道肿瘤转移等。预后差,平均生存时间为8～12个月,少数可长达10年。

2. CT表现

(1) 腹腔积液,量多少不等,晚期常为大量腹腔积液。间皮瘤可产生复合性渗出液,含丰富的透明质酸和大量的肿瘤脱落细胞。张寿等提出腹腔积液量的大致判断标准:即腹腔积液充满盆腔和腹腔为大量;限于肝脾周围为中量;仅局限于结肠旁沟等处为少量。当脏、壁腹膜广泛粘连时见包裹性积液。

(2) 腹膜弥漫性不规则增厚,呈结节状。增厚的网膜和系膜密度升高,有的可见钙化。系膜间血管影模糊。CT扫描对右膈下腹膜病变的显示最理想。脏腹膜严重受累时,腹腔脏器可受压变形,表面不光滑。以肝、脾和胰受累多见。压迫肝缘呈扇形。

(3) 结节或肿块形成,在腹腔积液衬托下结节影显示更佳,尤以肝缘、脾缘更清楚(图24-3-8)。

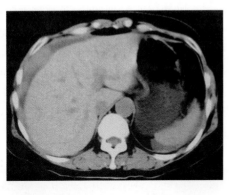

A

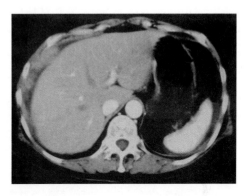

B

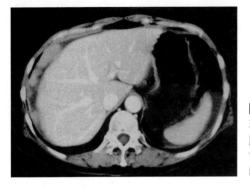

C

图24-3-8 腹膜间皮瘤。A为平扫,右膈下腹膜不规则增厚,呈结节状,邻近肝脏表面稍受压,少量腹腔积液;B为增强扫描动脉晚期,增厚的腹膜及结节病灶强化;C为增强扫描之门静脉期,病灶强化更明显

(4) 网膜或系膜肿块融合呈薄的糕饼状,与继发性网膜肿块难以区别。大网膜和肠系膜正常的脂肪组织被软组织密度的肿瘤组织取代。肠系膜病变融合、僵硬、收缩呈星状放射,肠曲固定、集中,呈扇形分布。小肠浆膜易被肿瘤累及又不易被CT检查发现,然而即使小肠浆膜面受侵,小肠梗阻也少见。当肿瘤累及肠壁深层结构时,可见肠壁增厚。

(5) 大网膜受累,见肠管与前腹壁间距增加,其间见不规则的软组织肿块,网膜密度普遍增加。

(6) 盆腔肿块,主要发生在腹膜反褶和子宫角区,呈囊性或囊实性肿块,系腹膜病变粘连、包裹和结节融合所致。

须注意的是,腹膜间皮瘤约有80%患者有胸膜增厚、胸膜钙斑和胸腔积液,仅20%患者伴有胸膜间皮瘤。出现肺部异常如肺间质病变者占50%。胸膜的改变发生在腹膜病变之后者,可能系腹膜间皮瘤通过膈肌向胸腔扩散所致。本病晚期可有血行转移,如转移到肝脏、骨、胰腺和腹膜后淋巴结。CT对腹膜间皮瘤的诊断必须密切结合临床和其他检查综合分析。

(二) 腹腔内纤维组织增生性小圆形细胞肿瘤

腹腔内纤维组织增生性小圆形细胞肿瘤(desmoplastic small round cell tumor of the abdomen)是近来才报道的一种较独特的好发于腹腔的肿瘤性疾病,恶性程度极高。少数见于胸膜腔。

1. **病理及临床表现** 组织学上为来自腹膜间皮的多发肿块。肉眼见肿块直径2.5～12 cm,坚硬,切面呈白褐色或黄色,局部见出血灶。本病好发于年轻人群。最小发病年龄为3岁,最大为48岁,平均21岁。男女发病比例为3:1。临床没有特别症状,常表现为腹痛或腹胀、腹部不适、恶心、呕吐;可扪及到腹部肿块。

2. **CT表现** 由于本病好发于腹腔,临床表现常常无特异性,故常需要做CT检查。横断面上,腹腔内纤维组织增生性小圆形细胞肿瘤表现为单发或多发的腹腔软组织肿块,常位于大网膜、肠系膜或膀胱附近(图24-3-9,10)。肿块内见低密度灶与瘤体内出血坏死相吻合。部分病例伴有腹腔积液和肝内转移灶。肝内病灶可为血行转移亦可通过腹膜直接播散。腹腔淋巴结肿大、肿瘤内点状钙化、腹膜弥漫性结节状增厚不常见。

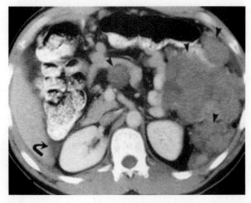 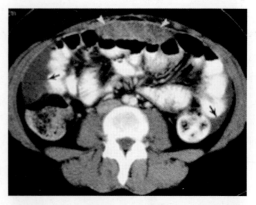

图24-3-9 腹腔内纤维组织增生性小圆形细胞肿瘤,增强扫描,腹腔内肠曲间软组织肿块(三角),小肠曲受压;少量腹腔积液(弯箭头)(引自Radiology,1999,210:633)

图24-3-10 腹腔内纤维组织增生性小圆形细胞肿瘤,增强扫描,大网膜软组织肿块,类似"网膜饼"(箭头),呈不均匀强化,小肠曲向背侧推移;少量腹腔积液(箭头)

本病 CT 诊断较难,与腹膜间皮瘤和腹腔转移性肿瘤等难以区别。但对年轻患者,无明显原发灶,出现上述改变时应该考虑腹腔内纤维组织增生性小细胞肿瘤。最后诊断需要活检。

(三) 腹膜腔转移性肿瘤

1. **沿腹膜表面直接扩散**　主要见于生殖系统和胃肠道的原发癌瘤破溃到原发器官的包膜外,沿脏腹膜、系膜、韧带播散到邻近或远处肠管、腹壁等。以卵巢癌、胃和结肠黏液样癌常见。

CT 表现:最常见的表现是腹腔积液,其次为腹膜增厚和强化,腹膜、网膜的脂肪密度消失,被软组织密度取代,呈单发或多发结节状(图 24-3-11)。

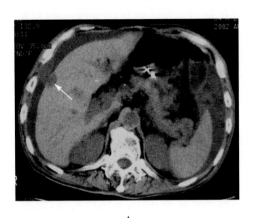

图 24-3-11　肠系膜恶性间质瘤,术后 9 个月腹腔转移。A 为平扫,右膈下间隙,在腹腔积液衬托下隐约见壁腹膜单发软组织影,呈结节状(箭头);B 为增强扫描,上述结节强化(箭头),邻近腹膜呈带状增厚、强化

细小粟粒样结节 CT 无法显示,但在腹腔积液衬托下,数毫米到 1 cm 左右的小结节多数可显示。肠壁增厚呈鞘状包埋在转移灶中。大网膜弥漫性肿瘤浸润产生特征性 CT 表现即"网膜饼"征,表现为结肠或小肠与前腹壁之间正常大网膜的脂肪密度消失,由软组织肿块取代(图 24-3-12)。该征最常由转移性卵巢腺癌引起,亦可见于结肠癌等。有时结核性腹膜炎可能有类似表现。当见到上述 CT 改变时,若考虑为腹膜转移,要特别注意卵巢、胃和结肠部位有否原发灶存在。当诊断不明确时需进一步做其他检查。

2. **腹膜腔内种植**　胃、结肠、胰腺及卵巢等处的肿瘤突破浆膜后,癌细胞脱落随腹腔积液在腹腔内种植。种植灶在 CT 图像上多数为直径>1 cm 的软组织肿块,有的呈结节状或板状,伴数量不等的腹腔积液。结节密度高低不等。卵巢肿瘤腹膜转移常见

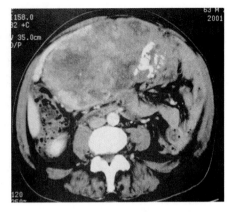

图 24-3-12　肠系膜恶性间质瘤大网膜转移,增强扫描,肠曲与前腹壁间,大网膜弥漫性肿瘤浸润形成巨大肿块即"网膜饼",不均匀强化,部分钙化

钙化,低密度区为黏液、水或坏死。对可疑区域应加薄层扫描,且掌握好调窗技术。鉴于小的种植结节在腹腔积液衬托下易于显示,20世纪90年代早期,有学者尝试通过腹腔造影CT以提高CT检测小转移灶的敏感性,目前很少采用。由于腹膜腔被系膜和韧带分隔成区,加之腹腔积液在腹腔内的流动规律,因而在腹腔内形成多个小池,而散落在腹腔积液中的癌细胞往往就在此处停留生长(安家落户)而形成结节。因此,种植灶多见于Douglas窝、近回盲瓣区的低位小肠系膜、乙状结肠系膜和右结肠旁沟等处。右膈下间隙、肝门区较脾门区多见。Buy认为,卵巢癌患者最常种植到右膈下区、大网膜和盆腔。如果转移灶很小,包裹性腹腔积液可能为腹腔种植的唯一CT表现。脏腹膜转移的继发表现有肠管移位、肠壁增厚和肠梗阻。

3. 淋巴播散　主要见于淋巴瘤向肠系膜淋巴结扩散,约50%的非Hodgkin病人和5%的Hodgkin病人就诊时已累及肠系膜淋巴结,淋巴瘤弥漫性腹膜转移多见于高危艾滋病病人。CT表现为单个或多个软组织肿块,可融合成大块,环绕肠系膜上动脉构成所谓"夹心饼"状改变(图24-3-13),伴腹膜后淋巴结肿大。仅有腹膜表面淋巴结转移时CT无法与腹膜转移癌结节鉴别。

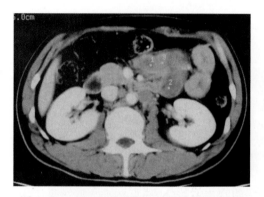

图24-3-13　肠系膜淋巴结转移性腺癌,增强扫描,见肠系膜淋巴结肿大(游标1～3)融合,包绕部分肠系膜上动脉呈"夹心饼"状

4. 瘤栓血行扩散　该型转移中最常见的原发肿瘤是乳腺癌、肺癌及黑色素瘤,瘤栓经肠系膜血管带到系膜游离缘,在此种植、长大成结节。亦可扩散到肠腔。系膜可增厚,或肠管局限性僵直,壁增厚,偶见溃疡。

总之,腹腔肿瘤的CT鉴别诊断较为困难。某些所谓特殊征象如"网膜饼"、"夹心饼"征等可提示某种肿瘤转移的可能性,多数患者依赖活检来确诊。

对目前的影像技术在腹腔转移性病变的检测中进行比较,作者认为,传统的钡餐无法显示系膜较小的病灶,对较大的病灶也只能提供间接征象,如小肠曲固定、受推移、成角、聚拢等,可是这些征象并无特征性。US可直接显示系膜和腹膜的转移灶,在大量腹腔积液时可显示2～3mm的细小结节,但在无腹腔积液时,尤其是肥胖患者就难以发现病灶。肠道气体和系膜、网膜脂肪的影响使US对系膜深部的转移灶显示不佳。

腹膜腔肿瘤的影像诊断方法的选用程序为:①对已知或疑有肠系膜或腹膜转移的患者或行治疗随访者首选CT;②患者一般情况差,又不便于移动时选US;③发现或疑为腹腔转移而原发灶不明确时,钡餐、钡气双重造影,小肠插管气钡双重造影或内镜均适用;④如疑原发灶在盆腔器官时,US、MDCT和MRI较常规CT检查更为理想;⑤目前,显示腹腔肿瘤种植范围和寻找原发灶较有效的检查技术为PET/CT。

七、网膜的疾病

大网膜是一个很重要的腹腔内结构,尽管主要由脂肪构成,但其内含有血管、淋巴和免疫系统的组织成分。因此,当腹腔内发生炎症时可使炎症局限,外伤时可以包裹受伤的肠壁,因此,大网膜又有"腹部卫士"(abdominal policeman)之称。大网膜的疾病包括炎症、外伤(见腹外伤)、网膜扭转、血管性病变(网膜节段性梗死)、肿瘤(参见腹膜腔肿瘤)和其他异常。

正常大网膜于 CT 软组织窗上可以显示,呈带状脂肪密度,其大小由个体的体重所决定;正常大网膜与薄层网膜血管在横结肠的前方显示最佳。

1. 网膜的感染与炎症(infection and inflammation of greater omentum) 身体内许多感染灶可通过直接蔓延和血运种植累及网膜,导致局限性(脓肿)或弥漫性异常,如结核性网膜炎(参见结核性腹膜炎)。因为大网膜血供丰富,活动度大,能够移动到所及的病灶部位,将病变包裹、填塞,使炎症局限。常常可将胆囊炎局限在右上腹部,表现为胆囊窝积液,向前伸达大网膜下,邻近大网膜明显强化。同样可将阑尾炎局限在右下腹部。胰腺炎累及大网膜较少见,但严重的胰腺炎病例可以通过横结肠系膜累及大网膜。

2. 网膜的外伤 虽然大网膜在穿通伤常常受累,但在腹部钝伤中受伤不常见。一旦在钝伤中受累及,表现为大网膜局限性血肿伴腹腔积血;伤及网膜血管时引起大网膜的梗死(参见腹部外伤)。

3. 网膜扭转 网膜扭转(torsion of greater omentum)很罕见,CT 表现有一定的特征。网膜扭转分原发型、继发型两种。发生扭转的前提可能是网膜肥厚畸形、动力增加或网膜存在特异性炎症。突然的咳嗽和体位改变、提取重物、外伤、饱食、剧烈运动等为本病的诱发因素。继发性者与网膜粘连、疝、囊肿或肿瘤有关。一般扭转发生在网膜的两个固定点之间,扭转发生后其远侧出现淤血以致梗死,若扭转不可恢复则发生网膜坏死。

(1) 临床表现:各年龄男女均可发生,进行性腹痛为主要症状,通常以急腹症就医;疼痛最后常局限在右下腹部。半数患者伴恶心及发热,病程平均 48 h。体检时局部轻度腹肌紧张、反跳痛,与急性阑尾炎或胆囊炎很相似。有报道,部分病例于左下腹部可以扪及肿块。半数患者外周血中白细胞数升高。

(2) CT 表现:中下腹腔内偏前部脂肪密度肿块,特征性的 CT 征象是含有纤维素条和脂肪的网膜褶襞向"肿块"(扭转处)呈放射状汇聚,与胃前壁成角。类似于小肠扭转时系膜的改变。欲显示上述改变要适当调整窗宽、窗位。鉴别诊断时要考虑到网膜的血管平滑肌脂肪瘤、脂肪瘤、脂肪肉瘤、畸胎瘤和术后纱布存留。

4. 网膜的血管性疾病 大网膜静脉通过胃网膜左右静脉引流到门静脉系统。在进展期门静脉高压患者,网膜静脉的曲张并非少见。但是,常规的腹部显示窗不利于显示网膜静脉的曲张,因此,在 CT 报告中往往未作描述。

原发节段性网膜梗死(primary segmental infarction of the omentum)首次由 Bush 于 1896 年描述。本病罕见,系原因不明的网膜急性血管病变,病变多见于网膜右侧,可能与网膜右侧脂肪多且活动度大有关。发病学说甚多,有一种假说得到多数学者的认可,即胚胎的变异加上网膜右下部分血液循环不良,使该区易发生梗死。可能的激发因素有患者体位的改变、饱餐后血管充血、腹腔压力突然增加等。网膜扭转时,网膜血管受挤压,继而发生网膜梗死。多数梗死灶直径 6~8 cm,镜下见病变区有动、静脉血栓形成。早期出血性梗死伴脂肪坏死,随后炎性细胞浸润,最后被纤维组织取代。

(1) 临床表现:男多于女,比例为 2.5∶1,任何年龄均可发病,据报道儿童占 15%。较多见于肥胖者。表现为剧烈腹痛,疼痛开始于脐周,可出现恶心与呕吐。75% 的患者疼痛发生于右下腹,活动时疼痛加剧。伴发热,局部有腹膜刺激征,白细胞总数亦升高,临床易误为阑尾炎或胆囊炎。由于本病没有特殊的体征,术前很难准确诊断。

(2) CT 表现:病灶多位于网膜右侧,几乎所有病例病灶位于腹腔右前方。在脐水平或稍上方层面,右半结肠与腹壁之间见局限性的脂肪密度肿块,直径 3~15 cm,椭圆形或饼状。块影内可见散在高密度条状影。仅就 CT 表现而言,本病难与网膜转移病灶、脂肪肉瘤等区别,与上文提到的网膜扭转更难鉴别,需结合临床。

5. 网膜的肿瘤(详见腹腔肿瘤)　大网膜的原发性肿瘤罕见,大多数常来源于走行于大网膜的中胚层血管和神经。一旦发生,通常是恶性肿瘤多。原发大网膜的肿瘤种类很多,包括平滑肌肉瘤、血管外皮细胞瘤、脂肪肉瘤、纤维肉瘤、网状细胞肉瘤、横纹肌肉瘤、梭形细胞肉瘤、平滑肌瘤、脂肪瘤、纤维瘤、硬纤维瘤、纤维瘤病、间皮瘤、内皮瘤、黏液瘤和小圆形细胞瘤。

大网膜转移性肿瘤远比原发肿瘤多见,尽管任何肿瘤都可以累及大网膜,但是最常见的原发肿瘤为卵巢癌、结肠和胰腺肿瘤。另外,原发于胃、阑尾、肾、输尿管和胆道的恶性肿瘤也可以转移到大网膜。大网膜原发或继发性淋巴瘤均罕见。

肿瘤转移到大网膜的途径包括沿韧带(脾胃韧带、胃结肠韧带和横结肠系膜)直接延伸、血行转移或腹膜种植。大网膜转移性病变表现包括微小结节或浸润改变、囊性肿块、散在融合性肿块又称"网膜饼"(图 24-3-12)。增强扫描上述病变可以强化,在大网膜脂肪背景衬托下更易显示。网膜细点状钙化高度提示卵巢癌转移。

八、肠系膜异常

1. 肠系膜脂膜炎　肠系膜脂膜炎(mesenteric panniculitis)又称腹内脂膜炎(intraabdominal panniculitis)、收缩性肠系膜炎(retractile mesenteritis)、肠系膜脂肪性肉芽肿(lipogranuloma of the mesentery)、孤立性脂肪营养不良(isolated lipodystrophy)、腹膜后黄色肉芽肿(retroperitoneal xanthogranuloma)和硬化性肠系膜炎(sclerosing mesentritis)等,名称多,易混淆。系一种以慢性炎症为主的肠系膜炎性疾病。由 Jura 于 1924 年首先描述,1960 年 Ogden 定名为肠系膜脂膜炎。本病病因不明,诱因有外科手术,如胆囊或阑尾切除术等占 17%;还可并发于胆囊炎、门静脉高压、腹主动脉瘤、消化性溃疡和胃癌;外伤、感染或缺血、自身免疫性疾病和吸毒等均可发生本病。肠系膜的炎症可能是其对各种损害的非特异性反应。

(1) 病理:病理改变主要为肠系膜增厚,常以小肠系膜根部多见,可延至肠管边缘,结肠系膜亦可侵犯。胰周、大网膜和盆腔受累罕见。本病可分为 3 个期:即肠系膜脂肪萎缩、肠系膜炎性反应和肠系膜脂肪的纤维化。

肠系膜脂肪萎缩期,组织学上肠系膜脂肪被泡沫状巨噬细胞和散在的淋巴细胞替代。大体标本可见:肠系膜弥漫性增厚或浸润(42%),孤立散在的肠系膜肿块(32%),多发性肠系膜肿块(26%)。本期预后良好。

肠系膜炎性反应期,以肠系膜脂肪组织的慢性炎性改变为特征,此乃肠系膜脂膜炎。组织学上主要为浆细胞、异物巨细胞和泡沫巨噬细胞构成的浸润。

纤维化期又称收缩性肠系膜炎,组织学上见胶原沉积、纤维化和炎性改变。胶原沉积致瘢痕形成,肠系膜收缩呈团块状,质地硬或呈橡胶样,直径 1~15 cm,肠管粘连固定在团块周围。团块为脂肪性,切面呈黄色或棕黄色,灰色斑块代表脂肪坏死。最终形成纤维瘢痕。

(2) 临床表现:男女发病比例为 1.8:1,发病年龄 20~80 岁,以 60~70 岁为高峰。病人就诊时病情可处于本病的任何一期。一般表现为发热、痉挛性腹痛、恶心、呕吐、厌食和体重下降。50%的患者可扪及压痛性肿块,一般无腹膜刺激征。预后尚可。

本病处肠系膜脂肪萎缩期时,一般无症状或症状轻微;肠系膜血管受累时,胃肠功能受影响。肠系膜炎性反应期,病人常常出现腹痛伴恶心、不适、低热、体重减轻、肠功能失调,半数病人表现有边界不清的肿块,腹胀。发展到第3期时,可出现肠梗阻症状,以小肠梗阻常见。

(3) CT表现:本病的第1、2期CT扫描无法明确区分,常表现为密度不均匀的肿块,伴肠系膜脂肪密度的增加代表脂肪炎症。其中见条索状软组织密度影,代表纤维化,肿块边缘纤维化可出现假包膜;而邻近肠系膜血管周围的脂肪密度低于远离肠系膜血管的病变区域的密度,形成所谓的"脂环征(fat ring sign)"(图24-3-14)。这两个征象被认为有一定的诊断价值。

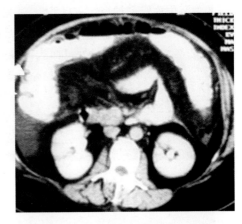

图24-3-14 肠系膜脂膜炎,肠系膜密度不均匀增高,肠系膜血管周围密度较低

后期见密度均匀的软组织肿块,瘢痕收缩出现肠梗阻表现。在Kipfer的病理分型(弥漫型、单一结节型、多发结节型)中,结节型的CT表现与手术、病理所见关系密切。肠系膜上见边缘光滑的大小不等的结节状肿块,其内密度不均,以脂肪密度为主,散在水样和软组织密度,代表水肿及炎性浸润和纤维化。坏死灶中心可见钙化,但较少见。病灶紧贴腹腔内脏器官时貌似该器官的病变。要除外胰腺炎和肠炎所致的脂肪坏死。在CT图像上本病难以与化脓性腹膜炎、假性腹膜黏液瘤区别。诊断中还要与系膜肿瘤,如淋巴瘤、淋巴肉瘤、硬纤维瘤、系膜脂肪肉瘤、血管脂肪瘤、畸胎瘤等鉴别。许多病例,特别是多发结节和网膜受累时,需手术探查和多处活检以明确诊断。Kipfer等发现,本病随访中有15%的患者并发恶性淋巴瘤。

2. 肠系膜淋巴结炎 肠系膜淋巴结炎(mesenteric adenitis)系累及右下腹肠系膜淋巴结的一种炎症性病变。最常见的致病原为病毒,亦可由细菌引起。有报道本病可伴发于上呼吸道链球菌感染,特别是咽喉炎。临床表现与急性阑尾炎相仿。准确诊断常常需要剖腹探查。

CT扫描前,需要口服阳性对比剂,同时作平扫和增强扫描。而以MDCT扫描可明显提高检测敏感性。基本表现为右下腹、腰大肌前方肠系膜淋巴结增大,而阑尾无明显异常。本病淋巴结肿大一般较阑尾炎时明显,且多、分布广泛。可有回肠或回盲部肠壁的增厚,而阑尾无异常改变。增厚的肠管长度≥5 cm,肠壁厚度>3 mm。

3. 肠系膜囊肿 肠系膜囊肿(mesenteric cyst)病因不十分明了,多数学者认为主要是淋巴系统的病变,以乳糜淋巴囊肿最多见。通常为单发,亦可多发。大小不一,从数厘米到充满整个腹腔的巨块状,内含浆液、乳糜液、脂肪或黏液。组织学上其壁可以是纤维组织,亦可以是单纯一层内皮细胞构成。临床上多无症状,常在体检或US、CT检查时偶然发现。较大时挤压肠系膜使其张力增加致腹痛,巨大囊肿可引起肠梗阻症状。

CT表现:囊肿发生于空、回肠系膜,亦见于盲肠、横结肠和乙状结肠系膜内。以小肠系膜发生率最高,据统计回肠系膜占43%,空肠系膜占40%。囊肿密度均匀,多数囊肿的密度与水接近,少数因囊液含蛋白成分,故可出现软组织样密度。囊内同时含脂肪与液体成分时构成脂肪液体平面。有的见囊内分隔。囊壁很薄,CT像上几乎不能显示,但合并感染时其壁不规则增厚,亦可钙化,增强扫描见壁强化。多数为圆形、椭圆形,因囊肿甚软,形态可变,故其外形可与邻近结构相适应而呈不规则状(图24-3-15)。

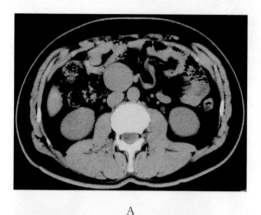
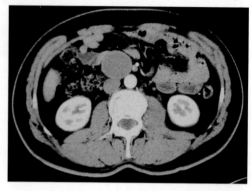

图24-3-15 肠系膜囊肿。A为平扫,近肠系膜根部见类圆形肿块;B为增强动脉期,隐约见囊肿壁;C为增强静脉期,囊肿壁均匀强化,其内无强化

系膜囊肿可占据整个腹腔而无法分辨其来源。典型病例CT和US可确诊,当形态不规则时需与局限性积液区分。胰外腹腔内假性囊肿从形态学上与肠系膜囊肿不易鉴别,病史和部位可供参考。

4. **肠系膜硬纤维瘤** 本病起源于肠系膜的纤维组织,其切面呈编织状,质硬、光滑、边界清。

CT表现:边界清楚的软组织肿块,多数较大,密度可均匀,也可中心坏死而出现低密度区。肿块周围见纤维组织增生形成条状影,呈星芒状,邻近肠管被推移,近肠系膜根部,肿瘤较小时肠曲推移不明显(图24-3-16)。其他系膜肿瘤须与之鉴别:①肠系膜平滑肌瘤,以回肠系膜多见,一般位于中腹部,密度不均,边界光滑,有不均匀强化。较大时可压迫推移肠管,有时从CT角度难以完全区别。②脂肪肉瘤,少见,密度不均匀,呈混合密度,即含脂肪密度、水和软组织密度,有的单呈软组织密度。常因为是无痛性肿块,因而可长得较大,侵犯邻近结构,肿块有不同程度的强化。

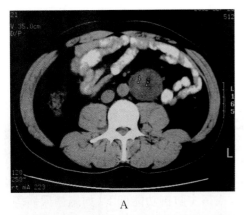
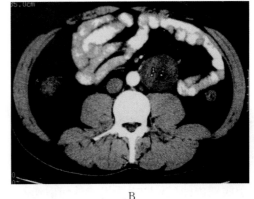
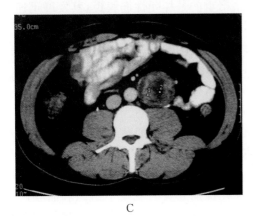

图 24-3-16 肠系膜硬纤维瘤。A 为平扫，肠系膜根部偏左侧，3 cm×4 cm 密度不均匀肿块（游标1，2）；B 为增强扫描动脉期，肿块稍强化；C 为增强扫描静脉期，病灶不均匀强化，中心不强化（游标2）

5. 肠系膜淋巴管瘤　肠系膜淋巴管瘤是一种少见的腹部囊性肿瘤。起源不明，多数学者认为系胚胎期淋巴组织发育阻碍，淋巴回流受阻，淋巴管扩张所致。病变发生部位以小肠系膜多见（60%），次为结肠系膜（24%）和腹膜后区（14.5%）。平均发病年龄 39.1 岁。生长缓慢，小的病变不压迫邻近器官，可无临床症状，常常是偶尔发现。当病灶长大到一定大小（≥4 cm），可出现腹胀、腹痛。

CT 扫描，常规口服阳性对比剂以充盈肠道，才能清楚显示病灶。本病在 CT 图像上表现为圆形或椭圆形，轮廓光整，大小 4～36 cm。大者受腹腔脏器和韧带等的阻碍形成分叶状改变或包绕肠管。囊肿见不全分隔；密度与部位和液体性质密切相关，可以是液体密度，与水相近；亦可以是脂肪密度，但是密度均匀。合并感染时密度增高，还可见钙化。增强扫描病灶无强化，但可见肠系膜血管推压或牵拉。多为单发，病灶增大后，即便是单发，CT 图像上无法与多发病变完全区分。有学者认为，病灶数目有助于本病与其他腹部囊肿性病变区别，多发性薄壁囊肿为本病特点。

6. 其他　急性肠系膜缺血，系外科急症，死亡率高。临床和实验室检查均无特异性。原因复杂，较常见的因素为肠系膜动脉闭塞、肠系膜静脉血栓、血管炎和动脉夹层分离等。病理改变轻者肠黏膜水肿，重者小肠坏死。急症 CT 检查，肠系膜动脉密度增高，增强时见充盈缺损，表明肠系膜动脉血栓形成。同时见肠系膜、肠壁内和门静脉内气体密度。小肠壁增厚。有时可见脾梗死或肾梗死征象。

肠系膜其他少见肿瘤包括良性神经纤维瘤、脂肪类肿瘤和间叶源性肉瘤、血管外皮细胞瘤、恶性纤维组织细胞瘤。

（张志勇）

第四节 腹壁疾病

一、腹壁炎症

前腹壁内的炎症常由手术或外伤后伤口感染,或宿主防御功能低下(如患糖尿病等),或腹内炎症或脓肿等蔓延所致。常侵犯皮下组织,最严重的是坏死性筋膜炎,其发展迅速。多数系产气菌感染。

1. **临床表现** 通常局部有红、肿、热、痛,若细菌毒力强可使炎症范围迅速扩大。临床体检常因腹壁脂肪或术后伤口的妨碍而不满意。

2. **CT 表现** 腹壁炎性病变的范围或局限或弥漫,可侵及皮下,亦可达整个腹壁。弥漫性或局限性炎性肿胀常使腹壁增厚,边界不清,肌层间脂肪层模糊、消失,或伴散在性积液。CT 值与水近似,脓液稠厚亦可高于水的密度。范围可以很广泛,如蔓延到腹膜后、阴囊和骨盆区。当腹壁炎症局限形成脓肿时见椭圆形或梭形软组织肿块。30%的患者脓肿中央可见液体密度区,偶见气液平面。脓肿边界有的尚清,增强扫描时其周围见强化。较大的脓肿可压迫肝、膀胱等,有时与腹腔内脓肿表现相仿。坏死性筋膜炎时见皮下组织和筋膜广泛坏死,形成低密度区,亦可见气泡影,因此 CT 检查可较早提示诊断,但要注意与腹壁开放性损伤、肠管与腹壁沟通的瘘管内或引流管内的气体相区别。

腹壁炎性病变的 CT 检查:一是定性,二是确定病变范围以及观察有否脓肿形成。另外这方面 CT 的判断较临床准确而容易将腹壁的病变与腹腔内病变区分开,如属腹壁时可进一步确定病灶位于皮下、肌内或肌间,还可显示有否腹膜外脂肪层受累或有否联合腔隙的脓肿。CT 和 MRI 检查对皮下和腹膜脂肪的显示极佳,术后肠胀气、伤口敷料和伤口疼痛等并不妨碍检查(图 24-4-1),而 US 则不然。

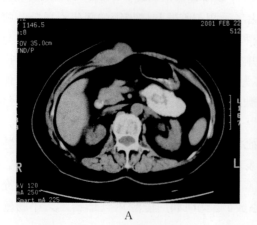 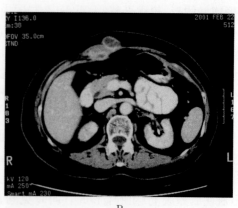

图 24-4-1 右前腹壁炎症。A 为平扫,右前腹壁不规则增厚,密度欠均匀,肌层模糊;B 为增强扫描,病灶不均匀强化,部分见环状强化

二、腹壁积液

腹壁积液罕见，一般见于长期家庭腹膜透析患者，透析导管处腹膜缺损，透析液漏入腹前壁皮下组织内形成积液；亦见于切口疝患者腹腔积液进入腹壁，向下可延达阴囊；还可见于经皮穿刺胆道造影(PTC)后胆汁漏或腹腔穿刺后腹壁液体聚积。与腹膜腔和腹膜后等处积液一样，腹壁内的液体亦倾向于沿特定的解剖间隙扩散，如脐筋膜，将腹膜外脂肪层分隔成膀胱前间隙和膀胱周围间隙，膀胱前间隙与腹壁腹膜前间隙相通，易出现积液。

CT 表现：腹壁膀胱前间隙积液时，盆腔 CT 扫描见盆腔前部液体呈磨牙状向一侧突出，边缘光整，膀胱压向对侧。积液环绕脐筋膜，不会进入由脐尿管、闭塞的脐动脉和膀胱构成的近似三角形的脂肪密度区。腹壁积液常呈梭形，其边缘光滑。

三、腹壁血肿

腹壁血肿一般继发于外伤、炎症、手术后和抗凝治疗后，偶尔为自发性出血。直接原因是肌纤维撕裂和血管的破裂。多数累及腹直肌鞘，外侧腹壁偶尔发生。

1. 临床表现　腹壁内游离的血液刺激腹膜产生剧烈疼痛，往往误为腹内疾病，可触及肿块，局部腹壁变色。CT 问世以前多数病例需剖腹探查才能发现。

2. CT 表现　在前腹壁肌层内见梭形或椭圆形肿块。急性期血肿密度高于或等于腹壁肌肉密度。随血肿形成时间增加，其内红细胞不断崩解和蛋白质的分解，血肿密度下降，常与血清密度相仿。慢性血肿周围常有成纤维细胞围绕，其边缘可钙化。血肿周围结构受推移，肌纤维撑开。血肿局限在腹直肌鞘内时呈典型的椭圆形。外侧腹壁血肿通常较大，呈梭形（图 24-4-3）。而盆腔区巨大腹直肌鞘血肿其形态可有不同。在弓状线以下层面，血肿经腹横筋膜可伸入膀胱前间隙而压迫盆腔器官。

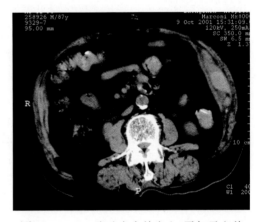

图 24-4-3　腹壁炎症并出血，平扫示左前外侧腹壁梭形增厚，腹外斜肌间隔模糊，可见类梭形高密度血肿

要注意的是，腹壁出血的 CT 表现与颅内出血的 CT 表现不同，腹壁出血有时与邻近组织间可无明显密度差，原因是窗技术应用不当，肌肉本身密度较高，血凝块迅速溶解以及直接增强扫描使肌肉强化后密度增加。陈旧性血肿中有形成分因重力关系与血清分离形成液平，此征高度提示腹壁陈旧性血肿。血肿密度不高可以是因患者患贫血症，或血肿与水肿混存。如果血肿内见散在小气泡，血肿边界不清，提示血肿合并感染。故有时 CT 对腹壁脓肿、血肿以及肿瘤并发出血的区别有一定的难度，此时需穿刺活检。腹壁血肿的 MRI 表现亦随出血时间不同而不同，无特异性。急性期 T_1 和 T_2 加权一般均为低信号；亚急性期为高信号；慢性期（出血在 3 周以上）在所有脉冲序列均见同心圆征象，即外层为低信号的环状影，内为高信号区，以 T_1 加权像出现最多。

四、腹壁疝

腹腔内脏器或组织经腹壁薄弱点或缺损区向体表突出时形成腹壁疝。典型者由疝环、疝囊、疝内容物和疝外被盖物等4个部分构成。

1. 腹股沟疝　依疝囊颈与腹壁下动脉的关系分为斜疝和直疝。斜疝的疝囊颈从腹壁下动脉外侧的腹股沟管内环突出，向内、向下、向前斜行出腹股沟管外环入阴囊或女性大阴唇。斜疝内容物可为大网膜、小肠、盲肠、阑尾、Meckel憩室、乙状结肠、膀胱和腹腔积液等。易嵌顿和绞窄。

直疝位于腹壁下动脉的内侧，常见于年老体弱者，疝囊颈宽大，平卧时疝块可自行消失。不伸入阴囊，极少嵌顿。疝内容物为大网膜。

CT扫描于下腹部腹股沟区见突出在腹壁外的软组织肿块，边界光滑，似囊袋状。突出的块影密度与疝内容物有关。脂肪性低密度提示网膜或系膜疝出，亦常见肠曲疝出，其内充盈气体、液体或对比剂。增强扫描可进一步显示疝囊颈与腹壁下动脉的关系。一般而言，腹壁疝为普外科常见疾病，临床诊断容易，不需要CT检查。

2. 股疝　凡疝囊经股环、股管向股部卵圆窝突出的疝称股疝，中年以上妇女多见。因股环本身小，其周围韧带坚韧，故易嵌顿。临床有时易与腹股沟淋巴结炎、脂肪瘤、静脉曲张、腰肌脓肿等混淆。

CT扫描见疝囊位于耻骨联合下外方，疝囊内见脂肪密度影提示为大网膜。而腹股沟疝位于耻骨结节的上内方。

3. Spigelian疝　即半月线疝，系腹腔内脏器、组织经半月线突出于腹壁。尽管其发生率<2%，但一旦形成则并发嵌顿和肠绞窄的危险性高。临床易误为腹壁脓肿、血肿、卵巢肿瘤和假囊肿等。

CT扫描见疝囊经半月线突出，疝出物可为肠管、肠系膜和网膜组织。如仅为脂肪密度易误诊为脂肪瘤，仔细分析将发现半月线处腹膜缺损。

4. 切口疝　指腹壁疝发生于手术切口处，常见于腹壁纵向切口处。这是因为除腹直肌外，腹壁肌肉、筋膜、鞘膜等结构的纤维大体为横行走向，纵向切口切断了这些纤维，故易发生切口疝。术后获Ⅰ期切口愈合者切口疝发生率<1%，如切口感染则达13.9%。多数发生在术后4个月内，因为此期间是腹壁已横断的肌肉、筋膜愈合的关键时期。随着切口疝的不断扩大，常在术后第一年内出现症状，亦有5%～10%的患者5年以上无症状。由于患者肥胖、术后伤口瘢痕形成以及疝出物分散在肌肉之间，故临床体检时难以发现，但病人可能有相应临床症状，此乃隐性切口疝(图24-4-4)。

CT表现为原切口处腹膜缺损，边界尚清，疝本身表现无特殊，内容物多为小肠曲和网膜等(图24-4-5)。

5. 腰疝　发生于胁腹部，分术后疝(如髂骨翼缺损疝)、上腰疝和下腰疝。髂骨翼缺损疝可表现为臀部软组织肿块，多发生在髂骨为供骨的骨移植术后。上、下腰疝为经胁腹部两处薄弱区突出，可分为特发性，也可继发于外伤。

CT可清楚显示疝内容物与邻近结构的解剖关系，是确定诊断的唯一影像学方法。

腹壁疝常见的尚有脐疝、白线疝等，临床易诊断，CT亦能很好显示，不再赘述。

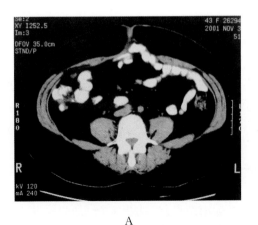

图 24-4-4 左前腹壁术后隐性切口疝。A 为平扫,腹白线旁见小肠曲突出;B 为增强扫描,软组织窗,小肠曲及部分小肠系膜疝到皮下脂肪

腹壁疝为常见病和多发病,一般无需 CT 检查临床就能诊断。对于已经确诊或疑有腹壁疝,尤其是切口疝的患者,CT 扫描的作用在于:①临床难以检查的病例(如过度肥胖等),CT 可诊断;②鉴别疝与肿瘤或其他肿块性病变;③特别大的疝术前 CT 检查,以进一步明确解剖关系,了解腹膜缺损大小及疝内容物,以帮助制定手术方案。

五、腹壁肿瘤

1. **良性肿瘤** 腹壁良性肿瘤以硬纤维瘤较常见,较少见的有腹壁脂肪瘤、血管瘤、上皮瘤、乳头状瘤、神经纤维瘤及皮样囊肿等。以下简述较常见的腹壁硬纤维瘤和血管瘤。

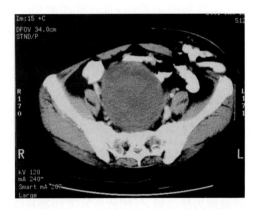

图 24-4-5 左前外侧腹壁切口疝,部分小肠曲和小肠系膜疝入皮下层

(1)腹壁硬纤维瘤,多发生在腹直肌鞘或腹外斜肌腱膜中。80%见于女性,年龄在 20~40 岁。以脐下发生为多,一般认为与怀孕或分娩时肌肉紧张或鞘膜损伤有关。肿块由分化成熟的纤维组织构成,无包膜,可向周围肌肉组织浸润,与纤维肉瘤相仿,但不发生远处转移,却有明显术后复发倾向。

CT 扫描可明确肿块大致范围,了解术后有否复发。常表现为结节状或块状软组织影,密度尚均匀,与腹壁肌肉密度相仿,伴出血时可见高密度;轮廓可光滑,可模糊;较大者,其附近结构受推移,局部腹壁隆起。增强扫描,肿块可有轻度强化,其 CT 值高于邻近腹壁肌肉(图 24-4-6)。CT 和 US 均可显示本病,但难以与腹壁恶性肿瘤区别。MRI 可显示其起源及肿瘤范围和邻近结构改变,在 T_1 和 T_2 加权序列图像上均为低信号,提示为纤维性肿瘤。

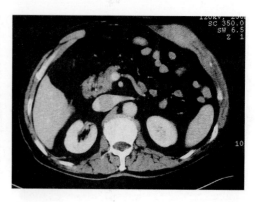

图 24-4-6 左前腹壁硬纤维瘤。A 为平扫,左前腹壁梭形软组织肿块,3 cm×4 cm 大小,密度不均匀,其中心可见高密度影,提示瘤内出血;B 为增强扫描,肿块见强化,其外侧边界较清

(2) 腹壁血管瘤,系脉管类肿瘤中最常见的疾病,大多在出生时已经存在。实际上为一种先天发育畸形,属于错构瘤性质,而非真性肿瘤。在病理学上,镜下可有细胞不完全分化和细胞核有丝分裂像,但这并不象征恶性,仍属于良性肿瘤。部分血管瘤生长迅速,侵入肌层或骨骼,破坏周围组织,但并不发生远处转移。转移性血管瘤极其罕见。

CT 扫描可明确腹壁血管瘤的大致范围,为外科手术方案的制定提供影像学资料。CT 扫描还可以了解术后有否复发等。CT 扫描前,建议在病灶处体表以金属标记好,扫描方案设计好后去除金属标记物,先平扫,再增强;建议加扫延迟期。平扫图像,见局部腹壁软组织明显增厚,主要位于皮下组织内,表现为小点片状异常软组织影,其中可见点状钙化灶,为静脉石(图 24-4-7)。增强扫描,动脉期病灶常常无明显强化,与邻近腹壁肌肉密度相仿;延迟扫描往往可以强化(图 24-4-8)。尽管延迟扫描病灶密度增高,提高了 CT 对腹壁血管瘤的显示率,但多数情况下仍不能确定病灶的真实范围。

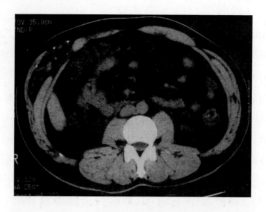

图 24-4-7 右外侧腹壁血管瘤,平扫,腹外斜肌以下见小点片状异常密度影及小点状钙化灶

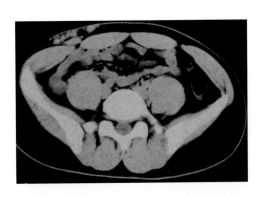
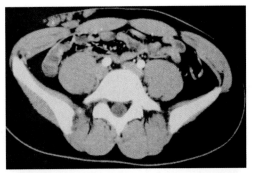

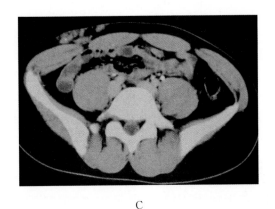

图 24-4-8 右下腹外侧壁血管瘤。A 为平扫，右下腹外侧壁，于右腹直肌与腹外斜肌交界段皮下软组织内，见串珠状异常影，隐约见钙化灶；B 为增强动脉期，病灶未见明显强化；C 为延时 3 min 扫描，病灶稍强化

2. 恶性肿瘤　腹壁的恶性肿瘤以继发性者为多，只有少数为原发肿瘤。原发者以肉瘤为主，其中以横纹肌肉瘤、纤维肉瘤和平滑肌肉瘤最常见。当这些肉瘤增大时则出现明显坏死、出血和囊性变，侵犯邻近骨骼，常转移到肺和脑。腹壁继发性肿瘤多为转移性癌。转移途径有腹内癌瘤沿淋巴管和淋巴间隙蔓延或直接侵犯，常见的原发灶有肝癌、胆囊癌和结肠癌等；亦可为腹内癌瘤腹膜种植，或血行转移到腹壁，或先转移到其他组织结构再侵犯腹壁，如大网膜转移瘤形成"网膜饼"后再侵犯腹壁。

CT 扫描见大多数原发恶性肿瘤较大，直径常为 5～15 cm，其内密度不均，见坏死区呈囊样低密度灶，亦可见高密度出血。边界常不清，邻近结构受压或遭破坏（图 24-4-9）。转移性肿瘤常为腹内脏器的肿瘤直接破坏邻近腹壁，也可以是远处脏器肿瘤转移而来。CT 常表现为腹壁皮下结节或肿块（图 24-4-10），同时显示出腹壁某器官的原发灶，一般确诊不难。必要时行穿刺活检以进一步获取病理学资料。

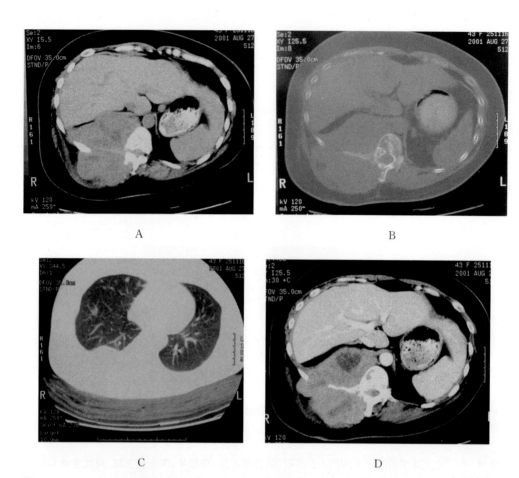

图 24-4-9 右后腹壁横纹肌肉瘤。A 为平扫,右后腹壁、骶棘肌区巨大软组织肿块,向腹壁内外突出,向内伸入到后肋膈角;B 为骨窗,邻近椎体和肋骨受侵;C 为肺窗,肿块伸入胸腔,肺内见转移结节;D 为增强扫描,病灶明显强化,其内见低密度坏死灶

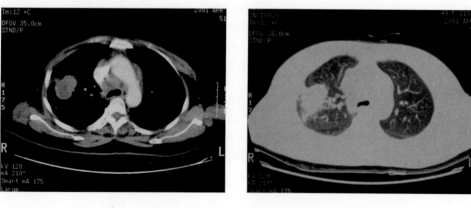

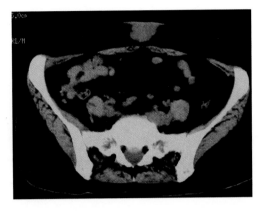

图 24-4-10 右上肺腺癌腹壁转移。A 为增强扫描，纵隔窗，右上肺 3 cm×4 cm 肿块，密度不均匀，纵隔淋巴结肿大融合；B 为肺窗，右上肺病灶部分边缘模糊，见胸膜凹陷；C 为 6 个月后 CT 平扫随访，下腹部近中线皮下，见不规则肿块，邻近皮肤增厚

C

（张志勇　周康荣）

参考文献

1. 董国礼,张小明,唐显映等. 腹腔和腹膜后间隙结核的 CT 诊断. 中国医学计算机成像杂志,1997,(3)：185～187
2. 关长群,张雪. 腹壁感染的 CT 诊断. 中华放射学杂志,1997,31(2):137～138
3. 闵鹏秋. 腹膜腔及腹膜后间隙放射解剖学进展[79 届北美放射学会(1993)年会观察报告]. 中华放射学杂志,1994,28(12):861
4. 闵鹏秋. 腹膜腔及腹膜后间隙疾病的 CT 诊断(第九章). 见：李松年、唐光健主编. 现代全身 CT 诊断学. 北京：中国医药科技出版社,1999
5. 闵鹏秋. 腹膜腔及腹膜后间隙研究进展[77 届北美放射学会(1991)年会观察报告]. 中华放射学杂志,1992,26(6):429
6. 闵鹏秋. 腹膜腔及腹膜后间隙影像学进展[78 届北美放射学会(1992)年会观察报告]. 中华放射学杂志,1993,27(7):500
7. 闵鹏秋. 网膜囊脓肿的 X 线表现特征及其解剖基础,中华放射学杂志,1983,17(2):85
8. 闵鹏秋. 右肝上间隙脓肿 X 线表现特征的探讨. 中华放射学杂志,1980,14(3):176
9. 闵鹏秋. 左膈下脓肿的类型及其 X 线特征. 中华放射学杂志,1986,20(5):283
10. 闵鹏秋. 左膈下脓肿解剖基础的 X 线研究——着重探讨肝左三角韧带的解剖特点. 中华放射学杂志,1986,20(3):138
11. 全显跃,虞春堂,曾盛等. 结核性腹膜炎的 CT 诊断. 临床放射学杂志,1999,18(3):165～167
12. 唐光才,朱晓华,明兵等. 肠系膜淋巴管瘤的 CT 表现. 中华放射学杂志,1998,32(2):115～117
13. 张涛,严洪珍,张铁梁等. 腹膜间皮瘤的 CT 诊断. 中华放射学杂志,1995,29(8):547～550
14. 周康荣主编. 腹部 CT. 上海：上海医科大学出版社,1993
15. 薛雁山,谭慧琴. 肠系膜罕见原发肿瘤的 CT 表现(4 例报告及文献复习). 临床放射学杂志,1999,18:598～600
16. Aikawa H, Tanoue S, Okino Y, et al. Pelvic extension of retroperitoneal fluid: analysis in vivo. AJR, 1998,171:671～677
17. Auh YH, Ha HK. Foramen of winslow adenopathy. Abdom Imaging, 1996,21:278～281

18. Auh YH, Rubenstein WA, Markisz JA, et al. Intraperitoneal paravesical space: CT delineation with US correlation. Radiology, 1986,159:311~317
19. Auh YH, Rubenstein WA, Schneider M, et al. Extraperitoneal paravesical space: CT delineation with US correlation. Radiology, 1986,159:319~328
20. Balfe DM, Mauro MA, Koehler RE, et al. Gastrohepatic ligament: normal and pathologic CT anatomy. Radiology, 1984,150:485~490
21. Bush P. A case of haemorrhage into the greater omentum. Lancet, 1896,1:286
22. Chung CJ, Fordham L, Little S, et al. Intraperitoneal rhabdomyosarcoma in children: incidence and imaging characteristics on CT. AJR, 1998,170:1385~1387
23. Dodds WJ, Foley DW, Lawson TL, et al. Anatomy and imaging of the lesser sac. AJR, 1985,144:567~575
24. Engin G, Acuna B, Acuna G, et al. Imaging of extrapulmonary tuberculosis. Radiographics, 2000,20:471~488
25. Fortman BJ, Beall DP. Case summary. Applied Radiology, 2001,11:48~50
26. Gollub MJ, DeCorato D, Schwartz LH. MR enteroclysis. AJR, 2000,174:688~690
27. Gore RM, Meyers MA. Pathways of abdominal and pelvic disease spread (Chapter 131). In *Textbook of Gastrointestinal Radiology*. Gore RM, Levine MS, Laufer I eds. Philadelphia: WB Saunders, 1993
28. Grattan-smith JD, Blews DE, Brand T. Omental infarction in pediatric patients: sonographic and CT findings. AJR, 2002,178:1537~1539
29. Ito K, Choji T, Fujita T, et al. Imaging of the portacaval space. AJR, 1993,161:329~334
30. Jivan S, Bahal V. Pseduomyxoma peritonei. Postgrad Med J, 2002,78:170~172
31. Low RN, Semelka RC, Worawattanakul S. et al. Extrahepatic abdominal imaging in patients with malignancy: comparison of MR imaging and helical CT, with subsequent surgical correlation. Radiology, 1999,210:625~632
32. Maeda T, Mori H, Cyujo M, et al. CT and MR findings of torsion of greater omentum: a case report. Abdom Imaging, 1997,22:45~46
33. Mastromatteo JF, Mindell HJ, Mastromatteo MF, et al. Communications of the pelvic extraperitoneal spaces and their relation to the abdominal extraperitoneal spaces: helical CT cadaver study with pelvic extraperitoneal injections. Radiology, 1997,202:523~530
34. Meyers MA, Oliphant M, Berne AS. The peritoneal ligaments and mesenteries: pathways of intraabdominal spread of disease. Annual oration. Radiology, 1987,163:593~604
35. Meyers MA. Intraperitoneal spread of infections (Chapter 3). In *Dynamic Radiology of the Abdomen: Normal and Pathological Anatomy*. 5th eds. Meyers MA ed. New York: Springer-Verlag, 2000
36. Meyers MA. Intraperitoneal spread of malignancies and its effect on the bowel. Second Annual Leeds Lecture. Clin Radiol, 1981,32:129~146
37. Min PQ, Long WS, Yang ZG, et al. Role of hepatorenal ligament in compartmentalization of right subhepatic space: radiologic and anatomic study. Radiology, 1992,185(p):189
38. Min PQ, Yang ZG, Lei QF, et al. Peritoneal reflections of left perihepatic region: radiologic-anatomic study. Radiology, 1992,182:553~557
39. Oliphant M, Berne AS. Computed tomography of the subperitoneal space: demonstration of direct spread of intraabdominal disease. J Comput Assist Tomogr, 1982,6:1127~1137
40. O'Connell JT, Tomlinson JS, Roberts AA, et al. pseudomyxoma peritonei is a disease of MUC2-expressing goblet cells. Am J Pathol, 2002,161:551~564
41. Patel N, Saleeb SF, Teplick SK. Cases of the day. Radiographics, 1999,19:1083~1085
42. Pickhardt PJ, Fisher AJ, Balfe DM, et al. Desmoplastic small round cell tumor of the abdomen:

Radiologic-histopathologic correlation. Radiology, 1999,210:633~638
43. Rao PM, Rhea JT, Novelline RA. CT diagnosis of mesenteric adenitis. Radilogy, 1997,202:145~149
44. Rubinstein WA, Auh YH, Whalen JP, et al. The perihepatic spaces: computed tomographic and ultrasound imaging. Radiology, 1983,149:231~239
45. Sabate JM, Torrubia S, Maideu J, et al. Sclerosing mesentritis: Imaging findings in 17 patients. AJR, 1999,172:625~629
46. Sompayrac SW, Mindelzun RM, Silverman PM, et al. The greater omentum. AJR, 1997,168:683~687
47. Stephanie L, Jachson MD, Ronald A, et al. Gelatinous ascites: a cytohistologic study of pseudomyxoma peritonei in 67 patients. Mod Pathol, 2001,14:664~671
48. Suri S, Gupta S, Suir R. Computed tomography in abdominal tuberculosis. Br J Radiol, 1999,72:92~98
49. Tsai CJ. Ultrsound features of disseminated adenomucinosis (pseudomyxoma). Br J Radiol, 1998,71:564~566
50. Weinstein JB, Heiken JP, Lee JKT, High-resolution CT of the porta hepatis and hepatoduodenal ligament. Radiographics, 1986,6:55~73
51. Williams PL, Warwick R, Dyson M, et al. Gray's Anatomy. 37th ed. Edinburgh: Churchill-Livingstone, 1989
52. Yoshida H, Takada T, Tshkada M, et al. A case of primary torsion of greater omentum — role of abdominal CT for preoperative diagnosis. Jpn J Gastroenterol Surg, 2002,35:408~412

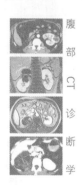

第二十五章 腹膜后间隙

腹膜后间隙(retroperitoneal space)是指位于腹膜壁层后部分(腹膜后)与腹后壁腹横筋膜之间的上达横膈下至盆腔的一个立体间隙。除疏松结缔组织和筋膜以外,腹膜后间隙还包含一些脏器,如肾、肾上腺、输尿管、性腺、胰腺、十二指肠降部、升结肠和降结肠,以及腹主动脉及其分支、下腔静脉及其属支、淋巴管、淋巴结和神经等。

近 20 多年来,对腹膜后间隙内的解剖细节,尤其是各间隙的划分及其通连关系以及腹膜后间隙的解剖结构的认识已有相当提高,也更趋全面和完善。

第一节 腹膜后间隙的解剖划分

一、Meyers 解剖模式

Meyers 在 20 世纪 60 年代末 70 年代初利用尸体断面和间隙灌注对比剂后行 X 线摄影,提出了以下观点,即以肾筋膜(renal fascia)为主要解剖标志,把腹膜后间隙划分为肾旁前间隙(anterior pararenal space)、肾周间隙(perirenal space)和肾旁后间隙(posterior pararenal space)等 3 个间隙,并进一步阐明各间隙的解剖界限及组成(图 25-1-1)。

(一) 肾周间隙

肾周间隙由肾脏前方的肾前筋膜(anterior renal fascia)和后方的肾后筋膜(posterior renal fascia)所形成,形似一倒置的锥体,其主要内容物为肾、肾上腺、肾门处出入的血管、输尿管及肾脏周围丰富的脂肪组织。

根据 Meyers 的观点,肾前、后两层筋膜在外侧融合成锥侧筋膜(也称圆锥侧筋膜或侧锥筋膜,lateroconal fascia),后者再向前外侧伸延与侧腹膜相融;肾前筋膜内侧融于中线大血管周围的鞘和结缔组织,肾后筋膜在内侧融于腰大肌或腰方肌浅面的腰肌筋膜,因此认为两侧肾周

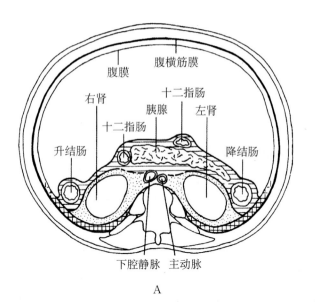

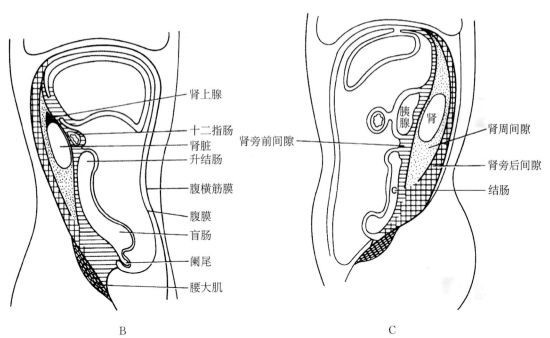

图 25-1-1 腹膜后间隙的解剖划分和有关解剖结构。A 为横断面轴位图;B 为经右肾矢状位剖面图;C 为经左肾矢状位剖面图(参照 Meyers 等)

间隙在内侧互不相通;在上方,肾前、后两层筋膜在肾上腺的上方先相互融合,然后再融合于膈肌筋膜;在下方,因肾筋膜与髂筋膜及其下内方的输尿管鞘呈疏松的融合,因而认为肾周间隙的下方是开放性的,可以与肾旁前、后间隙相通。

(二) 肾旁前间隙

肾旁前间隙是指腹膜后以后与肾前筋膜及锥侧筋膜之间的区域。此间隙内主要内容物为胰腺的大部分,十二指肠第二、三段,升结肠和降结肠。此外,也含一定量的脂肪组织。腹主动脉发出的几个主要分支和汇入下腔静脉的几个主支均通过此间隙。由于与胰腺的密切解剖关系，肾旁前间隙是急性胰腺炎向腹膜后扩展首先累及和受累程度最重的腹膜后间隙。

(三) 肾旁后间隙

肾旁后间隙指肾后筋膜和锥侧筋膜后外方与腹横筋膜之间的区域。内无脏器，主要含较多的脂肪组织。它向前与腹膜外脂层相连续，上连膈下，下方直至盆腔。

二、对 Meyers 模式的丰富和完善

Meyers 对腹膜后间隙的解剖划分模式得到了绝大多数腹部解剖和腹部放射学界人士的认同，已成为当今腹膜后间隙解剖划分的标准模式。但随着研究的深入，有不少的学者发现在腹膜后各个间隙之间以及与相邻的其他间隙之间的通连关系方面尚存在着一些与 Meyers 原来的描述不一致的地方，由此提出了一些新的观点，丰富和完善了 Meyers 模式。

(一) 双侧肾周间隙的通连问题

Meyers 认为双侧肾周间隙是不相通的。但 Kneeland 等观察到，在肾下极或其更低平面（第3～5腰椎），两侧肾周间隙在腹主动脉和下腔静脉前方，可以越过中线相互交通。Mindell 等利用8具尸体（包含2具新鲜尸体）于肾周间隙灌注对比剂后做 CT 扫描研究，结果与 Kneeland 的实验结果一致，即对比剂由一侧肾周间隙经腹主动脉和下腔静脉前方跨越中线，进入对侧肾周间隙。Lim 等报道在 CT 片上观察到位于右肾周间隙的血肿或产气性肾盂肾炎，可以在肠系膜上动脉以下水平越过下腔静脉和腹主动脉前方而进入左侧的肾周间隙。Raptopoulos 等和 Thornton 等的研究结果也支持双侧肾周间隙之间存在着一定程度的通连关系。

(二) 肾后筋膜的分层

传统观念认为肾后筋膜是单层结构。但 Marks 的研究发现肾后筋膜是由前、后两层融合而成。Raptopoulos 等采用新鲜尸体标本做精细解剖，肯定了 Marks 所提出的肾后筋膜分层的观点，发现肾后筋膜的前层较薄，向前、内与肾前筋膜相续连，而后层相对较厚，向前、外续连锥侧筋膜。这是肾旁前间隙外伤、感染病变向后、外扩散，导致肾后筋膜前、后层分离的解剖学基础（图 25-1-2）。

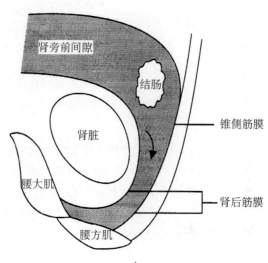

A

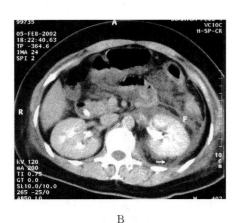
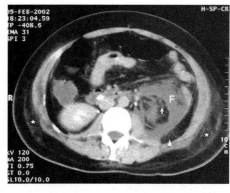

图 25-1-2 A 显示肾后筋膜的分层现象和肾旁前间隙病变延伸至肾脏后方的情况（参照 Meyers 等）；B 和 C 为肾门及肾下极平面 CT 图，急性胰腺炎病例，显示胰周左侧肾旁前间隙渗液（F）经肾后筋膜两层之间绕行至左肾后方，并累及肾周间隙（白箭头）和肾旁后间隙（白三角）；同时还可见双侧胁腹壁肿胀（五角星）

（三）肾后筋膜的内侧附着位置

过去认为肾旁后间隙的内侧界是由肾后筋膜与腰大肌筋膜的融合而界定的。但 Raptopoulos 等的研究表明，肾后筋膜的内侧附着点是在腰方肌的浅面，虽然它可以附着在腰方肌内侧、中间或外侧，但并不是附着在腰大肌的筋膜上（图 25-1-3）。因此，肾旁后间隙的内侧界并不是非常靠内侧，肾后筋膜后层与腰方肌筋膜的融合点才是肾旁后间隙的内侧界。这表明腰大肌前方是与肾周间隙直接相邻的，并无肾后筋膜将它们分隔开来。这也是为什么一部分肾癌可以直接侵犯腰大肌的解剖学依据。肾旁后间隙的外侧份则可以循壁腹膜与腹横筋膜之间的潜在间隙经外侧向前方，达腹前壁腹膜外间隙。因此，肾旁后间隙的病变可累及胁腹壁和前腹壁的腹膜外脂（properitoneal fat），进而出现腹壁的改变，如急性胰腺炎时发生的 Grey-Turner 征。

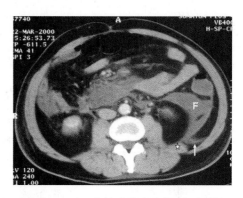

图 25-1-3 急性胰腺炎腹部 CT 图像，显示胰周渗液经左侧肾旁前间隙扩散至肾旁后间隙。注意肾后筋膜的内侧附着点是在腰方肌的浅面（五角星）

（四）肾后积液

由于肾后筋膜的分层现象，肾旁前间隙的积液、出血等改变可以向肾脏的后方延伸，甚至达到腰方肌的内侧缘，但病变依然位于解剖学意义上的肾旁前间隙，而不是肾旁后间隙。我们的急性胰腺炎病例及肾旁前间隙创伤性积液病例，CT 扫描均可见病变沿肾后筋膜前、后层之间，由肾旁前间隙扩散到肾外侧及肾后方，病变与肾脏之间隔着肾后筋膜前层及肾周脂肪组织（参见图 25-1-2B、C）。

(五) 中线大血管区域

中线大血管区域主要解剖组成有大血管结构(腹主动脉和下腔静脉及其部分分支)以及淋巴结和淋巴管。它们主要与双侧的肾周间隙相关,虽然没有明显可见的筋膜结构将两侧肾周间隙分隔开来,但是其中的结缔组织小叶间隔可能组成一个有孔的多层屏障,病变在此蔓延既会受到一定的阻碍,也可沿这些小叶间隔孔道发生向对侧的渗透、扩散。另外,在肾门及其以上平面,因有较大的血管分支出入,使中线大血管区域与双侧的肾旁前间隙也存在着一定的通连相关性。上述这些通连关系也是腹主动脉瘤破裂时,其腹膜后的扩散范围具有相当复杂性的解剖学基础。

中线大血管区域向上与膈脚后间隙(retrocrural space)相延续,内有腹主动脉、胸导管(thoracic duct)、奇静脉(azygous vein)和半奇静脉(semiazygous vein)等结构。膈脚后间隙向上又与后纵隔相延续,即构成了胸-腹部在后方相通连的一条途径。

三、(腹膜外盆外)膀胱旁间隙

有关腹膜外盆部间隙(extraperitoneal pelvic space)的解剖定义和具体划分迄今为止仍存在分歧意见,同一解剖结构有不同的命名,而同一解剖名称又有不同所指,这是分歧的重要原因。另外,腹膜外盆部间隙与腹膜后间隙之间如何通连也存在较大分歧。

根据 Meyers 和 Auh 的观点,在盆外筋膜间隙的解剖划分中,位于腹膜壁层与腹横筋膜之间的脐膀胱筋膜(umbilicovesical fascia)和双层的盆筋膜(pelvic fascia)有着重要的解剖标志作用。以下将 Meyers 和 Auh 有关该区域解剖划分的观点简要介绍给读者。

脐膀胱筋膜呈三角形形状,尖端位于肚脐(umbilicus),其基底部在内侧与耻骨膀胱韧带(pubovesical ligament)相连接,在外侧与双侧的盆筋膜脏层融合,再与延续于腹横筋膜的、被覆盆壁肌肉的盆筋膜壁层融合。在膀胱正前方走行的脐膀胱筋膜内有闭塞的脐尿管(urachus),而在膀胱两侧走行的脐膀胱筋膜外侧段内可见源于髂内动脉的、闭塞的脐动脉(umbilical artery)影。向下方,脐膀胱筋膜延伸至盆腹膜反褶以下的膀胱两侧的盆底。脐膀胱筋膜将盆腹膜外筋膜间隙分为膀胱前间隙(prevesical space)、膀胱旁间隙(paravesical space)、膀胱周围间隙(perivesical space)3个间隙,另外还有一个直肠周围间隙(perirectal space)(图25-1-4)。

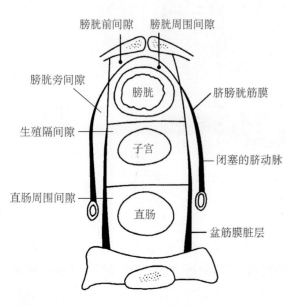

图25-1-4 女性横断面轴位线条示意图,显示脐膀胱筋膜和盆筋膜在(腹膜外盆外)膀胱旁和直肠周围间隙的划分作用(参照 Meyers 等)

四、关于腹膜后间隙解剖划分的建议

基于 Meyers 对腹膜后间隙的解剖划分模式,再结合有关腹膜后间隙放射解剖学研究的新进展,我们提出可以把腹膜后间隙划分为以下 5 个间隙:

- 肾旁前间隙(双侧)
- 肾周间隙(双侧)
- 肾旁后间隙(双侧)
- 中线大血管区域
- 盆腹膜外间隙(可进一步划分成若干亚间隙,可参照图 25 - 1 - 4)

五、腹膜后间隙典型层面的正常 CT 表现

在详细描述腹膜后间隙的解剖划分、其内的重要解剖结构以及各间隙的通连关系后,我们选择以下 5 个典型层面的 CT 图像,说明腹膜后筋膜、间隙和有关解剖结构的 CT 表现。

(一) 肾上极平面

本层面可以显示双肾上极、胰腺钩突、腹主动脉、下腔静脉、十二指肠降段等结构(图 25 - 1 - 5)。

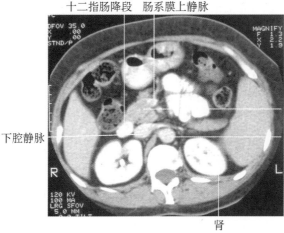

图 25 - 1 - 5 正常双肾上极平面腹膜后间隙 CT 图

(二) 肾门平面

本层面除可以显示双肾、腹主动脉、下腔静脉、升结肠、降结肠、胰腺钩突、十二指肠降部等结构外,还可以显示腹膜后筋膜和间隙:肾前筋膜、肾后筋膜、锥侧筋膜、肾旁后间隙、肾旁前间隙、肾周间隙(图 25 - 1 - 6)。

(三) 肾下极平面

本层面除可以显示双肾、腹主动脉、下腔静脉、升结肠、降结肠、十二指肠水平段等结构外,还可以显示腹膜后筋膜和间隙:肾前筋膜、肾后筋膜、锥侧筋膜、肾旁后间隙、肾旁前间隙、肾周间隙(图 25 - 1 - 7)。

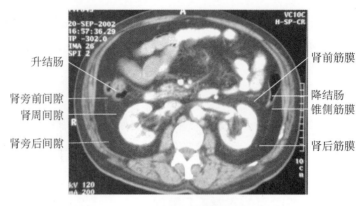

图 25-1-6　正常肾门平面腹膜后间隙 CT 图

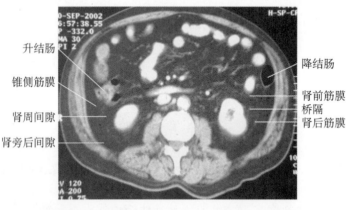

图 25-1-7　正常双肾下极平面腹膜后间隙 CT 图

(四) 盆腔入口平面

本层面可以显示升结肠、降结肠、双侧肾圆锥下方间隙、肾前筋膜(图 25-1-8)。

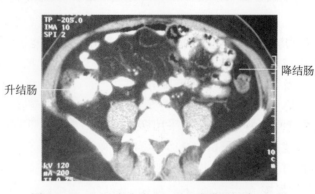

图 25-1-8　正常盆腔入口平面腹膜后间隙 CT 图

（五）直肠中段平面

本层面可以显示脐膀胱筋膜和盆筋膜以及由它们划分形成的、属于腹膜外盆外膀胱旁间隙的几个间隙，如 Auh 和 Meyers 所提出的膀胱前间隙、膀胱旁间隙、膀胱周围间隙、直肠周围间隙等（图 25-1-9）。

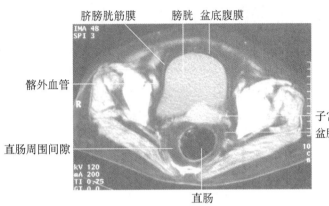

图 25-1-9 直肠中段平面 CT 图

第二节 CT 检 查 技 术

由于腹膜后间隙有丰富的脂肪组织，自然密度对比非常好，横断面解剖不太复杂，因此 CT 扫描在该区域的影像检查中具有较大的优势。

腹膜后间隙 CT 检查的准备和技术与腹部其他部位的检查大致相同。扫描前空腹 4～6 h，扫描前 1 h 口服 2.5% 复方泛影葡胺 500～800 ml，使结肠和远端小肠显影；扫描前 15 min 再服 300 ml，以使胃及近端小肠（特别是十二指肠水平段和近端空肠）显示。近年来，一般主张口服水作为对比剂。对于儿童和成人消瘦病例，腹膜后间隙脂肪量较少，为避免未充盈肠曲与增大淋巴结或其他肿块混淆，充分的肠道准备和增强扫描十分重要。扫描范围应较大，从横膈向下至髂嵴水平，包括腹膜后间隙的上、下界；对于急性胰腺炎病例，扫描范围还应该包括整个盆腔。层厚 8～10 mm，间隔为 8～10 mm。视具体情况必要时可以用薄层扫描。对于腹膜后间隙含有丰富脂肪的患者，虽然不用增强也能显示出正常结构和部分异常情况，但一般也应行增强扫描，采用团注法静脉给予含碘对比剂，以利于观察肿块的确切范围、判断其性质以及了解有关血管的状况等。

对下腔静脉畸形、阻塞和侧支循环形成的病例，增强 CT 扫描是显示异常血管以及鉴别血管与腹膜后淋巴结、肿块的可靠方法。采用多排螺旋 CT（MDCT）扫描技术所获得的冠状、矢状面以及三维重建的图像，可帮助全面了解畸形血管的起止关系和走行途径。对于下腔静脉的显影方法，目前采用的是上肢静脉内先团注、随后滴注对比剂的方法，可以使下腔静脉呈现良好而持续的显影。

动态增强 CT 扫描对于观察腹主动脉瘤（夹层、假性动脉瘤）等血管病变有特别价值。同层动态（single-level dynamic scanning）和移床式动态扫描（incremental dynamic scanning）各有优缺点,应根据临床要求决定扫描方式,具体请参考有关章节。

第三节　腹膜后间隙感染

腹膜后间隙的炎症、肿瘤、外伤、腹主动脉瘤破裂等常见病的发生与发展,病变局部与向周围的扩散,这些疾病过程的 CT 表现,都与腹膜后间隙的解剖划分紧密相关。这主要是由于不同的腹膜后间隙存在着特定的解剖组成(包括脏器及组织)和特定的分隔及其通连关系,它将直接影响我们对腹膜后间隙病变的 CT 表现特征及其扩散情况的预测和预后的评估,而这些都是由腹膜后间隙被肾前、肾后筋膜划分成肾旁前、肾周、肾旁后 3 个主要间隙及它们在横向、纵向的分隔化和通连关系所决定的。因此,作腹膜后间隙疾病的 CT 诊断,首先应该熟悉有关间隙的放射解剖学知识,特别注意病变所处的解剖位置,先作出明确的解剖定位诊断和病变范围判断,再结合其他影像特点、临床资料作出可能的定性诊断。

当然,也存在着例外情况。例如,肾筋膜可因急性坏死性胰腺炎胰酶的溶蛋白、溶组织作用使筋膜破坏,或肿瘤破坏筋膜,使筋膜失去其"屏障"、分隔作用,均可导致病变跨筋膜、跨间隙的扩散。但这种情况并不十分普遍。

一、肾旁前间隙炎症及脓肿

肾旁前间隙内主要脏器有胰腺、十二指肠和升结肠、降结肠的腹膜后段。因此炎症及脓肿主要来源于急性胰腺炎和十二指肠、升结肠、降结肠疾病向腹膜后间隙的穿孔等。穿孔原因可以是外伤、肿瘤坏死以及肠炎等。比较少见的来源还有腹膜后位阑尾炎穿孔、肝脓肿溃入肝裸区然后再向下进入腹膜后其他间隙等。

肾旁前间隙炎症及脓肿中,最常见的是急性胰腺炎及其胰周受累和脓肿形成,其病理改变、临床表现及 CT 扫描均有一定特点,将在胰腺疾病章节内加以详述。

肾旁前间隙炎症及脓肿除具有一般的炎症及脓肿病理改变和 CT 扫描表现以外,由于该间隙有较疏松的脂肪组织,因而易表现为蜂窝织炎(phlegmon)。其脂肪组织密度增大呈液体或近似软组织密度,水肿范围较宽,常无明显、确切的界限。即使脓肿已形成,其脓肿壁有时也不太完整。有气体积存时,气体的分布也较弥散(图 25-3-1)。另一方面,由于此间隙

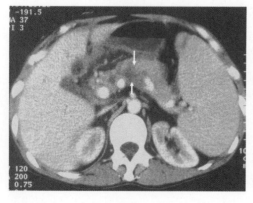

A

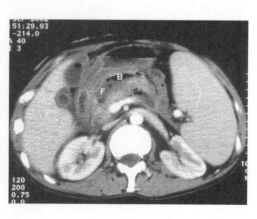

B

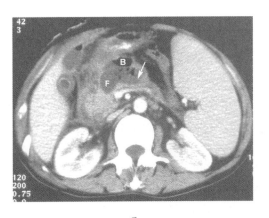

图 25-3-1 急性胰腺炎腹部 CT 图像,显示胰腺体部坏死(箭头),胰周和肾旁前间隙积液(F),积液内散在分布多数小气泡(B),为肾旁前间隙脓肿表现

的炎症和脓肿发生的部位不同,还有其一定特点。例如,发生于胰腺周围者,其胰周脂肪的改变可主要出现于胰前或胰后;发生于十二指肠、升结肠、降结肠腹膜后段后方者,通常可见该肠段后方的脂肪组织有前述改变,并显示出受累肠段与肾前筋膜间距离增宽(正常时,一般均甚靠近),肠后壁受推前移,这一点对确定病变是否处于肾旁前间隙内非常重要。此外,肾前筋膜也常常出现一定程度的增厚(正常时,一般厚度≤3 mm)。

二、肾周间隙炎症及脓肿

肾周间隙内主要脏器有肾脏和肾上腺,它们周围有较多的脂肪组织。肾周炎症和脓肿,最常见的原因为肾脓肿破溃入肾周间隙或继发于肾盂肾炎的肾周蔓延,其他少见的原因还有:血源性肾周感染,急性胰腺炎腹膜后间隙扩散,肾破裂继发感染等。

肾周间隙富含脂肪组织,在肾被膜(renal capsule)与肾筋膜之间、肾前筋膜与肾后筋膜之间,以及肾被膜与肾被膜之间,存在着许多由结缔组织形成的桥隔(bridging septum),因而一定程度限制了炎症在肾周脂肪囊内的自由扩散并有利于感染的局限化或分隔化。CT 扫描可以看出,在肾周脂肪囊内,桥隔有不规则增粗,脂肪组织甚至呈液体或软组织密度。当有脓肿形成时,其内在密度比较均匀,脓肿壁也较清晰;若脓腔内有气体则可能显示气-液平面或气泡;脓肿壁在增强扫描时,常有一定的强化。在显示肾周脓肿的同时,尤其是采用增强扫描的病例,常可显示存在于肾实质内的原发感染病灶。另外,若脓肿自溃或扩散,还可能观察到腹后壁、肾旁后间隙、腰大肌等相邻部分产生的炎症或脓肿改变(图 25-3-2)。

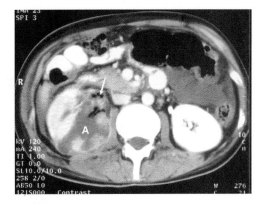

图 25-3-2 显示右肾脓肿(A),累及肾周间隙,肾周间隙内可见气泡影(白箭头)

三、肾旁后间隙炎症及脓肿

肾旁后间隙内主要是脂肪组织,此间隙炎症主要是继发性的。可来源于急性胰腺炎的跨筋膜间隙的腹膜后扩散,也可来源于肾周间隙炎症或后腹壁炎性病变的直接扩散。CT表现主要显示受累的肾旁后间隙脂肪组织密度增高,呈不规则的斑片状或条索状软组织密度病变,边界比较模糊。肾旁后间隙也相应增宽,相邻的肾后筋膜可有一定程度增厚,腹壁也有一定水肿增厚。当有脓肿形成时,也可显示脓腔壁及脓液的征象(图25-3-3)。

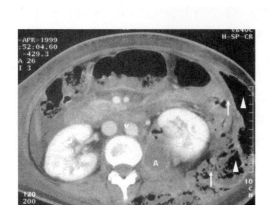

图25-3-3 显示左肾周脓肿(A)累及左侧肾旁后间隙、腹壁(白箭头),其内见多数气泡影(白三角)

以上3种不同间隙的腹膜后间隙炎症及脓肿,在临床上一般均有感染性病变的症状与体征,以及阳性化验发现。尿液检查,若无肾脏本身病变存在(例如仅有肾旁前、后间隙炎症及脓肿),可无阳性发现;而源于肾内病变的肾周炎症和脓肿,尿液检查可有相应的异常改变。患者可能出现患侧腰胁部疼痛,体检可发现肋脊角处较健侧稍丰满,甚至出现局部皮肤红肿、变色、叩击痛等临床表现。

CT检查一般均宜采用增强扫描,以便同时了解肾脏情况。在窗技术的应用上,最好选用较宽的窗宽和适中的窗位,以增加扫描范围内不同组织在图像上的层次,既使腹膜后间隙内的筋膜得以较好的显示,又能使气体与脂肪组织能够加以区分。

在众多的影像学检查方法中,US虽然可以显示脓肿,但因需作更精细的解剖及定性诊断,因此主要采用增强CT扫描的手段。

(宋 彬 刘再毅 闵鹏秋)

第四节 腹膜后纤维化

自Ormand在1948年首先在文献上描述特发性腹膜后纤维化(idiopathic retroperitoneal fibrosis)以来,对本病的病因、病理、临床表现、X线和CT表现进行了探索和讨论。现在普遍认为,从组织学上讲,特发性腹膜后纤维化与其他累及腹膜后的病变如动脉瘤周围纤维化、炎性腹主动脉瘤和炎性主动脉炎等属于同一种疾病,视纤维化累及的部位不同而表现不同。

一、病因与病理

病因尚未明确,它可能为特发性,或与长期摄入甲基麦角类药物、主动脉瘤及动脉瘤手术、尿囊囊肿、放射治疗等因素有关。典型的腹膜后纤维化肿块紧贴肾下方腹主动脉,可延伸至腹主动脉分叉以及分叉下面髂总动脉。病变也可发生在后纵隔,紧贴胸降主动脉,与腹膜后病变分开或相连续。好发于大血管的周围是本病特点。肿块位于主动脉的前外侧,一般不累及主动脉的后面。其他腹膜后结构也常受累。下腔静脉、髂静脉及肾静脉受累时可造成狭窄、闭塞或血栓形成。如输尿管受累，因内移和狭窄，可造成尿路梗阻症状。也曾有报道纤维化延及肝门、十二指肠、乙状结肠、直肠及子宫等结构。

病理及手术所见为灰白色质硬的纤维斑块，厚度为 2～6 cm。它由不同成熟程度的细胞和纤维化组织构成。初期主要为细胞，成熟后则主要为纤维化伴肿块的收缩。对于产生这种炎性反应的原因，尚未有定论，有各种不同的假设。曾有学者认为炎症反应是由于动脉瘤引起的慢性亚临床渗透所致，但在主动脉周围组织内缺乏任何含铁血黄素的巨噬细胞，故不少学者将这种炎性改变解释为对动脉粥样硬化或腔内血栓的免疫反应，而非渗漏所致。

二、临床表现

本病发病年龄多在 40～60 岁，男性多见。临床表现趋向于隐匿性。患者可有非特异性背痛、腹痛，身体不适和体重下降。实验室检查见血沉加速。累及输尿管时，引起尿路梗阻症状。本病通常应用激素治疗，或做输尿管松解术以及动脉瘤切除和人工血管置换术，但该病动脉瘤手术的死亡率比通常动脉瘤手术要高。本病可以复发或进一步发展。

三、CT 表现

腹膜后纤维化的 CT 表现视其累及的部位、器官以及病变阶段不同而不同。

（1）分布部位是以腹主动脉为中心，肿块与主动脉紧密相连，从肾下扩展到腹主动脉分叉甚至分叉以下髂总动脉。肿块位于主动脉前方及两侧。一般肿块不伸向主动脉后方，主动脉与脊柱关系保持正常，无向前移位。但也有个别报道，主动脉从椎体向前推移。肿块还可包绕下腔静脉和输尿管等腹膜后结构以及输尿管内移，伴或不伴主动脉扩张或瘤样改变。

（2）在增强前 CT 扫描图上，腹膜后纤维化的 CT 值类似于肌肉密度，也可有局灶型或均匀高密度。肿块前缘边界清楚锐利，后缘紧贴主动脉。

（3）增强后 CT 扫描图像见不同程度强化，呈斑片状增强或均匀增强，或增强不明显。增强明显者 CT 值可与主动脉增强后 CT 值相仿。但在动态扫描时，可发现腹膜后纤维化的增强持续时间要比主动脉长，故在后期延迟图上，其密度反比主动脉的要高。腹膜后纤维化增强前后的密度改变视其所含细胞或纤维化成分不同而不同。增强前 CT 显示的高密度是由于含胶原纤维所致，增强后 CT 部分病例纤维组织内由于含有丰富的毛细血管网而明显强化。

（4）螺旋 CT 扫描后容积重建（volume rendering）可从不同角度显示腹膜后纤维化与大血管、输尿管的关系。

四、鉴别诊断

腹膜后纤维化须与淋巴瘤或转移性病变鉴别。淋巴瘤分布范围较广，融合成块的淋巴结增大可出现在主动脉和下腔静脉后方，使大血管与脊柱的距离加大，有学者称之为"漂浮"主动脉。淋巴结无明显增强改变。主动脉向前移位和肠系膜的淋巴结增大同时存在，是非 Hodgkin 淋巴瘤的高度特异性征象，可与腹膜后纤维化鉴别。淋巴结转移则通常表现为不连续的结节状病变，腹膜后纤维化表现为斑块状或浸润状改变，可帮助鉴别。当然腹膜后纤维化的最后诊断还有赖于组织学检查。

由于本病有复发的可能性,不管用哪一种治疗方法,均须长期随访。US、MRI 和 CT 均可作为随访的手段,但是 US 易受肠内气体干扰,MRI 检查费用昂贵。目前,CT 仍是腹膜后纤维化的首选检查方法。

(林 江)

第五节 腰肌病变

一、腰肌脓肿

腰肌病变中最常见的是腰肌感染性病变,通常是从邻近结构,如脊柱、肾、胰腺或肠襻的感染灶直接蔓延而来。常见的病因是结核和化脓性感染。临床表现与原发病灶相关。此外,可能扪及由腰大肌或髂肌脓肿所致的腹部包块。

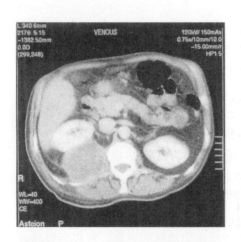

图 25-5-1 右侧腰大肌脓肿,增强后环壁强化

CT 表现:受累的腰肌常表现为弥漫性增大,密度不均匀,可伴病灶中心低密度坏死灶,CT 值在 0～30 Hu。增强后脓肿的周边强化,能更清楚地显示脓肿的大小和范围(图 25-5-1)。如在腰肌包块内发现气泡影或液平面,则腰肌脓肿诊断确定无疑。如在肿块内见到散在钙化灶,则高度提示结核性冷脓肿。由于原发性腰肌脓肿十分罕见,当在 CT 上发现腰肌脓肿后,须注意观察邻近结构有无病变,追踪脓肿的病因,如脊柱结核、肾周感染性病变等,螺旋 CT 扫描后多方位重建在显示脓肿与邻近结构关系方面远优于常规 CT。在不典型病例,与腰肌肿瘤或血肿不易区别时,可以在 CT 导向下行经皮穿刺吸引,进行组织学检查和细菌培养。对于腰肌脓肿已确诊的病例,还可以在 CT 导向下行经皮穿刺引流。

MRI 也能显示腰肌结构和腰肌脓肿,但有时腰肌肿瘤性病变的信号强度改变与脓肿相似,同时,MRI 对脓肿内小的气体聚集和钙化显示受限,因此有一定局限性。

二、腰肌血肿

外伤、出血性疾病、腹主动脉瘤渗漏或破裂可导致腹膜后腔出血,可产生腰肌血肿。

腰肌血肿的 CT 表现为受累腰肌体积增大,密度不均匀。CT 值视血肿成熟程度不同而不同,20～90 Hu 不等。增强后无强化改变。对于亚急性或慢性腰肌血肿的疑难病例,MRI 有较特征性改变,可协助诊断。

三、肿瘤

转移性较原发性远为多见,肿瘤病变累及腰肌,肿瘤组织可完全取代肌肉组织,或推移腰肌向内移位或向外侧移位。临床表现较为隐匿,或在相应部位发现腹块等。

CT 表现为患侧腰肌普遍增大、局部增大或轮廓模糊不清,CT 值多与正常肌肉相仿,有时肿瘤中心可出现低密度坏死区。

四、其他

对于继发于神经肌肉失调的腰肌萎缩,CT 可清楚显示受累侧腰肌的肌块均匀减小,偶尔可见到部分肌肉组织为脂肪所取代而形成的低密度区。

总之,由于大多数腰肌病变的患者无特征性的临床表现,常规 X 线检查帮助不大,且 US 检查常受肠内气体干扰而影响诊断,所以到目前为止,对于腰肌病变的诊断,CT 是较好的影像学检查手段。对于疑难病例,也可辅以 MRI 检查。

(林 江)

参考文献

1. 李松年,唐光健主编. 现代全身 CT 诊断学. 北京:中国医药科技出版社,1999
2. 闵鹏秋,伍兵. 腹膜后间隙放射解剖学研究进展. 中国医学计算机成像杂志,1999,8(4):269
3. 闵鹏秋. 腹膜腔及腹膜后间隙放射解剖学进展[79 届北美放射学会(1993)年会观察报告]. 中华放射学杂志,1994,28(12):861
4. 闵鹏秋. 腹膜腔及腹膜后间隙研究进展[77 届北美放射学会(1991)年会观察报告]. 中华放射学杂志,1992,26(6):429
5. 闵鹏秋. 腹膜腔及腹膜后间隙影像学进展[78 届北美放射学会(1992)年会观察报告]. 中华放射学杂志,1993,27(7):500
6. 周康荣主编. 腹部 CT. 上海:上海医科大学出版社,1993
7. Aizenstein RI, Wilbur AC, O'Neil HK. Interfascial and perinephric pathways in the spread of retroperitoneal disease: refined concepts based on CT observations. AJR,1997,168:639~643
8. Balthazar EJ, Robinson DL, Megibow AJ, et al. Acute pancreatitis: value of CT in establishing prognosis. Radiology,1990,174:331~336
9. Bechtold RE, Dyer RB, Zaforia RJ, et al. The perirenal space: relationship of pathologic processes to normal retroperitoneal anatomy. Radiographics,1996,16:841~854
10. Brooks AP, Reznek RH, Webb JA. Aortic displacement on computed tomography of idiopathic retroperitoneal fibrosis. Clin Radiol,1989,40:51
11. Brooks AP, Reznek RH, Webb JA. Computed tomography in the follow-up of retroperitoneal fibrosis. Clin Radiol,1987,38:597
12. Brooks AP. Computed tomography of idiopathic retroperitoneal fibrosis (periaortitis): variants, variations, patterns and pitfalls. Clin Radiol,1990,42:75
13. Brun BM, Laursenk, Sorensen IN, et al. CT in retroperitineal fibrosis. AJR,1981,137:535
14. Chisholm RA, Coltart RS, Cooper P, et al. Circumferential para-aortic masses: computed tomographic observations. Clin Radiol,1986,37:531
15. Degesys GE, Dunnick NR, Silverman PM, et al. Retroperitoneal fibrosis: use of CT in distinguishing among possible causes. AJR,1986,146:57
16. Dixon AK, Mitchinson MJ, Sherwood T. Computed tomographic observations in periaortitis: a hypothesis. Clin Radiol,1984,35:39

17. Dodds WJ, Darweesh RM, Lawson TL, et al. The retroperitoneal spaces revisited. AJR, 1986,147:1155~1161
18. Feldberg MAM, Hendriks MJ, van Waes P, et al. Pancreatic lesions and transfascial perirenal spread: computed tomographic demonstration. Gastrointest Radiol, 1987,12:121~127
19. Fitzgerald EJ. Inflammatory abdominal aortic aneurysm. Clin Radiol 1988,39:247
20. Kneeland JB, Auh YH, Rubenstein WA, et al. Peritoneal spaces: CT evidence for communication across the midline. Radiology, 1987,164:657~664
21. Korobkin M, Silverman PM, Quint LE, et al. Retroperitoneal fluid collections: controversies and changing concepts. AJR, 1992,159:933~941
22. Lei QF, Marks SC Jr, Touliopoulos P, et al. Fascial planes and compartments of the posterior abdomen. Clin Anat, 1990,3:1~15
23. Lim JH, Kim B, Auh YH. Anatomical communications of the perirenal space. Br J Radiol, 1998,71:450~456
24. Lim JH, Yoon Y, Lee SW, et al. Superior aspect of the perirenal space: anatomy and pathological correlation. Clin Radiol, 1988,39:368~372
25. Marks SC Jr, Raptopoulos V, Kleinman P, et al. The anatomical basis for retrorenal extensions of pancreatic effusions: the role of renal fasciae. Surg Radiol Anat, 1986,8:89~97
26. Meyers MA, van Leeuwen MS, Feldberg MAM. The extraperitoneal spaces: normal and pathologic anatomy (Chapter 8). In *Dynamic Radiology of the Abdomen: Normal and Pathological Anatomy*. 5th eds. Edited by MA Meyers. New York: Springer-Verlag, 2000
27. Mindell HJ, Masromatteo JF, Dickey KW, et al. Anatomic communications between the three retroperitoneal spaces: demonstration by CT-guided injections of contrast material in cadavers. AJR, 1995,164:1173~1178
28. Molmenti EP, Balfe DM, Kanterman RY, et al. Anatomy of the retroperitoneum: observation of the distribution of pathologic fluid collections. Radiology, 1996,200:95~103
29. Lee JKT. Normal abdominal and pelvic anatomy. In *Computed Body Tomography with MRI Correlation*. 3rd eds. Edited by Lee JKT, Sagel SS, Stanley RJ. Philadelphia: Lippincott-Raven, 1998
30. Raptopoulos V, Kleinman P, Marks SC Jr, et al. Renal fascial pathway: posterior extension of pancreatic effusions within the anterior pararenal space. Radiology, 1986,158:367~374
31. Raptopoulos V, Touliopoulos P, Lei QF, et al. Medial border of the perirenal space: CT and anatomic correlation. Radiology, 1997,205:777~784
32. Rubenstein WA, Whalen JP. Extraperitoneal spaces. AJR, 1986,147:1162~1164
33. Thornton FJ, Kandiah SS, Monkhouse WS, et al. Helical CT evaluation of the perirenal space and its boundaries: a cadaveric study. Radiology, 2001,218:659~663
34. Williams PL, Warwick R, Dyson M, et al. Gray's Anatomy. 37th eds. Edinburgh: Churchill-Livingstone, 1989

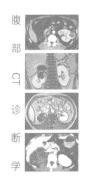

第二十六章 血管性病变

第一节 正常解剖和CT表现

腹主动脉是降主动脉的腹段,从膈肌的主动脉裂孔处起始,沿着腰椎的腹侧,下降至第4腰椎下缘处分为左、右髂总动脉。

在CT图像上,腹主动脉表现为椎体前软组织密度圆形结构,位中线偏左。腹主动脉的径线从膈下至远端分叉部逐渐变细。在CT扫描图上可见到的腹主动脉主要分支自上而下分别为腹腔动脉、肠系膜上动脉及肾动脉,偶尔可见肠系膜下动脉的开口部断面。

正常人主动脉壁的密度和腔内血液密度一致,不能显示,贫血病例(血红蛋白<9 g/L)管壁密度高于血液密度,表现为细线状圆形阴影。

下腔静脉在第5腰椎的前面由左、右髂总静脉汇合而成,在腹主动脉的右侧沿着脊柱上行,经肝的腔静脉窝向上穿过膈肌腔静脉孔进入胸腔,终止于右房。

CT图上,下腔静脉的形状为圆形或扁平状,其大小因人而异,在不同的扫描层面大小可以不同。因受腹压影响,作Valsava动作时可使下腔静脉扩张。常可见左肾静脉在肠系膜上动脉和腹主动脉之间跨过中线进入下腔静脉。在下部,下腔静脉直接与腹主动脉相邻。在上部,腹主动脉位于膈脚后,其左缘与左膈脚相接,右缘邻接右膈脚,而下腔静脉隔着右膈脚与腹主动脉为邻。左交感神经干沿腹主动脉左缘下降,而下腔静脉背侧与右交感神经干相邻。

第二节 CT检查技术

CT是血管性病变的主要无创性检查方法之一。腹部血管CT检查前的准备与腹部其他脏器的检查大致相同。检查前空腹 4～6 h,单纯检查血管性病变时无需口服对比剂,欲了解血管与腹部实质脏器病变之间的关系如胰腺癌对胰周血管的侵犯时,扫描前口服清水 1 000 ml,以充盈胃肠道。本节以讨论单纯血管性病变的 CT 检查技术为主,肿瘤与血管的关系详见相关章节。扫描范围根据临床要求而具体确定,平扫并非必要,因为在增强扫描时可以清晰显示开放的管腔和血栓的大小,使用合理的窗宽和窗位能将管壁或血栓的钙化与充满对比剂的开放管腔相区别。动态增强扫描对于血管性病变的诊断有十分重要的价值。横段位图像能解决绝大多数患者的定性诊断问题,但随着血管介入治疗的不断发展,临床对于血管性病变的定位、定量诊断提出了更高的要求,螺旋 CT 血管成像很好地解决了此问题,不仅能提供定性诊断,还能了解病变的具体部位、范围、大小、血管的扭曲程度以及病变与各内脏动脉之间的关系等。

　　单排螺旋 CT 使 CT 血管成像成为现实,多排螺旋 CT(MDCT)的问世则使 CT 血管成像日臻完善,其快速容积扫描结合对比剂团注技术和工作站软硬件的改进,使 CT 血管成像(CTA)发展又上了一个新台阶。由于操作简单、方便、安全、无创伤性、费用低廉、可重复性好等优点,目前可基本取代传统的血管造影,是无创伤性血管成像的主要技术手段之一。

　　螺旋 CT 三维血管成像分辨率高,接近于血管造影。欲获得理想的区域血管的三维 CTA 图像,对 CTA 原理的理解以及掌握容积扫描和后处理技术是十分重要的。无论是单排螺旋 CT 血管成像(SSCTA)还是 MDCT 血管成像(MDCTA),容积扫描数据的采集与后处理操作为一系列过程,主要涉及下列 3 个重要步骤。

　　(1) 螺旋扫描参数的设计,包括:①血管成像长度即容积扫描的覆盖范围;②扫描层厚(slice thickness);③进床速度,即螺距(pitch)大小。

　　扫描参数对部分容积效应、信噪比及层面敏感性轮廓(section sensitivity profile,SSP)有决定性影响,其中以扫描层厚的影响尤为重要。单排螺旋 CT 扫描所面临的主要矛盾是长轴的覆盖范围与空间分辨率,往往难以兼顾。要获得高空间分辨率需要小的层厚,慢的进床速度,但这样在有限的扫描时间内限制了覆盖范围的长度。层厚大,横断面上小血管的部分容积效应大,空间分辨率下降,而且重建图像不光滑,边缘呈现锯齿样;如采用较小层厚,可提高 Z 轴方向分辨率,获得较高质量的 CTA 图像,但扫描范围受到限制,尤其是需要屏气扫描的部位。一般原则为:针对一定的扫描范围,应首先确定使用尽可能小的层厚,辅以适当的螺距,即所谓的层厚优先原则,这样可以使扫描覆盖范围有效的同时,又能获得较高的空间分辨率。MDCT(尤其是 16 排以上的螺旋 CT 机)很好地解决了扫描覆盖范围与图像空间分辨率难以兼顾的矛盾,两者可以达到有机统一。在相同的扫描时间内进行大范围扫描时,MDCT 的层厚较单排螺旋 CT 明显缩小。Rubin 使用 4 排螺旋 CT 行主动脉成像时层厚较单排螺旋 CT 缩小 40%,扫描时间仍可减少 59%,大大提高了空间分辨率。同时 MDCT 的螺距在一定范围内增加并不会出现如单排螺旋 CT 时图像质量成比例下降的问题。对于 MDCT 在行血管成像时需重点考虑的是在保证扫描范围和空间分辨率不下降的情况下,如何缩短扫描时间窗,使其尽量靠近靶血管强化峰值,从而减少对比剂的用量并提高对比剂的使用效率。

　　日常工作中所谓的层厚均指准直器的宽度(collimation),但两者有一定的差别。对于常规 CT 机,两者是一致的;而在螺旋 CT 机,有效层厚均大于准直器的宽度,如 4 排螺旋 CT 准直器宽度为 2.5 mm 时其有效层厚约为 3.2 mm。单排螺旋 CT 机螺距规定为床的进动速度

(mm/s)与准直器宽度的比值。例如以准直器宽度为 5 mm 扫描,床的进动速度 5 mm/s,则螺距=1,若以 10 mm/s 进床,则螺距=2,进床越快,螺距越大。在 MDCT 机,螺距的定义有两种含义,以 GE 公司为代表的将螺距规定为床的进动速度与单组准直器宽度的比值,如 4 排螺旋 CT 机准直器宽度为 1 mm,进动速度为 6 mm/s,则螺距为 6;以 Simens 公司为代表的将螺距规定为床的进动速度与整个准直器宽度的比值,如 4 排螺旋 CT 机准直器宽度为 1 mm,进动速度为 5 mm,则螺距为 1.25。由于两种方式的并用,造成一段时间内各机型之间螺距的无可比性,目前各厂家的意见逐渐趋于统一,即均使用后一种方式,这种方式定义的螺距适用于单排 CT 机和任意排数的 MDCT 机。在相同的扫描时间内增大螺距可增加扫描覆盖范围。

(2) 静脉团注对比剂参数的设计,需主要考虑:①对比剂总量;②注射速率;③延迟时间,即从开始注射对比剂到启动扫描的时间间隔。

计划对比剂团注方式的目的是为了使显像血管即靶血管达到最大程度强化,而周围结构如静脉、软组织尽可能不强化或少强化,以提高两者的密度对比,从而提高分辨率。

(3) 容积扫描数据的后处理,形成区域血管类似造影的立体图像。

其中对比剂团注计划及扫描参数的设计贯穿于容积扫描和采样过程,所获得的容积资料直接影响重建血管的分辨率和图像质量,故为十分重要的步骤。每个医师必须充分理解设计原理,了解上述各种参数对原始数据采集的影响和相互关系,然后根据不同的个体和临床情况加以综合考虑,灵活应用,使设计方案尽可能合理。如果设计参数不尽合理,得到的原始数据不足,重建图像质量必然下降,或达不到临床要求。

一、扫描参数设计

腹部血管 CTA 检查根据扫描范围的长短大致可分为两大类:①较长范围的 CTA 检查,即整条腹主动脉;②相对较短范围的 CTA 检查,如内脏动脉、肾动脉、门静脉等。两者在扫描参数和对比剂团注计划的设定等方面有较大的差别,下面分别进行讨论。

(一) 腹主动脉 CTA 检查

腹主动脉 CTA 检查应包括腹主动脉和髂动脉,扫描范围从主动脉裂孔至股动脉,长度约为 40 cm。在增强扫描时应嘱患者屏气(至少在扫描主动脉裂孔至腹主动脉分叉时应屏气),考虑到大多数患者的屏气时间少于 30 s,故扫描时间不应超过 30 s。基于层厚优先原则,使用单排螺旋 CT 时,层厚以 5 mm 为宜,螺距为 1.5,MDCT 时,层厚以 1~2.5 mm 为宜,螺距为 1.75 左右。

(二) 内脏动脉 CTA 检查

除肠系膜上动脉外,绝大多数内脏动脉均为水平走向,有限的扫描范围即可覆盖病变部位。较小的扫描范围(15~20 cm)可以充分发挥螺旋 CT 血管成像(SCTA)分辨率高的优点,即使使用单排螺旋 CT 也可获得较高的空间分辨率,可尽量使用小层厚(≤2 mm),辅以适当的螺距(1~1.25),扫描时间也不会太长,患者完全可以一次屏气完成。准直的减小将使有效层厚明显减小,克服靶血管走向与扫描平面平行所引起的部分容积效应,增加细小血管显示率,提高 Z 轴分辨率,获得满意的三维图像。

二、对比剂团注计划

对比剂注射速率对靶血管强化峰值有明显的影响。Chambers 等的研究表明注射速率加快(2 ml/s 升至 3 ml/s),主动脉强化峰值明显升高(215 Hu 升至 282 Hu),而达到峰值的时间缩短(64 s 降至 51 s)。但 Rubin 等认为对比剂注射速率进一步增快(由 4 ml/s 至 5 ml/s)时,靶血管峰值的提高并不明显,且注射速度过快(≥5 ml/s)时,容易发生对比剂血管外的渗漏,并增加患者的不适感。

对比剂总量的增加也可提高靶血管的强化峰值,但在实际工作中主要根据注射速率和扫描时间进行计算,即总量(ml)=注射速率(ml/s)×扫描时间(s)+补充值,其中扫描时间=扫描范围(mm)/[层厚(mm)×螺距](单排)或扫描范围(mm)/[层厚(mm)×螺距×探测器通道数](多排),补充值则主要为了弥补团注对比剂被无对比剂的血液所稀释的部分。一般而言,体表面积较大的人补充值多一些,心输出量大的人补充值多一些。就多排与单排而言,如果单纯进行动脉 CTA 成像,单排的使用量明显大于多排。此外总量的增加将给患者加重经济负担。复旦大学附属中山医院放射科使用 3 ml/s 的注射速率进行了 700 余例腹部动脉 CTA 检查,对比剂总量为 60~90 ml,靶血管强化令人满意,峰值可达 300 Hu,完全可以满足 CTA 检查的要求。

延迟时间的设定在团注计划中最为重要,直接关系到 CTA 检查的成败。延迟时间过早,则靶血管内尚无对比剂或强化不足时即开始扫描;相反,如果延迟时间过晚,则最初一部分对比剂未被利用,而扫描末尾靶血管内对比剂浓度已经明显下降,两者均将降低对比剂使用的效率,造成三维图像上部分血管无法显示。靶血管的良好强化是血管与周围组织形成鲜明密度差异的基础,能否准确把握靶血管强化的峰值期则是最关键的技术。影响延迟时间的因素很多,包括生理和病理因素。正常生理情况下,每个个体都有所不同,如体重、心输出量、基础代谢率、肝肾功能等都可影响延迟时间;在病理情况下,如有无肿块压迫血管、血管有无狭窄或突然扩张、动静脉瘘的存在与否等,延迟时间差异更大,只有把延迟时间个体化才能提高 CTA 检查的成功率。设定延迟时间的方法大致可分为 3 种:①经验法。参照其他学者对大组病例 CTA 检查延迟时间的经验来设定不同检查部位的延迟时间。②预注射法。先进行小剂量(10~20 ml)的预注射,并画出时间-密度曲线,计算靶血管强化到达峰值的时间,然后根据此时间决定正式 CTA 检查时的延迟时间(一般为小剂量时的时间+5 s)。③智能监测。目前的高档螺旋 CT 机均有此功能,只不过不同的公司其名称各异,如 GE 公司的为 SmartPrep, Siemens 公司的为 Care Bolus, Philps 公司的为 BolusPro Ultre。需预先设定一个阈值,如腹主动脉 CTA 检查时设为 150 Hu,在注射对比剂后进行低辐射剂量的扫描,实时监测靶血管内对比剂的浓度,当靶血管内的 CT 值达到或超过阈值时开始正式的扫描。经验法缺乏个体化设计,而预注射法较繁琐,需 2 次注射对比剂,且增加了对比剂的用量,智能监测则能使延迟时间的设定完全达到个体化的要求,具体操作也较为简单。复旦大学附属中山医院放射科所进行的 700 余例腹部动脉 CTA 检查,其中 300 余例使用了智能监测的方法,全部获得了成功。故在条件许可的情况下,我们推荐使用智能监测进行延迟时间的个体化设定。

三、后处理操作

经容积扫描所获得的数据首先需进行内插重组,单排螺旋 CT 一般采用 180°线性内插或 360°线性内插,前者有较好的空间分辨率,而后者的噪声较小。MDCT 采用两种新技术多层面锥形束体层重建技术以及滤过内插入以克服伪影,提高图像质量。无论是多排还是单排螺旋 CT,均需获得有 50%~60%重叠的图像,如此,既可满足三维重建的要求,又不至于占用太多的计算机存储空间。

经过重组后的图像即可在工作站内进行三维重建。血管重建一般采用 MIP 或容积再现技术(VR),表面重建技术(SSD)成像可了解血管的空间解剖关系,在部分重叠较多的情况下可进行多平面重建(MPR)或曲面重建(CPR),具体方法详见其他章节。

四、测量

血管性病变的 CT 检查目的不仅仅在于定性诊断,更重要的是为临床治疗方案的设计作参考,故提供给临床医师的图像必须清楚标明各径线的准确数值。下面以肾下型腹主动脉瘤为例,说明在不同的图像上需测量的数据。

横段位图像必须清楚显示各内脏动脉开口以及瘤颈、瘤体,并合理调整窗宽和窗位(建议窗宽为 350,窗位为 100),以利于测量的顺利完成。

在横段位图像上的测量包括:①左侧肾动脉(双侧肾动脉中较低一侧)开口下方腹主动脉直径;②上瘤颈直径;③瘤体最大直径(包括血管内壁腔和开放管腔);④下瘤颈直径;⑤腹主动脉分叉水平直径;⑥双侧髂总动脉直径;⑦双侧髂外动脉直径。所有测量均不包括内膜钙化斑。

三维图像以 VR 和 MIP 为主,适当选取 SSD 图像(各 1~2 幅),必须清晰显示双侧肾动脉开口、瘤颈和瘤体的关系以及双侧髂动脉的空间关系。

三维图像的测量在 VR 或 MIP 上完成,需显示的纵径包括:①左侧肾动脉(双侧肾动脉中较低一侧)开口下方至上瘤颈距离;②至下瘤颈距离;③双侧肾动脉开口分别至腹主动脉分叉距离以及至各自髂总动脉分叉的距离;④瘤体的长度。均使用曲线测量。

需显示的横径包括:①左肾动脉(双侧肾动脉中较低一侧)开口下方腹主动脉直径;②上瘤颈直径;③瘤体最大的横径(开放管腔);④下瘤颈直径;⑤腹主动脉分叉水平直径;⑥双侧髂总动脉直径;⑦双侧髂外动脉的直径。均采用直线测量。

需显示的角度为:①腹主动脉与上瘤颈的交角;②瘤颈与瘤体的夹角;③腹主动脉与髂动脉的夹角;④双侧髂动脉的扭曲程度等。

(吴 东)

第三节 内脏动脉病变

内脏动脉指腹主动脉的不成对脏支,供血非成对脏器,均为单一供血动脉,主要包括腹腔动脉、胃左动脉、肝总动脉、肝固有动脉、胃十二指肠动脉、胰十二指肠动脉、肠系膜上动脉、肠系膜下动脉等。内脏动脉的病变往往为大血管病变的一部分，如主动脉夹层累及内脏动脉，动脉粥样硬化累及肠系膜上动脉等，放在腹主动脉病变中一起描述。单纯的内脏动脉病变较少见，包括肝血管畸形和内脏动脉瘤等，为本节主要讨论内容。

一、肝血管畸形

（一）病理表现

肝血管畸形分为先天性和特发性两类，前者为遗传性出血性毛细血管扩张症（hereditary hemorrhagic telangiectasia，HHT，又名 Rendu-Osler-Weber disease，朗-奥-韦病）的肝血管异常表现的一部分，较为多见；后者仅为肝血管畸形，而无其他部位或脏器的血管畸形。肝血管畸形主要是指肝动脉畸形以及由此引起肝血管及其他继发改变等。HHT 的病变主要累及毛细血管、小静脉及小中动脉，表现为毛细血管扩张、动静脉畸形及动静脉瘘。其基本病理改变是受累血管管壁显著变薄、弹性纤维缺乏，使血管软弱；平滑肌的缺乏使血管损伤时不收缩，局部在血流压力作用下会发生扩张、变脆，可因轻微的压力甚至自发地发生破裂而出血。这种改变可累及皮肤、黏膜、肺、胃肠道、肝脏和中枢神经系统，肝脏受累概率8%～31%，可形成肝硬化改变。

（二）临床表现

HHT 在所有人种中都有发病，发病率约为 1/20 万。它是一种罕见的常染色体显性遗传疾病。常表现为多发性皮肤黏膜毛细血管扩张、反复鼻出血及家族史，临床上常称之HHT 三联征。

（三）CT 表现

先天性和特发性肝血管畸形在内脏动脉影像上的表现是类同的，两者无法区分，表现为肝总动脉、肝固有动脉、胆囊动脉等明显增粗、伸展、扭曲，可同时累及腹腔动脉、胃十二指肠上动脉和脾动脉的近段，远端血管则明显不成比例、均匀细小，无明显局限性、节段性狭窄，可伴发肝内动脉的动脉瘤和肝动脉-肝静脉瘘。动态增强扫描特别有助于显示血管畸形的血流特征，CT 血管成像则更清晰和直观显示其空间关系上的改变（图 26-3-1）。

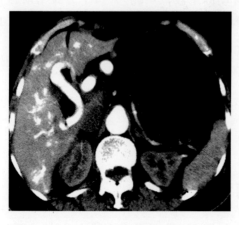
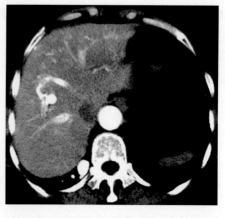

A　　　　　　　　　　　　　　B

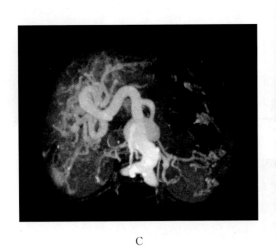
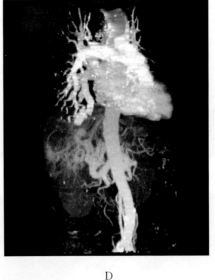

C　　　　　　　　　　　　　　　D

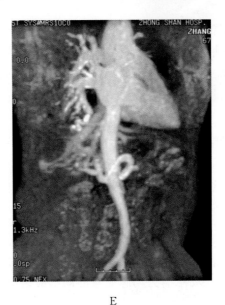

E

图 26-3-1 遗传性出血性毛细血管扩张症。A 为横段位图像,显示肝总动脉明显增粗、扭曲,而脾动脉不成比例的细小;B 为较高层面横段位,显示肝内动脉小动脉瘤,肝静脉异常早期显影,提示肝动脉-肝静脉瘘形成;C 为 MIP 重建上下位图像,显示各内脏动脉异常的全貌;D 为 MIP 重建前后位图像,在显示内脏动脉异常的同时,可见右下肺动-静脉瘘形成;E 为增强三维 MRA 图像,同样可显示各血管的解剖异常

　　肝血管畸形有许多伴发改变,如增粗的肝动脉压迫局部胆管,可使胆管扩张,压迫远端胰管可造成胰腺管扩张,远段脾动脉细小造成脾梗死的改变,同时由于血流动力学改变致肝肿大、心力衰竭、尾叶萎缩等(图 26-3-2)。

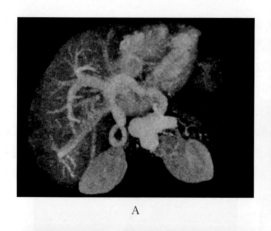
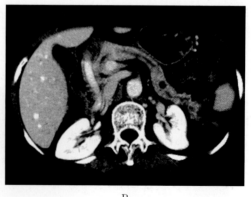
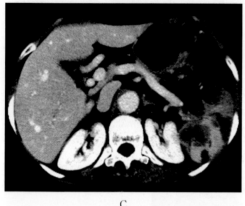

图 26-3-2 特发性肝血管畸形。A 为 MIP 重建上下位图像,可见腹腔干、肝总动脉、肝固有动脉及肝内分支明显增粗扭曲,肝动脉-肝静脉瘘形成;B 显示远端胰管扩张;C 显示脾梗死

二、内脏动脉瘤

(一) 病理表现

内脏动脉瘤是一种少见疾病,可分为真性动脉瘤和假性动脉瘤两大类,前者主要由动脉粥样硬化所致,而后者的病因主要为外伤、手术和胰腺炎,最常累及的动脉为脾动脉、肝总动脉、肠系膜上动脉和腹腔干等。真性动脉瘤是由于动脉血管中层弹力层破坏造成的囊状扩张,瘤型具有内膜结构;而假性动脉瘤为动脉血管的局部破裂出血,血肿局限后由纤维组织包裹形成瘤壁,瘤腔与母血管沟通。

(二) 临床表现

男女之比约为 1:5,尤其好发于多次妊娠的妇女。临床上近半数(43%)患者可以没有症状,仅在行其他部位检查时偶尔发现,较常见的症状为腹痛(27%)、胆道出血(11%)、低血压(11%)、胃肠道出血(5%)等,近 22% 的病人会出现急症情况,其中 8.5% 可导致猝死。既往术前或尸解前检出很困难,而经导管动脉造影因其固有的局限性无法作为一项常规检查项目。随着螺旋 CT 的诞生和螺旋 CT 血管造影技术的广泛应用,内脏动脉瘤术前检出率明显提高。

(三) CT 表现

平扫呈圆形或类圆形略低密度灶,均匀或不均匀,当管壁或附壁血栓有钙化时可见病灶周边弧形或环形的高密度影,有一定的特征性(图 26-3-3)。动态增强对内脏动脉瘤的定性诊断起到了关键性作用,能显示其特征性表现,故必不可少,表现为开放的瘤腔在动脉期明显强化呈高密度,CT值接近于主动脉,实质期呈略高密度,即瘤腔内的强化方式与主动脉基本保持一致,附壁血栓无强化呈低密度。瘤体与近端和远端的内脏动脉均相通,真性动脉瘤表现为动脉管腔的局限性囊状或梭形扩张,假性动脉瘤则呈"藤上丝瓜"样(图26-3-4)。真性与假性动脉瘤影像学上的鉴别要点为:动态增强时,真性动脉瘤的显影时间、排空时间和时间-密度曲线与主动脉一致;而如假性动脉瘤的破口较大,则动态增强表现与真性者相似,如破口较小,则瘤体显影延迟,排空也延迟,时间-密度曲线与主动脉不一致。瘤腔内附壁血栓在假性动脉瘤多见且明显,有时血栓很大而显影瘤腔很小。病灶可以单发或多发,多发时可仅累及一支内脏动脉,也可累及多支内脏动脉(图26-3-5)。

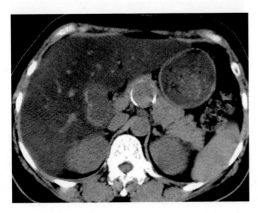
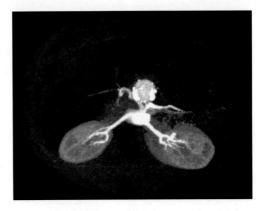

A B

图26-3-3 脾动脉瘤。A为平扫,见胰颈后方圆形稍低密度影,周边见弧形钙化;B为MIP重建图像

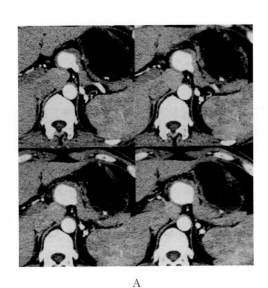
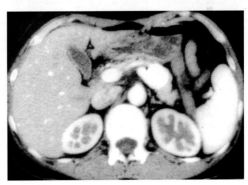

A B

图26-3-4 脾动脉瘤。A为真性动脉瘤;B为假性动脉瘤,增强动脉期均可见明显强化,程度与主动脉类似

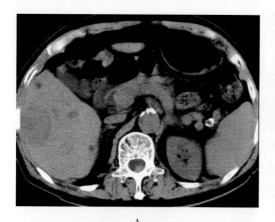
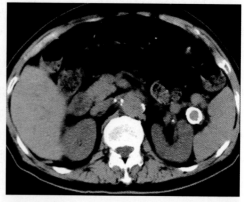

图 26-3-5 肝癌伴脾动脉瘤。A 为较高层面，见一较小的脾动脉瘤；B 为较低层面，见另一略大的脾动脉瘤，平扫两者均见瘤壁环形钙化

虽然横断位图像能解决内脏动脉瘤的定性诊断并精确判断瘤体内有无血栓的存在，但有时定位诊断较困难，尤其是病灶位于腹腔动脉与脾动脉和肝总动脉分叉处时，更无法准确测量瘤体与受累动脉开口部的距离。三维重建可弥补此方面的不足，在重建图像上可清楚显示流入动脉、瘤体以及流出动脉。我们比较分析了不同重建方法对内脏动脉瘤诊断的价值，认为在内脏动脉瘤 SCTA 三维成像时，MIP 虽可经多角度成像弥补单一角度成像缺乏空间立体关系的缺点，但内脏动脉的解剖特点，即区域血管走向复杂，使得 SSD 较 MIP 给外科医师提供更多的信息，能够十分详尽地描绘区域血管解剖的空间关系，如瘤体的部位，距血管开口或距脏器入口的准确距离（图 26-3-6,7），故动态增强横断位图像结合 SSD 重建图像为内脏动脉瘤诊断的最佳方案。

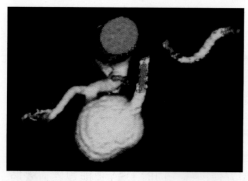
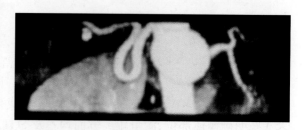

图 26-3-6 脾动脉瘤。A 为 SSD 重建图像，清楚显示瘤体与近端和远端脾动脉的空间关系；B 为 MIP 重建图像，仅显示瘤体的大小，而空间位置的确定较困难

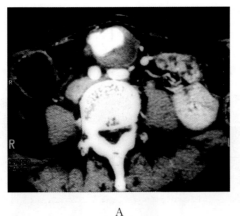
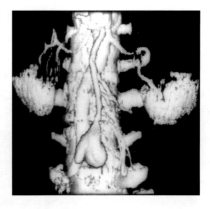

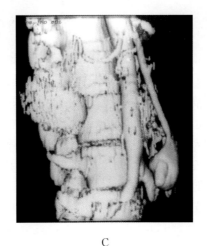

图 26-3-7 肠系膜上动脉瘤。A 为横段位图像,显示瘤体及附壁血栓;B 和 C 分别为正位和侧位 SSD 重建图像,清楚显示瘤体的形态、大小以及位置

(四) 影像学方法比较

常规数字减影血管造影(DSA)在血管成像方面至今仍作为金标准。与 DSA 相比较,螺旋 CT 血管成像(SCTA)无需经动脉插管,检查过程简便,迅速且安全,并经一次扫描后完成的三维图像可以全方位任意角度旋转观察,详尽了解病变的解剖关系;而 DSA 检查欲多角度观察必须多次注射对比剂及多次曝光成像,必将增加对比剂剂量和 X 线辐射量。DSA 在明确瘤体部位、测量距离方面均不及 SCTA 方便准确。同时 DSA 仅能观察血管腔内、瘤体内的改变,而 SCTA(包括二维图像)尚能显示瘤体与周围脏器的毗邻关系以及瘤体内有无附壁血栓形成等情况,对临床外科医师确定手术治疗方案可以提供更多信息。近年来,彩色多普勒 US 以及磁共振血管造影(MRA)也有较大发展,和 SCTA 一样均为非创伤性检查技术。US 检查受检查者个人技术影响甚大,对外科医师缺乏直观性,当瘤体靠近腹腔动脉分叉处时定位诊断困难,存在一定的局限性。MRA 是一项崭新的血管成像

技术,应用广泛,其分辨率低于 SCTA,无法显示管壁和瘤栓钙化是其缺点。常规 MRA 无需使用对比剂即可检查,但对血流信号依赖性甚大。随着增强 MRA 的发展,可以得到很大弥补,也能准确诊断内脏动脉瘤(图 26-3-8)。

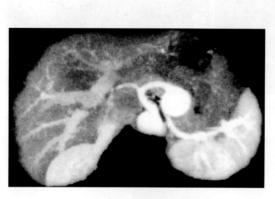
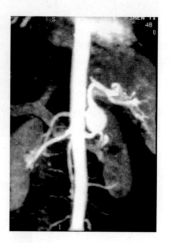

图 26-3-8　脾动脉瘤。A 为 CTA；B 为 MRA。两者均能很好显示瘤体

（吴　东）

第四节　腹主动脉病变

一、动脉粥样硬化

在中老年腹部 CT 图上常可见到腹主动脉粥样硬化表现,虽无很大的临床意义,但对其应有正确的认识。

主动脉的动脉粥样硬化表现包括动脉壁的钙化、管腔的轻度扩张和扭曲,粥样斑块或血栓形成,以及血管腔狭窄乃至完全闭塞。CT 增强前扫描可见主动脉壁上环形、弧形、斑块状或点状钙化影。腹主动脉的径线可轻度扩张,当有腹主动脉明显扭曲时,主动脉可以从它通常的椎体前方的位置变为一个与脊柱平行的管状结构或位于椎体右侧。必须注意的是,当扫描层面与扭曲的腹主动脉呈平行或斜行关系时,在横断面扫描图上显示的主动脉明显扩大,易和腹主动脉瘤混淆(图 26-4-1)。鉴别困难时,重建图像有帮助。当有粥样斑块或血栓形成时,在增强扫描时显示为主动脉腔内沿着血管壁分布的斑块状或环形低密度充盈缺损。血管闭塞时,增强扫描未见血管腔内 CT 值改变。当粥样硬化以管腔狭窄为主要表现时,须与大动脉炎区别,后者主要发生在年轻成人,CT 图上可见到明显增厚的管壁及向心性狭窄的管腔,这与由粥样斑块的附壁血栓造成的狭窄不一样(图 26-4-2)。

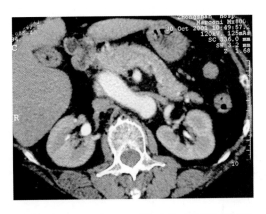
图 26-4-1 扭曲的主动脉与扫描层面呈斜行关系,表现为脊柱前方一个斜行管状结构

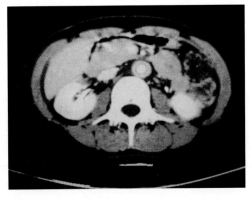
图 26-4-2 大动脉炎。增强后见主动脉壁明显增厚,内膜呈低密度环状影,管腔呈向心性狭窄

二、真性腹主动脉瘤

1. 病因和病理　引起腹主动脉瘤的最常见的病因是动脉粥样硬化。其他的病因包括创伤、感染、中层囊性坏死、先天性和梅毒等。真性腹主动脉瘤是主动脉管腔的局部异常扩张膨大,而且管壁仍然完整,瘤壁包含血管壁的内、中和外 3 层(图 26-4-3)。腹主动脉瘤按其部位分为两组,一组为发生在肾动脉水平以上的高位腹主动脉瘤,若累及胸主动脉,称为胸腹主动脉瘤;一组为肾动脉水平以下的腹主动脉瘤。以后者多见,95% 的腹主动脉瘤为肾动脉下型。

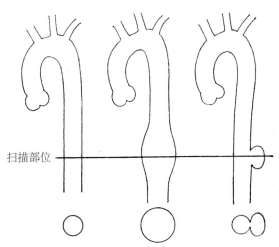
图 26-4-3 主动脉解剖和 CT 图像对照

2. 临床表现　在老年人中,腹主动脉瘤的发生率为 1%～3%。大多见于 40 岁以上患者,男性多于女性。可无症状。有症状者通常表现为脐周或中上腹部可触及搏动性肿块、钝痛或胀痛。当出现剧痛或休克症状需警惕动脉瘤破裂的可能。瘤体表面可有压痛和闻及收

缩期杂音。腹主动脉瘤较大者可压迫周围脏器产生症状,如黄疸、肾绞痛或血尿等。偶尔破入肠道造成消化道出血。

3. CT表现　　CT可以正确显示腹主动脉瘤直径的大小及瘤体远近端的范围。腹主动脉瘤的诊断标准为:直径通常≥3 cm,或超过病变近端主动脉管径的1/3以上。腹主动脉瘤常有瘤壁钙化和附壁血栓形成。血栓的形态可为环形、半月形或新月形(图26-4-4~6)。增强前扫描时主动脉内开放的管腔和血栓的密度差异多不明显,增强后主动脉开放管腔明显强化,而血栓则表现为血管腔内低密度充盈缺损。如血栓内有钙化形成,则在低密度中有高密度影,而无强化改变。如血栓内钙化贴近主动脉壁,须与主动脉内膜钙化相鉴别。一般血栓内钙化较粗大,呈不规则斑块状,多为中心性分布。而瘤壁钙化则较细,呈连续弧线形,或不相连续的镶嵌形或小斑点、斑块状钙化,为瘤壁周围性分布(图26-4-7)。近年来SCTA、MDCTA发展很快,其快速容积扫描结合对比剂团注技术和计算机软件的改进,使CTA发展又上了一个新台阶,由于SCTA操作简单、方便、安全、无创伤性,而且分辨率高,尤其是MDCTA,一次注射对比剂扫描可覆盖整个腹主动脉,并可获得高质量的重建图像,更为直观而准确,基本上可以取代传统的血管造影,是无创性血管成像的主要技术手段之一。

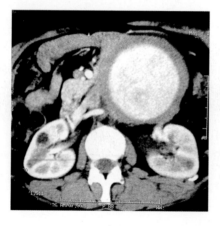 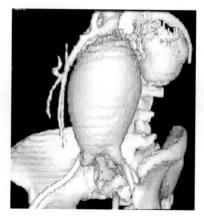

A　　　　　　　　　　　　B

图26-4-4　腹主动脉瘤。A示动脉瘤伴环形血栓形成;B为SSD重建图

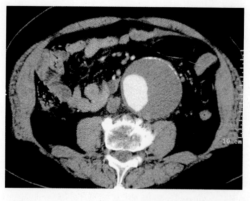

图26-4-5　腹主动脉瘤伴新月形血栓形成

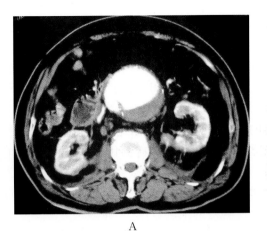
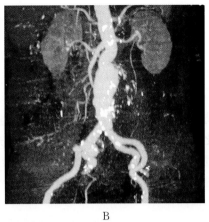

图 26-4-6 A 为腹主动脉瘤伴半月形血栓形成;B 为 MIP 重建

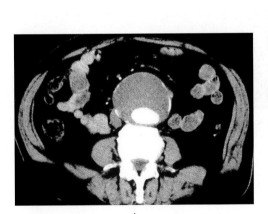
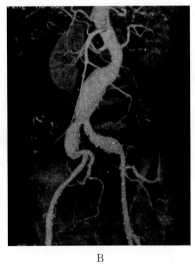
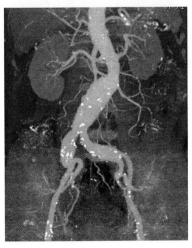

图 26-4-7 腹主动脉瘤。A 示动脉瘤伴血栓形成,部分瘤壁钙化;B 为 SSD 重建,示动脉瘤累及双侧髂总动脉;C 为 MIP 重建图

部分腹主动脉瘤可累及肾动脉或髂总动脉等分支(图26-4-8,9)。此外,大部分腹主动脉瘤由粥样硬化所引起,腹主动脉大的分支血管如腹腔动脉、肠系膜上动脉、肾动脉和髂血管等往往伴有狭窄或扩张改变,横断位图像可清楚显示各内脏动脉开口、动脉瘤体和瘤颈(图26-4-10)。SCTA和MDCTA的三维图像以VR和MIP重建为主,适当选取SSD图像,能够清楚显示三级以上的血管分支,可明确显示腹部重要内脏血管如腹腔动脉、肠系膜动脉、肾动脉的开口和走行,瘤体和瘤颈的关系以及与双髂动脉的空间关系。腹主动脉瘤的影像学评价不仅要明确动脉瘤的诊断,更重要的是明确与重要内脏血管的关系,指导外科手术。显示腹主动脉分支血管情况以及与瘤体关系,尤其是动脉瘤与肾动脉开口距离为临床医师重要要求之一,也是MDCTA的最大优势(图26-4-11)。提供给临床医师的资料,应该包括横断位和三维重建图上清楚标明各径线测定的准确数据,具体测量方法详见本章第二节,这样有利于外科手术方案的制定(图26-4-12,13)。

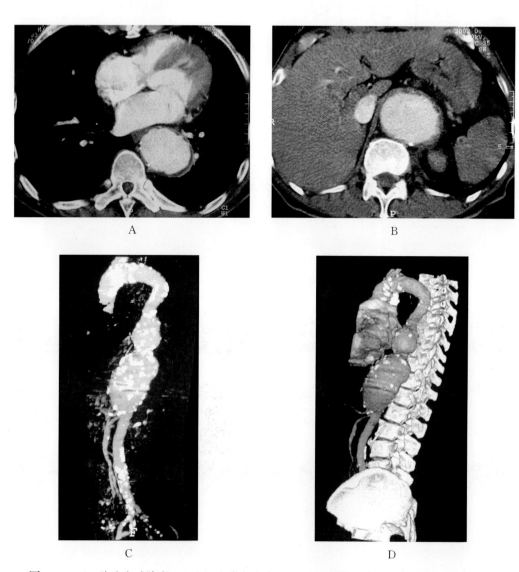

图26-4-8 胸腹主动脉瘤。A和B为横断位像;C和D为重建图像,显示胸腹主动脉瘤全貌

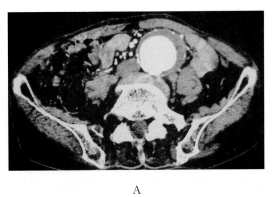
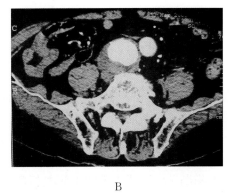
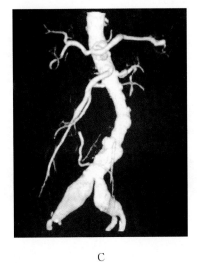

图 26-4-9 腹主动脉瘤累及双侧髂动脉。A 和 B 为横断位,显示动脉瘤伴新月形血栓形成;C 为 MIP 重建,仅显示开放管腔

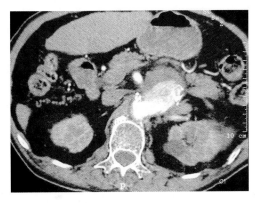
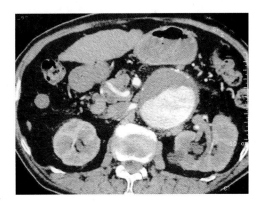

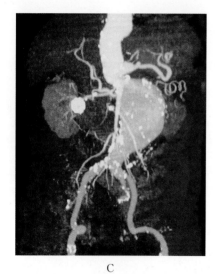

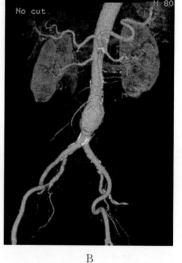

图 26-4-10 高位腹主动脉瘤累及内脏动脉。A 和 B 为横断位,显示动脉瘤伴血栓形成,累及肠系膜上动脉和双肾动脉;C 为 MIP 重建

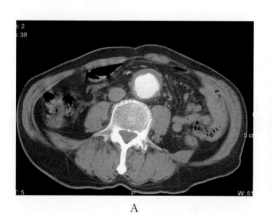

图 26-4-11 腹主动脉瘤。A 为横断位;B 为重建,显示动脉瘤全貌

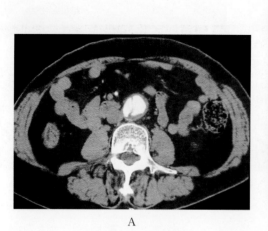

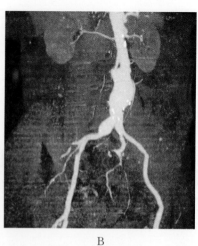

图 26-4-12 腹主动脉瘤。A 为横断位,显示动脉瘤内透亮线状影,类似内膜撕裂瓣片;B 为重建,示动脉瘤近端局限性突出,形成横断位类似内膜撕裂影。手术证实为单纯动脉瘤,无内膜撕裂

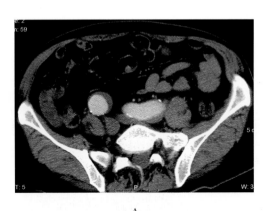 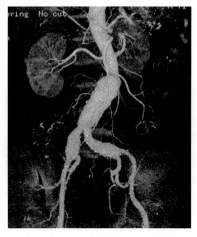

图 26-4-13 腹主动脉瘤累及双髂动脉。A 为横断面,示双髂动脉瘤样扩张;B 为重建,显示全貌

腹主动脉瘤的直径在 3~6 cm 时,每年增大约 4 mm,破裂的可能性随动脉瘤的增大而增加。动脉瘤<5 cm 时,破裂的可能性为 1%~15%;而动脉瘤直径>7 cm 时,破裂的可能性增至 72%~83%。此外,某些小动脉瘤如在随访过程中迅速增大,应警惕瘤体破裂的可能性。为此,对腹主动脉瘤的首次随访应在诊断后 3~6 个月内进行。以后每隔 1 年复查 1 次。

腹主动脉瘤破裂常导致病人突然死亡,如破口较小可以自限。主要表现为腹膜后血肿、肾筋膜增厚、腰大肌影增大等(图 26-4-14)。CT 能清楚显示主动脉及其周围脏器以及腹膜后腔的情况。对于疑有动脉瘤破裂而临床稳定的病人,CT 是主要的检查和确诊方法。CT 可清楚地显示腹膜后血肿或出血的部位和范围(图 26-4-15)。

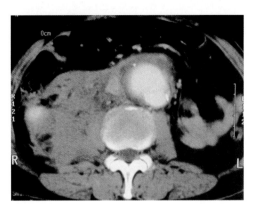 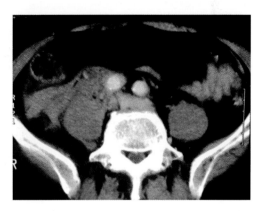

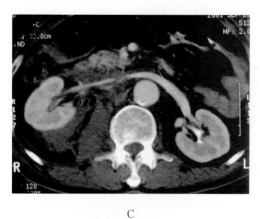

图 26-4-14 腹主动脉瘤破裂。A 示动脉瘤右前方轮廓不清,右侧腰大肌影消失,右肾前筋膜明显增厚,右后腹腔大片渗出影,右肾向外前方移位;B 和 C 为不同层面,显示后腹腔渗出

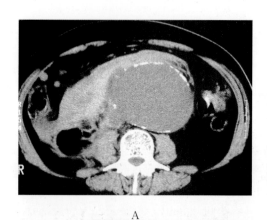

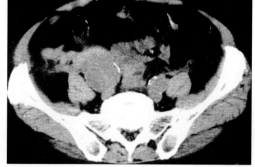

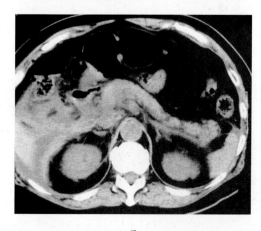

图 26-4-15 腹主动脉瘤破裂。A 示腹主动脉右后方轮廓不清,周围见大量渗出物;B 和 C 为不同层面,显示腹腔和后腹膜腔渗出

腹膜后血肿表现为软组织密度,如是急性出血,CT 值高达 40~60 Hu。血液常聚集在一侧或双侧肾周间隙。破裂部位多在主动脉后壁,局部主动脉壁边界不清楚,该处主动脉壁与血肿之间不存在脂肪层(图 26-4-16)。瘤体破裂出血进入腰大肌,可使腰大肌影增大模糊,密度不均匀。偶有报道出血进入十二指肠和下腔静脉等。

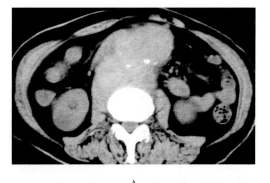

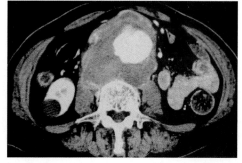

图 26-4-16 腹主动脉瘤破裂。A 为平扫,动脉瘤右后方轮廓消失;B 和 C 为增强扫描,示动脉瘤周大量渗出

复旦大学附属中山医院共收集了腹主动脉瘤 300 余例,除 5 例为肾动脉上腹主动脉瘤以外,其余的均为肾动脉水平以下腹主动脉瘤。瘤体直径最大者达 12 cm。300 例中 271 例有不同厚度的附壁血栓形成,分别表现为新月形、半月形和环形等。289 例有不同程度周围性瘤壁钙化,其中 15 例同时存在中心性血栓内钙化。分支动脉受累情况为同时累及肾动脉与肠系膜上动脉者 5 例,累及双侧髂总动脉者 176 例。300 例中有 4 例手术证实为腹主动脉瘤破裂,其中 1 例 7 天内有 3 次腹背部剧痛发作。CT 表现为主动脉瘤左后缘轮廓不清,左侧腰大肌影增大和密度不均,左前肾筋膜增厚。

CT 是主动脉瘤术前检查和术后随访的优良影像学检查方法。在对主动脉瘤外科手术后病例 CT 随访之前,放射科医师须了解患者接受的是哪一种手术。腹主动脉瘤手术有 3 种方法:①动脉瘤完整的切除,人造血管(带或不带血管分支)与主动脉端端吻合(图 26-4-17A);②动脉瘤切开,于动脉瘤囊内人造血管与动脉瘤远近端主动脉吻合(图 26-4-17B);③主动脉瘤旷置,切除瘤体的近远端,缝合动脉瘤及动脉的残端,再在两端的正常动脉处做人造血管旁路移植术(图 26-4-17C)。以第 2 种手术方式较为常用。它在 CT 图上表现为两个同心圆,外面的圆代表动脉瘤的壳,里面的圆为人造血管壁。在动脉瘤壳与人造血管壁之间的环为液体密度,手术近期密度可稍高,环的厚度因人而异(图 26-4-18)。

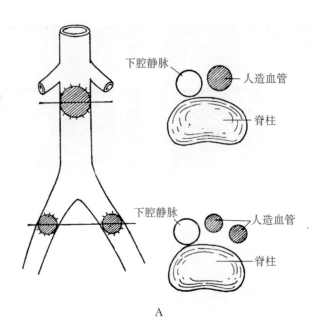

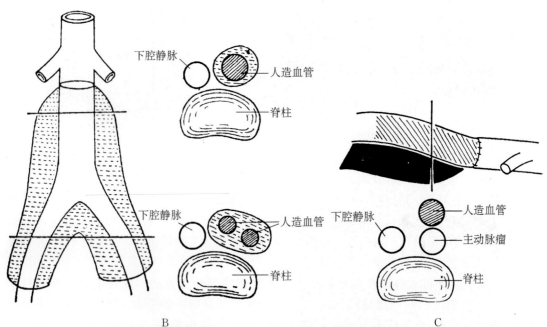

图 26-4-17 A 示动脉瘤切除(人造血管带分支)行端端吻合;B 为人造血管植入主动脉瘤内;C 为旁路人造血管术后

外科手术是治疗危及生命的腹主动脉瘤安全而有效的传统方法,但有较高的死亡率。近几年来,血管支架作为一种少创性方法被用来治疗动脉瘤,对预防动脉瘤进一步扩张和破裂的初步效果是令人满意的,当然长期效果有待于观察、总结并确定。术前对动脉瘤和分支血管的显示,以及各径线参数的精确测量,决定了内支架的放置及术式的选择,因此 SCTA 和 MDCTA 对术前血管支架的选择和术后的随访有着重要而不可替代的作用。内支架治疗

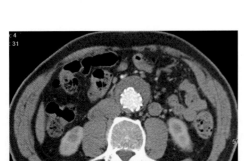
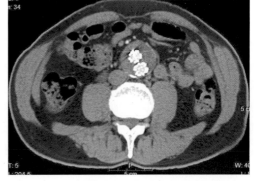

A B

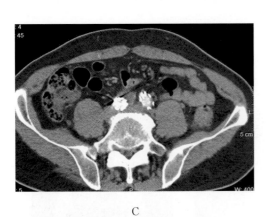
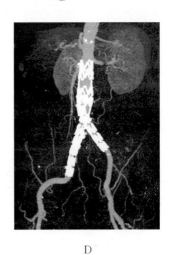

C D

E

图 26-4-18 腹主动脉瘤术后正常表现。A 示动脉瘤内支架周围无渗漏,动脉瘤壳与内支架之间为液体密度;B 和 C 为内支架分叉水平;D 和 E 为重建,显示内支架全貌

的目的是预防动脉瘤的破裂。手术的成功最初由血管造影显示,成功的标志为支架位置正常、支架内部通畅,以及动脉瘤与支架间无血流存在(图 26-4-19)。螺旋 CT 能准确观察内支架位置及其通畅程度、支架与血管壁间血栓的形成及漏血情况,并能很好地显示血管分支情况。

多平面重建(MPR)可观察漏血点,MIP 和 SSD 可显示漏血的多少和范围。MIP 可以显示支架的全貌,观察支架位置及其与分支血管的关系(图 26-4-20)。支架和动脉瘤之间不完全闭塞可导致支架周围通道或叫漏。表现为支架外、动脉瘤壁内的对比剂充填(图 26-4-21,22)。漏血的原因可为支架封闭不完全或分支血管的反流。应尽早检出并对高流量的漏血予以适当的治疗,因为其可对动脉瘤壁产生压力,有使动脉瘤扩张或破裂的潜在危险。低流量的漏血可因血栓形成而自行封闭,但检出也很重要,它也可引起动脉瘤扩张。主动脉分支的通畅也是产生漏血的原因之一,以肠系膜下动脉和腰动脉较常见,可能为逆行充盈所致。决定内支架治疗成功的重要标准是动脉瘤直径的变化,CT 可作出准确的判断。动脉瘤直径缩小是因为血栓收缩。动脉瘤广泛钙化或周围的纤维化,可造成其直径不收缩。对这些病例而言,长期稳定也是内支架术后成功的标志。内支架术后动脉瘤直径的增大,大多为漏血所致。复旦大学附属中山医院共收集了行内支架放置术的腹主动脉瘤 30 余例,内支架位置正常、内部通畅、动脉瘤内支架间无血流者 25 例。动脉瘤较术前缩小 17 例,无变化 11 例,增大 2 例。5 例有漏血者,随访半年以上,4 例漏血情况无改变,2 例动脉瘤直径无改变,1 例动脉瘤缩小,1 例增大。

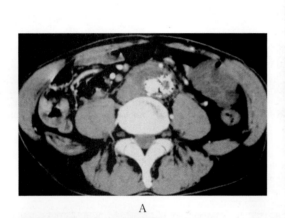
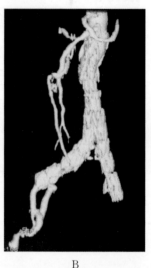
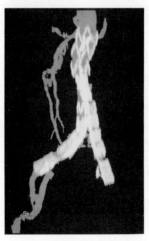

图 26-4-19　腹主动脉瘤术后一侧分支闭塞。A 示内支架分叉水平,左侧分支内无对比剂,右侧分支显示正常;B 和 C 为重建,示内支架全貌,左分支闭塞

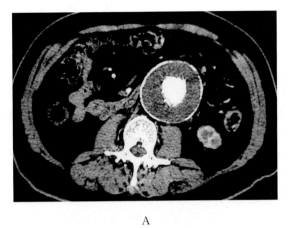
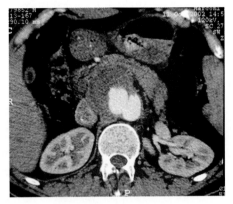
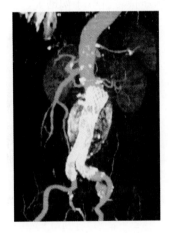

图 26-4-20 腹主动脉瘤术后。A 和 B 示动脉瘤壳大部钙化，内支架周围无渗漏；C 为重建，显示内支架全貌，动脉瘤壳大部分可见

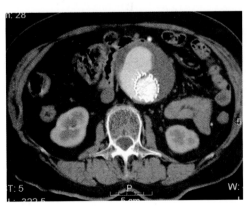
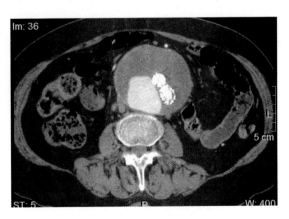

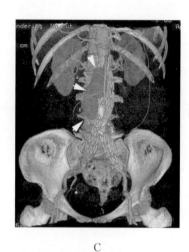

图 26-4-21 腹主动脉瘤内支架术后渗漏。A 和 B 为横断位显示内支架分叉水平右侧对比剂漏出；C 为重建，示内支架全貌及渗漏影（箭头）

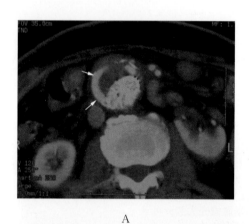

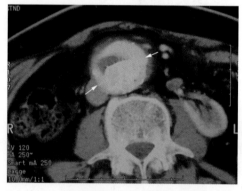

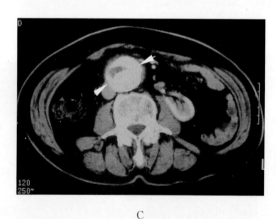

图 26-4-22 腹主动脉内支架术后渗漏。A～C 为不同层面内支架周围对比剂漏出（箭头）

主动脉瘤术后并发症包括出血、感染、假性动脉瘤形成、主动脉十二指肠瘘以及主要血管或人造血管支的闭塞等。其中前 3 项可由 CT 清楚显示。人造血管出血可进入主动脉瘤壳内或进入腹膜后腔，鉴别急性出血进入主动脉瘤囊内与术后主动脉瘤囊内的液体（正常表现）常常是困难的。必须结合增强前与增强后 CT 表现以作出判断。在急性出血患者，人造血管呈软组织密度，主动脉瘤壳内急性出血的 CT 值为 40～60 Hu，高于瘤囊内的正常液体，也略高于人造血管内的血液密度。增强后，人造血管腔明显强化，而主动脉瘤壳内急性出血无密度改变。在人造血管周围见到环形积液和气体积聚通常提示感染存在。但须与正常的手术后空气聚集相区别。后者通常见于术后 10 天至 2 周内，多为单个位于腹侧的气泡。如在手术后 4～6 周后出现移植片背侧多发气泡，则应考虑为感染。动脉瘤术后在吻合口处可形成假性动脉瘤（其 CT 表现详见假性动脉瘤）。此外，人造血管闭塞表现为管腔的低密度，无强化表现，表明血栓形成。

4. 鉴别诊断　主动脉瘤的 CT 表现通常比较典型，诊断也无困难。有以下 3 种情况须注意鉴别：①在动脉硬化患者，主动脉伸展扭曲明显，与 CT 层面斜交而不是垂直相交时，CT 图像上所示扩大的主动脉管腔为主动脉斜径而非直径，即不是真正的管径，不要误认为主动脉瘤；②当动脉瘤内附壁血栓形成时，半月形或新月形血栓须与主动脉夹层的假腔内充满血栓者相鉴别（详见主动脉夹层鉴别诊断）；③腹主动脉瘤通常为梭状，偶为囊状，后一种情况须与假性动脉瘤区别。

5. 影像技术比较及检查程序　CT 是观察和评价腹主动脉的优良检查方法之一，可正确地显示主动脉瘤的部位、大小、瘤壁钙化、瘤内附壁血栓形成、瘤的远近端范围及瘤周情况等。作为无损伤性检查方法，CT 可以多次重复，对腹主动脉瘤手术前后的随访有重要意义。CT 能正确测定主动脉瘤的大小，复旦大学附属中山医院收集的 120 例中，CT 测量主动脉瘤的大小准确率达 95%，而同单位另一组主动脉造影显示主动脉瘤大小的准确率仅为 46.9%。个别病例瘤内血栓比例大，血管造影仅显示开放管腔，其血管腔径可能不大甚至小于正常，故易漏诊或误诊。CT 则能显示瘤腔的真正大小。同时，CT 对主动脉瘤周围和腹膜后腔病变显示清楚，对腹主动脉瘤破裂的显示为动脉造影所不及。但是，CT 是横断面扫描，与传统的主动脉造影比较，常规 CT 的局限性在于对主动脉分支受累和闭塞者显示受限，而 MDCT 克服了这一缺点，可准确显示分支血管的受累，因此，螺旋 CT 可用作腹主动脉瘤的诊断和随访手段。在疑及主动脉分支闭塞或 CT 不能显示瘤体与分支动脉的关系时，可作腹主动脉造影。其他的无损伤性检查方法还有 US 和 MRI。US 检查价格便宜，易于重复，但有时受肠道气体的影响，观察细微病变受限制，故可作为筛选病人的方法。MRI 是一种可靠的无创伤性检查技术，可多次重复应用。常规 MRA 无需对比剂，可进行大范围的血管成像，而且图像清晰，具有整体性和直观性。MRA 的横断面原始图像，可用于显示附壁血栓和真腔的大小，原始横断面图像和重建图像的结合，可提高血管性病变的诊断准确性。其主要缺点是对血流信号依赖性大，易受血流方向和涡流的影响，对腔内充盈缺损和分支血管显示欠满意；对钙化不敏感，不能显示血管壁的钙化；金属物存在时可干扰信号而影响诊断。动态增强 MRA(DCEMRA) 克服了常规 MRA 的缺点，明显缩短了检查时间，可从多方位显示复杂病变，进一步提高了血管图像质量和空间分辨率，尤其是对分支血管受累的显示优于常规 MRA。准确把握 DCEMRA 的各种技术参数，几乎可以得到与血管造影相当的高质量图像。目前胸腹大血管的显示，多数病例可用 DCEMRA 代替创伤性血管造影检查。但是，MRI 的检查费用较高，对手术后感染病例的检查有局限性，它不能区别气体聚集与钙化，所以 MRI 尚未能完全替代 CT 作为动脉瘤的常规检查方法。

三、主动脉夹层

1. **病理** 主动脉夹层(aortic dissection)又称主动脉夹层动脉瘤,但它不是一个真正的主动脉瘤,而是主动脉内膜撕裂,血液进入主动脉中膜形成夹层血肿所致。常见的撕裂部位即入口点在主动脉瓣上方、近端主动脉4cm以内或主动脉峡部。在远端可有一个继发撕裂,即再入口点,形成真假两腔。夹层管道趋向于螺旋形。假腔通常是位于升主动脉的右前方、主动脉弓的上部及稍后方以及降主动脉的后侧与左侧,真腔常受压变窄。夹层可累及分支,主动脉弓的分支受累约占1/2,肾动脉受累约占1/4,髂血管受累约占1/2。本病90%的病例伴高血压和动脉粥样硬化,40岁以下者见于囊性中层坏死,如Marfan综合征等。本病也见于主动脉瓣双瓣叶式或单瓣畸形,以及主动脉缩窄及妊娠等。此外,外伤和医源性损伤也是原因之一。

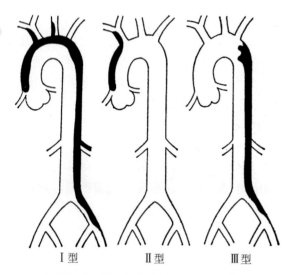

图26-4-23 主动脉夹层DeBakey分型

DeBakey等1965年将本病分为3型。Ⅰ型:内膜撕裂口在主动脉近端,夹层伸展到主动脉弓及降主动脉;Ⅱ型:夹层起源于升主动脉,终止于无名动脉水平;Ⅲ型:夹层从主动脉峡部发生,可伸展到腹主动脉(图26-4-23)。Daily等1970年根据夹层累及升主动脉须紧急外科手术而提出Stanford分类法。将夹层分为A型和B型。不管其内膜撕裂的部位在哪里,凡累及升主动脉者称为A型,而B型夹层局限于降主动脉。少数夹层病例起源于膈下,局限于腹主动脉。此外,B型夹层可向近端伸展入升主动脉或向远端伸展到腹主动脉分叉以下。Hirst统计A型夹层约占60%,B型约占40%。A型必须急诊外科手术处理,B型多为内科治疗,除非主动脉外径超过60mm。

2. **临床表现** 急性主动脉夹层的发病率为每年5/100万~10/100万。男性比女性高2~3倍,发病年龄多在40岁以上。发病较急,有胸背部撕裂痛,疼痛可向下延及腹部。当主动脉夹层累及分支时,受累动脉搏动减弱或消失。部分病例上腹部可扪及搏动性肿块。个别慢性病例症状模糊。本病的死亡率高,25%死于24h内,50%死于第1周内,75%死于第1个月内,90%以上死于1年之内。但随着内科治疗和外科手术的进展,接受治疗的患者存活率显著提高,存活30天者占80%~90%,存活5年以上和10年以上者分别占57%~66%和32%~44%。值得注意的是,慢性夹层趋向再发生夹层,如夹层远端再入口缩小或闭塞,腔内压力逐渐升高,使夹层血肿扩展,动脉瘤进一步扩大和破裂。有学者指出,外科修补术后,在修补的远端假腔继续存在,后期可有动脉瘤形成,动脉瘤的破裂占这些病人后期死亡原因的29%。因此,不管是哪种治疗方法,定期随访是必要的。

3. **CT表现**

(1) 内膜钙化内移:此征象具诊断意义。增强前扫描示内膜钙化从主动脉壁外缘内移 5mm 以上(图 26-4-24)。Vasile 等一组病例内膜钙化内移的显示率约占夹层的 16.6%。

(2) 撕裂内膜瓣片的显示：这一征象也具诊断意义。CT 为横断位扫描，对内膜片的显示率高，不受其方向的影响。在增强后 CT，内膜瓣片显示为一略为弯曲的线样负性影。Vasile 等一组病例中内膜瓣片的显示率为 70.3%。根据作者的经验，薄层扫描(准直层厚 1.0 mm 或 2.5 mm)对显示内膜撕裂瓣片效果较好(图 26-4-25)。

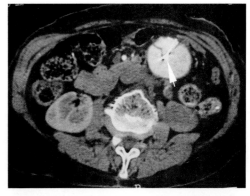

图 26-4-24　腹主动脉夹层，示内膜钙化内移(箭头)

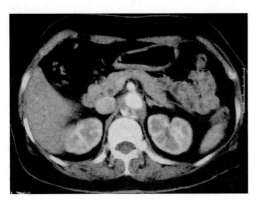

A

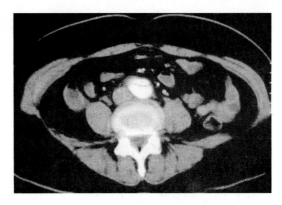

B

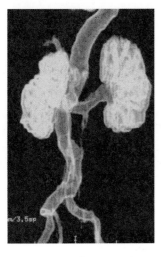

C

图 26-4-25　主动脉夹层。A 为增强早期，真腔显影，肠系膜上动脉发自真腔，假腔内见少量对比剂；B 为 A 下方层面，假腔完全充盈，真腔密度下降，可见内膜撕裂瓣片；C 为透明法血管重建，示内膜撕裂瓣片

(3) 真假两腔的显示：增强后真假两腔可同时显影，或假腔的增强与排空较真腔稍延迟，取决于近端内膜撕裂口的大小。采用薄层动态增强并绘制时间-密度曲线能更好显示真假两腔密度差异。假腔内常有血栓形成，真腔内血栓形成少见。少数病例假腔因充满血栓不能

显示,仅见单个管腔(真腔)显示,造成诊断上的困难。真腔常可被增大的假腔压迫变形。真假两腔的大小无一定规律。可为真假两腔等大,真腔小而假腔大或者真腔大而假腔小(图 26 - 4 - 26～28)。

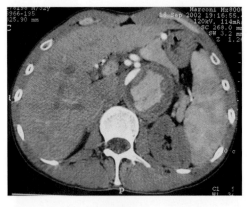

A

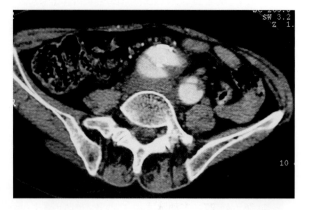

B

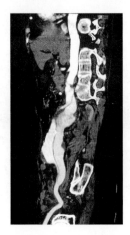

C

图 26 - 4 - 26　腹主动脉夹层。A 示真腔较小明显受压,假腔呈瘤样扩张伴血栓形成;B 为主动脉分叉水平,显示夹层累及双侧髂动脉;C 为 MIP 重建,显示腹主动脉全貌

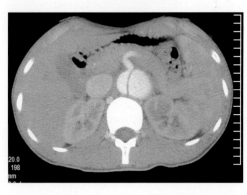

A

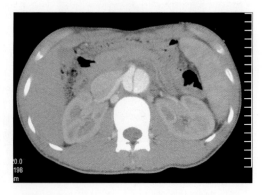

B

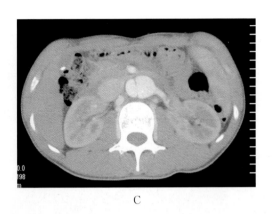
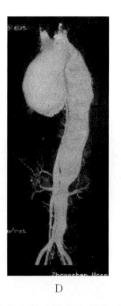

图 26-4-27 主动脉夹层。A、B 和 C 分别显示腹腔干、肠系膜上动脉和右肾动脉发自真腔,左肾动脉发自假腔;D 为 VR 重建,显示腹主动脉夹层全貌

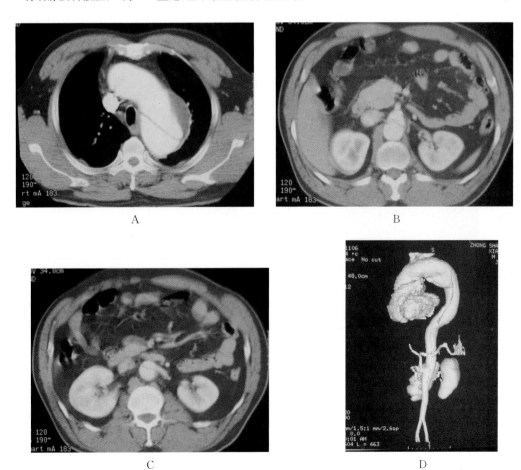

图 26-4-28 主动脉夹层,DeBakey Ⅲ 型。A 示主动脉弓部内膜撕裂瓣片及附壁血栓;B 和 C 显示肠系膜动脉和左肾动脉起自真腔;D 为 SSD 重建,显示主动脉夹层全貌,清楚显示内膜撕裂瓣片

(4) 其他征象：包括心包或胸腔积液或积血等并发症；升主动脉或降主动脉增宽，多与夹层发生的部位相一致；主动脉分支往往受累。随访中，部分主动脉夹层病例假腔可以不断扩张呈瘤状，甚至于破裂（图 26-4-29）。

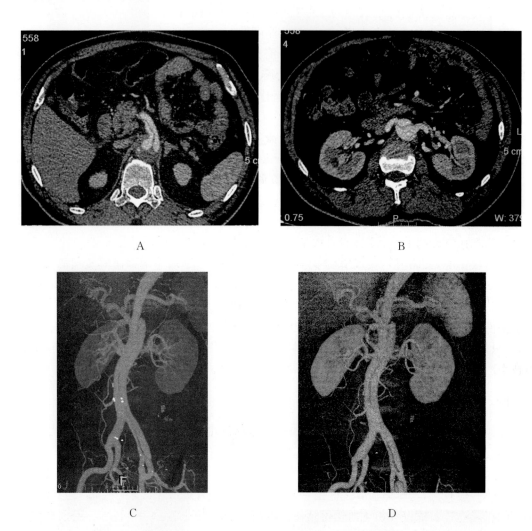

图 26-4-29 主动脉夹层。A 和 B 显示真腔位于前方，轻度受压，肠系膜上动脉和双肾动脉均发自真腔，假腔较大伴血栓形成；C 和 D 为重建，真、假两腔清晰可辨

4. 鉴别诊断

（1）内膜瓣片须与伪影鉴别。条形伪影可酷似内膜瓣片，须注意鉴别。内膜瓣片为一层薄而略为弯曲的线样结构，而条形伪影则表现为较粗的直线形结构，在不同的 CT 扫描层面上其方向可不同；同时伪影常伸展超出主动脉的边缘。改变扫描技术条件，伪影常可消除。

（2）假腔内充满血栓时须与动脉瘤内血栓形成鉴别。在典型的病例，主动脉瘤与主动脉夹层不难鉴别。单个致密显影和扩张的管腔被薄的主动脉壁所环绕，有时沿主动脉壁可见一圈钙化，则主动脉瘤的确切诊断无疑。当有两个显影的腔被一个薄的间隔隔开或两个腔的显影时间和速度不同,则为典型的主动脉夹层。但在不典型的病例,如主动脉夹层的假腔由于充满血栓而不显影时,常造成诊断困难。所幸,这种情况并不多见。Hirst一组505例中仅有2例假腔内充满血栓,另组报道为10％。如有内膜钙化内移,则强烈提示为主动脉夹层。而主动脉壁周围性钙化,则是动脉粥样硬化性动脉瘤的特征。

5. **影像技术比较及检查程序** CT是一种可靠的无损伤性检查技术,可多次重复,尤其对于内科治疗病例及术后病例的随访是十分有效的检查方法。与传统的主动脉造影比较,CT是横断面扫描,对内膜瓣片的显示可不受瓣片方向的影响。CT能清楚显示主动脉夹层与周围结构的关系,特别是主动脉破裂和主动脉周围的血肿,心包、胸膜和纵隔积液、积血,以及邻近器官如气管和上腔静脉受压情况等。CT的密度分辨率高,能探测出小量的内膜钙化,作为提示夹层存在的线索,这些均为主动脉造影所不及。MDCT一次成像可显示全部主动脉,甚至可包括髂动脉和股动脉,尤其适合Debakey I型和III型。然而CT仍有局限性,如不能显示并发主动脉瓣关闭不全的程度,对真假两腔间交通以及主动脉分支受累的显示有一定受限。因此,CT与主动脉造影两者各有优缺点,互为补充。

MRI包括MRI电影可从多方位以及任意斜面进行扫描,并能利用流空现象清楚显示血管壁结构和血管腔内血流情况,能有效地显示主动脉夹层的真假两腔以及内膜片和主动脉分支的受累情况,又能显示主动脉瓣关闭不全的程度。三维动态增强磁共振血管成像(3D DCE MRA)对主动脉夹层的上下范围、内膜片、破口、真假两腔以及分支受累情况能满意显示,且图像质量高、直观,接近DSA,所以,对主动脉夹层是一种十分理想的检查技术。US检查价格便宜,又属无损伤检查方法,可作为首选检查方法,然后再结合其他影像技术进一步检查,只是由于肺部气体的干扰,限制了体表超声心动图对降主动脉夹层的检出率,食管超声技术对可疑病例可进一步明确诊断,但属有创性技术。

四、假性动脉瘤

1. **病理和临床表现** 假性动脉瘤为多种原因引起的动脉血管破裂后的并发症,在血管周围形成一局限和纤维包裹性血肿,且与受损伤的血管相沟通。与真性动脉瘤不同的是,假性动脉瘤的瘤壁为纤维组织,而不是正常的动脉壁结构,这是真假动脉瘤在病理上的重要区别。瘤体一般较大,与母体血管之间由一至数个破口相通,破口通常较小。瘤体内常有多少不等的机化血栓。瘤壁和机化血栓可钙化。本病病因包括外伤、术后并发症(包括血管重建术、心脏手术以及经皮穿刺血管扩张成形术等)、感染、动脉粥样硬化等。而其中以外伤和术后并发症较为多见。胸部钝伤所引起的胸主动脉损伤,假性动脉瘤通常位于主动脉峡部。而腹主动脉假性动脉瘤的部位多与外伤部位有关。手术后并发症则与手术部位相关,如血管重建术后假性动脉瘤多见于吻合口部。本病的典型临床表现为搏动性肿块,可伴血管杂音和震颤。部分病例肿块无搏动性,也无杂音和震颤。多数病例有明确病因和病史提示诊断。必须注意的是,假性动脉瘤可以发生在外伤或手术后数月、数年,以致某些患者不能提供有价值的病史。作者收集的病例中有4例与白塞(Behcet)病有关,4例为胰腺炎并发症,2例为腹部手术后,也有少数病因不明。

2. **CT表现**

(1) 平扫:①可清楚显示瘤体的大小和形态,瘤体形态可呈圆形、椭圆形、葫芦形或不规则形。椭圆形者,悬挂在母体血管的一侧,在血管造影图上犹如藤上的丝瓜(图26-4-30)。

②瘤壁和瘤腔内机化血栓均可出现钙化,前者呈弧线形;后者常为斑片或无定形。③瘤体密度与血管接近。④与母体血管紧贴,后者可受压、被推移和变形。

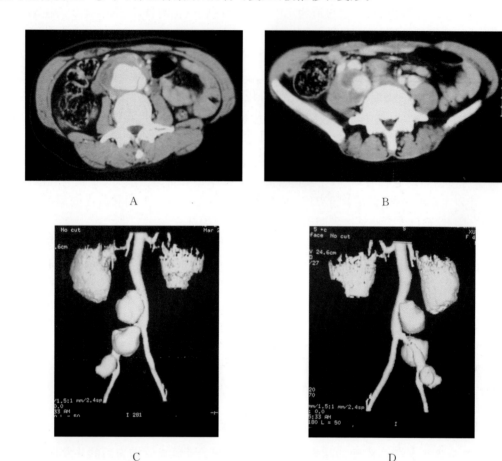

图 26 - 4 - 30　假性动脉瘤。A 为腹主动脉显影浓密,其右前方假性动脉瘤也明显强化,其内见较多附壁血栓;B 示右髂动脉假性动脉瘤;C 和 D 为表面遮盖法(SSD)重建,显示多发性假性动脉瘤,悬挂于管壁的一侧,犹如藤上的果实

(2) 增强扫描

1) 增强扫描能反映假性动脉瘤的血流动力学特征,在增强早期(血管早期),腹主动脉浓密显影,CT 值高达 120 Hu 以上,瘤体往往未显影,或仅隐约显影;稍迟 CT 图(血管后期)上腹主动脉密度开始下降,而瘤体密度迅速上升,两者逐步接近(图 26 - 4 - 31)。这是由于破口小及瘤体内有血栓存在,母体血管与瘤腔内血液交换较慢的缘故,故瘤腔显影时间及到达峰值的时间往往迟于母体血管。

2) 同样原因,对比剂从瘤腔内的排空也稍迟于母体血管,本组见到 9 例。上述现象在真性动脉瘤不发生,这是 CT 和血管造影对两者的主要鉴别征象。动态扫描和时间-密度曲线可充分反映这一特征。

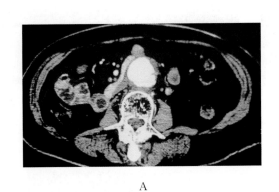
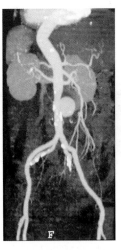

图26-4-31 假性动脉瘤。A示假性动脉瘤内对比剂浓密,与腹主动脉关系不清;B为重建,清楚显示假性动脉瘤起自腹主动脉侧壁,破口较大

3) 瘤腔内未显影部分代表机化血块,几乎每例均可见到,但程度不一。作者曾见1例被机化血块填满,整个增强过程内未显影,造成诊断困难。

4) 瘤壁强化,大部分病例瘤壁纤维组织均有强化。

5) 部分病例CT图上能显示瘤腔与母体血管沟通(破口)(图26-4-32)。

6) 假性动脉瘤瘤体较大者可压迫推移周围器官。如主动脉根部的假性动脉瘤可以压迫推移肺动脉,肾脏水平的假性动脉瘤可以压迫肾动脉造成肾脏不显影等。

假性动脉瘤的诊断关键在于显示假性动脉瘤与腹主动脉的关系,显示瘤腔以狭颈与母体血管相通。

3. 鉴别诊断　CT对假性动脉瘤的识别关键在于完善的检查方法。须对增强前后CT图像进行仔细观察和比较,常规CT增强方式以在假性动脉瘤局部进行同层或进床式动态扫描为好。螺旋CT的高速和高分辨扫描可充分显示假性动脉瘤的强化特征。如增强效果不好,未能显示假性动脉瘤内开放管腔,则造成诊断上的困难。须与本病鉴别的有:①腹膜后恶性肿瘤:当增强效果不好,不能很好显示其开放管腔时,或者因为破口小,而瘤腔内又有大量血栓,对比剂不易进入其内,缺乏动脉瘤的特征,常与腹膜后恶性肿瘤混淆。因后者往往强化,与不典型假性动脉瘤的密度相仿。如肿块与主动脉关系密切,在CT图像上始终与主动脉相伴而行,加上瘤壁的钙化,则应警惕假性动脉瘤的可能性。②真性动脉瘤,少数假性动脉瘤的破口较大,瘤腔内血液和对比剂与母体血管的交换容易,两者显影时间峰值以及排空时间较一致,而且与囊状真性动脉瘤的形状又相似,故可混淆。假性动脉瘤内的血栓分布不规则,真性者往往为附壁血栓。另外,病史和年龄也有参考价值。③血管重建术后并发的假性动脉瘤须与主动脉周围的血肿和液体聚集相鉴别。两者的鉴别点在于假性动脉瘤在增强后可见开放管腔显影,而血肿是无强化改变的。

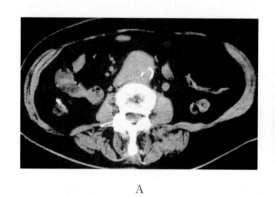
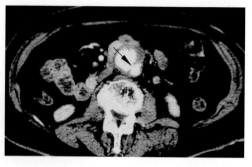
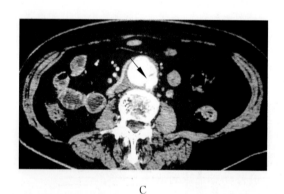
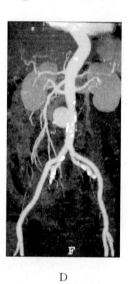

图 26-4-32 假性动脉瘤。A 为平扫，示腹主动脉壁大部分钙化，其右缘轮廓不清，周围伴软组织影；B 和 C 为增强后扫描，主动脉和假性动脉瘤几乎同时显影，瘤内见附壁血栓，主动脉破口较大，隐约可见（箭头）；D 血管重建，清楚显示假性动脉瘤的特征

4. 影像技术比较及检查程序　CT 与血管造影均为确诊假性动脉瘤的可靠方法。根据作者的统计结果，敏感性分别为 95% 和 90%，准确性均为 100%。两者比较，相对优缺点如下：与上述腹主动脉瘤和主动脉夹层一样，在检查假性动脉瘤中，与传统的主动脉造影相比较，CT 为横断面扫描，对主动脉的全貌观察欠佳，对主动脉的分支受累的显示也较差。但是，CTA 尤其是 MDCTA 弥补了横断位的不足，三维重建可清楚显示假性动脉瘤与母体血管的关系，有利于明确诊断。CT 能清楚显示假性动脉瘤的实际大小，尤其当瘤腔内充满血栓时，主动脉造影显示的假性动脉瘤腔与实际大小相去甚远。同时，CT 能清楚显示假性动脉瘤腔内、腔外和瘤壁情况，以及瘤体与周围脏器的解剖关系和邻近脏器受压推移情况。两者显示破口均不理想，但作为一个无损伤性检查方法，CT 对于术后病例随访可多次重复，可以说是一种较好的检查方法。其他无损伤性检查方法还有 MRI 和 US 检查等，MRI 除对钙化不敏感或价格昂贵外，它同时具备 CT 与主动脉造影的优点。US 检查除显示解剖细节欠佳和易受肠道气体干扰外，也能显示假性动脉瘤的部位、大小及邻近脏器关系。多普勒 US

检查技术能显示假性动脉瘤与主动脉之间的交通。US属无损伤性检查方法,价格便宜,故可先做US检查以筛选病人,再辅以其他检查方法如CT和MRI以进一步明确诊断。需了解主动脉分支受累细节者可加做腹主动脉造影。

第五节 下腔静脉病变

一、先天发育异常

大部分下腔静脉先天发育异常或畸形病例并无临床症状和体征,仅为影像学检查过程中的偶然发现。多数病例并无临床意义,少数病例伴其他畸形。畸形的种类较多(图26-5-1),从胚胎发育过程着手较容易理解。正确认识各种下腔静脉畸形的CT表现可以避免与其他病变混淆,或者引导医师去发现有关的合并畸形。

下腔静脉的胚胎发育是一个复杂的过程,它是通过3对原始静脉相继的发育和退化而形成的。在胚胎早期,后上静脉干和靠前的下静脉干形成。稍后,右上静脉干尾段形成了腔静脉肾下段,其中段与部分右下静脉干联合形成了腔静脉肾段。下腔静脉的头端由肝的输出静脉形成。右上静脉干在肾脏头端的部分形成奇静脉。同样,在左侧形成半奇静脉。左主

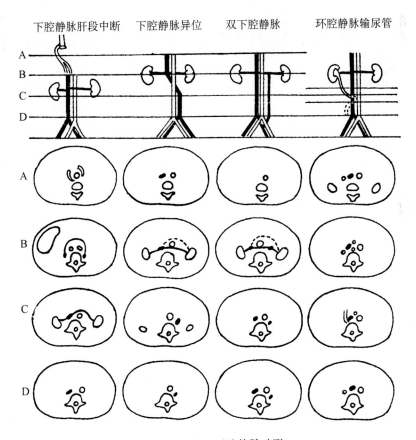

图26-5-1 下腔静脉畸形

干系统的其余部分则退化。上述这些静脉结构任何一种的发育障碍或正常退化的中断,均可产生不同的畸形。这些畸形包括下腔静脉肝段缺如伴奇静脉或半奇静脉连接、左肾静脉环绕主动脉、左肾静脉位于主动脉的后方、环腔静脉输尿管、下腔静脉易位和双下腔静脉等。

(一) 下腔静脉肝段缺如伴奇静脉或半奇静脉连接

在胚胎第6周,右下静脉干与肝输出静脉干连接失败,导致肾前段以下的体静脉血液经过奇静脉或半奇静脉回流入心脏,肝静脉直接回流入右房。下腔静脉在肾静脉和肝静脉之间缺如,这种畸形可作为孤立性病变发生,或伴先天性心脏病、多脾、左侧异构和腹部内脏转位等。在心导管检查的病人中,这种畸形占先天性心脏病的0.6%~2.9%。

CT 表现:从髂总静脉汇合处到双肾水平,下腔静脉显示正常。而在正常下腔静脉的肝段部位,右膈脚前方与肝脏尾叶后方之间不能见到下腔静脉。往头端平面,在肝影内也见不到下腔静脉影。在右膈脚后主动脉右侧增大的奇静脉表现为孤立性圆性阴影,或者膈脚后主动脉两侧可见增大的奇静脉和半奇静脉影。须注意不要将扩张的奇静脉或半奇静脉误认为增大的淋巴结。在 CT 图像上向头端跟踪,可见增大的奇静脉和半奇静脉大小不变,并见扩大的奇静脉在主动脉弓水平呈弓形向前进入上腔静脉(图26-5-2)。增强后可显示奇静脉和半奇静脉的血管本质,故不难与增大的淋巴结鉴别。部分病例可合并肝静脉阻塞,造成继发性布-加(Budd-Chiari)综合征(见肝脏章节)。复旦大学附属中山医院9例下腔静脉肝段中断,其中1例同时有 Budd-Chiari 综合征,1例伴多脾综合征(图26-5-3)。

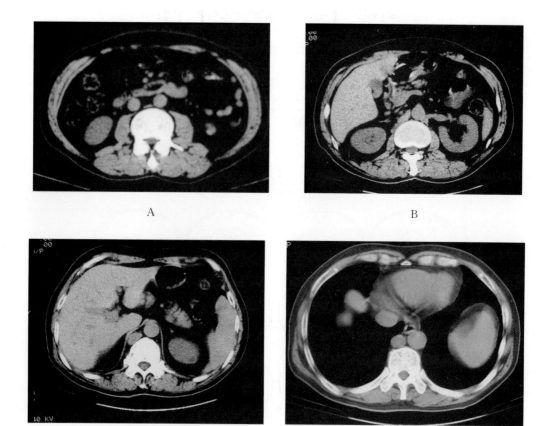

A B

C D

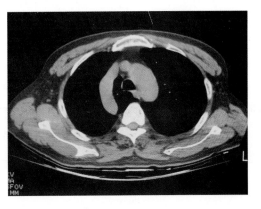

图26-5-2 下腔静脉肝段缺如。A为肾下方平面,显示正常下腔静脉;B为肾门略上方平面;C为肾上方平面,均无下腔静脉影,膈角后见扩大的奇静脉;D为右心房水平,肝静脉单独汇入右房,奇静脉影仍扩大;E为主动脉弓水平,显示扩大的奇静脉弓

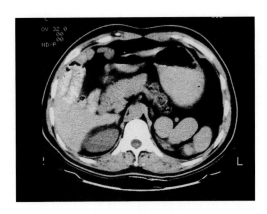

图26-5-3 下腔静脉肝段缺如伴多脾。示下腔静脉缺如,奇静脉扩大,脾区见多个脾结节

(二) 下腔静脉易位(左位下腔静脉)

右静脉干异常退化,而左静脉干系统持续存在,形成了腔静脉易位畸形。该畸形可见单个下腔静脉自脊柱左侧上升,在肾静脉水平,下腔静脉跨过主动脉的前方或后方,沿着脊柱右侧上升,穿过膈肌进入右房。

CT表现:在肾静脉水平以下,可见单个大的血管结构,即下腔静脉位于腹主动脉左侧;在肾静脉水平,左位下腔静脉跨过主动脉前方或后方到达其右侧;在肾静脉水平上方,可见单个下腔静脉位于脊柱右侧,可追踪到心房下缘水平,呈正常走行(图26-5-4)。

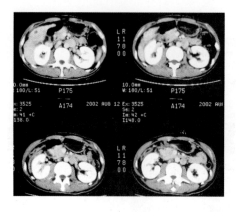
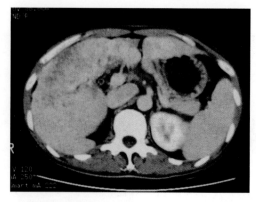

图 26-5-4　左下腔静脉。A 示下腔静脉位于腹主动脉左侧,左下腔在接受左肾静脉回流后,跨过主动脉前方;B 示肾门上方平面,见单支正常右位下腔静脉

(三) 双下腔静脉或下腔静脉重复畸形

胚胎期如果左主静脉肾下段未曾退化,而与右主静脉一起发育,则演变成双下腔静脉畸形。在双下腔静脉畸形,于肾静脉下方脊柱的右侧可见一下腔静脉,而在脊柱左侧也可见另一下腔静脉,即双下腔静脉。上升至肾静脉水平,左下腔静脉绕过主动脉前方或后方加入右侧下腔静脉。左右两支腔静脉可以相等大小,或其中一支腔静脉为主要血管,通常左侧的较粗。在肾静脉水平上方直至横膈,仅见右侧单一的下腔静脉。

CT 表现:肾静脉水平以下,见左右两支下腔静脉分别位于主动脉两侧。在肾静脉水平,有一个血管结构跨过主动脉的前方或后方。而在肾静脉水平上方仅见单支右位下腔静脉(图 26-5-5)。作者在多年腹部 CT 检查中,遇到 20 余例双下腔静脉畸形,其中 4 例同时伴肾静脉水平以上下腔静脉肝段中断(缺如),甚为特殊。即肾静脉水平以下,主动脉两旁各见一下腔静脉阴影,而肾静脉水平上方见不到腔静脉影,直至膈面附近再现腔静脉影。奇静脉和半奇静脉作为侧支血管明显扩张(图 26-5-6)。在 CT 图上,可通过向肾静脉远端连续扫描和跟踪观察来区分下腔静脉易位与双下腔静脉畸形。在双下腔静脉畸形,于肾静脉水平远端除左位下腔静脉外,还可见右位下腔静脉一起与其延续到分叉与髂静脉相连。而下腔

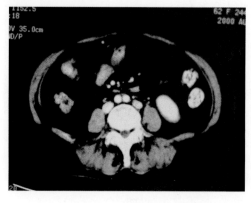
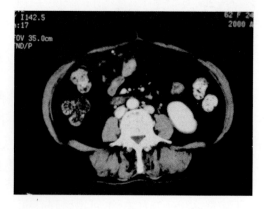

A　　　　　　　　　　　　　　B

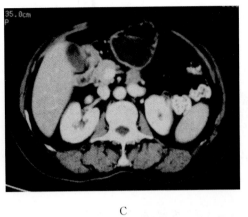
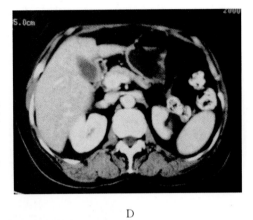

C　　　　　　　　　D

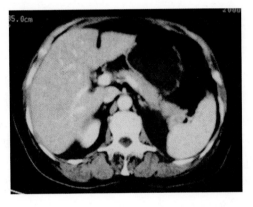

E

图26-5-5 双下腔静脉。A示左右髂静脉;B示左右双下腔静脉;C示左肾静脉汇入左下腔静脉;D示左下腔静脉于主动脉前方汇入右下腔静脉;E示肾静脉水平上方仅存右下腔静脉

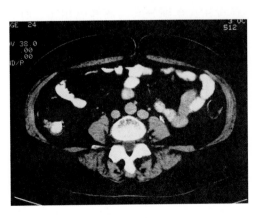
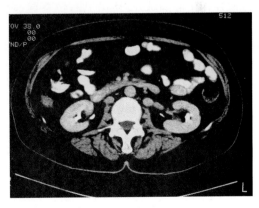

A　　　　　　　　　B

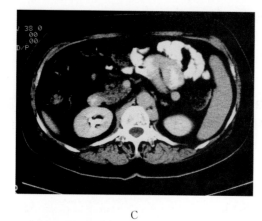

C

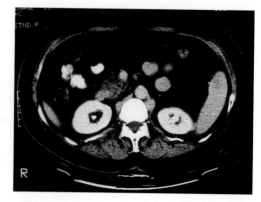

D

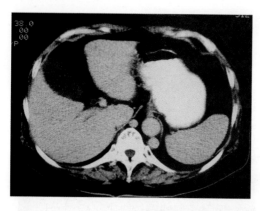

E

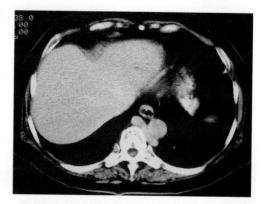

F

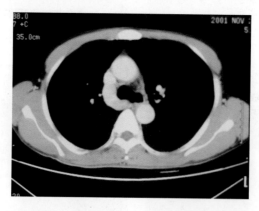

G

图 26-5-6 双下腔静脉伴肝段缺如。A 示双下腔静脉；B 示左肾静脉汇入左下腔静脉；C～E 示肾静脉上方下腔静脉缺如，奇静脉和半奇静脉扩张；F 示扩大的半奇静脉汇入奇静脉；G 示奇静脉弓扩大

静脉易位者,在肾静脉水平远端的右侧未见下腔静脉。此外,双下腔静脉畸形中的左侧下腔静脉须与扩张的左侧生殖腺静脉鉴别。在 CT 向尾端连续扫描层面上,跟踪其行径可明确诊断。双下腔静脉畸形的左侧下腔静脉终止于髂总静脉水平,而扩张的左侧生殖腺静脉可进一步跟踪至腹股沟管水平。

(四) 环腔静脉输尿管

环腔静脉输尿管又称腔静脉后输尿管,是由于上静脉干的最尾端的异常退化和下静脉干持续存在的结果,使右输尿管在向下行进入膀胱的行径上,行走于下腔静脉的后面和环绕其内侧。与其他类型的腔静脉异常一样,该畸形可能是 X 线或 CT 检查中的偶然发现。但多数病人存在输尿管梗阻的征象和症状,伴明显肾盂积水者甚至需要行手术解除梗阻。

CT 图像上可见右侧输尿管近端位于下腔静脉内后方,然后绕到下腔静脉之前,这样输尿管部分可环绕下腔静脉。在增强 CT 图上,显影的输尿管与腔静脉的关系十分清楚,故 CT 为确诊该畸形的最佳方法(图 26-5-7)。传统的排泄性尿路造影虽可诊断典型病例,但部分不典型病例,可能需要同时做下腔静脉造影和逆行输尿管造影,不及 CT 方便、省时,且有痛苦。

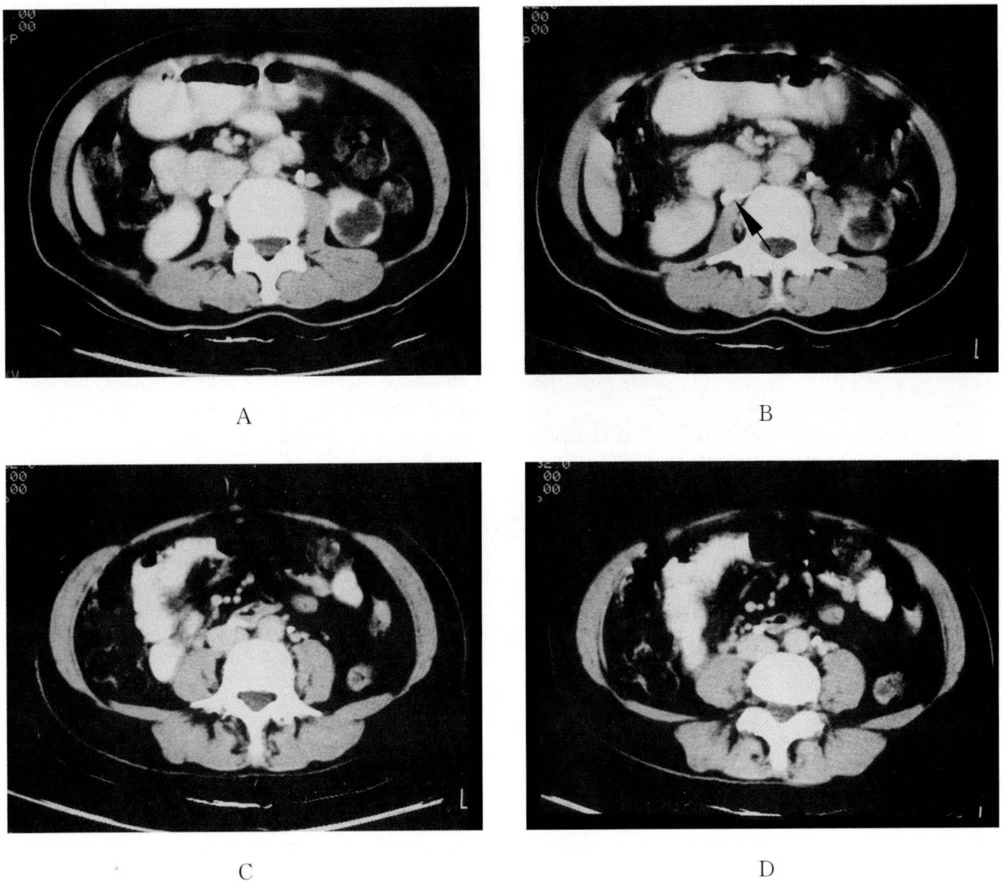

图 26-5-7 腔静脉后输尿管。A 示右输尿管位于下腔静脉后方;B 示右输尿管绕行于下腔静脉后内侧(箭头);C 和 D 示右输尿管绕到下腔静脉前方

二、下腔静脉血栓或癌栓形成

下腔静脉血栓或癌栓形成是下腔静脉梗阻的最常见原因。肿瘤侵及下腔静脉是腹部癌肿的重要并发症,可能累及下腔静脉的癌肿包括肾癌、肾上腺肿瘤、腹膜后肉瘤、肝细胞癌、淋巴瘤等。与肝癌侵犯门静脉系统比较,肝癌侵犯下腔静脉相对少见。CT 可发现下腔静脉内血栓或癌栓,并显示其范围以及原发病灶等。但是,在 CT 图像上较难鉴别下腔静脉内血栓形成或肿瘤癌栓形成。它们都表现为腔内充盈缺损和局部管腔扩大,在增强前 CT 上,肿瘤癌栓造成的腔内充盈缺损的密度通常比周围血液的密度低。新鲜血液形成的血栓密度与循环血液类似。而陈旧血栓的密度则比周围血液低,在增强后,不论是肿瘤癌栓还是血栓均表现为一个低密度透光的充盈缺损(图 26-5-8)。下腔静脉癌栓可表现为低密度充盈缺损影的周边密度增高,有学者将它解释为下腔静脉壁的血管增强或肿瘤血管导致癌栓强化。有的病例,肿瘤癌栓还可伸展超出下腔静脉壁的范围,那么诊断更为明确(图 26-5-9)。此外,作者曾见 1 例双侧髂股静脉及下腔静脉内血栓形成,CT 增强扫描显示双侧髂股静脉及下腔静脉连续层面血管腔内低密度区,可有助于明确诊断(图 26-5-10)。在下腔静脉完全阻塞病例,CT 显示广泛侧支循环形成。这些侧支血管包括椎旁静脉系统及其与腰升静脉和奇/半奇静脉之间的交通,以及生殖腺静脉、输尿管旁静脉、其他腹膜后静脉、腹壁静脉、痔静脉和门静脉等。

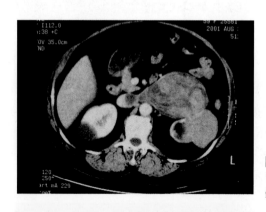

图 26-5-8 肾癌伴下腔静脉癌栓形成。左肾上极肾癌,左肾静脉明显扩张,管腔内巨大不规则充盈缺损,下腔静脉内见低密度癌栓形成

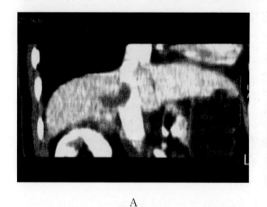 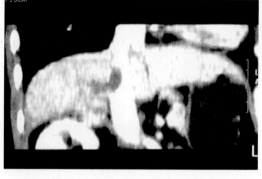

A B

图 26-5-9 肝癌伴下腔静脉癌栓。A 和 B 为增强后扫描,冠状位重建示原发性肝癌,肝静脉癌栓延伸至下腔静脉,下腔静脉内见充盈缺损

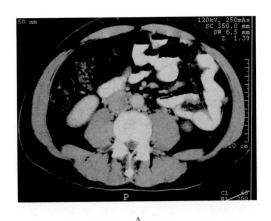 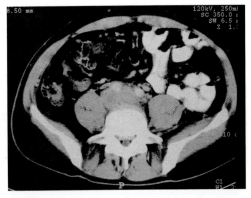

图 26-5-10 下腔静脉及双侧髂静脉血栓形成。A 为增强后扫描，示下腔静脉血栓形成；B 为 A 下方层面，示双侧髂静脉血栓形成

在诊断下腔静脉血栓或癌栓形成时，须注意区别腔内充盈缺损与层流现象。在增强早期，可出现下腔静脉近地壁一侧带状高密度影，而其余部位为低密度影。作者曾做这样的研究，得到以下结果：仰卧位时高密度带状影位于背侧；俯卧位时位于腹侧，证明层流现象是由于对比剂的重力造成的。为避免将下腔静脉层流现象误认为血栓或癌栓，可在可疑层面进行重复扫描或延迟扫描；如充盈缺损持续存在，则诊断血栓或癌栓无疑。CT 可显示下腔静脉内血栓或癌栓的存在、大小和范围，可帮助鉴别腔内病变或下腔静脉腔外压迫，以及了解整个腹膜后腔情况，但对于鉴别血栓或是癌栓有一定局限性。US 亦有同样的局限性并且易受肠气干扰。血管造影可显示肿瘤血管，但属损伤性检查方法。MRI 图像上肿瘤癌栓与血栓的信号有所不同，可帮助鉴别，但不十分可靠。但是 MRI 能从 3 个方位成像，可全面观察其大小和范围。因此，当 CT 检查有疑问时，可考虑作 MRI 检查或血管造影。

下腔静脉的原发肿瘤十分少见。静脉来源的平滑肌肉瘤是一种少见的致死性病变，大多数发生在下腔静脉。下腔静脉平滑肌肉瘤多见于 60 岁以上妇女，其临床症状视下腔静脉梗阻的水平、程度以及受累的输入血管而定。当肿瘤主要向腔外扩张时，多无症状。过去，腔静脉造影一直是评价本病的诊断手段。目前，CT 是首选的诊断方法，它能正确显示下腔静脉平滑肌肉瘤的部位、长度、侵犯壁外的范围及与邻近器官的关系和侧支静脉等。CT 敏感性高，但特异性差。平滑肌肉瘤为少血管肿瘤，CT 增强前后无明显改变。

下腔静脉瘤系腔静脉局限性扩张，可分为原发性和继发性两类。原发性腔静脉瘤是由于管壁结构发育不良，导致局部管壁薄弱扩张。继发性的往往是由于腔静脉阻塞，压力长期增高和过度充盈所致。文献报道 Budd-Chiari 综合征可合并下腔静脉瘤。腔静脉瘤可发生在上腔静脉或下腔静脉，以上腔静脉多见。腔静脉瘤为管腔的局限性扩大，大于邻近正常管腔的一倍以上，瘤体大小不受呼吸、体位影响，瘤内常有血栓。CT 表现为腔静脉管腔局限性扩大，尤以增强后扫描显示清楚。如有血栓形成，则表现为瘤内有充盈缺损。CTA 三维重建可显示下腔静脉瘤的全貌。复旦大学附属中山医院曾遇到 1 例罕见的巨大下腔静脉瘤。该例腹部扪及巨大肿块，术前进行了下腔静脉造影、CT 和 US 检查。经手术证实为巨大下腔静脉瘤。CT 表现为下腔静脉呈巨瘤样扩大，增强密度均匀，下腔静脉影内尚见低密度区和钙化灶,为血栓形成和机化所致(图 26-5-11)。

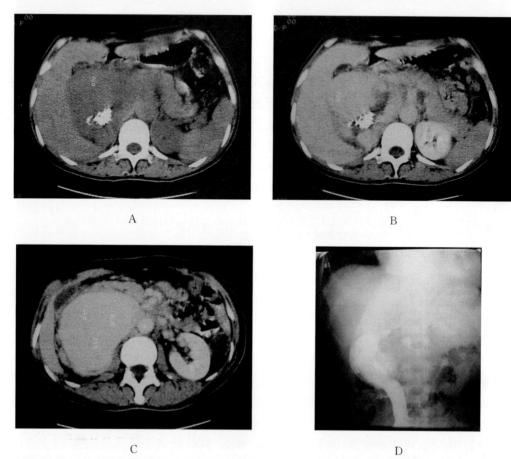

图 26-5-11 下腔静脉瘤。A 为平扫,示右上腹巨大软组织影,其内见不规则钙化;B 和 C 为增强后,下腔静脉瘤均匀强化,内见低密度血栓形成及钙化;D 为下腔静脉造影,示巨大下腔静脉瘤,内有充盈缺损血栓形成

(王佩芬)

第六节 布-加综合征

布-加综合征(Budd-Chiari syndrome)是因肝静脉和(或)肝静脉开口水平以上的下腔静脉阻塞或狭窄所导致窦后性门静脉高压的一组综合征。充血性心力衰竭导致的功能性肝静脉流出道阻塞不包括在此范围内,也不同于由于小的肝静脉阻塞所造成的肝静脉阻塞性疾病。

1845 年 Budd 首先报道此病,1899 年 Chiari 也报道了肝静脉炎导致的肝静脉阻塞的临床病理表现。20 世纪 80 年代以来,随着医学影像学的飞速发展,多种影像手段的应用,人们对该疾病认识不断提高,在我国黄淮地区该病并不少见,国内报道较多。

一、病因与病理

肝静脉阻塞大多数为肝静脉血栓形成,常见原因为高凝状态导致肝静脉的栓塞,可由于红细胞增多症、骨髓异常增多症、血小板增多症、阵发性夜间血红蛋白尿等所致,也可因使用抗肿瘤药、口服避孕药、妊娠、外伤、感染等引起,约 2/3 的病例原因不明。

下腔静脉的阻塞可由于肿瘤、纤维性隔膜或血栓引起,其中以肝后段的膜型闭塞为主,此型在亚洲和非洲常见,节段性狭窄较少。下腔静脉的阻塞也可由于肝脏内局灶型的占位性病变压迫或侵犯肝静脉所致,以肝癌为最常见。膜型闭塞的形成机制目前尚有争议,早期有人认为系下腔静脉的先天发育异常,近年来研究表明可能系血栓机化后的改变。作者认为两种机制同时存在,膜型阻塞以先天因素为主,管型阻塞以血栓机化为主。

早期镜下病理变化为肝窦充血,小肝静脉内血栓形成,肝小叶萎缩、坏死甚至完全消失,间质内出现炎性细胞浸润、纤维组织增生,最终发展为慢性纤维化性肝硬化,在门静脉压力增高的同时,肝内外分流道也逐渐形成和建立,下腔静脉回流障碍则在肾脏、下肢及盆腔的脏器均有相应的病理改变。

二、临床表现

Budd-Chiari 综合征可以急性发病,但多数为慢性起病,病程较长,长者可达数十年。临床主要表现有门静脉高压表现,有食欲缺乏、乏力、腹痛、腹腔积液、肝脾肿大,部分病人表现有黄疸、消化道出血。下腔静脉阻塞的表现有双下肢水肿、下肢静脉曲张、下肢色素沉着、下肢溃疡、胸腹壁静脉曲张以及内分泌紊乱等。

三、CT 检查方法

包括 CT 平扫、增强扫描和 CTA,CTA 对于显示肝静脉和下腔静脉及其病变有优势,近年来螺旋 CT 技术发展迅速,特别是 MDCT 的出现,快速的容积扫描,结合高压注射器的使用、计算机技术的改进,能提供较好的图像质量。但要获得理想的图像,需要选择合适的参数和检查方法。扫描前口服 800~1 000 ml 清水,有利于靶血管的后处理。由于 Budd-Chiari 综合征的患者静脉回流障碍,往往对比剂循环时间长,而且许多患者伴有腹腔积液,对比剂用量以 1.5 ml/kg 体重为宜。我们主张注射速率不宜太快,1.5 ml/s,开始注射对比剂后 60~90 s 启动扫描,以保证肝静脉和下腔静脉有足够的密度,注射部位以下肢静脉注射优于上肢,这样有利于显示下腔静脉。扫描范围应从膈顶上 2 cm 开始向下扫描至平脐,这样有利于显示膈上段的下腔静脉入右心房的情况,并了解有无脐旁静脉曲张。扫描层厚以 3~5 mm 为宜,若为显示肝静脉或较小的血管宜采用 3 mm 以下的层厚。

CTA 技术通过三维模式的显示有利于观察 Budd-Chiari 综合征患者的肝静脉和下腔静脉狭窄或阻塞的情况,肝内外侧支血管、腔内血栓以及介入治疗后的情况,支架的位置,对于制定术前方案和评价疗效、随访等均有帮助。后处理方法有多种,各有利弊,宜综合运用。采用多平面重建(MPR)技术,对于血管及其病变的显示真实,行冠状面、矢状面等重建,可与 MRI 图像相比拟。曲面重建技术(CPR)可以沿着血管的走行将扭曲的血管展示在一个平面上,有利于显示血管腔的全貌。最大密度投影(MIP)血管造影,能区分血管壁的钙化,对于肝静脉和下腔静脉病变以及支架的显示有重要价值,缺点是血管影有时可能被重叠或遮盖。表面遮盖成像(SSD)技术能有效地显示血管解剖空间关系,缺点是阈值的选择影响血管的形态,不能准确反映密度的变化,Budd-Chiari 综合征患者常常是肝静脉、下腔静脉显示不满意。容积再现技术(VR)不但能显示肝静脉、下腔静脉情况,而且有利于显示邻近的解剖结构,此种方法较为实用。仿真内镜技术(VE)可观察血管内腔以及阻塞段的情况。

四、CT 表现

(一) 肝脏的形态改变

Budd-Chiari 综合征的 CT 表现取决于肝静脉流出道阻塞的发病急缓、时间的长短和阻塞的部位。急性 Budd-Chiari 综合征肝脏增大,由于肝实质明显充血,平扫肝脏呈弥漫性低密度改变。增强扫描肝门附近的肝实质呈斑片状强化,而周边部的肝组织则强化不明显,这主要是由于肝静脉的流出道急性阻塞导致完全性的离肝门静脉血流的缘故。中央小叶的充血、坏死、出血,淋巴水肿,间质液体增加也是可能的原因。肝内血管影纤细(图26-6-1)。

在亚急性期或慢性期,肝脏缩小,边缘呈结节状,平扫时在肝脏的周边部或萎缩的肝叶由于局部肝组织的坏死或纤维化常可见到斑片状、楔形、裂隙样或不规则形低密度影(图 26-6-2)。增强扫描在肝脏的中央部分出现斑片状强化,周边部呈低密度(图 26-6-3,4),延迟扫描时密度逐渐趋于均匀,整个肝脏呈等密度改变,被认为是 Budd-Chiari 综合征的较为特征性的 CT 表

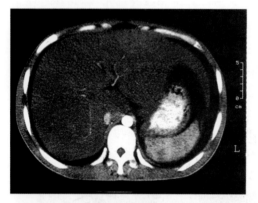

图 26-6-1 急性 BCS,增强扫描显示肝脏普遍增大,密度降低,肝、脾周围见有腹腔积液

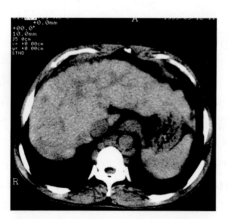

图 26-6-2 慢性 Budd-Chiari 综合征,平扫显示肝脏密度不均匀,奇静脉、半奇静脉扩张

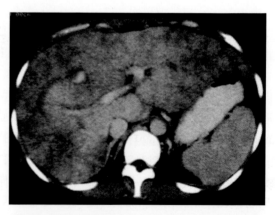

图 26-6-3 慢性 Budd-Chiari 综合征,增强扫描显示肝脏密度不均匀,肝脏中央部分强化明显,周边部以低密度为主,肝内见有明显的侧支血管影

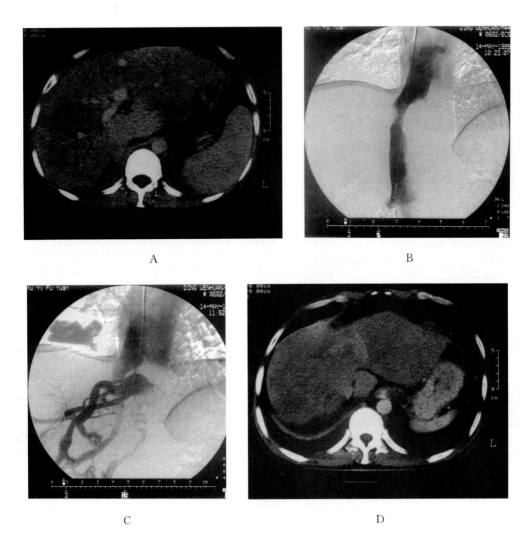

图 26-6-4 A 为肝尾叶均匀强化,肝脏其余部分呈低密度;B 和 C 为下腔静脉造影,B 显示肝静脉阻塞,C 显示肝脏内明显的侧支血管影;D 为 CT 增强扫描,肝脏内可见明显的侧支血管影,与 C 相符

现。斑片状强化区代表着血流缓慢通过侧支的静脉血管或在血窦停滞,平扫时的低密度区在增强后强化不明显,是因为由于窦后压力增加门静脉的血流通过动脉门静脉吻合支逆流所致。肝尾叶的血流直接通过多条小静脉回流到下腔静脉,而不受大的肝静脉阻塞的影响,表现为代偿性肥大(图 26-6-5,6),增强扫描时强化明显而且密度均匀。作者曾统计一组 82 例 Budd-Chiari 综合征的资料,肝尾叶增大占 87%,CT 横断面测量肝尾叶与右叶之比为 0.61(正常人<0.55)。当肝静脉内充填有低密度的栓子时,常伴有肝脏弥漫性低密度改变,主要是由于血流动力学的改变。在经动脉门静脉 CT 造影(CTAP)检查时当下腔静脉梗阻而肝静脉通畅时肝实质密度呈均匀性表现,而肝静脉梗阻下腔静脉通畅时则呈不均匀的表现。

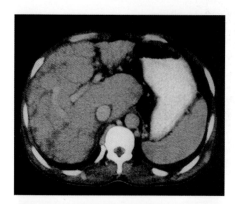

图 26-6-5 肝脏尾叶明显增大,肝脏周边部分密度不均匀,奇静脉、半奇静脉扩张

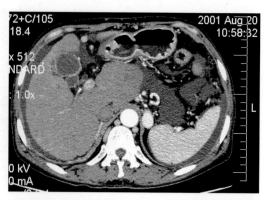

图 26-6-6 肝脏尾叶明显增大,奇静脉、半奇静脉扩张,腹腔、腹膜后均见有曲张的静脉,同时见有腹腔积液

(二) 肝静脉和下腔静脉的表现

平扫时肝静脉往往显示不清,但当肝静脉内有血栓时,可以表现为低密度影(图 26-6-7,8),增强后肝静脉不显示是一个重要征象,以右肝静脉多见;肝静脉与下腔静脉之间的连续性中断,以肝左静脉和肝中静脉多见。有时可以直接显示肝静脉内的栓子呈低密度影,管腔周围有强化边。尾叶的增大可压迫下腔静脉造成狭窄,下腔静脉呈裂隙样。下腔静脉节段性狭窄时表现为下腔静脉肝后段变细,而在下腔静脉阻塞端以下的下腔静脉断面由于腔内压增高往往呈圆形,并且管径增粗,狭窄段下腔静脉内显示小斑点状的钙化对于明确此型有重要价值(图 26-6-9~11),而且对于介入治疗有帮助。由于血管腔内的钙化坚硬、锐利,容易划破气囊。下腔静脉内有血栓时则见管腔内低密度的充盈缺损,增强扫描时更为明显(图 26-6-12)。CTA 技术有利于显示肝静脉和下腔静脉的异常。MIP 法可以显示血管腔的狭窄和梗阻情况以及腔内血栓,可以评估介入治疗的效果,观察支架形态。SSD 法有利于显示静脉血管之间的空间关系(图 26-6-13)。

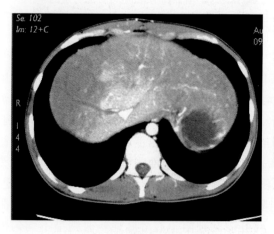

A

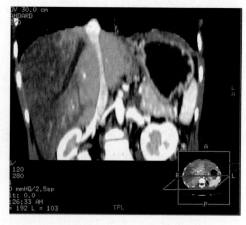

B

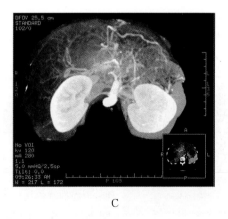

C

图 26-6-7 A 为增强扫描,肝脏密度不均匀,下腔静脉明显强化,右肝静脉呈低密度;B 为多平面重建,显示右肝静脉内血栓;C 为多平面重建,显示肝内侧支血管影

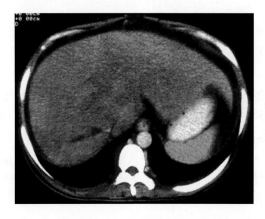

图 26-6-8 下腔静脉、右肝静脉内均见低密度的血栓影

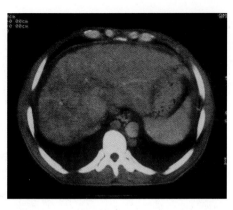   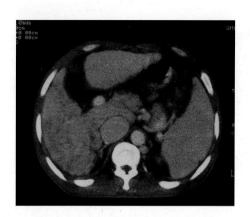

A   B

图 26-6-9 A 为下腔静脉节段型 Budd-Chiari 综合征,下腔静脉断面纤细,有小点状钙化,奇静脉、半奇静脉扩张;B 为梗阻段以下下腔静脉断面明显扩大增粗

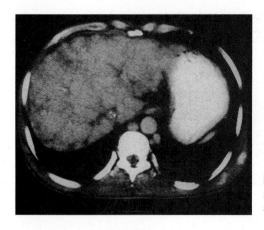

图 26-6-10 下腔静脉节段型 Budd-Chiari 综合征,下腔静脉内见斑点状钙化,肝脏密度不均匀,奇静脉、半奇静脉扩张

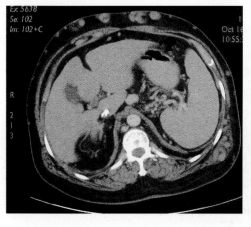

A

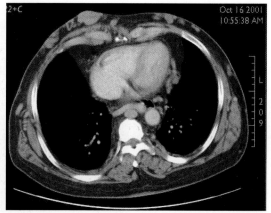

B

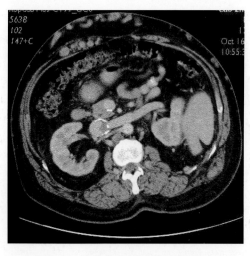

C

图 26-6-11 A 为下腔静脉节段型 Budd-Chiari 综合征,下腔静脉内见钙化斑,腹壁静脉曲张明显;B 为腹壁静脉曲张明显,左心缘旁有扩张的侧支血管影,奇静脉扩张;C 为下腔静脉内见血栓

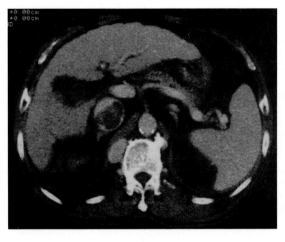
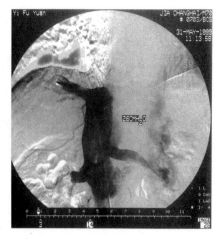

图 26-6-12 A 为下腔静脉增粗,内见血栓影,奇静脉扩张;B 为下腔静脉造影,显示下腔静脉入右心房处梗阻,下腔静脉内见血栓影

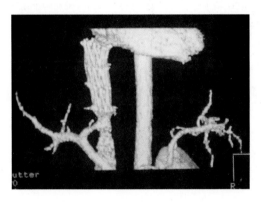
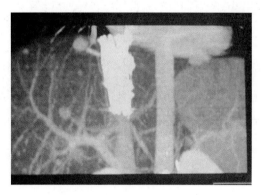

图 26-6-13 A 为 CT 血管造影 SSD 法,显示下腔静脉内支架情况;B 为 MIP 法,显示支架以及肝内多发的再生结节

(三) 侧支循环的表现

肝内外侧支血管的出现对于确诊有较大帮助,螺旋 CT 对于显示肝血管、下腔静脉和侧支循环情况有较大的价值,尤其是结合 CTA 技术(图 26-6-14)。肝内的侧支血管可以两种形式:通过包膜下血管与体循环相交通;阻塞的肝静脉与未阻塞的肝静脉之间交通。CT 显示肝内的侧支血管出现率为 59%,侧支血管表现为肝内"逗号"样或迂曲粗大的血管影,走行无规律(图 26-6-15,16)。

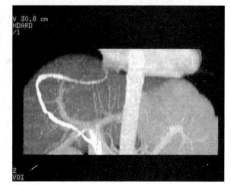

图 26-6-14 MIP 法显示肝静脉、下腔静脉不显影,肝内侧支血管向右心房引流

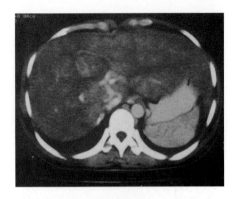

图 26-6-15　肝内迂曲、扩张的侧支血管

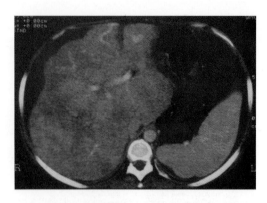

图 26-6-16　肝内侧支血管向肝包膜下引流,肝尾叶增大,左叶显示高密度的再生结节

CT 显示肝外侧支血管的出现率达 95%,常可显示的肝外侧支循环有:①左肾静脉→半奇静脉通路;②腰升静脉→奇静脉通路;③腹壁浅静脉通路;④膈下静脉→心膈周围侧支血管;⑤副肝静脉。其中以半奇静脉和奇静脉扩张较明显,作者的资料为半奇静脉和奇静脉扩张出现率分别为 89% 和 80%,按出现率高低依次为半奇静脉、奇静脉、腹腔或腹膜后静脉、腹壁静脉,当 CT 显示半奇静脉和奇静脉扩张时,几乎可以明确下腔静脉有梗阻。奇静脉和半奇静脉扩张常见,常被误认为主动脉旁肿块或肿大的淋巴结。腹壁静脉曲张在增强扫描时明显,在 CT 图像上腹壁下静脉分布于腹壁内侧,腹壁浅静脉分布于腹壁后外侧。心膈周围静脉可表现为左心膈角处血管性肿块,沿着左心室的左缘上升,常被误认为是肺部肿瘤(图 26-6-17～19)。

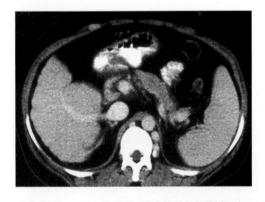

图 26-6-17　扩张的副肝静脉、奇静脉、半奇静脉

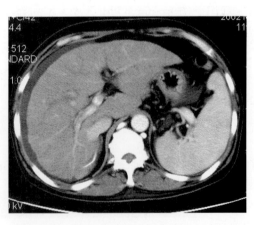
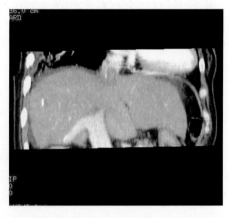

图 26-6-18　A 为扩张的副肝静脉、奇静脉、半奇静脉,肝脏周围见有腹腔积液;B 为多平面重建,显示副肝静脉,下腔静脉入右心房处腔内充盈缺损

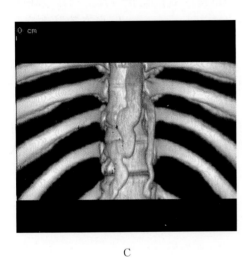
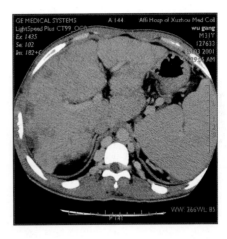

图26-6-19 A为奇静脉扩张而且强化明显,肝内侧支血管迂曲、扩张尚无强化;B为奇静脉、半奇静脉扩张,脾脏增大;C为VR法显示扩张的奇静脉、半奇静脉、肋间静脉

副肝静脉(也有称右下肝静脉)常位于第二肝门下方4~6 cm处,正常人不易显示,当肝静脉阻塞时部分病人通过副肝静脉代偿,使得肝的静脉血流回流到下腔静脉,表现为肝右叶的下份与下腔静脉的右侧壁相连的粗大血管影。副肝静脉的显示对于Budd-Chiari综合征的诊断和治疗有重要价值,副肝静脉也可以出现狭窄和阻塞,当副肝静脉出现狭窄时患者的门静脉高压往往较明显,介入治疗开通副肝静脉可以建立有效的肝静脉分流通道,使升高的肝窦压力降低。

(四) 其他表现

Budd-Chiari综合征的其他CT表现有腹腔积液、脾脏增大、胆囊增大等。在急性Budd-Chiari综合征腹腔积液往往较明显,而在慢性Budd-Chiari综合征脾脏往往增大明显。

慢性Budd-Chiari综合征的肝内可出现良性再生结节,一般认为结节的出现可能与肝静脉阻塞后肝脏的微循环改变有关,常为多发,大小不一,CT平扫呈高密度影,增强扫描时结节强化明显(图26-6-20)。Budd-Chiari综合征与肝细胞肝癌(HCC)有一定的关系,一方面HCC可以阻塞肝静脉或下腔静脉,常导致急性过程,预后往往较差;另一方面在慢性

Budd-Chiari 综合征病人中可以发生 HCC,常出现在下腔静脉膜型梗阻的病人中,门静脉常受到侵犯(图 26-6-21,22)。在 CT 诊断中 HCC 与良性再生结节一般是可以鉴别的,有人认为结节数目>10 个,直径<4 cm 多考虑为良性再生结节。MRI 也有帮助。

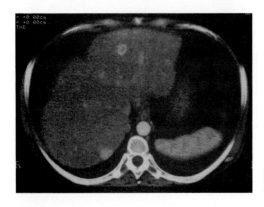

图 26-6-20 肝内多发高密度的再生结节,大小不等,边缘清楚,密度均匀

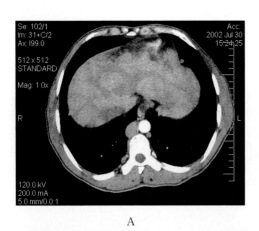

A   B

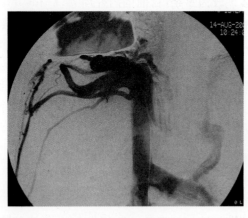   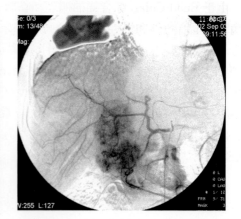

C   D

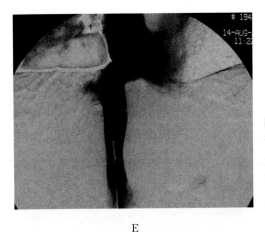

图 26-6-21 A 为下腔静脉膜型 Budd-Chiari 综合征合并 HCC，肝静脉影增粗，肝内见侧支血管，奇静脉扩张；B 为肝左叶肝癌密度不均匀，边缘欠清晰，脾脏增大；C 为下腔静脉造影，显示下腔静脉膜型梗阻，肝静脉扩张，侧支血管明显；D 为肝动脉造影，显示肿瘤染色；E 为下腔静脉开通后情况

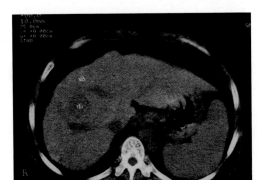

图 26-6-22 Budd-Chiari 综合征合并 HCC，肝右叶见低密度病灶，奇静脉、半奇静脉扩张

(五) 分型与 CT 表现

由于 Budd-Chiari 综合征的病理和临床表现较为复杂，目前国内外尚无统一的分型。根据病程不同有急性和慢性 Budd-Chiari 综合征，根据影像学表现，依阻塞的部位不同有肝静脉型、下腔静脉型和混合型；依病变性质不同有膜型和节段型；依阻塞的程度不同，分为完全性和不完全性。单纯依靠 CT 表现尚不能完全区分 Budd-Chiari 综合征的类型，但是有些表现可以有助于分型，如下腔静脉钙化提示为下腔静脉有节段型阻塞，半奇静脉和奇静脉扩张提示有下腔静脉阻塞，肝静脉内低密度影提示有肝静脉阻塞，副肝静脉扩张提示肝静脉阻塞。急性 Budd-Chiari 综合征肝脏增大，密度普遍降低，腹腔积液明显，慢性者肝尾叶增大，肝脏密度不均匀。

(六) 鉴别诊断

肝炎后肝硬化的侧支血管常出现在肝外，主要表现为门-体循环通路，而 Budd-Chiari 综合征则在肝内和肝外都能显示侧支血管。体循环的侧支血管或钙化的显示是 Budd-Chiari 综合征与肝炎后肝硬化的重要鉴别征象，尤其是半奇静脉、奇静脉和腹壁静脉扩张等对于诊断 Budd-Chiari 综合征有重要意义，肝炎后肝硬化一般不出现此表现。在鉴别诊断中需与胸部肿瘤、腹膜后肿瘤和肿大淋巴结相鉴别,将扩张、迂曲的血管误诊为肿块或肿大淋巴结并不少见,连续图像观察和增强扫描都有鉴别价值(图 26-6-23,24)。

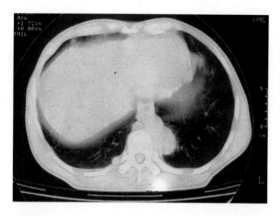

图 26-6-23 瘤样扩张的侧支血管,胸片曾误为胸部肿瘤

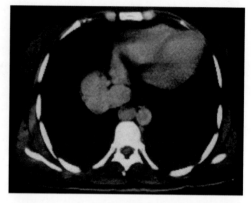

图 26-6-24 下腔静脉周围瘤样扩张的侧支血管,奇静脉扩张

(七) 几种影像学检查方法的比较

CT 检查对于显示肝脏的形态改变、肝外侧支血管、腔内血栓、下腔静脉钙化和介入治疗后血管内支架则很清楚。但对于肝静脉和下腔静脉肝后段的显示逊于 US 和静脉造影,无法显示下腔静脉、肝静脉的隔膜,对肝内侧支血管的显示不如 US、MRI。

静脉造影检查一直被认为是诊断本病的金标准,也是进行介入性治疗的主要依据,下腔静脉造影可以明确狭窄或阻塞的部位、类型,了解侧支循环情况,为选择合适的治疗方法提供必要的信息,但静脉造影显示腔内血栓方面不如 US 和 CT,其原因可能与血管内对比剂浓度较高,血栓被掩盖有关。

US 检查不但可以显示肝实质情况,而且对于肝内外血管、侧支循环易于了解,多普勒 US 容易识别血流情况有无异常,对梗阻或狭窄的类型 US 检查也具有较高的准确性,可以显示膜型梗阻时有无膜孔以及膜孔大小,对 Budd-Chiari 综合征的初步筛选有独到之处。此外,US 检查对于判断疗效、病人的长期随访有较高价值。US 对于血管内的钙化和肝外侧支血管的显示不如 CT,并且受操作者经验和水平的影响较大。

MRI 具有多参数、多平面成像、血管流空效应、无创等优点,轴位可显示肝静脉在肝内的走行和汇入下腔静脉的情况以及肝内侧支循环的有无,矢状位和冠状位则宜于显示下腔静脉的走行及形态、肝脏与邻近器官的相互关系。

急性期 Budd-Chiari 综合征肝弥漫性肿大,T_2 加权像上肝脏充血和坏死区表现为高信号。慢性 Budd-Chiari 综合征肝脏的萎缩和尾叶的增大能很好地被显示,肝实质的信号不均匀(图 26-6-25),是由于局限性的肝脏充血、中央小叶坏死和含水量增加导致长 T_1 和长 T_2 的异常信号,而在 T_1 加权像和 T_2 加权像上均呈低信号的则是纤维化所致。反转序列显示的低信号是代表充血带,在较短的 T_2 时尾叶有相似的表现。MRI 有助于鉴别 Budd-Chiari 综合征伴有的肝内病灶。再生结节多表现为 T_1 加权像呈高信号,T_2 加权像上呈高信号或等信号,信号均匀,病灶多发,直径较小;而肝癌则多表现为 T_1 加权像呈低信号,T_2 加权像上呈高信号,信号不均。下腔静脉和肝静脉主干能很好地被显示,尤其是右肝静脉和中肝静脉。可以表现为肝静脉狭窄或肝静脉影不显示(图26-6-26),下腔静脉的狭窄或阻塞能较好地被显示,下腔静脉的隔膜也可被显示。血管内的血栓表现管腔内的异常信号,SE 序列呈长 T_1 和长 T_2 信号,采用不同的回波有助于鉴别慢血流和血栓,门静脉内的血栓也容易显示。可以很好显示肝内侧支血管,在 SE 序列表现为"逗号"样的血液流空影(图26-6-27,28),也可表现为网状或"蜘蛛网"状血管影,走行无规律。肝外侧支血管易于显示,奇静脉、半奇静脉、胃底静脉丛、腹壁静脉、膈下静脉等表现为管径增粗或迂曲扩张的血管影,MRI 可获得与 CT 增强扫描相似的效果。副肝静脉呈粗大扭曲的血管影自肝右叶的下部汇入下腔静脉(图26-6-29,30)。门静脉的情况也能被很好显示,梯度回波序列有利于显示血管的通畅情况,MRA 有助于评价血管的情况,能得到与 US 相似的效果。此外,脾脏增大、腹腔积液等也可很好显示,MRI 可以随访和评价治疗效果,了解血管是否再狭窄。MRI 检查有时鉴别慢血流和栓子、新鲜或陈旧性血栓有困难,MRI 无法确定血流的方向。

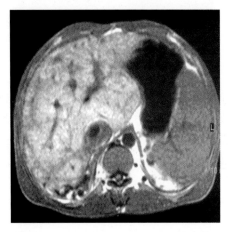

图 26-6-25 慢性 Budd-Chiari 综合征,MRI T_1 加权像,肝脏信号不均匀,肝尾叶增大,肝内见侧支血管,脾脏增大

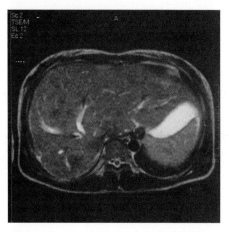

图 26-6-26 MRI T_2 加权像肝脏增大,肝静脉狭窄,奇静脉扩张

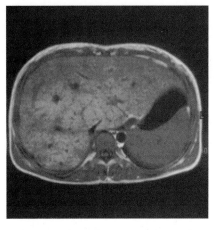

图 26-6-27 T_1WI 示肝脏增大,肝内侧支血管呈"逗号"样

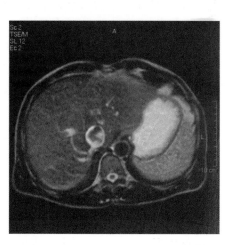

图 26-6-28 T_2WI 示下腔静脉内见血栓影,奇静脉、半奇静脉扩张

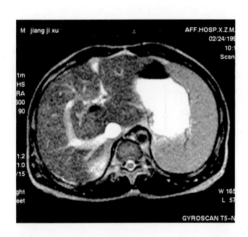

图 26-6-29 肝静脉型 Budd-Chiari 综合征,见粗大的副肝静脉,脾脏增大

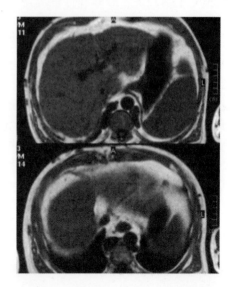

图 26-6-30 明显扩张的奇静脉、半奇静脉、腹壁静脉,脾脏增大

对于疑有 Budd-Chiari 综合征的病例,应首先行 US 检查、CT 检查或 MRI 检查,以了解梗阻部位和类型、肝脏的情况以及侧支循环,再行静脉造影进一步明确诊断并选择合适的方法进行介入治疗。几种检查方法相互补充有助于本病的正确诊断和选择合适的介入治疗方案。治疗后的随访则可以采用 US 检查、CT 检查或 MRI 检查。

(祖茂衡)

参考文献

1. 刘新,韩贺山,王文超等. MRI 和超声诊断 Budd-Chiari 综合征的对比研究. 实用放射学杂志,2000,16:201
2. 汤敏,吴东,曾蒙苏. 先天性或特发性肝血管畸形的 CT 和 MRI 表现. 临床放射学杂志. 2002,21(11):912～913
3. 吴东,周康荣,陈祖望等. 螺旋 CT 血管造影在内脏动脉瘤诊断中的临床应用和价值. 中华放射学杂志,2000,34(2):131～134
4. 徐凯,徐浩,祖茂衡等. Budd-Chiari 综合征的 CT 与超声、静脉造影对比研究. 实用放射学杂志,1999,15:16
5. 徐凯,祖茂衡,徐浩等. Budd-Chiari 综合征的 MRI 诊断. 临床放射学杂志,2000,19:707
6. 周康荣主编. 螺旋 CT. 上海:上海医科大学出版社,1998
7. Bluemke DA, Chamber TP. Spiral CT angiography: an alternative to conventional angiography. Radiology, 1995,195:317～319
8. Brancatelli G, Federle MP, Grazioli L, et al. Large regenerative nodules in Budd-Chiari syndrome and other vascular disorders of the liver: CT and MR imaging findings with clinicopathologic correlation. AJR, 2002,178:877

9. Cademartiri F, van der Lugt A, Luccichenti G, et al. Parameters affecting bolus geometry in CTA: a review. J Comput Assist Tomogr, 2002,26(4):598~607
10. Carr SC, Pearce WH, Vogelzang RL, et al. Current management of visceral artery aneurysms. Surgery, 1996,120:627~634
11. Chambers TP, Baron RL, Lush RM. Hepatic CT enhancement. Part I. Alterations in the volume of contrast material within the same patients. Radiology, 1994,193(2):513~517
12. Chambers TP, Baron RL, Lush RM. Hepatic CT enhancement. Part II. Alterations in contrast material volume and rate of injection within the same patients. Radiology, 1994,193:518~522
13. Cho OK, Koo JH, Kim YS, et al. Collateral pathways in Budd-Chiari syndrome: CT and venogrphic correlation. AJR, 1996,167:1163
14. Chow LC, Rubin GD. CT angiography of the arterial system. Radiol Clin North Am, 40(4):729~749
15. Diederichs CG, Keating DP, Glatting G, et al. Blurring of vessels in spiral CT angiography: effects of collimation width, pitch, viewing plane, and windowing in maximum intensity projection. J Comput Assist Tomogr, 1996,20(6):965~974
16. Dillon EH, Leeuwen MS, Fernandez MA, et al. Spiral CT angiography. AJR, 1993,160:1273~1278
17. Ferrucci JT, Mathieu DG. Advances in hepatobiliary radiology. St Louis: CV Mosby, 1990
18. Hoe LV, Marchal G, Baert AL, et al. Determination of scan delay time in spiral CT-angiography: utility of a test bolus injection. J Comput Assist Tomogr, 1995,19(2):216~220
19. Kane R, Eustace S. Diagnosis of Budd-Chiari syndrome: comparison between sonography and MR angiography. Radiology, 1995,195:117
20. Kim TK, Chung JW, Han JK, et al. Hepatic changes in benign obstruction of the hepatic inferior vena cava: CT findings. AJR, 1999,173:1235
21. Macari M, Israel GM, Berman P, et al. Infrarenal abdominal aortic aneurysms at multi-detector row CT angiography: intravascular enhancement without a timing acquisition. Radiology, 2001,220:519~523
22. Muphy FB, Steinberg HV, Thomas Shires G, et al. The Budd-Chiari syndrome: a review. AJR, 1986, 147:9
23. Pollock JG, Travis SJ, Whitaker SC, et al. Endovascular AAA repair: classification of aneurysm sac volumetric change using spiral computed tomographic angiography. J Endovasc Ther, 2002,9(2):185~193
24. Prokop M, Schaefer-Prokop C, Galanski M. Spiral CT angiography of the abdomen. Abdom Imaging, 1997,22:143~153
25. Rha. SE, Lee MG, Lee YS, et al. Nodular regenerative hyperplasia of the liver in Budd-Chiari syndrome: CT and MR features. Abdom Imaging, 2000,25:255
26. Rubin GD, Dake MD, Napel SA, et al. Three-dimensional spiral CT angiography of the abdomen: initial clinical experience. Radiology, 1993,186:147~152
27. Rubin GD, Shiau MC, Leung AN, et al. Aorta and iliac arteries: single versus multiple detector-row helical CT angiography. Radiology, 2000,215:670~676
28. Sawhney R, Kerlan RK, Wall SD, et al. Analysis of initial CT findings after endovascular repair of abdominal aortic aneurysm. Radiology, 2001,220:157~160
29. Soyer P, Rabenandrasana A, Barge J, et al. MRI of Budd-Chiari syndrome. Abdom Imaging, 1994,19:325
30. Stanley P. Budd-Chiari syndrome. Radiology, 1989,170:625
31. Stark DD, Hahn PF, Trey C, et al. MRI of the Budd-Chiari syndrome. AJR, 1986,146:1141
32. Tilanus HW. Budd-Chiari syndrome. Br J Surg, 1995,82:1023

33. Ueda K, Matsui O, Kadoya M, et al. CTAP in Budd-Chiari syndrome: evaluation of intrahepatic portal flow. Abdom Imaging, 1998,23:304
34. Van Beers B, Pringot J, Trigaux JP, et al. Hepatic heterogeneity on CT in Budd-Chiari syndrome: correlation with regional disturbances in portal flow. Gastrointest Radiol, 1988,13:61
35. Vilgrain V, Lewin M, Vons C, et al. Hepati nodules in Budd-Chiari syndrome: imaging features. Radiology, 1999,210:443

肾上腺、肾脏与盆腔

第四篇

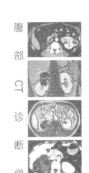

第二十七章

肾 上 腺

肾上腺是人体重要的内分泌器官,肾上腺皮质可分泌糖皮质激素、盐皮质激素、孕激素、雄激素和雌激素五大类激素,肾上腺髓质可分泌儿茶酚胺等重要生物活性物质。因此,其功能状态正常与否直接影响人体正常代谢和功能。临床上,肾上腺病变按其功能状态分为功能亢进性、功能低下性及非功能性;按起源分为皮质性和髓质性;还可分为良性和恶性。肾上腺功能性疾病通常由临床表现和实验室检查作出诊断,但定位诊断尚有赖于影像学检查。非功能性肾上腺病变往往因其他病变行腹部影像学检查时偶尔发现。据文献报道,这种"偶发瘤"约占腹部影像学检查病例的1%～5%,占尸检病例的2%～10%,虽然偶发瘤临床上表现为非功能性,且其中大多数确为良性无功能性腺瘤,但其中亦有6%～33%为高功能性肿瘤甚至恶性肿瘤,只是当时并无临床表现,即所谓"隐匿性高功能性病变"。此外,对伴发于恶性肿瘤患者的肾上腺肿块进行活检,结果证实为转移性肿瘤者不超过50%,另有资料显示患有其他恶性肿瘤的病例中8%～27%于尸检时发现有肾上腺转移。由此可见,无论对临床或实验室检查,已确定或疑有肾上腺疾患的病例,抑或"偶发瘤"病例,还是原发恶性肿瘤患者,寻找肾上腺是否有转移存在,影像学检查的作用是不可忽视的。迄今,CT以其空间分辨率高和快速成像的优点,早已成为最常用也是最主要的肾上腺影像学检查手段,随着多排螺旋CT(MDCT)在临床应用中的不断深入,其强大的后处理功能日益显现,就肾上腺而言,多种方位的重建图像对显示病变及其毗邻关系具有重要意义。当然,近年来在临床应用中逐步成熟的磁共振化学位移成像法在鉴别肿瘤良恶性方面也发挥着重要的作用。

第一节 肾上腺正常解剖和CT表现

一、肾上腺正常解剖

双侧肾上腺位于腹膜后间隙,分别居于左右肾脏上极的前上方,其周围为丰富的脂肪组织,外包被膜,与肾脏同位于肾筋膜囊内,相当于第1腰椎水平。右侧肾上腺稍高于左侧,位于肝右后叶内下缘、右膈脚及下腔静脉之间,呈"人"字形;左侧肾上腺呈半月形,位于左肾上极前内方,其前外侧分别为胰体尾、脾动静脉,其内侧为左膈脚。

肾上腺血供极为丰富,约占心输出量的1%。肾上腺上面有来自膈下动脉的终末分支,内侧面由上而下依次为肾上腺上、中、下动脉,分别起源于膈下动脉、主动脉和肾动脉。肾上腺诸供血动脉于被膜下形成动脉丛,并由此丛发出丰富的放射状排列的毛细血管,形成环绕网状带的静脉窦,汇成髓质静脉性毛细血管窦,再引流入中央静脉。被膜下动脉环发出的髓质动脉穿过皮质,达到髓质,分支成毛细血管供血给髓质,一部分引入髓质静脉窦,一部分直接引入中央静脉,最后中央静脉汇入左右肾上腺静脉。右肾上腺静脉直接引入下腔静脉,左侧则先与膈下静脉汇合,尔后注入左肾静脉。肾上腺髓质受交感神经节前纤维支配,这些纤维由胸10至腰2水平脊髓神经元发出,经腹腔神经丛到达肾上腺,在包膜处形成神经丛,然后进入腺体。节前纤维末梢与嗜铬细胞形成突触。近年来的研究发现肾上腺皮质亦接受神经纤维支配。

肾上腺实质分为外层的皮质和内层的髓质,分别起源于中胚层和外胚层。肾上腺皮质的组织结构可分3层:由外而内分别为球状带、束状带和网状带。肾上腺皮质约占肾上腺总量的90%。球状带紧贴包膜下方,较薄,占皮质的15%,分泌盐皮质激素,调节电解质和水盐的代谢。束状带最厚,约占皮质的78%,分泌调节糖和蛋白质代谢的糖皮质激素,如氢化可的松。网状带居最内侧,约占皮质的7%,分泌性激素,如脱氢异雄酮和雌激素。

肾上腺髓质起源于外胚层,与交感神经同源。肾上腺髓质与皮质交界参差不齐,约占肾上腺的10%。肾上腺髓质主要由高度分化的嗜铬细胞组成。嗜铬细胞群由毛细血管将其分割成格子状。人类肾上腺髓质分泌的儿茶酚胺主要为肾上腺素。在少数人有一种肾上腺正常变异,即在肾上腺和肾脏周围尚有肾上腺组织,可既含皮质又含髓质,一般位于腹腔丛或肾皮质内,单纯皮质型较多,常分布于泌尿生殖系统、胰腺或肝脏,单纯髓质型可广泛分布于机体中轴线附近交感神经丛区域。因此,绝大多数嗜铬细胞和组织位于肾上腺髓质内,但如果胚胎期分布于交感神经丛区域的嗜铬组织没有退化,即可能成为异位嗜铬细胞瘤的起源。

二、肾上腺的正常CT表现

肾上腺与肾脏均位于肾周脂肪囊内,脂肪组织于CT图像上为较低密度,而肾上腺为中等密度,因此,通常在脂肪组织的衬托下,肾上腺可以清晰地显示出来。肾上腺在平扫时,其密度与膈肌脚及肝脏相仿(图27-1-1)。肾上腺体积很小,目前CT尚难以分辨皮质区与髓质区界限。肾上腺大体可分为体部、外侧肢和内侧肢,这3个部分共同构成肾上腺的外形,右侧为"人"字形或倒"Y"形,左侧为三角形或倒"V"字形。有时两个肢体在横断面图像上不在同一层面出现,单一肢体呈线条状表现,右侧较多见,因为右侧肾上腺外肢较短时易重叠于肝内缘而难以显示。肢体长度为2~4 cm,内、外肢及左、右侧具体长度略有不同。肢体厚度为3~6 mm,宽2~3 cm。肾上腺的内、

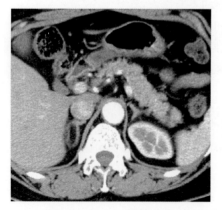

图27-1-1　正常肾上腺

外侧肢厚度均匀,和体部一样其外缘弧度均呈平直或凹陷状形,如向外膨隆,可提示异常。在正常情况下,肢体厚度不超过同侧同层膈肌脚的厚度(图27-1-2,3)。

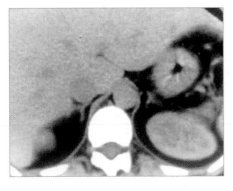
A

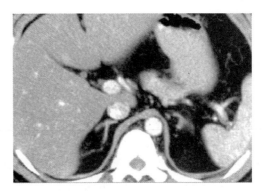
B

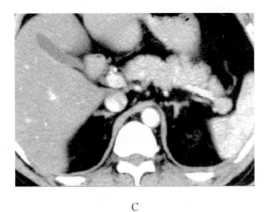
C

图 27-1-2 A~C 为正常肾上腺(不同病例)

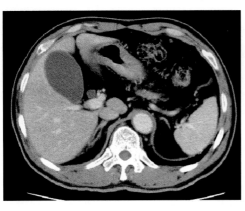
A

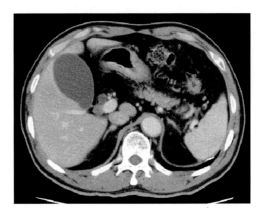
B

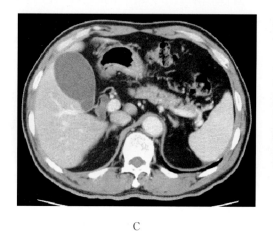
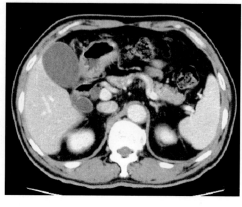

| C | D |

图27-1-3 A～D为正常肾上腺(不同病例)

一般情况下,左侧肾上腺与左肾上极几乎同层显示,而右侧肾上腺通常在右肾上极的上一层面即开始出现。据以往文献统计,左侧肾上腺显示率较右侧高,目前,由于MDCT的应用,肾上腺的显示率可达100%。肾上腺周围脂肪组织亦影响其显示率,脂肪少时显示欠佳,脊柱畸形患者肾上腺显示率低。摄片时要注意窗宽、窗位,尤其窗位应适中。除了横断位外,冠状位重建图像亦为重要的补充,冠状位可观察肾上腺宽度,以及肾上腺病变的毗邻关系和周围结构的改变,包括右肾上腺肿块与右肾、肝脏、下腔静脉的关系,左肾上腺肿块与左肾、脾静脉及胰腺的关系。正常情况下,左肾上腺需与脾动静脉相鉴别,有时未充盈的胃底、胃憩室、结肠肝曲和小肠等易与左肾上腺肿块相混淆,尤其是比较消瘦的患者,但口服胃肠道低密度(阴性)对比剂并行增强扫描易于作出鉴别。此外,应避免误将胰尾后缘部或脾脏突起当作肾上腺肿块(图27-1-4)。少数情况下,若肝肾隐窝肿块体积较大,或左肾上极、胰腺后方有巨大占位肿块,若横断位判断巨大肿块起源有困难,冠状位和(或)矢状位重建亦不可缺少。由于肾上腺血供丰富,肾上腺组织强化均较显著,文献报道,约17%的正常肾上腺可出现动脉期均匀一致的强化。

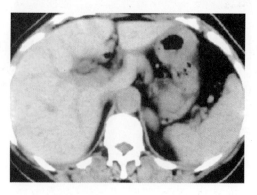
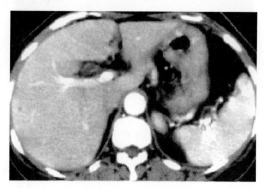

| A | B |

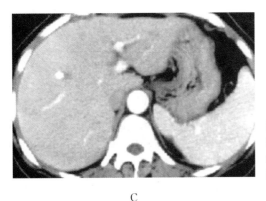

图 27-1-4 脾脏突起酷似左肾上腺肿块。A 为平扫,脾脏突起与脾脏不连接,与肾上腺肿块难以区分;B 和 C 为增强后,与脾脏密度一致,且与脾脏连接(C 层面)

C

第二节　CT 检查技术

肾上腺与肾脏均位于肾筋膜囊内,其周围有丰富的脂肪组织,天然对比较佳,但肾上腺体积较小,CT 检查时须选择薄层等间距扫描以显示正常肾上腺或较小的病变,所采用的检查方法是否恰当,对肾上腺病变的检出起决定性作用。

检查前准备与腹部常规 CT 检查无异。CT 检查前嘱患者口服阴性消化道对比剂(如温开水、牛奶等),使其胃及小肠充盈,以免与病变混淆。肾上腺 CT 检查的常规步骤为先平扫,后增强。当然,对肾上腺而言,若平扫无异常发现或能确定病变性质,则不必行增强扫描。平扫常用 5 mm 层厚等间距扫描,增强采用 3～5 mm 层厚动态三期螺旋扫描,或 1～3 mm 薄层靶扫描,这样可增加肾上腺小病灶的显示率及定性诊断率。动态三期螺旋扫描的时间与肾脏相近,即动脉期延迟时间为 35 s,静脉期为 70 s 及延迟期为 100 s。对比剂的注射速率应为 2.5 ml/s 以上。当然,若疑有嗜铬细胞瘤,则应控制注射速率,一般为 2.0 ml/s 或以下,以免引起高血压危象。扫描范围应至少包括肾上腺上方及下方的各一个层面,否则可能造成病变漏检,因为较小的肾上腺肿瘤往往仅累及部分肾上腺而其他部分可完全正常。若临床上疑有嗜铬细胞瘤时,除了扫描双侧肾上腺区外,尚须扩大扫描范围,一般自膈肌水平向下扫描直至盆腔,若仍未发现病灶,则须向膈上扫描直至颅底斜坡。若肾上腺区肿瘤较大并疑为恶性者,扫描范围应包括肝脏以明确是否存在肝脏转移,并可为定性诊断提供佐证。MDCT 检查时,因肾上腺体积小,故可采用 HQ(high quality)扫描模式,螺距为 3∶1,层厚为 1.25～3.75 mm 等间距或重叠扫描(overlapping scan)。也可根据病变类型及大小来选择适当的扫描模式。如当病变范围较大时,可调至 HS(high speed)扫描模式,螺距为 6∶1,层厚至 5～10 mm。若检出病变,则必须进行增强检查。

对于较大的肾上腺肿瘤,为明确肿瘤的范围和肿瘤对周围脏器血管的侵犯与否及其程度,常需做二维和三维图像重建。三维重建有助于了解肿瘤对周围脏器包括大血管的推压、侵犯及其程度,有助于对病灶进行临床分期和术前评估,因此,对制定治疗方案具有较大的指导意义。

第三节　CT检查的应用指征和一般诊断原则

一、应用指征

临床上，肾上腺CT检查的主要目的应包括：①评价和确定偶发瘤的性质，虽然绝大多数偶发瘤为非功能性腺瘤，但与隐匿性高功能性病变及恶性肿瘤的鉴别十分重要，对正确制定临床治疗方案具有重要的指导意义。②检查恶性肿瘤患者的肾上腺以明确是否存在转移性肿瘤抑或原发性肿瘤，并作出鉴别，以利于临床分期及治疗方案的制定。③对肾上腺功能异常的患者，影像学检查的目的为定位，并尽可能对其良恶性作出判断。④随访肾上腺肿瘤病例的术后情况。肾上腺病变几乎都是以肿块的形式出现，CT检查需要解决两大问题，一是肿块的起源即定位问题，二是肿块的性质即定性问题。在进行逐个病变讨论之前，先将这一共性问题作一简单分析。

二、肿块的定位诊断

肿块起源于肾上腺还是肾上腺外其他脏器，这是经常遇到的问题。肾上腺的解剖区域较小，尤其是右侧，当肾上腺或肾上腺外肿瘤长到一定大小时，该间隙（如 Morrison 囊）将被闭塞，并推移相邻脏器，造成肿瘤起源定位的困难。根据作者的经验，当肾上腺肿块直径＜3 cm 时，一部分肾上腺的形态和大小依然正常，在 CT 图上可清楚显示，肿块与肾上腺的关系非常明确；肿块直径介于 3～5 cm 时，正常肾上腺不复显示，但肿块局限于肾上腺区域内，周围的解剖间隙依然清楚，通常不至于和肾上腺外肿块混淆；当肿块直径＞5 cm 时，该区域的解剖间隙消失，判断肿块的起源有一定的困难。

发生在右侧的肾上腺肿瘤须和肝脏肿瘤及右肾上极肿瘤区分；左侧则应和胰尾、左肾上极及脾脏肿瘤区分。不管右侧和左侧，当肿块特别大时，也难以和肾上腺外的腹膜后肿瘤鉴别。由于右侧肾上腺解剖区域小于左侧，因而右侧肿块产生混淆的比例高于左侧。

鉴别时临床资料具有重要的参考价值，若实验室检查提示肾上腺肿瘤的指标为阳性，则不难排除肾上腺外肿块。如怀疑肝脏起源，甲胎蛋白（AFP）检查可作为参考，但也应注意除了肝细胞癌外，AFP 增高的其他情况如胚胎类肿瘤、胃癌等。肾脏肿瘤往往有血尿症状。在上述临床资料阴性或不具备的情况下，应着重从 CT 图像上进行分析。

（一）肾上腺肿瘤与肝脏肿瘤

少数位于肝右叶内下段和尾叶的肿瘤主要向外生长，占据 Glisson 窝，或为肝脏裸区起源的肿块向下生长，均颇似肾上腺肿瘤。反之，巨大肾上腺肿瘤向上、向前生长，可达肝脏膈顶部位，在较高扫描层面上极似肝内肿瘤。后一种情况更为常见。

鉴别要点：①在肿块的中心扫描层面上，肾上腺肿块与肝脏之间往往可见到脂肪层间隙。②下腔静脉移位。肝脏为腹腔内脏器，肝脏肿瘤很少推移下腔静脉，如果出现，一般将其向后推移；反之，肾上腺和下腔静脉同为腹膜后结构，大的肾上腺肿块往往将其向前、向内推移。③巨大肝癌常侵犯和推移肝内血管，门静脉癌栓形成较常见，肾上腺肿瘤则无此现象。④巨大肾上腺肿瘤可越过中线向对侧生长，肝脏右叶肿瘤一般不跨越中线。⑤肾上腺肿瘤与肝脏交界处内外侧缘均构成夹角,而肝脏肿块仅内侧缘形成夹角。

(二) 肾上腺肿瘤与肾脏上极肿瘤

肾脏上极肿瘤主要向上、向外生长时,占据肾上腺区域,与向下生长的肾上腺肿瘤产生混淆。

鉴别要点:①如肿瘤与肾脏上极的交界面存在,或交界角为锐角,则支持肿块来源于肾上腺。②肾上腺肿瘤往往将肾脏向下方推移,肾内结构如肾盂、肾盏则无改变。相反,肾脏肿瘤往往压迫推移肾盂肾盏,而肾脏本身位置相对无改变。但个别肾脏上极肿瘤主要向外生长,或肾上腺恶性肿瘤明显侵犯肾脏时,两者的鉴别极为困难。对肿瘤起源 CT 判断困难的病例,可进一步采取以下措施:①交界面薄层增强扫描;②冠状面和矢状面图像重建或行 MRI 多方位成像;③特异性脏器放射性核素扫描,从理论上说,对判断肿瘤起源有一定意义,但实际价值不大;④选择性血管造影或血液生化分析,对疑难病例为最佳选择。如肿瘤由膈下动脉和肾上腺动脉供血,表明肿瘤来自肾上腺;如由肾动脉供血,则肿瘤为肾脏起源(图 27-3-1,2)。供血动脉的观察(DSA 和 MDCT)同样适用于肾上腺和肝脏及其他部位肿瘤的鉴别。

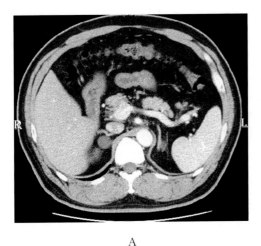
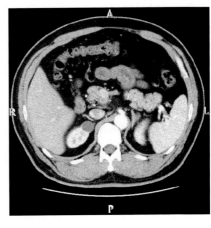

A   B

图 27-3-1 类似肾上腺腺瘤的右肾上极小囊肿(A 和 B 为连续薄层扫描层面)。A 为右侧肾上腺内侧肢处有一直径为 1.5 cm 的圆形低密度结节;B 示右肾上极的小囊肿,与肾脏交界面呈鹰嘴状

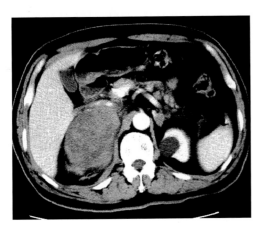

图 27-3-2 右肾上腺癌。肿块将下腔静脉向前推移,左肾上腺亦见一小结节

三、肿瘤的定性诊断

肾上腺肿瘤分皮质性和髓质性两大类，极少数为间叶组织起源（如髓性脂肪瘤）。皮质性肿瘤有功能性和无功能性之分。功能性皮质肿瘤主要有皮质醇增多症和原发性醛固酮增多症，少数产生性激素。髓质肿瘤主要有嗜铬细胞瘤、神经母细胞瘤和神经节细胞瘤。上述肿瘤（或肿块）除少数类型，如髓样脂肪瘤（myelolipoma）和囊肿，根据特征性 CT 表现（脂肪和水样密度）可单独作出诊断外，其余肿瘤有的虽有一定的特征，但无特异性。定性诊断必须密切结合临床和实验室检查资料综合分析。根据上海交通大学附属瑞金医院大组病例统计，肾上腺肿瘤的 CT 定位、定性诊断准确率达 95% 左右。

无论皮质和髓质肿瘤、功能性和无功能性肿瘤，均有良、恶性之分，两者鉴别有一定的困难。从病理学角度，在细胞形态上不易区分良、恶性，诊断恶性肿瘤的标准为包膜和血管受浸润。从 CT 角度，诊断恶性肿瘤的最可靠依据是显示脏器和淋巴结转移即肿瘤的生物学行为。至于肿瘤大小、肿瘤坏死、出血，囊性变和不均匀性增强可作为参考征象。一般而言，轮廓清晰的较小肿瘤，增强前后密度较均匀的通常为良性；反之，直径≥5 cm 的肿瘤，内部密度不均匀、轮廓不清楚者，其恶性或潜在恶变的概率增加。有人认为，直径 5 cm 以上的无功能性肿瘤以腺癌可能性大，主张手术切除之。

第四节 皮质醇增多症

皮质醇增多症（hypercotisolism）又称库欣综合征（Cushing syndrome），由 Cushing 于 1932 年首次报告，主要临床表现为糖皮质激素分泌增多所致的一系列症候群。病因主要包括原发性或继发性肾上腺皮质增生、肾上腺皮质腺瘤和肾上腺皮质腺癌，其他情况包括异位 ACTH 分泌过多、医源性皮质醇增多症等。本节主要讨论前 3 种原因引起的皮质醇增多症。

一、病理

（一）肾上腺皮质增生

临床上称为库欣病，约占库欣综合征的 70%，可分为原发性和继发性，后者为由垂体疾病导致 ACTH 分泌过多从而引起的肾上腺皮质增生。继发性皮质增生多于原发性，文献报道库欣病患者 90% 有垂体微腺瘤，但原发性和继发性的病理改变无差异。肾上腺皮质增生通常呈双侧弥漫性增生，重量增加可达 76 g，轮廓饱满，切面皮质增厚达 2~3 mm，镜下见束状带明显增宽，弥漫性增生伴灶性增生微结节。电镜下见有典型的分泌类固醇的超微结构：丰富的线粒体，光面内质网及脂滴。在弥漫性增生基础上有大、小不等的结节形成，称结节型皮质增生，无包膜，较大者与腺瘤难以鉴别，可能是增生向腺瘤过渡的阶段性表现。

（二）肾上腺皮质腺瘤

临床上表现为典型的库欣综合征，病程短。腺瘤呈圆形或卵圆形，包膜完整，直径≥2 cm，切面黄褐相间，呈花斑状，镜下见透明细胞和颗粒细胞，细胞内富含类脂质，细胞大小不一，呈片状排列，电镜结果与增生相似。

(三) 肾上腺皮质腺癌

肿块体积大,直径常>5 cm,可伴有出血、坏死和囊性变等。镜下细胞多有间变,若肿块体积小,无包膜浸润,有时难以与腺瘤鉴别。癌细胞侵犯包膜和(或)血管是其特征。

二、临床表现

多见于生育期女性,上海交通大学附属瑞金医院一组病例显示,男女之比约为1:2.64,20~40岁多见,平均年龄33.4岁,起病慢,平均病程3.6年,增生病例3.8年,腺瘤1.6年,而肾上腺皮质癌发展快,就诊时多为晚期。上腹可触及肿块,部分病例可有腰腹痛。功能性皮质腺癌多为儿童或青年人。库欣综合征的主要临床表现为:满月脸、向心性肥胖(水牛背)、鲤鱼嘴、皮肤紫纹、高血压和骨质疏松等。女性病人常伴有月经失调等。

三、CT表现

(一) 肾上腺皮质增生

可分为弥漫型增生和结节型增生。通常为双侧性,肾上腺肢体增粗、延长,轮廓饱满,边缘膨隆。若为弥漫型增生,肾上腺基本形态无明显改变(图27-4-1)。有时,结节型增生中微细结节须在适当窗宽窗位的薄层CT图像上方能显示,而较大结节与腺瘤亦难以区别(图27-4-2)。若为单侧单一皮质结节,以腺瘤居多,而双侧多个小结节多为皮质增生。在平扫和增强图像上弥漫性均匀的肾上腺皮质增生均与正常肾上腺的密度一致,与肝脏密度相仿(图27-4-3,4)。在肾上腺周围低密度脂肪组织的衬托下,无论平扫还是增强图像均能清晰显示增粗的肾上腺肢体。注射含碘对比剂后,明显强化,其密度改变与正常肾上腺一致。若为结节型增生,单个结节时其密度常与正常肾上腺一致;多发结节型增生,无论在平扫还是增强图像上其密度常低于正常腺体(图27-4-5)。临床上,单纯增生(库欣病)的症状较明显且可被大剂量地塞米松所抑制,同时可检出垂体微腺瘤,有别于库欣综合征。因此,完整的皮质醇增多症CT检查应包括垂体扫描。皮质醇腺瘤常呈中等程度强化,密度一般高于单纯增生;病理学上,增生结节周围腺体亦呈增生征象,而功能性腺瘤周围腺体通常已萎缩,这些均有助于鉴别诊断。有时,CT检查未见肾上腺异常,若临床上存在典型症状时,应检查其他部位以明确是否存在异位ACTH综合征,如胸腺肿瘤、肺部类癌等(图27-4-6)。部分肾上腺增生病

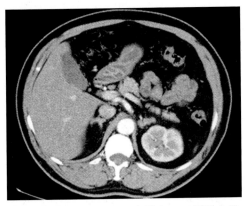

图27-4-1 双侧肾上腺增生。双侧肾上腺体积增大,肢体增粗,并可见小结节状突起

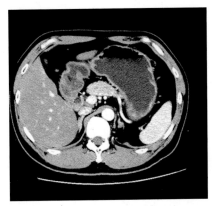

图27-4-2 双侧肾上腺增生(结节型)

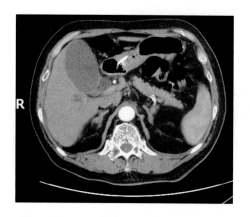

图27-4-3 双侧肾上腺增生(弥漫型)

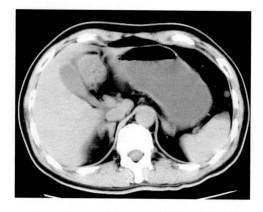

图27-4-4 双侧肾上腺增生。双侧肾上腺肢体明显增粗

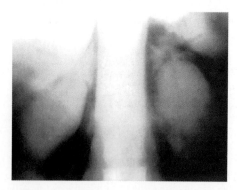

A

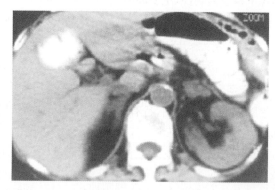

B

图27-4-5 双肾上腺增生。A为腹膜后充气造影,显示双侧肾上腺显著增生肥大;B为CT平扫图像,显示双侧肾上腺肢体明显增粗,密度较低

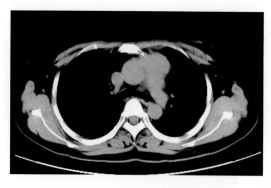

A

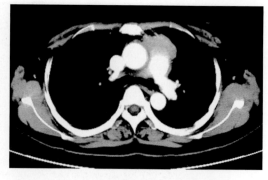

B

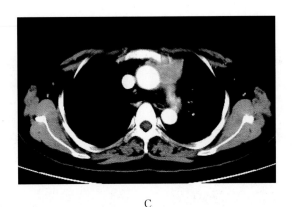

C

图 27-4-6 异位 ACTH 综合征。A 为胸部 CT 平扫图像,显示主动脉及肺动脉左侧可见一中等密度不规则块影,其与正常大血管无明确分界;B 和 C 为胸部增强 CT,显示病灶呈中等程度强化。病理结果为胸腺类癌

例,CT 检查为阴性,主要原因是增生结节太小,同时,肾上腺增生结节大小与其所引起的临床表现并不成正比。因此,CT 检查阴性不能除外肾上腺增生,尤其是具有典型的临床表现者。

(二) 肾上腺皮质腺瘤

本病占皮质醇增多症的 15%~20%,通常为单侧,少数为双侧。高功能腺瘤通常较小即被检出,直径为 2~3 cm 以上较多见,圆形或椭圆形,边缘光整,于平扫图像上瘤体密度明显低于正常腺体,一般较均匀,且有完整包膜,有时在平扫图像上均为环形稍高影(图 27-4-7~12)。腺瘤内部密度通常较均匀,偶见钙化。较大的肿瘤中央区可见少许出血及坏死等征象。若为较小的肿瘤,CT 横断位图像结合冠状位和矢状位重建图像多可显示其与正常腺体的关系。增强早期大部分腺瘤呈中等程度均匀强化,密度下降亦较快。Krestin 等报道肾上腺皮质腺瘤的这种强化方式可与非腺瘤性肿块相鉴别,认为后者强化极显著,而且高密度可维持到延迟期。目前,少数学者认为强化模式有利于鉴别良恶性,而多数学者认为无显著价值,我们认为这些模式之间存在较多交叉重叠,仅具有一定的参考价值,在此基础上结合病灶大小、形态特征和临床资料可以作出较正确的诊断。

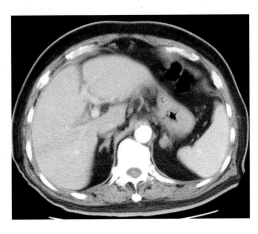

图 27-4-7 左肾上腺皮质醇腺瘤

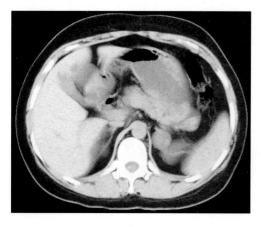
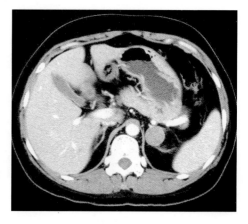

图 27-4-8 左侧肾上腺皮质醇腺瘤。A 为 CT 平扫,显示左侧肾上腺区有一中等密度圆形结节,约 2 cm 大小;B 为增强扫描,显示左侧肾上腺结节轻度强化,周围环行强化较中央明显

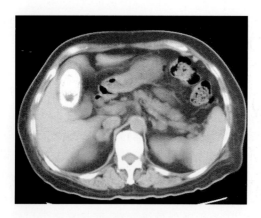
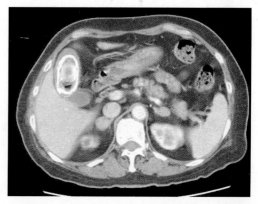

图 27-4-9 双侧肾上腺皮质醇腺瘤。A 为 CT 平扫,显示双侧肾上腺均无结节影,另见胆囊结石;B 为增强扫描,显示双侧肾上腺中等密度结节,大小约为 1.5 cm,均呈中等程度强化,密度较均匀

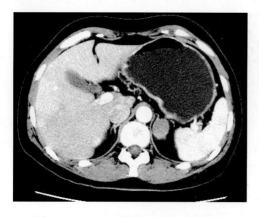
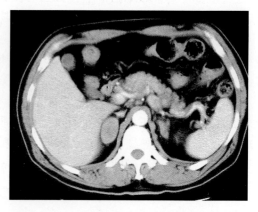

图 27-4-10 左侧肾上腺皮质醇腺瘤

图 27-4-11 双侧肾上腺皮质醇腺瘤,右侧较大,约 3.5 cm×2 cm

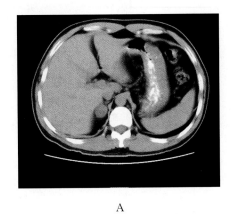
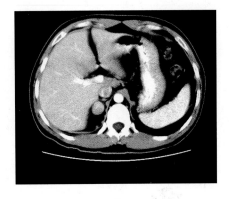
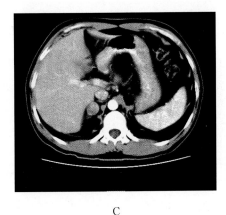

图27-4-12 右侧皮质醇性腺瘤。A为CT平扫；B为增强扫描，示腺瘤中度强化；C较B略延迟，强化减退

（三）皮质腺癌

少见，单侧居多，一般瘤体较大，常超过5 cm，其内可有出血、坏死，可有完整包膜。因此，在CT图像上其密度不均匀，呈混杂密度。若肿瘤内部有出血，其密度可明显高于肝实质。CT和CT血管成像（CTA）能显示肾静脉、下腔静脉受侵情况及肿块的累及范围。病理上，皮质腺癌内可有钙化，在CT图像上通常能清晰显示。注射对比剂后，强化较显著且持续时间较长，以边缘区为甚，常不均匀，中央无强化区提示可能有坏死、出血、液化。有时，平扫时周围脂肪组织结构较模糊，提示肿瘤已突破包膜，同侧肾、肝右后叶及下腔静脉均可能受侵犯。肝、肺和腹膜后淋巴结可出现转移。肿瘤细胞浸润包膜和侵犯血管是病理学上皮质腺癌的主要特征（图27-4-13），因此，若肿瘤较小，无外部侵犯征象时，无论是大体标本还是镜下判断良恶性均有一定困难。因此，影像学分析对定性和分期有非常重要的价值。一般来说，如有以下特征，应高度怀疑肾上腺皮质腺癌：①肿瘤体积大，直径≥5 cm；②除分泌糖皮质激素外，尚分泌盐皮质激素等多种激素；③临床表现极为严重而复杂；④增强后，病灶早期强化显著且持续时间较长，但无逐步充填征象；⑤周围结构受侵犯，或出现淋巴结和远处转移；⑥肿瘤切除后复发。

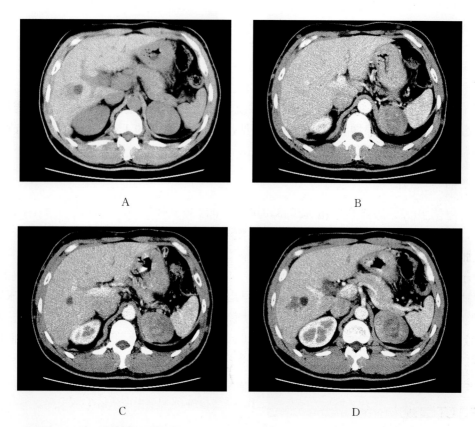

图 27-4-13 左侧肾上腺腺癌。A 为左侧肾上腺区见一中等密度肿块,大小为 5 cm× 6 cm 左右,中央见略高密度出血灶;B~D 为左侧肾上腺区肿块,呈轻中度不均匀强化,中央出血坏死区域不强化

第五节 原发性醛固酮增多症

原发性醛固酮增多症(primary aldosteronism),简称原醛,又称 Conn's 综合征,是指肾上腺皮质分泌过多醛固酮而导致水钠潴留、血容量增多、肾素-血管紧张素系统的活性受抑制,临床表现为高血压、低血钾的综合征。醛固酮增多症分为原发性和继发性,两者区别在于前者为肾上腺本身病变所致,实验室检查血浆肾素下降,而后者由肾上腺外疾患引起,血浆肾素升高。

原醛的两种主要类型是分泌醛固酮的肾上腺皮质腺瘤(醛固酮瘤)及双侧肾上腺皮质增生和特发性醛固酮增多症。

一、病理

肾上腺醛固酮腺瘤占原醛的 80%~90%,以单一腺瘤最多见,双侧和多发性腺瘤仅占 10%。醛固酮腺瘤体积一般较小,直径多<3 cm,平均 1.8 cm 左右。呈圆形或卵圆形,肿瘤

有完整包膜，切面呈金黄色。镜下瘤体内含大量透明细胞和泡沫细胞，富含脂质颗粒，瘤细胞排列成团，由毛细血管分隔，间质、结缔组织甚少。与库欣综合征皮质腺瘤相比，后者肿瘤以外的同侧或对侧肾上腺皮质萎缩，而功能性醛固酮腺瘤同侧或对侧球状带则可正常，亦可见对侧皮质萎缩。特发性醛固酮增多症占原醛的20%左右，多见于儿童，主要病理改变为双侧球状带增生，可为弥漫性或结节性，镜下见增生的细胞内充满脂质，类似于正常束状带细胞，近年来的研究提示本病为下丘脑-垂体系统功能紊乱所导致的肾上腺皮质球状带增生。引起原醛的原发性肾上腺增生和皮质腺癌少见，分别约占原醛的1%，皮质增生病理改变与特发性者无异。皮质腺癌已于前节叙及，在此不再赘言。

二、临床表现

作者单位1957～1985年收治201例，1986～2000年又收治250例，男女比为1：1.3，好发年龄30～50岁。原醛患者由于肾上腺醛固酮分泌增多而出现低肾素型高血压，低肾素、低血管紧张素血症。临床上有三大特征：即高血压、低血钾及周期性瘫痪等。

由于在大量醛固酮作用下，钾从尿中严重丢失，使血钾降低，并由此引起周围期软瘫、低钾性肾病及心脏损害。其中高血压是原醛最早出现的最重要症状，随着病程进展，血压逐渐升高，但一般呈良性过程。有些患者还出现代谢性碱中毒，有手足抽搐。实验室检查：血浆醛固酮升高，＞112～277 mmol/L（4～10 ng/dl），尿钾增多，血钾下降及血浆低肾素、低血管紧张素。腺瘤手术治愈率高，而增生则需内科治疗。若重要脏器出现严重损害可危及生命，因此，早期诊断和治疗尤为关键。

三、CT表现

由于原醛皮质腺瘤体积常较小，≤2 cm较多见，其脂肪含量高于皮质醇腺瘤，而且由于其周围低密度脂肪组织和部分容积效应的影响，因此，必须采用适当的检查技术，如薄层扫描；图像窗宽窗位的调节亦很重要。在常规CT图像上，肾上腺较小的腺瘤（＜1 cm）亦能清晰显示。一般而言，增强CT可显示的最小腺瘤大小为3～5 mm，在优质的MDCT的图像上2 mm以下的小结节亦可显示，但因其准确性不高而通常造成判断困难。腺瘤可位于内肢、外肢或交连的体部，有时可见瘤体连于正常肢体的蒂；腺瘤边缘光整，呈圆形或卵圆形。平扫时，其密度较低且均匀（图27-5-1～3），注射对比剂后腺瘤可出现轻度均匀强化，延迟后环形强化的包膜密度高于瘤体，故整个结节呈薄纸样环形强化灶，其中央区仍为较低的密度（图27-5-4～7）。右侧肾上腺小腺瘤须与肝脏小囊肿鉴别，薄层扫描及多方位重建有助于鉴别。皮质增生（图27-5-8，9）和皮质腺癌的CT表现（图27-5-10）与皮质醇增多症患者无异，在此不赘述。

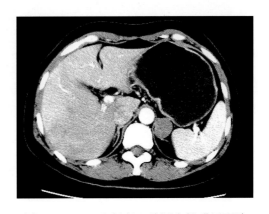

图27-5-1 左侧肾上腺原发性醛固酮腺瘤，轻度均匀强化

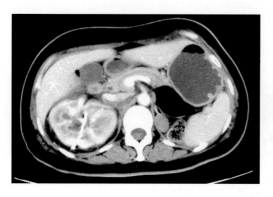

图 27-5-2 左侧肾上腺原发性醛固酮腺瘤,轻度强化

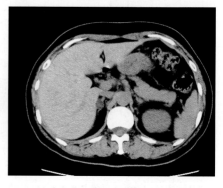

图 27-5-3 右侧肾上腺原发性醛固酮腺瘤,结节约 1 cm 大小,呈低密度

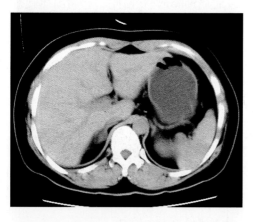

A

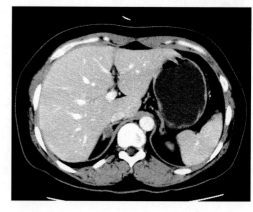

B

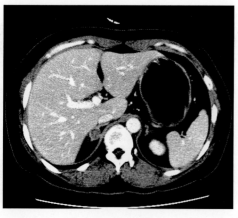

C

图 27-5-4 右侧肾上腺原发性醛固酮腺瘤。A 为平扫,示结节很小,低密度;B 和 C 为增强后,强化不明显

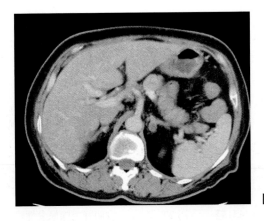

图 27-5-5 左侧原醛腺瘤

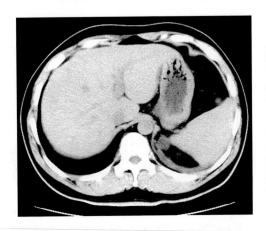 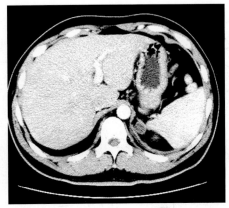

A B

图 27-5-6 左侧原醛性腺瘤。A 为平扫;B 为增强扫描

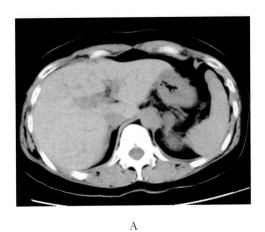 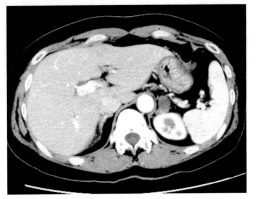

A B

图 27-5-7 左侧肾上腺原发性醛固酮腺瘤。A 为平扫;B 为增强扫描

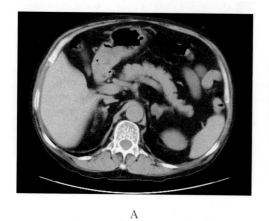
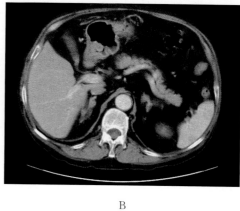
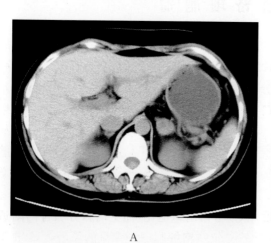

图 27-5-8 原发性醛固酮增多症。A 为平扫；B 为增强扫描，示双侧肾上腺结节状增生，右侧结节近似脂肪密度

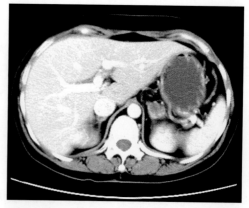

图 27-5-9 左侧肾上腺原发性醛固酮腺瘤，仅轻度强化。A 为平扫；B 为增强扫描

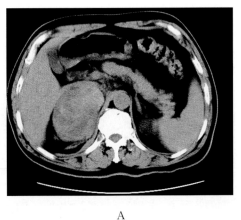 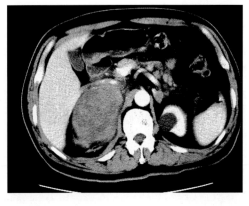

图 27-5-10 右侧肾上腺腺癌,原发性醛固酮增多症。A 为 CT 平扫,显示右侧肾上腺区巨大肿块,大小约为 10 cm×6 cm,密度不均匀;B 为增强扫描,显示右肾上腺肿块中等程度强化,包膜欠光整,左侧肾上腺亦见小结节影

原醛腺瘤与增生的鉴别极为重要,因为两者的治疗方案完全不同。腺瘤需手术切除,其疗效甚佳,而皮质增生患者即使行手术切除,其疗效亦不佳,宜行内科药物治疗。若 CT 检查难以区分或不明确时,可选择肾上腺静脉采样测定或核医学检查。若双侧肾上腺静脉血的醛固酮浓度均升高,且很接近,或双侧核素浓聚程度相仿,则支持皮质增生;反之,则倾向于腺瘤诊断。

第六节 嗜铬细胞瘤

嗜铬细胞瘤属于肾上腺髓质源性肿瘤。肾上腺髓质起源于胚胎期神经嵴,神经嵴的原始细胞称为交感神经母细胞(交感原基),以后向两个方向分化,一方面分化成神经节细胞,另一方面分化成嗜铬细胞。所形成的肿瘤亦分为 3 类,即嗜铬细胞瘤(pheochromocytoma)、神经母细胞瘤(neuroblastoma)和神经节细胞瘤(ganglioneuroma)(另节详述)。嗜铬细胞瘤中 80% 来源于肾上腺髓质,另外 20% 源自肾上腺以外的副神经节,即分布于椎旁交感神经丛区域未退化的嗜铬组织。胚胎第 6～7 周时,交感原基的原始细胞开始分化成嗜铬细胞,胚胎第 9 周时,这些细胞发育成富有血管的细胞索,即主动脉旁体(Zukerkandl' organ)。腹腔交感神经节区域的嗜铬细胞演变成肾上腺髓质,其余嗜铬组织的位置与椎前交感神经丛紧邻。因此,自颅底至盆腔均有嗜铬组织分布。此后,部分嗜铬组织退化,而主动脉旁和肾门附近尚较丰富,这也是主动脉、下腔静脉和肾门附近的异位嗜铬细胞瘤较多见的原因。1908 年 Alezais 和 Peyron 首先报道了一组肾上腺外嗜铬细胞瘤病例,并命名为副神经节瘤。1912 年 Pick 提议将肾上腺内嗜铬细胞性肿瘤命名为嗜铬细胞瘤,而将肾上腺外嗜铬性肿瘤即异位嗜铬细胞瘤冠以"副神经节瘤"。由于嗜铬细胞瘤组织产生过多的儿茶酚胺,临床上出现高血压和高代谢等症候群。

一、病理

80%位于肾上腺,大多数为单侧,右侧稍多于左侧,大体观肿瘤大小不一,平均直径约为5 cm,呈圆形或椭圆形,有完整包膜,切面灰红或褐色,常见到出血、囊变或钙化。组织学上,嗜铬细胞瘤为大型多角细胞,形成细胞束或细胞巢,瘤细胞有不同程度的多形性。间质主要是血窦,嗜铬细胞瘤组织中儿茶酚胺的含量是正常肾上腺髓质含量的4~80倍。

起源于肾上腺外的嗜铬细胞瘤又称异位嗜铬细胞瘤或副神经节瘤,其与肾上腺髓质源性嗜铬细胞瘤具有同样的功能特征,在青少年呈轻度优势分布,且更具恶性倾向(29%~40%)及多发倾向。作者报道的一组31例异位嗜铬细胞瘤恶性比例为13%,分布区域以腹主动脉周围和肾门附近较多见,本组占71%。嗜铬细胞瘤的整体恶性比例为10%左右。病理上以包膜浸润、血管内癌栓形成以及远处转移为特征。

二、临床表现

好发于30~50岁中年人,由于嗜铬细胞瘤持续和(或)脉冲式释放大量儿茶酚胺,患者常出现持续性高血压(33%),阵发性高血压(16%),持续性高血压伴阵发性加剧(38%),高低血压交替出现(10%)等高血压症候群,极少数患者就诊时为低血压休克或血压正常(3%)。血压波动幅度大,发作间歇血压可正常。另一主要症候群为高代谢,患者出现体温升高,多在1~2℃之间,呈弛张热,偶有高热,文献中曾有高达39℃的报道,无寒战,有些患者多汗,而体温上升不显著,尿糖呈糖尿病样曲线,另外有高血钾、高血钙,个别患者可因肿瘤内出血性坏死而出现剧烈腹痛。作者遇到1例膀胱异位嗜铬细胞瘤患者,因排尿时血压升高而晕倒。还有1例腹主动脉旁异位瘤于手术中当外科医师触及肿块时,患者出现血压骤然升高。实验室检查,尿儿茶酚胺升高。在正常情况下,尿去甲肾上腺素为<150 μg/24 h,肾上腺素为50 μg/24 h,一般超过正常值的2倍即具有诊断意义,非发作期可以正常。儿茶酚胺的代谢产物尿3-甲氧-4羟苦杏红酸(VMA)亦升高,血浆儿茶酚胺正常基础值为100~500 pg/ml,500~1 500 pg/ml为可疑诊断,>2 000 pg/ml或基础状态偏高而发作时明显升高,或每30分钟一次持续升高均具有高度诊断意义。少数嗜铬细胞瘤儿茶酚胺的释放量与瘤体大小不成比例,巨大肿瘤的儿茶酚胺可于瘤体内降能,致使释放量小而症状轻或缺如,有时血浆儿茶酚胺虽高,但血压升高与之不成比例。更有罕见的无分泌功能的肿瘤,这些肿瘤常因局部症状、影像学检查或尸检才发现,分别称为无症状性和无功能性嗜铬细胞瘤。

三、CT表现

1. CT检查注意事项 ①先行肾上腺区扫描,如发现肿瘤,一般不必扩大扫描范围,因为同时合并异位嗜铬细胞瘤的病例极少。②若肾上腺区未发现肿瘤,而临床症状及实验室检查均高度提示嗜铬细胞瘤时,应扩大扫描范围,一般由近而远进行肾门区域、上腹部、盆腔、胸部及颅底扫描。③对术后复发的病例,检查顺序为手术部位、对侧肾上腺和其他较常见的发病部位。常规层厚为10 mm;若为搜索性扫描,间距可为15~20 mm,发现病灶后,改为5~10 mm层厚等间距扫描。

2. CT平扫表现 肾上腺嗜铬细胞瘤呈圆形或类圆形,大小多为3 cm以上,我们的病例肿块大小平均为4.7 cm,文献报道平均达5 cm,最大可达10 cm以上,边缘光整。肿瘤密度均匀与否与其大小有关,较大的肿瘤常出现中央区出血、坏死、囊变而使其密度不均匀,较小的肿瘤密度较均匀。通常,包膜较光整(图 27-6-1)。约 10% 的病例为双侧发病。双侧发病约占 10%,极少数情况有肾上腺嗜铬细胞瘤和异位瘤同时存在。多发性嗜铬细胞瘤常有家族史。

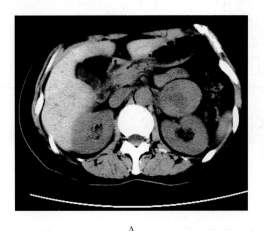
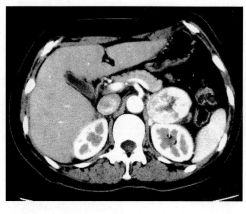
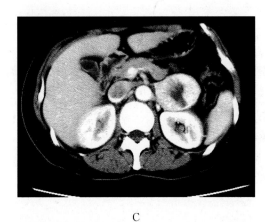

图 27-6-1 左肾上腺嗜铬细胞瘤。A 为 CT 平扫,显示左肾上腺区见一 4 cm×5 cm 大小类圆形肿块,其中央见低密度坏死区域;B 为增强扫描,显示左肾上腺区肿块于早期即可见显著强化,中央区未见明显强化;C 为增强之延迟期,肿块仍维持较显著强化,病灶包膜光整,与左肾之间境界清晰

3. **增强 CT 表现** 注射对比剂增强后,嗜铬细胞瘤血供十分丰富,强化显著。早期即可见到肿瘤间质呈网格状密度增高,延迟扫描时,肿块密度趋于均匀,但密度仍较高。有时,肿瘤中央区无明显强化,这是由于肿瘤中央区出血、坏死、液化甚至囊变所致。这时,肿瘤边缘区强化尤为显著。一般认为,这种强化模式是嗜铬细胞瘤的特征之一(图 27-6-2,3)。文献报道注射对比剂会诱发血压增高,但作者认为只要注射速度稍慢即可,我们在临床工作中亦从未遇到过此类情况。

4. **异位嗜铬细胞瘤** 最近文献报道的异位嗜铬细胞瘤的发病率为 20% 左右,作者的一组病例为 22%(31/138)。病灶分布区域:降主动脉和腹主动脉旁 11 例,肾门附近 6 例,下腔静脉旁 4 例,肠系膜根部及肠系膜上动脉旁 4 例,膀胱内 3 例,胰腺 1 例,另外 2 例为多发灶,其中 1 例 3 个病灶分别位于膈脚、脾静脉后方及肾门附近;另 1 例 2 个病灶位于下腔静脉内和下腔静脉与腹主动脉之间(图 27-6-4~10)。绝大部分表现与肾上腺内者相仿,但有少数病例强化不明显,与病理上脂肪含量较高有关。

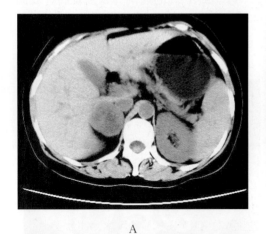

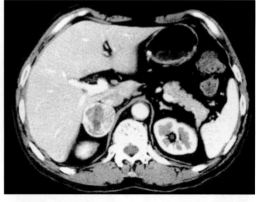

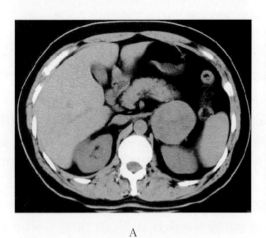

图 27-6-2 右肾上腺嗜铬细胞瘤。A 为 CT 平扫,显示右肾上腺区不均匀密度的肿块,大小约 5 cm;B 为增强扫描,显示右肾上腺肿块早期即显著强化,中央坏死区未见明显强化;C 为延迟后,病灶仍维持较显著强化,且强化趋于均匀

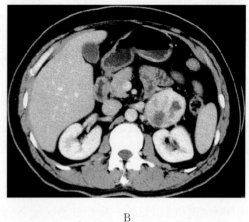

图 27-6-3 左肾上腺嗜铬细胞瘤。A 为 CT 平扫,见左肾上腺区有一中等密度圆形肿块,边缘光滑,大小约为 5 cm×6 cm;B 为增强扫描,显示病灶显著强化,其内可见小片囊状坏死区

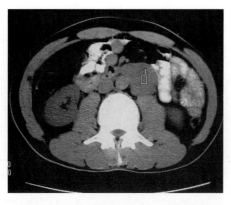 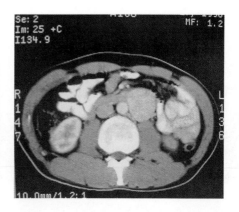

A B

图 27-6-4 异位嗜铬细胞瘤。A 为平扫,腹主动脉左侧旁显示一葫芦形肿块,密度较均匀,边缘光滑;B 为增强扫描,病灶呈显著的均匀强化

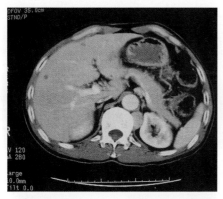 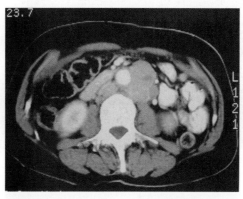

图 27-6-5 异位嗜铬细胞瘤。左侧膈肌脚区见一 2.5 cm×1.5 cm 大小较显著强化的结节

图 27-6-6 恶性异位嗜铬细胞瘤。腹主动脉左后侧被肿块包绕,肿块大小为 6 cm×3 cm 左右,强化较显著,其内可见低密度区

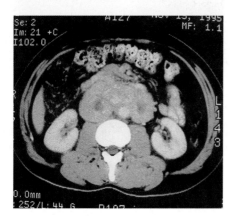

图 27-6-7 恶性异位嗜铬细胞瘤。腹主动脉被巨大肿块包绕,两者之间分界不清,肿块大小为 13 cm×6 cm 左右,强化显著,其内见少许坏死灶

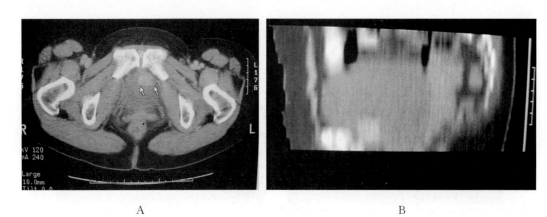

图 27-6-8 膀胱异位嗜铬细胞瘤。A 为膀胱前下壁见一直径 1.5 cm 大小显著强化结节（箭头）；B 为矢状位重建图像，显示结节位于膀胱前下壁

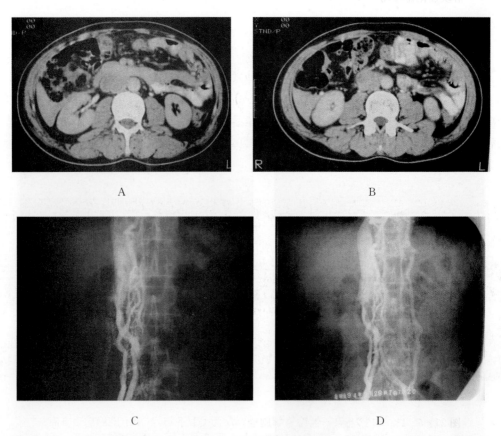

图 27-6-9 异位嗜铬细胞瘤。A 为平扫，B 为增强，下腔静脉与主动脉之间见软组织密度结节，侵及下腔静脉；C 和 D 为下腔静脉造影，显示下腔静脉阻塞，双侧广泛的侧肢血管显影

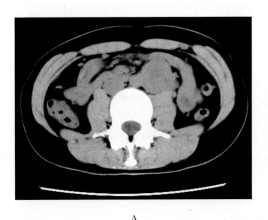
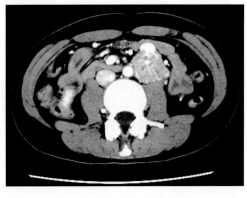

A　　　　　　　　　　　B

图 27-6-10 异位嗜铬细胞瘤。A 为平扫,示肿块位于主动脉旁;B 为增强扫描,示肿块强化显著,前方见血管影

5. **恶性嗜铬细胞瘤 CT 表现** 恶性嗜铬细胞瘤约占 10%,但肾上腺外者恶性比率较高,本组为 13%,文献报道为 29%～40%。恶性肿瘤的主要特征是肿块常较大,大多超过 5 cm,我们的资料为 7.2 cm(平均直径),最小者为 4.6 cm,最大者达 15 cm。出血、坏死、囊变概率甚高,生长迅速,并对周围组织浸润,与之分界不清(图 27-6-11,12)。通常转移至肝脏、肺、脊柱、肋骨及腹膜后淋巴结。转移灶常为无功能性。

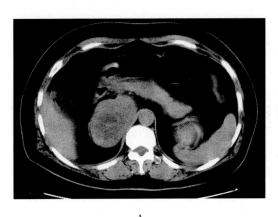
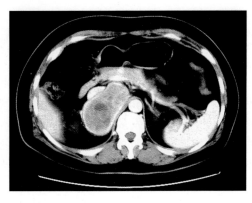

A　　　　　　　　　　　B

图 27-6-11 右肾上腺恶性嗜铬细胞瘤。A 为 CT 平扫,显示下腔静脉后方有一 7 cm×4 cm 大小肿块影,密度不均匀,中央呈显著低密度区;B 为增强扫描,显示病灶显著强化,其周围区尤为明显,中央见不规则坏死区,下腔静脉受压向前

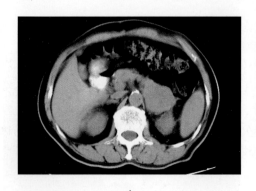 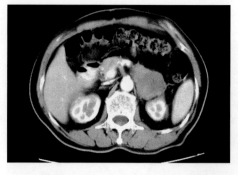

A B

图 27-6-12 左侧肾上腺恶性嗜铬细胞瘤。A 为平扫；B 为增强扫描，肿块边缘毛糙不规则，强化不均匀

无功能性嗜铬细胞瘤罕见，就诊时即较大，而且有时其中有一部分已恶变。一部分嗜铬细胞瘤有家族性，还可以发生于神经纤维瘤病及糖尿病患者，可以合并其他内分泌腺瘤，分为两型：Ⅰ型，伴发于垂体、甲状旁腺腺瘤、胰岛细胞瘤以及支气管、消化道类癌；Ⅱ型，合并甲状腺、甲状旁腺腺瘤，常有家族史。

第七节　神经母细胞瘤和神经节细胞瘤

一、神经母细胞瘤

神经母细胞瘤（neuroblastoma）为起源于未成熟的神经母细胞（交感神经母细胞或嗜铬母细胞）的肿瘤。除发生于肾上腺外，颈、胸及下腹部交感节亦可发生，是一种恶性程度较高的肿瘤。也是儿童期最常见的恶性肿瘤之一，70% 的儿童患者就诊时已出现转移。

（一）病理与临床表现

神经母细胞瘤最常见的部位是肾上腺，约占 50%，其次为腹膜后间隙，约占 20%，其他少见部位有胸腔、骨盆和颈部的交感神经节。可为多发性，亦可为原发性肿瘤伴其他部位转移，家族性则多为原发多中心性肿瘤。肿瘤常较大，6~8 cm，最大可达 10~20 cm。境界不明确，质软，灰色，有明显出血、坏死，常见颗粒状钙化，镜下肿瘤细胞类似小淋巴细胞和富于染色质，胞质少，电镜下可见内含神经内分泌颗粒，若生长迅速，很快突破包膜，侵入周围组织。镜下瘤组织分化程度低，若神经母细胞向神经节细胞分化形成神经节母细胞瘤，则属于一种低度恶性肿瘤。神经母细胞瘤早期即可向淋巴结、肝、骨、肺、脑等处转移。

临床上，患儿常以腹块就诊，肿块多位于上腹部两侧。患儿在肿块出现之前，常有皮肤苍白、多汗、食欲缺乏、腹泻、消瘦、易疲劳、长期低热或关节痛等症状，这与儿茶酚胺及其代谢产物增加有关。肿瘤最常见转移部位为骨髓，当发现腹块时，50% 以上病例已有骨髓转移、贫血及乏力。

（二）CT 表现

肿块较大，边界欠清，包膜常被突破。一般而言，神经母细胞瘤具有以下特点：①平扫时肿瘤密度不均匀,其内可见较多粗大钙化灶及出血、坏死囊变区。它是肾上腺肿瘤中出现钙化概率最多的一种,钙化呈粗点状或环形,这种钙化是神经母细胞瘤的重要特征。②肿瘤常跨越中线向对侧侵犯。③具有包绕大血管的倾向,较大的神经母细胞瘤通常将腹主动脉、下腔静脉及相关的肾动、静脉等血管包绕起来。④有时可向椎管内发展,且腹部肿瘤可向胸部纵隔内生长。多方位重建图像有助于肾上腺区神经母细胞瘤巨大肿块与肝肾肿瘤的区分。注射对比剂后,肿瘤强化明显,常不均匀,包膜欠光整,中央坏死区无明显强化。增强后因血管显影,大血管包绕受侵移位显示更清楚。肿块与大血管之间的脂肪间隙往往消失,邻近结构和组织亦受侵并可见异常强化(图27-7-1,2)。

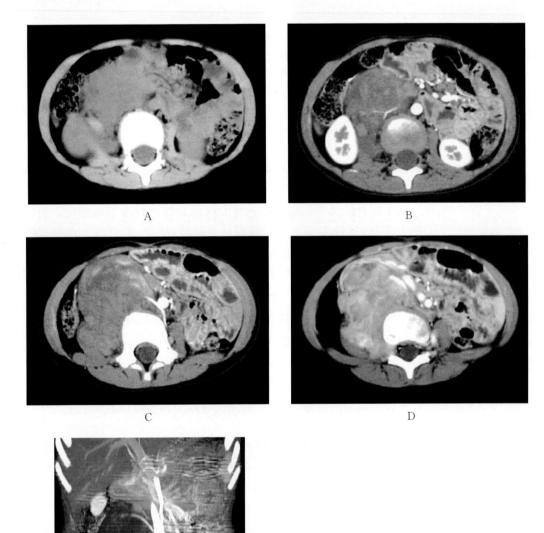

图27-7-1 神经母细胞瘤。A为CT平扫,显示右侧中下腹巨大肿块;B为增强早期,显示病灶呈轻中度强化,病灶内见血管影;C为病灶累及下腔静脉及右侧腰大肌;D为延迟期,病灶呈显著强化;E为CTA,显示病灶内有血管被包绕,肿块周边区亦见血管影

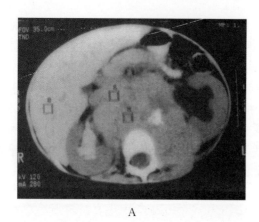 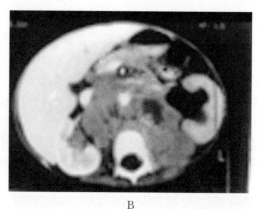

图27-7-2 神经母细胞瘤。A为CT平扫,显示椎前腹膜后巨大肿块,其内可见粗大钙化;B为增强扫描,显示病灶呈中等程度强化,腹主动脉被肿块包绕,双侧肾门受侵,致使双肾积水

二、神经节细胞瘤

(一) 病理与临床表现

神经节细胞瘤(ganglioneuroma)是由较为成熟的交感神经节细胞和神经纤维、神经鞘细胞及胶原纤维等构成的良性肿瘤。发病率远低于神经母细胞瘤,发病年龄较神经母细胞瘤晚,多见于青少年,临床上个别神经母细胞瘤可进一步分化成良性的神经节细胞瘤。后纵隔比肾上腺髓质(10%)更为多见,女性多于男性。肿瘤呈分叶状,稍硬,组织学上在神经鞘细胞和神经纤维束之间散在着较大的神经节细胞。

临床上,患者主诉常为肿瘤的局部压迫症状,其他症状包括多汗、心悸、高血压,腹泻也较常见。

(二) CT表现

神经节细胞瘤与神经母细胞瘤相似,但是不侵犯和包绕血管,坏死囊变较少见,强化程度多较轻,其形态不规则,可沿着附近结构之间的空隙生长(图27-7-3)。但是个别患者若为恶性神经节细胞,由于生长迅速,出现一系列恶性征象,病灶坏死囊变多见,并和神经母细胞瘤一样出现肿瘤侵犯和包绕血管的征象,此类肿瘤多为神经节神经母细胞瘤。

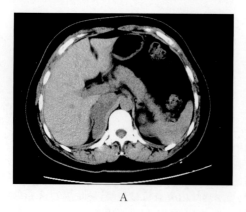 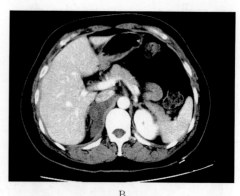

图27-7-3 右侧肾上腺神经节细胞瘤,病灶仅呈轻度强化

第八节 非功能性肾上腺肿瘤

一、非功能性肾上腺皮质腺瘤与腺癌

皮质腺瘤是肾上腺最常见的良性肿瘤。非功能性皮质腺瘤（nonfunctioning adrenocortical adenoma）占腺瘤的90%左右,占肾上腺偶发瘤的60%～75%,且随着年龄增大,其发病率亦增高,平均发病年龄为40岁。皮质腺癌少见,其中50%为非功能性,患者无明显临床症状,常于体检时发现,且多为老年人。一部分非功能性皮质腺癌则先出现转移灶,或检测到肾上腺肿块。肿块较大时可扪及肿块,肿瘤坏死可引起发热。

CT表现:绝大多数非功能性皮质腺瘤常较功能性腺瘤大,为2～4 cm,呈圆形或类圆形低密度影,有时可不均匀,尤其是已出现坏死的较大肿瘤。一般边缘光整,周围结构仅被推移,无侵犯现象(图27-8-1,2)。皮质腺癌肿块较大,4～5 cm以上多见,坏死囊变发生率高,有时亦可见钙化灶,其他征象与功能性腺癌相似(图27-8-3)。

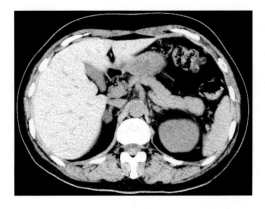

图27-8-1 右侧肾上腺"偶发瘤"为非功能性腺瘤,结节很小

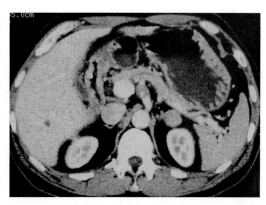

图27-8-2 左侧肾上腺非功能性腺瘤,边缘光整,有较明显强化。

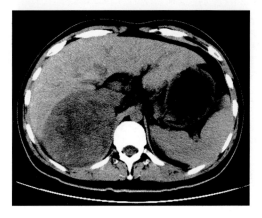

A

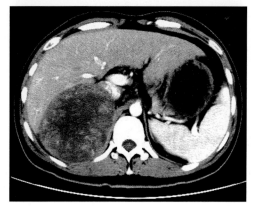

B

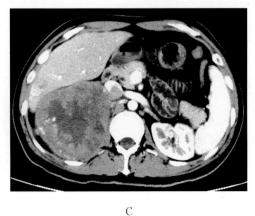

图 27-8-3 右侧肾上腺巨大非功能性腺癌。A 为 CT 平扫，显示右侧肾上腺区巨大肿块，大小为 15 cm×12 cm 左右，其内见点状稍高密度影，中央区为低密度坏死区；B 和 C 为增强扫描，显示肿块周围区早期即强化，病灶中心坏死区无明显强化，下腔静脉向前移位，肿块与下腔静脉后壁分界不清，下腔静脉内见低密度充盈缺损，为癌栓形成

由于较大(>5 cm)的非功能性皮质腺瘤有恶性变的可能性，且鉴别较困难，因此，一旦发现应予以手术切除治疗。较小(<3 cm)的肿瘤可随访观察。

二、髓样脂肪瘤

髓样脂肪瘤(myelolipoma)少见，由脂肪组织和骨髓成分按不同比例混合而成，可起源于皮质或髓质。本病通常无症状，一旦肿瘤出现继发性改变，如坏死、出血等，才出现腹胀、腹痛而就诊。

CT 表现：病灶大小不一，一般为 4～6 cm，最大可达 20 cm 左右，呈类圆形不均匀低密度肿块，少数情况为不规则形态，可能由肿块破裂所致。低密度区域 CT 值为脂肪密度(−30～−100 Hu)，中等密度区的 CT 值为 10～30 Hu。增强后，绝大部分脂肪密度区无明显强化，中等密度区可见轻中度强化(图 27-8-4～6)。髓样脂肪瘤亦有异位病例，病灶可位于盆腔等处。肿块较大时需与起源于肾上极的血管平滑肌脂肪瘤以及位于腹膜后的脂肪瘤或低度恶性的脂肪肉瘤鉴别。由于以上不同起源的肿块 CT 表现类似，故先定位后定性应是正确的诊断步骤，薄层扫描和多方位重建有助于定位和定性。

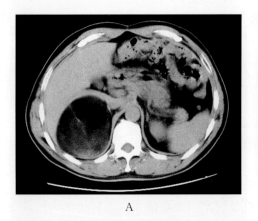
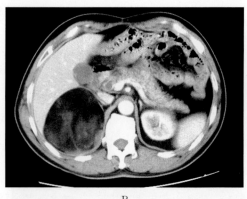

图 27-8-4 右肾上腺髓样脂肪瘤。A 为 CT 平扫，肾上腺见一低密度类圆形肿块，其内见少许中等密度影，低密度区 CT 值为−65 Hu；B 为增强扫描，显示病灶内中等密度区呈轻度强化

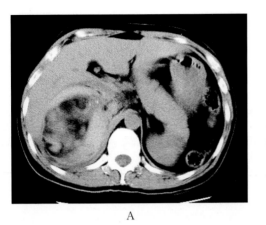
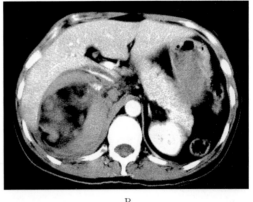

图 27-8-5　右侧髓样脂肪瘤伴出血。A 为平扫；B 为增强，高密度出血区及低密度脂肪区均无强化

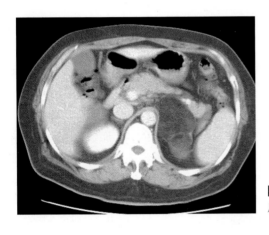

图 27-8-6　左肾上腺髓样脂肪瘤，以低密度脂肪成分为主

三、转移性肿瘤

肾上腺转移性肿瘤（adrenal metastases）较常见，转移的途径可以是血行（肺癌、乳腺癌）、淋巴道（肾、胰腺、胃癌），也可以是直接侵犯（肾癌、肝癌），其中以肺癌、乳腺癌转移最多见。Abrams 等于1950年报道了1 000例肿瘤转移的尸检结果，其中肾上腺转移占27%，即270例，大部分肾上腺转移瘤患者无明显症状，常为原发癌灶作分期检查时发现，也有存在别处转移瘤为寻找原发灶而发现。

CT 表现：转移瘤可以为单侧亦可为双侧，以双侧居多。影像学上无明显特异性，大小不等，较小的肿瘤密度较均匀，边界清晰光滑。而较大者，由于继发出血，肿瘤中央区坏死而出现密度不均匀，边缘不规则，轮廓可呈分叶状，大多数情况见不到正常肾上腺结构。增强后，早期强化较少见，一般于动脉后期病灶出现中等程度强化，并于延迟期持续强化（图27-8-7~11），但强化程度明显低于正常肾上腺、肝脏及肾脏。少数病例也有较快退去的现象，与肾上腺腺瘤相似。作为偶发瘤的非功能性腺瘤比较常见，与转移瘤的鉴别十分重要，鉴别要点详见本章第十节。

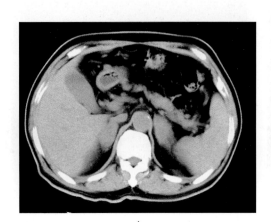 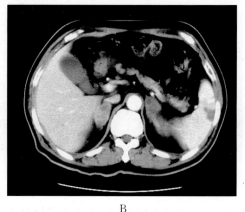

图 27-8-7　双侧肾上腺转移性肿瘤。A 为平扫；B 为增强扫描

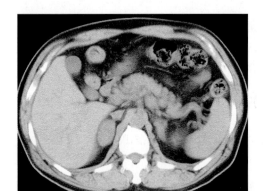 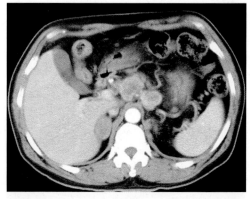

图 27-8-8　双侧肾上腺转移性肿瘤，伴腹膜后淋巴结肿大。A 为平扫；B 为增强图，扫描平面略低

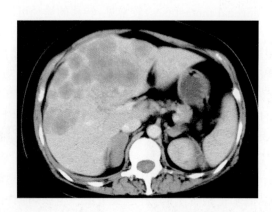

图 27-8-9　乳腺癌双侧肾上腺转移，伴肝脏广泛转移

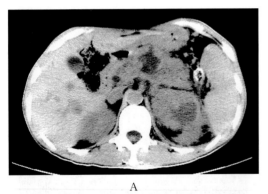
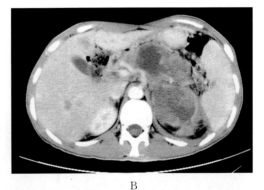

图 27-8-10 胰腺癌左侧肾上腺转移。A 为平扫；B 为增强扫描，内见大片坏死去区

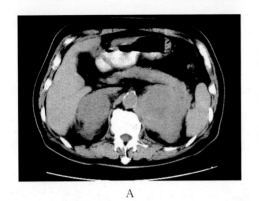
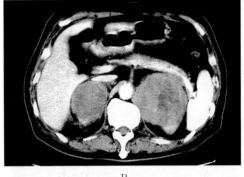

图 27-8-11 双侧肾上腺巨块性转移瘤。A 为平扫；B 为增强扫描，肿块强化不均匀

四、淋巴瘤

肾上腺淋巴瘤（lymphoma）罕见，累及肾上腺的淋巴瘤以非霍奇金淋巴瘤较多见，通常为双侧受累，且多为弥漫性，结节性少见，此外，肾上腺可以保持原来三角形的形态。CT 图像无特异性，呈均匀低密度，增强后可有轻至中度强化（图 27-8-12～15）。少数情况，肾上腺及其周围区域均见较多的不规则稍低密度结节。此外，除肾上腺外，淋巴瘤常同时侵犯其他部位，可以与肾上腺腺瘤相鉴别。

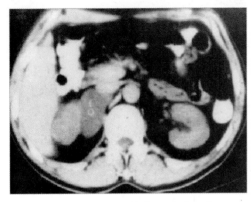

图 27-8-12 右侧肾上腺淋巴瘤

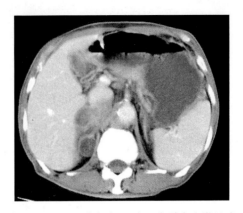

图 27-8-13 右侧肾上腺区非霍奇金淋巴瘤。除肾上腺占位外，另见膈肌脚后及邻近淋巴结肿大

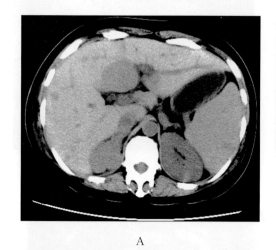

A

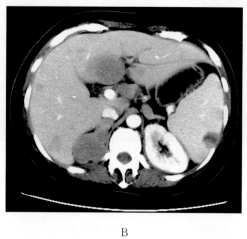

B

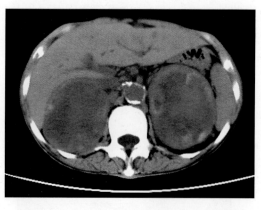

C

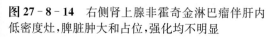

图 27-8-14 右侧肾上腺非霍奇金淋巴瘤伴肝内低密度灶,脾脏肿大和占位,强化均不明显

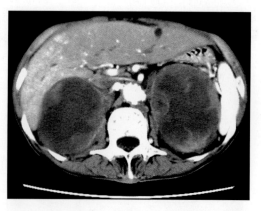

A   B

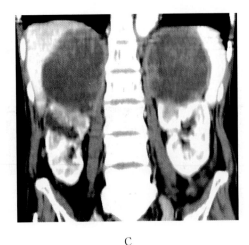

图 27-8-15 双侧肾上腺非霍奇金淋巴瘤。A 为平扫;B 为增强扫描;C 为冠状位 MIP 图像

第九节 其他病变

一、肾上腺出血

肾上腺出血(hemorrhage)大多数为双侧性,新生儿肾上腺出血常由缺氧、产伤、败血症和凝血障碍病引起,其他年龄组患者少见,病因主要为创伤和凝血障碍病变。密度改变较为复杂,主要与出血时间长短有关。通常,于平扫 CT 图像上,肾上腺出血呈稍高密度,有时为等密度影(图 27-9-1)。而当血肿开始液化时,CT 图像上呈不均匀低密度,这种情况在 MRI 上则常具有较典型的表现,即 T_1WI 和 T_2WI 上均为高信号,于 T_2WI 上可见高信号区被黑色低信号环包绕,提示为血肿周围含铁血黄素沉着成分。通常无明显强化。

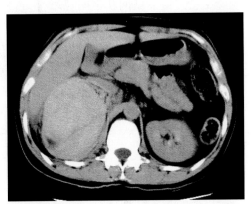

图 27-9-1 右侧肾上腺区血肿。CT 平扫图像上右侧肾上腺区见巨大类圆形高密度影,边缘较光整

二、囊肿

很少见,肾上腺囊肿(cyst)按其囊壁的成分分为真性和假性。真性囊肿又分为内皮型和上皮型。内皮型囊肿较多见,占肾上腺囊肿的 45%,一般无症状,若伴有出血,可有上腹痛。在 CT 图像上为囊状低密度影,无明显强化。在 MRI 图像上,T_1WI 上为水样低信号,T_2WI 上为均匀的高信号,呈圆形或卵圆形,边缘光滑。继发出血和(或)感染后密度可不均匀,或出现轻度强化。上皮型极少见。

假性囊肿占肾上腺囊肿 39%,其壁为纤维组织,无细胞成分,通常继发于肾上腺出血,因此,其 CT 值不均匀。MRI 图像上信号亦常不均匀,可见分隔样改变,有时可见较大液平,肿块周围可见环形低信号，提示为钙化。肾上腺假性囊肿出现钙化的概率仅次于神经母细胞瘤。注射对比剂后，无明显强化，若伴有感染、出血等继发改变时可见囊壁强化（图 27-9-2）。

三、先天性肾上腺皮质增生症

先天性肾上腺皮质增生症（congenital adrenal hyperplasia）是一组常染色体隐性遗传的先天性疾病，由于皮质激素合成酶缺乏，皮质醇合成部分或完全受阻，使下丘脑-垂体的促肾上腺皮质激素释放激素-促肾上腺皮质激素（CRH-ACTH）分泌增加，导致肾上腺皮质增生；其中以 21-羟化酶（$P_{450}C_{21}$）缺陷较多见，占 95%，本症属于肾上腺性异常增生症。

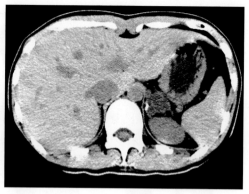

图 27-9-2 左肾上腺囊肿，其边缘见钙化影

（一）病理和临床表现

失盐型与单纯男性化型均见肾上腺体积明显增大，比正常大 4～10 倍，肉眼呈浅棕色或金黄色，表面不规则，年龄较大的病例可见单个或多个结节形成，有时在影像学上易误认为腺瘤。显微镜下见网状带明显增生，占皮质的 90%，同时，有束状带增生，两者之间界限不清。有些增生细胞质内富含脂质。

临床上，男女之比为 2∶1，先天性肾上腺皮质增生的共同特征是由于糖皮质激素低下所引起的一系列症状。同时，多种类固醇激素合成酶又作用于肾上腺和性腺，因此往往伴有性征异常。不同酶缺乏的临床表现各异，同一酶缺陷又因缺陷的程度不同而有不同症状。$P_{450}C_{21}$ 缺陷为本症的最常见类型，占总数的 90%～95%。按酶缺陷程度将其分为重型（失盐型）、中型（单纯男性化型）、轻型（迟发型），主要表现为女性男性化、男性性早熟的症状、体征和实验室检查的异常。

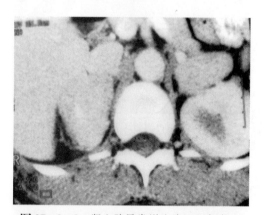

图 27-9-3 肾上腺异常增生症。双侧肾上腺显著增生，体积明显增大，均匀强化

（二）CT 表现

双侧肾上腺弥漫性结节状增生，肢体肥大，平扫时其密度较低，增强后显著强化，双侧肾上腺密度均匀而致密，边缘光整（图 27-9-3）。增生肾上腺的体积增大常较一般的皮质增生显著，大小可达正常肾上腺的 4～10 倍。

四、肾上腺皮质功能减退

肾上腺皮质功能减退（adrenocortical hypofunction）按病程进展分为急性和慢性，按发病机制分为原发性和继发性，原发性又称艾迪生（Addison）病，由于自身免疫、结核等原因，破坏了 90% 以上的肾上腺而引起皮质激素分泌不足所致的疾病。继发性则为垂体分泌促肾上腺皮质激素不足所致,主要临床表现为体重减轻、皮肤发黑等。本节主要讨论肾上腺结核。

肾上腺结核可导致慢性肾上腺皮质功能减退,多为双侧性。早期双侧肾上腺肢体及体部均明显增粗,肿胀。因此,CT图像上肾上腺结核的表现亦多种多样。早期时,显示双侧肾上腺肿胀,体积增大,密度减低但较均匀。病变继续演变,破坏肾上腺皮髓质,形成典型的干酪样坏死或结核性肉芽肿,病理上可见钙化灶。此期,病灶可呈结节状或小圆形,肢体增粗亦明显,肾上腺仍保持正常形态,于CT图像上密度可不均匀,以低密度为主,钙化灶呈较高密度。注射对比剂后在延迟期可见少许强化,以边缘强化为主,中央坏死区无明显强化。晚期,钙化灶增多甚至遍及整个肾上腺,其余未钙化的肾上腺也支离破碎,失去正常形态。至此,整个肾上腺体积显著缩小(图27-9-4,5)。上述改变以MDCT薄层扫描显示最佳。

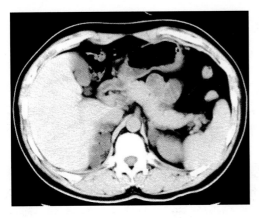
A

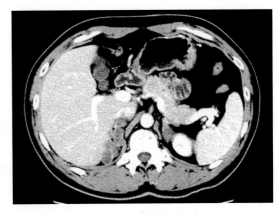
B

图27-9-4 双侧肾上腺结核。A为平扫,双侧肾上腺增大,外形不规则,呈较低密度;B为增强后,双侧肾上腺呈轻度不规则强化

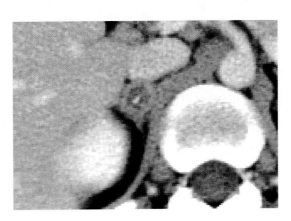

图27-9-5 右侧肾上腺结核病灶内见钙化点,病灶呈环行轻度强化

除结核外,肾上腺皮质功能低下绝大多数由自身免疫性疾病引起自发性肾上腺萎缩,CT显示肾上腺体积明显缩小,有时小到难以显示。

第十节 肾上腺疾患的鉴别诊断

一、功能性病变的鉴别诊断

就肾上腺功能性疾患的鉴别而言,必须将形态学的改变和临床表现、实验室检查结合起来,综合分析,才能作出正确诊断。尽管不同病变有一定的影像学表现特点,但对于功能性肾上腺病变,影像学主要起定位作用。

(一)皮质醇腺瘤和原醛腺瘤

1. 形态学特点

(1)皮质醇腺瘤通常大于原醛腺瘤,前者直径通常为 2~3 cm 以上,后者则为 2 cm 以下。

(2)皮质醇腺瘤其肿瘤以外的同侧或对侧肾上腺皮质萎缩,而醛固酮瘤常无此表现,同侧、对侧皮质可以正常或增生,少数情况下亦可有对侧皮质萎缩。

2. CT 表现特点

(1)平扫时,醛固酮瘤密度更低,因为其脂肪含量通常要高于皮质醇腺瘤。

(2)增强后,醛固酮瘤往往出现明显环形强化,而肿瘤中央区强化较弱,密度较低;皮质醇腺瘤可见较明显的强化,其强化程度常大于醛固酮瘤。由于两者部分表现可交叉重叠,因此,仅仅从 CT 图像上尚不能完全作出鉴别,应结合临床资料与实验室检查结果进行综合分析。

(二)功能性腺瘤与嗜铬细胞瘤

两者容易鉴别,后者肿块常较大,在 3~5 cm 以上。平扫时,嗜铬细胞瘤密度较低,且不均匀,中心区由于坏死、液化而呈更低密度。增强图像上呈早期显著边缘区强化,延迟期有持续强化,中心坏死区常无明显强化。嗜铬细胞瘤较小时强化十分显著且均匀,强化持续时间较长。

(三)功能性腺瘤与皮质腺癌

两者鉴别比较重要,由于皮质腺癌体积较大,生长迅速,较易出现坏死,故在 CT 像上密度不均匀,增强后呈不均匀强化。更重要的是局部侵犯征象,如突破包膜侵犯周围脂肪时,其密度增高且结构模糊。此外,若肝、肾受侵,下腔静脉、肾静脉癌栓形成,腹膜后淋巴结增大,以及远处转移灶等的出现都可确定为皮质腺癌。一般,临床症状极为严重并复杂时应高度警惕皮质腺癌的可能。肿瘤大小也具参考价值,>5 cm 的以腺癌居多,即使良性,因具潜在恶变倾向,也应予以手术切除。

(四)库欣病皮质增生与原醛性皮质增生

两者从形态上难以鉴别,主要依靠临床和实验室检查资料。

(五)结节性皮质醇性增生与皮质腺瘤

两者的鉴别极为关键,因为腺瘤需要手术治疗,而增生只需药物治疗。虽然皮质增生结节常较小,但也有<1 cm的腺瘤。皮质醇增多症患者,若其血清ACTH浓度很高则常提示为皮质增生,因为ACTH在腺瘤则较低或测不到,借此可以鉴别。此外,结节性皮质醇性增生常有垂体微腺瘤,故完整的检查应包括垂体。

(六) 功能性嗜铬细胞瘤与皮质腺癌

功能性嗜铬细胞瘤的临床症状比较典型,一般根据临床表现和实验室检查便能鉴别。从CT表现上分析,嗜铬细胞瘤通常具有非常显著的强化特征,中央区常出现坏死囊变,病灶包膜完整,与周围结构分界清晰。而皮质腺癌的强化以中等程度为主,出现钙化的概率比较高,通常包膜不够完整,极易侵犯周围结构。

二、非功能性病变的鉴别诊断

(一) 肾上腺大病灶的鉴别

肾上腺大病灶是指3 cm以上的病灶,肾上腺肿瘤中病灶较大的主要有嗜铬细胞瘤、皮质腺癌、神经母细胞瘤、神经节细胞瘤及转移瘤等。

从CT检查角度出发,大致可从以下几个方面进行鉴别。

(1) 肿瘤大小:神经母细胞瘤最大,直径常为10 cm以上,甚至占据腹部大部分。嗜铬细胞瘤平均大小为5 cm左右,神经节细胞瘤亦在此范围。皮质腺癌一般为5~8 cm,少数可达10 cm。转移瘤大小差异较大,大者可达10 cm以上,双侧性居多,小者可仅有3 cm左右。

(2) 肿瘤的形态:神经母细胞瘤常突破包膜向周围侵犯,神经节细胞瘤、嗜铬细胞瘤包膜常完整,与周围组织分界清晰。肾上腺皮质癌形态可不规则,常侵犯周围结构(图27-10-1)。

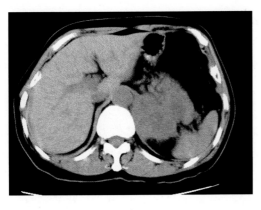 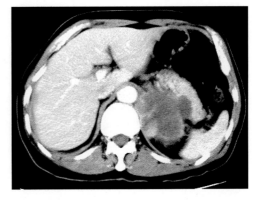

A   B

图27-10-1 左肾上腺非功能性腺癌,侵犯胰尾。A为平扫;B为增强扫描,显示肿块与胰腺的关系更清楚

(3) 密度:嗜铬细胞具有较典型的低密度,中心坏死区密度更低,增强后具有早期强化,延迟期持续强化,通常强化极为显著,且呈逐步充填式强化。神经母细胞瘤坏死囊变更甚,而且50%的病例有钙化,CT对钙化敏感极高,常能清晰地显示钙化灶。但部分病例纤维成

分较多,常无明显强化。肾上腺皮质腺癌仅为中等程度强化。肾上腺转移癌强化程度通常较低,病灶整体上呈较低密度者居多。

(4) 与血管的关系:神经母细胞瘤常跨越中线,包绕大血管,并使之变形,血管癌栓比较多见,神经节细胞瘤和嗜铬细胞无此征象。肾上腺皮质腺癌可侵犯血管,并于下腔静脉内形成癌栓,甚至延伸至右心房。转移瘤对周围血管的侵犯较轻或无明显侵及。

此外,无论是肾上腺区还是异位嗜铬细胞瘤均需与其他腹膜后间隙的肿块进行鉴别,尤其是形态较规则的神经源性肿瘤,一般而言,嗜铬细胞瘤的强化程度较神经源性肿瘤显著(图 27-10-2~4)。

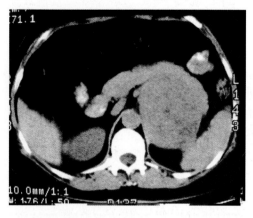
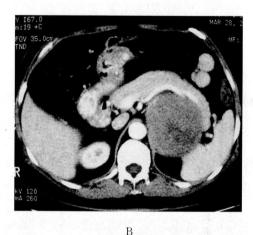

图 27-10-2 左肾上腺恶性神经鞘瘤。A 为 CT 平扫,左肾上腺区巨大肿块,密度不均匀,胰体尾受推移;B 为增强扫描,病灶呈中等强化,其内可见不均匀坏死区,肿块累及胰尾、脾动静脉及脾脏

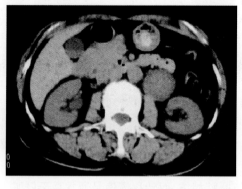
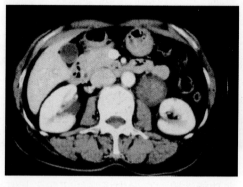

图 27-10-3 腹膜后神经纤维瘤。A 为 CT 平扫,腹主动脉左侧旁见一圆形肿块,直径大小为 4 cm 左右,密度较均匀,境界清晰;B 为增强扫描,病灶呈轻度强化,以中央区为明显

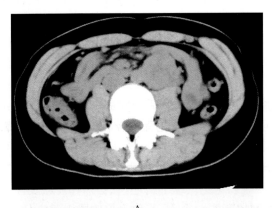
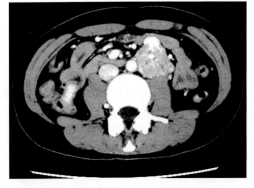

图27-10-4 异位嗜铬细胞瘤。A为CT平扫,腹主动脉左侧见一圆形病灶,大小为4 cm左右,中央见低密度区;B和C为增强扫描,病灶强化极为显著,并见较多血管断面,借此可与神经源性肿瘤相鉴别

(二) 小病灶的鉴别诊断

肾上腺的小病灶是指3 cm或以下的病灶,其中非功能性肾上腺肿瘤小病灶者主要为肾上腺非功能性腺瘤。因此,小病灶的鉴别诊断,主要是非功能性腺瘤与恶性肿瘤的鉴别诊断。因为非功能性腺瘤占整体皮质腺瘤的90%左右,故较多见;而肾上腺恶性肿瘤中除儿童的神经母细胞瘤体积较大,易于鉴别外,其他较常见的如转移瘤与腺瘤鉴别极为重要。据文献报道,恶性肿瘤患者发现肾上腺肿块时,其中50%为良性非功能性腺瘤,而不是转移瘤,故能否鉴别恶性肿瘤,患者的肾上腺肿块的性质对肿瘤的临床分期有很大价值。通常,肾上腺非功能性腺瘤的密度较低且均匀,强化程度较弱,形态极为规则,边缘光滑,与周围结构分界清晰。以下介绍MRI在鉴别肾上腺病良恶性病变方面的价值。重点是非功能性腺瘤与转移瘤之间的鉴别。

非功能性腺瘤在低中场强的T_2WI上信号与肝脏相仿,而转移瘤信号通常高于肝脏。于中高场强的MRI的T_1WI上,转移瘤呈较低信号,常低于肝脏。增强后,大部分腺瘤仅轻度强化,且对比剂很快廓清(10 min时增强<30%),而绝大多数恶性肿瘤显示明显强化,且持续时间较长,嗜铬细胞瘤亦具有类似特点。但是大多数学者认为,强化程度及其强化模式尚不足以鉴别腺瘤与恶性肿瘤,因为两者之间有20%~30%的交叉重叠。近年来的研究表明,化学位移成像能准确地鉴别腺瘤与恶性肿瘤及嗜铬细胞瘤。常用方法是:第一步,测定并计

算反相位肾上腺肿块与参照物（脾脏、肝脏、肌肉或脂肪）的信号强度之比；第二步，测定并计算同相位肾上腺肿块与参照物的信号强度之比，再用第一步的比值除以第二步的比值。若为腺瘤，由于反相位信号明显下降（图27-10-5），故最后的比值较小，而恶性肿瘤无反相位信号丧失，最后比值较大，不同作者报道的具体数据不尽相同。其他采用的公式与本法类似，其目的均为检测肾上腺肿瘤内脂质含量和由此引起的双相位信号差别。由于脂质含量高的肿瘤并有反相位信号降低者最可能是腺瘤，本法特异性极高（100%），敏感性亦达80%以上，可以减少活检率。目前参照物多选脾脏，因为肝脏有时存在脂肪浸润，使比值不准确。最近有报道，嗜铬细胞瘤与转移瘤亦有一定脂肪含量，若含量较高，足以引起反相位信号明显下降，那么两者与腺瘤之间存在交叉重叠的现象。另外，腺瘤所含脂质量能被MRI或CT检测出来的比例为70%～80%。因此，有时活检难以避免。综上所述，在已知存在原发性恶性肿瘤的患者，当发现双侧肾上腺肿块时，转移瘤的可能性很大；若仅为单侧肾上腺占位，必须与非功能性肾上腺肿瘤鉴别。

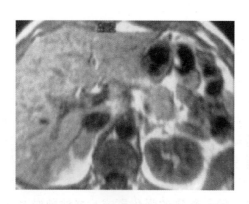 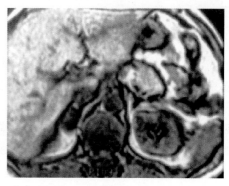

A　　　　　　　　　　　　　　　B

图27-10-5　右肾上腺无功能性腺瘤。A为同相位化学位移成像，右肾上腺结节呈等信号；B为反相位化学位移成像，病灶呈低信号

第十一节　肾上腺影像学检查技术比较

肾上腺作为内分泌器官，其病变常引起一系列临床表现和实验室检查的异常，影像学检查的任务是病变的定位；其次是对肾上腺偶发瘤或占位进行定性以及鉴别功能性肾上腺肿块的良性或恶性。此外，对已知有其他部位恶性肿瘤的患者行分期检查时发现肾上腺肿块，应与非功能性腺瘤相鉴别。

一、X线检查

平片能显示肾上腺区的钙化灶，若肿块较大，亦可显示局部密度增高。大剂量静脉尿路造影加体层摄片有一定帮助，但不敏感，也不能定性。

血管造影因有创伤性，目前很少使用，有时在判断巨大肾上腺区肿块的来源时采用，多为选择性血管造影。

下腔静脉及肾上腺静脉采样,仅在 CT 扫描为阴性的隐匿型和实验室阳性病例,尤其适用于异位嗜铬细胞瘤,准确率较高,达 75%。

^{131}I-MIBG 闪烁摄影对嗜铬细胞瘤检测的准确率达 90%,但有 4%~10% 的假阴性,多为恶性或无功能性嗜铬细胞瘤。

^{131}I-NP-59 对鉴别肾上腺良恶性具有一定的特异性,腺瘤出现核素浓集,而转移瘤、囊肿等为少量浓集,但若为临界亦无法作出正确诊断。

二、US 检查

US 因其无辐射损害及实时的优点,已广泛作为人体许多部位首选的检查方法。同样,对于肾上腺也可首先进行 US 检查,尤其适合于儿童和孕妇,它能比较准确地鉴别病变为囊性抑或实质性,但其空间分辨率低,阳性率不高。作者单位为 67.7%,而且不能可靠地鉴别肿瘤的良恶性。

三、CT 检查

CT 是目前最常用的肾上腺肿块定位和定性的方法。CT 平扫时,肾上腺肿块的 CT 值可用以鉴别良恶性。文献报道,平扫时,腺瘤尤其是原醛性腺瘤的密度较低,CT 值多为 0~10 Hu,若以此作为阈值,其特异性可达 100%,但其敏感性不高。Outwater 等报道,良性病变平扫 CT 值为 4±18 Hu,而恶性者为 30±6 Hu。增强 CT 扫描亦具有一定价值,尤其是较大的肿块,强化方式对鉴别诊断较有意义。腺瘤强化较早,但程度较轻;恶性肿瘤强化显著,持续时间长,这一点与嗜铬细胞瘤相仿。腺瘤强化较均匀,而恶性肿瘤常有出血、坏死及囊变,故极不均匀。另外,在检查肾上腺时,CT 常规扫描范围包括肝、肾及腹膜后腔,这些部位正常与否也可为肾上腺肿块的定性提供帮助。但是腺瘤的强化模式与恶性肿瘤有交叉重叠,对细小的腺瘤与肾上腺增生有时亦难以鉴别。近年来应用于临床的 MDCT 能提高细小病变的检出及巨大病灶的定位鉴别诊断能力。

四、MRI 检查

MRI 具有很高的组织分辨率和任意平面成像的特点,而且随着硬件、软件的发展其空间分辨率亦有很大提高,已能显示直径为 1 cm 的腺瘤。近年来的动态 MRI 研究、平面回波(EPI)图像中 T_2 值的测定、肾上腺肿块与参照物的信号比值等对肾上腺肿块的定性均具有一定的价值。尤其是化学位移成像对于鉴别肾上腺肿块良恶性具有很高的特异性和敏感性。有文献报道,只要比较同相位与反相位图像,若肿块出现肉眼可见到的信号下降,即为腺瘤。但是,MRI 的空间分辨率明显低于 CT,较小的病灶难以显示。

目前,在临床实践中比较常用的方法为 US、CT 和 MRI,这些方法各有优缺点,相互之间可互补,但难以相互替代。因此,需针对具体情况选择不同的方法,以便达到影像学检查的目的。相比之下,CT 仍然是肾上腺病变定位及定性诊断中最重要的影像学手段,同时,MRI 在鉴别肾上腺肿瘤的良恶性等方面具有独特的价值。

(汪登斌 周康荣)

第十二节　肾上腺病变的鉴别诊断与分析思路

一、肾上腺解剖结构、生理与诊断的关系

肾上腺位于 Gerota 筋膜内（肾旁筋膜），长（上下）40～60 mm，宽 20～40 mm，厚 3～6 mm，重 4～5 g。肾上腺大体解剖包括包膜、皮质和髓质，其中，皮质与髓质的比例为（8～9）∶1；肾上腺供血动脉包括肾上腺上动脉（起源于膈下动脉）、肾上腺中动脉（起源于腹主动脉）、肾上腺下动脉（起源于肾动脉），充足的血供使得转移发生率高，腺瘤引起的坏死少见。

肾上腺皮质起源于中胚层，包括球状带——调节水和电解质（醛固酮），束状带——调节糖和蛋白质（皮质醇），网状带——性激素。肾上腺髓质起源于外胚层，几乎都为嗜铬细胞，产生肾上腺素和去甲肾上腺素，其代谢产物包括甲基肾上腺素、甲基去甲肾上腺素、3-甲氧-4 羟苦杏仁酸（VMA），为肾上腺实验室检查的基础。

副肾上腺通常位于肾和肾周围，为异位肾上腺嗜铬细胞瘤的生物学基础，部分嗜铬细胞瘤位于肾内，如肾脏异位嗜铬细胞瘤和肾盂异位嗜铬细胞瘤（图 27-12-1）。

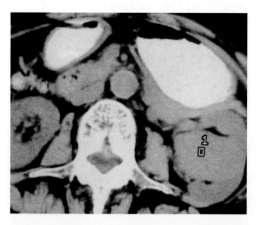

A

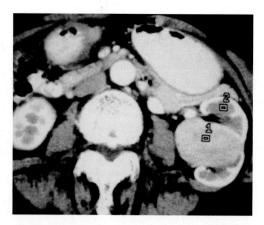

B

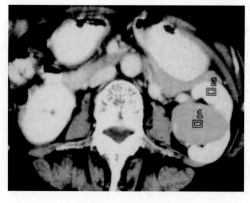

C

图 27-12-1　左侧肾盂异位嗜铬细胞瘤。A 为 CT 平扫；B 为动脉期增强；C 为静脉期增强。术前被误诊为肾盂肿瘤。CT 平扫左侧肾盂略高密度占位，动脉期病变明显强化，静脉期肿瘤持续强化，密度均匀。肾盂异位嗜铬细胞瘤起源于肾盂的副肾上腺

肾上腺髓质肿瘤与起源于外周神经的一些肿瘤组织学类似。嗜铬细胞分别起源于肾上腺髓质和副神经节，起源于副神经节的嗜铬细胞瘤又称副神经节瘤或肾上腺外的嗜铬细胞瘤，也有称之为异位嗜铬细胞瘤，与起源于异位肾上腺的嗜铬细胞瘤容易混淆。节细胞类肿瘤分别起源于肾上腺髓质和交感神经链。因此，腹膜后节细胞神经瘤、神经母细胞瘤和神经节神经母细胞瘤既可能来源于肾上腺，也可能来源于腹膜后交感神经链，定位诊断的关键是辨别肿瘤与肾上腺的关系。过去认为肾上腺消失（所谓肾上腺"鬼影征"）是鉴别肿瘤是否起源于肾上腺的关键，手术病理显示，多数肾上腺良性肿瘤标本的表面，可见附着于肿瘤的肾上腺。因此，肾上腺"鬼影征"对于鉴别腹膜后肿瘤的起源价值有限。

肾上腺病变的诊断必须与临床症状紧密结合，功能性肿瘤与实验室检查关系密切。绝大多数肾上腺肿瘤为良性肿瘤，无论是皮质来源的肾上腺腺瘤还是肾上腺髓质来源的嗜铬细胞瘤，功能性肿瘤都引起高血压症状。尽管肾上腺高功能病变都引起高血压，然而，高血压患者中，肾上腺增生或肿瘤引起者非常少见。肾上腺恶性肿瘤少见，以转移性肿瘤最为常见，原发皮质腺癌罕见。

二、肾上腺肿瘤的分类及诊断思维

肾上腺病变包括肿瘤性病变和非肿瘤性病变。肿瘤性病变包括肾上腺原发肿瘤、肾上腺继发肿瘤；非肿瘤性病变包括炎性病变（感染性病变、自身免疫性病变）、代谢相关性病变（功能增加和功能减低）。肾上腺原发肿瘤包括肾上腺皮质来源肿瘤（肾上腺腺瘤、交界性腺瘤、原发肾上腺皮质腺癌）、肾上腺髓质来源肿瘤（嗜铬细胞瘤、节细胞神经瘤、神经母细胞瘤、神经节神经母细胞瘤、神经鞘瘤等）、肾上腺间质来源肿瘤（髓样脂肪瘤、血管瘤、原发肾上腺淋巴瘤、血管外皮细胞瘤、恶性纤维组织细胞瘤）；肾上腺继发肿瘤包括转移性肾上腺肿瘤、淋巴瘤肾上腺浸润。

根据是否分泌激素，肾上腺肿瘤分成功能性肿瘤和无功能性肿瘤。功能性肾上腺皮质肿瘤（如腺瘤或腺癌）产生过多皮质醇导致库欣综合征，过多醛固酮导致原发性醛固酮增多症（Conn综合征），过多雄激素导致雄激素过多症。功能性肾上腺髓质病变（如嗜铬细胞瘤）产生儿茶酚胺。促肾上腺皮质激素（ACTH）可以刺激肾上腺皮质分泌醛固酮、皮质醇和性激素，但只有皮质醇对ACTH有负反馈。

偶发瘤指不分泌激素、偶然发现的肾上腺肿瘤。通过测量偶发瘤病人血液激素水平和CT扫描，Bernini随访观察115例偶发瘤（1~7年，中位4年），随着时间推移，偶发瘤经常出现一些没有临床症状的激素变化，肿块体积增大也较常见，但肿块体积增大、体内激素水平、肿瘤恶变、临床症状等诸因素之间无明显关联。

三、肾上腺皮质增生的诊断和鉴别诊断

功能性肾上腺皮质病变中，主要为肾上腺腺瘤和肾上腺皮质增生。其中，库欣综合征患者中肾上腺皮质增生占80%，腺瘤占20%。Conn综合征患者中肾上腺皮质增生占20%，腺瘤占80%。

由于肾上腺长度变异很大，而厚度变异较小，因此，肾上腺增生一般以其厚度作为评判的标准。经典的肾上腺皮质增生通常双侧，表现为肾上腺增粗或增厚，如有结节，多表现为双侧多个小结节。CT平扫多为等密度；MRI T_1WI、T_2WI 及增强扫描与正常肾上腺无明显

差别(图 27-12-2)。

肾上腺增生的少见表现包括:增生结节密度不等、单侧肾上腺增生、肾上腺扭曲。

极少数肾上腺皮质增生与 ACTH 无关,如罕见的原发性色素沉着性结节型肾上腺增生或瘤病(PPNAD)和非依赖 ACTH 的巨结节肾上腺增生。此外,超过 30% 的肾上腺增生患者,其肾上腺大小、形态无变化。因此,判断肾上腺增生时,需要结合实验室检查,但不可过分教条。

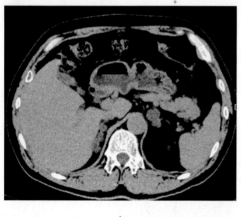
A

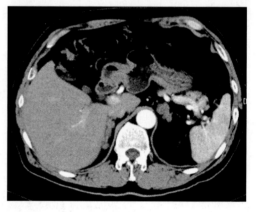
B

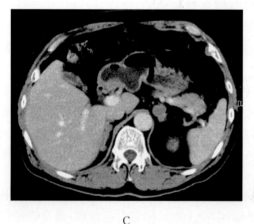
C

图 27-12-2 非依赖 ACTH 的巨结节肾上腺增生。A 为 CT 平扫;B 为动脉期增强;C 为静脉期增强。两侧肾上腺多个结节样改变,部分结节直径较大,密度低。动脉期病灶轻度强化,静脉期病变持续强化

四、肾上腺皮质肿瘤的诊断和鉴别诊断

(一) 肾上腺腺瘤的诊断和腺瘤之间的鉴别

腺瘤多为单侧性,呈类圆形或椭圆形,边缘光整。无功能性腺瘤可大可小,直径较大者可达 10 cm;功能性腺瘤常较小,一般 <4 cm,其中,醛固酮腺瘤更小,多数 <2 cm。绝大多数腺瘤密度均匀,偶可出现局限、条带状坏死,极少数出现出血和钙化。腺瘤多呈轻~中度强化,延迟扫描对比剂廓清快。功能性皮质醇腺瘤血液 ACTH 水平低或难以测到(负反馈),因而对侧腺体常萎缩。功能性醛固酮腺瘤血液 ACTH 水平正常(无负反馈),因而对侧腺体形态正常。研究显示,功能性醛固酮腺瘤和无功能腺瘤比功能性皮质醇腺瘤含有更多脂肪。

功能性皮质醇腺瘤强化程度大于功能性醛固酮腺瘤，功能性醛固酮腺瘤与无功能腺瘤强化程度则无明显差异（图 27-12-3～5）。

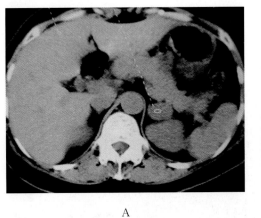
A

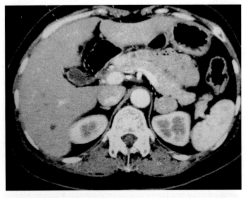
B

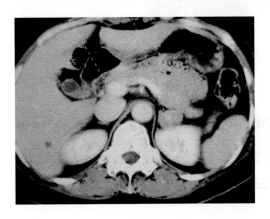
C

图 27-12-3 左侧肾上腺皮质醇腺瘤。A 为 CT 平扫；B 为动脉期增强；C 为静脉期增强。肿瘤呈椭圆形，包膜完整，密度低于肾脏。动脉期肿瘤显著强化，静脉期持续强化

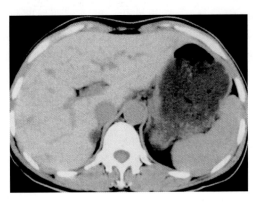
A

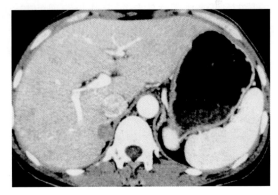
B

图 27-12-4 右侧肾上腺醛固酮腺瘤。A 为 CT 平扫；B 为静脉期增强。右侧肾上腺肿瘤，肿瘤密度明显低于肾上腺体部，静脉期病变不均匀强化

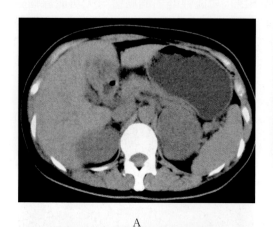
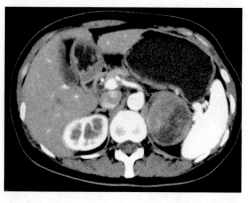
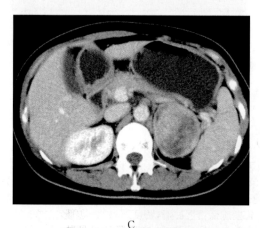

图 27-12-5 左侧肾上腺交界性皮质醇腺瘤。A 为 CT 平扫；B 为动脉期增强；C 为静脉期增强。CT 平扫左侧肾上腺较大占位，密度与右侧肾脏相仿，动脉期病变不均匀强化，静脉期持续不均匀强化，肿瘤内可见不规则坏死区。病变包膜欠光整

(二) 原发性肾上腺皮质腺癌的诊断思路

原发性肾上腺皮质腺癌(adrenocortical carcinoma, ACC)罕见，可发生于任何年龄，40～50 岁多见。女性比男性略多。ACC 有功能亢进者占 30%～50%，常分泌多种皮质激素，功能性皮质腺癌典型临床特征为迅速发展的 Cushing 综合征，女性男性化。肿瘤侵袭性明显，预后差，平均生存时间 28 个月。早期诊断和处理可改善预后。CT 是 ACC 首选检查手段。

ACC 体积较大，直径在 4～18 cm 之间。肿块形态多不规则，多数肿瘤边缘有乳头状突起。ACC 容易出血，甚至引起出血性休克。肿瘤坏死常见，坏死多呈星状，部分肿瘤坏死相对彻底，形成薄壁假囊肿，但囊壁多有附壁结节样改变。10%～25% 的肿瘤出现钙化，钙化多呈点状、针尖状等。ACC 容易突破包膜侵入邻近脂肪间隙，出现条索状改变，邻近脏器容易受肿瘤组织浸润。

ACC 肿瘤密度不均匀，呈网络状改变者，CT 和 MRI 动脉期扫描网络内肿瘤血管优先强化，肿瘤血管较粗、迂曲、边缘不规则，内可见充盈缺损，肿瘤实质成分呈轻～中度强化。静脉期扫描肿瘤血管隐约可见，部分病例显示血管内瘤栓，沿着网络旁的肿瘤实质较动脉期强化显著，强化面积增大。延迟扫描肿瘤实质成分强化持续时间长。肿瘤坏死、出血和囊变部分不强化，因而肿瘤密度较平扫更不均匀(图 27-12-6)。囊肿样改变者动脉期囊壁呈中等

程度环状强化,囊壁厚薄不均匀,部分可见附壁结节强化,附壁结节强化较囊壁强化显著,静脉期环状强化更为显著。双期扫描有利于反映肿瘤的血流动力学,动脉期扫描有利于显示 ACC 肿瘤血管和血管瘤栓,静脉期有利于显示肿瘤的坏死和囊变,因此双期扫描对肿瘤的诊断和鉴别诊断有意义。

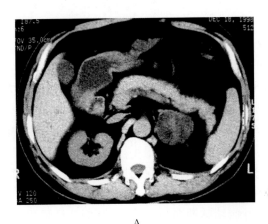
A

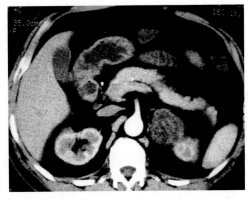
B

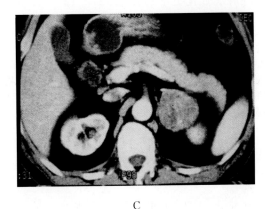
C

图 27-12-6 左侧肾上腺原发性皮质腺癌。A 为 CT 平扫;B 为动脉期增强;C 为静脉期增强。左侧肾上腺低密度肿瘤,密度不均匀,包膜欠光整,动脉期肿瘤网格状强化,内部隐约可见肿瘤滋养血管;静脉期持续网格状强化,肿瘤包膜欠光整。肿瘤内侧蒂状改变为残留肾上腺

在各类恶性肿瘤中,ACC 间质血管丰富,肿瘤内常可见宽的胶原纤维带将癌组织分割,纤维间隔内可见相对粗大的肿瘤血管,容易形成网络状改变。理论上,间质血管丰富的 ACC 缺血坏死应该少见。但是,ACC 肿瘤供血血管分布不均匀,主要集中在纤维间隔内;肿瘤血管内常可见癌栓;肿瘤生长迅速,细胞排列密集,远离间隔的肿瘤生长很快与肿瘤滋养血管失去平衡,因此,肿瘤容易出现出血和灶性或片状坏死。上述诸因素构筑了肿瘤网络状改变和囊状改变的病理生理学基础。

肾上腺原发腺癌与转移腺癌的鉴别诊断:肾上腺恶性肿瘤中,转移性腺癌的发病率远远高于原发性腺癌。肾上腺原发腺癌和转移腺癌重叠征象很多,包括出血、坏死、囊变、假囊肿形成等。然而,转移性腺癌一般不分泌激素,肿瘤内不含脂质,一般没有钙化,瘤内网络状改变较少,滋养血管癌栓少见;此外,转移性腺癌境界相对清楚,邻近浸润征象不及 ACC。

(三) 肾上腺转移肿瘤的诊断和鉴别

肾上腺转移癌多见于中老年人,男性远多于女性,一般不分泌激素。由于 3 支血管参与

肾上腺供血,肾上腺转移腺癌生长迅速。肾上腺转移腺癌直接影响患者内分泌应急系统,预后差,早期诊断和及时处理有利于改善预后。肾上腺转移腺癌中,原发癌以肺癌、乳腺癌、胃肠道癌、淋巴瘤、甲状腺癌多见,其中,肺癌比例一般在 1/3~1/2。亦有尚不知原发癌病灶却首先发现肾上腺转移癌。无论检出病灶还是病灶的定性诊断,CT 是肾上腺转移腺癌首选检查手段。

肾上腺转移腺癌多呈中等大小,明显小于 ACC。约一半患者双侧发生,双侧发生者,两侧肿瘤大小相仿或大小不等。文献报道肾上腺转移腺癌形态多不规则。作者的病例显示,病灶形态差异很大,分别呈不规则形、类圆形和圆形。肾上腺转移腺癌密度偏高,明显高于肾上腺腺瘤,因为后者富含脂质,故肿瘤密度多低于 10 Hu。肾上腺转移腺癌密度差异很大,包括实质性、囊实性和囊性多种表现形式,多数肿瘤密度不均匀,坏死常见,部分肿瘤坏死彻底,形成薄壁假囊肿样,但囊壁厚薄不均匀,囊外壁相对光整,囊内壁毛糙,一般没有附壁结节。肾上腺转移腺癌坏死囊变与肿瘤大小无明显关联,部分肿瘤很小,已可见明显坏死。与原发肾上腺癌总是突破包膜侵入邻近脂肪间隙不同,肾上腺转移腺癌境界可清楚或不清楚,大部分肾上腺转移腺癌境界相对清楚。

肾上腺转移腺癌多呈进行性延迟强化,多数肿瘤动脉期明显强化,静脉期持续强化。少数强化均匀,大多数肿瘤强化不均匀,其中,动脉期肿瘤强化更不均匀(图 27-12-7)。肾上

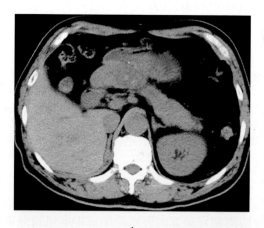

A

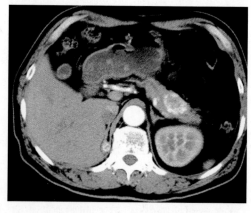

B

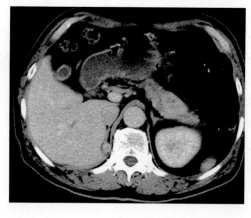

C

图 27-12-7 右侧肾上腺微小转移性腺癌。A 为 CT 平扫;B 为动脉期增强;C 为静脉期增强。肺癌病例,CT 平扫右侧肾上腺微小占位,境界欠清;动脉期病变显著强化,强化不均匀;静脉期病变持续强化,内隐约可见囊性坏死,边缘可见毛刺。另外,胰腺病变也为转移性肿瘤

腺转移腺癌很少出现ACC的网络状强化。假囊肿样改变者,厚薄不均匀的囊壁有较明显延迟强化,囊内容物中可见条索、斑片或斑点状强化,与肾上腺真性囊肿和原发肾上腺癌形成的假囊肿不同,后两者囊内没有强化。总之,动态增强扫描不仅有利于反映肾上腺转移腺癌的血流动力学,且有利于显示肿瘤各种各样的坏死,对肿瘤的诊断和鉴别诊断有意义。

尽管国内学者和文献很少关注肾上腺转移性腺癌,国外文献报道肾上腺是人体常见的四大转移脏器之一,仅次于肺、肝脏和骨骼。肾上腺转移癌的机制尚不清楚,其途径主要为血行播散,也可经淋巴转移或直接蔓延。肾上腺供血动脉丰富,包括肾上腺上动脉、中动脉和下动脉3支动脉;肾上腺动脉进入肾上腺后,血管扭曲,粗细分界截然;肾上腺的毛细血管网呈网格状,血管内皮有利于癌细胞附着。总之,血液中癌细胞流经肾上腺的概率高,停留在肾上腺的时间长。因此,尽管肾上腺自重只有5g,却是转移性肿瘤的好发部位之一。肾癌转移至肾上腺者,左侧多于右侧,可能与癌栓由左肾静脉逆向进入左肾上腺静脉有关。

(四) 肾上腺腺瘤与肾上腺转移肿瘤的鉴别诊断

为本领域的研究热点。基本鉴别原则包括肿瘤大小、密度、边缘、生长速度等。瘤体越大,恶性可能性越大,超过4 cm者倾向于转移或腺癌。腺瘤光滑,密度均匀,生长缓慢;转移性肿瘤多不规则,密度不均匀,生长速度快。腺瘤与非腺瘤、腺瘤与转移鉴别诊断的理论基础在于腺瘤含细胞内脂质而转移缺乏。Lee等首次研究细胞内脂肪含量与肿块良恶性关系,腺瘤平均CT值为-2.2 Hu,而转移平均为29 Hu。阈值为0时,诊断腺瘤的敏感度为47%,特异度为100%;阈值为10时,其敏感度为79%,特异度为96%,多个研究验证上述观念,但阈值变化范围为0~18 Hu。进一步的研究则结合了肿瘤的其他方面特征。Boland等的分析研究显示,阈值为10时,诊断敏感度为71%,特异度为98%,如果结合病灶大小、形态等,则特异度上升为100%。Gufler根据肿瘤大小、轮廓、密度(主要根据CT值)和结构综合评分,根据分值评价腺瘤与转移的区别。Szolar等研究认为CT值的测量不仅可以鉴别腺瘤与转移,而且可以与嗜铬细胞瘤、皮质腺癌相鉴别。

由于70%的肾上腺瘤含有细胞内脂肪,30%不含有脂肪,因而30%的腺瘤病例CT平扫难以与转移鉴别,动态增强可以提供更多帮助。研究显示,腺瘤和转移强化峰值难以区分(峰值60 s左右),但腺瘤对比剂廓清快,转移肿瘤廓清慢。两个特征可用于鉴别:①10 min延迟扫描低于30 Hu倾向于腺瘤;②与1 min峰值期比较,10 min延迟扫描廓清50%以上倾向于腺瘤,低于50%则提示转移或不典型腺瘤(图27-12-8)。有研究认为,动态增强(1/10 min)不仅可以鉴别腺瘤与转移,还可以与嗜铬细胞瘤、皮质腺癌相鉴别。

应用MRI鉴别腺瘤和转移的技术包括T_1WI、T_2WI、T_2WI信号测量、动态增强和化学位移。转移和腺癌较腺瘤含有更多的液体,腺瘤在MRI T_1WI、T_2WI为等或略高信号,转移和腺癌T_1WI为低信号,T_2WI为显著高信号。比较T_1WI、T_2WI、动态增强和化学位移后,动态增强和化学位移最有价值。MRI动态增强强化方式与CT类似,但由于价格的因素,CT的动态增强性价比更有优势。研究表明化学位移显示更高的敏感度和特异度。有研究认为,MRI化学位移的性价比甚至超过活检。临床应用时须注意化学位移技术因素的影响。首先in-phase和out-phase采用相同窗宽和窗位。其次,采用脾脏作为参照,不宜以肝脏作参照(肝脏脂肪变性和含铁血黄素沉着)。

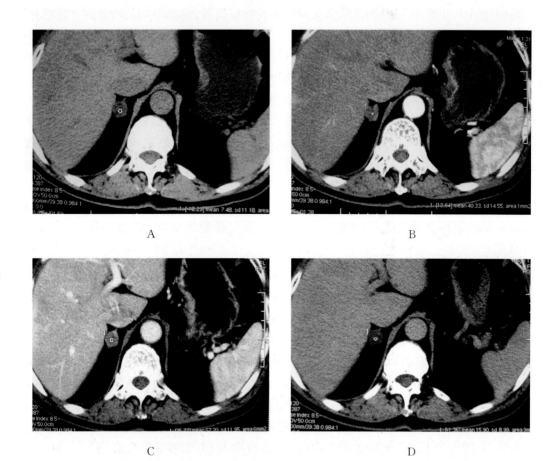

图 27-12-8 右侧肾上腺腺瘤的动态增强。A 为 CT 平扫；B 为动脉期增强；C 为 1 min 增强；D 为 10 min 增强。右侧肾上腺圆形低密度肿块，密度均匀，边缘清晰，CT 值-12.3 Hu；动脉期增强 CT 值 12.6 Hu，1 min CT 值 35.8 Hu，10 min CT 值-1.4 Hu，强化均匀。肿瘤密度均匀，边缘光整，CT 值低于 10 Hu，1 min 和 10 min 测量强化消退的比例大于 50%，无论平扫还是 1 min 和 10 min 测量比值都显著提示肾上腺腺瘤

正电子发射计算机断层显像仪(FDG PET)在鉴别肾上腺肿瘤的良恶性方面具有很高的准确度和特异度。恶性肿瘤显示更高的 FDG 摄取；而良性的、非炎性病变摄取率没有增加。研究显示，FDG PET 的诊断敏感度为 100%，特异度为 80%～100%。

五、肾上腺髓质肿瘤的诊断和鉴别诊断

（一）肾上腺嗜铬细胞瘤

嗜铬细胞瘤由交感神经母细胞分化而来，存在于任何有交感和副交感神经分布的部位。肾上腺嗜铬细胞瘤为肾上腺髓质内的原始细胞（交感神经母细胞）分化而来，副神经节瘤来源于交感和副交感神经节的交感神经母细胞，而异位嗜铬细胞瘤与交感原基的异位移行有关，后者常位于肾和肾周围，因此，异位嗜铬细胞瘤可位于肾内。嗜铬细胞瘤的发病比例大致为，80%～85%起源于肾上腺，15%～20%起源于副神经节，而异位嗜铬细胞瘤则较少。所有嗜铬细胞瘤中，10%双侧发生，10%无功能，10%为恶性，因此，嗜铬细胞瘤又称 10%肿

瘤。Pui 等认为，与肾上腺恶性嗜铬细胞瘤的发病比例相比，腹膜后恶性嗜铬细胞瘤比例更高，可达 20%～30%。

嗜铬细胞瘤多呈中等大小，直径在 5～10 cm 之间。形态规则，呈圆形或椭圆形，境界清楚。较小肿瘤密度一般均匀，中等大小肿瘤密度多不均匀，体积越大越不均匀。绝大多数肿瘤 CT 值>10 Hu，极少数由于含有脂肪或出血，CT 值<10 Hu 或>100 Hu。嗜铬细胞瘤容易变性，故钙化、囊变、出血和坏死较常见。钙化多呈斑点状，少数呈片状。囊变一般呈圆形，境界清楚，对诊断有很大帮助。坏死形态多不规则，诊断价值不如囊变明显。

MRI T_1WI 多呈低信号，T_2WI 呈显著高信号，信号不均质，其中，钙化无信号，囊变为黏液性信号，出血坏死的信号改变与出血时间有关。MRI T_2WI 不均匀显著高信号是嗜铬细胞瘤的重要特征之一，对诊断很有帮助。良性嗜铬细胞瘤相对较小，边缘清楚；恶性嗜铬细胞瘤体积多较大，密度极不均匀（坏死更显著），边缘不规则（包膜破坏），邻近结构可见肿瘤浸润。Cunningha 认为，直径>7 cm 的肿瘤倾向于恶性。

近年来，有研究认为无功能性嗜铬细胞瘤并不少见。Motta-Ramirez 等研究功能性嗜铬细胞瘤和无功能性嗜铬细胞瘤的影像学区别，除了钙化有统计学差异外，肿块直径、体积、平扫 CT 值、增强 CT 值和坏死均无明显区别。尽管部分嗜铬细胞瘤术前无功能，但手术切除时同样出现功能性嗜铬细胞瘤的高血压危象。

嗜铬细胞瘤强化形式多样。大多数肿瘤动脉期即显著强化，门静脉期持续强化；少数肿瘤动脉期扫描呈中等程度以上强化，强化多不均匀；门静脉期强化较动脉期显著，强化面积增大，强化趋均匀。除了坏死、出血和囊变不强化外，肿瘤实质部分门静脉期强化较动脉期均匀，因此，门静脉期更有利于显示肿瘤的坏死和囊变。与肾上腺嗜铬细胞瘤动脉期多显著强化不同，肾上腺外嗜铬细胞瘤动脉期强化变化较大，包括轻、中和重度强化。

大多数多发嗜铬细胞瘤表现为双侧肾上腺嗜铬细胞瘤，少数情况为与基因遗传有关的希佩尔-林道病（VHL），可伴有胰腺神经内分泌肿瘤。多发嗜铬细胞瘤可大小相仿或明显不同。多数肿瘤形态规则，呈圆形或椭圆形，境界清楚。

良性嗜铬细胞瘤相对较小，边缘清楚；恶性嗜铬细胞瘤体积多较大，密度极不均匀（坏死更显著），边缘不规则（包膜破坏），邻近结构可见肿瘤浸润。

影像学表现与病理生理学的关系。嗜铬细胞瘤的嗜铬细胞富含水分，细胞团间有丰富毛细血管网和血窦，构成 T_2WI 显著高信号病理基础。嗜铬细胞瘤容易变性，因而肿瘤内囊变、钙化、坏死和出血常见。良性嗜铬细胞瘤包膜完整，因而边缘清楚光滑；恶性嗜铬细胞瘤边缘模糊有分叶。同样因为细胞团间有丰富毛细血管网和血窦，嗜铬细胞瘤早期即明显强化，且持续时间长。

鉴别诊断：①巨淋巴增生：无论囊变、钙化，还是动态增强的强化方式，巨淋巴增生都与副神经节瘤相似。但多数巨淋巴增生呈肾型，强化均匀，强化程度不如肾上腺外嗜铬细胞瘤；巨淋巴增生邻近常见滋养血管，且 MRI T_2WI 呈中等程度高信号，低于肾上腺外嗜铬细胞瘤。②神经鞘瘤：中等大小的神经鞘瘤与肾上腺外嗜铬细胞瘤影像学表现非常相似，腹膜后神经鞘瘤囊变更常见，但钙化、出血和坏死少见。此外，神经鞘瘤动态增强动脉期强化较均匀，且强化程度不如肾上腺外嗜铬细胞瘤。平扫、1 min 和 10 min 增强比例可以鉴别肾上腺腺瘤和嗜铬细胞瘤，但对于神经鞘瘤的鉴别诊断价值不大（图 27-12-9，10）。

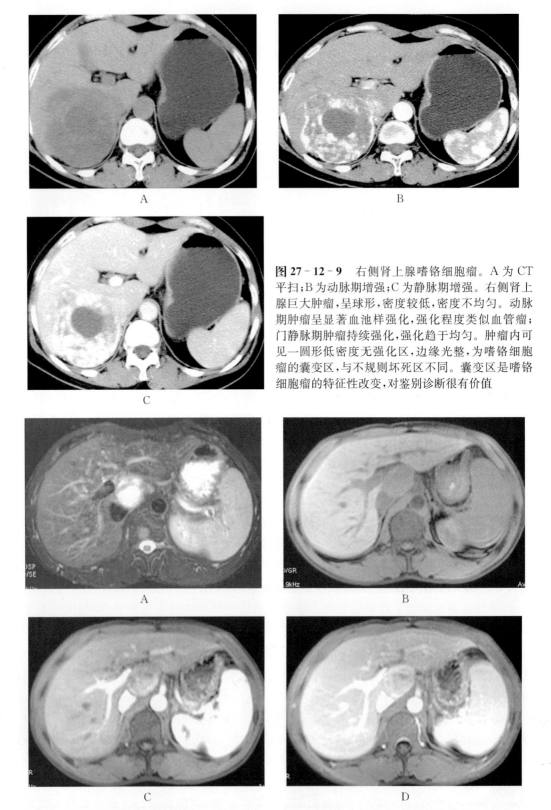

图 27-12-9 右侧肾上腺嗜铬细胞瘤。A 为 CT 平扫;B 为动脉期增强;C 为静脉期增强。右侧肾上腺巨大肿瘤,呈球形,密度较低,密度不均匀。动脉期肿瘤呈显著血池样强化,强化程度类似血管瘤;门静脉期肿瘤持续强化,强化趋于均匀。肿瘤内可见一圆形低密度无强化区,边缘光整,为嗜铬细胞瘤的囊变区,与不规则坏死区不同。囊变区是嗜铬细胞瘤的特征性改变,对鉴别诊断很有价值

图 27-12-10 腹膜后嗜铬细胞瘤。A 为 MRI T_2WI;B 为 MRI T_1WI;C 为增强动脉期;D 为增强静脉期。T_2WI 病变呈显著高信号,信号不均质;T_1WI 呈等低信号,动脉期较明显强化,静脉期持续强化,强化不均匀,内部可见不规则坏死区。T_2WI 显著高信号为嗜铬细胞瘤的特征之一

(二) 节细胞神经瘤

节细胞神经瘤多起源于肾上腺髓质、脊柱两旁或前方的交感神经节细胞。因而节细胞神经瘤可位于纵隔、颈部和腹膜后。根据肿瘤的分化程度，节细胞来源肿瘤分成神经母细胞瘤（分化最低）、神经节神经母细胞瘤（部分成熟、部分不成熟）和节细胞神经瘤（完全成熟）。

肾上腺节细胞神经瘤为交感神经母细胞分化而来的良性肿瘤，居髓质肿瘤第二位。该肿瘤非常罕见，多为 US 和 CT 偶尔发现。

节细胞神经瘤的生物学特性。节细胞神经瘤可位于任何有交感神经节的部位，但肾上腺更常见。肿瘤境界清楚，质地软，沿器官间隙呈嵌入方式生长，容易形成伪足样改变。位于脊柱旁的节细胞神经瘤，可紧贴于椎体，椎旁间隙消失。与大多数实质性肿瘤压迫血管并引起血管变形不同，节细胞神经瘤可自身变形包绕血管，而血管形态多正常（包括管腔压力低、容易变形的下腔静脉）。尽管血管被包绕，但术中均可被剥离。10%～25%的肿瘤出现钙化，复旦大学附属中山医院病例显示，钙化多具有点状、针尖状等，类似于黏液性肿瘤的钙化特征，有文献认为出现粗大条形或不定形钙化提示肿瘤为恶性。MDCT 和 MRI 薄层扫描，可以更清楚地显示上述伪足和铸形改变。

节细胞神经瘤较一般软组织肿瘤密度低，肉眼所见腹部节细胞神经瘤密度低于肝脾，与肾脏密度相仿。多数肿瘤密度均匀，较大肿瘤密度可不均匀，但一般不表现为肿瘤坏死。动脉期增强肿瘤轻微强化，而背景血管和肾脏显著强化，因而肉眼所见肿瘤密度更低，加上肿瘤铸形的因素，容易误诊为囊性肿瘤。实质期扫描大部分肿瘤呈进行性、均匀性轻度延迟强化。较大肿瘤可强化不均匀，部分区域呈片状、条形强化，有时可见肿瘤血管强化。

节细胞神经瘤 MRI 信号多混杂，多数肿瘤或肿瘤大部分区域 T_1WI 为低信号，T_2WI 为显著高信号；少数肿瘤或肿瘤的小部分区域 T_1WI 为稍低信号，T_2WI 为中等程度高信号。MRI 动态增强表现为动脉期轻微强化，门静脉期和延迟期为进行性轻度延迟强化。门静脉期和延迟期强化程度较 CT 明显，可能与细胞外间隙较大、对比剂滞留时间长有关（图 27 - 12 - 11）。部分肿瘤内出现的线条状或旋涡状征象，为节细胞神经瘤特征性改变。

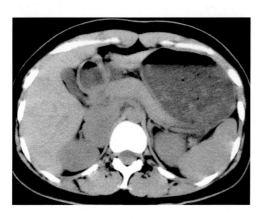

A

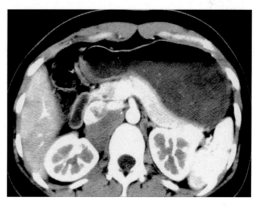

B

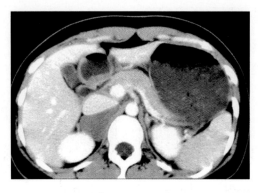

C

图 27-12-11 右侧肾上腺节细胞神经瘤。A 为 CT 平扫;B 为动脉期增强;C 为静脉期增强。CT 平扫肿瘤密度与肾脏相仿,动脉期和静脉期肿瘤均无明显强化。肿瘤形态不规则,嵌入下腔静脉与椎体之间,下腔静脉未见明显变形。右侧肾上腺附着于肿瘤,形成蒂样改变

节细胞神经瘤影像学表现的病理基础。节细胞神经瘤由神经节细胞、神经膜细胞和神经纤维组成,诊断主要依靠神经节细胞的存在。肿瘤有包膜,因此,肿瘤边缘光整,邻近脂肪间隙正常。节细胞神经瘤细胞质丰富,肿瘤内有较多的黏液基质,因而肿瘤质地软,呈嵌入性生长,容易形成伪足样改变或铸形;同样因为细胞内和间质富含黏液的缘故,CT 平扫密度低,MRI T_1WI 为低信号,T_2WI 为显著高信号。节细胞神经瘤内血管少,为乏血供肿瘤,因而肿瘤 CT 强化不明显,为轻度延迟强化。部分肿瘤由于较多的黏液和纤维血管索形成自然对比,平扫即可见条索状改变,增强后可见纤维血管索的条索状强化。MRI 组织分辨率高,可以提供更多组织学信息,有利于诊断。

(三) 神经母细胞瘤

儿科最常见的实质性肿瘤,多数见于婴幼儿期,极少数可见于 15 岁左右儿童。起源于交感神经链或肾上腺髓质的原始神经嵴细胞,其中一半来源于肾上腺髓质,起源于肾上腺髓质者预后不好,为分化不良的节细胞来源肿瘤。肿瘤常分泌儿茶酚胺,但不至于引起临床症状。肿瘤容易侵犯邻近脏器或转移。1 岁以内者部分预后良好,可转化成节细胞神经瘤,甚至自愈。临床表现为腹痛和腹胀。

肿块边缘极不规则,分叶状或爬行生长(与节细胞瘤类似),包绕邻近结构。肿瘤包膜不完整,境界很不清楚。CT 平扫肿瘤内可见极低密度的实质成分,与节细胞神经瘤相似。密度或信号不均匀,可见富含黏液的液性密度区,出血、坏死常见;其中,钙化率达 58%,钙化粗糙,形态不规则,分布无规律,边缘模糊。肿瘤不同区域强化差异很大,部分实质成分无明显强化,与节细胞神经瘤类似,然而,肿瘤内总可见明显强化的软组织成分,与节细胞神经瘤不同;部分肿瘤内可见形态相对正常的血管,类似于"血管漂浮征"。肿瘤邻近结构常被肿瘤浸润破坏,与节细胞神经瘤不同(图 27-12-12)。

(四) 肾上腺神经鞘瘤

为肾上腺髓质起源肿瘤,居髓质肿瘤第三位,一般认为属神经鞘膜瘤,肿瘤境界清楚,易囊变,可钙化。CT 平扫密度均匀或不均匀;T_2WI 为高信号。增强动脉期实质成分轻度强化,实质期扫描强化明显,囊变部分不强化。与腹膜后其他区域神经鞘瘤相似。

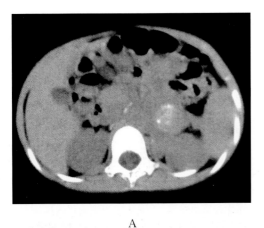
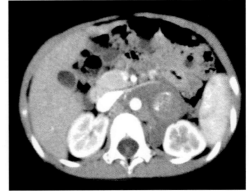

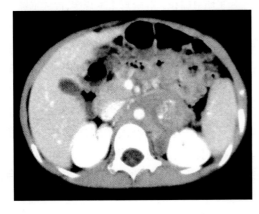

图 27-12-12 左侧肾上腺神经母细胞瘤。A 为 CT 平扫；B 为动脉期增强；C 为静脉期增强。男性，4 岁，左侧肾上腺肿瘤，肿瘤形态极不规则，包绕腹主动脉，内可见不规则钙化，钙化境界不清。动脉期肿瘤轻度强化，静脉期肿瘤强化较动脉期明显

神经鞘瘤的 CT 密度和 MRI 信号强度取决于 Antoni A 区和 Antoni B 区的比例、排列和分布，并与肿瘤内纤维成分的比例有关。Antoni A 区 CT 多为较高密度，MRI T_1WI 与肌肉等信号，T_2WI 较肌肉信号略高，一般为富血供区，呈中等程度以上强化。Antoni B 区 CT 为水样低密度，MRI T_1WI 为低信号，T_2WI 为显著高信号，一般为少血供，增强扫描强化不明显。此外，肿瘤纤维含量也影响 T_2WI 信号强度，富纤维区域 T_2WI 信号偏低，动态增强强化不明显（图 27-12-13）。

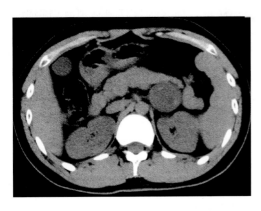
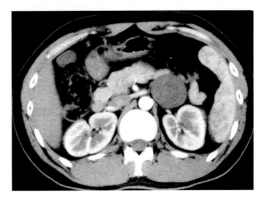

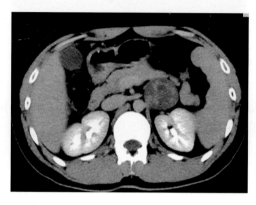

图 27-12-13 左侧肾上腺神经鞘瘤。A 为 CT 平扫；B 为动脉期增强；C 为静脉期增强。左侧肾上腺圆球形肿瘤，密度低于肾脏，密度略不均匀；动脉期肿瘤强化不均匀，部分区域明显强化，部分区域强化不明显；静脉期强化范围略有增加。肿瘤内斑片状强化为富血供区，无强化区为细胞稀疏区

C

Antoni A 区和 Antoni B 区混合存在时，神经鞘瘤诊断较为简单。如果 Antoni A 区或 Antoni B 区某一种成分占神经鞘瘤的绝大部分比例时，容易与肾上腺其他神经源性肿瘤混淆。部分神经鞘瘤完全囊变，类似囊肿。

囊变与 Antoni B 区的识别在神经鞘瘤的诊断中有一定的价值：除嗜铬细胞瘤外，肾上腺其他肿瘤或密度均匀，或显著坏死，囊变少见。神经鞘瘤则容易囊变。囊变的形态呈圆形，囊内壁边缘多较光整，而坏死区形态不规则，囊内壁边缘高低不平。增强扫描时，少数囊变区可见对比剂与囊内液体形成液液平面。

以 Antoni A 区为主的神经鞘瘤与嗜铬细胞瘤容易混淆，以 Antoni B 区为主的肿瘤与节细胞神经瘤容易混淆。鉴别诊断的关键在于显示 Antoni A 区、Antoni B 区和区分囊变与坏死的不同。完全囊变的神经鞘瘤与完全囊变的原发肾上腺腺癌容易混淆。

六、肾上腺间质来源肿瘤的诊断和鉴别诊断

肾上腺间质肿瘤是除皮质和髓质来源之外的肿瘤，包括髓样脂肪瘤、脂肪瘤、血管瘤、血管平滑肌脂肪瘤、畸胎瘤、淋巴瘤、恶性血管外皮瘤、恶性纤维组织细胞瘤等。

（一）肾上腺淋巴瘤的诊断

无论原发或继发，绝大多数肾上腺淋巴瘤为双侧发生。肿瘤较小时尚可保持肾上腺形态或呈三角形，肿瘤增大后呈不规则形态、圆形或椭圆形，以椭圆形最多见。有关肾上腺淋巴瘤的密度存在一定争议。有学者认为原发性肾上腺淋巴瘤多为混杂密度肿块，肿瘤容易坏死囊变而不均匀，只有肿瘤较小时可以密度均匀，而继发性肾上腺淋巴瘤密度则较均匀；也有学者认为，原发性肾上腺淋巴瘤和继发性肾上腺淋巴瘤密度都均匀。作者的经验显示，不论大小，CT 密度基本均匀，坏死囊变少见。肾上腺淋巴瘤 MRI 信号有一定特征性，MRI T_1WI 信号与肌肉等信号，信号基本均匀；而 T_2WI 为等低或略高信号，信号显著不均匀，内可见多发线条状高信号间隙。肾上腺淋巴瘤可伴有腹膜后淋巴结肿大，而非引流区淋巴结肿大更有诊断价值。

肾上腺淋巴瘤为乏血供肿瘤，动态增强呈进行性延迟强化，动脉期强化轻微，门静脉期呈轻~中度强化。MRI 动态增强与 CT 动态增强强化程度和形式有所不同。首先，CT 动态增强强化较均匀，而 MRI 动态增强强化明显不均匀，动脉期常可见分隔和线条状强化，门静

脉期有时可见相对正常的血管;其次,无论动脉期或门静脉期,MRI强化程度较CT明显。

需要强调的是,肾上腺淋巴瘤T_2WI信号偏低,内可见多发分隔或线条状高信号,MRI动态增强可见分隔或条状强化,该征象在其他肾上腺病变中很少见到。因此,MRI和CT两种检查方法相比较,MRI更能反映肾上腺淋巴瘤的特征性改变。

肾上腺淋巴瘤影像学表现的病理基础:肾上腺淋巴瘤可能起源于肾上腺固有造血组织,绝大多数为非霍奇金淋巴瘤,以大B细胞型非霍奇金淋巴瘤为主。肾上腺淋巴瘤为单一细胞为主堆积,形成软组织团块,团块内细胞密集程度高,富含液体的间质成分少,因而肿瘤密度均匀,T_2WI信号低于其他实质性肿瘤,MRI弥散加权为高信号。肾上腺淋巴瘤团块仅含有少数小血管,结合上述细胞密集。因此,在早期增强(动脉期)中,强化程度轻微。静脉期呈轻~中度强化(图27-12-14)。

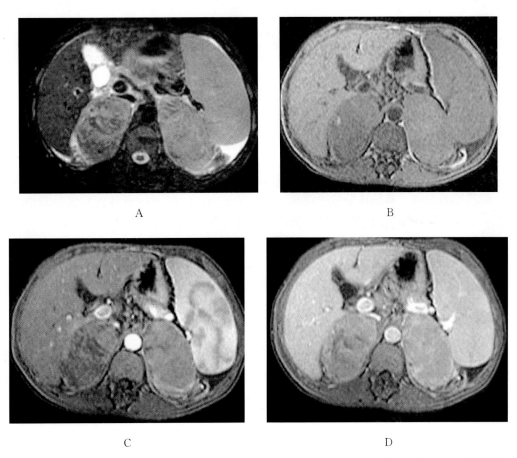

图27-12-14 肾上腺原发淋巴瘤。A为MRI T_2WI;B为MRI T_1WI平扫;C为T_1WI动脉期增强;D为T_1WI静脉期增强。双侧肾上腺肿瘤,T_2WI为等低信号,内可见波纹状改变,T_1WI为等信号,动脉期隐约呈波纹状强化,静脉期持续强化,强化趋于均匀

(二) 肾上腺髓样脂肪瘤的诊断和鉴别诊断

为少见良性病变,占肾上腺肿瘤的2%~4%,肿瘤由骨髓成分与脂肪组织按不同比例构成。过去认为该肿瘤不分泌激素,但最近有髓样脂肪瘤分泌激素导致Cushing综合征和

Conn综合征的报道,偶尔可见钙化。影像学诊断基于病灶内脂肪组织和髓样组织。与肾上腺畸胎瘤、血管平滑肌脂肪瘤、富脂的腺瘤、脂肪瘤和脂肪肉瘤等容易混淆。关键在于显示肿瘤内不同组织成分(图27-12-15)。

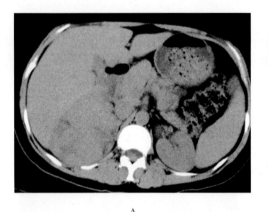

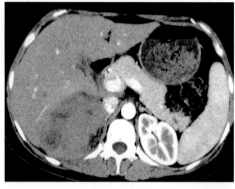

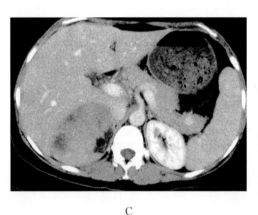

图27-12-15 右侧肾上腺髓样脂肪瘤。A为CT平扫;B为动脉期增强;C为静脉期增强。右侧肾上腺肿瘤,密度不均匀,境界欠清晰。动脉期肿瘤轻度强化,静脉期肿瘤持续强化,瘤内见岛状脂肪成分

(三) 肾上腺囊性病变的诊断和鉴别思路

肾上腺囊性病变为肾上腺的罕见病,45%来源于上皮组织的真性囊肿,39%为以往出血而形成假囊肿,10%以下为寄生虫感染,极少数为转移和皮质腺癌形成假囊肿。此外,肾上腺神经鞘瘤也可囊变形成厚壁囊肿。良性和恶性囊壁均可钙化或强化。肾上腺囊性病变中,需要鉴别的是肿瘤囊变,鉴别的关键是囊壁的厚度、囊壁内外的光滑度以及囊壁的强化程度。

肝外生型肝细胞癌、肾上极肾细胞癌、肝肾间隙其他间叶组织肿瘤、胃憩室、副脾、胰腺肿块、静脉曲张都可能与肾上腺肿瘤混淆。

鉴别方法:①薄层扫描和多层面重组图像寻求肿瘤与肝、肾、肾上腺等结构之间的关系;②显示肿瘤的组织结构特征(CT值、T_1WI、T_2WI测量、化学位移);③显示肿瘤的血液动力学特征;④通过CTA显示供血血管等;⑤穿刺活检。

(周建军 周康荣)

参考文献

1. 高元桂,蔡幼铨,蔡祖龙.磁共振成像诊断学.北京:人民军医出版社,1993
2. 李传福,李毅,陶慕圣等.MR 化学位移成像诊断肾上腺腺瘤的研究.中华放射学杂志,2001,35:512～515
3. 李素丽,史河水,曾赞文等.肾上腺皮质腺瘤的 CT 诊断和鉴别诊断.放射学实践,2002,17:145～146
4. 罗邦尧,崔贤德.肾上腺疾病的诊断与治疗.上海:上海科技出版社,1995
5. 彭卫军,周康荣.肝肾间隙巨大占位病变的 CT 诊断.临床放射学杂志,1995,14:97～100
6. 孙清荣,张冬,戴书华等.肾上腺畸胎瘤三例.中华放射学杂志,2003,38,438～439
7. 田伟,冯毓正,普平.肾上腺间质组织肿瘤的 CT 和 MRI 表现.中华放射学杂志,1999,33:54～56
8. 汪登斌,张华,何国祥等.异位嗜铬细胞瘤的 CT 诊断.中华放射学杂志,1998,32:108～111
9. 王东,熊明辉,俞敏等.肾上腺腺瘤与转移瘤的 CT 鉴别诊断.中华放射学杂志,1998,32:402～425
10. 王夕富,白人驹,王嵩等.肾上腺腺瘤和非腺瘤动态增强 CT 表现和血管生长相关性的初步研究.中华放射学杂志,2005,39:864～868
11. 张立,张永康,王国明等.肾上腺肿瘤影像学检查的临床应用价值(附 102 例分析).临床放射学杂志,1999,18:536～539
12. 周建军,程伟中,曾维新等.腹部肾上腺外嗜铬细胞瘤:双期增强的影像学诊断价值.放射学实践,2007,22:1058～1062
13. 周建军,丁建国,周康荣等.腹膜后良性神经鞘瘤:影像学特征与病理的关系.临床放射学杂志,2006,25(12):1133～1136
14. 周建军,丁建国,周康荣.结外淋巴瘤:影像学共性特征与病理的关系.临床放射学杂志,2007,26(6):618～622
15. 周建军,曾维新,曾蒙苏等.肾上腺囊性病变的诊断和鉴别.临床放射学杂志,2008,27(3):347～350
16. 周建军,曾维新,周康荣.动态增强 MR 在节细胞神经瘤诊断中的应用.实用放射学杂志,2008,24(1):58～61
17. 周建军,曾维新,周康荣等.肾上腺节细胞神经瘤的 CT 诊断价值.中华放射学杂志,2006,40(10):1021～1023
18. 周建军,曾维新,周康荣等.肾上腺淋巴瘤的影像学表现.实用放射学杂志,2007,23(10):1325～1335.
19. 周建军,曾维新,周康荣等.原发性肾上腺皮质腺癌的 CT 诊断价值.中华放射学杂志,2006,40(10):1023～1026
20. 周康荣,陈祖望.体部磁共振成像.上海:上海医科大学出版社,2000
21. 周康荣.腹部 CT.上海:上海医科大学出版社,1993
22. Al-Hawary MM, Francis IR, Korobkin M. Non-invasive evaluation of the incidentally detected indeterminate adrenal mass. Best Pract Res Clin Endocrinol Metab, 2005, 19:277～92
23. Bednarek-Tupikowska G, Tupikowski K, Akinpelumi BF. Adrenal myelolipoma. Pol Merkuriusz Lek, 2005, 18:107～112
24. Benitah N, Yeh BM, Qayyum A, et, al. Minor morphologic abnormalities of adrenal glands at CT: prognostic importance in patients with lung cancer. Radiology, 2005, 235:517～522
25. Bernini GP, Moretti A, Oriandini C, et al. Long-term morphological and hormonal follow-up in a single unit on 115 patients with adrenal incidentalomas. Br J Cancer, 2005, 92:1104～1109
26. Blake MA, Kalra MK, Maher MM, et al. Pheochromocytoma: an imaging chameleon. Radiographics, 2004, 24 (Suppl 1):S87～S99
27. Blake MA, Kalra MK, Sweeney AT, et al. Distinguishing benign from malignant adrenal masses: multi-detector row CT protocol with 10-minute delay. Radiology, 2006, 238:578～585

28. Boland GW, Lee MJ, Gazelle GS, et al. Characterization of adrenal masses using unenhanced CT: an analysis of the CT literature. AJR, 1998,171:201~204
29. Cirillo RL Jr, Bennett WF, Vitellas KM, et al. Pathology of the adrenal gland: imaging features. AJR, 1998,170:429~435
30. Dunick NR, Korobkin M, Francis I. Adrenal radiology: distinguishing begnin from malignant adrenal masses. AJR, 1996,167:861~867
31. Francis IR, Gross MD, Shaprio B, et al. Integrated imaging of adrenal disease. Radiology, 1992,184: 1~13
32. Gokan T, Ohgiya Y, Nobusawa H, et al. Commonly encountered adrenal pseudotumours on CT. Br J Radiol, 2005,78:170~174
33. Goldfarb DA, Novick AC, Bravo EL, et al. Experience with extraadrenal pheochromocytoma. J Urol, 1989,142:931~936
34. Gomez MA, Besson M, Roger R, et al. Characterization of adrenal incidentaloma discovered with tomography. General review. Ann Urol, 2003,37:244~247
35. Gufler H, Eichner G, Grossmann A, et al. Differentiation of adrenal adenomas from metastases with unenhanced computed tomography. J Comput Assist Tomogr, 2004,28:818~822
36. Hiorns MP, Owens CM. Radiology of neuroblastoma in children. Eur Radiol, 2001,11:2071~2081
37. Iihara M, Obara T. Diagnosis and surgical treatment of adrenal tumors. Nippon Geka Gakkai Zasshi, 2005,106:479~483
38. Israel GM, Korobkin M, Wang C, et al. Comparison of unenhanced CT and chemical shift MRI in evaluating lipid-rich adrenal adenomas. AJR, 2004,183:215~219
39. Kenney PL, Wagner BJ, Rao P, et al. Myelolipoma: CT and pathologic features. Radiology, 1998,208: 87~95
40. Lee MJ, Hahn PF, Papanicolaou N, et al. Benign and malignant adrenal masses: CT distinction with attenuation coefficients, size, and observer analysis. Radiology, 1991,179:415~418
41. Maurea S, Caroca C, Klain M, et al. Imaging characterization of non-hypersecreting adrenal masses. Q J Nucl Med, 2004,48:188~197
42. Maurea S, Mainolfi C, Bazzicalupo L, et al. Imaging of adrenal tumors using FDG PET: compari-son of benign and malignant lesions. AJR, 1999, 173:25~29
43. Mayo-Smith WW, Boland GW, Noto RB, et al. State-of-the-art adrenal imaging. Radiographics, 2001,21:995~1012
44. Mitchell DG, Grorello M, Matteucci T, et al. Begnin adrenaocortical masses: diagnosis with chemical shift MR imaging. Radiology, 1992,185:35~351
45. Motta-Ramirez GA, Remer EM, Herts BR, et al. Comparison of CT findings in symptomatic and incidentally discovered pheochromocytomas. AJR, 2005,185:684~688
46. Nelms JK, Diner EK, Lack EE, et al. Retroperitoneal ganglioneuroma encasing the celiac and superior mesenteric arteries. Sci World J, 2004,18:974~977
47. Otal P, Mezghani S, Hassissence S, et al. Imaging of retroperitonieal ganglioneuroma. Eur Radiol, 2001,11:940~945
48. Outwater EK, Siegelman ES, Huang AB, et al. Adrenal masses: correlation between CT attenuation value and chemical shift ratio at MR imaging with in-phase and opposed-phase sequence. Radiology, 1996,200:749~752
49. Paterson A. Adrenal pathology in children: a spectrum of disease. Eur Radiol, 2002,12:2491~2508
50. Radin R, David CL, Goldfarb H, et al. Adrenal and extra-adrenal retroperitoneal ganglioneuroma: imaging findings in 13 adults. Radiology, 1997,202:703~707

51. Ribeiro J, Ribeiro RC, Fletcher BD. Imaging findings in pediatric adrenocortical carcinoma. Pediatr Radiol, 2000,30:45~51
52. Schlund JF, Kenney PJ, Brown ED, et al. Adrenocortical carcinoma: MR imaging appearance with current techniques. J Magn Reson Imaging, 1995,5:171~174
53. Schwartz LH, Ginsberg MS, Burt ME, et al. MRI as an alternative to CT-guided biopsy of adrenal masses in patients with lung cancer. Ann Thorac Surg, 1998,65:193~197
54. Schwartz LH, Panicek DM, Koutcher JA, et al. Adrenal masses in patients with malignancy: prospective comparison of echo-planar, fast spin-echo and chemical-shift MR imaging. Radiology, 1995,197:421~425
55. Shen SJ, Cheng HM, Chiu AW, et al. Perioperative hypertensive crisis in clinically silent pheochromocytomas: report of four cases. Chang Gung Med J, 2005,28:44~50
56. Szolar DH, Korobkin M, Reittner P, et al. Adrenocortical carcinomas and adrenal pheochromocytomas: mass and enhancement loss evaluation at delayed contrast-enhanced CT. Radiology, 2005,234:479~485
57. Wang YX, He GX, Du LJ, et al. CT findings in congenital adrenal hyperplasia due to 11B hydroxylase defiency at puberty age. JBR-BTR, 1999,82:11~12
58. Yamada T, Ishibashi T, Saito H, et al. Adrenal adenomas: relationship between histologic lipid-rich cells and CT attenuation number. Eur J Radiol, 2003,48:198~202

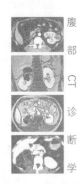

第二十八章

肾 脏 CT

肾脏是维持人体生理平衡最重要的器官,US、静脉尿路造影、CT 和 MRI 为肾脏病变检查和诊断的主要工具,随着多排螺旋 CT(MDCT)和高场强 MRI 的逐渐普及,影像诊断已成为肾脏病变的主要检查手段。

第一节　肾脏的正常解剖

肾脏属于腹膜后间隙器官,位于脊柱两侧的肾周间隙内,肾实质表面有一层纤维膜覆盖,肾周间隙内充满脂肪,外面由肾周筋膜包绕,肾周筋膜分为肾旁前筋膜和肾旁后筋膜。前后肾旁筋膜在外侧融合于锥侧筋膜,内侧和主动脉、下腔静脉周围的结缔组织相汇合。肾周筋膜的上方闭合,部分病例下方在髂窝和肾旁间隙内有一个潜在的交通。肾旁前筋膜和腹膜壁层之间的间隙称为肾旁前间隙,内有升结肠、降结肠、十二指肠降部和水平部以及胰腺等器官。肾旁后筋膜和腹横筋膜之间的间隙为肾旁后间隙,内仅含脂肪、淋巴管和血管,腹横筋膜亦于外侧和锥侧筋膜汇合。

肾脏是实质性器官,表面光滑,外形略似大豆,成人肾脏的正常长度为 9～14 cm。肾实质分为外层的皮质和内层的髓质,皮质伸入髓质的部分称为肾柱。肾脏中部内侧凹陷,称为肾门,是肾盂和肾动静脉进出之处。肾门周围的腔隙称为肾窦,内有肾盂、肾盏、血管、淋巴管和脂肪。

(丁建国)

第二节　肾脏的检查技术和方法

肾脏与心脏、大血管距离近,对比剂进入肾脏的速度极快;由于肾脏自身的结构特点,每个循环周期流经肾脏的血液流速快、流量大,单位时间内流经肾脏的对比剂比例也高;肾脏是对比剂的排泄器官,即使过敏试验用的极少量对比剂,也可使肾实质在短时间内有较明显强化,并在肾盂内见到较明显的对比剂;与其他实质脏器有所不同,肾实质强化有明显的时间差,皮质强化在先、髓质强化在后,导致肾实质强化不同步、不均匀。因此,肾脏的CT增强扫描技术和检查方法与其他脏器有所不同。

一、肾脏扫描参数的选择

检查前常规禁食。检查前0.5~1 h,口服4%的泛影葡胺1 000 ml,尽可能使肠道充盈对比剂。对于肾切除术后随访病例,口服阳性对比剂尤为重要。

扫描参数的合理设置十分重要,一般扫描为200~320 mA,120 kV。可以选择螺旋扫描或常规扫描两种方式。

采用常规扫描时,一般选择5 mm或5 mm以下准直和间隔。常规CT扫描图像的分辨率只取决于层厚的大小。层厚过薄,图像的信噪比低。

采用螺旋扫描时,图像的分辨率不仅取决于层厚,还取决于螺距和图像的重建内插方法。床速一般为5.0~7.5 mm/s,准直为5 mm。即螺距采用1或1.5。

Silverman通过螺旋扫描和常规扫描,分析了20个血管平滑肌脂肪瘤中脂肪的情况,对于≥8 mm的病灶,运用5 mm准直,3 mm间隔重建;5~7 mm的病灶,运用2 mm准直,2 mm间隔重建。应用螺旋方式扫描时,诊断了16个病灶,而应用常规扫描时,仅诊断了14个病灶。螺旋扫描之所以优于常规扫描,主要是由于螺旋扫描可以用薄层重建消除部分容积效应的影响,且薄层重建有助于显示肾肿块内岛状分布的少量脂肪。

应用双源CT肾脏检查时,可以不用平扫而采用双球管扫描直接增强,然后对两个球管获得的不同数据进行减影,重组出平扫图像,从而减少照射剂量。

二、对比剂

(一) 对比剂的种类

1. **离子型和非离子型对比剂在肾脏的应用中存在差异** 与其他系统不同,相对于离子型对比剂而言,运用非离子型对比剂时,肾盂期容易产生条索状伪影。主要因为非离子型对比剂渗透压低,在肾小管内产生的渗透压差低,易在收集系统内形成更高浓度,从而产生伪影。

2. **对比剂的排泄与肾功能密切相关** 肾功能差,对比剂的排泄明显延迟,因此,肾功能影响增强效果及延迟时间。非离子型对比剂不仅反应少,对肾功能影响也小。

3. **不同浓度对比剂的选择** 对比剂有不同的含碘浓度,目前常见的有300 mg I/ml、350 mg I/ml和370 mg I/ml。血管内对比剂团的浓度取决于对比剂注射速率和对比剂自身含碘浓度。复旦大学附属中山医院一组病例研究表明,低速率注射高浓度对比剂可以部分获得高速率注射低浓度对比剂的效果。在注射速率固定的前提下,使用高浓度对比剂可使血管内对比剂团浓度相应提高,有利于显示肿瘤的不均匀血供,对病灶的定性有意义;在CT血管造影(CTA)时可以增加血管边缘平滑度和血管的信噪比,提高CTA质量和小血管显示率,同时降低高速率注射所带来的风险。与注射速率直接影响延迟时间不同,高浓度对比剂对延迟时间的影响不大。

(二) 对比剂总量

皮质早期和皮质期的显影以及肿瘤的强化程度与对比剂浓度及注射速率关系较大,实质期显影除总量因素外,与肾小管排泄关系密切,故肾脏增强检查所需对比剂的总量较腹部其他脏器少。MDCT 使用后,对比剂总量可适当减少。

(三) 对比剂注射速率

文献报道的注射速率并不统一,多数采用 2~3 ml/s。注射速率与血管强化程度密切相关。复旦大学附属中山医院一组病例研究表明,高速率注射对比剂可以使富血供病变的不均匀强化显示更明显,增加病灶的信噪比。此外,高注射速率可以增加 CT 血管造影的信噪比以及小血管的显示级别。注射速率低于 3 ml/s 将影响皮质期和皮质早期病灶的增强效果。此外,CT 血管造影的注射速率低于 3 ml/s 时,将影响血管边缘平滑度。理论上,注射速率越快,对于病灶的定性和血管的显示越有利。但注射速率过快,肾皮质的强化越快、越明显,有时可影响皮质内病灶的观察。

相对而言,使用高注射速率的增强效果优于使用高浓度对比剂,因为高注射速率可以增加血流轴流内的压强,使对比剂更易进入边流,使对比剂更易通过发育不全的肿瘤血管进入肿瘤组织。

(四) 扫描延迟时间的选择

延迟时间的选择取决于扫描方案的需要,检查成功的关键之一取决于延迟时间的选择。延迟时间不仅与注射速率密切相关,注射速率越快,延迟时间越短;延迟时间还受患者的年龄和心功能等影响,操作医师和上机技师须综合考虑上述因素。皮质早期、皮质期、实质期和肾盂期的延迟时间见增强扫描的分期。肾 CT 血管造影延迟时间最好应用智能触发。在延迟时间难以确定时,国外学者建议采用小剂量对比剂试验性注射来确定,但在临床应用时受到一定的限制,因为即使试验注射的 1~2 ml 对比剂也会使肾脏轻度强化,改变病灶和肾脏的强化状态,影响诊断医师对病灶血流动力学的判断。

此外,延迟时间与采用的机型有较密切的联系,不同机型的扫描延迟时间不同;同样的强化效果,螺旋 CT 与 MDCT 的各期扫描延迟时间相差可大于 10 s;同样,螺旋 CT 和常规 CT 的扫描延迟时间也有明显的差异。

三、扫描方法

(一) 平扫

90% 的肾脏结石为阳性结石;由于生理和代谢方面的原因,肾脏本身钙化发生率高;此外,肾脏良恶性病变钙化也多;平扫也有利于区分钙化与对比剂的强化。因而,对于肾脏的 CT 扫描而言,平扫不可缺少。对于疑似肾结石患者,碘过敏试验需在平扫后进行,因为过敏试验用对比剂会影响小结石的显示。

双源 CT 将 CT 从单一的组织成像引向了组织分类定性的新境界。通过同时使用两个不同能量的 X 射线源,两个不同电压值的球管在一次扫描中同时采集到两个层次的数据集,改变了以往只能通过不同 CT 值来作密度分辨率对比的局面,两个层次的数据集提供了不同的信息,可用于区分、标识、分离并鉴别各种不同成分的肾结石,尤其是无钙化结石。

(二) 增强扫描

与其他系统不同,肾脏的增强扫描分期多而复杂,可分为皮质早期(动脉早期)、皮质期、实质期(门静脉期)和肾盂期;肾脏各期扫描的延迟时间与其他系统明显不同;除了皮质早期外,其余各期持续时间较长。目前,国内外有关各期扫描的定义及其延迟扫描时间相对混乱。

1. 皮质早期(皮髓交界早期) 皮质早期的出现时间与对比剂注射的速率密切相关,注射速率越高,出现的时间越早。此外,皮质早期与患者的年龄和心功能密切相关。如对比剂总量为 90～120 ml,注射速率为 3～4 ml/s,皮质早期出现时间多在 15～25 s。皮质早期为肾皮质初始强化的时间,此时,对比剂主要在血管内,极少数进入肾皮质边缘近曲小管周围间隙。皮质早期多数富血供病灶强化已达峰值(图 28-2-1B)。

有学者将皮质期之前的扫描过程统称为皮质早期,有学者则将皮质早期归入皮质期。作者认为,皮质早期不同于传统意义的皮质期,皮质早期皮质开始强化,并迅速上升,但尚未达到峰值。而皮质期皮质强化已至峰值。

皮质早期富血供病灶的强化与其后的皮质期无明显差异,而皮质强化不十分明显,因而病灶与肾皮质尤其肾髓质的密度差异增加,有利于病灶的观察(图 28-2-1B,2B);所谓乏血供肿瘤在皮质早期也有较明显强化,如肾盂癌皮质早期的强化值已达平扫一倍以上,高于平扫和皮质期的密度差。因而,皮质早期有利于病灶的显示,也有利于少血供病灶有否强化的判断,从而有利于病灶的定性(图 28-2-2B,3B)。

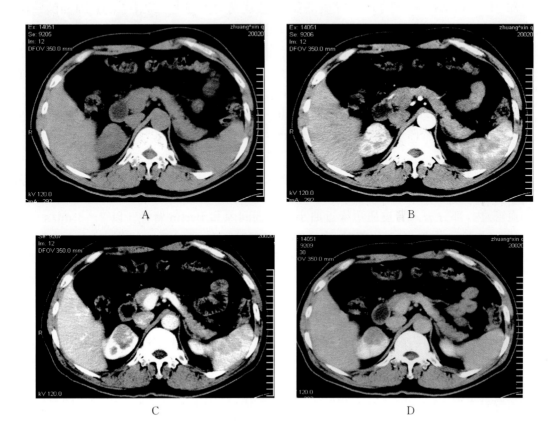

图 28-2-1 右肾上极透明细胞癌。A 为 MDCT 平扫,示右肾上极混杂密度病灶;B 为皮质早期,病灶显著强化呈高密度;C 为皮质期,病灶密度下降低于肾皮质;D 为肾实质期,病灶为低密度

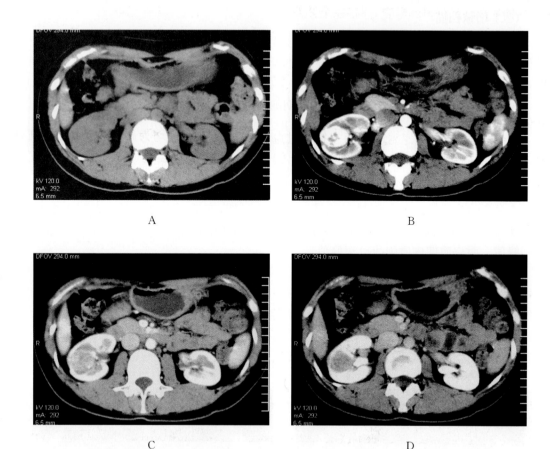

图 28-2-2 右肾中极透明细胞癌。A 为 MDCT 平扫,示右肾中极混杂密度病灶;B 为皮质早期,病灶为高密度,强化不均匀,高于肾皮质;C 为皮质期,病灶为低密度;D 为肾实质期,病灶密度进一步下降

2. 皮质期(皮髓交界期) 指皮髓密度差异最大时期。此时,大多数对比剂在血管(包括毛细血管)内,部分进入肾皮质边缘近曲小管周围间隙和 Bertin 肾柱。以 2~3 ml/s 注射 90~100 ml(300 mg I/ml)对比剂时,皮质期的出现时间在 25~80 s,峰值点(中心点)40~50 s。单排螺旋 CT 扫描时,皮质期 25~35 s 时,肾皮质很快从平扫时的 30~40 Hu 强化到 70 Hu(大于平扫时密度的 2 倍);皮质期 40~50 s 时,可以强化到 145~185 Hu。而肾髓质在 40 s 时,为 50~60 Hu;50 s 时,约 90 Hu。皮髓交界期皮髓间的密度差异非常明显,可以达到 70~100 Hu。

皮髓质交界期是一个过程,持续时间较长,但皮髓质密度最大差异的持续时间相对较短。随着对比剂进入肾间质和经肾小球滤出,皮髓间密度差异逐步变小。一般认为,皮质期是在皮髓质密度强化差异最大时期,此段时期一般在 40~50 s 前后。此后,肾皮质的强化曲线开始缓慢下降,而髓质的强化开始上升,两者的密度差异逐步缩小,皮髓质交界从开始到结束,持续 90 s 左右,如果统称为皮质期,扫描延迟时间很难掌握,结果势必有很大的出入。我们认为将皮髓质交界期分为皮质早期、皮质期和皮质后期有利于增强扫描的合理化。当然,三期的严格区分很难界定,并存在个体差异。

有学者认为,由于皮质期持续较长时间,因而延迟时间应因势而变。时间的确定与平扫检查发现肿瘤大小与其在肾实质内的位置有关。大病灶在选择延迟时间时,时间窗的选择相对较自由。小病灶选择延迟时间则相对严格,当小病灶位于肾髓质内时,延迟扫描时间应适当长一些;而小病灶位于皮质内时,延迟扫描时间可以适当早一些,以免与肾皮质强化呈等密度或被其掩盖。

大多数肾肿瘤因缺乏肾单位而直接通过血管强化,皮质早期均为高密度。皮质期则有所不同,部分病灶为高密度(图 28-2-3C,4C),少部分病灶为等密度(图 28-2-2C),甚或低密度(图 28-2-1C)。有关皮质期的延迟时间,目前争议较大,始终未能形成一个统一的标准。

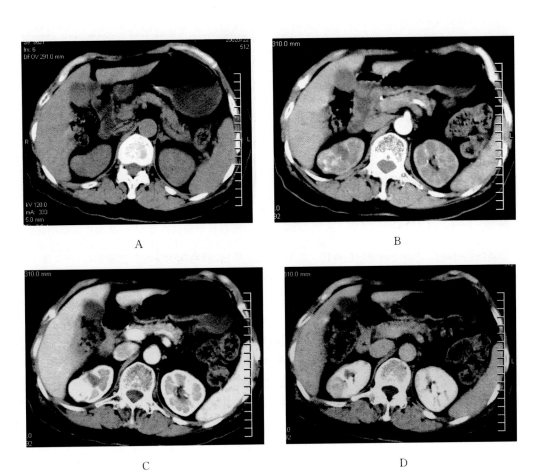

图 28-2-3 右肾上极透明细胞癌。A 为 MDCT 平扫,示右肾上极等密度病灶;B 为皮质早期,病灶为混杂密度,结节状,不均匀强化明显;C 为皮质期,病灶进一步强化,呈高密度;D 为肾实质期,病灶为相对低密度

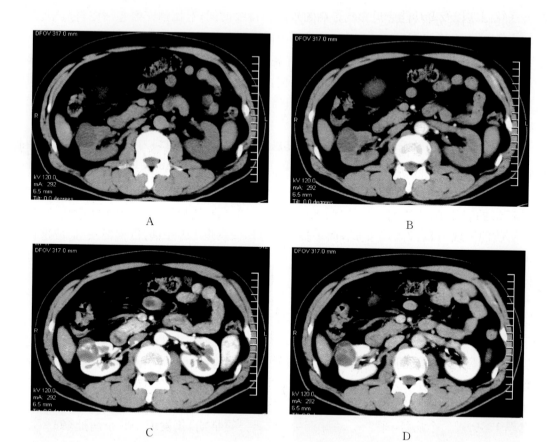

图 28-2-4 右肾中极囊性肾癌。A 为 MDCT 平扫,示右肾中极低密度病灶;B 为皮质早期,病灶无明显强化;C 为皮质期,病灶为低密度,不规则分隔明显强化;D 为肾实质期,病灶为低密度,分隔强化消退

3. 肾实质期(肾小管期) 对比剂注射后 90~120 s,对比剂已通过肾小球进入亨氏襻,并进入收集系统和间质。当然,肾功能较差、心输出量受限的患者,肾实质期延迟时间较长。相反,对比剂注射速率高,对比剂浓度高,延迟时间可能提前。一组 51 例病例,运用 GE 公司 SmartPrep 扫描技术,当运用 2 ml/s 的注射速率时,肾实质期的平均延迟时间为 101 s,而同样剂量、同样浓度对比剂,运用 3 ml/s 的注射速率时,实质期的平均延迟时间为 88 s。在肾实质期,肾髓质和皮质的强化程度相似,平均强化密度为 120~170 Hu。一般情况下,90~120 s 延迟扫描时,大多数患者肾皮质和髓质呈等密度。

除了钙化性病灶外,几乎所有病灶在肾实质期均为低密度(图 28-2-1D,2D,3D,4D)。必须引起注意,实质期肾髓质可能产生不均匀强化而被误认为病灶,尤其是延迟时间的选择不确当时,假阳性率可能会更高。

4. 肾盂期(排泄期) 从对比剂注射后 180~240 s 开始。排泄期肾髓质的密度仍然均匀,但密度显然低于肾实质期,且随时间的延续逐步下降,实质密度的降低主要是由于血浆内对比剂浓度的下降,而后者是因为对比剂的不断排泄以及对比剂进入细胞外间隙所致。

总之,增强前至少必须考虑以下 3 个方面的因素:肾自身方面的原因包括肾动脉狭窄、肾集合系统阻塞以及肾功能衰退影响各期的延迟和持续时间；对比剂方面包括注射速率、浓度以及用量；个体方面包括患者的年龄、体重以及心功能等。

四、各期增强扫描价值的评价

有关各期增强扫描的诊断价值，目前存在一定的分歧。

（一）各期扫描在病灶检出方面的价值

在病灶的检出率方面，多数学者认为，肾实质期较皮质期更敏感。Cohan 等一组包括肾囊性病变和实质病变的研究中，平扫＋实质期对病灶的发现率为平扫＋皮质期的 1.5 倍，对于肾髓质＜11 mm 的病灶，两者的差异更是达到 7 倍。Szolar 等另一组分泌期发现的 295 个＜3 cm 的病灶中，皮质期仅发现 211 个。Kopka 等统计外科手术证实的 173 个病灶，平扫＋肾实质期发现 168(97%)个病灶，而平扫＋动脉期仅发现 145 个病灶(84%)。造成这种差异的原因是因为肾实质期实质密度很高，而几乎所有病灶在该期内呈低密度，两者密度差异很大，即使小病灶，也可检出。

在发现病灶方面，实质期较皮质期敏感，并不代表实质期和肾盂期更有临床意义。皮质早期的意义至少有 3 个方面：①某些解剖变异如驼峰肾、Bertin 肾柱，在肾皮质早期很容易识别；②一些富血供的小肿瘤在皮质早期显示很清楚，在实质期可能被掩盖；③病灶的定性（见下述）。另外，值得说明的是，以往文献统计的皮质期病灶检出率差异很大，是因为分期概念不明确，多数学者未采用皮质早期扫描。事实上，皮质早期、实质期各有自己的临床价值。故多期扫描发现病灶的敏感性可明显提高。上述 Kopka 等一组病灶中，平扫＋肾实质期发现 168(97%)个病灶，平扫＋动脉期（相当于皮质早期）仅发现 145 个病灶(84%)，平扫＋动脉期＋实质期则发现 173 个病灶。

（二）各期扫描在病灶定性中的价值

有关各期在肾脏病变定性中的价值，研究较多，也存在争议。

在肾脏的众多病变中，检出病灶固然重要，定性则更为重要。薄层扫描有助于了解病灶内部细节、边缘情况及其与邻近结构的关系，多期动态增强扫描能带来更多帮助。

有关三期扫描的价值，目前各组数据差异很大。Kopka 等一组肾癌定性方面的研究中，平扫＋皮质期的诊断特异性和准确性为 93% 和 92%，平扫＋肾实质期的特异性和准确性为 89% 和 91%，平扫＋皮质期＋实质期的特异性和准确性则为 95% 和 95%。其中，平扫＋皮质期一组中，有 2 例病灶漏诊。Zeman RK 等另一组 60 个恶性病变回顾性研究中，实质期扫描时，两位阅片者分别诊断了 54 个(90%)和 55 个(92%)，而皮质期扫描时，分别为 21 个(35%)和 28 个(47%)。分析各组检查的延迟时间，在肾脏病变诊断特异性和准确性较高的病例组，其皮质期延迟时间均偏早，而在诊断特异性和准确性较低的病例组，其皮质期扫描延迟时间偏迟。显然，平扫＋皮质早期＋实质期的定性价值大。

为何有关皮质期的临床意义存在明显争议，主要因为各组皮质期扫描的延迟时间有明显差异；如在皮质期 40~50 s 扫描时，富血供肿瘤的强化可能已过了峰值，不能反映肿瘤的真正血供情况。由于上述原因，1998 年，国外有些学者开始重视皮髓交界早期扫描（皮质早期)的价值,而有关这方面的研究,复旦大学附属中山医院周康荣教授早在1994年,就已提倡运用皮质早期扫描(20~25 s)取代皮质期扫描(40~50 s)。

复旦大学附属中山医院一组富血供肾癌的研究中,病灶强化程度在皮质早期和皮质期无明显差异,皮质期与实质期则存在明显差异;肾癌与邻近肾实质的信噪比,皮质早期最高,实质期次之,皮质期最差。其中,平扫+皮质早期的诊断准确率为93.5%,显著高于平扫+皮质期(83.9%)和平扫+实质期(87.1%)。

皮质早期富血供病灶强化与其后的皮质期无明显差异,而皮质仅仅轻微强化,病灶与邻近肾脏密度差大;皮质早期所谓乏血供肿瘤也有一定程度的强化,结合平扫,易于判断病灶有否强化,从而有利于定性。如单纯作平扫和实质期扫描,则不易判断病灶有否强化,从而造成定性困难。双皮质期增强扫描联合应用可以提高富血供和乏血供病灶的发现率,对病灶的定性很有帮助(图28-2-1~4)。

双源CT具有更高的组织分辨率,在显示肾癌的包膜、包膜完整度、肿瘤变性(出血、坏死、囊变和钙化)等方面优于MDCT。双源CT优化对比(optimum contrast)软件,优化了所有对比剂检查的图像质量,不仅可以提高皮质早期和皮质期肾脏肿瘤的检出和定性,还可以显示不同亚型肾细胞癌强化程度和强化方式的细微差异。

(三) 各期扫描在肾盂癌和肾癌分期中的价值

1. **在肾癌分期中的价值**　皮质早期是显示病灶和血管关系的最佳时期,实质期是显示病灶与邻近组织密度差异最大的时期。目前的研究多认为,就分期而言,实质期优于皮质期,皮质期优于平扫,三者同时运用,能明显提高分期的准确性。Kopka等一组肾癌的分期研究中,平扫+皮质期的分期准确率为82%,平扫+肾实质期分期的准确率为86%,平扫+皮质期+实质期分期的准确率则为91%。增强扫描对于显示肿瘤浸润肾周脂肪无明显帮助。对于鉴别肾周脂肪为肿瘤浸润还是炎性浸润或由于积水和出血所引起的条状影无明显意义。

2. **在肾盂癌分期中的价值**　一般文献认为,肾盂癌的准确分期主要取决于实质期肾扫描。少数学者认为皮髓交界期扫描更有意义。复旦大学附属中山医院一组经病理证实的病例中,大多数患者应用实质期肾扫描可以准确分期。然而,从部分皮髓交界早期扫描病例中,发现皮髓交界早期更能显示肾肿瘤与肾实质之间的关系,此时开始强化的肿瘤和未强化的髓质之间密度差异明显,因而有利于分期,但皮髓交界后期反而影响分期,此时开始强化的肿瘤和开始强化的髓质密度差异不大。因此,我们认为在皮髓交界早期对肾盂癌进行分期较好。

五、后处理技术在肾脏的应用

(一) 血管方面的应用

肾动脉本身的先天和后天性病变较多,血管重建可以更清楚了解肿瘤与血管的解剖关系以及血管内瘤栓情况。

1. **后处理对扫描延迟时间要求**　肾动脉CTA的延迟时间可以参照腹主动脉CTA的延迟时间。由于延迟时间的个体差异明显,智能促发是理想的选择,智能促发点位于相当于左肾上极水平的腹主动脉内。

2. 常用重建方法的选择

(1) 表面遮盖法(SSD)：由于其立体感很强，成像速度快，很多人对其非常推崇。事实上，SSD沿一定径线将落在预设阈值范围内的像素重组成图像，因而其肾血管界面并非肾血管本身真正的界面，而是阈值内和阈值外像素接触面的模拟界面，具有夸大效应，不能准确反应密度衰减灰阶。

(2) 最大密度投影(MIP)：重组每条射线上所遇到的最大强度像素进行成像，被采用的信息较SSD多而少于容积再现(VR)，其图像类似传统的肾血管造影。MIP可根据观察需要选择任意投射角度，其最大优势是灰阶值能真实反应肾血管的实际CT值。MIP虽能区分肾血管管壁的钙化与血管内对比剂的密度，但测量受到一定的限制。也有文献认为，运用MIP成像时，肾血管管壁的钙化影响其狭窄部位残腔的显示。

(3) VR：利用每个层面容积资料中的所有体积元，可获得真实的肾血管三维图像；VR可以通过调整插入体积元的数量、明亮度和灰阶度，获得的肾血管图像有深度感；在区分钙化方面，Leclerc等研究认为，即使有严重的钙化存在，VR也能精确评价血管病变，因而对伴有钙化的肾血管狭窄的诊断很有意义。

(二) 肾盂的重建

肾盂期薄层扫描可用作三维重建以显示病灶，指导活检和手术。由于自然对比的存在，肾积水病例无须运用对比剂，直接通过薄层平扫获得原始图像，进行肾盂的三维重建。

(三) 肾实质的重建

延迟 40~50 s，肾皮质强化至峰值时开始薄层扫描。获得原始图像经重组后应用VR和SSD重建。对于肝肾隐窝病灶的定位有一定意义。

(四) CT尿路造影(CTU)

采用薄层扫描，重建图像不亚于静脉肾盂造影。可任意角度旋转，有利于肾盂后壁病变的观察；有利于输尿管下段的暴露；借助横断面图像，膀胱前壁肿瘤以及膀胱内小肿瘤的诊断率有明显提高。病人无任何痛苦。

总之，和常规CT相比，螺旋CT可以提供更多期扫描，获得更多的有关肾脏及其病变组织的信息。MDCT由于扫描速度的加快，有效层厚更薄，为更细致了解病灶的血流动力学和病灶内部结构提供了支持。双源CT具有更高的组织分辨率，在显示瘤肾境界、肿瘤内部结构、细微强化差异等方面，具有更大的优势。双源CT一站式扫描，可以完成肿瘤定位、定性以及肾脏CT血管造影，为术前手术评价提供帮助。

六、肾占位病变的CT扫描方案(推荐)

(一) CT平扫

包括整个肾脏，以5 mm为宜。如欲检测病灶内是否含少量脂肪，加做1~2 mm薄层扫描。

(二) CT动态增强扫描

对比剂以350~370 mg I/ml浓度为宜，3 ml/s注射速率，剂量需结合机型考虑，MDCT

快速扫描,剂量可适当减少。①皮质早期,延迟时间 20~25 s,如采用 16 排以上螺旋 CT,以 25 s 为宜;②皮质期,延迟时间 40~45 s;③实质期,延迟时间 120 s 左右;④肾盂期,延迟时间 180~240 s。究竟采用双期、三期或更多期扫描,需视病灶情况和机型而定,肾癌病例,一般采用皮质早期+实质期(双期)扫描;肾盂癌病例,采用皮质早期+肾盂期扫描,如为 MDCT,三期扫描更为理想,层厚可以更小。考虑作 MIP 和 MPR 重建的病例,层厚以 1.25 mm 以下为宜。

(周建军　周康荣)

第三节　肾脏的正常变异和先天性异常

一、肾脏的正常变异

肾脏的正常变异通常包括 Bertin 柱增生、胚胎分叶、左肾驼峰征和肾外肾盂。Bertin 柱增生为肾皮质柱的明显增粗肥大,易与肾肿瘤混淆。CT 动态增强扫描显示增生的 Bertin 柱始终和肾皮层同步强化,密度均匀(图 28-3-1)。肾胚胎分叶使肾轮廓呈分叶状,大小正常范围(图 28-3-2)。肾驼峰征多见于左肾上极前外侧,呈局限性弧状隆起(图 28-3-3),平扫易误认为肾占位,皮质期增强可显示局部正常的皮质和髓质。肾外肾盂为肾盂的轻度增大,略呈梭形,张力不高,肾盏也无扩张,且一般双侧对称,肾功能无异常。这 4 种表现均为肾正常变异,阅片时应予注意,以免与病变混淆。

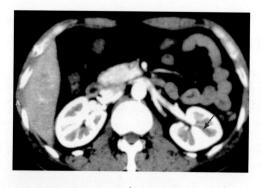 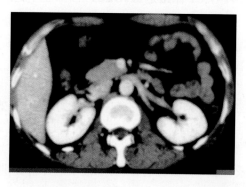

| A | B |

图 28-3-1　Bertin 柱增生。A 为皮质期扫描,示左肾皮质柱肥大(箭头),明显均匀强化,类似肿瘤性病变,但无占位征象;B 为肾实质期扫描,示肾实质均一强化,无异常密度

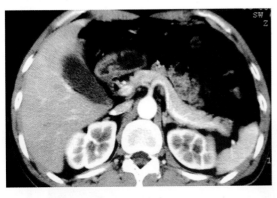
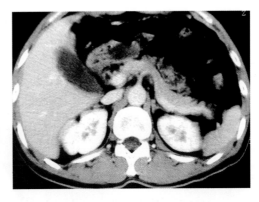

图 28-3-2　肾胚胎分叶合并左肾驼峰征。A 为肾动脉期扫描,示右肾轮廓不规则,呈分叶状改变,但肾皮质缘相应迂曲;左肾上极前外侧局限性弧状隆起,和肾皮质延续;B 为肾实质期,肾轮廓无改变,肾实质呈均匀较高密度

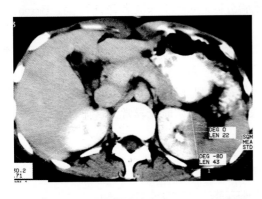

图 28-3-3　肾驼峰征。肾盂期增强扫描,示左肾上极前外侧局限性弧状隆起,由于局部肾脏患急性肾盂肾炎,故曾误诊为肾癌

二、肾先天性发育异常

肾先天性发育异常病种多,病变涉及的扫描范围广,如胸腔异位肾可达膈上,故静脉尿路造影具有一定的价值和优势。根据不同的病变情况,CT 增强扫描后行三维重建以及 MRI 水成像造影或增强后三维重建均为可选择的检查方法。

1. 肾未发育和肾发育不良　肾未发育(renal agenesis)通常为单侧,发病率为 0.01%～0.02%,而双侧者不可能存活。检查时主要和孤立肾、异位肾及一侧肾切除等鉴别。肾发育不良(renal hypoplasia)则是肾单位数量的减少和形态的变异,肾实质常为大小不一的囊肿取代,其程度差异很大,严重者同样难以生存。

2. 孤立肾　一侧肾缺如即孤立肾(图 28-3-4),可合并同侧肾上腺、输尿管等的缺如和

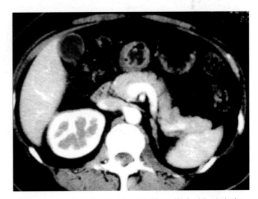

图 28-3-4　孤立肾。动脉后期扫描示右肾显示正常,左肾缺如。患者无手术史,全腹扫描无异位肾

变异，诊断不难，但需除外一侧肾切除、一侧肾萎缩、异位肾或游离肾。

3. **异位肾** 胎儿期肾胚芽在盆腔内随生长发育到正常位置，上升发生障碍或过度上升均称为异位肾。异位肾通常位于盆腔，也可位于膈下和胸腔（图 28-3-5），如误升到对侧称交叉异位肾。异位肾的输尿管膀胱开口正常，其输尿管和血管相应缩短或延长，显示异位肾的关键是保证扫描范围，MRI 增强后三维重建有一定优势（图 28-3-6）。

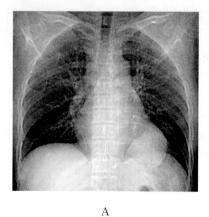

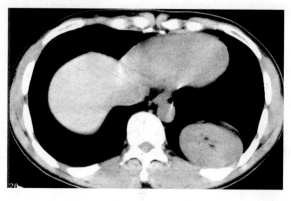

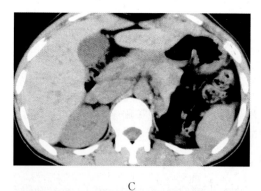

图 28-3-5 胸腔异位肾。A 为胸部平片，示左下肺心影后椭圆形实质影；B 为 CT 平扫，示左下肺椭圆形肾形肿块，中间见肾窦脂肪；C 为肾脏水平扫描，显示左肾缺如

图 28-3-6 盆腔异位肾。三维动态增强磁共振血管成像（3D DCE MRA）显示左肾异位于盆腔，左肾动脉来自于右髂总动脉

4. 游离肾 游离肾位于腹腔内，表面有腹膜包绕，临床上表现为活动性腹部肿块，肾动静脉和输尿管相应延长，可发生肾动静脉和输尿管的绞窄，诊断需结合临床。

5. 融合肾 通常称马蹄肾，发生率约 1/500。肾融合的形态位置各异，可为双肾的上极、下极或中极在椎体前方对称性融合(图 28-3-7)，亦可不对称融合，即一侧肾的上极和对侧的下极融合。融合肾易发生结石、炎症、外伤和囊肿，亦可合并其他畸形。

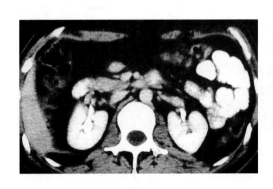 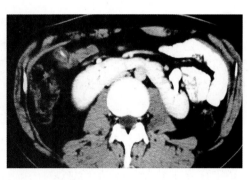

A   B

图 28-3-7 马蹄肾。A 为肾门水平增强扫描，示双肾肾轴外旋；B 为肾下极水平扫描，示双肾下极于椎体前方融合

6. 额外肾 额外肾少见，是一侧肾分裂成两个，然后由各自的输尿管进入而形成两个完全分离的有包膜的肾。额外肾有独立的血供和输尿管。

病人可无临床症状，也可并发肾盂积水、感染、结石或肿瘤而产生症状，或因输尿管异位开口形成尿失禁。

额外肾通常为 3 个，大多位于下腹部盆腔内，偶可有 4 个。CT 能满意显示位于同一侧但互相分离的肾和输尿管，对侧肾脏同时存在(图 28-3-8)。

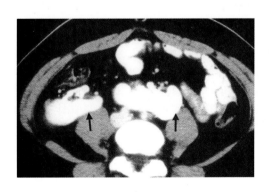 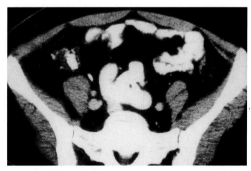

A   B

图 28-3-8 额外肾。A 为增强扫描，示双肾位置低(本身有异位)，均偏右，肾轴外旋；B 为盆腔水平扫描，见额外肾

7. 肾输尿管重复畸形 其种类多，程度不一，由于病变涉及范围较广，CT 的横断位成像的优势并不明显，通常不作为首选的检查。但复合肾易发生囊变(图 28-3-9)、感染和肿

瘤,静脉尿路造影常难以显示。此时 CT 应该是理想的检查方法,尤其可清晰地显示复合输尿管的异位开口,如复合肾和输尿管扩张积水,采用 MR 水成像可从总体上显示积水扩张的尿路,但对梗阻原因的显示往往不理想。

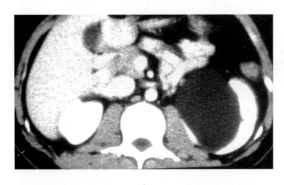
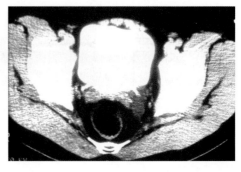
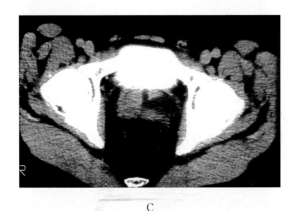

图 28-3-9　肾输尿管重复畸形伴囊变。A 为左肾内侧囊性占位(复合肾囊变),无强化,左肾推压变形外移;B 为膀胱水平扫描,显示双侧正常输尿管开口,左侧见扩张的复合输尿管;C 为复合输尿管开口于后尿道

第四节　肾囊性病变

肾囊性病变常见,尤以单纯性肾囊肿(simple cysts)最多见。病理上肾囊性病变由肾小管和集合管发育异常进而扩张而成,部分由后天因素和退行性变所致,某些肾囊性病变的组织形态学十分复杂,以致其病因乃至病理均难以明确。

一、单纯性肾囊肿

单纯性肾囊肿是一种常见的位于肾皮质内的良性囊性病变。据一组统计结果报道,在 55 岁以上的人中约有 50％患肾囊肿,且随年龄增长患病率不断增加。肾囊肿常多发,大小不一。囊肿增大可推移肾包膜致腰部疼痛,如合并出血或感染可致血尿或脓尿。肾囊肿呈圆形,囊壁菲薄光整,内衬单层扁平上皮,内含淡黄色清亮浆液,囊肿常突出于肾轮廓外。CT 平扫密度均匀,略低于肾实质,增强扫描无强化,但由于增强后肾实质密度明显升高使囊肿显示更清晰,囊壁菲薄不能显示,部分囊肿可呈分叶状(图 28-4-1)。

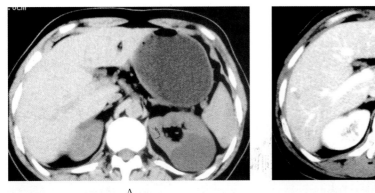

图28-4-1 单纯性肾囊肿。A为平扫,示左肾两个大小不一囊状低密度区;B为肾实质期增强扫描,病灶显示清晰,大囊肿伴浅分叶

二、复杂性肾囊肿

单纯性肾囊肿内如含有血液、脓液、间隔或钙化等可称为复杂性肾囊肿(complicated cyst)或不典型囊肿。

(一)出血性肾囊肿

急性出血性肾囊肿(<7天)在CT平扫图像上呈高密度,之后密度逐渐降低(图28-4-2)。出血性囊肿内机化可形成囊肿内纤维带或斑块,易误为实质性肿瘤内坏死,需注意平扫和增强扫描的对照分析,必要时延迟扫描,并测定CT值,直至确定无强化方可诊断囊肿。

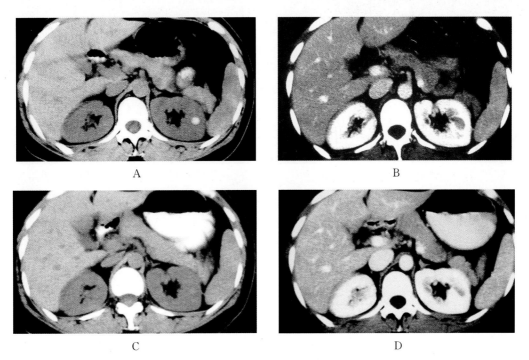

图28-4-2 急性出血性囊肿。A为平扫,左肾高密度结节;B为增强扫描,高密度结节呈相对低密度;C和D为2周后CT复查,结节密度明显降低

(二) 感染性肾囊肿

感染性肾囊肿内含炎性成分,可伴少许血性成分。在 CT 平扫图像上密度可稍高于单纯性囊肿,急性或亚急性期囊肿壁增厚,密度低,欠清晰,周围伴炎症反应(图 28-4-3);慢性期囊壁密度可高于周围肾实质;增强后囊肿壁可有轻度强化,有时颇似囊性肾癌(图 28-4-4),因而有时难以确切地鉴别感染性肾囊肿和囊性肾癌,诊断时尚需结合临床病史或密切随访,高度可疑者,可能需手术探查。

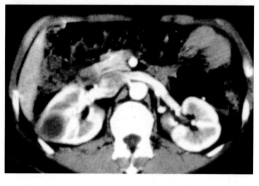
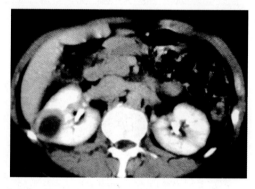

图 28-4-3 急性感染性肾囊肿。A 为 CT 动脉期扫描,右肾囊性占位,壁厚,模糊;B 为肾盂期扫描,囊壁显示清晰,内壁光整,肾周间隙内有渗出

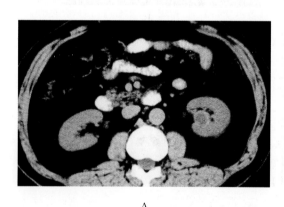
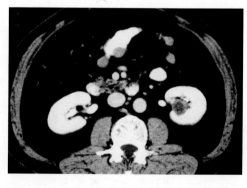

图 28-4-4 慢性感染性肾囊肿。A 为 CT 平扫,左肾内囊性占位,壁厚,密度高;B 为肾盂期增强扫描,囊壁和周围肾实质密度接近,中央液性成分无强化

(三) 钙化性肾囊肿

出血和感染是囊肿钙化的主要原因,最常见的钙化为周边钙化(图 28-4-5,6),其次是中央和周边并存钙化,单纯中央钙化最少见。CT 对钙化性囊肿的显示最为敏感和直观,但少数囊性肾癌可有完整的环行钙化,需通过增强扫描予以鉴别,必要时可作 MRI 增强检查。

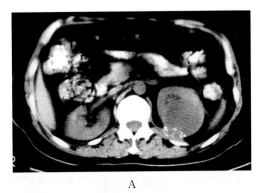
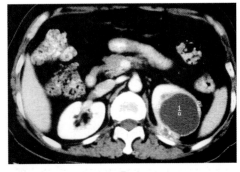

图28-4-5 钙化性肾囊肿。A为平扫,示左肾囊性占位,后缘见不均匀钙化灶突出于肾后间隙;B为增强扫描,示囊性占位无强化,内缘光整

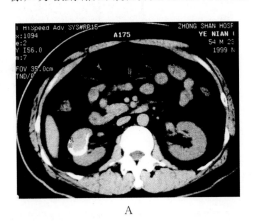
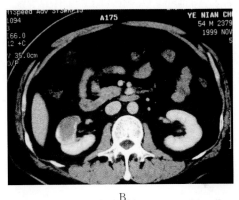

图28-4-6 钙化性肾囊肿。A为平扫,示右肾占位灶,周边大部不规则钙化,内密度稍高;B为增强扫描,病灶无强化

(四) 局限性多发囊肿

局部多个囊肿集聚,似呈多房囊性肿块,部分边缘呈分叶状,相邻囊肿间可形成假性分隔(图28-4-7),间隔较薄且不完整,无强化,局限性多发囊肿需注意与多房囊性肾瘤乃至囊性肾癌鉴别。

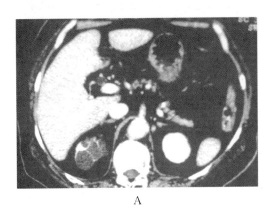
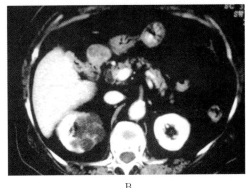

图28-4-7 分隔囊肿。A和B为肾实质期增强扫描,显示右肾局限性多发囊肿,相邻囊肿壁形成假性间隔

三、肾盂旁囊肿

肾盂旁囊肿(parapelvic cysts)或肾窦囊肿是一种含清亮尿液或淋巴液体的假性囊肿,不与集合系统相通。多见于50~70岁患者,约占肾囊肿的5%。病因可能为淋巴管的扩张,也可能继发于以前的梗阻或尿液渗漏。也有学者认为肾盂旁囊肿仅仅是一个位置概念,泛指所有肾盂旁的囊肿,其中大部分仍为单纯性囊肿,这一观点在我们的手术病例资料中也得到了证实。肾盂旁囊肿呈圆形或类圆形,位于肾窦旁,可单发,也可双侧多发。CT平扫呈液性密度(图28-4-8),如合并急性出血则呈高密度,在增强扫描图上可颇似肾盂癌(图28-4-9),故应注意平扫和增强扫描对照分析以避免误诊。同时,肾盂旁囊肿需与肾外肾盂或重复肾畸形伴囊变鉴别。肾外肾盂较小,略呈三角形,而重复肾畸形一般较大,位置略高,常伴有扩张积水的输尿管,适当扩大扫描范围应不至于误诊。

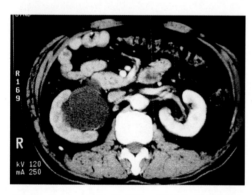

图28-4-8 肾盂旁囊肿。增强扫描示右肾盂旁囊性占位,呈均匀液性密度,边缘光整,肾盂受压致肾功能下降

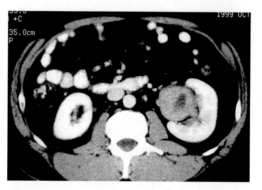

图28-4-9 肾盂旁出血性囊肿。增强扫描显示左肾盂旁较高密度圆形占位,中间伴低密度区,颇似肾盂癌,手术证实为单纯性肾囊肿伴出血

四、成人多囊肾

成人多囊肾(adult polycystic kidney)为常染色体显性遗传性肾发育异常,初期常保留大部分肾组织,随着囊肿的逐渐增多和增大,继发感染或囊肿内出血的加重,正常肾组织逐渐减少,患者常在40~50岁左右出现肾衰竭。病变多呈双侧性,肾轮廓明显增大变形,肾实质为多个大小不一的囊肿所取代。多囊性病变也可同时发生于肝(30%)、胰(15%)以及其他脏器。这些囊肿大部分为单纯性。但囊肿内的出血和感染并不少见,可导致囊肿密度的升高。

典型多囊肾的CT表现为双侧肾脏轮廓的增大变形伴多发大小不一的肾囊肿,在病程的早期,囊肿较小较少,肾脏总体上仍保持肾形(图28-4-10)。随着肾囊肿的增多增大,肾功能也相应下降,肾轮廓不规则变形和增大(图28-4-11),最后导致肾衰竭。多囊肾内囊肿的出血比例相当高,即在CT平扫时常可显示部分高密度囊肿。

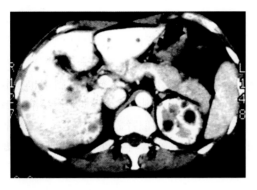
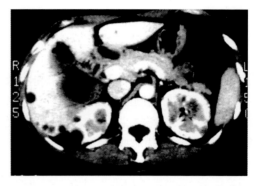

图 28-4-10 成人多囊肾。A 和 B 为增强扫描,示肝及双肾多发小囊肿,边缘光,无强化,肾轮廓大小无改变

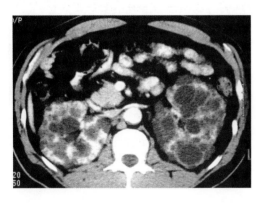

图 28-4-11 成人多囊肾。增强扫描示双肾轮廓明显不规则增大,内为多个大小不一的囊肿所取代

五、髓质海绵肾

髓质海绵肾(medullary sponge kidney)是一种非遗传性的以肾集合管囊状扩张为特征的肾髓质发育异常,常见于 40～50 岁患者,女性多于男性。大多数无症状,但易合并炎症和结石,此时临床上可出现肾绞痛、间歇性血尿和脓尿,部分患者晚期可导致肾衰竭。

诊断髓质海绵肾的前提是显示集合管的扩张以及集合管内多发小结石的存在。通常为双侧,也可单侧或局限于肾脏的上极或下极。CT 扫描可显示扩张的集合管及其内的小结石,以肾实质期显示较好,表现为肾髓质近肾门区多发的小囊状或囊柱状扩张,内有多发小结石(图 28-4-12)。但轻微的集合管扩张可能难以显示(图 28-4-13)。此外,肾盂期对比剂进入集合管可掩盖小结石。

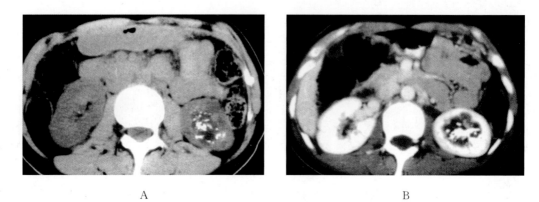

图 28-4-12 髓质海绵肾。A 为 CT 平扫，见左肾窦周围多发大小不一的结石影；B 为增强扫描，示结石影周围呈不规则囊状低密度区，无强化

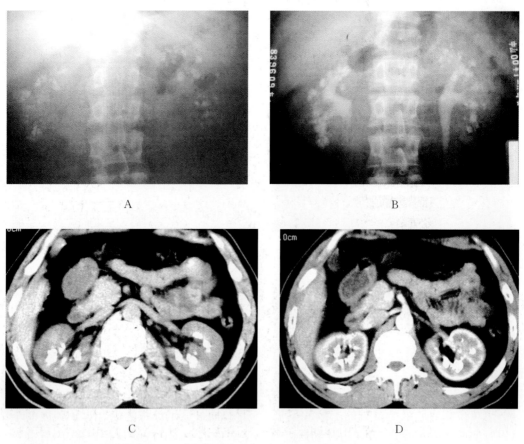

图 28-4-13 髓质海绵肾。A 为腹部平片，示双肾区多发小结石影；B 为静脉尿路造影，显示结石影位于肾髓质区；C 为 CT 平扫，示肾窦周围多发结石影；D 为增强扫描，集合管扩张相对不明显

六、髓质囊肿病

髓质囊肿病(medullary cystic disease)以肾髓质集合管扩张为主要特点,临床症状重,预后差。临床上可分为3型:①儿童型,属常染色体隐性遗传,表现为多尿、生长发育障碍及进行性肾衰竭。②成年型,属常染色体显性遗传,表现为贫血、低盐综合征和尿浓缩功能下降,3~5内年发展成肾衰竭。③遗传性肾及视网膜发育不良,属常染色体隐性遗传。青少年期发病,除肾功能障碍及肾衰竭外,尚伴有色素性视网膜炎及脉络膜视网膜变性。上述3型的肾脏病变特征相仿,为肾髓质集合管的多发囊状扩张,囊肿大小1~2cm,伴进行性肾衰竭和肾皮质萎缩,肾外形光整。CT增强扫描显示肾髓质呈多囊状扩张,无强化,肾皮质增强,明显萎缩。

七、von Hippel-Lindau 病

本病和结节硬化症同属常染色体显性遗传性疾病所致的皮神经综合征,为多系统病变。Lindau综合征包括中枢神经系统和腹部多发的肿瘤和囊肿,如合并视网膜血管母细胞瘤即称为von Hippel-Lindau病,以成人多见。

本病患者肾囊肿、肾腺癌的发病率很高,倾向于双侧和多中心,常合并肝和胰腺内的多发囊肿(图28-4-14),确立诊断不仅需显示肾内多发囊肿和肾癌,更应注意结合临床病史。

八、结节性硬化症

结节性硬化症(tuberous sclerosis)是一种皮神经综合征,属常染色体显性遗传性病变。临床上以发育迟缓、癫痫和皮肤病变为特征。本病肾囊肿和血管平滑肌脂肪瘤的发病率极高,且均为多发性,肾囊肿通常较小,但程度范围变化相当大,部分广泛分布者可类似于多囊肾。血管平滑肌脂肪瘤的发生率约80%,病灶的大小常随患者的年龄增大而增大。CT对囊肿和血管平滑肌脂肪瘤的显示均较敏感和准确(图28-4-15),但对少脂肪类病例的诊断不如MRI可靠。

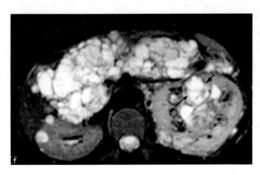
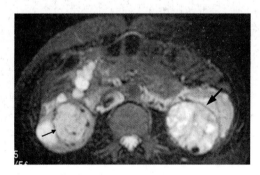

A B

图28-4-14 von Hippel-Lindau病。A为MRI T$_2$WI,示胰腺几乎完全由多发的小囊肿取代,双肾见多发小囊肿,左肾上方见大小不一的占位(箭头),呈以高信号为主的混杂信号,部分边缘可见呈低信号的假包膜;B为下方层面,示双肾均见较高信号占位,边缘见清晰的假包膜(箭头),代表肾腺癌

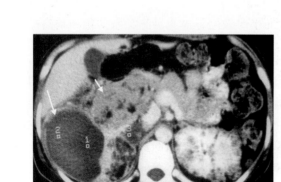
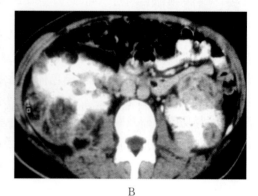

图 28-4-15　结节性硬化症并多发血管平滑肌脂肪瘤及小囊肿。A 和 B 为 CT 增强扫描,示双肾轮廓不规则增大,伴多发实质性强化的肾血管平滑肌脂肪瘤和小囊肿,右肾较大肿块侵及周围组织,内见脂肪成分(短箭头),注意右肾外侧血肿形成(长箭头)

九、长期透析引起的继发囊肿

在大约 50% 接受长期血液透析的患者中会形成多发性肾囊肿,其原因不明,但可能和缺血和纤维化有关。也有学者认为所有慢性肾衰竭患者均可引起继发囊肿,而和血液透析无必然联系。在囊性病变形成的过程中,肾脏通常是萎缩的。和多囊肾时囊肿广泛分布于肾实质不一样,此类囊肿倾向于位于肾皮质表面(图 28-4-16),最主要的并发症是肾细胞癌。和普通人群相比,长期透析者患肾癌的可能性较常人高达 50 倍,尤以男性多见,总体发病年龄

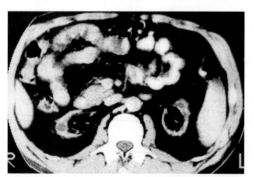

图 28-4-16　慢性肾衰竭继发囊肿。双侧终末期肾脏,肾实质不规则变薄,合并多个小囊肿

较普通人群早 20 年。因而,对这部分患者,应做常规的影像学定期检查。US 在目前无疑是首选的检查,CT 的作用主要是显示并确定有无肾癌。

十、多房囊性肾瘤

多房囊性肾瘤(multilocular cystic nephroma)是一种非遗传性的少见肾囊性病变,病因不明,其组织成分复杂多样,以往的命名和组织学分类不尽统一,曾被命名为肾淋巴管瘤、局灶型多囊肾、囊性错构瘤、囊性部分分化性的 Wilms 瘤或囊性肾母细胞瘤等。文献中对典型多房囊性肾瘤组织学特征的观点大致相似,即囊壁完整,边缘光整,囊肿内伴增厚的、相对均匀的纤维间隔,将其分成许多互不交通的囊腔,囊腔大小从几毫米到几厘米不等,囊内含淡黄或棕色的浆液,囊壁内衬扁平或立方上皮。在某些病例,可见嗜酸性粒细胞突入腔内,形成所谓鞋头钉状。但在囊内间隔的组织学成分上还不尽统一。Castillo 等认为可含纤维组织和胚胎细胞,成人仅含纤维成分,而儿童(主要是 3 岁以下)可含两种成分,包括纤维组织和胚胎细胞;Rosal 等认为除纤维成分外,还可含平滑肌或软骨细胞、胚芽细胞及肾小管上皮成

分,以致和肾母细胞瘤混淆。同时,发生在成人的多房囊性肾瘤内可有岛状的肾细胞癌样的透明细胞,提示这种肿瘤有一定的恶性倾向。

临床上,儿童常表现为无症状的腹部肿块,偶尔出现疼痛、血尿、高血压或尿路感染等症状,成人可有腹痛和血尿。

CT表现:多房囊性肾瘤的CT表现具有相对的特征性,肿块呈圆形或椭圆形,通常>3 cm,位于肾实质内并突出于肾包膜外,部分可压迫肾盂,少数可位于肾门。大部分多房囊性肾瘤内可显示有完整的分隔,尤以肾实质期扫描显示为好(图28-4-17),囊腔数量不等,其大小从几毫米到几厘米不等,囊腔间互不交通。但部分多房囊性肾瘤内分隔显示不清,可较厚且不规则。我们曾遇到8例,其中一例病理提示有潜在的恶性倾向(图28-4-18)。

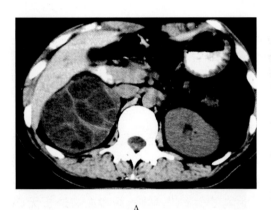
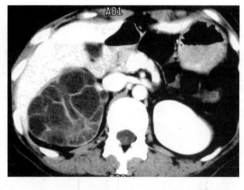

A   B

图28-4-17 多房囊性肾瘤。A为平扫,示右肾多房囊性占位,边缘光,其内分隔尚清晰,无实质性成分;B为增强扫描,囊壁及分隔强化,显示更清晰

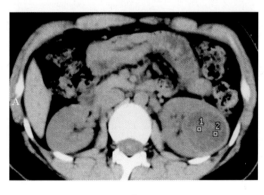
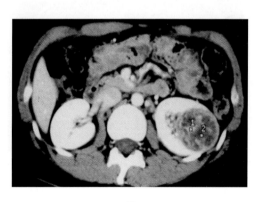

A   B

图28-4-18 多房囊性肾瘤。A为平扫,示左肾边缘光整的低密度占位,欠均匀;B为增强扫描,病灶内不完整的条状和结节状强化,分隔不明显,病理提示有潜在恶性倾向

MRI扫描的价值基本上和CT相仿,但对囊腔内出血的显示无疑较CT更敏感,对囊内分隔的显示,采用延迟增强扫描较同期的CT扫描显示也更清晰,尤以冠状位成像为佳(图28-4-19)。

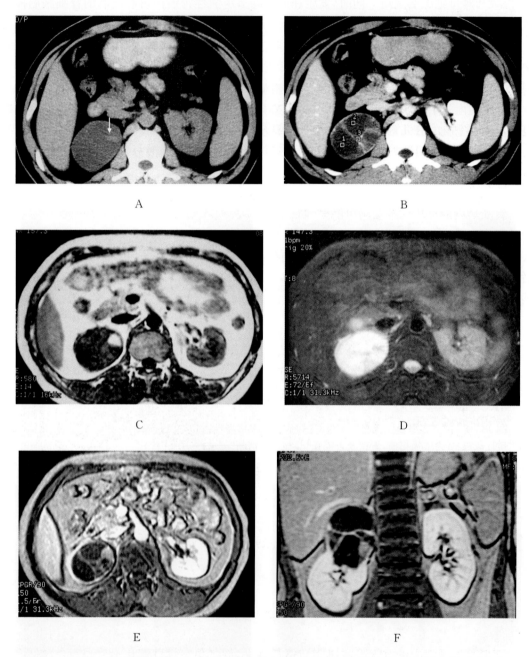

图 28-4-19 多房囊性肾瘤。A 为 CT 平扫,示右肾囊性占位,边缘光,内未见分隔,但可见条状高密度影(箭头);B 为增强扫描,示囊内分隔明显强化,厚薄不等;C 为 MRI T_1WI,病灶呈低信号,内见高信号区为小囊内出血;D 为 T_2WI,病灶呈均一高信号;E 为增强扫描,示分隔明显强化,小囊内出血仍为高信号;F 为冠状位延迟扫描,示分隔强化更清晰

多房囊性肾瘤和多房囊性肾癌常难以区别,总体上后者囊壁和分隔的实质性强化成分较多且模糊,但尚难以明确其界限,少数在病理上也可能难以鉴别。一般而言,分隔明显增厚且不规则,壁结节较大,强化明显者,特别伴软组织成分时,提示恶性。

十一、多囊性肾发育不良

多囊性肾发育不良(multicystic dysplastic kidney)属先天性发育异常,由胚胎发育过程中,生后肾和输尿管芽融合不良导致无功能性的囊性肾肿块,输尿管通常闭锁,病变通常局限于一侧,双侧性罕见,常早年夭折。

多囊性肾发育不良在婴儿期肾形通常增大,由大小不等的薄壁囊肿组成,如不治疗,将逐渐萎缩,囊壁常钙化。在儿童期表现为巨大的多囊肿块,集合系统内无实质性成分,囊肿内的正常肾实质亦无法辨别。节段型多囊性肾发育不良需与多房囊性肾瘤、囊性肾母细胞瘤等鉴别。

十二、囊性肾肿瘤

肾实质内的良恶性肿瘤均可能呈囊性改变,因坏死液化而囊变,通常表现为壁厚薄不规则的囊实质性占位,CT增强扫描一般不至于和肾囊肿混淆,但部分肿瘤可因发育异常或黏液分泌所致(图28-4-20)。多房囊性肾瘤和多房囊性肾癌是两种特殊类型的囊性肿瘤,前者为良性,后者为恶性,但CT和MRI检查时可能难以明确其性质(详见相关章节),对这类病变,密切的随访或手术切除是必要的。

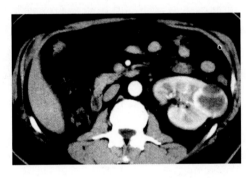 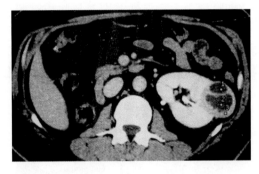

A   B

图 28-4-20 肾透明细胞癌囊变。A为动脉期扫描,示左肾厚壁囊状占位,内有分隔,囊壁及分隔明显强化;B为肾盂期扫描,囊壁及分隔强化减弱,内液性成分无强化

第五节　肾良性肿瘤

肾脏良性肿瘤中以血管平滑肌脂肪瘤最常见,而其他良性肿瘤包括肾腺瘤、纤维瘤、血管瘤和脂肪瘤均很少见。

一、肾血管平滑肌脂肪瘤

肾血管平滑肌脂肪瘤(angiomyolipoma,AML)由血管、平滑肌和脂肪3种成分构成,其比例差异很大,通常以脂肪成分为主。临床上多见于40~60岁的女性。由于AML在成分和性质上的差异,可分成两种主要类型:①病灶较大,以单发、单侧为主,不伴结节性硬化;②以多发、双侧为主,常伴结节性硬化,结节性硬化是常染色体显性遗传综合征,可有多器官错构瘤,还可发生室管膜下巨细胞星形细胞瘤和心脏横纹肌瘤。

虽然 AML 是良性的,但可逐渐增大,尤其在多发病例,肿瘤增大到一定程度可逐渐取代正常的肾组织致肾衰竭。易合并出血,患者常有腰痛和血尿。

近年来文献中提到恶性 AML 病例,并发现这些肿瘤细胞在形态学上都有高度的异型性,目前尚无这一诊断的严格标准。

CT 表现:AML 的 CT 表现取决于 3 种组织成分的比例差异,大部分肿瘤以脂肪成分为主,其 CT 值在 $-10\sim-100$ Hu,在 CT 平扫和增强扫描时均能予以明确诊断(图 28-5-1)。部分以平滑肌成分为主的 AML 内各种组织混合存在,CT 平扫时其内的实质性成分呈高密度,增强扫描后肿瘤内实质部分强化,呈高低混杂密度(图 28-5-2),诊断时须注意和肾癌不均匀坏死鉴别。如采用螺旋 CT 薄层扫描以及小间隔重建,更易检出病灶中的少量脂肪成分,对鉴别诊断很有帮助。少数 AML 为无脂肪成分的实质性肿块,CT 平扫通常呈均匀略高密度,增强后肾皮质期呈明显均匀强化,实质期强化程度减退呈相对低密度,以致难以和肾细胞癌鉴别。但富平滑肌 AML 通常密度均匀,无液化坏死(图 28-5-3),此种征象在肾癌较少见。MRI 较 CT 在这两种病变的鉴别诊断方面具有明显优势。肾富平滑肌 AML 在 T_2WI 上呈较均匀低信号(图 28-5-4),而肾细胞癌则以高信号为多。我们收集经手术病理证实的富平滑肌 AML 22 例,在 T_2WI 上均呈低信号,而在其他序列包括增强扫描像上,AML 和肾癌尚无特异性差别。与此相对照,在 45 例经手术证实的肾透明细胞癌的 T_2WI 上,仅 8 例呈以等或略低信号为主的不均匀信号外,余均呈程度不等的高信号。因此,对肾脏实质性占位病灶性质的判断,MRI 较 CT 具有一定的优势。但仍需注意和其他在 T_2WI 上同样呈低信号的肾肿瘤鉴别,如髓质纤维瘤、嫌色细胞癌和乳头状细胞癌。

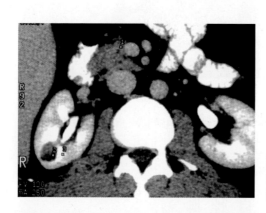

图 28-5-1　肾血管平滑肌脂肪瘤。肾盂期增强扫描示右肾低密度占位大部分呈脂肪密度,边缘光整,强化不明显

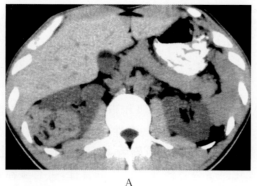

A

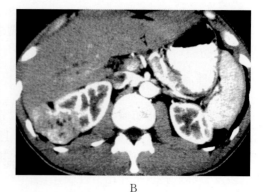

B

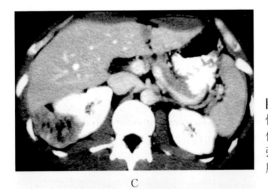

图 28-5-2 肾血管平滑肌脂肪瘤。A 为右肾实质性占位,形态不规则,密度高,边缘光,内见散在点状低密度脂肪成分;B 为动脉期扫描,示实质部分中度强化;C 为实质期,病灶密度总体上下降,低密度脂肪灶始终无强化,显示更清晰

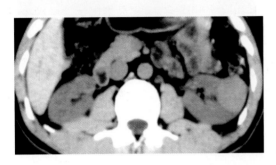

A

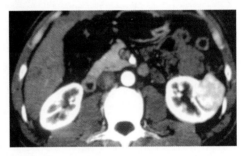

B

图 28-5-3 肾血管平滑肌脂肪瘤。A 为平扫,示左肾实质性占位,呈均匀略高密度,边缘光整;B 为动脉期扫描,示病灶呈明显欠均匀强化;C 为肾实质期,病灶呈均匀低密度

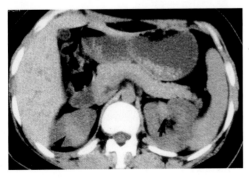

A

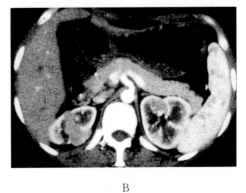

B

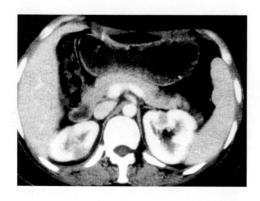
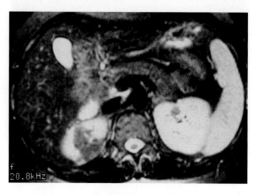

图 28-5-4 肾血管平滑肌脂肪瘤。A 为平扫,示右肾楔形及左肾结节状高密度占位(黑箭头);B 为皮质期,示双肾病灶均有中度均匀强化;C 为实质期,病灶呈相对低密度;D 为 MRI T_2WI,示病灶呈明显低信号

伴结节性硬化的 AML 呈双侧多发性,肿瘤大小不一,肾脏体积增大,形态不规则,常合并出血致血肿形成(图 28-4-15)。如出血量大,可波及后腹膜,引起广泛的出血和纤维化,有时可能造成诊断上的困难,尤须注意和腹膜后间隙的脂肪肉瘤鉴别。

某些不典型 AML 的影像学表现差异极大,即所谓上皮样 AML,肿块通常较大,边缘光整似有包膜,内可有部分或完全坏死囊变,影像学表现颇似肾细胞癌,在病理上部分可归类于低度恶性肿瘤(图 28-5-5,6)。

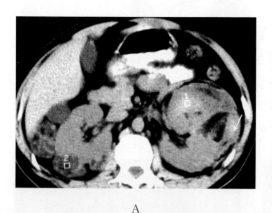
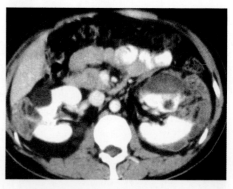

图 28-5-5 双肾多发性血管平滑肌脂肪瘤伴出血。A 为平扫,示双肾轮廓不规则增大,偏边缘多发低密度占位灶,基本呈脂肪密度,左肾见少许斑片状高密度出血灶(箭头);B 为增强扫描,示病灶和正常肾实质分界清楚

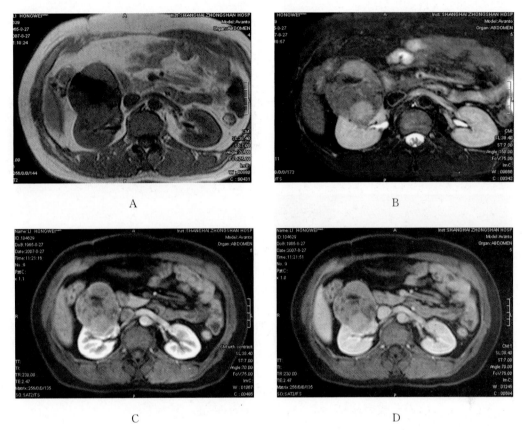

图 28-5-6 肾上皮样血管平滑肌脂肪瘤。A 为 MRI T_1WI，示右肾较大实质性占位，边缘光，和肾实质相比呈混杂等低信号；B 为 T_2WI，呈混杂略低信号；C 和 D 为 T_1WI 动脉期及实质期，肿瘤呈欠均质强化，以边缘强化较明显

二、肾髓质纤维瘤

肾髓质纤维瘤（renal medullany fibroma）是起源于肾髓质间质细胞的良性肿瘤，肿瘤轮廓光整，但无包膜，主要成分为密实的胶原纤维，病灶通常较小且无临床症状，但大的肿瘤可因占位效应引起相应的临床症状，也可能由于肿瘤的根部扭转引起静脉淤血、梗死和血管破裂出血等。肿瘤通常单发，也可双侧多发，男女发病率相等，且随年龄增长而增大。

CT 表现：肾髓质纤维瘤轮廓光整，增强后肿瘤呈轻度均匀或欠均匀强化（图 28-5-7），如偶尔发生出血坏死，密度则不均匀。肿瘤位于肾髓质，向内可达肾盂，向外可突出于肾轮廓外。肾髓质纤维瘤的明确诊断可能是困难的，某些实质性 AML、肾盂乳头状移行细胞癌甚至肾细胞癌，在 CT 图像上有时可与肾髓质纤维瘤无明显差异。MRI 检查对鉴别诊断有一定帮助，肾髓质纤维瘤在 T_2WI 呈低信号这一较为特征性的征象有助于与大多数肾恶性肿瘤相鉴别。

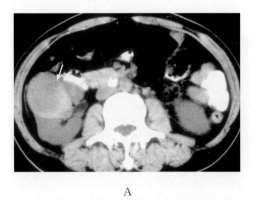
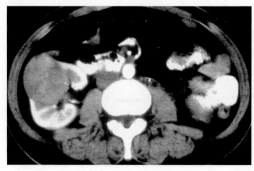
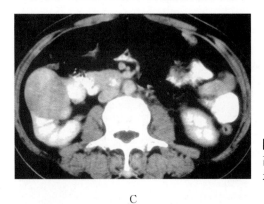

图 28-5-7 肾髓质纤维瘤。A 为平扫,示右肾略高密度占位,边缘光整;B 为皮质期扫描,病灶呈欠均匀强化;C 为实质期,病灶强化趋均匀,无坏死

三、肾腺瘤

肾腺瘤(renal adenoma)是起源于近端肾小管上皮的良性肿瘤。在组织学上,分为肾皮层小管腺瘤(cortical tubular adenoma)和大嗜酸性细胞腺瘤(oncocytoma)。前者又可分为乳头状型、腺管状型和腺泡型 3 种类型。肾腺瘤和腺癌的关系尚未明了,多数学者认为,肾腺瘤是一种潜在恶性的肿瘤或癌前期病变,肿瘤小而多发,如乳头状腺瘤可转化成乳头状腺癌,腺泡型腺瘤可发展成透明细胞癌。因而,对肾内的实质性小结节,需定期密切随访,一旦发现结节有增大趋势,应考虑为肿瘤恶变或肾细胞癌。

腺瘤通常为<5 cm 的圆形肿块。CT 平扫呈等或稍低密度。实质期增强扫描有轻度均匀强化(图 28-5-8),可有坏死囊变(图 28-5-9)。

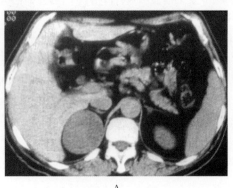
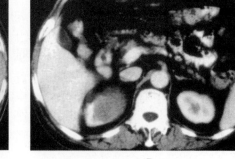

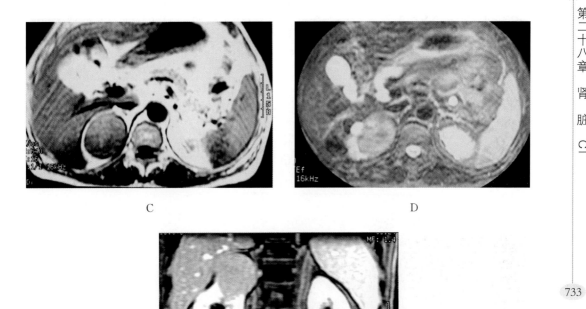

图 28-5-8 肾腺瘤。A 为平扫,示右肾上极圆形占位,密度均匀;B 为稍下层面肾实质期增强扫描,示病灶呈轻度均匀强化,和后外缘明显强化的肾实质相比呈低密度;C 为 MRI T_1WI,病灶呈欠均匀较低信号;D 为 T_2WI,病灶和后外缘高信号的肾实质相比呈均匀略低信号;E 为 FMPSPGR 冠状位肾盂期增强扫描,示右肾上极病灶呈轻度均匀强化,肿瘤位于肾内

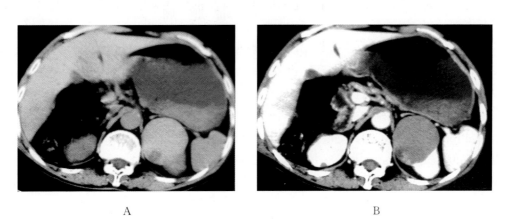

图 28-5-9 肾腺瘤坏死囊变伴出血。A 为平扫,示左肾囊性占位,密度略高,总体均匀,其下方见低密度结节灶;B 为肾实质期,示病灶内结节明显强化,余均无强化

肾大嗜酸性细胞腺瘤属于良性肾肿瘤,但不管在病理上还是影像学上均极易和肾嫌色细胞癌混淆,在平扫时呈等密度,增强扫描病灶呈均匀或不均匀强化(图 28-5-10),并可显示中央的瘢痕。然而,不管是增强后的车辐状强化还是中央的瘢痕,均非大嗜酸性细胞瘤的特异性 CT 表现,尚难以完全除外肾细胞癌。

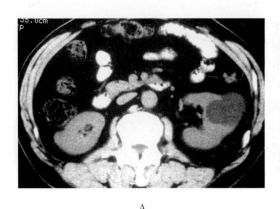
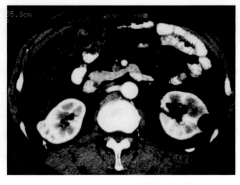
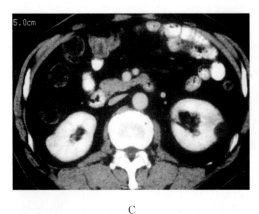

图 28-5-10 肾大嗜酸性细胞腺瘤。A 为平扫,示右肾外缘结节状等密度隆起,边缘光整;B 为动脉期,病灶明显不均匀强化,内见低密度带;C 为实质期扫描,病灶和肾实质呈等密度。左肾为单纯性囊肿

第六节 肾细胞癌

肾细胞癌(renal cell carcinoma,RCC)又称肾腺癌,是一组起源于肾小管上皮的恶性肿瘤,约占所有肾恶性肿瘤的 90% 以上,男女发病率之比约 2.3:1,发病高峰年龄为 50~70岁。肾细胞癌由于在组织病理学上的多样化,其分类不尽统一,根据世界卫生组织(WHO)2004 年的分类:①透明细胞癌(clear cell RCC);②乳头状细胞癌(papillary RCC);③嫌色细胞癌(chromophobe RCC);④遗传性癌性综合征(hereditary cancer syndrome);⑤多房囊性肾癌(multilocular cystic RCC);⑥肾集合管癌(collecting duct carcinoma);⑦肾髓质癌(medullary carcinoma);⑧黏液样小管状和梭形细胞癌(mucinous tubular and spindle cell carcinoma);⑨神经母细胞癌相关性肾细胞癌(neuroblastoma-associated RCC);⑩Xp11.2 易位 TFE3 基因融合相关性肾癌(Xp11.2 translocation TFE3 carcinoma);⑪未分类的肾细胞癌(unclassified RCC)。而临床病理上发现许多肿瘤可交叉存在,即同一肿瘤内含有两种或两种以上的肿瘤细胞成分,这些肿瘤可为实质性或囊性,其细胞可呈乳头状、柱状及管状结构,但一般小肾癌组织病理较单一,排列一致。肿瘤内颗粒细胞较多的,恶性程度亦高。由于以上提到的某些肿瘤类型极为罕见,这里仅介绍几种较常见的类型。

肾细胞癌增大至一定程度可向内侵犯肾盂肾盏,向外可突破肾纤维膜和肾旁筋膜浸润相邻组织和脏器,晚期可有淋巴和血行转移,并可依次形成肾静脉、腔静脉和右心房癌栓。

肾细胞癌常见的血行转移部位是肺和骨。

临床上患者早期常无症状,有些肿瘤虽较大,但未压迫或侵犯肾盂肾盏,临床上亦可无症状。肾细胞癌典型的临床三联症为间歇性血尿、腰部疼痛和局部肿块,但同时出现者仅见于约10%的病例。间歇性血尿是最常见的初发症状,表明肿瘤已侵及肾盂肾盏。腰痛是一个重要的晚期症状。产生疼痛的原因可能为增大的肿瘤使肾包膜张力增高,或由于肿瘤侵入肾盂肾盏引起肾积水,也可能因为肿瘤向外侵犯或压迫相邻组织和神经所致。此外,某些肾细胞癌可引起内分泌症状,包括红细胞增多症、发热、甲状旁腺功能亢进、高血压和神经系统症状等。也有部分病例先发现肺部等脏器转移,而后检出肾癌。

一、肾透明细胞癌

肾透明细胞癌是肾细胞癌中最常见类型,约占75%以上,大多为单发,多发者不足5%,多发肾透明细胞癌的形态学表现和单发者无差异。肾透明细胞癌通常呈大小不一的圆形或椭圆形,大部分血供丰富,和相邻肾实质分界清晰,可有假包膜,假包膜由被压缩的肾实质和纤维组织组成,肿瘤中央可有纤维条索,将其分成不规则小叶。瘤内可有坏死、出血、囊变和钙化。肾透明细胞癌组织病理学方面的成分较为复杂,除透明细胞和嗜酸性细胞外,还可合并颗粒细胞等其他肾细胞癌的组织学成分。

CT表现:肾透明细胞癌的CT表现差异较大,主要取决于肿瘤本身的成分和血供的差异,以及肿瘤内有无出血、坏死、囊变、钙化或含铁血黄素沉积。在通常情况下,肾透明细胞癌在平扫时密度与相邻肾实质相比呈等或略低密度,如肿瘤内有坏死囊变可呈更低密度,如伴钙化或急性出血则呈高密度。

由于大部分肾透明细胞癌是富血供肿瘤,在增强后可显示明显的强化,大部分学者认为肾皮质期不均匀或条纹状强化是肾透明细胞癌典型的强化方式(图28-6-1),也有一些学者进一步认为<3 cm的肾癌在皮质期通常呈明显的不均匀或均匀强化(图28-6-2),而较大的肿瘤则呈不均匀或边缘性强化(图28-6-3)。这些征象和我们搜集到的资料大致相符,但我们也发现一些较大的肾透明细胞癌在各期的CT扫描图上可呈较均匀强化(图28-6-4)。此外,少数少血供肾透明细胞癌在增强后可无明显的强化(图28-6-5),有些可几乎完全液化囊变,这部分囊性肾癌需注意和肾囊肿鉴别。

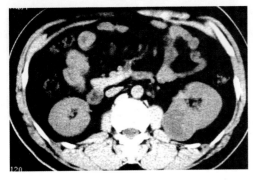
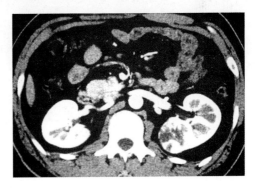

A　　　　　　　　　　　　　　B

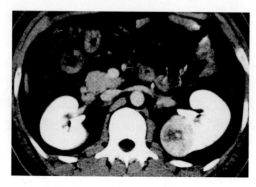

图 28-6-1 肾透明细胞癌。A 为平扫,示左肾内侧占位,边缘光整,密度欠均匀;B 为皮质后期扫描,示病灶明显不均匀强化;C 为肾盂期,病灶密度趋降低,仍不均匀

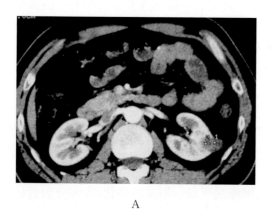

图 28-6-2 小肾癌。A 为皮质期扫描,示左肾小病灶呈轻微均匀强化;B 为另一病例,皮质期扫描示右肾小病灶呈明显不均匀强化

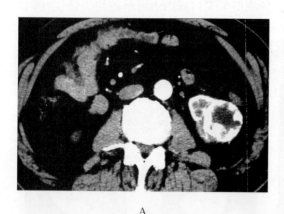
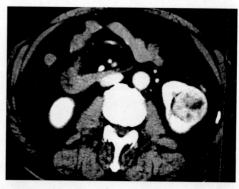

图 28-6-3 肾透明细胞癌。A 为肾皮质期扫描,示左肾癌呈边缘为主结节状强化;B 为实质期,强化范围扩大,但密度降低

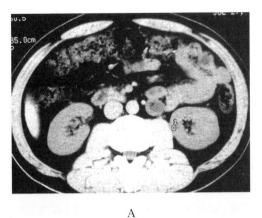

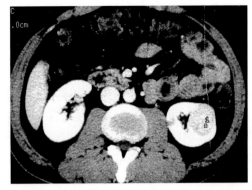

图 28-6-4 肾透明细胞癌。A 为平扫,示左肾外侧稍饱满隆起,但无明显密度差异;B 为实质期扫描,示病灶呈类圆形,明显均匀强化,和肾实质比较呈相对低密度;C 为 MRI T_2WI,示病灶和肾实质相比呈高信号

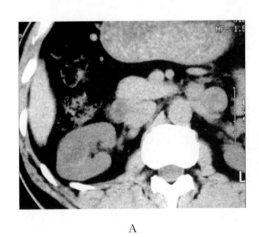

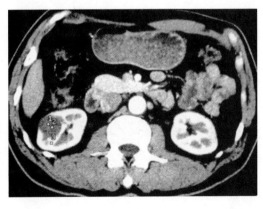

图 28-6-5 少血供肾透明细胞癌。A 为平扫,示右肾占位,轮廓隐约可辨,密度不均匀;B 为皮质期扫描,病灶强化不明显

肾透明细胞癌的峰值强化时间存在着较大的个体差异,15~90 s 不等,取决于肿瘤的病理类型、大小、血供以及注入对比剂的速率和剂量,大部分在 1 min 内达到峰值,之后强化逐渐减弱,相对于持续强化的肾实质渐趋低密度(图 28-6-6,7)。少部分肾透明细胞癌的峰值强化时间可在 1 min 以后(图 28-6-8)。究竟是皮质期增强还是实质期增强更

容易检出小病灶,文献报道观点不一,以往多数学者趋向于以 2~4 min 范围内的肾实质期或肾盂期为好。我们也注意到部分小的肾透明细胞癌在常规动脉期增强扫描呈明显强化,其密度可与正常强化的肾皮质一致而与皮质柱增生混淆,而在实质期尤其是肾盂期肾癌强化消退,与周围肾实质相比呈较明显的低密度(图 28-6-6)。近期的文献中也提到肾皮质期或动脉期双期扫描在小肾透明细胞癌鉴别诊断中的价值。根据我们的经验,考虑到肾透明细胞癌峰值强化时间的明显差异和部分少血供病灶的存在,尤其是出于鉴别诊断的考虑,我们认为,肾双动脉期扫描在小肾透明细胞癌鉴别诊断中的价值是肯定的,所谓双动脉期相当于肾皮质早期加皮质期。尽管在肾癌的早期强化时间上存在个体差异,统计学分析表明,在对比剂注射剂量(1.5 ml/kg)和速率(3 ml/s)不变的情况下,大部分肾透明细胞癌的明显强化出现在 45 s 前,即皮质早期,而皮质后期呈明显强化的仅占少数。故我们推荐的多期扫描方案为:双动脉期即皮质早期和皮质期加实质期,在实际工作中效果良好。至于延迟期(肾盂期)扫描应视其情况而定。上述方案应有助于病灶的显示和定性。

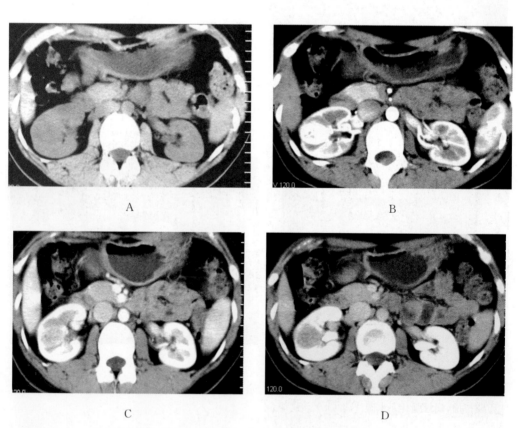

图 28-6-6 肾透明细胞癌(皮质早期强化)。A 为右肾等密度占位平扫,显示欠清;B 为皮质早期(18 s)扫描,示病灶明显均匀强化;C 为皮质后期(45 s),病灶强化消退,和周围肾实质大致呈等密度;D 为肾盂期(120 s),病灶呈均匀的相对低密度

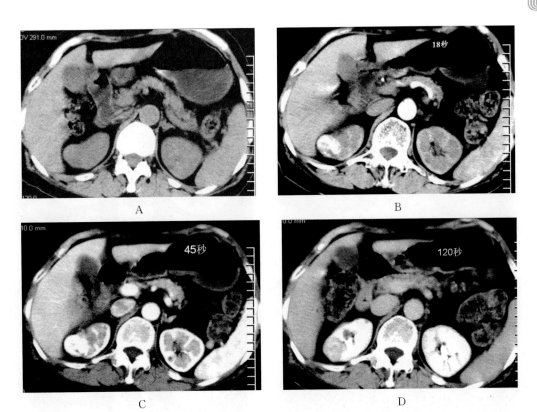

图 28-6-7 肾透明细胞癌(皮质后期持续强化)。A 为右肾外侧占位隆起,密度略高;B 为皮质早期(18 s)扫描,示病灶不均匀强化;C 为皮质后期(45 s),病灶强化更为明显;D 为肾盂期(120 s),病灶呈相对低密度

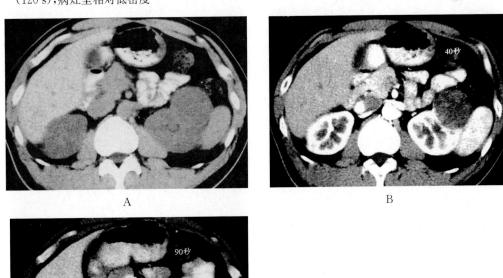

图 28-6-8 肾透明细胞癌(肾实质期强化)。A 为平扫,示左肾等密度占位,局部隆起;B 为皮质期(40 s)扫描,示病灶强化不明显;C 为肾实质期(90 s),病灶呈明显不均匀强化

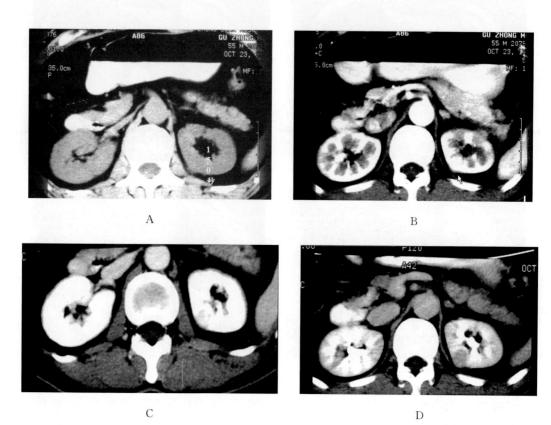

图28-6-9 肾透明细胞癌(皮质早期强化)。A 为左肾等密度占位平扫,显示欠清,仅局部轮廓稍隆起;B 为动脉期(30 s)扫描,示病灶明显均匀强化,但密度和肾皮质强化类似(箭头);C 为肾实质期(90 s),病灶强化消退,和周围肾实质大致呈等低密度;D 为肾盂期(150 s),病灶呈均匀的低密度

肾透明细胞癌的假包膜是较常见的病理特征,一组资料显示,直径<4 cm 的肾透明细胞癌假包膜的发生率约 66%,>4 cm 占 28%,但 CT 对假包膜的显示相对不敏感。而在 MRI FSE 序列 T_2WI 脂肪抑制图像上显示为围绕肿块的低信号带(图 28-6-10),其敏感性为 68%,特异性为 91%。在增强后假包膜的强化导致和周围肾实质分界不清。日本学者 Amashita 认为除肾透明细胞癌和大嗜酸性细胞瘤外,尚未在其他肾肿瘤发现假包膜。

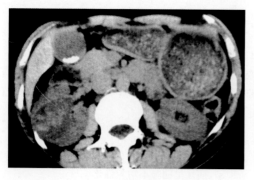

A

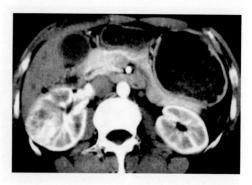

B

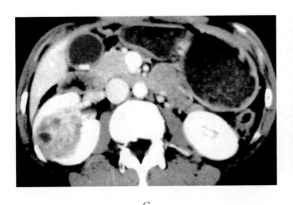 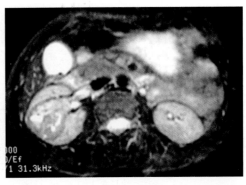

图 28-6-10 肾透明细胞癌伴假包膜。A 为平扫,示右肾混合密度占位,轮廓可辨,内有出血坏死;B 为皮质期扫描,示病灶不均匀强化,假包膜显示不清;C 为肾实质期,肿瘤呈不均匀强化,内伴小囊状低密度灶;D 为 MRI T_2WI,示病灶呈等高信号,边缘见清晰的环形低信号,即假包膜

MRI 在肾透明细胞癌诊断中的作用毋庸置疑,肿瘤在 T_1WI 通常呈等或低信号,在抑脂 T_2WI 呈不均匀高信号,这在与少或几乎无脂肪 AML 的鉴别诊断中价值尤其大,后者在抑脂 T_2WI 均呈低信号。

二、嫌色细胞癌

嫌色细胞癌基本属于低度恶性肿瘤,约占肾细胞癌的 5%,发病年龄 27～86 岁,平均 60 岁,男女比例相仿,临床表现无特异性。

嫌色细胞癌大体上为实质性圆形肿块,肿瘤通常较大,边界清楚,可有浅分叶,切面呈均质灰白或褐色,可见较粗大纤维分隔,通常无出血坏死。镜下肿瘤细胞呈巢状或腺泡状排列,癌细胞胞质丰富,边界清楚,胞质呈极浅的嗜酸性。近半数病例有钙化。少数嫌色细胞癌可合并有肉瘤样结构,此类患者预后不良。在组织发生上,嫌色细胞癌极易和嗜酸性细胞瘤混淆,两者预后不同,但鉴别难度很大。

CT 表现:嫌色细胞癌通常呈孤立性实质性圆形肿块,边界清晰,肿瘤常累及肾皮质及肾髓质。CT 平扫呈等或略高密度,密度较均匀,肾皮质期增强扫描肿瘤呈轻度至中度强化,但密度低于肾皮质,高于肾髓质,而肾实质期扫描肿瘤密度较肾实质明显偏低,肾盂期肿瘤密度仍明显低于肾实质(图 28-6-11)。部分肿瘤内可见小斑片状或星状低密度影,增强后各期低密度影强化不明显,为肿瘤内出血坏死所致(图 28-6-12)。肿瘤内钙化多见,文献报道手术病理发现可高达 50%,但在国内 CT 检查的文献报道中,约占 30%。少数嫌色细胞癌可呈不规则分叶状,内密度不均匀,强化程度也较高,通常为肿瘤内含有其他肾细胞癌成分(图 28-6-13)。与透明细胞癌不同,嫌色细胞癌在 MRI T_2WI 呈略低信号(图 28-6-14)。

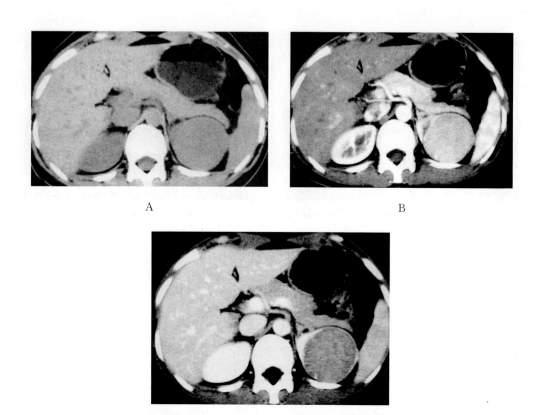

图28-6-11 肾嫌色细胞癌。A为平扫,示左肾圆形占位,密度均匀;B为皮质期,肿瘤呈轻度均匀强化,边缘光整,肿瘤密度低于肾皮质;C为肾实质期,肿瘤密度均匀降低,明显低于肾实质,边界趋清晰

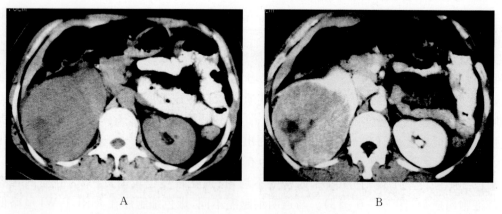

图28-6-12 肾嫌色细胞癌。A为平扫,示右肾约8 cm直径圆形占位,内见不规则略低密度区;B为肾盂期扫描,肿块实质部分中度均匀强化,内低密度瘢痕区无强化

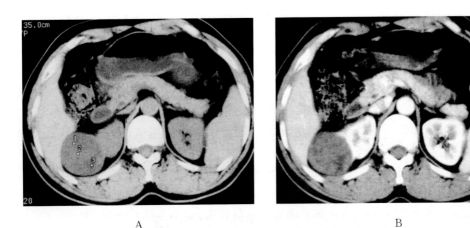

图 28-6-13 肾嫌色细胞癌。A 为 CT 平扫，示右肾偏外侧较大分叶状实质性肿块，密度欠均匀，略高于肾实质；B 为动脉期扫描，肿瘤不均匀轻度强化

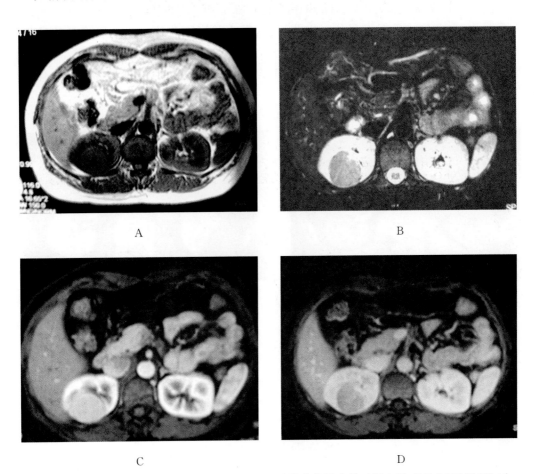

图 28-6-14 肾嫌色细胞癌。A 为 MRI T_1WI，示肿瘤信号略低于肾皮质；B 为 MRI T_2WI，示右肾圆形占位，边缘光整，信号均匀，低于肾皮质；C 为皮质期增强扫描，肿块中度均匀强化；D 为实质期扫描，强化程度下降

三、乳头状肾细胞癌

乳头状肾细胞癌大部分为少血供肿瘤,约占肾肿瘤的 15%,与肾透明细胞癌相比恶性程度相对偏低,预后较好,但本身差异较大,且更易呈多中心或双肾发生。

乳头状肾细胞癌呈球形或类圆形肿块,切面常有出血坏死。病理上可分为两型:①乳头表面被覆单层细胞,细胞胞质稀少,色淡;②乳头表面被覆假复层上皮细胞,细胞胞质丰富,嗜酸性。此外,少数肿瘤可类似透明细胞癌和集合管癌。有文献报道,部分乳头状肾细胞癌可有纤维性包膜。

CT 表现:乳头状肾细胞癌大体上属少血供的低度恶性肿瘤,易坏死囊变,增强扫描一般呈轻度均匀强化或边缘性强化,但 CT 表现差异同样很大。我们收集经手术病理证实的 9 例乳头状肾细胞癌,大小从 2~6 cm,大部分边界光整呈圆形,其中 5 例有囊变(图 28-6-15),2 例强化不明显(图 28-6-16),2 例边缘不清呈浸润性生长(图 28-6-17)伴后腹膜淋巴结转移。1 例呈单侧多发。单从本组资料的结果来看,乳头状肾细胞癌引起转移和浸润的比例似高于肾透明细胞癌。同时,本组中 2 例有部分边缘的钙化,增强后扫描 1 例,皮质期明显强化,余 7 例均呈轻度强化。由此可见,乳头状肾细胞癌本身的影像学差异很大,这种差异反映了肿瘤内细胞成分的差异,当然,这种现象同样也存在于其他类型的肾细胞癌中。文献中提及乳头状肾细胞癌多发的概率高于其他肾癌,但本组资料因例数有限,仅一例多发。

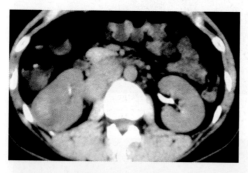
A

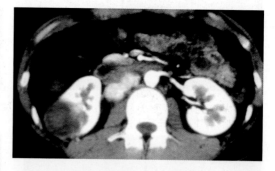
B

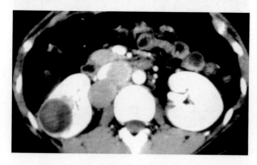
C

图 28-6-15 乳头状肾细胞癌。A 为平扫,示右肾圆形占位,内密度不均匀伴少许高密度出血灶,后腹膜见肿大淋巴结;B 为皮质后期扫描,病灶无明显强化,但后腹膜淋巴结有明显强化;C 为肾盂期,病灶仍无明显强化,提示有坏死囊变,后腹膜肿大淋巴结压迫腔静脉

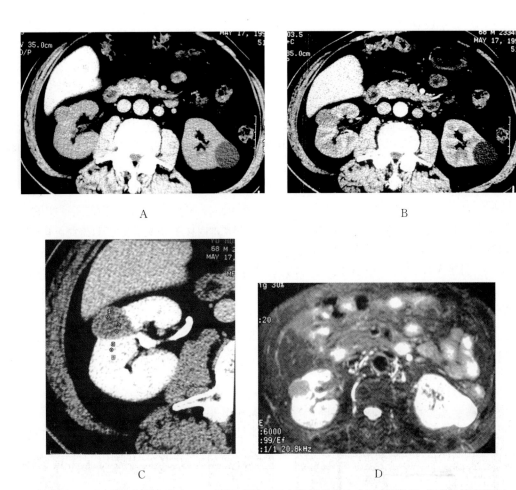

图28-6-16 乳头状肾细胞癌。A为CT平扫,示右肾结节状占位,局部隆起,大致呈等密度,左肾较大囊肿呈低密度;B和C为皮质期及肾盂期,病灶强化不明显,呈较均匀的略低密度,左肾囊肿无强化,腹膜后无肿大淋巴结;D为MRI T_2WI,右肾病灶呈低信号

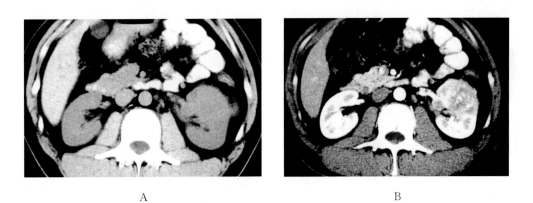

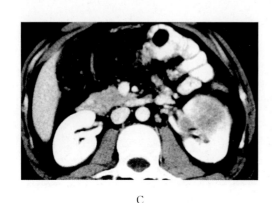
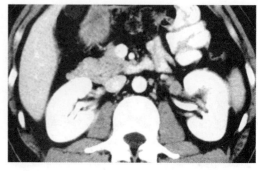

图 28-6-17 乳头状肾细胞癌。A 为 CT 平扫,示左肾局部明显增大,轮廓欠光整,肾门血管结节状增粗;B 为皮质期,肿瘤明显强化,内可见迂曲的肿瘤血管;C 为肾实质期,肿瘤密度趋降低,边缘不清,延伸至肾门;D 为肾静脉层面,显示肾静脉癌栓呈结节样排列,腹膜后见肿大淋巴结

乳头状肾细胞癌在 MRI T_2WI 呈低信号。

乳头状肾细胞癌主要需与实质性错构瘤、髓质纤维瘤等良性肿瘤鉴别。

四、多房囊性肾癌

多房囊性肾癌属高分化肿瘤,预后良好,临床上以男性多见,男女比例约 3 : 1。肿瘤呈多房囊状,囊壁光整,有完整分隔,分隔由纤维组织和密实的胶原组织构成,囊壁和分隔可内衬上皮,囊内含棕色浆液、血液或胶冻样液体,常伴结节或少许实质性成分,由于肿瘤内含有透明细胞,故以往曾作为肾透明细胞癌的一种亚型,此病与多房囊性肾瘤在影像学鉴别诊断时有一定难度。

CT 表现:多房囊性肾癌通常较大,文献报道直径均在 4 cm 以上,复旦大学附属中山医院收集到的 26 例,直径均达 5 cm 以上。肿瘤壁光整,囊壁及分隔厚薄不等,可菲薄似单纯性囊肿(图 28-6-18),也可呈结节状增厚隆起伴强化(图 28-6-19);囊内分隔同样厚薄不等,但较囊壁更厚,通常伴结节样增生隆起,少数肿瘤囊壁及分隔均较厚且不规则,可类似实质性肿块(图 28-6-20)。囊内容物通常呈液性密度,部分密度略高。

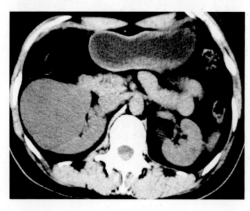
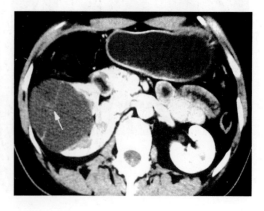

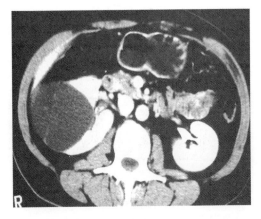

图 28-6-18 多房囊性肾癌。A 为 CT 平扫,示左肾巨大囊性占位,密度尚均匀,内分隔显示不清;B 和 C 为实质期和肾盂期增强扫描,病灶内分隔强化,呈细而直的条索状,其中部可见小结节状强化(箭头)

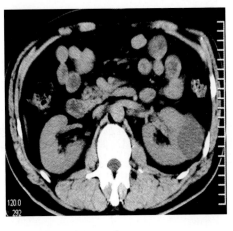

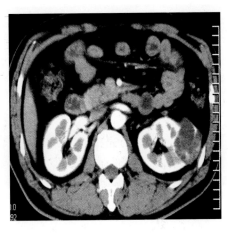

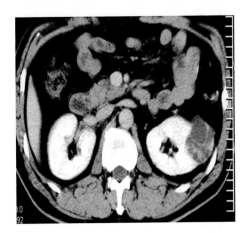

图 28-6-19 多房囊性肾癌。A 为 CT 平扫,示左肾类圆形囊样占位,边缘光整,密度欠均匀;B 和 C 为增强扫描,显示分隔明显强化,呈条纹状及结节状

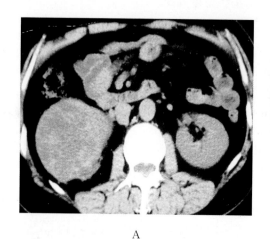
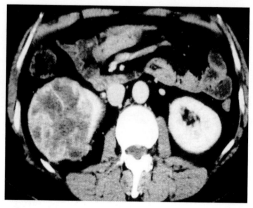
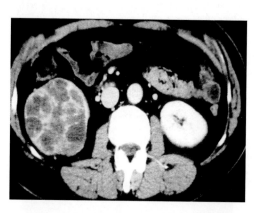

图 28-6-20 多房囊性肾癌。A 为 CT 平扫,示右肾占位,边缘欠光整,呈高低混杂密度;B 和 C 为增强扫描,示肿瘤内明显不均匀强化,可见散在斑片及条索状影,部分索条构成小囊状

多房囊性肾癌主要需和单纯性肾囊肿、多房囊性肾瘤及其他囊性肾癌鉴别,单纯囊肿壁菲薄光整,囊内密度低而均匀,一般不致混淆,但需仔细甄别,一旦发现囊内出现高密度分隔,即应考虑肿瘤。部分多房囊性肾癌和肾瘤的影像鉴别可能是最难的,除非显示囊壁的不规则增厚或强化结节,否则难以鉴别,幸运的是,两者虽有良恶性之分,但预后却大致相同。据国外文献报道,在多房囊性肾癌局部切除后的随访中,尚未发现复发病例。肾癌的囊变很常见,和多房囊性肾癌相比,肿瘤的内侧缘一般欠光整,分隔较粗且不规则,肿瘤内容物密度相对较高。部分透明细胞癌的条纹状强化可类似分隔,但欠连续,当然,不典型病例的鉴别总是困难的,包括术后病理也常常难以明确。

五、肾集合管癌

肾集合管癌(collecting duct carcinoma of the kidney)是主要起源于肾髓质集合管上皮的高度恶性肿瘤,临床上少见,占肾细胞癌的 1%~2%,大多数患者发现时已有远处脏器的转移。肾集合管癌好发于中老年,男女比例约 2:1。

肾集合管癌具侵袭性生长的特点,肿瘤通常位于肾脏的中央或髓质,常突入肾盂致肾窦脂肪消失;也可突出于肾轮廓外呈外生性生长。少数大的集合管癌可囊变,单囊和多囊均可。显微镜下肿瘤呈管状乳头状排列,周围有结缔组织增生反应。

(一) CT 表现

肾集合管癌主要位于肾髓质内,呈侵袭性生长是其主要的特征。平扫一般呈等或略高密度,增强扫描呈轻度均匀或欠均匀强化,无明确边界,和正常强化的肾实质相比呈低密度(图 28-6-21)。肿瘤恶性程度高,生长快,较大的肿瘤向内可浸润肾盂致肾窦脂肪消失,向外浸润肾皮质可致肾轮廓局限性隆起(图 28-6-22)。文献报道,少数肾集合管癌可呈囊状或多房囊状。

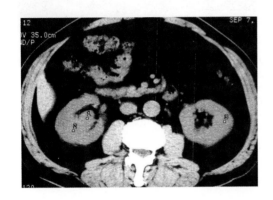
A

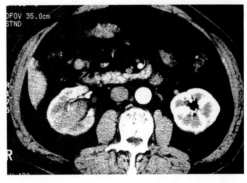
B

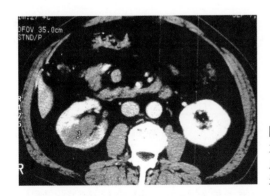
C

图 28-6-21 肾髓质集合管癌。A 为平扫,示右肾盂区占位,病灶和肾实质呈等密度;B 和 C 分别为肾皮质期和实质期,病灶呈轻度均匀强化,和肾髓质边缘不清,颇似肾盂癌

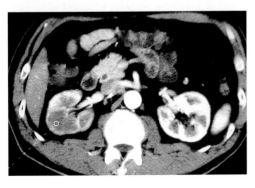
A

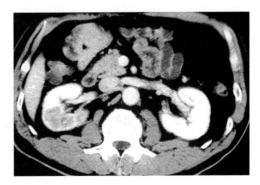
B

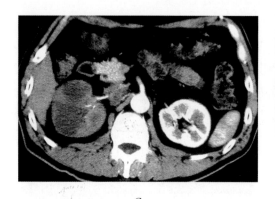
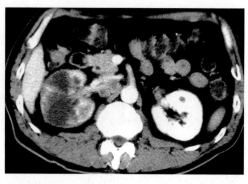

C　　　　　　　　　　　　　　　　　　D

图 28-6-22 肾髓质集合管癌。A 为皮质期扫描,示右肾局部低密度改变,边缘欠清,有轻度占位征象;B 为肾实质期,病灶边界略清晰,呈轻到中度强化;C 和 D 为 75 天后复查 CT,右肾病灶明显增大,边界不清,增强后强化不明显,腹膜后见肿大淋巴结侵及右肾静脉

肾集合管癌易和肾内其他恶性肿瘤混淆,如肾盂癌、转移癌、肾细胞癌和原发性肾淋巴瘤等,Pickhardt 等报道 4 例肾集合管癌在 MRI T_2WI 上所有的实质成分均呈低信号,这一征象可能有助于鉴别。

(二) 肾细胞癌的分期

准确的肾癌分期对临床上选择恰当的治疗方案和估计病人的预后有重要价值。目前临床上主要采用 Robson 或 TNM 分期标准。影像学分期包括 CT 也参照这一标准(表 28-6-1)。

表 28-6-1　肾细胞癌的 CT 分期标准

Robson	TNM		CT 分期标准
Ⅰ期	T_1	肿瘤≤2.5 cm,局限于肾内	肿瘤位于肾内,可部分突出,边缘光整
	T_2	肿瘤>2.5 cm,局限于肾内	
Ⅱ期	T_{3a}	侵犯肾上腺或肾周脂肪,但未超越肾筋膜	肿瘤侵入肾周间隙,但局限于肾周筋膜内
Ⅲ$_a$期	T_{3b}	明显侵及肾静脉或下腔静脉	在肾静脉或下腔静脉腔内见到癌栓,静脉的
	T_{3c}	明显侵及肾静脉或膈上下腔静脉	直径可正常或增粗
Ⅲ$_b$期	N_1	单个淋巴结≤2 cm	淋巴结肿大,横径>1 cm
	N_2	单个淋巴结≥2 cm,但≤5 cm;或多个淋巴结,均≤5 cm	
	N_3	淋巴结>5 cm	
Ⅲ$_c$期			Ⅲ$_a$期和Ⅲ$_b$期各种征象混合存在
Ⅳ$_a$期	T_4	肿瘤浸润超越肾筋膜	肿瘤紧贴毗邻脏器和软组织,分界不清楚
Ⅳ$_b$期	M	远处转移	

Ⅰ期肾癌位于肾包膜内,边缘光整,如位于肾包膜下,可呈局限性隆起(图 28-6-23)。

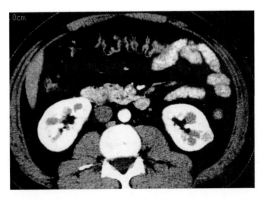
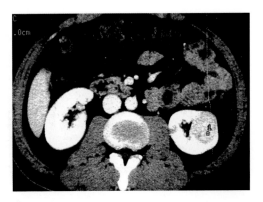

图 28-6-23 肾癌Ⅰ期。A 为增强扫描,示左肾外侧见 1 cm 大小占位,呈略低密度,局部肾包膜光整,稍隆起;B 为另一病例,增强扫描示左肾实质内约 3 cm 大小占位,边缘尚清,肾包膜光整

Ⅱ期肾癌浸润或穿越肾包膜,边缘常不规则,肿瘤可浸润肾周脂肪或肾上腺,但不累及肾周筋膜(图 28-6-24)。因肾筋膜正常时在 CT 上不能显示,有时难以确定肾筋膜的浸润与否。病理分型发现较大的外生型肾癌可能是Ⅰ期,而较小的可能是Ⅱ期。但由于Ⅰ、Ⅱ期的肾癌在手术处理时无区别,故精确的鉴别也无必要。

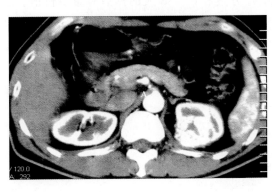
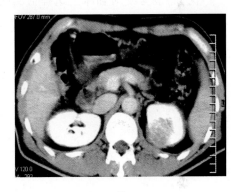

图 28-6-24 肾癌Ⅱ期。A 为皮质期扫描,示左肾实质性占位,呈明显边缘结节状强化,突破肾包膜至肾旁后间隙;B 为肾盂期扫描,病灶趋低密度

Ⅲ期肾癌又可分为 3 种类型:Ⅲ$_a$ 期有肾静脉和(或)腔静脉癌栓(图 28-6-25);Ⅲ$_b$ 有局部淋巴结转移(图 28-6-26);Ⅲ$_c$ 期既有静脉内癌栓又有局部淋巴结转移。Roubidoux 报道 26 例肾癌,18 例有肾静脉癌栓,13 例有下腔静脉癌栓,5 例有右心房癌栓。螺旋 CT 多期动态扫描在显示肾静脉内的癌栓方面有一定的优势,能正确地判断癌栓的存在和程度。为显示较小的肾静脉癌栓,需于肾实质期或肾盂期行薄层扫描,较大的癌栓常引起局部肾静脉扩张。肾静脉阻塞可致同侧肾功能减退,皮髓交界相延迟。下腔静脉内癌栓形成的充盈缺损需与血液回流不均匀或层流现象区别。

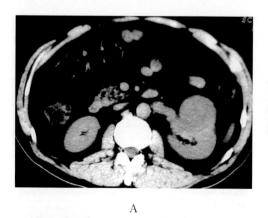
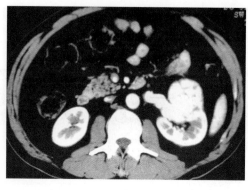

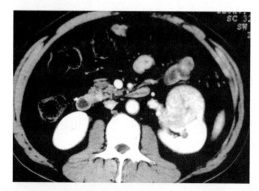

图 28-6-25 肾癌Ⅲ_a期。A 为平扫,示左肾实质性占位,呈均匀等密度,左肾静脉迂曲增粗;B 为动脉后期扫描,肿瘤和扩张的肾静脉明显强化;C 为肾实质期,肿瘤和肾静脉趋低密度。手术证实肾静脉癌栓,表明部分癌栓可以明显强化

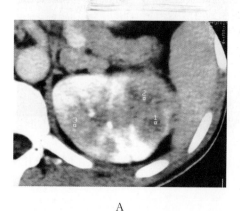
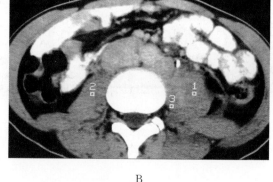

图 28-6-26 肾癌Ⅲ_b期。A 为增强扫描,示左肾实质内不规则浸润性占位,呈低密度;B 为下方层面,显示多个肿大融合的淋巴结

淋巴结转移的诊断取决于显示肿大的淋巴结,直径常>1 cm。有学者统计,60%以上的肾癌淋巴结转移直径在 1~2.2 cm 之间,但事实上无特异性,炎性和转移性淋巴结肿大在影像学上尚无特征性的差异。有学者提出,为正确分期,可做肿大淋巴结的穿刺活检,但我们认为,明确的肾实质占位伴淋巴结肿大已无需穿刺活检。

Ⅳ期肾癌可分成两种类型:肾癌如突破肾筋膜侵犯相邻脏器即为Ⅳ$_a$型;如发生远处转移则为Ⅳ$_b$型。肾癌的转移最常见为肺、肾上腺、纵隔、中轴骨和肝,以肺最为常见(图28-6-27)。

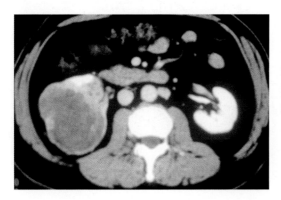 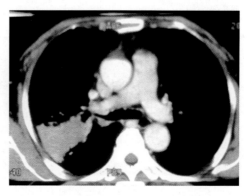

A　　　　　　　　　　　　　　　　　　B

图28-6-27　肾癌Ⅳ$_b$。A为右肾巨大占位,呈不均匀强化,但肾周脂肪囊存在,腹膜后无明显肿大淋巴结;B为胸部CT,示右肺实质性楔形占位,手术证实为肾癌肺转移

多发肾癌的发生率<5%,其CT表现和单发肾癌无差异(图28-6-28),如同时伴有多发囊肿,应注意有无von Hippel-Lindau病的可能性,确立诊断需结合临床。

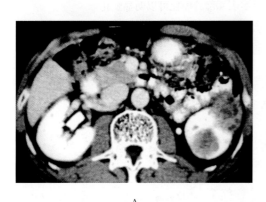 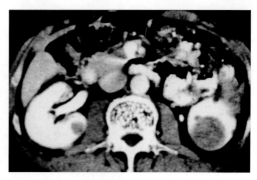

A　　　　　　　　　　　　　　　　　　B

图28-6-28　多发肾癌。A和B为增强扫描,示双肾多发实质性占位,左肾肿块较大,伴不均匀强化

(三) 不典型肾细胞癌的CT表现

1. **囊性肾癌**　肾癌可部分坏死、液化、囊变或基本上完全囊变。此外,肾癌也可能起源于肾囊肿的壁,导致肾囊肿壁局限性增厚或结节样隆起。大部分囊性肾癌为部分性囊变,囊壁的不规则增厚和实质性部分的明显强化是囊性肾癌较为可靠的诊断依据,通常不至于造成诊断上的混淆(图28-6-29,30)。在实际工作中最易误诊的囊性病变可能是多房囊性肾瘤或肾癌,某些多房囊性肾癌很难显示内部的实质成分或分隔,故对一些密度欠均匀或可疑

分隔的囊性肿块,应坚持做增强检查,一旦发现强化的分隔或结节,应考虑多房囊性肾瘤或肾癌。显示囊内分隔和壁结节,MRI优于CT。

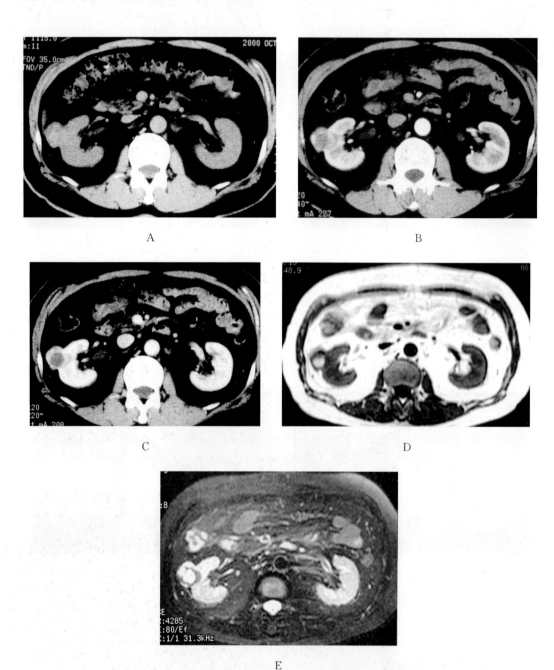

图 28-6-29 肾癌囊变。A 为 CT 平扫,示右肾外侧占位呈等密度;B 为皮质期,病灶边缘强化;C 为实质期,病灶壁显示更清晰,中央液化区无强化;D 为 MRI T_1WI,示中央液化区呈高信号;E 为 MRI T_2WI,示病灶壁及中央均呈高信号,提示为亚急性出血

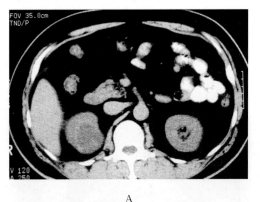
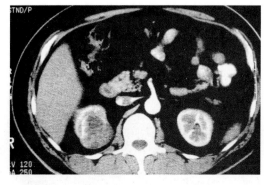
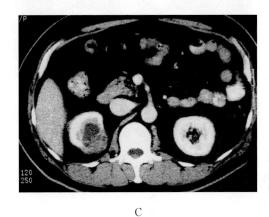

图 28-6-30 肾透明细胞癌囊变。A、B、C 分别延迟期、皮质期、实质期扫描,示肿瘤内部液化坏死部分无强化,外缘轻度强化

近几年来,我们发现一些上皮样血管平滑肌脂肪瘤可部分或完全囊变,在影像学表现上可完全类似于肾癌(图 28-6-31),在诊断时应引起注意。

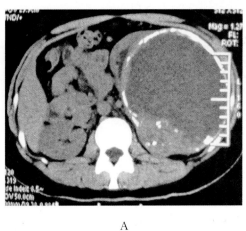
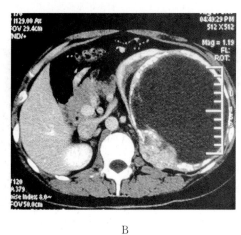

图 28-6-31 上皮样血管平滑肌脂肪瘤。A 和 B 分别为 CT 平扫和增强扫描实质期,肿块大部分囊变,囊壁钙化。实质部分见点状钙化和不均匀强化

2. 肾癌钙化　肾癌的钙化较常见，钙化的程度不一，包括肿瘤内斑点状钙化、中央或边缘型钙化（图 28-6-32～34），极少数肾癌可几乎完全钙化，以至在 CT 平扫图上可类似肾结石，仅仅在延迟增强扫描图上可显示钙化周围肿瘤组织形成的低密度带（图 28-6-35），显示软组织影为诊断关键，但在 CT 增强图像上，肿块内的大量钙化可难以识别肿瘤组织的强化，此时 MRI 增强扫描更具价值。此外，有学者认为，肾癌钙化与恶性程度之间并无关联。

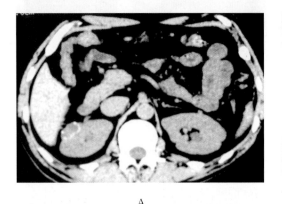

A

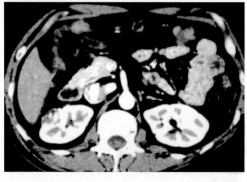

B

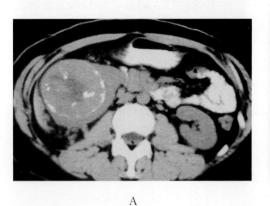

C

图 28-6-32　小肾癌边缘钙化。A 为平扫，示右肾前外缘环形钙化灶，局部隆起有占位征象；B 为皮质期扫描，示病灶内不均匀斑点状强化；C 为肾实质期，病灶强化降低呈较低密度

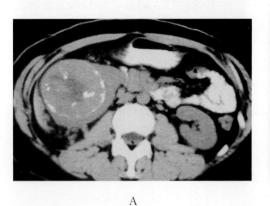

A

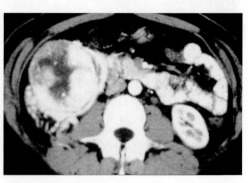

B

图 28-6-33　肾癌钙化。A 为平扫，示右肾占位，密度不均匀，见边缘弧状及病灶内斑点状钙化；B 为肾皮质期增强扫描，示肿瘤明显不均匀强化，其后外缘见肿瘤血管

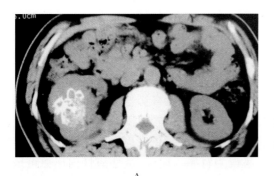
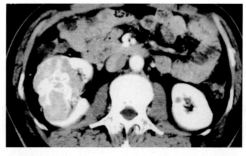

A　　　　　　　　　　　　　　　B

图 28-6-34　肾癌中央钙化。A 为平扫,示右肾占位,边界不清,内见钙化积聚成团,似呈花瓣状;B 为肾实质期扫描,示肿瘤呈略低密度,边界尚清,钙化灶内实质成分也有轻度强化

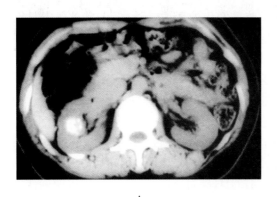
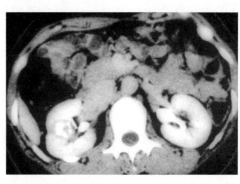

A　　　　　　　　　　　　　　　B

图 28-6-35　肾癌钙化。A 为平扫,示右肾钙化灶,颇似肾结石;B 为肾实质期扫描,示钙化灶周围环行的和中央点状的低密度带,即肿瘤内的实质性成分

3. **慢性肾衰竭患者的肾癌**　慢性肾衰竭患者肾癌的发生率远高于肾功能正常者,有报道其发病率约为 7%。与通常情况下富血供的肾癌不同,慢性肾衰竭患者的肾癌大部分是少血供的。在 CT 增强扫描时,慢性肾衰竭伴发的肾癌仅有轻微的强化,使 CT 扫描结果不理想。与此相反,MRI 的强化效果相对较明显,常能显示肾癌的不均匀强化和肾实质强化间的差异,加上 MRI 对比剂对肾功能基本上无损伤,因而更适用于慢性肾衰竭患者的检查。

肿瘤内出血是慢性肾衰竭患者最常见的征象,John 报道 13 例肾癌在组织学上发现有出血,4 例呈囊状,颇似出血性囊肿,这种情况在慢性肾衰竭伴多发肾囊肿患者中较为常见。因而,对慢性肾衰竭患者出血性囊肿的诊断应特别慎重。

(四) 鉴别诊断

1. **肾血管平滑肌脂肪瘤**　CT 对含明显脂肪成分的 AML 诊断不难,但对实质性即以平滑肌为主的 AML 缺乏赖以确诊的特征性征象,这是因为肾癌和实质性 AML 在 CT 图像上极其相似,两者均可在平扫时呈较高密度,在增强扫描时均可有皮质期均匀或不均匀强化,在实质期或肾盂期强化减退,也可在实质期出现明显的延迟强化。此时 MRI 可能是最佳的选择,肾癌在 T_2WI 上绝大部分为不均匀等高信号,而 AML 则呈低信号。

2. **出血性或感染性囊肿** 囊肿出血或感染可引起密度升高和囊壁增厚,易和肾癌囊变混淆。以下的CT表现有助于鉴别:出血感染性囊肿的壁一般较规整,急性和亚急性期密度较低、囊壁较厚且周围常有炎性改变,慢性期囊壁密度较高且清晰;而肾癌的壁一般欠光整,密度中等。增强扫描出血或感染性囊肿的壁呈轻度的延迟强化,而囊性肾癌的壁常呈较明显的早期强化及后期强化的消退。

3. **多房囊性肾癌** 前面已提及,本病和多房囊性肾癌无论在影像学或病理上的鉴别有一定难度,主要的差异在于病灶内有无明显的实质性成分。

4. **局灶型急性肾盂肾炎** 在增强扫描后实质期通常呈楔形低密度区,无占位征象,鉴别不难,但少数可演变成炎性假瘤,并有占位征象,易误为肾癌。此外,炎性病灶内出血可造成局部较均匀的高密度,在直接增强扫描图上可与肿瘤的强化混淆,因此,应注意检查方法的规范,常规平扫加增强扫描后对照是完全必要的。

(五) 影像学检查方法比较

1. **静脉肾盂造影(IVP)** IVP仍是泌尿系统最常用的影像学检查,能从整体上显示肾脏的功能状况并确定肾癌的部位,缺点是不能显示较小的肾实质内肿块,甚至直径达5～6cm的肾癌,如未侵及肾盂肾盏,也可造成假阴性。通常情况下也无从判断肿瘤的性质。因此,作者认为,对Ⅰ、Ⅱ期的肾癌,如CT已诊断明确,可避免作静脉肾盂造影。

2. **US** 肾脏的US检查简便易行,费用低廉,对临床上可疑肾脏病变者,应作为首选的检查,但对肾癌的显示不及CT和MRI清晰,也难以作为手术前的诊断依据和参照。

3. **MRI** 因普及率不高和收费相对较高,尚未成为肾肿瘤首选的检查,在总体效果方面与CT相比无明显差异。与CT相比,MRI显示钙化不及CT,而显示病灶内分隔以及软组织较优。但在某些情况下更适宜做MRI检查,如:①对碘对比剂过敏者;②难以明确性质的肾肿块;③肾功能不良患者。

4. **CT** CT是肾癌及其他各类病变最常用和有效的检查方法,对各期肾癌及相应的淋巴结转移显示清晰,但对静脉内癌栓的显示可能不及MRI,且不能用于碘过敏者。

(丁建国)

第七节　不同亚型肾癌诊断和鉴别诊断的分析与思维

肾细胞癌组织亚型复杂,透明细胞癌、乳头状肾细胞癌、嫌色细胞癌和集合管癌构成了其绝大多数,其中以透明细胞癌发生率最高。不同亚型肾癌的治疗方案(保留肾组织的肾癌切除术、根治性肾癌切除术、普通化疗、生物靶向治疗、放射治疗、免疫治疗等)不同。一般认为,直径<3cm、位于肾边缘的肾癌,可考虑保留肾组织的肿瘤局部切除术;相对于透明细胞癌,恶性度较低的嫌色细胞癌和乳头状肾癌做肾癌局部切除的标准可以放宽;然而,即使直径更小,根治性肾切除术对肾集合管癌的预后极差。目前常用的生物靶向治疗药物索拉非尼(血管内皮生长因子靶向药物)主要针对透明细胞癌,对其他肾癌效果欠佳。因此,肾癌亚型的准确诊断和鉴别诊断具有十分重要的临床意义。

已有的研究表明,一些影像特征与某些特定亚型肾癌密切相关,如肿瘤强化程度和强化方式。Herts 等研究表明,皮质期和实质期显著强化可以除外乳头状肾细胞癌。Ruppert-Kohlmayr 等研究表明,通过动态增强 CT 值的精确定量,可以初步鉴别乳头状肾癌和透明细胞癌。2009 年,以色列学者 Sun 等在 Radiology 发表研究,初步报道了动态增强诊断和鉴别透明细胞癌、乳头状肾细胞癌、嫌色细胞癌的价值。作者的研究显示,4 种常见肾癌几乎代表了人体肿瘤各种不同的血供,包括富血供(透明细胞癌)、中等血供(嫌色细胞癌)、少血供(集合管癌)和乏血供(乳头状肾细胞癌)。4 型肾癌的恶性度、生长方式、变性和侵袭性等也存在显著差异,这些差异是 CT 动态增强鉴别诊断的基础。

一、透明细胞癌

透明细胞癌占肾癌的 65%～80%,起源于皮质肾小管上皮细胞,多数肿瘤细胞内存在大量浅染透明细胞质(透明细胞),为丰富糖原和脂类物质,而细胞器含量少;少数肿瘤细胞内含有嗜酸性颗粒(颗粒细胞),为丰富细胞器,而糖原和脂类物质含量少。在透明细胞和颗粒细胞之间尚存在过渡类型细胞。以往将上述两种不同表现的肾细胞癌分成透明细胞癌和颗粒细胞癌,在 2006 年 WHO 新的肾癌分类中,已没有颗粒细胞癌的概念,以往的颗粒细胞癌被分别归入到嫌色细胞癌和透明细胞癌(又称嗜色性肾细胞癌,与嫌色性肾细胞癌相对应)中。

肾透明细胞癌典型 CT 表现包括:①病灶一般位于肾皮质,呈圆形,境界清楚,隐约可见假包膜。病理基础与肿瘤起源于皮质肾小管上皮,呈膨胀生长,压迫邻近肾实质有关。②平扫为混杂密度,绝大多数肿瘤有出血、坏死、钙化和囊变。病理基础与肿瘤主要由实性细胞巢构成,肿瘤间质成分少有关。因此,肿瘤容易发生玻璃样变性,变性是导致透明细胞癌出血、坏死、钙化和囊变的病理基础。③动态增强多为富血供肿瘤,皮髓交界早期强化最显著,强化程度与显著强化的肾皮质相仿或更高,其 CT 值多数>100 Hu,强化不均匀,偶可见肿瘤血管;实质期强化迅速减退,为相对低密度,肾盂期密度更低。病理基础与癌巢之间存在丰富的窦状血管和血管壁薄有关,因而动态增强强化显著而迅速。此外,透明细胞癌间质成分很少,而肿瘤的间质成分一般为延迟强化。

变性和富血供为透明细胞癌影像定性诊断的关键特征,透明细胞癌变性与肿瘤大小和细胞分化密切相关,直径 3 cm 以上肿瘤、分化较差的肿瘤容易变性。透明细胞癌皮髓交界期的强化接近于主动脉强化,强化方式为快进快出,与少脂肪血管平滑肌瘤的快进慢出不同(图 28-7-1,2)。

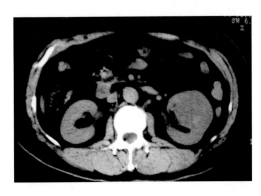

A

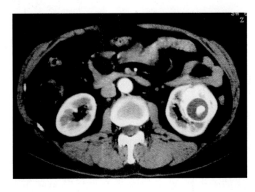

B

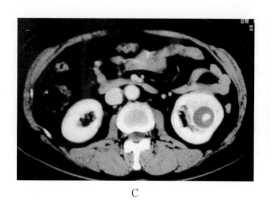
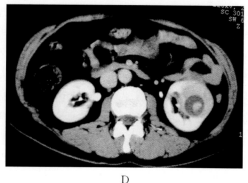

图 28-7-1　左肾透明细胞癌囊变。A 为 CT 平扫；B 为皮髓交界期；C 为实质期；D 为肾盂期。左肾占位 CT 平扫为略低密度，皮髓交界期显著强化，其强化程度超过肾皮质，实质期强化下降，肾盂期呈相对低密度。肿瘤境界清楚锐利（包膜）、显著强化、病灶内光滑的囊变为诊断要点

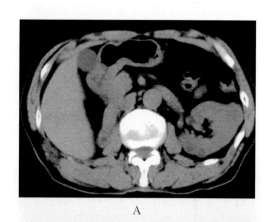
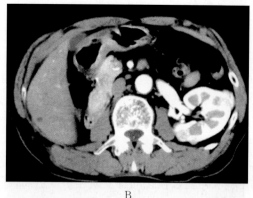
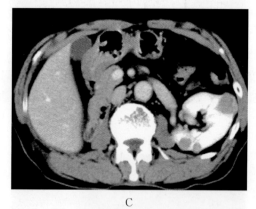

图 28-7-2　左肾多发透明细胞癌，右侧透明细胞癌根治术后。A 为 CT 平扫；B 为皮髓交界期；C 为实质期。左肾皮质内 3 枚大小不等占位，CT 平扫为略低密度，皮髓交界期显著强化，其强化程度与肾皮质相仿，实质期强化显著下降。肿瘤境界清楚，密度相对均匀。透明细胞癌变性（坏死、囊变、钙化）与肿瘤体积和细胞分化有关

二、乳头状肾细胞癌

乳头状肾细胞癌（papillary renal cell carcinoma，PRCC）占肾细胞癌的 15%，起源于皮质肾小管上皮细胞。分两型：Ⅰ型，乳头表面覆盖单层细胞，胞质较少，有巨噬细胞和沙粒体，细胞分化级别低；Ⅱ型，乳头表面覆盖假复层上皮细胞，胞质丰富，嗜酸性，细胞分化级别高。乳头内可

见纤维血管轴心,但 DSA 显示瘤内血管极少。PRCC 组织分化差异很大,Ⅰ～Ⅱ级分化的肿瘤预后明显好于透明细胞型肾癌,5 年生存率达 82%～90%。Ⅲ～Ⅳ级分化的肿瘤预后较差。

PRCC 瘤体中心可位于肾皮质,也可位于皮髓交界,极少数位于肾髓质。肿瘤越小,定位越准确,较大肿瘤则难以区分。PRCC 主要有 3 种生长方式,第 1 种呈膨胀性生长,肿瘤多呈圆形,体积多较大,境界清楚,假包膜常见,坏死囊变较多见。第 2 种呈乳头状或多个结节状生长,体积相对较小,形态不规则。具体表现为肿瘤呈梭形、或结节状聚集、或葡萄串样改变,部分肿瘤边缘可见乳头状突起,类似于良性乳头状瘤的生长方式。该类肿瘤一般无假包膜显示,坏死囊变出血少见。第 3 种方式表现为囊实性肿瘤,囊内可见乳头状结构,该型 MRI T_2WI 和增强更容易显示。乳头状或多个结节状生长方式很少见于肾脏其他恶性肿瘤,对 PRCC 的诊断很有提示性。尽管 PRCC 有不同的生长方式,肿瘤形态也不同,但瘤肾之间境界清楚,与集合管浸润生长导致肿瘤境界模糊不同。30% 可见钙化。偶尔,PRCC 肿瘤内可见脂肪和胆固醇坏死,可能被误诊为 AML。与病理对照,分化较好的 PRCC(分化Ⅰ～Ⅱ级)多呈乳头状或多发结节状,密度均匀,坏死囊变出血少见;分化较差的 PRCC(分化Ⅲ～Ⅳ级)多呈圆形,坏死、出血和囊变更常见。

PRCC 为乏血供肿瘤,皮髓交界期增强多数肿瘤轻微强化,少数肿瘤中度强化;实质期强化程度有所增加,一般呈轻、中度强化。除了坏死、囊变和出血外,肿瘤实质成分趋向于均匀强化,强化程度明显不如透明细胞癌。Herts 等研究表明,皮髓交界期和实质期显著强化可以除外乳头状肾细胞癌。Ruppert-Kohlmayr 等研究表明,通过动态增强 CT 值的精确定量,可以鉴别 PRCC 和透明细胞癌。分化较差的 PRCC(分化Ⅲ～Ⅳ级)可以显著强化,但强化程度不及透明细胞癌。对于显著出血病例,有时很难观察到肿瘤强化(图 28-7-3,4)。

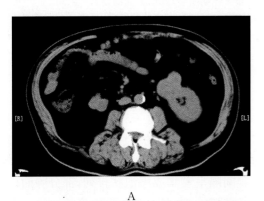

A

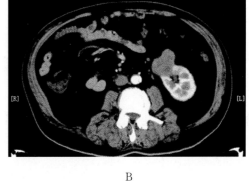

B

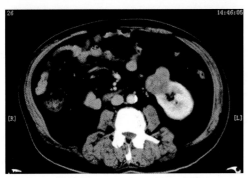

C

图 28-7-3 左肾乳头状肾细胞癌(细胞分化Ⅰ～Ⅱ级)。A 为 CT 平扫;B 为皮髓交界期;C 为实质期。左肾分叶状占位,CT 平扫为略高密度,皮髓交界期几乎没有强化,实质期依然低密度。三期扫描肿瘤几乎没有强化、肿瘤不规则或分叶是诊断要点。分化良好的乳头状肾癌密度均匀,几乎不强化

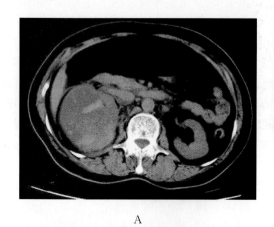
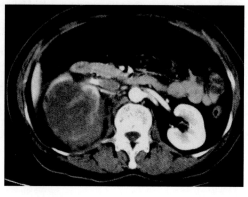
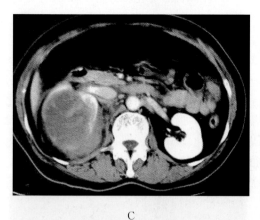

图 28-7-4 右肾乳头状肾细胞癌(细胞分化Ⅲ～Ⅳ级)。A 为 CT 平扫；B 为皮髓交界期增强；C 为实质期增强。右肾圆形占位，CT 平扫为混杂密度，皮髓交界期轻度强化，实质期相对低密度，但强化较皮髓交界期明显，肿瘤坏死明显，伴少许出血。分化差的乳头状肾癌出血坏死明显，轻度强化

三、嫌色细胞癌

嫌色细胞癌起源于集合管上皮的 B 型插入细胞，瘤体多位于肾髓质，占肾细胞癌的 2%～5%。1985 年由 Thoenes 等首次提出并作为人类肾细胞癌的一种独立类型。大体病理表现为实质性、边界清楚的瘤块，切面呈均质灰白或褐色，很少出血坏死。镜下，肿瘤由细小血管和纤维形成不完全分隔，瘤细胞沿着纤维血管间隔呈巢状或腺泡状排列，部分肿瘤内可见不规则纤维带融合区或中心瘢痕。癌细胞含丰富胞质，含有大量线粒体来源小泡。多数肿瘤 Fuhrman 细胞分级为Ⅰ～Ⅱ级，个别为Ⅲ级，预后比透明细胞癌和乳头状肾细胞癌好，5 年生存率超过 90%。

嫌色细胞癌瘤体中心多位于肾髓质，呈膨胀性生长，表现为形态规则的球形实质性肿瘤，瘤肾之间境界清楚光滑，如刀切样，常见假包膜。嫌色细胞癌一般较大，直径<3 cm 者少见，常伴肾脏轮廓改变。CT 平扫多数肿瘤密度较肾实质高，少数为等密度或略低密度。无论肿瘤大小，肿瘤密度非常均匀，很少出现坏死、出血和囊性变，该征象在其他肾细胞癌很少见。超过 38% 肿瘤可出现钙化，钙化呈片状，境界可清楚或模糊。部分肿瘤可见中心星芒状或轮辐状瘢痕。MRI T_1WI 呈等或稍低于肾皮质信号，T_2WI 与肾皮质信号接近，或显示弥漫性高信号。中心瘢痕 T_1WI 为低信号，T_2WI 为高信号。嫌色细胞癌很少扩散或侵犯肾静

脉,淋巴结转移很少见。

嫌色细胞癌为少血供肿瘤,皮髓交界期多数肿瘤表现为轻、中度强化,强化程度多较肾髓质密度略低或呈等密度,少数肿瘤可略高于肾髓质,但明显低于肾皮质。实质期肿瘤强化多样,多数肿瘤强化较皮髓交界期强化明显,少数肿瘤强化相仿或略低于肾皮髓交界期。大多数肿瘤强化相对均匀,近 30% 肿瘤出现轮辐状强化。少数肿瘤可出现坏死、出血,但出血坏死区范围一般较小。超过一半病例可见假包膜存在。Kondo 等报道 11 例中,7 例皮髓交界期强化低于或等于肾髓质,4 例皮髓交界期出现较明显强化。其中,皮髓交界期无明显强化的 7 例中,3 例出现中心瘢痕和轮辐状强化,且中心瘢痕多出现在较大肿瘤者。

总之,嫌色细胞癌变性少见,密度均匀、中等程度强化、轮辐状强化等是 CT 定性诊断的要点(图 28-7-5,6)。

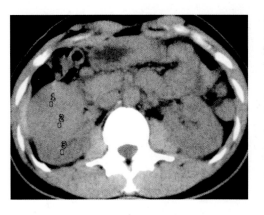

A

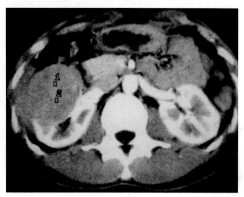

B

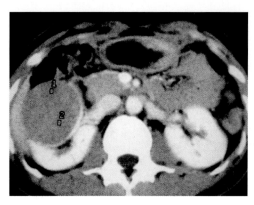

C

图 28-7-5 右肾嫌色细胞癌。A 为 CT 平扫;B 为皮髓交界期;C 为实质期。右肾球形占位,CT 平扫为略高密度,皮髓交界期肿瘤中度强化,可见明显包膜;实质期肿瘤持续强化,肿瘤密度均匀,未见坏死和囊变,内可见星芒状强化。球形肿瘤、中等程度强化为诊断要点

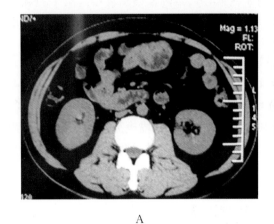
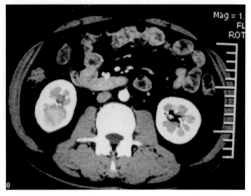

图 28-7-6 右肾髓质内嫌色细胞癌。A 为 CT 平扫,示右肾占位呈球形,略高密度;B 为皮髓交界期,肿瘤中度强化,强化程度介于皮质和髓质中间;C 为实质期,肿瘤强化消退,呈低密度。球形肿瘤、中等程度强化为诊断要点

四、集合管癌

集合管癌(又名 Bellini 管癌)首先由 Masson 在 1955 年首先提出,2002 年和 2006 年 WHO 分类中均作为肾细胞癌的主要亚型之一。集合管癌起源于肾集合管或 Bellini 管上皮细胞,占所有肾细胞癌的 1%~2%,具有低部肾单位的特性,肿瘤以肾脏间质为支架沿集合管扩散浸润,因此,肿瘤的初始部位在肾髓质,常破坏肾盂肾门结构。组织学表现为小管、乳头和实片状结构,呈管状乳头状排列,部分肿瘤细胞呈鞋钉样突入腺腔内。集合管癌癌性间质反应明显,大部分为炎性促纤维组织增生性间质,因此常有丰富纤维间质成分,为重要的病理诊断依据。瘤内常见炎性细胞浸润,甚至形成微脓肿。肿瘤周围的集合管常见非典型增生。集合管癌恶性度高,侵袭性明显,大多数患者发现病灶时已有淋巴结和远隔脏器转移,预后极差,2 年生存率只有 20%。

集合管癌起源于肾髓质,向肾皮质和肾外发展浸润,大多数病例同时累及肾盂、皮质和肾外,较大肿瘤难以确定起源。根据肿瘤浸润部位,集合管癌可分为单纯髓质型、皮质-髓质

型和皮质-髓质-肾盂型,大多数肿瘤属于皮质-髓质-肾盂型,单纯髓质型极少。由于起源于肾髓质和浸润生长的因素,瘤体较小时多位于肾髓质,肿瘤较大时位于肾脏中央区,因此,集合管癌引起肾脏形状改变较小,而其他各型肾癌肾脏外形多不规则。

集合管癌以肾脏间质为支架沿集合管扩散,多呈浸润性生长,瘤体直径较大,形态极不规则,肿瘤与正常肾之间移行带很宽,境界不清,或与正常肾犬齿交错,无假包膜。多数肿瘤伴坏死、出血和囊变,少数肿瘤密度均匀。部分集合管癌内可见类似液体成分的低密度区,形态很不规则,呈地图状,与通常所见肿瘤囊变和坏死不同,增强扫描也无强化,可能与肿瘤浸润、集合管分泌等引起液体成分积聚和阻塞有关,对诊断有一定提示性。集合管癌腹膜后淋巴结转移很常见。

肾脏集合管癌为少血供肿瘤,皮髓交界期肿瘤轻、中程度强化,强化低于肾皮质而略高于肾髓质,瘤肾境界不清;实质期呈进行性强化,密度低于肾实质,瘤肾境界较平扫相对清楚,部分肿瘤边缘很不规则,呈锯齿状。肾脏集合管癌的影像学表现既类似恶性度很高的肾细胞癌,又类似浸润性肾盂癌,与其组织病理结构有关(图28-7-7,8)。

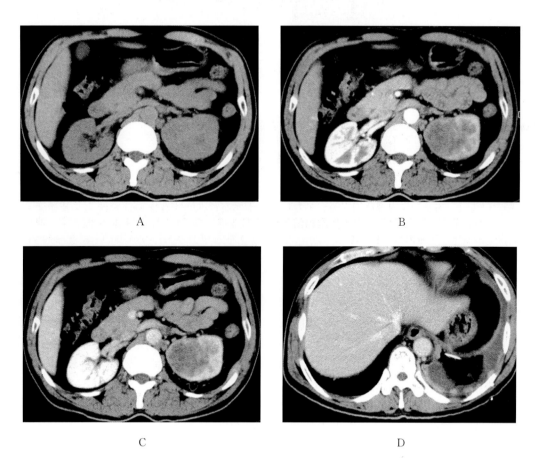

图28-7-7 左肾集合管癌。A为CT平扫;B为皮髓交界期;C为实质期;D为上腹部下胸腔层面。左肾占位CT平扫为略低密度,皮髓交界期轻度强化,实质期仍然强化,肿瘤密度很不均匀,瘤肾境界不清,肾轮廓相对正常。该病例左侧胸膜结节状增厚,为胸膜转移

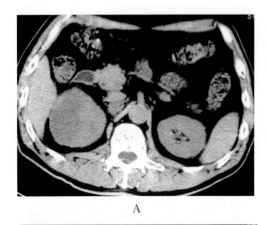
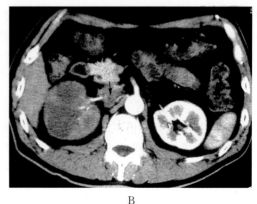
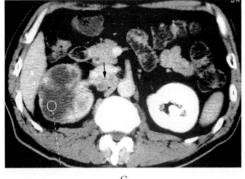

图 28-7-8　右肾集合管癌。A 为 CT 平扫；B 为皮髓交界期；C 为实质期。右肾不规则占位，CT 平扫为低密度，皮髓交界期轻度强化，实质期进一步强化，肿瘤密度很不均匀，瘤肾境界不清，肾轮廓正常。下腔静脉后方转移淋巴结伴坏死（箭头）

五、多房囊性肾细胞癌

1986 年，Hartaman 根据囊性肾癌的形成情况将其分为肾癌囊性坏死、单房囊性肾癌、多房囊性肾癌和单纯性囊肿癌变等 4 种类型。2002 年 WHO 首次将多房囊性肾细胞癌（multilocular cystic renal cell carcinoma，MCRCC）列为单独类型。MCRCC 表现多样，误诊率高。术前准确诊断有助于采取保留肾单位的病变局部切除。

囊性肾癌占所有肾细胞癌 15%，多继发于肿瘤变性。按病理组织生长方式，囊性肾癌分为多房型、单房型、肾癌囊变型和单纯囊肿癌变型等 4 型，不同亚型囊性肾癌的生物学行为不同，相互之间预后差异很大。MCRCC 是囊性肾细胞癌的一种特殊类型。因为间隔内癌细胞为透明细胞，以往组织学将 MCRCC 归为透明细胞癌的一种亚型，新的 WHO 分类将其作为一个独立类型。MCRCC 具有低分期、低分级和预后良好的特点，发病率占所有肾癌的 1%~2%，其真正的生物学行为不十分清楚，但与肾癌囊变和多房囊性肾瘤的自然病史不同。MCRCC 通常无症状，且多为意外发现，比单房肾细胞癌预后好，5 年生存率达 100%，中老年男性多见。

（一）一般影像学表现

MCRCC 单侧发生，两侧无明显差异，多为偶然发现。肿瘤呈边缘光整的圆形和椭圆形，液性密度，略高于水，部分因出血为高密度。瘤体张力高，边缘规则光整，周边缺少恶性肿瘤的膨胀性结节，缺少多个肾囊肿聚集在一起形成的分叶和切迹。肿瘤常位于肾皮质，突出于肾轮廓外。MCRCC 囊壁多菲薄，形态规则，境界清楚，与肾细胞癌囊变形成不规则厚壁不同。肿瘤实质成分低于10%～25%。体积较小的 MCRCC 影像学表现为实质肿块,但增强扫描可见分隔强化和液体成分。Han 诊断 MCRCC 标准:囊性成分超过75%,无明显坏死痕迹。

(二) 特征性影像学表现

MCRCC 间隔数目多少不等,一般多于3个,最多达几十个。所分成的小房数目因此而多少不等,各房的大小也不同。根据肿瘤间隔情况,大致表现为3种类型:Ⅰ型,间隔菲薄型;Ⅱ型,间隔增厚型;Ⅲ型,间隔结节型。间隔菲薄型肿瘤所有间隔薄而规则,容易被误诊为多房囊性肾瘤或复杂肾囊肿,但 MCRCC 的间隔边缘毛糙。间隔增厚型表现为部分间隔增粗、粗细不均匀,边缘毛糙,但无隆起结节。间隔结节型表现为肿瘤间隔附有明显隆起结节,但结节直径都<5 mm,形态规则或不规则,边缘光整或毛糙。结节常附着于间隔,很少附着于囊壁。间隔结节型可伴有增厚间隔和菲薄间隔。有关壁结节的问题,存在一些争议,Levy 等认为菲薄间隔和附壁结节是 MCRCC 的特征;而 Kim 等则认为薄的间隔无明显膨胀性结节是 MCRCC 的特征,有时可见少量软组织成分强化。实际工作中,MCRCC 具有包含上述两种表现的多种表现形式,但结节直径<5 mm。

(三) 动态增强的影像学表现

由于液体衬托,肉眼可清楚地观察到 MCRCC 的间隔强化,一般呈中等程度以上强化。间隔菲薄型间隔皮髓交界期扫描呈轻、中度强化,实质期一般中等程度强化。间隔结节型的壁结节皮髓交界期多显著强化,强化程度高于肾髓质,与肾皮质相仿,实质期强化消退,结节强化均匀。从壁结节动态增强强化程度和强化方式观察,MCRCC 与透明细胞癌强化类似。间隔增厚型有2种强化方式,部分表现为皮髓交界期显著强化,实质期强化消退,与结节强化类似;部分表现为皮髓交界期中度强化,实质期进行性延迟强化,与间隔菲薄型强化相似。由于 MCRCC 囊壁薄,与肾实质相邻,囊壁的强化都难以分辨,但突出肾轮廓之外的囊壁可见轻、中度强化或不强化。Benjaminov 等分析21例囊性肾细胞癌和11个良性囊性病变,所有囊性肾细胞癌显示间隔强化或者壁结节强化,间隔强化的诊断敏感度83%,特异度28%;结节强化诊断敏感度67%,特异度96%;间隔和结节同时强化诊断敏感度100%,特异度86%。因此,间隔结节型 MCRCC 最容易诊断,间隔增厚型其次,间隔菲薄型最易误诊。由于增加了对比度,动态增强有利于显示间隔边缘毛糙。

(四) MCRCC 影像学表现的病理基础

多发肾囊肿(堆积一起者)、多房囊性肾瘤、肾癌囊变和 MCRCC 之间的关系一直存在争议。目前倾向于认为,MCRCC 为透明细胞癌生长初期即形成多房囊样改变,并非肿瘤形成后再囊变坏死间接形成;少数来源于多房囊性肾瘤的恶变;少数可能与囊肿的反复感染诱发恶变有关,极少数为多发性肾囊肿随访恶变而来。MCRCC 由带有纤维壁的囊肿和分隔构成,分隔构成复杂,表面覆盖核分化Ⅰ～Ⅱ级的恶性肿瘤细胞(透明细胞),可形成小的肿瘤结节,大的膨胀性肿瘤结节少见。因此,MCRCC 影像学表现为间隔边缘毛糙、厚薄不等,小结节形成和较明显强化等。MCRCC 囊内含浆液或成分复杂的液体,因此,密度高于水。

六、鉴别诊断

1. **肾癌囊变** 囊壁厚、不规则,多有5 mm 或更大的附壁结节,细胞核分级和肿瘤 TNM

分期较 MCRCC 高,肿瘤实质成分多大于 25%,免疫组化与 MCRCC 不同。

2. 多房囊性肾瘤　囊壁和分隔菲薄、厚薄均匀,边缘光滑,囊内分隔完整,囊内容物可为水样密度或较高密度。囊壁和分隔总体强化不及 MCRCC。实际工作中,多房囊性肾瘤和 MCRCC 分隔菲薄,两者的鉴别有一定难度,MDCT 薄层扫描和重组有一定帮助,MCRCC 的分隔和囊壁多少有些不规则和毛糙。

3. 多发性肾囊肿感染　边缘呈分叶状,壁更薄或不能显示,壁和分隔光整无结节,多轻微强化,囊内容物为水样密度(图 28-7-9,10)。

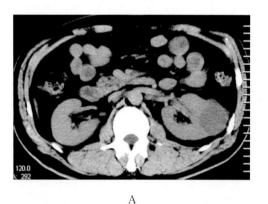

A

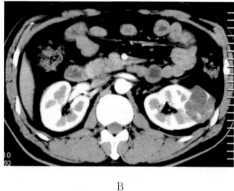

B

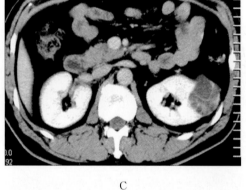

C

图 28-7-9　左肾多房囊性肾癌。A 为 CT 平扫;B 为皮髓交界期;C 为实质期。左肾囊性占位,CT 平扫为低密度,隐约可见分隔结节;皮髓交界期可见分隔和结节,结节明显强化,实质期结节强化消退。肿瘤实质成分低于 25%,增强扫描有助于显示分隔和结节

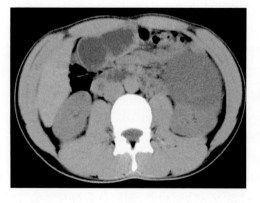

A

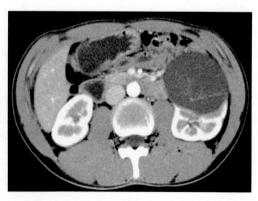

B

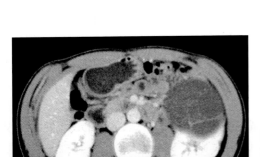

图28-7-10 左肾多房囊性肾癌(术前被误诊为复杂肾囊肿)。A为CT平扫;B为皮髓交界期;C为实质期。左肾囊性占位,CT平扫为低密度,隐约可见分隔;皮髓交界期可见分隔强化,实质期持续强化,分隔边缘毛糙,隐约可见微小结节。肿瘤实质成分低于25%,增强扫描有助于显示毛糙的分隔

C

上述征象皆为各型肾癌的典型表现,各型肾癌也有许多不典型或者少见表现。肾癌的少见表现包括:少血供透明细胞癌、类似复杂囊肿的囊性透明细胞癌、各种肾癌肉瘤样变、多发透明细胞癌、嫌色细胞癌伴变性、分化较好的集合管癌等,尤其是少见肿瘤的不典型表现,在鉴别诊断中可能引起误诊。

4. **少血供透明细胞癌** 与多数肾细胞癌(RCC)快进快出、显著强化不同,此类透明细胞癌动态增强各期强化程度多不明显,CT值一般低于80 Hu。动态增强呈进行性延迟强化,皮髓交界早期呈轻度或中度强化,实质期持续强化。作者认为,强化不明显的RCC可能与以下因素有密切关系。①病理分型标准的选择:乳头状肾细胞癌为典型的少血供肿瘤,在所有肾癌中,强化最不明显。乳头状肾细胞癌的诊断中,乳头结构需要超过50%~75%,目前多倾向于75%,乳头结构低于75%者,多被诊断为透明细胞癌。因此,部分透明细胞癌影像学表现与乳头状肾细胞癌相仿,为乏血供或少血供肿瘤。②肿瘤的细胞分化:RCC细胞分化与肿瘤微血管密度相关。肿瘤细胞分化不同,微血管密度存在差异。③检查技术的影响。三期扫描错过了峰值期,不能准确反映肿瘤血供状况。

5. **类似复杂囊肿的囊性透明细胞癌** 4%~15% RCC发生不同程度的囊性变。囊变原因包括:近曲小管上皮来源的透明细胞癌容易以囊肿形式生长;囊腔可能是来自于被肿瘤阻塞以后扩大的肾收集管;也有认为囊变来自于黏液样物质的积聚。然而,部分肿瘤囊变十分显著,实质成分比例很小,形成囊肿样改变。多数肿瘤囊内壁毛糙,可见分隔或附壁结节,仍可提示诊断;少数肿瘤壁薄且内壁光整,容易误诊。动态增强囊性肾癌强化变化大,或为快进快出显著强化,或无明显强化,部分肿瘤强化介于两者之间。其中,强化不显著者,最容易误诊。透明细胞癌容易囊变一方面与病理方面以大细胞为主而间质比例低有关,肿瘤容易变性;另一方面,囊变与肿瘤的组织分化有关,显著囊变肿瘤绝大多数分化为Ⅰ~Ⅱ级,而Ⅲ~Ⅳ级肿瘤则以凝固性坏死常见,坏死形成的囊腔大小不等,内壁很不规则,壁较厚,与相对规则光整的囊变不同。

6. **透明细胞癌肉瘤样变** 5%的透明细胞癌发生肉瘤样变,病理显示透明细胞癌可去分化后再分化,包括向肉瘤样分化和横纹肌样分化,因而肿瘤成分复杂,多种不同分化的组织和细胞混杂。典型透明细胞癌有假包膜,因而肿瘤境界清楚;除了变性之外,典型透明细胞癌组织成分单一,密度相对均匀。由于多种不同组织成分的混杂存在,肉瘤样变的透明细胞

癌密度极不均匀,混杂高低不等多种组织密度。此外,肉瘤样变的透明细胞癌侵袭性显著,肿瘤边缘不规则,瘤肾之间境界很不清楚,常同时累及肾皮质、髓质和肾窦,生物学行为类似肾集合管癌。由于多种成分和结构的存在,肉瘤样变的透明细胞癌血流动力学缺乏规律,多数肿瘤表现为较明显的持续强化,强化很不均匀。肉瘤样变的透明细胞癌强化程度较集合管癌的强化明显。

7. **多发透明细胞癌、von Hippel-Lindau 综合征合并透明细胞癌**　1%～2% RCC 为多发,绝大多数为 2 个病灶,少数超过 2 个。多发病灶可位于一侧肾脏或两侧肾脏。同一患者多发肾细胞癌之间,影像学表现和强化方式可一致或差异很大,与肿瘤细胞分化和肿瘤大小有密切关系。von Hippel-Lindau 综合征患者发生肾癌可单发或多发,常伴有其他脏器肿瘤,如小脑、肾上腺、胰腺和腹膜后神经内分泌瘤,部分病例伴有多发实质脏器囊肿。

钙化占透明细胞癌的 10%,钙化形态多种多样,部分肿瘤钙盐沉着显著,可能被误诊为肉芽肿性病变。良性和恶性病变都可以钙化,但实质性肾肿瘤的钙化是一种恶性过程。

(周建军　周康荣)

第八节　肾盂肿瘤

肾盂肿瘤起源于具有集尿功能的肾盂、肾盏。良性肿瘤主要为乳头状瘤;恶性肿瘤有移行细胞癌、鳞癌以及腺癌等,肉瘤罕见。肾盂肿瘤占肾脏所有肿瘤的 7%,占恶性肿瘤的 10%。临床上,几乎均为恶性肿瘤,良性肿瘤十分少见。与接触化学药品、染料等有较密切的关系;与镇痛药、香烟、咖啡因等生活习惯有一定的联系,与结石和慢性炎症等也有一定的关系。国外文献多以为,结石和慢性炎症的长期刺激是鳞癌致病的主要因素。

一、病理

肾盂肿瘤的组织学分类如下。

一、良性上皮肿瘤
 1. 移行上皮乳头瘤
 2. 内翻性乳头瘤
 3. 鳞状上皮乳头瘤
二、良性非上皮肿瘤
 1. 平滑肌瘤
 2. 神经纤维瘤
 3. 血管瘤
三、恶性上皮肿瘤
 1. 移行上皮癌
 2. 鳞状上皮癌
 3. 腺癌
 4. 未分化癌
 5. 其他
四、恶性非上皮肿瘤
 1. 平滑肌肉瘤
 2. 纤维肉瘤

肾盂恶性肿瘤中,以移行上皮癌和鳞状上皮癌较为常见。移行上皮癌起源于肾盂肾盏的黏膜上皮,占肾盂癌的 90% 以上,肿瘤生长缓慢,恶性程度相对较低;移行上皮癌有沿黏膜表面播散种植的倾向,临床工作中,移行上皮癌切除术后,常因膀胱种植而二次手术;文献报道移行上皮癌黏膜表面种植的发生率可达 30%～50%,但很少引起泌尿系以外的转移,因此,预后较好。鳞癌占肾盂恶性肿瘤8%,鳞癌与结石和慢性炎症的长期刺激所引起的上皮化生有关,恶性度高,易引起泌尿系以外的转移。腺癌占1%。肾盂恶性肿瘤大多为单侧,双侧者占2%~20%。

肿瘤生长缓慢,可长时间无变化。可发生于肾盂的任何部位。肿瘤形态多种多样,一般呈向心性生长。Takebayashi等将肾盂癌分为息肉状(光)、无蒂、有蒂、无蒂伴溃疡、浸润性5种类型。其中,浸润性生长相对较少,但往往给临床诊断带来困难。

二、临床表现

肾盂肿瘤的平均发病年龄为55岁左右,大多在40~70岁,男女之比为2∶1。多数患者以无痛性血尿为首发症状,血尿发生率可达75%;因血块堵塞出现腹痛者占30%。部分病例伴尿频、尿痛、尿急等症状。10%~15%患者可无症状。尿液中可以找到癌细胞,尿细胞学检查的阳性率与肿瘤细胞异型性有关,逆行性冲洗和刷检可以增加检查阳性率。

三、CT表现

自Gatewood等首次运用CT检查肾盂癌以来,有关肾盂移行上皮癌的CT诊断和分期价值方面的研究正逐步深入,各方面报道的统计数字差异较大,为35%~100%。造成这种差异的原因是多方面的,与各组病例的结构、使用不同的设备以及采用不同的检查方法等密切相关。

肾盂癌的形态多种多样,从肾盂壁轻度增厚到形成明显的肿块。多数肾盂癌边缘光整,密度均匀,瘤体与邻近肾盂壁呈等密度。

(一) 直接征象

1. 平扫

(1) 息肉状肿瘤(图28-8-1,2)

1) 肿瘤的大小:肿瘤大小不等,多数在1~7 cm之间。常规CT难以发现1 cm以下的病灶,螺旋CT薄层扫描有利于此类病灶的显示。MDCT可以显示0.5 cm以下的病灶。

2) 肿瘤的基底:多数病灶呈广基,少数为窄基,部分病灶难以显示基底。

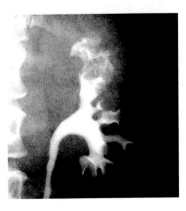
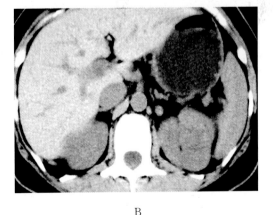

A   B

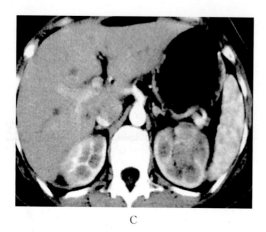
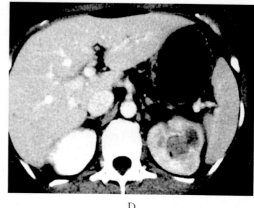

图 28-8-1　左肾上盏移行上皮癌(息肉状)。A 为静脉肾盂造影(IVP),示左肾上盏不规则充盈缺损,肾盏破坏;B 为 CT 平扫,示病灶呈等密度;C 为皮质期扫描,病灶轻度强化;D 为肾实质期,病灶较皮质期强化明显;左肾功能轻度受限

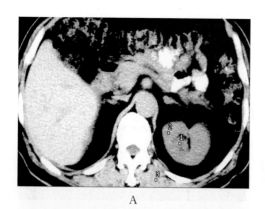
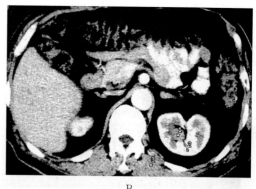
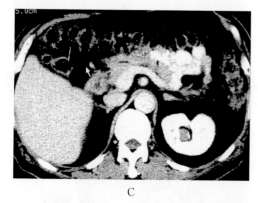

图 28-8-2　左肾上盏小肾盂癌(息肉状)。A 为 CT 平扫,示病灶呈等密度;B 为皮质期扫描,病灶轻度强化;C 为肾实质期,病灶较皮质期强化略明显

3) 肿瘤的边缘:与膀胱移行上皮癌不同,多数肾盂移行上皮癌边缘光整。部分广基的病灶边缘不规则,呈菜花状。

4) 肿瘤的密度:多数病灶为等密度。发生坏死液化时,瘤体内可见不规则低密度影。

(2) 扁平状肿瘤(肾盂肾盏壁的增厚)(图 28-8-3~5):即浸润性生长的肿瘤。表现为肾盂肾盏壁局限性或弥漫性增厚。此型肿瘤的 CT 诊断有一定难度。肾窦脂肪存在时,增厚的肾盂壁容易显示;肾窦脂肪消失后,则难以显示(图 28-8-5)。

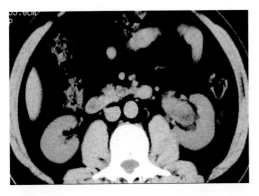 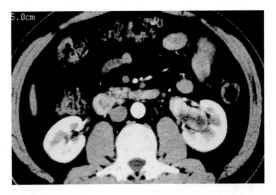

A　　　　　　　　　　　　　　B

图 28-8-3　左侧肾盂移行上皮癌(扁平状)。A 为 CT 平扫,示左侧肾盂壁不均匀增厚,病灶呈等密度;B 为增强扫描,病灶有较明显强化

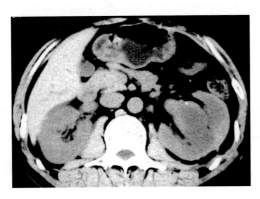 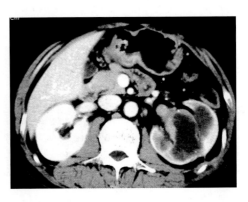

A　　　　　　　　　　　　　　B

图 28-8-4　左侧肾盂输尿管开口处移行上皮癌(扁平状)。A 为 CT 平扫,示左侧肾盂壁不均匀增厚,病灶呈等密度;B 为增强扫描,病灶有较明显强化,左肾皮质变薄,肾功能下降,肾盂积水

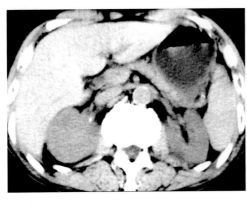 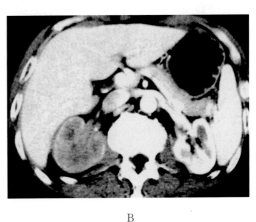

A　　　　　　　　　　　　　　B

图 28-8-5　右肾浸润型肾盂移行细胞癌。A 为 CT 平扫,示右侧肾盂肾盏消失,整个肾脏密度均匀,似实质性团块影;B 为皮质期扫描,示皮髓交界消失,病灶境界不清

肿瘤可位于肾盂肾盏内任何部位,大多数肿瘤位于肾盂内(图 28-8-6～8),少数病灶位于肾盂输尿管开口(图 28-8-4)或肾盏(图 28-8-1)。位于肾盂内的肿瘤多数呈息肉状,容易显示。位于肾盏和肾盂输尿管开口的病灶以扁平方式生长者相对较多,CT 显示有一定的困难;此外,位于输尿管开口的病灶往往显示重度肾积水而病灶不易显示。

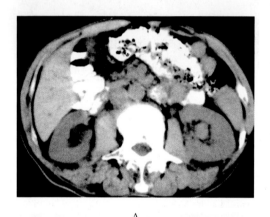
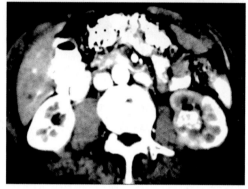

图 28-8-6 左肾盂移行细胞癌。A 为 CT 平扫,示右侧肾盂内息肉状病灶,呈等密度;B 为皮质期扫描,病灶明显强化,呈高密度;C 为实质期扫描,强化消退,呈相对低密度。左肾局限性肾功能受限

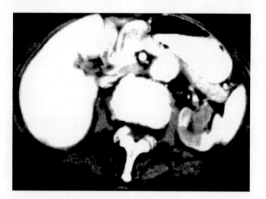

图 28-8-7 左侧肾盂癌。实质期扫描,示肾盂内息肉样肿块中度强化,局限性肾实质变薄,肾功能受限

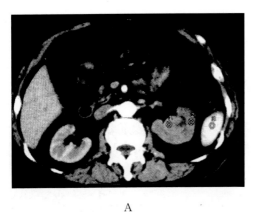 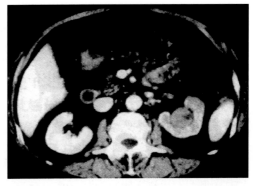

A　　　　　　　　　　　　　　　　B

图 28-8-8　左侧息肉状肾盂癌伴坏死。A 为皮质早期扫描,病灶轻度强化,病灶内可见不规则坏死区;B 为实质期扫描,病灶强化较明显,坏死区未见强化。左肾实质变薄,功能受限

肿瘤早期,肾窦脂肪层正常。随着肿瘤逐步生长,脂肪层内可见条状影、片状影(图 28-8-7);伴炎症、积水和出血时,脂肪层内条片状影加重。肿瘤较大时,肾窦脂肪受压变窄、消失(图 28-8-1)。

2. **增强扫描**　与血供丰富的肾细胞癌相反,肾盂移行上皮癌一般为少血供肿瘤。增强肾皮质期肿瘤一般轻度强化,肾实质期延迟强化(图 28-8-1,2)。复旦大学附属中山医院一组病例统计显示,多数肾盂癌为乏血供肿瘤,具有上述强化方式;另约 20% 的肾盂癌为富血供肿瘤,于动脉期扫描时明显强化,实质期强化消退(图 28-8-6)。事实上,不同类型的肾盂癌,其血供差异很大,即使同一类型的肾盂癌也存在着血供方式的多样性。

复旦大学附属中山医院一组肾盂恶性肿瘤的同层动态扫描结果与文献相似,大多数所谓乏血供肾盂癌在注射对比剂 15~25 s 时(绝大多数在 19 s 附近),肿瘤组织强化已达 1 倍,与其邻近未强化的肾髓质组织已能形成良好的对比。肾实质期(80 s 左右),其强化到达高峰,由于肾实质明显强化,病灶呈相对低密度。肾盂期(180~240 s),多数肾盂恶性肿瘤表现为肾盂内充盈缺损,肾盂壁的破坏和变形。肾盂期薄层扫描对于小病灶的显示具有特殊的意义。此外,肾盂期进行三维重建可以显示病灶的部位以及与邻近结构的关系,可以指导活检和手术。

常规增强扫描时,由于层厚与速度的限制,肾盂癌和相邻的肾盂壁多呈等密度,难以确定病灶的范围和性质;螺旋 CT 薄层扫描,可以消除部分容积效应对显示肿瘤的影响。

由于部分肾盂肿瘤皮质期扫描就可以显示肿瘤异常的早期强化特征,并得以明确肿瘤的性质和范围。因而,肾皮质期扫描不仅对肾细胞癌,而且对肾盂肿瘤都是有价值的。大多数肾盂移行上皮癌都以延迟强化为主,尤其肾功能明显减退者,故延迟强化对肿瘤的显示尤为重要。

由于肾盂恶性肿瘤的病理复杂,血供方式具有多样性的特点,因而在肾盂恶性肿瘤的诊断中,多期扫描非常有意义。

(二) 间接征象

1. **肾盂移行上皮癌与肾轮廓**　肾盂癌通常不引起肾轮廓的隆起性改变,部分病例可引起肾实质萎缩(图 28-8-4,7),可分为局限性肾实质萎缩和全肾实质萎缩。肿瘤浸润肾实质或瘤体引起梗阻时,往往有此种表现。前者与血管内肿瘤微栓子形成、肿瘤阻塞集合管开

口以及肿瘤的纤维收缩等有一定关系。

无论肾脏增大与缩小,其外形基本保持不变。较多见的为造成肾脏增大,但肾轮廓外形无明显变化,多与肿瘤引起肾盂积水有关(图 28-8-4)。

由于肾癌常有明显的占位效应,因此,肾盂癌肾实质萎缩和肾轮廓形态的相对正常可用以与肾盂邻近的肾癌相鉴别。

2. 肾盂移行上皮癌与肾功能　全肾功能下降(图 28-8-1,4,5,8,9)或局部肾功能下降(图 28-8-6,7)与肿瘤累及肾盂肾盏的部位有关。肾功能下降的原因,除肾盂肾盏梗阻积水外,肾静脉受肿瘤浸润狭窄或癌栓形成可能是主要原因。由于肾癌一般对肾功能无明显影响,因此,可用于两者鉴别。

3. 肾积水　可分为局限性肾积水和全肾积水,多与肿瘤引起的阻塞有关(图 28-8-9)。

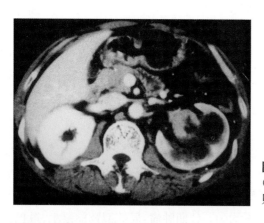

图 28-8-9　左侧肾盂输尿管开口移行细胞癌(IVP 不显影病例)。左侧肾盂输尿管开口明显不规则增厚,左肾皮质明显变薄,肾盂重度积水

(三) 其他征象

偶尔可见肿瘤侵犯肾静脉及下腔静脉。相对于肾移行上皮癌而言,鳞癌恶性度高,易引起泌尿系以外的转移,常见肾外转移部位包括肺、腹膜后淋巴结和骨。

四、鉴别诊断

主要与发生在肾盂邻近的肾腺癌鉴别:肾盂癌为乏血供肿瘤,皮质期扫描强化不明显,实质期强化显著;肾盂癌容易引起肾实质萎缩,由于占位引起的肾轮廓局部隆起少见;此外,肾盂癌常伴肾功能下降。肾癌为富血供肿瘤,动态增强皮质早期有显著强化,肾实质期为低密度;肾癌往往有明显的肾实质内占位效应,容易导致肾脏轮廓局部隆起性改变;肾癌一般不影响肾功能。

肾盂内的结石、血块以及坏死组织为相对常见病变,平扫容易与肾盂癌混淆;但是,结石、血块以及坏死组织都无血液供应,动态扫描缺乏强化,容易与肾盂癌区别。

肾盂旁蔓状血管瘤可有钙化,平扫境界清楚,增强扫描强化显著。肾窦型淋巴瘤血尿少见,CT 平扫和增强扫描与肾盂癌重叠征象较多。其他需要鉴别的病变包括肾集合管癌。

五、肾盂癌的 CT 分期

肿瘤的 TNM 分期如下。

1. T(原发肿瘤壁内深度)
   - T_{is}:原位癌
   - T_a:没有浸润
   - T_1:浸润至黏膜固有层
   - T_2:浸润至肌层
   - T_3:浸润超过肌层,波及输尿管或者肾盂周围脂肪
   - T_4:浸润超越肾至邻近脏器,波及肾周围组织

2. N(所属淋巴结)
   - N_0:没有所属淋巴结的转移
   - N_1:最大直径为<2 cm 的 1 个转移灶
   - N_2:最大直径为 2~5 cm 的 1 个转移灶,或最大直径<5 cm,2 个以上的转移灶
   - N_3:最大直径>5 cm,1 个以上的转移灶

3. M(远处转移)
   - M_0:无远处转移
   - M_1:有远处转移

CT 分期:A 期(TNM:0~Ⅱ期):肿瘤未突破肾盂壁;B 期(TNM:Ⅲ期):肿瘤突破肾盂壁;C 期(TNM:Ⅳ期):邻近淋巴结受侵,肿瘤有远处转移。

1. 分期的临床意义　目前,针对肾盂移行上皮癌的治疗方法很多,对 A 期肿瘤,国外主要采用内镜电灼、激光销蚀、肾脏部分切除、患肾全切。对于一些双肾同时发生或仅有一肾而患肾盂癌的患者,前 3 种方案更应优先考虑。对于 B、C 期肿瘤,大多采用肾全切,或一侧肾、输尿管、部分膀胱一并切除。手术方案的选择和化疗深度的确定取决于能否早期诊断和准确分期。许多报道认为,准确分期对病人预后也有指导意义。临床上,B 期肿瘤之间具有明显的生存差异,同是 B 期患者,肾盂癌 B 期病人较输尿管癌 B 期病人生存时间长。

2. CT 的分期方法和各期肿瘤 CT 图像特点　作者认为参照 Buckley 的 CT 三期分期方法较易操作,三期的 CT 特点为:早期肾盂癌 A 期(TNM:0~Ⅱ期)表现为肾盂中央肿瘤或表现为肾盂壁弥漫性不规则增厚,紧邻但不侵犯肾实质,肾盂外脂肪层完整;B 期肿瘤:最初,肾盂外脂肪层密度不均,有条片状高密度影。随着肿瘤增大,肾盂外脂肪层消失,病变进一步发展,可见肾实质内肿块,正常肾结构扭曲,密度不均匀。C 期肿瘤:局灶型肾外侵犯,淋巴结涉及,远处转移等为判断指标。肾外扩散常见部位包括肺、后腹膜淋巴结、骨,偶尔可见肿瘤侵犯肾静脉及下腔静脉。

3. 检查技术对分期准确性的影响　一般文献认为,肾盂癌的准确分期主要取决于实质期肾扫描。少数学者认为皮髓交界期扫描更有意义,其理由为皮髓交界早期更能显示肾肿瘤与肾实质之间的关系,此时开始强化的肿瘤和未强化的髓质之间密度差异明显,因而十分有利于分期,但皮髓交界后期反而影响分期,此时开始强化的肿瘤和开始强化的髓质密度差异不大。此外,螺旋 CT 薄层扫描在肾盂癌的分期中十分重要,尤其是 A 期与 B 期肿瘤之间的鉴别,因为薄层扫描对肿瘤的边缘显示十分清楚。扫描层厚过厚时,因为部分容积效应而难以观察瘤体的确切边缘。

4. 引起分期失误的原因　A 期和 B 期肿瘤之间的鉴别非常重要,但许多因素可引起 A 期肿瘤被误为 B 期。常见因素有肾积水、肾盂出血、感染等,以上因素均可使肾盂外脂肪层内产生与肾盂癌浸润相类似的条片状高密度影。因此,作者认为,肾实质受侵犯为 B 期的可靠征象,而肾盂外脂肪层密度不均、有条片状高密度影只能视为参考征象,尤其在合并肾积水的病例更应如此。另外,肾盂癌边缘脂肪异生,对比剂过浓,扫描层厚太厚,可引起 B 期肿瘤误为 A 期。实际工作中,C 期肿瘤被误作 B 期的主要原因为远处转移灶未被发现,以及转移淋巴结的难以判定。

总之,在肾盂移行细胞癌的分期方面,螺旋 CT 的价值是毋庸置疑的。螺旋 CT 皮髓交界早期扫描、薄层扫描有利于准确分期。但准确分期受到肾积水、肾盂出血、感染、肿瘤边缘

脂肪异生等因素的影响。其中以肾积水尤为明显,须引起重视。

六、影像学技术比较

肾盂移行细胞癌常用的检查方法有 US、CT、静脉肾盂造影(IVP)、逆行性肾盂造影、肾穿刺活检和 MRI 等,以 IVP、US 和 CT 应用最广。对 3 种常用检查方法的评价各家意见不尽一致,作者认为肿瘤的生长部位、高度等病理特点对 3 种检查方法有较明显的影响。

一般文献认为,肾盂肿瘤作 IVP 时,20%可无异常发现,30%显示充盈缺损,25%显示肾盏扩张和狭窄。单凭 IVP 作出直接诊断只有 50%左右。实际工作中,IVP 对肾盏和肾盂内的肿瘤直接诊断率很高(图 28-8-10),而位于肾盂输尿管开口病灶易引起肾积水导致 IVP 不显影而造成诊断的困难(图 28-8-9),但促使病人作其他检查。因此,IVP 可用于肾盂癌的初步筛选。

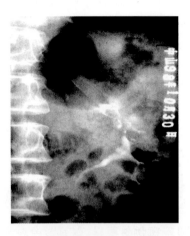

A

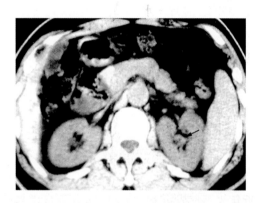

B

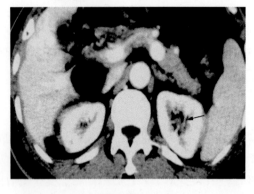

C

图 28-8-10 左肾上盏肾盂癌(CT 和 US 提示可疑病例)。A 为 IVP,示左肾上盏明显破坏,内可见不规则充盈缺损;B 为 CT 平扫,示左肾上盏内可疑微小病灶;C 为 CT 实质期,病灶强化不明显(箭头)

US 对肾盂癌的诊断,其中一个主要征象是肾窦分离。一般认为,肿瘤越大,肾窦分离越明显,越有利于诊断。实际工作中,一些高度不大,但范围广的肾盂癌,远不如息肉状病灶易显示。类似大小的肾盂癌,位于肾盂内较其位于肾盏时更易被 US 显示。高度>2.0 cm 的肿瘤,无论位于何处,US 都能显示;高度为 1.5~2 cm 的肿瘤,位于肾盂时能肯定诊断,位于肾盏时常常提示可能;高≤1.5 cm的肿瘤,位于肾盏时,难以显示,而位于肾盂时则可能显示。这主要因为较小肿瘤肾盏分离不明显,US不敏感所致。因此,肿瘤在肾盂内的隆起程度对US的诊断准确率有较显著影响,肿瘤在肾盂内的位置对其诊断也有一定的影响。集合系统腔内US对较小肿瘤的检测敏感度有明显提高,但难以普及。

IVP和US有明显的互补性,两者联合运用能提高诊断敏感度。

螺旋CT扫描速度快,一次屏气可完成三期扫描中任何一期扫描,避免了肾脏上下移动引起漏诊。螺旋CT容积扫描,有利于小病灶的检出。CT内镜,则有利于肾盂癌复杂形态的显示,不仅能指导活检,而且对手术方案的制定也很有帮助。螺旋CT三期扫描对病灶的分期有意义,对诊断也很有帮助,肾盂癌皮质期扫描轻、中度强化有利于同肾腺癌、血块等鉴别,实质期扫描有利于了解病灶浸润深度,肾盂期薄层扫描对微小病灶检出很有意义。

与其他肿瘤有所不同,肾盂癌在MRI检查中,T_1WI和T_2WI均为等信号,增强扫描时,其强化方式与CT类似。因此,MRI在肾盂癌的鉴别诊断中,缺乏特殊意义。集合系统水成像技术(MRU)对肾积水明显和肾功能差病例的检测,其作用类似于IVP。

综合比较以上几种检查方法,螺旋CT明显优于US、静脉肾盂造影和MRI,是检出肾盂癌的最有价值的诊断方法。临床医师选择检查方法时,可根据具体情况决定。

(周建军　周康荣)

第九节　肾脏淋巴瘤

近年来,肾脏淋巴瘤的发病率有逐步增加的趋势,随着病例的积累,对其影像表现与病理关系的认识也逐步深入。

正常肾脏没有淋巴组织,因此,原发肾脏淋巴瘤罕见,有学者甚至认为肾脏不存在原发淋巴瘤。继发肾脏淋巴瘤是结外淋巴瘤好发部位之一,占淋巴瘤尸检病例的30%～60%。实际工作中,继发肾脏淋巴瘤的发病率远没有尸检高,但其发病率明显高于肝脏、胰腺等实质脏器,占所有结外淋巴瘤的3%～8%。

一、临床表现

一般认为,肾脏淋巴瘤多见于中老年患者,实际上几乎任何年龄都可发生。肾脏淋巴瘤的临床表现无特异性,可表现为发热、消瘦、腰背部疼痛、头晕、食欲下降、体重减轻、血尿及夜间盗汗等。尽管有急性或慢性肾衰竭的报道,肾脏淋巴瘤出现血尿和肾功能受损的比例很低。30%～50%霍奇金淋巴瘤伴有持续或周期性发热;非霍奇金淋巴瘤约24%伴有发热。肾脏淋巴瘤一般采用化疗、放疗,且非常敏感,理论上不需要手术治疗,但实际工作中,由于术前未能明确诊断,多数肿瘤采用手术治疗。

二、影像相关的病理

与发生在其他部位的结外淋巴瘤相仿,绝大多数肾脏淋巴瘤为非霍奇金淋巴瘤,其中,大 B 细胞淋巴瘤占绝大多数;霍奇金淋巴瘤罕见,也有黏膜相关淋巴瘤累及肾脏的报道。

淋巴瘤细胞可经血行播散到达肾实质并在间质内增殖,也可从腹膜后腔向邻近蔓延穿透肾包膜。肾脏原发性淋巴瘤的发生机制目前尚不清楚,可能原发于肾脏或由造血细胞迁移到肾脏后形成肿瘤,也有学者认为肾脏淋巴瘤可能起源于肾包膜或肾周脂肪组织,浸润肾间质后形成肾脏淋巴瘤。肾脏淋巴瘤以单一细胞为主堆积,形成软组织团块,团块内细胞密集程度高,富含液体的间质成分少,因而肿瘤密度均匀,坏死、出血、钙化少见。原发肾脏淋巴瘤患者全身浅表及深部淋巴结不肿大,骨髓穿刺检查无异常细胞。

三、影像学表现

一般认为,肾脏淋巴瘤缺乏特征性影像学表现,与肾脏的多种疾病影像表现重叠,其影像表现介于良性肾肿瘤、恶性肿瘤(原发和转移)、肿瘤样病变、炎症(特异或非特异炎症)之间,与上述病变既相似又存在一些不同之处,即所谓"四像"和"四不像"。实际工作中,具有"四像"或者"四不像"的病变,应考虑到淋巴瘤的可能。继发淋巴瘤可伴有腹腔等身体其他部位淋巴结肿大,非引流区淋巴结异常肿大对继发淋巴瘤的诊断很有提示性。

肾脏淋巴瘤影像表现多样,主要与肿瘤细胞增殖模式有关。肿瘤细胞呈局灶型增殖,一般形成单侧单发病灶;肿瘤细胞浸润后再增殖,可形成多个病灶,多个病灶大小不等,可相互融合,破坏肾脏结构;瘤细胞沿着肾脏间质组织的支架增殖呈浸润性生长,则表现为肾脏体积增大但保持正常形态。

一些特殊的生物学特性和影像表现可提示诊断:如肿瘤双侧发生;肿瘤与肾脏交界面不规则,瘤肾互为穿插;肿瘤沿着包膜爬行生长;肿瘤样密度、炎症样模糊边缘;肿瘤巨大,但坏死少见或者坏死区很小;肿瘤密实,但占位效应相对不明显,瘤内可见相对正常血管。

(一) CT 平扫表现

淋巴瘤病灶密实,密度相对均匀,无明显坏死囊变,即使发生坏死,其范围很小,明显小于相似大小的其他恶性肿瘤的坏死区,与病理方面单一细胞为主堆积有关。CT 平扫呈等密度、低密度或略高密度,病灶呈类圆形或不规则形,部分病灶沿着肾间质或肾皮质表面爬行浸润,包绕肾脏皮质。多发病灶一般只见于继发淋巴瘤,病灶形态和密度与单发病灶相仿,多个病灶相互融合和挤压,形成地图样改变。肿瘤形态不规则和爬行浸润,对肾脏淋巴瘤的诊断有提示性,类似征象很少见于肾脏其他恶性肿瘤。出血、坏死、囊变、钙化以及不均质强化为肾脏淋巴瘤的少见表现,部分巨大肿瘤可见中央瘢痕。伴有免疫功能缺陷的肾脏淋巴瘤密度多不均匀,常有明显坏死。

(二) MRI 平扫表现

MRI 平扫 T_1WI 上呈低信号、等信号或者略高信号,T_2WI 上呈等或低信号,DWI 呈显著高信号,肿瘤信号相对均匀,坏死少见,无包膜。T_2WI 低信号与肿瘤细胞密集排列、瘤内水分含量较少有关;DWI 高信号与水运动受限有关。T_2WI 对诊断有一定的提示性,透明细胞癌 T_2WI 多呈高信号,嫌色细胞癌一般呈中等信号,只有乳头状肾细胞癌 T_2WI 信号强度与淋巴瘤相仿。此外,淋巴瘤缺乏包膜对诊断也有一定的帮助,除了集合管癌外,其他亚型肾细胞癌一般有明显的包膜,MRI T_2WI 对肾癌包膜的显示具有很高的敏感度。

(三) CT 和 MRI 增强扫描表现

肾脏淋巴瘤多为少血供肿瘤,动态增强多呈轻中度进行性延迟强化,皮髓交界期病灶轻度强化,强化欠均匀;实质期病变呈轻中度强化,较皮髓交界期扫描强化增加,且强化均匀。均匀强化以及强化不明显与病理方面淋巴瘤以单一细胞为主堆积而肿瘤间质血管相对较少有关。部分单发病灶增强后出现较明显的强化,可能与病变血供来源于肾脏皮质有关。其他少见强化方式包括病灶内点状或结节状强化、一过性片状强化、环状强化等,腹膜后淋巴结肾脏蔓延的肾脏淋巴瘤,动态增强可显示病灶内动脉和静脉,所显示血管为肾脏的固有血管,形态和走行都相对正常,即所谓"血管漂浮征"。MRI 增强扫描病变的强化程度较 CT 更为明显。

肾脏淋巴瘤引起肾脏血管的狭窄、闭塞和血栓少见,一般不出现肾盂积水,即使肾门被肿瘤包绕,肾脏的血供和排泄受影响也较轻,然而,肾窦淋巴瘤肾功能受影响较明显。

(四) 肾脏淋巴瘤的分型

根据肾脏的形态和起源,肾脏淋巴瘤可以分成 5 型,分别为多结节型、单结节型、腹膜后浸润型、肾周型、肾窦型。

1. **多结节型** 是肾脏淋巴瘤的最常见类型,占 30%~50%。多结节型淋巴瘤究竟以原发淋巴瘤多见抑或继发多见,目前存在一些争议。一般而言,原发肾脏淋巴瘤为单个细胞恶变并克隆形成,而肾脏自身缺乏淋巴组织,缺乏多中心起源的基础。因此,原发肾脏淋巴瘤罕见,多灶性原发淋巴瘤则更为罕见。继发淋巴瘤一般是肿瘤细胞通过血行转移或经淋巴途径浸润腹膜后腔、肾周围间隙等,具有多发的病理基础。

CT 平扫病变呈等密度、低密度或略高密度,平扫有时无法显示肾脏的多发病灶。皮髓交界期病变轻度强化,其强化程度明显低于肾脏透明细胞癌和嫌色细胞癌,但较乳头状肾细胞癌的强化明显;皮髓交界期肾实质强化不均匀,部分病灶可能无法显示;实质期是检出肾脏多发淋巴瘤的最佳时机,不仅能显示病灶的具体数目,且可显示病变的形态、境界、均匀度等。皮髓交界期有助于显示病灶的性质,但检出病灶的能力明显不及实质期。

多发病灶可以位于单侧肾脏,也可以位于双侧肾脏,其中单侧肾脏多结节占 60%,双侧多结节占 40%,具体表现为数毫米至数厘米大小的结节或不规则病灶,可位于肾脏皮质或者髓质,无包膜,境界欠清,部分病灶呈圆形,部分呈类圆形或者不规则形,部分圆形病灶融合形成地图样改变。无论结节大小,病灶密度均匀,占位效应不明显,呈轻中度强化,强化均匀。

双肾多发病灶也可见于肾脏的转移性肿瘤。肾脏转移性肿瘤一般呈环形强化,强化不均匀,病灶内常可见坏死区,与肾脏淋巴瘤形态不规则、肿瘤密实、强化均匀不同,鉴别诊断不难(图 28-9-1)。

2. **腹膜后浸润型** 为肾脏淋巴瘤的常见类型之一,占 25%~30%。一般表现为腹膜后较大软组织肿块,侵犯肾脏,包绕肾血管和肾门。病变形态很不规则,肿瘤密实,坏死、囊变、出血等很少见,肾脏病灶与腹膜后肿块可分开可融合。增强扫描肿瘤轻中度强化,动态增强呈进行性延迟强化,肿瘤内依稀可分辨肾脏及肾门血管等正常解剖结构,其中肾门血管的走行和形态相对正常。

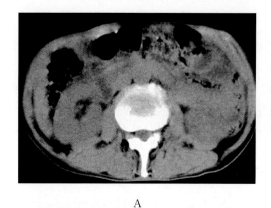

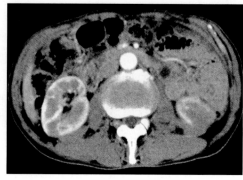

图 28-9-1 双肾多发淋巴瘤（多发结节型，非霍奇金淋巴瘤）。A 为 CT 平扫；B 为皮髓交界期增强；C 为实质期增强。CT 平扫双肾实质密度均匀，皮髓交界期病变轻度强化，实质期肿瘤进一步强化。三期扫描中，实质期肿瘤显示最为清楚，瘤肾境界欠清，左肾下极病灶形态很不规则，无包膜，部分病灶包绕肾脏，病灶密度较均匀，坏死少见

肾脏淋巴瘤病灶内常可见肾脏固有解剖结构或者肾门血管残留，且被包埋的血管形态相对正常（血管漂浮征），对淋巴瘤的诊断很有提示性。肾脏周围是腹膜后原发间叶组织肿瘤（脂肪肉瘤、平滑肌肉瘤或恶性神经鞘瘤等）的好发部位，也可以侵犯肾脏，这些肿瘤一般呈圆形或者类圆形，坏死常见，强化明显，与肾脏淋巴瘤鉴别不难（图 28-9-2）。

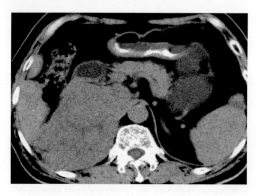

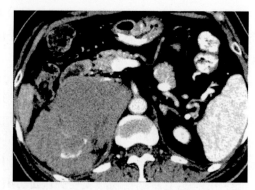

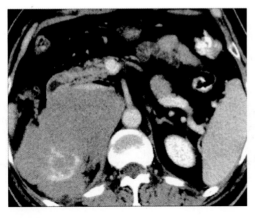
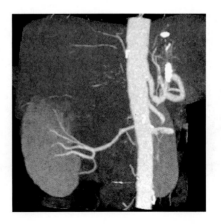

图28-9-2 右肾上极淋巴瘤（腹膜后浸润型，非霍奇金淋巴瘤）。A为CT平扫；B为皮髓交界期增强；C为实质期增强；D为实质期重建。CT平扫腹膜后巨大软组织肿块，形态不规则；皮髓交界期肿瘤轻度强化，瘤内可见显著强化的残留肾皮质；实质期肿瘤进一步强化，残留肾组织强化更明显。肿瘤密度均匀，坏死不明显。重建图像显示瘤肾交界面不规则

3. **孤立结节型** 单发病灶位居肾脏淋巴瘤的第三位，占10%～30%。孤立结节型肾脏淋巴瘤强化方式多样。

CT平扫一般为圆形或者类圆形结节，呈等密度、略高密度或者低密度，境界不清。增强扫描强化多样，可为富血供、中等血供或者少血供，可能与病灶的大小或在肾脏内的位置有关。多数孤立病灶与其他类型淋巴瘤的强化相仿；部分较小病灶位于肾皮质时，其强化可以十分显著，推测与病灶的血供来源于肾脏皮质有关。部分孤立结节型淋巴瘤内可见点状或结节状血管样强化。位于肾脏包膜下的孤立结节型淋巴瘤，可以沿着包膜浸润，形成包膜尾征，对诊断有一定帮助（图28-9-3）。

4. **肾周型** 肾周型淋巴瘤较为少见，淋巴瘤组织主要位于肾脏周围，形成肿块或不规则软组织肿块，肾脏被肿瘤"封入"；部分肿瘤沿着肾周筋膜爬行生长，形成被膜尾征。肾周淋巴瘤可以侵犯或者不侵犯肾脏皮质，皮质期增强有助于显示肿瘤与肾脏和肾脏被膜的关系。

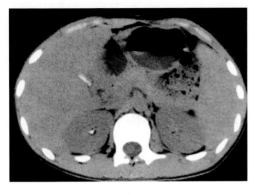
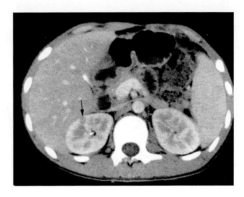

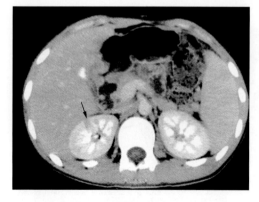

图 28-9-3 右肾淋巴瘤(单发结节型,非霍奇金淋巴瘤)。A 为 CT 平扫;B 为皮髓交界期增强;C 为实质期增强。平扫双肾实质密度均匀,皮髓交界期右肾皮质内孤立小结节,病灶主体强化不明显,中心隐约可见点状强化;实质期病灶进一步强化,强化趋于均匀,肿瘤无包膜,瘤肾境界不清(箭头)

肾脏被膜起源的成纤维细胞类肿瘤如孤立性纤维瘤与肾周肿块型淋巴瘤容易混淆,且孤立性纤维瘤和淋巴瘤 T_2WI 皆可呈低信号,DWI 呈高信号。鉴别诊断的关键是显示肿瘤与肾脏被膜的关系,淋巴瘤主要位于被膜下,沿着被膜下爬行浸润,有包绕肾皮质的趋势;孤立性纤维瘤来源于被膜,但包绕肾脏的趋势不明显(图 28-9-4、5)。

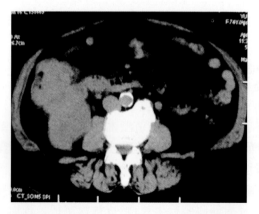

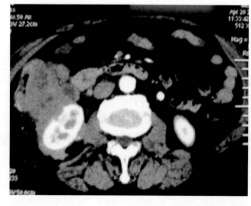

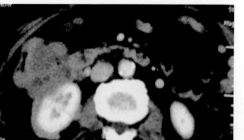

图 28-9-4 右肾下极淋巴瘤(肾周型,非霍奇金淋巴瘤)。A 为 CT 平扫;B 为皮髓交界期增强;C 为实质期增强。CT 平扫右肾区不规则软组织影,皮髓交界期显示右肾周不规则软组织肿块,包绕肾脏表面,部分层面肾皮质中断,病变轻度强化;实质期病变进一步强化,强化趋于均匀

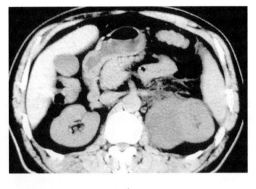
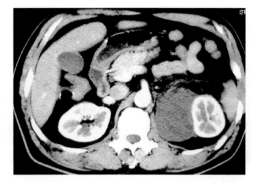

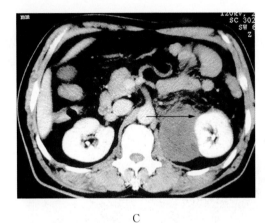

图 28-9-5 左肾淋巴瘤(肾周型,非霍奇金淋巴瘤)。A 为 CT 平扫;B 为皮髓交界期增强;C 为实质期增强。CT 平扫示左肾旁圆形软组织影,肿瘤密实,皮髓交界期轻度强化,肾皮质尚完整,病变有包绕肾脏的趋势(箭头);实质期病变进一步强化,强化趋于均匀,坏死少见

5. **肾窦型** 主要位于肾盂肾盏的周围,浸润肾脏集合管和肾髓质,影响肾脏排泄功能,病变常同时浸润肾实质和肾盂。增强扫描时,肾脏其他亚型淋巴瘤一般不影响肾脏功能,瘤肾界面依稀可以区分,而肾窦型淋巴瘤影响肾脏的功能,肿瘤和肾脏的境界无法区分(图 28-9-6)。

肾窦型淋巴瘤容易与浸润型肾盂癌和集合管癌混淆,鉴别诊断有一定难度。

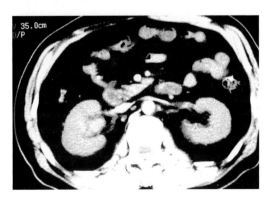
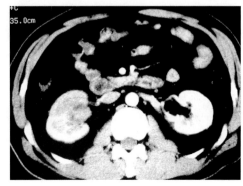

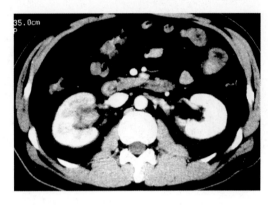

图 28-9-6 右肾淋巴瘤（肾窦型，非霍奇金淋巴瘤）。A 为 CT 平扫；B 为皮髓交界期增强；C 为实质期增强。右肾肾盂肾盏密度增加，肾盂周围脂肪间隙模糊；皮髓交界期肾盂肾盏处病灶轻度强化，肾皮质髓质的强化不及对侧肾脏；实质期增强肾盂肾盏病变进一步强化，患肾强化明显不及对侧肾脏

各型肾脏淋巴瘤可以单独存在，也可以混合存在，如多发结节型或者孤立结节型淋巴瘤，可以伴有包膜下浸润；肾窦型淋巴瘤也可以伴有肾脏内单个或者孤立结节。

（周建军　周康荣）

第十节　肾脏其他恶性肿瘤

一、肾母细胞瘤

肾母细胞瘤（nephroblastoma）又称 Wilms 瘤、肾胚胎瘤、肾肌肉瘤等，是小儿腹部最常见的恶性肿瘤，发病高峰期在 2 岁左右，75% 发生于 5 岁以前，男女发病率相近。成人发病率很低。

（一）病理表现

肾母细胞瘤起源于未分化的中胚叶组织，组织学上由原生质、上皮和基质成分构成，肿瘤生长迅速，直径可大至 20~30 cm，切面灰白，富含水分和黏液样物质，常伴出血、坏死和囊变，钙化相对较少。肿瘤通常单发，多发者 5%~10% 有血行转移，以肺和肝较常见，淋巴转移亦不少见，可有静脉癌栓形成。目前肾母细胞瘤分为 5 期：Ⅰ 期局限于肾内可完全切除；Ⅱ 期突出于肾外但仍可完全切除；Ⅲ 期为手术后局限于腹部的残留肿瘤；Ⅳ 期有血行转移；Ⅴ 期为双肾累及。

（二）临床表现

早期无症状，多数病例因腹部肿块而就诊，半数以上有高血压，多数有低热，血尿则少见。15% 的肾母细胞瘤伴先天性畸形，如虹膜缺如、偏侧性增生肥大以及 Beckwith-Wiedeman 和 Diash 综合征。

（三）CT 表现

肾母细胞瘤通常呈体积较大的圆形占位，平扫密度可低或高于正常肾实质，肿瘤内出血

坏死导致密度不均匀,甚至可完全囊变。和肾细胞癌相比,肾母细胞瘤的强化明显较弱,且不均匀(图28-10-1)。肾母细胞瘤可引起静脉癌栓,但癌栓的发病率较肾细胞癌低。发生于成人的肾母细胞瘤的CT表现大致和儿童相仿(图28-10-2)。

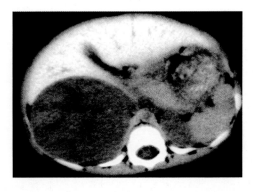
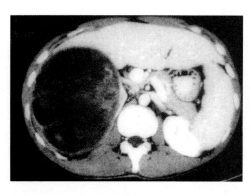

图28-10-1 肾母细胞瘤(儿童)。A为平扫,示右肾巨大圆形占位,密度低,不均匀;B为肾实质期,病灶仍呈低密度,其内实质成分有轻度强化,后腹膜未见明显肿大淋巴结

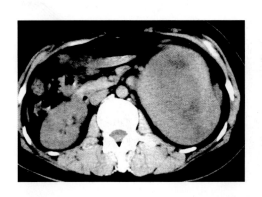
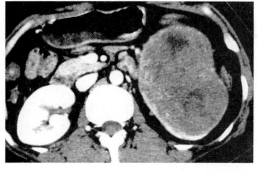

图28-10-2 肾母细胞瘤(成人)。A为平扫,示左肾巨大类圆形实质性占位,密度略高,内见低密度坏死灶;B为肾实质期扫描,示肿瘤呈轻度不均匀强化,左肾静脉内见癌栓;C为下方层面,示肿瘤内有大片坏死

(四) 鉴别诊断

1. **肾细胞癌** 尽管肾母细胞瘤和肾细胞癌在形态上可有部分相似,但在年龄结构、肿瘤大小、强化的程度和出血坏死的概率上有明显差异,但偶发于成人的肾母细胞瘤和肾细胞癌之间的鉴别有一定困难。

2. **神经母细胞瘤** 好发部位为肾上腺髓质和后腹膜,肿瘤巨大者常推移浸润肾脏,可和肾母细胞瘤混淆。两者均可有出血、坏死和钙化,但肾母细胞瘤钙化的发生率约5%,而神经母细胞瘤约50%,有助于鉴别。

二、肾转移性肿瘤

肾转移性肿瘤是恶性肿瘤的晚期表现,许多原发性肿瘤均可转移到肾,包括乳腺癌、胃癌、结肠癌、肺癌、骨肉瘤、黑色素瘤以及淋巴瘤和白血病。肾转移性肿瘤一般较小,临床上常无相应的症状,故通常在尸检中发现。在一组恶性肿瘤的尸检结果中,12%有肾转移。

转移性肾肿瘤可多发或单发,单发者可能难以和肾细胞癌鉴别。肾转移瘤的形态特征和原发灶有一定关联,如骨肉瘤转移可呈高密度,神经内分泌癌可呈均匀的无明确边界的略低密度(图28-10-3),但总体上转移性肾肿瘤在CT扫描图上通常无特异性征象。在我们收集到的8例中,有5例为肺癌转移,CT平扫呈等低密度,增强扫描轻微强化,呈均匀低密度,占位征象相对较轻(图28-10-4),这些CT表现和文献描述大致相仿。但在实际工作

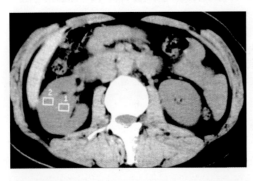

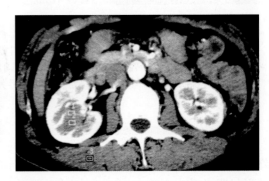

A   B

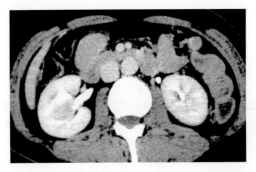

C

图28-10-3 神经内分泌癌肾转移。A为平扫,示右肾无异常密度改变;B为增强皮质期,仅见肾内局限性无明显强化区,边界不清(游标);C为肾盂期,病灶显示较好,呈均匀低密度占位

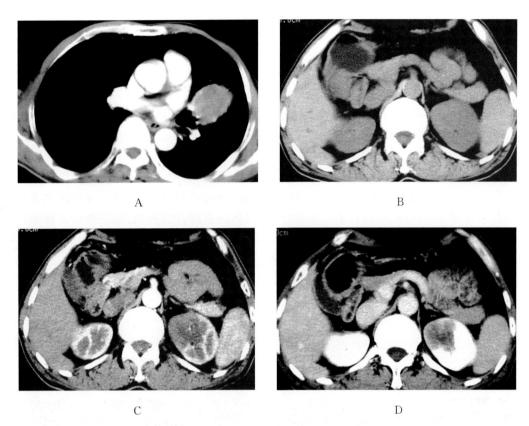

图 28-10-4 肺鳞癌肾转移。A 为肺增强扫描,示左肺野内实质占位,均匀强化,边缘尚清;B 为肾区平扫,示左肾密度均匀无异常,前内缘似稍隆起;C 为动脉期扫描,示左肾前内部呈低密度,轻度均匀强化,和正常肾实质分界欠清;D 为肾实质期,病灶显示清晰,呈相对低密度

中,如无原发灶的存在,一般难以和肾原发肿瘤鉴别。同时须注意肺癌和肾癌可相互转移。此外,淋巴瘤、白血病、恶性组织细胞增生症和未分化腺癌等可引起肾弥漫性浸润转移,引起肾外形的明显增大以及皮髓交界相的模糊消失,此种征象的存在则具有较大的鉴别诊断意义。

第十一节 肾炎症性病变

肾炎症性病变涉及范围较广,除临床上常见的急慢性尿路或血行感染之外,循环血流中的抗原抗体复合物也能激发肾实质内的炎症反应,引起肾脏形态和功能上不同程度的损害,如狼疮性肾炎和急慢性肾小球肾炎等。本章节主要讨论肾感染性病变。

一、肾急性炎症性病变

肾急性炎症性病变主要由细菌经尿路逆行感染所致,部分为血行或淋巴感染。大肠埃希菌是主要的致病菌,少数可为葡萄球菌、肠球菌及绿色链球菌等。

(一)急性肾盂肾炎

急性肾盂肾炎(acute pyelonephritis)可分为弥漫型和局灶型两类,临床上多见于15～40岁女性,常有发热、白细胞增高、尿频、尿急、脓尿、血尿和腰区叩痛,部分患者可仅仅表现为无痛性肉眼血尿。

1. **病理表现** 炎性病灶源于肾髓质乳头部,然后波及皮质,病灶可单发、多发或弥漫性分布。病变区渗出水肿,可伴有出血。病灶常波及肾周脂肪囊及肾周组织。部分病灶可液化坏死,进展为肾脓肿。

2. **CT表现**

(1)局灶型:平扫密度改变一般不明显,病灶和相邻肾实质常呈等密度,部分可呈略低密度,如伴出血则呈高密度,相邻肾周脂肪囊常受累,边缘不清,部分可有渗出积液。肾实质期或肾盂期CT增强扫描有助于炎性病灶的显示,和正常肾实质的明显强化相比,炎性病灶呈楔形、类圆形或相应区域的低密度区,边缘清晰或模糊,无占位征象(图28-11-1～3),炎症吸收期病灶范围缩小。

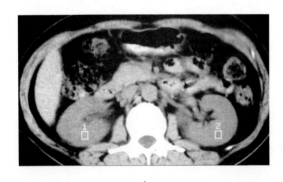 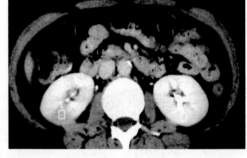

A   B

图28-11-1 局灶型急性肾盂肾炎。A为平扫,示右肾密度均匀,无明显异常;B为实质期扫描,示右肾呈楔形的略低密度区,无占位征象

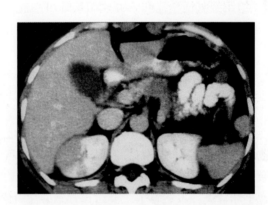

图28-11-2 局灶型(多发)急性肾盂肾炎。肾实质期扫描见右肾类圆形和楔形的均匀低密度区,无占位征象

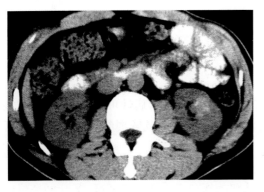
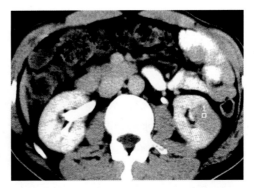

A   B

图 28-11-3 局灶型急性肾盂肾炎伴出血。A 为平扫,示左肾局灶型高密度影;B 为实质期扫描,示该区域呈楔形的相对低密度

(2) 弥漫型:肾脏增大,轮廓欠光整,和正常侧肾脏相比较,肾功能轻度下降(图 28-11-4),肾皮髓交界相延迟,如伴出血,整个肾脏密度均增高,可同时伴肾盂输尿管积血(图 28-11-5)。文献报道弥漫型急性肾盂肾炎的典型表现为特征性的车辐状低密度带。但根据我们的经验,此种表现主要见于反复发作的急性弥漫型肾盂肾炎(图 28-11-6)。

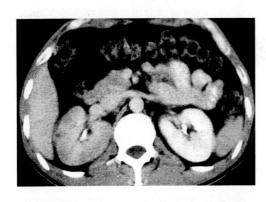

图 28-11-4 弥漫型急性肾盂肾炎。肾盂期扫描示右肾大小改变不明显,但整个肾脏呈较低密度,为急性肾功能下降

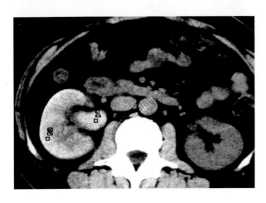
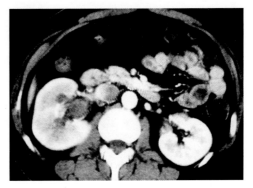

A   B

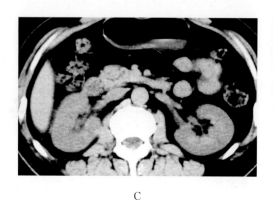

C　　　　　　　　　　　　　　　　　　D

图 28-11-5　弥漫型急性肾盂肾炎伴出血。A 为平扫,示右肾及肾盂密度明显增高,肾轮廓增大,肾盂轻度扩张;B 为实质期增强扫描,示肾功能稍下降;C 和 D 为治疗 1 个月后 CT 复查,平扫及增强扫描示右肾形态和功能均恢复正常

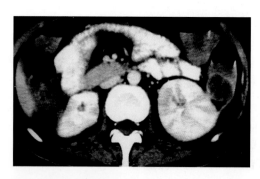

图 28-11-6　反复发作的弥漫型急性肾盂肾炎。肾实质期增强扫描,示左肾多发纹条状低密度呈车辐状改变,右肾也有类似改变。患者有反复尿路感染史 2 年

部分急性肾盂肾炎呈边缘不清的低密度区,内可有多发灶性坏死,肾周炎性改变也较明显,系致病细菌毒力较强引起(图 28-11-7)。在严重病例,病变区可产生大量积气,即急性气肿性肾盂肾炎(emphysematous pyonephritis)。

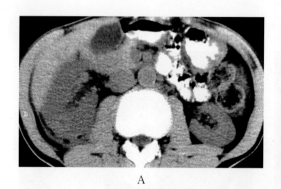

A　　　　　　　　　　　　　　　　　　B

图 28-11-7　急性肾盂肾炎。A 为平扫,示右肾后部密度欠均匀,肾周有渗出,肾旁后筋膜明显增厚;B 为实质期扫描,示局部肾密度较低且不均匀,内伴小灶性低密度坏死

局灶型急性肾盂肾炎可进展为肾脓肿早期,此时如及时治疗仍可完全吸收(图 28-11-8)。也可呈慢性过程,逐渐进展为机化性肿块,即炎性假瘤,CT 增强扫描表现为进行性均匀强化,尤其是边缘性强化是肾炎性假瘤的特征性表现(图 28-11-9)。

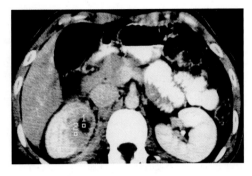

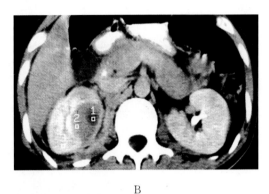

A   B

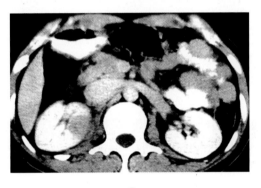

C

图 28-11-8 肾脓肿早期。A 为肾实质期增强扫描,示右肾内液化坏死区形成,周围伴炎性低密度区,边缘不清;B 为肾盂期扫描,示病灶边缘趋清晰,肾周及腰大肌炎性浸润;C 为抗炎 2 周后复查,肾实质期扫描示右肾呈典型急性肾盂肾炎的楔形低密度改变,肾周及腰大肌炎症也已大部分吸收

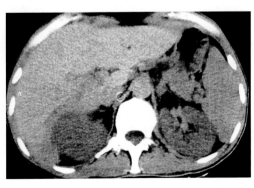

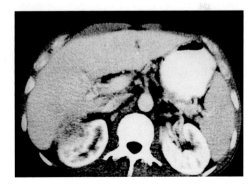

A   B

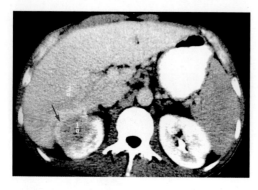

图 28-11-9　肾炎性假瘤。A 为平扫，示右肾向肝肾间隙内局限性隆起，等密度，边缘不清；B 为皮质后期扫描，示病灶呈不均匀轻度强化，边缘不清；C 为肾盂期扫描示病灶呈弧形边缘强化（箭头）

3. 鉴别诊断

（1）肾梗死：局灶型急性肾盂肾炎在实质期增强扫描显示的楔形低密度改变，不难和肾肿瘤性病变鉴别，但易和肾梗死混淆。两者的主要区别为：①临床症状，前者常伴尿路感染和发热，而后者则无明显症状；②肾周改变，局灶型肾盂肾炎常浸润肾周脂肪囊及肾周组织，造成局部炎性渗出，而肾梗死无肾周浸润；③增强后改变，肾梗死灶可在局部肾皮质缘形成侧支循环，即所谓"皮质边缘征"，而炎性病灶则无此征象。

（2）肾肿瘤：局灶型肾盂肾炎坏死液化形成的脓肿早期，以及炎症机化形成的炎性假瘤均需和肾肿瘤鉴别，炎性病灶的特点是边缘模糊和特征性的延迟强化，尤以均匀的边缘强化为主，同时病灶相邻处肾周的改变有助于鉴别，明确诊断尚需结合临床，并注意治疗后随访。

（二）肾脓肿

肾脓肿（renal abscess）为肾实质内局灶型炎症液化坏死致脓液积聚的过程，可因局灶型肾盂肾炎未及时治疗或细菌毒力强发展而来，文献认为肾脓肿仍主要由大肠埃希菌经尿路逆行感染所致。但根据我们收集到的病例分析，血行感染可能是更常见的原因。肾脓肿在临床和病理上可分为急性和慢性。急性期症状较明显，常伴发热、脓尿甚至脓毒血症。慢性期脓肿局限化，临床症状常较轻。肾脓肿侵及肾周结构，可引起肾周、腰大肌和腰背部脓肿。

CT 表现：肾脓肿呈肾实质内单发或多发的圆形占位性病灶，病灶边缘欠清，肾轮廓局限性隆起。典型者呈同心圆状改变，但平扫显示欠佳，增强扫描脓肿边缘因环状延迟性强化呈较高密度，中央的液化部分无增强而呈低密度，而脓肿外围的肾实质则呈略低密度（图 28-11-10）。较小的肾脓肿经治疗后可转化为局灶型急性肾盂肾炎（图 28-11-8），但肾周围组织的炎症和脓肿吸收较慢。范围较大的肾脓肿不仅可波及肾周组织，同时可在腰大肌、后

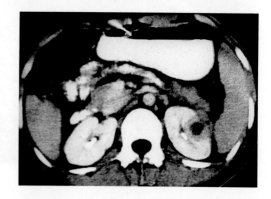

图 28-11-10　肾脓肿。左肾脓肿呈典型的同心圆状，炎性组织向外突入肾周间隙

腹膜和腰背肌群形成脓肿,偶有明显的脓肿区积气(图 28-11-11),部分可波及腹腔。

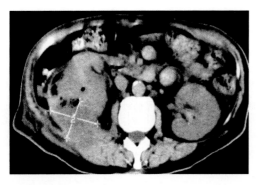
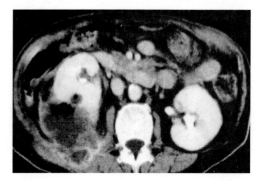

图 28-11-11 肾脓肿伴积气。A 为平扫,示右肾后部肿大,肾周、后腹壁及腰背肌广泛浸润,内伴气体;B 为肾盂期增强扫描,示脓肿液化坏死区无强化,肾周及腰背肌内炎症浸润,密度低,呈明显边缘性强化

(三) 肾念珠菌病

肾念珠菌病(renal candidiasis)由全身性念珠菌血症引起,常伴有肝脾念珠菌病。临床病程长短不一,急性期影像学检查无特征性,典型改变为肾实质内 <5 cm 的多发结节,在增强后显示较清晰,呈低密度。部分患者可形成真菌球,表现为肾盂内充盈缺损,常见于糖尿病患者,此时需和肾盂肿瘤鉴别。

(四) 化脓性肾盂肾炎

化脓性肾盂肾炎即肾盂积脓(pyonephrosis)是在输尿管梗阻积水基础上引起的化脓性感染,梗阻原因可为肿瘤、结石等。临床表现无特征性,可有发热、败血症和腰痛。

化脓性肾盂肾炎的 CT 表现无特征性。部分可完全类似于肾积水,严重者肾盂肾盏壁增厚,边缘模糊,肾周可有炎性渗出积液(图 28-11-12)。与通常的肾积水相比,化脓性肾盂肾炎积液的密度略高。在严重病例,可显示肾盂肾盏内及肾周气体的存在。

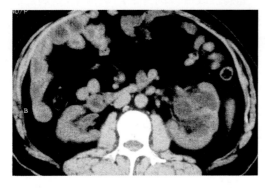
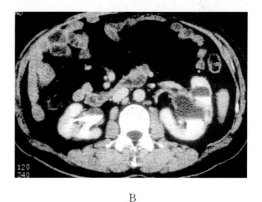

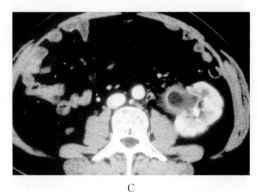

图 28-11-12 化脓性肾盂肾炎。A 为平扫,示左肾盂肾盏扩张,壁增厚;B 和 C 为肾盂期扫描,示扩张的肾盂肾盏内见对比剂进入呈液液平面,肾盂壁明显增厚,周围有渗出。右肾轻度萎缩变形,功能尚可,为慢性肾盂肾炎后遗改变。

鉴于相当部分的化脓性肾盂肾炎在 CT 扫描时难以和通常的肾积水鉴别,诊断主要依赖于临床表现和梗阻段病变的显示。CT 扫描不仅能显示肾盂和输尿管的扩张积水,明确梗阻的部位,而且对显示梗阻病变的性质也较敏感,如结石、炎症和肿瘤的鉴别,但局部的薄层扫描以及增强扫描对病因的显示是必要的。

二、慢性炎症性疾病

(一)黄色肉芽肿性肾盂肾炎

黄色肉芽肿性肾盂肾炎(xanthogranulomatous pyelonephritis,XGPN)是一种少见的肾慢性炎症,主要病因为:①肾盂肾盏或输尿管上端梗阻,通常由结石引起;②非特异性细菌感染,60%为变形杆菌族;③局部免疫力低下。

1. 病理表现 肾盂或肾盏梗阻积水伴感染,炎症和细菌的代谢产物积聚形成脓肿,内含大量以巨噬细胞为主的脂类物质,这一病理过程始于肾盂或肾盏并延及髓质和皮质,进而累及肾周间隙和后腹膜,甚至引起腰大肌脓肿、皮肤瘘和结肠瘘。

2. CT 表现 大部分病例有明显的肾盂或肾盏结石并致肾盂肾盏梗阻积水,患肾通常增大,增强扫描示患肾或局部肾功能明显减退或无肾功能,扩张的肾盂肾盏壁增厚伴延迟强化。病变区的密度较低,CT 值在 $-10 \sim 30$ Hu。如病理改变以肉芽肿组织为主,则病灶和周围肾实质密度改变不明显;如以积脓为主并含较多脂质,则密度较低。肾周的炎性改变常很明显,常浸润肾周组织甚至引起腹壁或腰大肌脓肿(图 28-11-13)。

3. 鉴别诊断

(1)肾结核:肾结核通常表现为单个或多个肾盏颈部的狭窄伴肾盏的囊状扩张,肾内钙化亦较常见,这些征象可和 XGPN 相仿,主要区别为:①占位效应,肾结核一般占位征象较轻,而 XGPN 常呈局部隆起或肾轮廓明显增大;②内容物密度差异,肾结核内含尿液或结核性脓液,呈水样密度,而 XGPN 则密度差异较大;③钙化,肾结核常有散在小斑片状钙化,而 XGPN 仅于肾盏颈部或肾盂内可见结石;④脓肿壁的厚度,肾结核引起肾盏扩张的壁一般较薄,而 XGPN 则较厚。

(2)化脓性肾盂肾炎:和 XGPN 同为梗阻性肾盂肾盏积液,而病理过程不同,前者为急性感染,梗阻部位一般较低,后者为亚急性或慢性感染,梗阻部位较高。

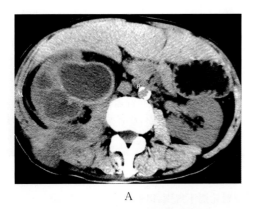
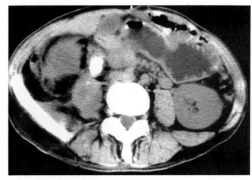
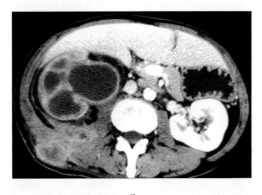

图 28-11-13 黄色肉芽肿性肾盂肾炎。A 和 B 为平扫,示右肾盂肾盏扩张积水,壁增厚,相邻腰大肌、后腹壁及腰背肌均见浸润肿胀,右输尿管上端见结石;C 为增强扫描,肾盂肾盏壁及相邻软组织呈明显边缘性强化

(二) 慢性肾盂肾炎

慢性肾盂肾炎(chronic pyelonephritis)是一种因慢性感染引起的间质性肾炎,其病因尚未完全明了,临床上亦称为慢性萎缩性肾盂肾炎或反流性肾病。

1. **病理表现** 大部分患者症状可不明显,尿检可正常。起病常可追溯到儿童期,也可由急性肾盂肾炎反复发作所致,病理改变为不规则分布的慢性炎症纤维化伴部分残留的肾组织增生,导致肾实质萎缩变形。病变可累及双侧或单侧,常累及整个肾脏或仅累及肾脏的上极或下极,肾窦脂肪增生。

2. **CT 表现** 病变可累及一侧或两侧肾脏,甚至只累及肾脏的上极或下极。平扫密度改变不明显,增强扫描显示肾功能改变一般不明显,仅显示皮髓质不规则变薄(图 28-11-14),较严重者其内的纤维瘢痕组织呈略低密度(图 28-11-15),有时可显示肾内的纤维瘢痕组织和萎缩凹陷的皮质缘相连,严重萎缩时周围的肾实质可代偿性增生呈"假肿瘤征"(图 28-11-16)。如局部肾实质明显萎缩变薄,相邻肾盏可变形或呈囊状扩张。

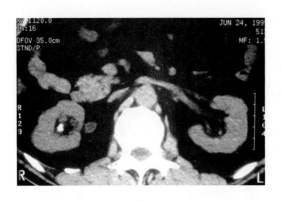 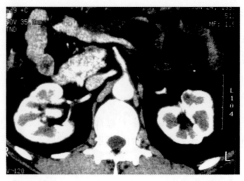

图 28-11-14 慢性肾盂肾炎。A 为平扫,示双肾轮廓不规则,以右肾明显,右肾盂内见小结石,肾实质密度均匀;B 为皮质期扫描,示肾皮髓质均有轻度萎缩变形

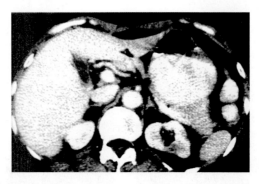

图 28-11-15 慢性肾盂肾炎。肾实质期扫描,示左肾实质厚薄不等,强化不均匀,肾窦脂肪增生

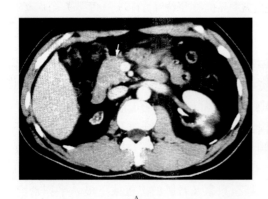 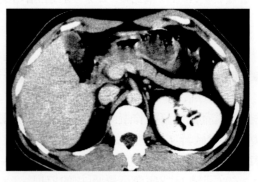

图 28-11-16 慢性肾盂肾炎。A 为增强扫描,示右肾已萎缩呈终末期改变,左肾下极也萎缩,和正常肾实质相邻处见椭圆形增生的肾实质,即"假肿瘤征";B 为左肾上极代偿性增生

(三) 肾结核

肾结核是全身结核病变的一部分,绝大部分继发于肺结核,好发于青壮年男性。

1. **病理表现** 结核杆菌在肾内常引起肾盏颈部黏膜的水肿、糜烂和纤维化,导致肾盏梗阻性扩张积水或积脓,也可广泛浸润黏膜或黏膜下淋巴管,导致肾盂肾盏、输尿管及膀胱壁增厚,并引起输尿管不规则狭窄和肾盂扩张。肾结核常合并肾内多发斑点或斑块状钙化,晚期演变为结核性脓肾,部分破溃入肾周形成脓肿,合并腰大肌和脊柱结核者并不少见。肾结核最终形成以弥漫性钙化为特征的自截肾。

2. **CT表现** 鉴于肾结核的病程较长,病理表现不一,在CT图像上可有不同的特征。根据复旦大学附属中山医院28例肾结核CT征象分析,大致可分成4种类型。

(1) 由肾盏扩张形成的囊状病灶,早期病灶常较小,边缘模糊,后期囊状扩张较明显,张力高,边缘清晰。病变可限于一到数个肾盏,通常为肾上极,相邻正常肾实质可显示正常。也可累及整个肾脏,扩张的肾盏呈囊状围绕肾盂排列呈梅花瓣状(图28-11-17),增强后扫描囊性病灶边缘有轻度强化,除少数因输尿管不规则狭窄可致部分肾盂扩张外,肾盂通常不扩张。

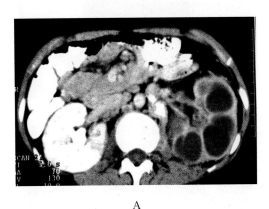
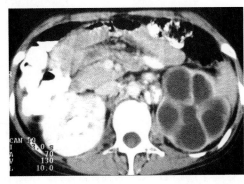

图28-11-17 肾结核。A为肾盂期扫描,示左肾盏明显扩张,围绕肾盂排列,肾盂不扩张;B为肾下极水平扫描,示扩张的肾盏呈梅花瓣状

(2) 肾盂肾盏和输尿管壁弥漫性不规则增厚,可局限于肾脏的一部分,也可累及整个肾脏,肾功能可轻度下降(图28-11-18),此种征象需和浸润型肾移行细胞癌鉴别,但后者增厚隆起较明显,且常伴肾功能的明显下降。部分病例可累及输尿管全程甚至膀胱(图28-11-19),这也是肾结核诊断最为可靠的依据。

(3) 肾实质不规则萎缩变形。结核性的慢性炎症伴纤维化可引起肾实质的萎缩,一般较局限,和慢性肾盂肾炎的表现不一样,肾结核常合并散在的钙化和肾盏的扩张(图28-11-20)。

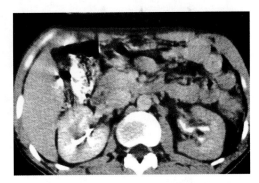

图28-11-18 肾结核。肾盂期扫描,示左肾功能略下降,肾盂壁在对比剂的衬托下显示不规则增厚,无肾盏扩张,手术证实为肾结核

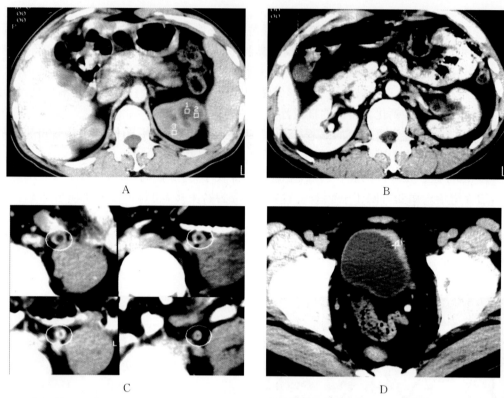

图 28-11-19 肾结核。A 为肾实质期扫描,示左肾低密度囊状影,边缘不清;B 为肾盂水平扫描,示肾盂壁增厚伴轻度扩张;C 为输尿管连续扫描,示管壁均有增厚(划圈);D 为膀胱壁局限性增厚

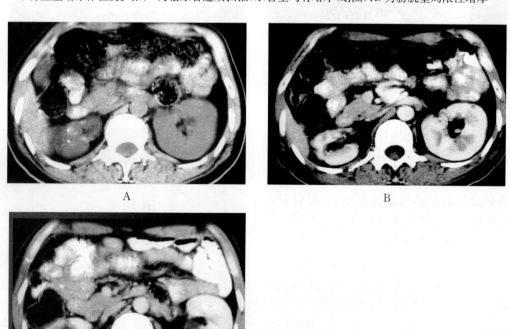

图 28-11-20 肾结核。A 为平扫,示右肾上极不规则萎缩伴钙化;B 为实质期扫描,右肾实质萎缩显示更清楚;C 为肾门水平,显示单个肾盏的囊状扩张

(4) 肾结核性肿块形成。和肺结核一样，肾结核同样可形成实质性的圆形肿块，其病因可能是肾盏囊状扩张基础上的结核性干酪样物质的沉积（图 28-11-21），其密度不均匀，可类似肾实质性肿块，也可能是结核性肉芽肿形成所致。

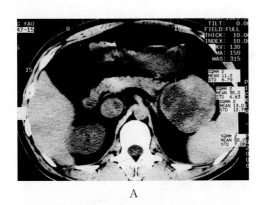

A

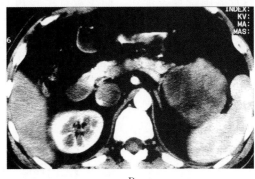

B

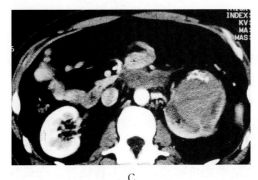

C

图 28-11-21 肾结核。A 为平扫，示左肾上极密度不均匀肿块；B 为皮质期扫描，示肿块无强化；C 为实质期，下方层面肿块仍无强化，边缘见钙化

以上各种肾结核的 CT 表现，可单独存在，更多为合并存在。而钙化为最常见的表现，在 CT 上显示清晰，在病程早期即可出现，多为散在分布的小斑片状，常伴随于以上各类肾结核中，可作为重要的诊断依据。

肾结核后期可形成弥漫性钙化，即终末期自截肾，自截肾大小不一，通常实质性钙化者较小，而蛋壳样钙化者较大（图 28-11-22）。肾结核引起肾钙乳在文献中已有报道，即扩张的肾盂肾盏呈均匀的高密度，其内也可形成液液平面（图 28-11-23）。

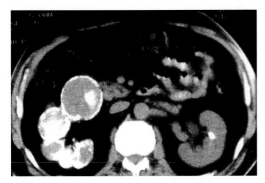

图 28-11-22 肾自截。右肾影增大伴弥漫性钙化，大部分呈蛋壳样，左肾见结石影

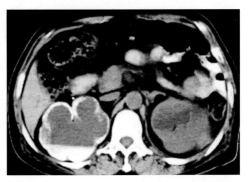

图 28-11-23 肾结核伴肾钙乳。平扫示右肾扩张积水，壁钙化，内见均匀高密度沉积物形成液液平面（患者无造影史）

3. 鉴别诊断

(1) 肾积水：通常由输尿管梗阻引起，肾盂肾盏均等扩张，和弥漫型肾结核最大的差异是肾盂是否扩张以及肾盏扩张的程度，少数肾积水可由肾盂结石引起，同样表现为扩张的肾盏围绕肾盂排列。而少数肾结核可合并输尿管狭窄导致肾盂扩张积水，但通常程度较轻。

(2) 多囊肾：多囊肾的囊肿在肾内分布一般无规律性且大小不一，鉴别不难，但偶尔可出现大小类似的囊肿围绕肾盂排列，此时肾盂不扩张，可和肾结核混淆，需结合临床病史和症状综合分析。

(3) 黄色肉芽肿性肾盂肾炎，见前述。

第十二节 肾脏其他病变

一、肾梗死

肾梗死(renal infarction)是肾动脉及其分支阻塞导致肾的缺血坏死改变。细菌性心内膜炎、动脉粥样硬化、外伤和免疫性病变引起的血管炎等均可引起。

肾梗死本身的临床表现取决于梗死的程度和范围，病人可有腹痛和腰痛、低热、恶心、呕吐等症状，少数病人症状可不明显。

(一) CT 表现

肾梗死通常为局灶型，局部肾轮廓光整，在急性期可稍隆起，但无特征性。在快速动态增强扫描早期，梗死灶无强化，通常呈边缘光整的楔形低密度区，类似于局灶型肾盂肾炎，但密度较肾盂肾炎低(图 28-12-1)，较大的病变在延迟扫描时，可显示局部肾皮质边缘的明显强化，即"皮质边缘征"，这是肾梗死最典型的特征，其病理基础是皮质缘侧支循环的形成。肾梗死后期病灶坏死区纤维化，致局部肾实质明显萎缩，肾轮廓不规则缺损(图 28-12-2)。

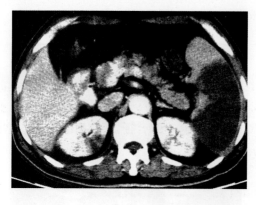

图 28-12-1 肾梗死。肾实质期增强扫描，示右肾后内缘楔形低密度区，无占位征象，局部肾包膜光整，肾周无渗出。注意脾脏内大片低密度梗死区

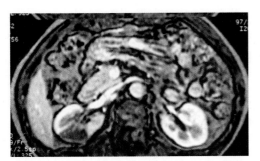
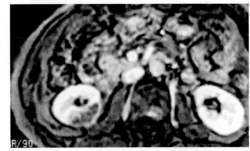

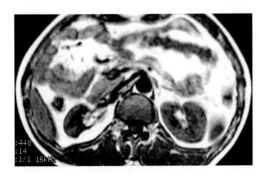

图 28-12-2　肾梗死。A 为 MRI 增强的皮质后期扫描,示右肾楔形低信号区,肾皮质边缘隐约见弧状高信号带;B 为肾实质期,下方层面扫描示右肾病灶边缘见明显的高信号带,即皮质边缘征;C 为一年后复查,病灶区吸收萎缩

(二) 鉴别诊断

局灶型急性肾盂肾炎,急性期肾梗死和局灶型肾盂肾炎无论在 CT 或 MRI 图像上均易混淆,在增强扫描时呈类似的局灶型楔形低密度或低信号区,两者主要的区别在于:①临床表现,肾梗死通常无症状,尤其无尿路感染症状,而局灶型肾盂肾炎则较明显;②肾周改变,肾梗死一般无肾周改变,而局灶型肾盂肾炎常有局部渗出;③"皮质边缘征",这是肾梗死的特征性表现,在肾实质期和肾盂期显示清晰,而局灶型肾盂肾炎无此征象;④愈合期改变。肾梗死因明显萎缩而局部变形,而局灶型肾盂肾炎常无改变,或轻微收缩凹陷。

二、肾静脉血栓形成

(一) 发病机制

成人肾静脉血栓形成最常见的原因是肾病综合征,其主要机制为:①大量蛋白尿引起的有效血容量降低使血液处于高凝状态;②肾实质水肿使压力增高导致肾静脉血流缓慢。据文献报道,在一组 28 例肾静脉血栓形成的病例中,27 例有肾病综合征,而肾病综合征患者中 5%～20% 有肾静脉血栓形成。根据复旦大学附属中山医院对 47 例肾病综合征行 CT、血管造影和病理对照证实,8 例有肾静脉血栓形成,约占 17%。

临床上,患者除有肾病综合征的症状外,还可有镜下血尿、腰痛和上腹部疼痛等。

(二) CT 检查技术和表现

连续薄层动态扫描是显示肾静脉血栓形成的关键,在平扫定位的基础上行动态增强扫

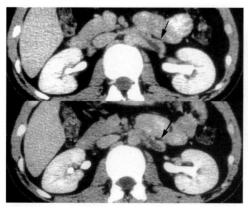

图 28-12-3 左肾静脉血栓形成。肾盂期肾静脉平面连续扫描图像示左肾静脉内偏后缘条状低密度（箭头），占据左肾静脉的大部分

描，层厚间隔以 3～5 mm 为宜。目前大部分医疗机构都采用螺旋 CT 扫描，1.25～2.5 mm 更薄层厚扫描或重建可使肾静脉血栓的显示率大大提高。

肾静脉血栓的 CT 征象为：①肾静脉内低密度条状影，此为肾静脉血栓形成最直接的征象，在肾静脉显影的高峰期易于显示，常偏于一侧（图 28-12-3）；②肾静脉近段增粗，在无功能的肾脏，肾静脉增粗可能是唯一的征象；③肾皮髓交界时间延长；④肾周静脉侧支循环形成；⑤肾周或肾包膜下出血或积液。

三、肾周积液

肾周积液通常由脓液、血液或尿液组成，积液可位于肾包膜下，也可位于肾周间隙及后腹膜。

（一）肾周脓肿

肾周脓肿多数由肾内的炎性病变蔓延到肾周引起，部分可波及肾旁间隙、后腹膜或腰大肌等，肾周围组织的炎症和急性胰腺炎等也可导致肾周积液或脓肿的形成。

CT 表现：肾周脓肿通常和肾脓肿同时存在，一般较局限，部分范围较广，主要取决于肾脓肿的程度和范围，脓液的密度类似于液体或稍高（图 28-11-11）。如脓液较稠厚或合并有出血，则密度可更高。中后期脓肿常形成厚薄不等的脓肿壁，增强扫描有延迟强化（图 28-12-4）。肾内的感染和肾周脓肿可不成比例，即肾周脓肿很广泛，而肾内脓肿却不明显（图 28-12-5）。

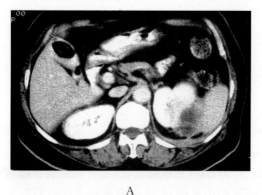
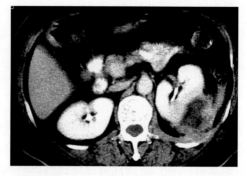

A   B

图 28-12-4 肾及肾周脓肿。A 为肾盂期扫描，示左肾后外缘渗出，脓液积聚于脾肾间隙内；B 为下方层面，示脓肿浸润肾旁后筋膜及腹横筋膜，肾旁后间隙内见积液，脓肿边缘浸润粘连伴不规则强化

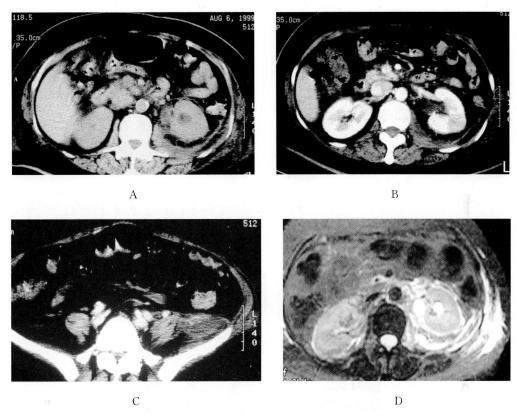

图 28-12-5 肾及肾周脓肿。A 为平扫,示左肾密度改变不明显,肾周渗出粘连,肾旁筋膜增厚伴积液;B 为下方层面增强扫描,示左肾内圆形低密度影,似急性肾盂肾炎;C 为髂腰肌层面,显示局部脓液积聚;D 为 MRI T_2WI,示肾周及腹壁广泛炎性浸润,呈片状或条状高信号

(二) 肾周血肿

肾周血肿以肾包膜下血肿居多,通常为自发性,肾周间隙的血肿可发生于外伤后,手术或局部穿刺术后,以及因肾结石行震波碎石术后。此外,较大的肾血管平滑肌脂肪瘤出血波及肾周亦是常见的出血原因。

CT 表现:肾包膜下血肿一般呈新月形,也可呈双面凸形,而肾周血肿常位于肾周间隙内,部分包裹或完全包绕肾脏。肾周血肿的 CT 密度取决于出血的时间,以 CT 平扫为标准,急性血肿(<7天)密度一般较肾实质为高,增强后低于明显强化的肾实质(图 28-12-6)。停止出血一周后渐呈低密度,呈亚急性或慢性肾包膜下血肿(图 28-12-7,8)。

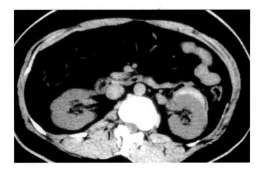

图 28-12-6 急性肾包膜下血肿。平扫示左肾前缘新月形高密度影,位于肾包膜下

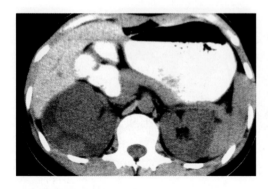 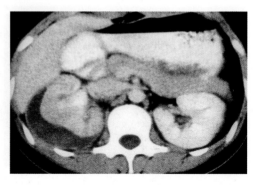

图 28-12-7　亚急性肾包膜下血肿。A 为平扫,示右肾包膜下新月形影,呈高低混杂密度;B 为增强扫描,示病变区显示更为清晰,密度仍欠均匀

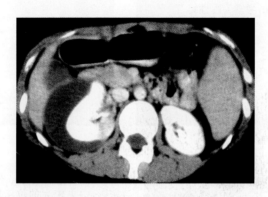

图 28-12-8　慢性肾包膜下血肿。增强扫描示右肾包膜下新月形均匀的水样密度影

(三) 尿性囊肿

尿性囊肿(urinoma)为肾周尿液渗漏,可由外伤或急性梗阻性肾盏破裂引起。尿液渗漏可局限于肾包膜下或进入肾周间隙,小的尿性囊肿可在 3~4 天内自行吸收,而大的尿性囊肿可能需行手术分离切除。尿性囊肿内含尿液成分,在 CT 平扫和增强扫描图上均呈低密度。部分尿液渗漏无明确边界,可类似炎性渗出性改变。

四、肾结石

肾结石是泌尿系统的常见病,可引起尿路梗阻积水,严重的可导致肾功能丧失。临床上常伴有肾绞痛、血尿和尿路感染等症状。

肾结石形成的原因尚未明了,有多种学说可解释其形成的机制,如根据常规 X 线标准,90% 以上的肾结石为阳性结石,事实上阴性结石极为少见,目前诊断仍主要依赖于常规 X 线平片和尿路造影。CT 扫描的价值在于更精确的定位和显示在平片上不能显示的微小结石和阴性结石,因为在 CT 图像上所有的结石均呈明显的高密度(图 28-12-9),这一特征有助于鉴别肾集合系统内的充盈缺损或梗阻是阴性结石抑或肿瘤或血肿。大部分结石均位于肾盂或肾盏内(图 28-12-10),少数肾结石可位于肾盏憩室(图 28-12-11)或肾盂源性囊肿内(图28-12-12),明确肾结石的特殊位置可避免不必要的震波治疗。

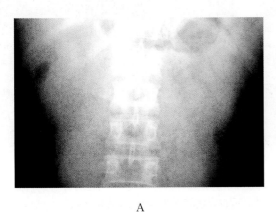
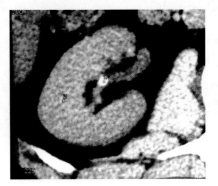

图 28-12-9 肾结石。A 为平片,示肾区无明显高密度结石影;B 为 CT 平扫,示右肾盂内小结石,测 CT 值为 280 Hu,考虑为阴性结石

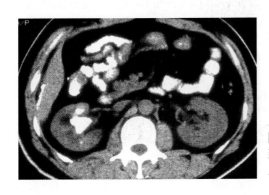

图 28-12-10 肾结石。平扫示右肾多发大小不一致密影,中央较大的位于肾盂内,呈三角形,左肾正常

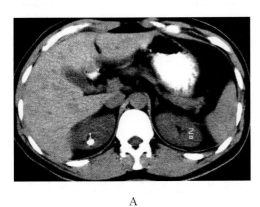
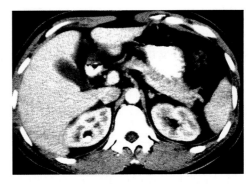

图 28-12-11 肾盏憩室内肾结石。A 为平扫,示右肾内圆形致密影;B 为皮质后期增强扫描,示致密影位于囊状结构内

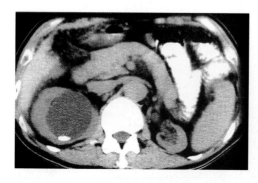
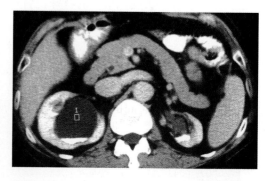

图 28 - 12 - 12 肾盂源性囊肿内结石。A 为平扫，示右肾囊性病灶内结石影；B 为肾盂期扫描，示对比剂进入囊性病灶内，遮掩结石影。左肾为慢性肾盂肾炎表现

肾结石和某些肾内钙化的鉴别可能是困难的，形态学特征尚不足以鉴别不典型肾结石或钙化。我们常看到肾结核的钙化灶突出于肾轮廓外，并把它看作为肾结核自然病程的一部分，偶尔遇到突出于肾轮廓外的肾结石（图 28 - 12 - 13），一种解释为这种类型的肾结石可能是结核球钙化的结果，也可能是肾盂肾盏位置异常或位置移动的结果。

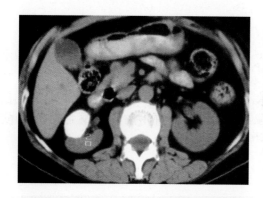
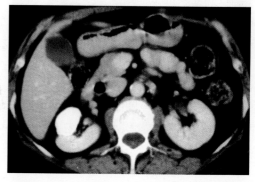

图 28 - 12 - 13 肾结石。A 为平扫，示右肾椭圆形致密影，边缘光整，大部分突出于肾轮廓外，肾周间隙清晰；B 为增强扫描，周围肾实质显示正常

各种成分的肾结石精确 CT 值测定结果如表 28 - 12 - 1。

表 28 - 12 - 1 肾结石种类、CT 值和外观分析

结石种类	CT 值范围(Hu)	CT 表现
磷酸钙	1 077～1 345	密度致密，边缘光，可呈层状、鹿角状
草酸钙	865～1 039	密度致密，边缘不光，呈桑葚状、星状
磷酸镁铵	611～871	密度欠致密，边缘欠光，可呈层状
胱氨酸	465～594	密度欠均匀，外缘尚光滑
尿酸	328～529	密度不均匀，外缘欠光整

五、肾和输尿管积水

肾和输尿管积水很常见,通常由肾盂、肾盏和输尿管内的结石、肿瘤和炎症等引起,亦可由正常变异、先天性发育异常、神经源性膀胱以及相邻后腹膜的病变浸润压迫所致。

肾和输尿管积水作为梗阻性病变的结果,临床表现差异很大,取决于病变本身的性质,梗阻的部位以及梗阻时间的长短。如肾结石尤其是输尿管的结石可引起肾绞痛,肿瘤性病变常引起无痛性血尿。

有关肾积水引起的一系列病理改变,文献中已作了大量的研究,但有关 CT 表现的内容却很少。反复慢性发作性的梗阻性积水可引起肾外形的增大,临床上通常由良性病变引起,而进行性的梗阻性肾积水中后期常引起肾功能的明显下降和肾实质的萎缩,后者基本上由恶性肿瘤所致。

(一) CT 表现

肾盂肾盏和输尿管的扩张积水均可在 CT 扫描时显示,连续的横轴位扫描可显示梗阻的部位,增强扫描有助于显示肾功能的改变、明确梗阻性病变的血供特征、病灶和相邻组织的关系,以确定病变的性质。

作者曾分析 100 例肾积水的 CT 表现,其中恶性病变引起 68 例,包括输尿管癌、后腹膜恶性肿瘤和转移性淋巴结等;良性病变 32 例,包括输尿管结石和炎性狭窄。结果显示,良恶性肾积水的 CT 表现具有明显的差异,主要表现在积水的程度、肾轮廓的大小和肾功能改变方面,良性积水肾功能改变一般不明显,轻度者仅肾盂稍扩大(图 28 - 12 - 14),中度肾积水肾功能的改变与肾积水引起肾盂肾盏扩张的程度明显不成比例,即积水程度较严重而肾功能下降相对不明显,严重的积水肾轮廓明显增大(图 28 - 12 - 15);而恶性积水均引起肾功能的明显下降,在早期轻度的肾脏增大以后,肾实质趋萎缩,肾轮廓不大,上述肾盂扩张、肾实质萎缩及功能下降的肾积水表现,在恶性病变中较为典型(图 28 - 12 - 16,17)。

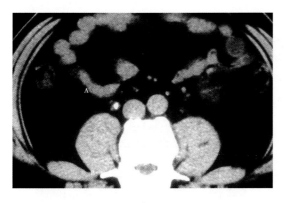
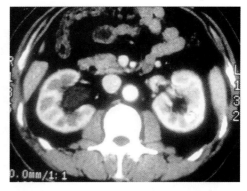

A   B

图 28 - 12 - 14　肾积水。A 为平扫,示右侧输尿管中段结石影;B 为增强扫描示右肾轻度扩张积水,肾功能轻微下降

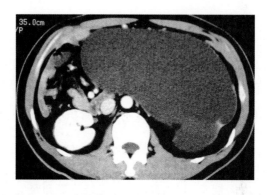

图 28-12-15 良性肾积水。左肾重度积水呈巨大囊状改变,边缘呈波浪状伴少许残留并强化的肾组织

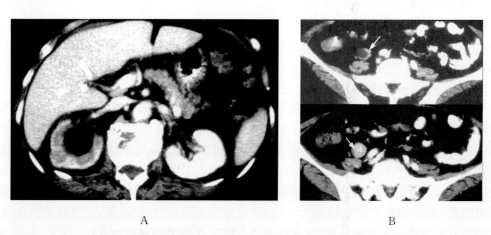

图 28-12-16 恶性肾积水(输尿管癌)。A 为实质期扫描,示右肾功能下降,肾实质变薄,肾盂扩张明显;B 为梗阻水平连续层面扫描,示输尿管偏侧性增厚及结节状实质性占位,伴中度均匀强化(箭头)

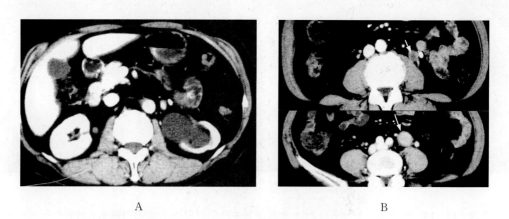

图 28-12-17 输尿管癌伴肾积水。A 为增强扫描,示左肾盂明显扩张,肾实质变薄,肾功能下降;B 为梗阻段水平连续层面扫描,示扩张的输尿管壁明显增厚(箭头)及输尿管肿块强化(箭头)

(二) 影像学比较

（1）常规静脉尿路或逆行尿路造影目前仍是肾和输尿管积水最常用的首选检查方法，能完整地显示整个泌尿系统，对肾盂肾盏和输尿管梗阻扩张的定位较明确，但前者往往受肾功能限制，且定性困难；后者检查过程有一定痛苦，对外来压迫及部分发育异常者同样难以显示。而且，两者均难以直接显示梗阻性病灶的形态特征。

（2）US对肾积水显示敏感，但可能难以区别轻度肾积水和肾外肾盂，对输尿管病变的显示易受肠道气体干扰。

（3）CT扫描受肾功能限制小，易于显示梗阻的部位和病变的性质。缺点是对梗阻平面位于盆腔者扫描范围势必包括整个腹部，否则难以显示积水的病因，尤其不能用于对碘过敏及严重肾功能不良者，螺旋CT薄层容积扫描后多层面重建，其直观性更强。

（4）MRI同时具有尿路造影和CT扫描的某些优点，不受肾功能的限制，在肾和输尿管积水的影像学检查中具有一定的优势。鉴于CT和MRI各自的优缺点，肾移植术后随访或并发症的检查一般常用US和MRI。

六、终末期肾脏

许多病变的晚期导致肾功能完全丧失，即称终末期肾脏（end-stage kidney）。主要原因有：①慢性肾脏炎症和结核；②先天性肾发育不良和多囊肾；③肾血供障碍（包括外伤性）；④免疫性肾脏病变，如各种肾小球肾炎或肾病。

鉴于终末期肾脏病因的复杂性和多样性，其病理形态也各异。影像诊断主要依赖US、CT和MRI。而IVP时肾脏的不显影尚不足以判断是否属终末期。CT和MRI不仅能显示肾脏的轮廓、大小和内部结构，尤其是通过增强扫描可确定肾功能丧失的程度，同时根据终末肾的形态特征，可初步判断其病因。

终末期肾脏通常呈萎缩性小肾，少数可增大，在CT增强扫描期可有极轻微的强化，常见病因的诊断和鉴别诊断如下。

（1）肾脏均匀萎缩变小，边缘光整，密度均匀，通常可由先天性肾发育不良、肾血供障碍（包括肾动脉栓塞或外伤性狭窄等原因）以及慢性肾小球肾炎（图28-12-18）等引起，后者为双侧性。肾功能完全丧失，故临床病史具有特征性。

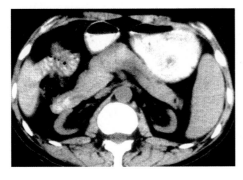
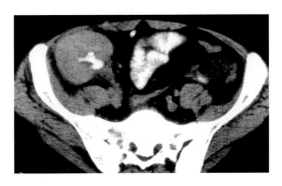

A　　　　　　　　　　　　　　B

图28-12-18 慢性肾小球肾炎。A为平扫，示双肾体积均匀萎缩变小，边缘光整，肾窦脂肪增生；B为右侧髂窝，见移植肾，肾盂内有残留的对比剂

(2) 肾脏不规则萎缩变小伴肾窦脂肪增生，肾实质厚薄不等，通常由慢性肾盂肾炎引起（图 28-11-16）。

(3) 肾脏内弥漫性钙化，部分钙化可呈蛋壳样，即为肾结核所致的"自截肾"。以腹部平片或 CT 显示为宜。肾脏通常呈不规则萎缩，但部分可增大，尤见于蛋壳状钙化者（图 28-11-22）。部分病例常合并椎体破坏和腰大肌脓肿。

（丁建国　周康荣）

参考文献

1. 陈炽贤主编. 实用放射学. 北京：人民出版社，1998
2. 刘庆伟. 肾静脉血栓的 CT 诊断. 中华放射学杂志，2001，5：297
3. 苏秉亮，张德勋，张拓塞. CT 扫描对肾结核的诊断价值（附 26 例报告）. 临床放射学杂志，1990，9(2)：77～78
4. 周建军，丁建国，曾蒙苏等. 动态增强 MR 对肾乳头状肾细胞癌的诊断价值. 临床放射学杂志，2009，28(1)：74～77
5. 周建军，丁建国，曾蒙苏等. 肾嫌色细胞癌：动态增强 CT 和 MR 表现. 放射学实践，2008，23(2)：161～164
6. 周建军，丁建国，周康荣等. 肾集合管癌：动态增强螺旋 CT 诊断. 放射学实践，2008，23(3)：297～300
7. 周建军，丁建国，周康荣等. 肾细胞癌多层螺旋 CT 多期扫描：评价皮髓交界早期和皮髓交界期的价值. 临床放射学杂志，2006，25(4)：337～340
8. 周建军，丁建国，周康荣等. 肾盂移型细胞癌：IVP、US、SCT 诊断价值的比较. 中华肿瘤杂志，2003，25：298～299
9. 周建军，丁建国，周康荣等. 肾盂移型细胞癌：螺旋 CT 分期. 临床放射学杂志，2002，21，53～56
10. 周建军，丁建国，周康荣等. 肾盂移型细胞癌：螺旋 CT 诊断. 中国临床医学，2001，8：14～17
11. 周建军，王建华，曾蒙苏等. 透明细胞型肾癌少见 CT 表现与临床和病理的关系. 中国临床医学影像杂志，2009，20(11)：814～818
12. 周建军，周康荣，曾蒙苏等. 多房囊性肾细胞癌动态增强 CT 表现. 中国临床医学影像杂志，2007，18(11)：796～818
13. 周康荣，陈祖望主编. 体部磁共振成像. 上海：上海医科大学出版社，2000
14. 周康荣主编. 腹部 CT. 上海：上海医科大学出版社，1993
15. 周康荣主编. 螺旋 CT. 上海：上海医科大学出版社，1998
16. Adjei ON, Tamura S, Sugimura H, et al. Adult cystic Wilms' tumor (nephroblastoma): radiologic features with pathologic correlation. Radiat Med, 1996,14(5):287～291
17. Agrons GA, Wagner BJ, Davidson AJ, et al Multilocular cystic renal tumor in children: radiologic-pathologic correlation. RadioGraphics, 1995,15(3):653～669
18. Alvarado-Cabrero I, Atencio-Chan A, Rodriguez C, et al. Chromophobe cell renal carcinoma. Clinico-pathologic study of 36 cases. Gac Med Mex, 2002,138(5):421～425
19. Arsdalen KNV. Pathogenesis of renal calauli. Urol Radiol, 1984,6:65
20. Badalament RA, Wise HA, Bennett WF, et al. Computed tomography of primary transitional cell carcinoma of the upper urinary tracts. Urology, 1992,40:71～75
21. Baron RL, McClennan BL, Lee JKT, et al. Computed tomography transitional-cell carcinoma of the renal pelvis and ureter. Radiology, 1982,144:15～130
22. Becker JA. Renal tuberculosis. Urol Radiol, 1988,10:25～30

23. Birnbaum BA, Jacobs JE Ramchandani P. Multiphasic renal CT: comparison of renal mass enhancement during the corticomedullary and nephrographic phases. Radiology, 1996,200(3):753~758
24. Brunelli M, Gobbo S, Cossu‐Rocca P, et al. Chromosomal gains in the sarcomatoid transformation of chromophobe renal cell carcinoma. Mod Pathol, 2007,20(3):303~9
25. Buckley J, Urban BA, Soyer P, et al. Transitional cell carcinoma of the renal pelvis: a retrospective look with pathologic correlation. Radiology, 1996,201:194~198
26. Vaughan ED. Campbell' Urology. 7th ed. Philadelphia Saunders, 1998
27. Choyke PL, Walther MM, Glenn GM, et al. Imaging features of hereditary papillary renal cancers. JCAT, 1997,21(5):737~741
28. Dahlman P, Semenas E, Brekkan E, et al. Detection and characterisation of renal lesions by multiphasic helical CT. Acta Radiol, 2000,41(4):361~366
29. Eble JN, Bonsib SM. Extensively cystic renal neoplasms: cystic nephroma, cystic partially differentiated nephroblastoma, multilocular cystic renal cell carcinoma, and cystic hamartoma of renal pelvis. Semin Diagn Pathol, 1998,15(1):2~20
30. Elenberger CD. Renal tuberculosis. AJR, 1995,165(1):199~200
31. Frohlich T, Brands A, Thon WF, et al Angiomyolipoma of the kidney and lymph nodes. World J Urol, 1999,17(2):123~125
32. Goldman SM, Fishman EK, Hartman DS. Computed tomography of renal tuberculosis and its pathological correlates. JCAT, 1985,9(4):771~776
33. Gossios K, Argyropoulou M, Vazakas P, et al. Bilateral papillary renal cell carcinoma. Eur Radiol, 2001,11(2):242~245
34. Haddad MC, Medawar WA, Hawary MM, et al. Perirenal fluid in renal parenchymal medical disease ('floating kidney'): clinical significance and sonographic grading. Clin Radiol, 2001,56(12):979~983
35. Hemal AK, Khaitan A, Singh I, et al. Renal cell carcinoma in cases of adult polycystic kidney disease: changing diagnostic and therapeutic implications. Urol Int, 2000,64(1):9~12
36. Herts BR, Coll DM, Novick AC, et al Enhancement characteristics of papillary renal neoplasms revealed on triphasic helical CT of the kidneys. AJR, 2002,178(2):367~372
37. Kenney PJ. Imaging of chronic renal infections. AJR, 1990,155(3):485~494
38. Kim JC, Kim KH, Lee JW. CT and US findings of multilocular cystic renal cell carcinoma. Korean J Radiol, 2000,1(2):104~109
39. Koh KB, George J. Radiological parameters of bleeding renal angiomyolipoma. Scand J Urol Nephrol, 1996,30(4):265~268
40. Kondo T, Nakazawa H, Sakai F, et al. Spoke‐wheel‐like enhancement as an impotent imaging finding of chromophobe cell renal carcinoma: a retrospective analysis on computed tomography and magnetic and resonance image studies. Int J Urol, 2004,11(10):817~824
41. Leder RA, Dunnick WR. Transitional cell carcinoma of the pelvicalices and ureter. AJR, 1990, 155: 713~722
42. Lesavre A, Correas JM, Merran S, et al. CT of papillary renal cell carcinomas with cholesterol necrosis mimicking angiomyolipomas. AJR, 2003,181(1):143~145
43. Li G, Barthelemy A, Feng G, et al. S100A1: a powerful marker to differentiate chromophobe renal cell carcinoma from renal oncocytoma. Histopathology, 2007,50(5):642~647
44. Macari M, Bosniak MA. Delayed CT to evaluate renal masses incidentally discovered at contrast-enhanced CT: demonstration of vascularity with enhancement. Radiology, 1999,213(3):674~680
45. Mahnken AH, Wildberger JE, Bergmann F, et al. Papillary renal cell carcinoma: comparison of CT and gross morphology. Rofo, 2000,172(12):1011~1015

46. McCoy JG, Honda h, Reznicek M, et al. Computerized tomography for detection and staging of localized and pathologically defined upper tract urothelial tumors. J Urol, 1991,146:1500~1503
47. Milowsky MI, Rosmarin A, Tickoo SK, et al. Active chemotherapy for collecting duct carcinoma of the kidney: a case report and review of the literature. Cancer, 2002,94(1):111~116
48. Mugiya S, Nagata M, Ozono S, et al. Ultrasonographic features of chromphobe cell renal carcinoma. Hinyokika Kiyo, 2004,50(12):865~868
49. Nyman V, Oldbring J, Aspelin P. CT of carcinoma of the renal pelvis. Acta Radiol, 1992,33:31~38
50. Okazawa N, Sekiya T, Tada S. Computed tomographic features of renal tuberculosis. Radiat Med, 1985,3(4):209~213
51. Pawade J, Soosay GN, Delprado W, et al. Cystic hamartoma of the renal pelvis. Am J Surg Pathol, 1993,17(11):1169~1175
52. Pickhardt PJ, Siegel CL, McLarney JK. Collecting duct carcinoma of the kidney: are imaging findings suggestive of the diagnosis? AJR, 2001,176(3):627~633
53. Planz B, George R, Adam G, et al. Computerized tomography for detection and staging of transitional cell carcinoma of the upper urinary tract. Eur Urol, 1995,27:146~150
54. Premkumar A, Lattimer J, Newhouse JH. CT and sonography of advanced urinary tract tuberculosis. AJR, 1987,148(1):65~69
55. Roupret M, Peyromaure M, Hupertan V, et al. Bellini renal cell carcinoma. Diagnosis and treatment. Prog Urol, 2004,14(4):564~567
56. Roy C, El Ghali S, Buy X, et al. Papillary renal cell carcinoma in allograft kidney. Eur Radiol, 2005,15(4):661~665
57. Ruppert-Kohlmayr AJ, Uggowitzer M, Meissnitzer T, et al. Differentiation of renal clear cell carcinoma and renal papillary carcinoma using quantitative CT enhancement parameters. AJR, 2004, 183(5): 1387~1391
58. Saitoh Y, Mineta M, Yamada T, et al. Asymptomatic adult Wilm's tumor (nephroblastoma) incidentally detected by CT. Radiat Med, 1997,15(3):193~196
59. Schuster TG, Ferguson MR, Baker DE, et al. Papillary renal cell carcinoma containing fat without calcification mimicking angiomyolipoma on CT. AJR, 2004,183(5):1402~1404
60. Slywotzky CM, Bosniak MA, Localized cystic disease of the kidney. AJR, 2001,176:834~849
61. Suzer O, Shirkhoda A, Jafri SZ, et al. CT features of renal infarction. Eur J Radiol, 2002,44(1):59~64
62. Szolar DH, Kammerhuber F, Altziebler S, et al Multiphasic helical CT of the kidney: increased conspicuity for detection and characterization of small (<3-cm) renal masses. Radiology, 1997,202(1):211~217
63. Takebayashi S, Hidai H, Chiba T, et al. Using helical CT to evaluate renal cell carcinoma in patients undergoing hemodialysis: value of early enhanced images. AJR, 1999,172(2):429~433
64. Takebayashi S, Hosaka M, Takase K, et al. Computerized tomography nephroscopic images of renal pelvic carcinoma. J Urol, 1999, 162(2):315~318
65. Tello R, Davison BD, O'Malley M, et al. MR imaging of renal masses interpreted on CT to be suspicious. AJR, 2000,174(4):1017~1022
66. Tsuda K, Kinouchi T, Tanikawa G, et al. Imaging characteristics of papillary renal cell carcinoma by computed tomography scan and magnetic resonance imaging. Int J Urol, 2005,12(9):795~800
67. Urban BA, Buckley J, Soyer P, et al. CT appearance of transitional cell carcinoma of the renal pelvis: part Ⅰ. AJR, 1997,169(1):157~161
68. Urban BA, Buckley J, Sayer P, et al. CT appearance of transitional cell carcinoma of the renal pelvis:

part Ⅱ, AJR, 1997,169(1):163~168
69. Urban BA, Fishman EK. Renal lymphoma: CT patterns with emphasis on helical CT. Radiographics, 2000,20(1):197~212
70. Voci SL, Gottlieb RH, Fultz PJ, et al. Delayed computed tomographic characterization of renal masses: preliminary experience. Abdom Imaging, 2000,25(3):317~321
71. Walsh PC, Retik AB, Vaughan ED, et al. Campbells Urology. 7th ed. WB Saunders Company, 1998
72. Wang LJ, Wong YC, Chen CJ at al. CT features of genitourinary tuberculosis. JCAT, 1997,21(2):254~258
73. Welch TJ, LeRoy AJ. Helical and electron beam CT scanning in the evaluation of renal vein involvement in patients with renal cell carcinoma. JCAT, 1997,21(3):467~471
74. Wilson TE, Doelle EA, Cohan RH, et al. Cystic renal masses: a reevaluation of the usefulness of the Bosniak classification system. Acad Radiol, 1996,3(7):564~570
75. Yamamoto N, Maeda S, Takeuchi T, et al. Cancer of the kidney mimicking renal multilocular cyst. Prog Urol, 1992,2(2):258~262
76. Yamashita Y, Honda S, Nishiharu T, et al. Detection of pseudocapsule of renal cell carcinoma with MR imaging and CT. AJR, 1996,166(5):1151~1155
77. Yuh BI, Cohan RH, Francis IR, et al. Comparison of nephrographic with excretory phase helical computed tomography for detecting and characterizing renal masses. Can Assoc Radiol J, 2000,51(3):170~176
78. Zeman RK, Zeiberg A, Hayes WS, et al. Helical CT of renal masses: the value of delayed scans. AJR, 1996,167(3):771~776

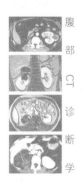

第二十九章 输尿管和膀胱

第一节 正常解剖和 CT 表现

一、输尿管

输尿管起始于肾盂,先沿腰大肌外缘,逐渐向内偏移下行,经骶髂关节内侧,在髂总动脉分叉处进入骨盆腔,最后向前内弧形进入膀胱,其长度为 25～30 cm。

正常输尿管在 CT 平扫图上不易辨认,造影增强后期表现为点状浓密影,并沿上述行径通过,较易识别。因尿路梗阻导致输尿管扩张时,则在平扫和增强扫描时均可显示,前者表现为类圆形水样密度影,后者密度低于对侧,有时可见不同密度的液液平面,其管壁厚度一般<1 mm。

二、膀胱

膀胱位于骨盆下部的前方,为富含肌肉的囊样器官。膀胱分为底、顶、体部,但各部分的分界不很明显,唯有三角区位置较固定,由两侧输尿管开口和膀胱颈组成。膀胱壁分 4 层,从里到外分别为黏膜层、黏膜下层、肌层和浆膜层,但三角区无黏膜下层。膀胱黏膜为移行上皮,除三角区外,膀胱壁形成皱褶,随充盈程度而变平滑。膀胱顶部正中前方有韧带与脐部相连,为胚胎时期脐尿管的退化残余。膀胱底部在女性与阴道及子宫颈部相邻,在男性与前列腺、精囊相邻。腹膜在膀胱后方形成反褶,在女性为子宫膀胱陷凹,在男性为直肠膀胱陷凹。

CT 图像上膀胱的形态大小因充盈状态而异,一般呈横椭圆形。正常膀胱充盈适度时内壁光滑。由于膀胱周围通常有较多的脂肪组织,故膀胱与其邻近脏器分界清楚。膀胱壁的厚度也因充盈状态而异,在适度充盈时为 2～3 mm。平扫时膀胱内尿液接近或稍高于水,增强后密度明显提高,常见到由尿液和对比剂所形成的液液平面。

第二节 CT 检查技术

一、CT 平扫

CT 平扫是显示结石和钙化的最佳检查方法,扫描范围应包括肾脏上极至膀胱,扫描前宜少渣饮食,检查膀胱最好在被检者自觉膀胱涨满已有尿意时进行。

二、CT 增强扫描

CT 增强扫描对比剂用量、注射速率同其他腹部检查,但扫描时间的选择则有所不同,分 3 个时期:皮质期、实质期和肾盂期,分别为对比剂注射后 20～30 s、70～100 s 和 3～4 min。皮质期和实质期主要用于发现和鉴别病变,同时也可帮助了解肾脏功能,肾盂期侧重于显示肾盂、输尿管形态。

三、CT 尿路造影

多排螺旋 CT 扫描技术的不断革新,使得 CT 尿路造影(CTU)成为泌尿系统 CT 检查的重要组成部分,仅一次屏气,即可完成自肾脏至膀胱的全部扫描。肾功能正常或轻度受损者,延迟期扫描多选择在注射对比剂后半小时左右进行,积水较明显者宜适当延迟扫描时间。通过工作站进行重建,可整体观察肾盂、输尿管和膀胱,其作用类似于静脉肾盂造影(IVP),但能显示更多的细节,大大提高诊断的敏感性和特异性,故 CTU 也被比喻为"一站式"检查方法。但由于扫描层厚薄、期数多,放射线剂量相对较高,明显超过了 IVP,所以应谨慎选用,尤其是对年轻患者。常用的重建方式有多平面重建(MPR)、最大密度投影重建(MIP)、容积再现(VR)等。MPR 有助于显示输尿管腔;MIP 有助于鉴别结石;VR 有助于显示输尿管扭曲(图 29-2-1)。

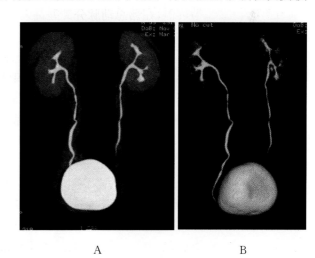

图 29-2-1 CTU。A 为 MIP;B 为 VR

第三节 输尿管肿瘤

输尿管肿瘤的发病率远低于肾脏和膀胱肿瘤,也低于输尿管结石和结核,但鉴于 CT 在诊断和分期方面所起的重要作用,将予以重点讨论。

一、病理表现

输尿管上皮为移行细胞,与肾盂和膀胱相同。输尿管肿瘤中绝大多数为移行细胞癌,其他恶性肿瘤如鳞癌、腺癌、未分化癌均少见。良性肿瘤种类较多,但均少见,包括上皮和非上皮来源,前者有乳头状瘤,后者有良性纤维瘤、脂肪平滑肌瘤、神经纤维瘤、淋巴血管瘤、血管瘤和纤维上皮性息肉。

输尿管肿瘤的病理分期主要根据病变侵犯输尿管壁的深度和周围结构的累及程度,大致可分为 5 期:T_0:肿瘤局限于黏膜内;T_1:肿瘤侵犯固有膜;T_2:肿瘤侵犯肌层;T_3:肿瘤穿透外膜和侵犯周围脂肪;T_4:肿瘤侵犯邻近脏器或伴淋巴结转移。CT 无法鉴别 $T_0 \sim T_2$ 期,但对 $T_3 \sim T_4$ 期显示满意。

输尿管壁有两个特点:①管壁薄,致使肿瘤常早期侵犯管壁全层或周围结构;②管壁拥有丰富的淋巴管网和毛细血管网,致使肿瘤常早期发生淋巴结转移和血行转移。

输尿管肿瘤也有两个特点,即好发于输尿管下段和可以多发,既可以在输尿管内形成多个病灶,也可以与肾盂和膀胱肿瘤同时存在。

二、临床表现

输尿管肿瘤好发于中老年,男性明显多于女性,主要为无痛性血尿,少数可伴有腰腹部疼痛和包块。

三、CT 表现

输尿管下段相对好发,平扫在输尿管行径区内可见近似肌肉密度的软组织肿块,CT 值约 40 Hu,较小肿块多呈圆形,边缘较光,密度相对较均匀,较大肿块则多呈不规则形,边界欠清楚,密度不均匀,病灶中央常可见密度较低的坏死液化区。增强后早期可见病灶轻中度强化,后期可见病变局部管腔狭窄,腔内可见充盈缺损,管壁不均匀增厚,病变上方输尿管肾盂扩张(图 29-3-1)。另外,CT 还能显示肿瘤对周围组织脏器的侵犯程度以及淋巴结转移,是对输尿管肿瘤进行分期的重要手段。

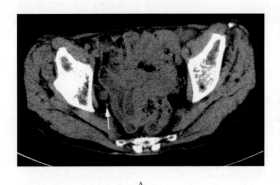
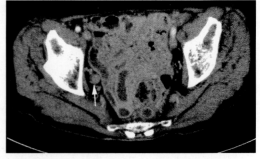

A B

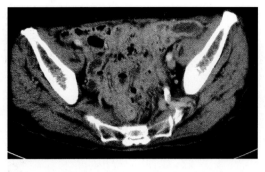

C

图29-3-1 右输尿管下段移行上皮癌。A为右侧输尿管走形区结节样软组织密度影（增强前，箭头）；B为增强后，病灶显示轻度强化（箭头）；C示其上方输尿管扩张积水

四、鉴别诊断

（一）输尿管结石与血块

输尿管结石大多数是由于肾结石落入输尿管后不能顺利下行而成，原发于输尿管的结石甚少见。绝大多数输尿管结石因含有大量的钙盐，密度较高，在常规X线片上易于发现，仅少数主要含有尿酸的结石密度较低，近于软组织，在X线片上难于显示。无论结石还是血块，排泄性或逆行性尿路造影都仅可见充盈缺损，与肿瘤难以鉴别。CT平扫阴性结石与血块的CT值均明显高于肿瘤，且增强后无强化，其形态也相对光整锐利。另外结石患者临床上多有典型的腰腹部绞痛发作病史，而血块的密度和大小经短期随访可有较明显的减低与退缩（图29-3-2）。

（二）输尿管结核

输尿管结核并非孤立性病变，都是由于肾结核发生后尿中结核菌的感染而继发的，早期易发生在下端，后期则广泛散布累及输尿管全长。CTU可满意显示，表现为输尿管不规则狭窄和扩张，即所谓串珠状改变，同时伴有相应的肾脏及膀胱改变，与肿瘤不难鉴别。

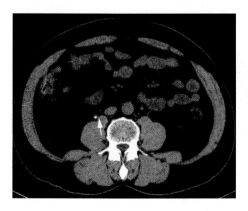

A

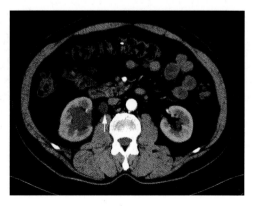

B

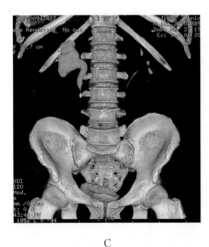
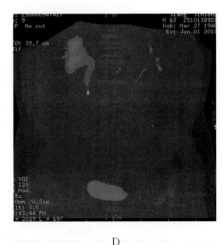

C　　　　　　　　　　　　　　　D

图29-3-2　右输尿管上段结石。A为右侧输尿管走行区高密度结节样致密影(箭头);B示其上方输尿管肾盂积水(箭头);C和D分别为VR和MIP重建,同时显示结石及上方积水

(三) 输尿管其他肿瘤

输尿管良性肿瘤种类较多,但均少见,包括上皮和非上皮来源,如乳头状瘤、纤维瘤、脂肪平滑肌瘤、神经纤维瘤、淋巴血管瘤、血管瘤。不同病理类型的肿瘤在形态学上并无明显特征性表现,均有赖于病理诊断。

(四) 输尿管囊肿

先天性输尿管囊肿为输尿管下端在膀胱内的膨胀,大多数学者认为系胚胎期输尿管开口狭窄导致输尿管下段扩大而成,其形态随充盈程度而改变。静脉尿路造影是显示囊肿的基本方法,表现为输尿管下端扩张,典型者如眼镜蛇头样,边缘光整,位置在膀胱内,无软组织成分亦无强化。

(五) 腹膜后纤维化

病因尚未明确,好发于腹部大血管周围。典型的腹膜后纤维化位于肾下方腹主动脉前外侧,下腔静脉和输尿管常同时受累,可出现尿路梗阻症状。常规分泌性和逆行性尿路造影显示上段输尿管扩张,其下方输尿管受压内移并逐渐变细,但难以鉴别导致梗阻的外部原因。CT则可显示腹主动脉周围扁平状或团块状的肿块,平扫近似于肌肉密度,增强后的强化程度取决于其纤维组织的成熟程度,腹主动脉、下腔静脉和输尿管均被包绕其间,与输尿管肿瘤能够鉴别。

第四节　膀　胱　肿　瘤

膀胱病变的发病率远大于输尿管,其中膀胱癌更是泌尿系统中最常见的恶性肿瘤。

一、病理表现

约 95% 的原发膀胱肿瘤来源于尿路上皮,其中 90% 为移行细胞肿瘤,6%~8% 为鳞状上皮细胞癌,2% 为腺癌。移行细胞肿瘤包括良性乳头状瘤、原位癌和浸润性癌。部分腺癌起源于脐尿管,其好发于膀胱顶部。鳞癌多发生于膀胱结石导致反复慢性炎症的患者。罕见上皮源性的肿瘤包括小细胞或神经内分泌癌、类癌、黑色素瘤,也可以为混合型组织来源,譬如移行上皮鳞癌和移行上皮腺癌。膀胱癌多数为单发,少数可多发,或与肾盂、输尿管肿瘤同时发生。膀胱癌有两个特点:①较明显的复发倾向;②肿瘤的分化程度与形态有关,乳头状的肿瘤分化较好。肿瘤好发于膀胱三角区和两侧壁,顶部和前壁甚少见。目前最常用的仍是 TMN 分期(表 29-4-1)。

表 29-4-1 膀胱肿瘤 TMN 分期

分期	病变范围
T_0	影像学尚不能发现的乳头状瘤
T_a	非浸润性乳头状瘤
T_{is}	原位癌
T_1	肿瘤浸润上皮下结缔组织
T_2	肿瘤浸润肌层(T_{2a} 浸润浅肌层;T_{2b} 浸润深肌层)
T_3	肿瘤浸润周围组织(T_{3a} 轻微浸润周围组织;T_{3b} 明显浸润周围组织)
T_4	肿瘤浸润以下结构:前列腺、尿道、精囊、盆壁或腹壁 (T_{4a} 浸润前列腺、尿道、精囊;T_{4b} 浸润盆壁或腹壁)
N_0	无淋巴结转移
N_1	单个淋巴结转移,长径≤2 cm
N_2	单个淋巴结转移,2 cm<长径≤5 cm
N_3	转移淋巴结长径>5 cm
M_0	无远处转移
M_1	远处转移

二、临床表现

膀胱肿瘤好发于 40 岁以上成年男性。最常见的临床表现为无痛性血尿,多为间歇出现的全程肉眼血尿,少数可仅有镜下血尿。另外可伴有尿频、尿急及排尿困难等膀胱刺激症状。

三、CT 表现

检查时须使尿液尽量充盈膀胱,在尿液的衬托下可显示局部膀胱壁的增厚和突向腔内的肿块。一般而言,较小的肿块多为乳头状,有时可见到蒂,肿块密度多较均匀,轮廓也相对较规则,螺旋 CT 薄层扫描以及薄层重建可以避免漏诊。较大肿块常为菜花样,密度多不均匀,中央可出现坏死液化区,边缘多不规则,有时病灶内可见钙化。平扫 CT 值在

30～50 Hu,增强早期即有较明显的强化,而此时正常膀胱壁的强化相对较轻,病灶显示最好,后期病灶仍持续强化,而此时正常膀胱壁的强化也较明显,病灶显示不甚理想。尤其当膀胱内有高密度对比剂充盈后,病灶易被掩盖。虽然膀胱壁的厚度明显大于输尿管,但CT仍难以显示肿瘤对膀胱壁的确切侵犯程度。但当肿瘤突破膀胱壁侵犯周围组织或发生淋巴结转移时,CT能很好地显示(图29-4-1～7)。肿瘤最先侵犯膀胱壁周围的脂肪,致使膀胱外壁与脂肪组织的分界变得模糊,进而在透亮的脂肪组织中出现软组织密度影。病灶进一步侵犯前列腺和精囊时,CT显示同侧膀胱精囊三角闭塞,伴前列腺和精囊增大变形。再进一步则侵犯盆壁,累及闭孔内肌,CT显示病变越出膀胱范围,侵及上述结构,其境界变得模糊而不规则。另外还可发生盆腔淋巴结转移,或远处转移,CT上将直径＞15 mm的盆腔淋巴结列为阳性。

鉴于膀胱癌术后复发率较高,CT可用于膀胱癌手术后的随访。复发病灶亦表现为膀胱壁的局部增厚和突向膀胱腔内的肿块,但由于手术后部分膀胱发生变形或伴有瘢痕组织增生,仅CT平扫容易误诊或漏诊。复发病灶增强早期即有明显强化,肉芽肿性瘢痕组织与正常膀胱壁相似,表现为增强后期出现强化,而纤维性瘢痕组织则一般无强化,故动脉期增强扫描有助于鉴别复发与瘢痕组织,以作出正确诊断。

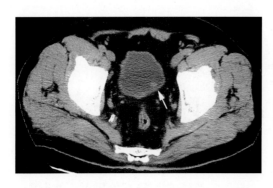
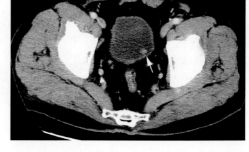

图29-4-1 膀胱移行上皮癌。A为膀胱左右壁乳头状小结节(箭头);B为增强后均匀强化(箭头)

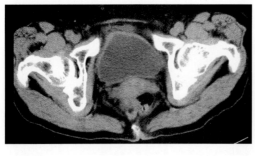
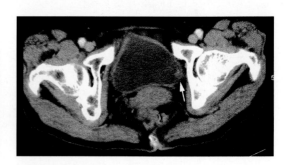

C

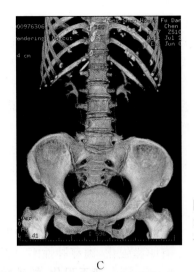

图 29－4－2 膀胱移行上皮癌。A 为膀胱左侧壁隐约见结节；B 为增强后显示强化结节（箭头）；C 为冠状重建未见明确充盈缺损

A

B

C

D

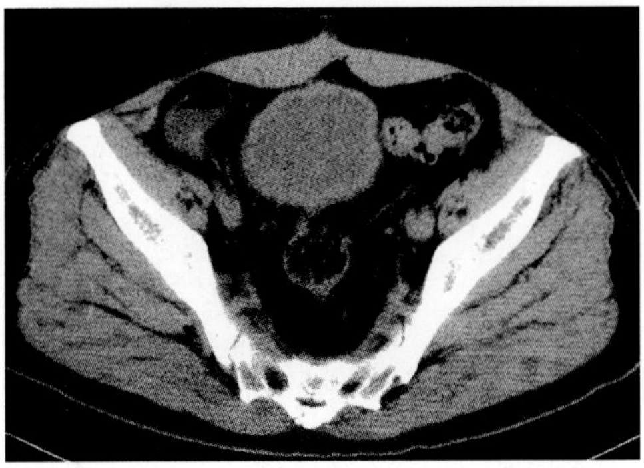

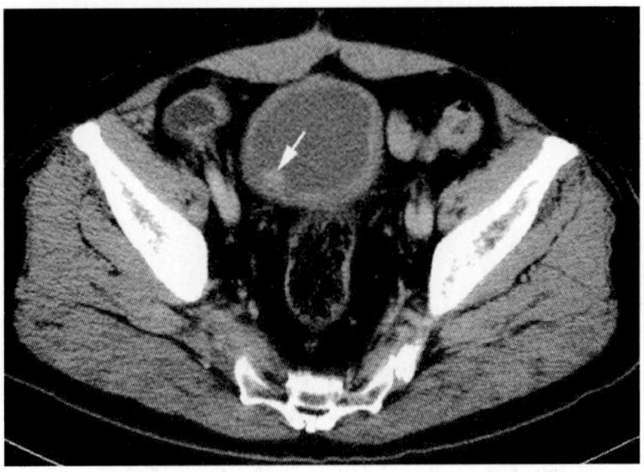

图 29－4－3 膀胱移行上皮癌。A 为膀胱右后壁隐约见结节；B 为增强后，显示明显强化结节（箭头）；C 为延迟期，病灶显示为充盈缺损（箭头）；D 为冠状位重建，显示充盈缺损（箭头）

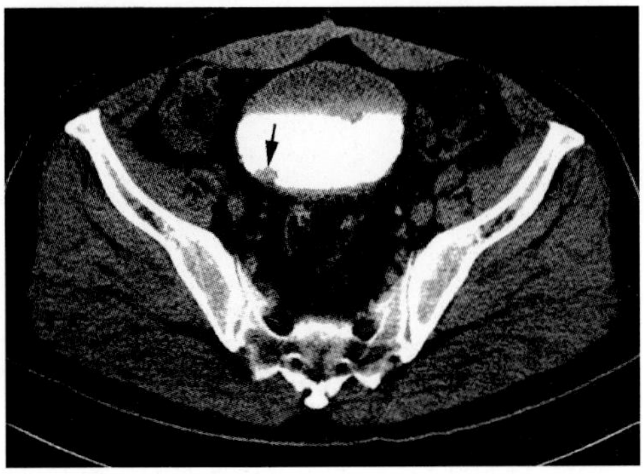

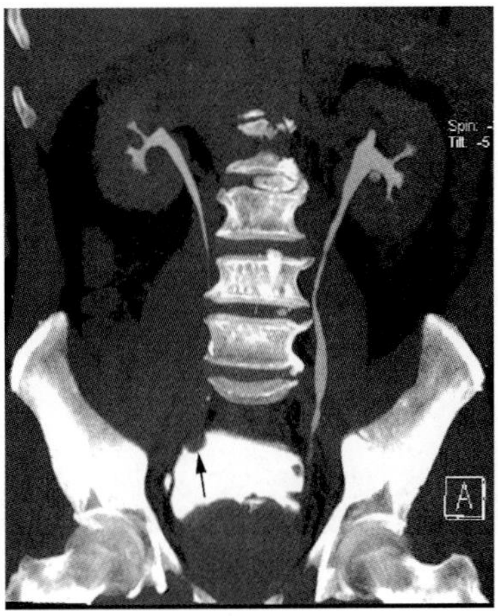

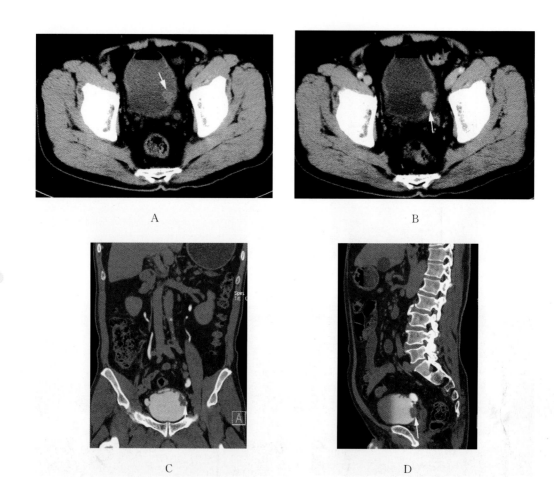

图 29-4-4 膀胱移行上皮癌。A 为膀胱左侧壁结节（箭头）；B 为增强后均匀强化（箭头）；C 和 D 分别为冠状位和矢状位重建，病灶显示为充盈缺损（箭头），另可见膀胱多发憩室

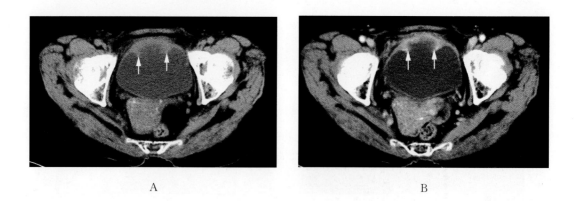

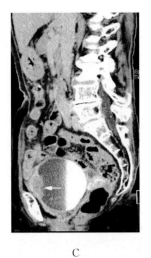

图 29-4-5 膀胱移行上皮癌。A 为膀胱前壁不规则增厚,局部突向腔内(箭头);B 为增强后,病灶明显强化(箭头);C 为矢状位重建,显示前壁强化病灶(箭头)

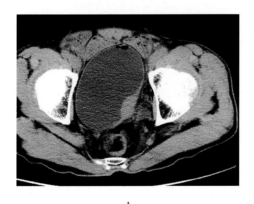

A

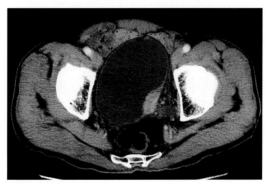

B

图 29-4-6 膀胱移行上皮癌。A 为膀胱左侧后壁不均匀增厚称团块状;B 为增强后,病灶明显强化

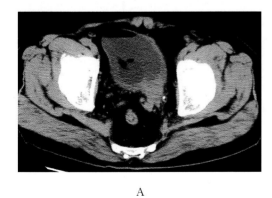

A

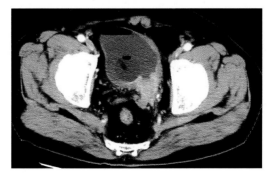

B

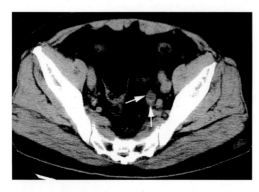

图 29-4-7 膀胱移行上皮癌。A 为膀胱左侧壁增厚,左侧输尿管开口区显示不规则团块;B 为增强后,肿块明显强化;C 为左侧输尿管扩张积水(箭头)

四、鉴别诊断

(一) 膀胱结石

同泌尿系统其他部位结石一样,绝大多数为阳性结石,腹部平片多能诊断。少数阴性结石在 X 线造影片上可表现为膀胱腔内的充盈缺损,与肿瘤不易鉴别,但在 CT 平扫时可见其 CT 值明显大于肿瘤,且轮廓相对较光整,可予鉴别。

(二) 膀胱结核

膀胱结核均继发于肾脏和输尿管结核,除膀胱体积明显缩小,轮廓毛糙呈所谓"挛缩膀胱"外,尚可见肾脏与输尿管的相应改变,与肿瘤不难鉴别。

(三) 膀胱炎

膀胱炎病因很多,可分为细菌性和非细菌性两大类,以前者较多见,其中又以大肠埃希菌感染最普遍。而非细菌性膀胱炎中器械检查所致最常见,其他尚有放射性损伤与药物刺激等急性膀胱炎症状典型,一般无需做影像检查。慢性膀胱炎 CT 可见膀胱黏膜普遍增粗,内可有小梁形成,外缘毛糙,膀胱体积多明显缩小,与肿瘤能够鉴别。

腺性膀胱炎是一种特殊而少见的膀胱慢性炎症,其病因可源于胚胎残余的发展或膀胱受到炎症、梗阻等慢性刺激后发生移行上皮化生。病灶好累及膀胱后壁,常呈隆起性病灶或膀胱壁局限性增厚,与肿瘤相似。但增强后早期强化不明显而与正常膀胱壁相仿,部分病灶内可有囊肿及蛋壳样钙化,且膀胱外壁光滑,盆腔淋巴结无肿大,抗感染治疗后随访病灶可缩小甚至消失,临床上多有尿频、尿急、尿痛等膀胱刺激症状,这些均有助于与肿瘤鉴别

(四) 膀胱其他肿瘤

膀胱其他肿瘤远少于膀胱癌,包括乳头状腺瘤、纤维瘤、平滑肌瘤、神经纤维瘤等,影像学表现并无明显特征,主要有赖于病理诊断。

(五) 前列腺病变

前列腺增生是中老年男性的常见病,前列腺增大或占位可向上显著突入膀胱底部,造成膀胱内肿瘤的假象,冠状位和(或)矢状位重建有助于分辨病变的来源。晚期前列腺肿瘤也可侵犯膀胱底部以及精囊腺,与膀胱肿瘤侵犯前列腺及精囊腺不易鉴别。

(六) 脐尿管肿瘤

脐尿管肿瘤来源于残留的胚胎时期的泌尿生殖道,绝大多数为腺癌,临床上也可出现血尿。该肿瘤好发于膀胱前上方的腹部中线部位,肿块主要位于膀胱外,常累及膀胱前壁,有时可伴钙化;而膀胱肿瘤好发于膀胱侧后壁,且以腔内肿块或膀胱壁改变为主,可与之鉴别。

第五节 影像学检查方法比较

一、常规 X 线检查

腹部平片是显示阳性结石的初选方法,对诊断肿瘤作用有限。静脉尿路造影可同时显示双侧尿路形态,虽整体观较好,但较小的病灶较易漏诊,尤其当病变导致尿路严重梗阻积水,患侧肾脏和输尿管多不显影,所以只适用于肾功能无严重受阻者。逆行尿路造影可直接显示尿路梗阻部位,一般用于肾功能不良患者。逆行膀胱造影虽采用较低浓度的对比剂,仍易遗漏早期膀胱内病灶。逆行造影作为创伤性检查方法,如插管失败或患者不能忍受配合则无法进行。

二、内镜检查

目前普遍采用的是纤维膀胱镜和纤维输尿管镜,不仅能直接观察病灶部位、大小、形态和数目,还能进行活检获得病理诊断,并能对肿瘤进行治疗。但内镜无法显示肿瘤对膀胱壁的浸润深度和对膀胱以外脏器的侵犯或转移。另外,它也是一种创伤性检查方法,病人不能配合或膀胱内充满血液时,检查常不满意。

三、US 检查

一般较难发现输尿管肿瘤,但能较早发现肾脏与输尿管的积水,并能排除结石。US 对显示膀胱肿瘤较敏感,可根据肿瘤附着膀胱壁的轮廓光带大致判断肿瘤对膀胱壁的侵犯程度。经尿道或直肠 US,能明显提高分辨率,从而发现小病灶。但如因膀胱刺激症状或手术后膀胱容量明显缩小而无法大量充盈尿液者,US 检查往往不满意。

四、CT 检查

CT 检查是诊断输尿管和膀胱肿瘤并对之进行分期的重要手段,尤其是增强早期最有助于病灶的检出与定性。但一般难以显示肿瘤浸润输尿管和膀胱壁的确切程度,即对肿瘤早期分期的准确性受到限制,这与 US 相似。CT 对周围脏器以及远处转移的显示优于 US,而与 MRI 相仿。另外,CTU 还能同时显示双侧尿路情况,达到与 IVP 相似的效果,但它仍受到肾脏功能的限制,严重尿路积水时同样无法显示,不过常规的 CT 横断位扫描已能显示尿路的积水扩张,这是 IVP 所难以企及的。

五、MRI 检查

MRI 也是对输尿管和膀胱肿瘤进行分期的重要手段,与 CT 相仿或略胜一筹,对术后瘢痕形成与复发的鉴别则优于 CT。由于膀胱充盈与否会影响到诊断的准确性，因此建议患者尽量在膀胱充分胀满时进行检查。至于磁共振尿路造影（MRU），它无需使用对比剂，不受肾脏功能的限制，越是严重的尿路梗阻积水，越是容易显示，所以特别适用于严重尿路梗阻患者。另外，MRI 不使用含碘对比剂，无碘过敏之虞。

（吴卫平）

参考文献

1. Anderson EM, Murphy R, Rnnie AT, et al. Multidetector computed tomography urography (MDCTU) for diagnosing urothelial malignancy. Radiology, 2007, 62(4): 423～432
2. Hassan AE, Bruce RK, Adrienne JK. Nonurothelial cancer of bladder. Urology, 2007, 69(1): 58～65
3. Zhang JB, Scott G, Rober AL, et al. Imaging of bladder cancer. Radiol Clin North Am, 2007, 45(1): 29～38
4. Kawamoto S, Horton KM, Fishman EK, et al. Transitional cell neoplasm of urinary tract: evaluation with MDCT. AJR, 2008, 191(2): 416～22
5. Lang EK, Rudman E, Hanano A, et al. Computerized tomography reveals variable aggressiveness of transitional cell carcinoma of bladder and bladder diverticulum. J Urol, 2010, 183(3): 1190～1199
6. Sadow CA, Silverman SG, Oleary MP, et al. Bladder cancer detection with CT urography in an academic medical center. Radiology, 2008, 249(1): 195～202

第三十章 男性盆腔生殖系统

第一节 正常解剖和 CT 表现

一、前列腺

前列腺位于膀胱下方,耻骨联合与直肠之间,呈倒置的栗形,底部在上方,尖部在下方,余为体部。年轻成人前列腺底部横径一般为 3.54 cm、纵径 2.5~3 cm、前后径 2~2.5 cm,老年人可分别为 4.8、4.3、5.0 cm。前列腺可分为 4 个部分:前方的纤维基质部,前列腺本身的外周带、中央带和移行带(图 30-1-1)。纤维基质部位于前列腺的前方,主要由平滑肌和少量横纹肌构成,本身不属于前列腺腺体组织,年轻人该部体积较大,约占整个前列腺体积的 1/3,老年人该部体积逐渐缩小。外周带占据前列腺后外侧部,主要由腺体组织构成,约占前列腺体积的 75%,前列腺增生时一般该带体积减小。外周带以前列腺尖部较宽,基底部最薄。中央带位于两侧外周带的前内侧,约占前列腺体积的 20%,含腺体较少,而含基质较多。移行带为一较小区带,约占前列腺体积的 5%,由前列腺尿道周围的腺体及纤维基质构成。前列腺周围结构有神经血管束和周围静脉丛,前者位于两侧直肠前列腺角,包括动静脉和神经分支,横断面上相当于 5 点和 7 点的位置,在前列腺根治性手术时,至少一侧保留才能有阴茎勃起功能。周围静脉丛为前列腺周围较丰富的静脉血管,位于前列腺的前方及侧方,紧贴前列腺包膜(图 30-1-2)。

CT 平扫一般不能显示解剖分区,当外周带含水量较多时可显示外周带密度较中央带稍低。因为成人中央带多为程度不等的前列腺增生占据,中央带与移行带可合并称为中央腺,其血供相对丰富,注射对比剂后强化明显且不均匀,而外周带增强较均匀但不如中央带明显,故增强后常可显示部分前列腺解剖分区。若增生结节较小,则外周带在横轴位及冠状位上表现为两侧对称的新月形结构区,但远不如 MRI 的 T_2WI 显示清楚(图30-1-2)。正常前列腺中央尿道不能显示,插入导尿管时可显示(见后面图30-3-6)。

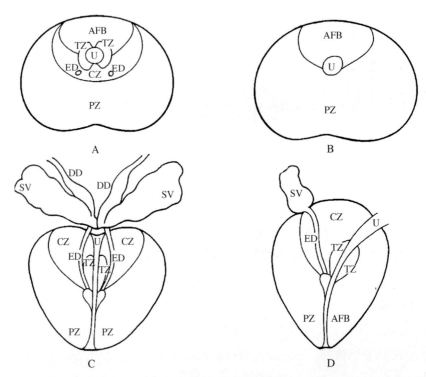

图30-1-1 正常前列腺分区结构示意。A为横轴位基底部;B为横轴位尖部;C为冠状面:前列腺中部和精囊;D为中线矢状面。(PZ, peripheral zone,外周带;CZ, central zone,中央带;TZ, transition zone,移行带;U, urethra,尿道;AFB, anterior fibromuscular band,前纤维肌质带;ED, ejaculatory duct,射精管;DD, ductus deferens,输精管;SV, seminal vesicle,精囊)

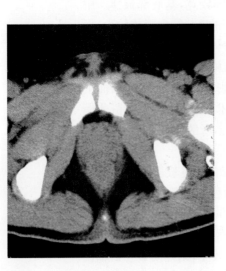

A

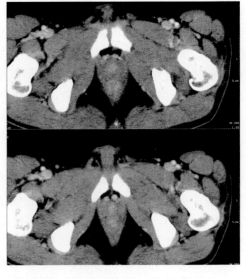

B

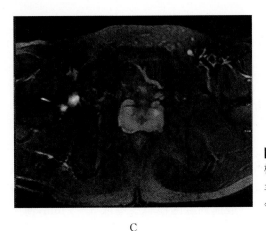

图 30-1-2 正常前列腺。A 为横断面,前列腺近椭圆形,密度均匀;B 为增强后,前列腺外周带强化呈均匀密度,较中央带低,周围强化血管影为静脉丛;C 为抑脂 MRI T_2WI,清楚显示前列腺解剖结构

C

二、精囊

两侧精囊分别位于前列腺上缘的侧后方,呈分叶状棱锥形,以倒八字排列于膀胱底和直肠之间,周围因有丰富的脂肪,故在 CT 上显示清晰,精囊前缘和膀胱形成精囊膀胱三角(图 30-1-3)。

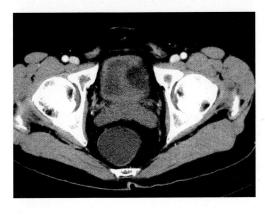

图 30-1-3 正常精囊。两侧精囊呈对称棱锥形结构,与膀胱组成精囊三角

三、睾丸

两侧睾丸呈卵圆形,边缘光滑,分别由精索悬吊于两侧阴囊内。睾丸由致密纤维包膜即白膜紧密包绕。睾丸鞘膜脏层与壁层间有一闭合空腔,正常有少量液体。

四、附睾

位于睾丸后上侧,分头部及体尾部,呈"逗号"形结构,上端膨大而钝圆称附睾头。

第二节　CT 检查技术

一、检查前准备

(1) 胃肠道准备。空腹状态下,于检查前 2～3 h 或更早时间分次口服 2% 含碘溶液

1 000 ml,使盆腔内肠道充盈对比剂。或者仅饮水充盈膀胱。

（2）检查前使膀胱呈充盈状态,这样容易显示膀胱前列腺交界区情况、区分盆腔脏器,同时肠襻上移,不致与盆腔脏器或病灶相混淆。

（3）阴囊检查时可将阴囊垫高,使两侧睾丸位于同一水平,长轴一致,便于比较。

二、CT 扫描方法

常规采用仰卧位,从耻骨联合下缘扫描至髂嵴水平,若为隐睾患者盆腔未发现睾丸或睾丸肿瘤等观察后腹膜淋巴结情况,需扩大扫描范围至肾门或以上;观察骨骼病变除常规窗位外,还需注意用骨窗观察,多排螺旋 CT（MDCT）一般前列腺区检查层厚取 3～5 mm,薄层重建可提高分辨率。

增强扫描可进一步显示病灶,尤其观察病灶在注射对比剂前后的变化,有助于病灶的进一步显示和定性,也有助于淋巴结肿大的判断。

前列腺增强可采用双期扫描,使用非离子型对比剂,总量 90～120 ml（按 1.5 ml/kg 体重计算）,采用压力注射器单相注射,速率为 3 ml/s,注射后 40～45 s 开始动脉期扫描,70～80 s 静脉期扫描。层厚 3～5 mm,动脉期扫描范围仅包括前列腺、膀胱即可,静脉期根据需要确定范围。

MDCT 可重建出矢状面或任意层面的图像,主要用来观察前列腺与膀胱交界处情况,或测量前列腺体积大小,主要用多平面重建（MPR）方法。

第三节 前列腺病变

一、前列腺炎

慢性前列腺炎（chronic prostatis）为泌尿科男性中青年常见病,部分可由急性前列腺炎发展而来。CT 上前列腺可增大或缩小,轮廓规则,增强后密度可略不均匀（图 30-3-1）,与前列腺增生等难以区别。急性前列腺炎有液化坏死可出现低密度灶。部分病例有钙化,CT 容易确定有无脓肿。

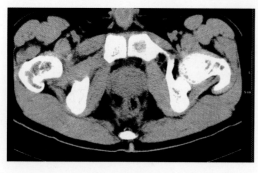
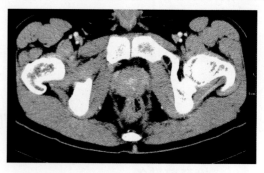

A   B

图 30-3-1 前列腺炎。A 为平扫,前列腺密度大致均匀;B 为增强,示前列腺强化稍不均匀

二、前列腺钙化或结石

成人较常见，儿童罕见，可为多个，1~5 mm 大小。原发性位于腺泡或导管，继发性结石可为感染、阻塞及治疗后引起。常为 CT 检查偶然发现，呈点状、圆形或其他形状，继发者一般较大，前列腺结核钙化可较大（图 30-3-2）。

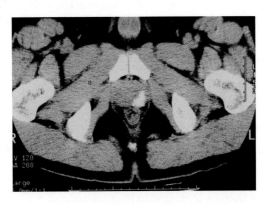

图 30-3-2 前列腺陈旧结核。前列腺左后方见小片状钙化

三、前列腺囊肿

前列腺囊肿（prostatic cyst）包括真性前列腺囊肿、苗勒管囊肿、前列腺潴留囊肿和输精管囊肿。真性囊肿为先天性，以儿童青少年多见，病灶多位于中线，呈椭圆形或圆形。苗勒管囊肿位于中线精阜水平以上，可超过前列腺以外位于其后上方，矢状面呈"泪滴"形，可压迫邻近结构。潴留性囊肿及其他继发囊肿多位于前列腺的后外侧部，由腺管阻塞造成前列腺液潴留所致。CT 上较大囊肿呈低密度，边界清楚，增强后无强化，较小囊肿因部分容积效应难以显示。苗勒管囊肿可有出血故密度可以增高（图 30-3-3）。

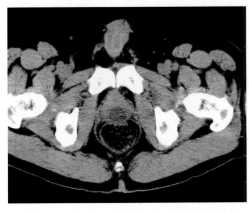
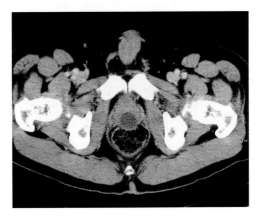

A   B

图 30-3-3 前列腺囊肿。前列腺后部见囊性病灶，边界清楚光滑，增强后无强化。A 为平扫；B 为增强

四、良性前列腺增生

良性前列腺增生(benign prostatic hyperplasia,BPH)过去好发于中老年,发病率高,近年来年轻患者也逐渐增多,大城市中40岁以上成人一般多有程度不等的前列腺增生。病灶一般起源于精阜以上的前列腺尿道周围的移行带,逐渐增大占据中央带,结节明显增大融合使中央带体积增大,外周带受压萎缩,逐渐变薄至仅呈薄层包膜样改变,也即前列腺外科包膜,前列腺摘除术即沿此包膜剥离前列腺。病灶增大突向膀胱,压迫膀胱颈部和后尿道形成尿路梗阻。

临床表现为膀胱刺激症状和梗阻症状,前者主要为尿频、尿急、夜尿和尿失禁,后者主要为排尿困难、尿线变细和尿流无力等,病变加重可致急性尿潴留。前列腺特异抗原(PSA)可升高,一般<10~20 μg/L。

(一) 前列腺增生的 CT 表现

增生结节表现为前列腺体积增大,其上界明显超过耻骨联合上缘,常超过20~30 mm。病灶较大时向上突向膀胱,重建的冠状位及矢状位图像可清楚显示增大的前列腺突入膀胱呈宽基底改变,并可显示膀胱出口及尿道受压情况(图30-3-4)。增强扫描后增生结节强化较明显,可见病灶向周围压迫外周带致外周带变薄,严重者外周带呈"包膜"样,也即前列腺外科包膜(图30-3-5)。增强扫描时因增生结节血供相对丰富故强化较显著,但常不均匀。动态增强时显示病灶的时间密度变化,增强早期不均匀强化更为明显,延迟时密度较早中期趋于均匀,若有囊变则局部无强化(图30-3-5)。前列腺增生突向膀胱时膀胱壁多无不规则增厚,精囊受压可移位及略变形,其局部无增粗隆起,内部一般无异常病灶,精囊膀胱三角正常,与前列腺癌侵犯精囊时不同(图30-3-6)。

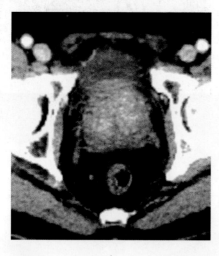 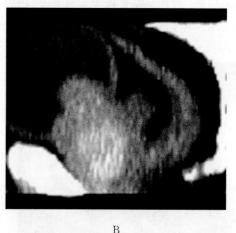

A B

图30-3-4 前列腺增生。A为横断面增强扫描,显示前列腺增生结节强化明显;B为螺旋CT扫描三维重建,显示矢状面图像,增生结节突入膀胱内稍呈分叶状,邻近膀胱壁正常。中央腺增生结节相对较大,强化明显,与外周带得以区分

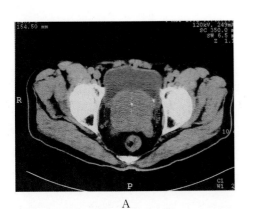
A

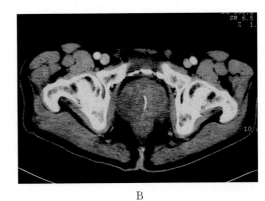
B

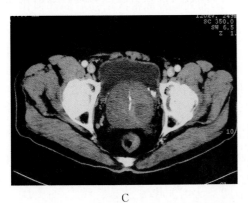
C

图30-3-5 前列腺增生及假包膜，伴囊变及钙化。A为平扫，显示前列腺明显增生，伴钙化；B为增强后，增生结节强化，局部囊变区无强化；C为病灶压迫外周带致其明显萎缩变薄，隐见呈包膜样改变

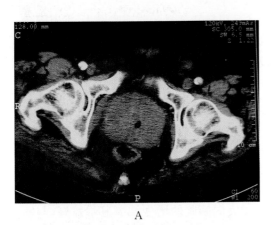
A

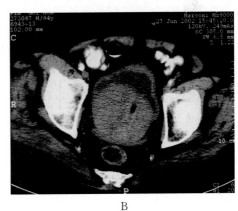
B

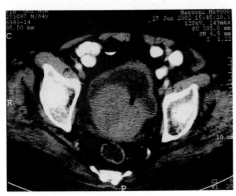
C

图30-3-6 前列腺增生。A为增生结节增强后不甚均匀，轮廓光滑规则，中央带内扁环形低密度区为导尿管影；B和C为增生结节突入膀胱，推移精囊，但精囊受压，内部无增大，精囊三角正常

前列腺摘除术或经尿道切除术后，CT 表现为大部分或部分前列腺缺如，术区尿道实际为术后尿路通道，常不甚规则，图像上也可显示。

（二）前列腺增生与前列腺癌的鉴别

CT 对前列腺增生诊断无特异性，大多数前列腺癌起源于外周带，当有密度差或轮廓改变时可以发现，少数前列腺癌起源于中央带，无法与前列腺增生结节区分，当肿瘤较大累及周围结构时才可提示诊断。若精囊内出现异常病灶时，需考虑前列腺癌侵犯或转移可能。当前列腺增生显著，压迫外周带并突入膀胱，若精囊受压而未见形态密度改变时则肿瘤可能性相对较小（图 30-3-6）。

我们认为，在下述情况下需考虑前列腺癌可能：①前列腺外周带区增强后局部强化灶或两侧强化程度不等，常需窄窗观察才能发现，或增强后不能显示解剖分区而又非检查技术或增生太明显所致；②前列腺轮廓局部不规则隆起，需薄层及仔细观察有无轻微隆起；③前列腺未见病灶，而患者 PSA 值持续升高在 15～20 μg/L 以上，排除指检等因素所致；④前列腺病灶向膀胱内明显不规则隆起，精囊出现肿瘤侵犯表现。在上述情况下需 MRI 检查或穿刺活检。

（三）前列腺增生的影像学比较

静脉尿路造影可显示整个尿路，观察尿路梗阻情况。前列腺增生时可见膀胱底部抬高，形态光整，也可呈宽基底的充盈缺损，但不能直接显示前列腺，对较小的前列腺增生不易判断，也不易与其他病变鉴别。

US 可经腹、尿道或直肠途径进行。经腹部 US 可较清楚显示前列腺增生，尤其是突入膀胱部分，还可估计膀胱残余尿量。经腹部 US 对前列腺内部结构分辨不佳。经尿道 US 可准确分辨前列腺内部结构，但为创伤性检查，对设备要求高，故较少采用。经直肠 US 可显示前列腺的内部结构，无创伤，可引导穿刺活检，目前正被普遍采用。

CT 对前列腺增生和肿瘤的鉴别有很大的限度，尤其未按前列腺结构和病灶特点采用扫描方式时。CT 的优势之一在于能清楚显示前列腺内钙化灶，及快速大范围扫描观察淋巴结等情况。螺旋 CT 动态增强扫描对前列腺解剖分区的显示较常规扫描为佳，因此时中央带强化较外周带明显。薄层及三维成像可提高分辨力及鉴别诊断能力。

MRI 可显示前列腺的内部各区带的结构，判断增生结节的发生部位，多平面成像整体观好。对前列腺增生和肿瘤的鉴别明显优于 CT，对突向膀胱的增生结节显示较好，与膀胱病变较易区分，但对中央带的肿瘤仍不易判断。图像伪影相对多、检查时间长。

五、前列腺癌

前列腺癌（prostate carcinoma）在欧美国家为男性最常见的恶性肿瘤，中国等亚洲国家发病率既往相对较低，但近年来发病率显著提高，部分大城市地区达到与欧美国家相同的发病率。一般认为环境和生活方式的改变为主要原因。另外寿命延长发生前列腺癌的机会也相应增加。前列腺癌除临床发病外，尚应包括潜伏癌和偶发癌。前者指临床无症状而于尸检或其他原因发现，后者为良性前列腺增生手术时偶然发现。据统计，存活至 84 岁的人患前列腺癌的可能性为 15%，但尸检前列腺潜伏癌在 80 岁以上男性人群中超过 40%。所以，虽然组织学上显示有前列腺癌，有相当数量的人群并不发展为临床癌。而早期诊治是提高疗效的关键,准确的分期是制定合理治疗方案和准确判断预后的基础。MRI 为前列腺检查主要的影像学方法之一。CT 也有一定的应用价值。

(一) 前列腺癌的临床表现和临床诊断

早期前列腺癌常无症状,当肿瘤增大压迫阻塞尿路时,出现与前列腺增生相似的症状,表现为逐渐加重的尿频、尿急、排尿困难等症状。晚期出现腰腿痛、贫血、骨性疼痛等,系病灶进展及转移所致。

直肠指检为诊断前列腺癌的重要方法,常可触及很硬的结节。但指检常低估肿瘤大小,与检查者经验关系密切,且不能评价盆腔淋巴结情况。仅凭指检决定治疗方案往往并不可靠。前列腺穿刺活检为确诊前列腺癌的主要方法,经 US 引导准确性更高,10 针以上穿刺诊断阳性率明显高于 10 针以下,也不增加并发症。

PSA 检测为前列腺癌重要的临床血清学指标,正常值<4.0 μg/L,但对前列腺癌无特异性。各种良性病变如前列腺增生也可表现 PSA 增高,故前列腺增生合并前列腺癌时可能产生混淆。PSA 在直肠指检后可增加一倍,膀胱镜检查后可提高 4 倍,穿刺活检后更高。PSA 在直肠指检后 1 周,穿刺活检后至少 6 周才降至基础值。因此,在参考 PSA 值时需具体分析。若 PSA 值在 15~20 μg/L 或以上除外上述因素,前列腺癌的可能相对较大;总 PSA(tPSA)不高时,游离 PSA(fPSA)比例也有重要价值,与前列腺癌的发生率呈负相关。血清 PSA 介于 4~10 ng/ml 时,fPSA/tPSA<0.1,则前列腺癌的可能性达 56%;如 fPSA/tPSA>0.25,前列腺癌的可能性为 8%。国内推荐 fPSA/tPSA>0.16 为正常值。

(二) 前列腺癌的临床分期

目前临床采用国际抗癌联盟与美国癌症联合会的 TNM 法,见表 30-3-1。肿瘤局限于前列腺内为 T_2 期,肿瘤突破前列腺包膜为 T_3,临床上区别 T_2、T_3 期相当重要,因 T_2 期可行前列腺根治术,T_3 期多行其他治疗。但 CT 对分期的判断并不准确。

表 30-3-1 前列腺癌的 TNM 分期

T_1	临床隐匿肿瘤,既不能扪及、影像学也不能发现
T_1a	病变≤所切除前列腺组织的 5%
T_1b	病变>所切除前列腺组织的 5%
T_1c	肿瘤经穿刺活检证实
T_2	肿瘤局限于前列腺内
T_2a	肿瘤累及前列腺一叶的一半或更少
T_2b	肿瘤累及前列腺一叶的一半以上
T_2c	肿瘤累及前列腺两叶
T_3	肿瘤突破前列腺包被膜
T_3a	肿瘤侵犯达包膜外
T_3b	肿瘤侵犯一侧或双侧精囊
T_4	肿瘤固定或侵犯邻近组织器官
N	淋巴结转移
M	远处转移

(三) 前列腺癌的 CT 表现

正常前列腺的后外部为外周带,前列腺癌多发生于外周带,病灶以后外侧方向居多。肿瘤局限在前列腺内时,前列腺外缘完整,与周围静脉丛界限清晰,平扫及普通增强难以发现病灶,快速动态增强可提高增强后密度差,显示一部分病灶,常需窄窗观察(图30-3-7)。病灶进一步进展,可见病灶增大致局部隆起,部分密度稍低,需注意用窄窗观察(图30-3-8),若前列腺癌病灶发生在中央带,则一般与前列腺增生灶无法区分,前列腺癌可多中心起源,故外周带与中央带可同时发生病灶。

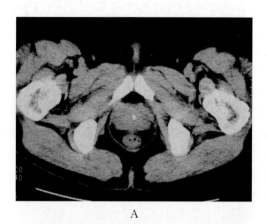
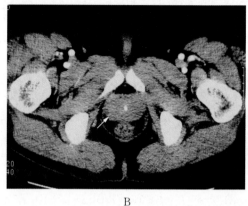
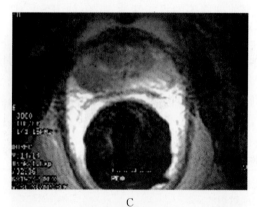

图30-3-7 右侧外周带前列腺癌。A为平扫,未见局部病灶;B为增强后,见右侧外周带局部强化较左侧明显(箭头);C为MRI T_2WI,显示病灶更为明确

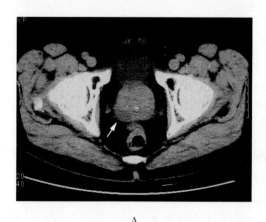
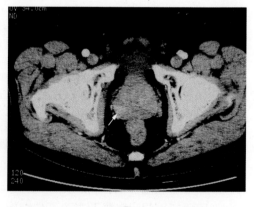

图30-3-8 右侧后外方前列腺癌。A为平扫,示右侧后外方肿瘤局部密度略低(箭头);B为增强后,示病灶强化(箭头),局部轮廓不规则

增强时需注重强化方式,因病灶本身密度与正常腺体相似,常规增强常不能显示病灶与周围结构的密度差,往往无法显示局限在腺体内的病灶,只有当病灶足够大引起前列腺形态明显异常才能发现。MDCT 行快速动态扫描,可在动脉期检出常规增强 CT 不能检出的前列腺癌强化病灶(图 30-3-9,10)。

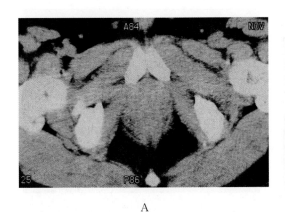
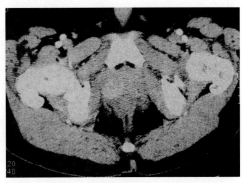

图 30-3-9 右侧前列腺癌。A 为平扫,不能显示病灶;B 为螺旋 CT 动态增强早期,显示病灶明显强化

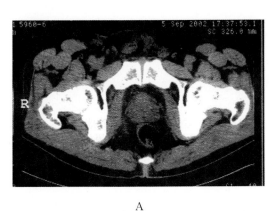
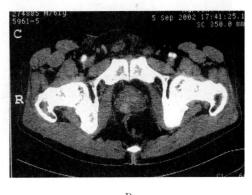

图 30-3-10 右侧外周带前列腺癌。A 为平扫,未见局部病灶,前列腺右后方局部稍隆起;B 为增强后,见右侧外周带局部病灶明显强化

局部不规则隆起病灶多已穿破到包膜外,病灶进展可致周围脂肪内出现病灶,前列腺直肠角消失。周围静脉丛受侵犯时,两侧往往不对称。

精囊受侵表现为精囊形态或密度异常,精囊角不对称,前列腺癌可直接侵犯精囊,也可沿射精管、神经血管束侵犯,另外还可为转移所致。精囊受累较轻或无形态改变时,或增强后无密度差,则不能发现精囊受累。精囊三角侵犯闭塞多为肿瘤明显侵犯所致。需注意精囊三角闭塞也有假阳性,前列腺增生压迫明显等情况也可引起(图 30-3-11)。

前列腺癌还可侵犯膀胱及周边其他结构。膀胱受累表现为膀胱颈部出现结节状不规则增厚或软组织肿块影(图 30-3-11),病灶明显时可占据部分膀胱腔。也可向下方侵犯后尿道致狭窄变形。因有膀胱直肠筋膜的阻拦作用,直肠受累较少,晚期侵犯直肠时前壁首先受累。前列腺癌向两侧侵犯闭孔内肌、肛提肌时,表现为两侧肌肉不对称,出现异常病灶与前列腺癌主病灶相连。

盆腔及腹部可见淋巴结肿大,一般首先累及闭孔和髂内淋巴结,然后可以累及髂外、髂总、腹主动脉旁等淋巴结(图30-3-12),甚至转移到胸部淋巴结。淋巴结肿大无特异性,正

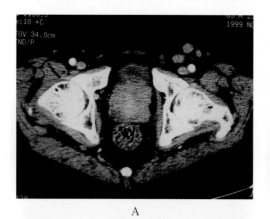

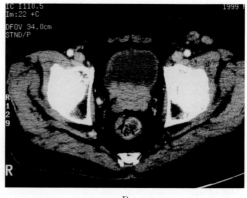

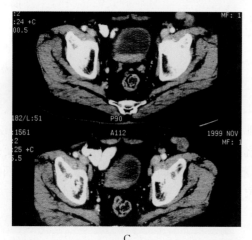

图30-3-11 前列腺癌侵犯精囊膀胱。A为前列腺增大,强化不均匀,左后缘不规则隆起;B为精囊中部及左侧受累,左侧精囊三角闭塞;C为膀胱壁增厚强化

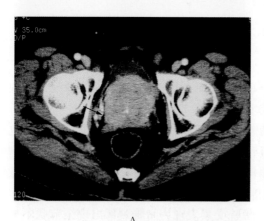

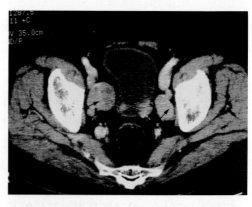

图30-3-12 前列腺癌淋巴结肿大。A为前列腺增大,肿瘤向周围不规则隆起,侵犯右侧精囊三角(箭头);B为增强后,显示两侧髂血管区淋巴结肿大,其密度较强化的血管低(箭头)

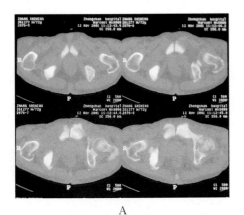
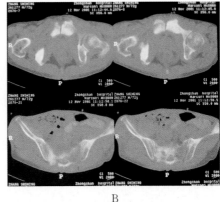

图 30-3-13 前列腺癌骨盆转移。A 和 B 为骨盆骨多处成骨性骨质增生和破坏

常大小也可有转移,一般以>1 cm 或多个淋巴结成串为阳性。前列腺癌骨转移以骨盆和脊柱最多见,病灶常为多发性,以成骨型病灶多见(图 30-3-13)。

(四)前列腺癌的鉴别诊断

(1) 良性前列腺增生:CT 对前列腺增生诊断无特异性,大多数前列腺癌起源于外周带,当有密度差或轮廓改变时可以发现,少数前列腺癌起源于中央带,无法与前列腺增生结节区分,当肿瘤较大累及周围结构时才可提示诊断。若精囊内出现异常病灶时,需考虑前列腺癌侵犯可能。当前列腺增生显著,压迫外周带并突入膀胱,若精囊受压而未见形态密度改变时,则肿瘤可能相对较小。

临床 PSA 明显高于正常的患者,而 CT 未发现肿瘤病灶者,应行穿刺活检或 MRI 检查。

(2) 膀胱癌侵犯前列腺:因膀胱底部与前列腺底部相贴,而膀胱底部为膀胱癌好发部位,前列腺增生及肿瘤也为常见病变,甚至可与膀胱癌合并发生。膀胱癌侵犯前列腺时,主要表现为瘤灶位于膀胱内较明显,周围膀胱壁增厚,前列腺与膀胱间分界消失,螺旋 CT 矢状面及冠状面观察其整体表现,有利于判断病灶中心位置。动态增强有助于进一步判断。

(3) 周围其他肿瘤累及前列腺,主要根据病灶的中心、前列腺是否受压等判断。

(4) 前列腺其他恶性肿瘤,较为少见,主要为前列腺转移瘤,原发性有前列腺肉瘤,病灶常较大、易坏死,与前列腺癌不同(图 30-3-14)。

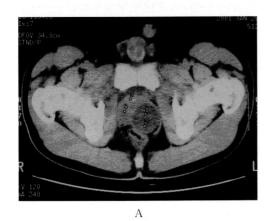
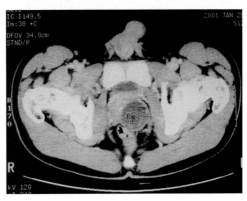

图 30-3-14 前列腺肉瘤。A 为左侧前列腺局部囊性占位;B 为增强后,周边不规则强化

(五) 前列腺癌检查的影像学比较

静脉尿路造影仅能显示晚期前列腺癌侵犯膀胱、阻塞尿路的改变，不能显示前列腺癌本身的具体情况。平片对致密性骨转移较为敏感。

直肠探头超声（TRUS）为检查前列腺癌的一个重要影像学方法，一般认为优于 CT，能够显示前列腺的内部结构。但文献报道 24%～40%的前列腺癌 TRUS 不能发现病灶所在；分期方面也不理想，其精确性、敏感性和特异性仅分别为 58%、66% 和 56%。检查视野较小，无法评价盆腔淋巴增大情况。但可用来引导穿刺活检，可明显提高阳性率。TRUS 检查方便，费用也较低。

CT 尤其常规 CT 在前列腺癌的显示和分期方面有一定的局限性。因前列腺癌病灶本身密度与正常腺体相似，因此常规 CT 往往无法显示局限在腺体内的病灶。只有当病灶足够大引起前列腺形态异常时才能发现。一般用来显示进展期肿瘤及周围侵犯情况，而不能显示前列腺内部较小病灶本身。研究还认为 CT 评价前列腺局部浸润的准确性也较低。Platt 报道 C 期和 D 期前列腺癌的敏感性仅为 35%～55%。螺旋 CT 能够快速扫描病灶，应用螺旋 CT 薄层动态增强扫描，能够提高前列腺癌的显示率。CT 可以显示前列腺内的钙化及骨骼转移的增生骨情况，弥补 MRI 在钙化显示方面的不足。故螺旋 CT 动态增强有助于观察前列腺分区及增生结节的范围。另外，螺旋扫描薄层重建及三维成像可提高显示能力，有助于诊断和鉴别，若使用 CT 检查建议行螺旋 CT 薄层动态增强，可提高检出率及分辨率，但仍远未达到 MRI 检出的效果。

MRI 是目前前列腺癌主要的影像学检查方法，尤其运用直肠表面线圈、相控阵线圈时，其显示率及分期准确性均明显高于 TRUS 和 CT，多数文献均有类似结论。MRI 可多方位显示病灶，兼顾骨盆骨骼的观察。易于显示精囊侵犯，直肠线圈可显示精囊的轻微侵犯，对活检后出血的显示较好，MRI 增强扫描、功能成像包括弥散加权及波谱成像对诊断有重要作用。比较而言，MRI 优于 TRUS，后者又优于 CT。MRI 检查也有其局限性，病灶的显示与肿瘤发生部位有关，中央带病灶难以与增生结节区别，即使行 MRI 功能成像也不容易鉴别，外周带 T_2WI 低信号也无特异性，难以判断轻微的包膜穿破。有时向膀胱轻度侵犯与前列腺增生突入膀胱难以区分。多中心起源肿瘤、瘤体出血、伴发前列腺增生及较重前列腺炎时，有时不易诊断。

PET-CT 目前多为 18F-FDG PET，因不易区分前列腺增生与前列腺癌，故对前列腺癌的诊断价值有限。11C 胆碱 PET 对前列腺癌的检出率高，临床应用价值大。

核素骨扫描有助于全身骨转移灶的显示，敏感性高、检查方便，较 X 线平片更早发现骨转移。但核素骨扫描特异性低，对单发病变无法区分良恶性。

淋巴管造影有助于判断接近正常大小的淋巴结是否有转移灶。但有一定创伤，检查时间长，假阴性高，目前国内很少应用。

第四节 精囊病变

一、精囊炎

单纯精囊炎（seminal vesiculitis）少见，主要伴随前列腺炎发生。急性精囊炎有时伴有精液潴留，病人感胀痛，有血精。直肠指检可能发现精囊肿大，有波动和压痛，临床处理需经会阴穿刺抽吸减压。CT 表现为精囊增大，出血。慢性精囊炎症状与慢性前列腺炎相似，可阻塞管道致精囊内发生囊性变化。

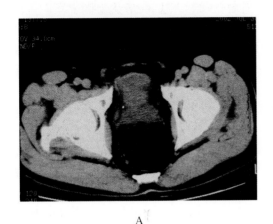
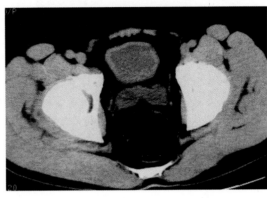

图 30-4-1　精囊炎。精囊肿大，密度降低

二、精囊囊肿

精囊囊肿（seminal vesicle cyst）较少见，可为先天或后天性。继发性囊肿偏一侧，病因与前列腺潴留囊肿相同，由前列腺炎症及增生所致。CT 表现为典型的囊性病灶，为液体密度，如伴出血或感染，则 CT 值较高（图 30-4-2）。

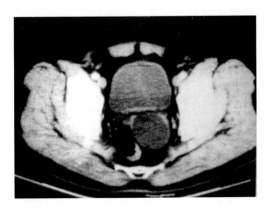

图 30-4-2　左侧精囊囊肿。呈水样密度，边界光滑，增强后无强化

三、精囊肿瘤

精囊肿瘤（seminal vesicle tumor）中原发恶性肿瘤罕见，主要为腺癌，因就诊时多已晚期，以致临床甚至病理难以确定肿瘤是否起自精囊。CT 表现为精囊肿块，向周围侵犯盆壁、膀胱、前列腺或直肠，可见淋巴结肿大。精囊继发肿瘤多为前列腺癌侵犯或转移所致，还可见于膀胱癌和直肠癌侵犯。CT 可显示肿块大小、范围及周围侵犯情况。

精囊腺癌 CT 可见精囊不规则膨大，周围脂肪间隙模糊，膀胱精囊角消失，易侵犯前列腺、对侧精囊、直肠、膀胱后壁以及输尿管下段等周围组织(图 30-4-3)。与继发性精囊肿瘤的鉴别点是原发肿瘤常以精囊为中心,而继发性肿瘤的中心位于邻近的原发病灶。

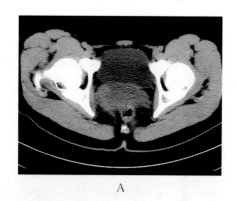 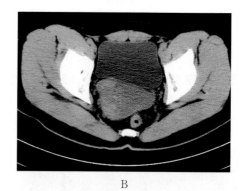

图 30-4-3 精囊腺癌。精囊区见较大囊实性占位灶,增强后实质部分强化较明显,液体部分未见强化

第五节 睾丸和附睾病变

一、睾丸肿瘤

原发睾丸肿瘤绝大多数为生殖细胞源性,为恶性肿瘤,约占 95%,包括精原细胞瘤(seminoma)、胚胎瘤、畸胎瘤、绒毛膜上皮癌。以精原细胞瘤最常见,约占 40%(图 30-5-1)。非生殖细胞源性的睾丸肿瘤较少,仅约为睾丸肿瘤的 4%。包括纤维肉瘤、平滑肌瘤、横纹肌肉瘤等。隐睾或异位睾丸肿瘤发生率明显提高。CT 主要作用为观察局部病灶及盆壁后腹膜区有无淋巴结肿大。

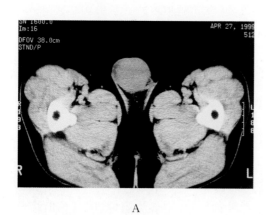 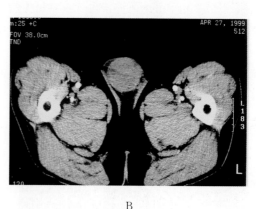

图 30-5-1 睾丸精原细胞瘤。左侧睾丸明显肿大,呈密度不均匀软组织肿块,增强后中度强化,伴少量鞘膜积液

睾丸肿瘤 CT 上表现为睾丸肿大或软组织肿块,两侧不对称。有出血及坏死时病灶密度

不均匀。肿瘤增大可侵犯邻近组织并引起睾丸鞘膜积液。肿瘤转移至腹部时可形成软组织团块影,与原发灶信号相仿。可随静脉及淋巴系统播散,右侧睾丸肿瘤首先播散至低位主动脉旁和腔静脉前淋巴结,左侧睾丸肿瘤首先播散至左肾门水平的主动脉旁淋巴结。

CT主要用于观察淋巴结转移,帮助临床分期及治疗,并用于治疗后的随访。

二、睾丸附睾炎

睾丸附睾炎(epididymo-orchitis)常见感染部位为附睾,炎症发展可累及睾丸。急性炎症表现为附睾增大,精索增粗。慢性炎症由于纤维增生使整个附睾硬化,附睾结核主要病变为干酪样变和纤维化,CT上可见钙化及纤维肉芽干酪组织构成相应的异常灶(图30-5-2)。

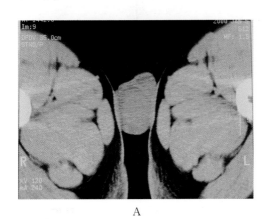
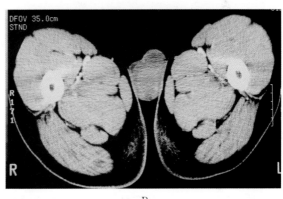

图30-5-2 右睾丸精原细胞瘤。右侧睾丸肿大,密度不均匀,增强后强化,伴少量鞘膜积液

三、睾丸鞘膜积液

一般无需CT检查。当积液程度严重,US检查困难时可采用CT检查。应仔细观察睾丸附睾以寻找潜在的病变。约20%睾丸肿瘤在就诊时合并鞘膜积液。单纯鞘膜积液在CT上表现为低密度,需注意分辨睾丸内和睾丸外病变(图30-5-3)。MRI可较US、CT提供

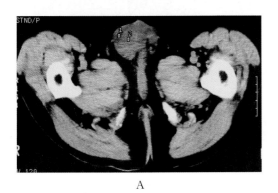
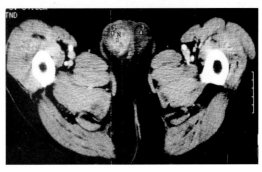

图30-5-3 右睾丸炎症伴少量鞘膜积液。A为平扫,示右侧睾丸附睾稍增大,境界不清(游标);B为增强后,睾丸明显强化,周围见少量鞘膜积液(游标)

更多的信息鉴别睾丸内外病变。增强扫描则更易鉴别积液和睾丸肿瘤,特别当两者合并存在时。当积液为感染性或脓性时,密度不均匀,出血性积液密度不均匀或偏高(图30-5-4,5)。

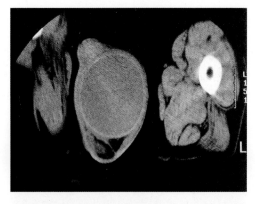

A

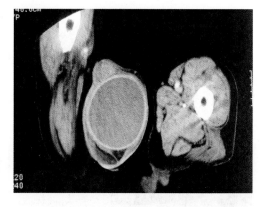

B

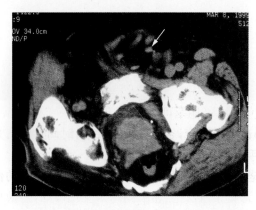

C

图30-5-4 左阴囊脓肿、睾丸附睾慢性炎症。A为平扫,示左侧阴囊内较大脓肿,呈较低密度;B为增强后,脓肿壁强化,周围见筋膜增厚,境界不清(箭头);C为合并斜疝(箭头)

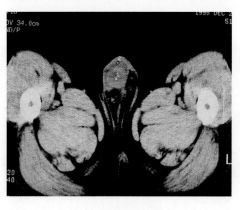

A

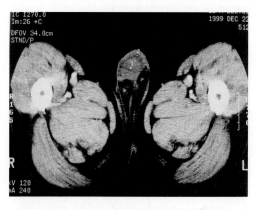

B

图30-5-5 睾丸鞘膜积液。A为平扫,右侧鞘膜腔内见局部液性密度(游标);B为增强后,积液无强化

四、精索静脉曲张

精索静脉曲张(varicocele)CT可清楚显示自腹股沟管内环至睾丸的精索结构,静脉曲张表现为精索增粗,较多曲张血管增强后呈高密度结构,更易辨认(图30-5-6)。

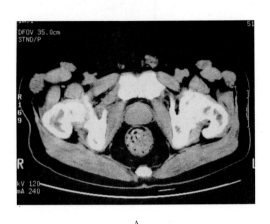
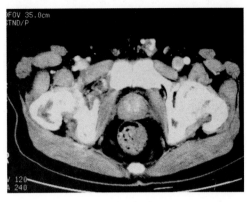

图30-5-6 精索静脉曲张。左侧精索增粗,曲张血管增强后强化明显。A为平扫;B为增强

五、隐睾

隐睾(cryptorchidism)为出生后睾丸未降至阴囊内,隐睾可位于肾门至阴囊的任何部位,以腹股沟管内尤其内环处最常见。隐睾应尽早诊断及治疗,否则易发生肿瘤,时间过长睾丸发生萎缩,致显示困难。术前睾丸定位可以为手术提供重要信息。

CT的主要作用为定位,隐睾患者检查时,若不知隐睾位置,因其可位于肾门至阴囊的任何位置,故首先重点在腹股沟管内环处观察有无病灶,若在上述范围均未发现病灶,则隐睾有异位可能,包括前腹壁、股三角、会阴等处,需注意观察(图30-5-7)。成人隐睾患者发现下腹部肿块,需考虑精原细胞瘤等睾丸肿瘤。

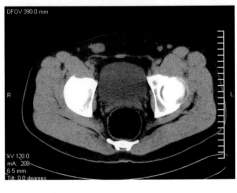
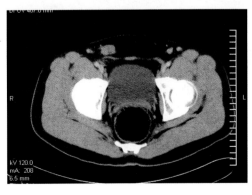

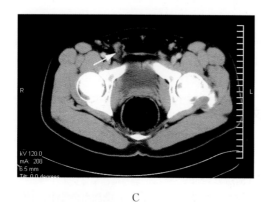

图 30-5-7 隐睾。右侧腹股沟近腹腔见类椭圆形软组织影,增强后轻中度强化,并见条带状影连向腹腔腹股沟内环处(箭头)

C

一般隐睾呈椭圆形,与腹股沟管长轴一致。隐睾无萎缩时,密度与正常睾丸相同,发生萎缩后有纤维化改变,形态密度有变化。腹腔内隐睾往往不易显示,以位于近腹股沟管内环处最多。

隐睾需与腹股沟增大淋巴结鉴别,腹股沟增大淋巴结形态常不同于隐睾,淋巴结常为圆形(图 30-5-8),隐睾一般为椭圆形。另外,两者部位不同,隐睾位于精索走行区,周围可见精索结构,有一侧睾丸不见病史。腹股沟斜疝一般体积较大,临床表现典型,内含肠道脂肪而为低信号,与隐睾不同(图 30-5-4)。

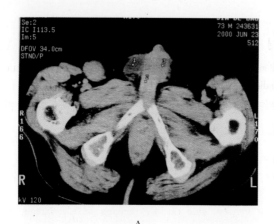
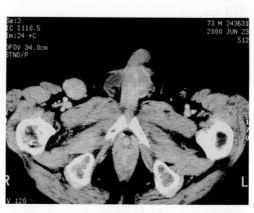

A B

图 30-5-8 阴茎癌右侧腹股沟淋巴结肿大转移。A 和 B 为右侧腹股沟见较大肿块,有强化,阴茎根部见肿块强化

六、睾丸和附睾病变的影像学评价

总的来说,CT 检查显示钙化优于 MRI,检查时间短,易根据情况扩大扫描范围,显示腹部淋巴结增大等情况,MDCT 也可三维成像,空间分辨率高,但 CT 软组织分辨率不如 MRI,有辐射性。MRI 在显示睾丸和附睾的结构方面优于 US 和 CT,在显示病变方面优于或等于 US 和 CT,对病变的判断相对可靠。无辐射损伤,尤其适合于隐睾、睾丸扭转的检查。MRI

成像时间长，幼儿不易合作。US 具有检查方便、费用低的优点，临床应用较多，但 US 视野小，难以显示腹部转移性病灶，患者较肥胖时不易区分腹股沟区的隐睾与淋巴结。

（张兴伟）

参考文献

1. 吴阶平主编. 泌尿外科. 山东：山东科学技术出版社，1993
2. 周康荣主编. 腹部 CT. 上海：上海医科大学出版社，1993
3. 郭应禄主编. 前列腺增生及前列腺癌. 北京：人民卫生出版社，1998
4. 张兴伟，周康荣，陈祖望. 快速序列动态增强 MRI 对前列腺癌的诊断价值. 中华放射学杂志，2000，6：393~396
5. Jung JA, Coakley FV, Vigneron DB, et al. Prostate depiction at endorectal MR spectroscopic imaging: investigation of a standardized evaluation system. Radiology, 2004, 233:701~708
6. Zakian KL, Sircar K, Hricak H, et al. Correlation of proton MR spectroscopic imaging with Gleason score based on step-section pathologic analysis after radical prostatectomy. Radiology, 2005, 234:804~814
7. Kurhanewicz J, Vigneron DB, Hricak H, et al. Three-dimensional H-1 MR spectroscopic imaging of the in situ human prostate with high (0.24-0.7-cm^3) spatial resolution. Radiology, 1996, 198:795~805
8. Hricak H, Dooms GC, Jeffrey RB, et al. Prostatic carcinoma: staging by clinical assessment, CT, and MR imaging. Radiology, 1987, 162:331~336
9. Platt JF, Bree RL, Schwab RE. The accuracy of CT in the staging of prostatic carcinoma. AJR, 1987, 149:315~318
10. Brown G, Macvicar DA, Ayton V, et al. The role of intravenous contrast enhancment in magnetic resonance imaging of prostatic carcinoma. Clin Radiol, 1995, 50:601~606
11. McNeal JE. Cancer volume and site of origin of adenocacinoma of the prostate: relationship to local and distant spread. Hun Pathol, 1992, 23:258~266
12. Jajer GJ, Ruijter ETC, de Kaa CA, et al. Local staging of prostate cancer with endorectal MR imaging: correlation with histopathology. AJR, 1996, 166:845~852
13. Mirowitz SA. Seminal vesicles: biopsy related hemorrage simulating tumor invasion at endorectal MR imaging. Radiology, 1992, 185:373~378
14. Schiebler ML, Schnall MD, Pollack HM, et al. Current role of MR imaging in the staging of adenocarcinoma of the prostate. Radiology, 1993, 189:339~352
15. Mazzu D, Jeffrey RB Jr, Ralls PW. Lymphoma and leukemia involving the testicles: findings on gray-scale and color Doppler sonography. AJR, 1995, 164(3):645~647
16. Bach AM, Hann LE, Hadar O, et al. Testicular microlithiasis: what is its association with testicular cancer? Radiology, 2001, 220(1):70~75
17. Kravets FG, Cohen HL, Sheynkin Y, et al. Intraoperative sonographically guided needle localization of nonpalpable testicular tumors. AJR, 2006, 186(1):141~143

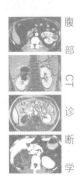

第三十一章 女性盆腔生殖系统

盆腔器官较少运动,且有较多的脂肪衬托,CT扫描可清晰地显示盆腔组织器官的形态,显示病变情况及其与邻近器官的关系,对病变作出定位和定性诊断。虽然女性盆腔疾患首选US检查,但US也有一定的限度,如探测范围有限、不利于肿瘤分期、出血性或黏稠性囊性病变易误认为实性和操作者依赖等。CT检查对于那些肿瘤巨大、肿瘤分期、妇科检查未能确诊或初步诊断未能提示盆腔疾病的患者仍是必需的。尽管CT的软组织分辨率不如MRI,但在国内,多数育龄期妇女放置宫内节育器限制了MRI的使用。

第一节 女性盆腔解剖

一、子宫

子宫位于盆腔中央,膀胱与直肠之间,下端接阴道,两侧有输卵管和卵巢。成年人的子宫呈前后略扁倒置的梨形,上端宽而圆突的部分为子宫底,位于小骨盆入口平面以下,朝向前上方。宫底两侧为子宫角;下端长而狭窄的部分为子宫颈,其下端在坐骨棘平面稍上方;两者之间为子宫体。子宫正常姿势是前倾前屈位,少数可呈上下位甚至后屈位。一般在盆腔中央,也可偏向盆壁一侧。成年人子宫长径为7～8cm,宽为4～5cm,厚为2～3cm。大小依年龄不同变化很大。婴儿期子宫颈较子宫体长而粗,为2:1,性成熟前期子宫壁增厚,成年妇女子宫颈与子宫体比例为1:2,经产妇子宫各径和内腔均增大,绝经后子宫萎缩变小,壁变薄。

子宫壁分为3层:外层为浆膜层,是脏腹膜;中层为较厚的肌层,由平滑肌纤维组成,非孕时厚为1.0～1.2cm,其中内侧肌纤维排列致密,称为联合带,CT无法分辨该结构,MRI T_2WI 像上呈明显低信号;内层为黏膜层,即子宫内膜。子宫底和体部的内膜随月经发生周期性增生和脱落,在经前期明显增厚,经后变薄。CT平扫子宫呈纺锤形或椭圆形,边缘光滑,密度均匀,与盆壁肌肉相仿,宫腔内分泌液呈略低密度;增强后肌层呈非常明显的均匀强化,内膜也呈均匀强化,但幅度较肌层小,宫腔不强化。在横断面和冠状面增强像上,内膜和宫腔呈近似倒三角形的略低密度区,矢状面呈上下走行条状低密度。成年人子宫颈长约2.5 cm,直径3 cm,CT横断面为扁圆形,在相当于股骨头水平、耻骨上方3 cm层面,矢状面呈长柱形,密度均匀,强化明显,但幅度较子宫体稍弱。宫旁两侧脂肪中斑点状影为输尿管及子宫静脉丛,子宫体和宫颈旁组织为低密度脂肪结构,平扫时可见条索状和结节状静脉丛,也包含动脉、神经、淋巴和纤维组织,增强扫描血管与邻近血管强化一致(图31-1-1)。

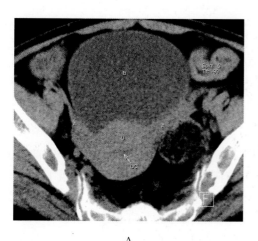

A

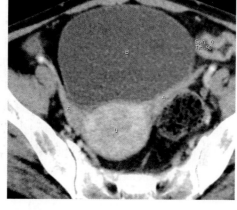

B

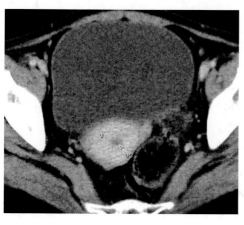

C

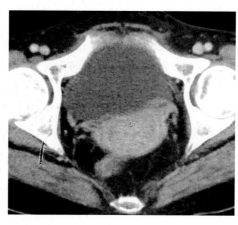

D

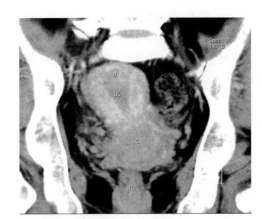
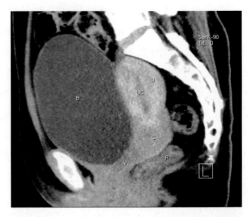

E　　　　　　　　　　　　　　　　F

图 31-1-1　正常子宫。A 和 B 为宫底层面平扫和增强,见子宫呈椭圆形,密度均匀,强化明显,宫腔呈略低密度,输卵管与阔韧带、圆韧带和其内的血管呈子宫角向盆壁伸展的索带状结构,卵巢萎缩无法分辨;C 为宫体层面;D 为宫颈层面,宫颈呈扁圆形,强化略低于宫体;E 和 F 分别为冠状面和矢状面,内膜和宫腔分别呈倒三角形和条状低密度区,宫颈呈管状,强化低于宫体,两旁见条索状和结节状静脉丛。图中 V 为阴道,R 为直肠,B 为膀胱,U 为子宫肌层,UC 为宫腔,C 为子宫颈

子宫由阔韧带、圆韧带、主韧带和骶子宫韧带固定于盆腔。子宫阔韧带为子宫前后面的腹膜自子宫侧缘向两侧延伸形成,维持子宫正中位;圆韧带在阔韧带前叶的覆盖下向前外侧弯行,主要维持子宫前倾位。在 CT 像上,阔韧带、圆韧带及其内的输卵管、血管索表现为子宫角向盆壁伸展的索带状结构,内粗外细,平扫和增强密度均与子宫相仿(见图 31-1-1A,1B)。子宫主韧带亦称子宫颈旁组织,是维持子宫颈正常位置的重要结构,CT 像上与斑点状宫旁静脉丛混杂(图 31-1-1E)。骶子宫韧带向后上牵引子宫,间接维持子宫前倾位。4 对韧带与骨盆底肌肉和筋膜共同维持子宫的位置。

膀胱上面的腹膜向后折转到子宫前面,形成膀胱子宫窝,子宫后面的腹膜向下转至阴道,反折至直肠前面,形成子宫直肠窝,是腹膜腔最低的部位。正常情况下,盆腔内特别是子宫直肠窝可有少量生理性液体,液体有无、量的多少随月经周期发生变化。我们的 MRI 研究显示:在排卵后,生理性积液量最明显,出现率最高,可见于 87% 的健康育龄女性,经期前后出现率略多于半数。但在 CT 图上,这种少量生理性积液不易分辨,在窝内常见肠襻占据。子宫与直肠间及直肠与骶骨间有低密度脂肪层相隔。

二、卵巢

卵巢为一对扁卵圆形的性腺,分内外侧面,前后缘和上下端。外侧面贴靠盆侧壁的卵巢窝,相当于髂内外动脉夹角处;内侧面朝向盆腔,与小肠相邻;上端与输卵管末端相连,并借卵巢悬韧带附着于骨盆缘;下端借卵巢固有韧带连于子宫。卵巢位于输卵管的后下方、子宫两侧的后上方,前缘借卵巢系膜与子宫阔韧带后层相连。成年女子的卵巢约 4 cm×3 cm×1 cm,重 5~6 g,其形状、大小随年龄而异。性成熟期卵巢最大,表面光滑,35~40 岁卵巢开始缩小,绝经后萎缩变小、表面凹凸不平。卵巢表面覆盖致密结缔组织,称为卵巢白膜;实质分为浅层的皮质和深层的髓质。皮质中有许多大小不等的卵泡,髓质内无卵泡,主要由致密

的结缔组织及丰富的血管、神经和淋巴管构成。在 CT 图像上，卵巢呈 1～3 cm 大小、卵圆形软组织密度影，两侧大小可以略不对称，以增强扫描显示清晰，强化较弱，幅度明显低于子宫，CT 无法分辨皮质和髓质结构（图 31-1-2）。MRI T_2WI 可清晰显示卵巢的分层结构，皮质呈低信号，卵泡为圆形液体信号，呈多个、花环样排列，髓质中等信号（图 31-1-3）。当卵巢内含有囊状滤泡或生理性囊肿时，增强 CT 可表现为边缘光滑的圆形低密度区，周围有强化环。45 岁以后因卵巢萎缩 CT 常无法显示。

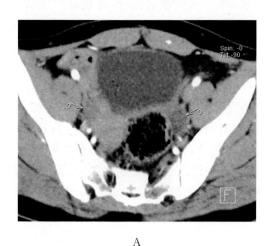
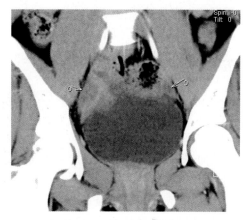

图 31-1-2　正常卵巢。横断面（A）和冠状面（B）显示双侧卵巢窝区卵圆形低密度（箭头），为壮年女性正常卵巢

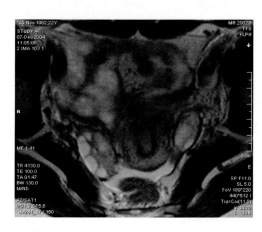

图 31-1-3　正常卵巢 T_2WI 像。卵巢见明显的分区结构，皮质为低信号，髓质为中高信号，在皮髓质间可见大小不等、花环样排列、信号非常高的小囊结构，为正常卵泡。子宫直肠窝见少量生理性积液

三、输卵管

输卵管长 8～14 cm，是输送卵子的管道。呈圆柱形细长弯曲的管状结构，左右各一，近端与子宫角连通。输卵管由内向外分为 4 个部分：①子宫部（间质部），为输卵管子宫壁内的一段，直径最细；②峡部，与间质部毗连，管腔略变大，水平向外移行为壶腹部；③壶腹部，粗而长，为管腔最大部分，约占输卵管全长的 2/3，长 5～8 cm；④伞部或漏斗部，为输卵管末端膨大的部分，覆盖在卵巢后缘和内侧面，漏斗末端中央有输卵管腹腔口，卵巢排出的卵由此

进入输卵管。输卵管末端形成输卵管伞,盖在卵巢的表面,其中一个较大的叫卵巢伞,有"拾卵"的作用。CT无法显示正常输卵管结构,仅能显示与其伴行的子宫阔韧带、圆韧带和其内的血管索(图31-1-1A,1B)。

四、阴道

阴道位于真骨盆下部中央,前壁长7～9 cm,与膀胱和尿道相邻,后壁长10～12 cm,与直肠贴近。正常时阴道闭合,CT表现为软组织密度,有时含少量分泌液,可表现为线状低密度。阴道壁内富含静脉丛,增强扫描可明显强化。阴道前上方为膀胱,后方为直肠,其间见低密度脂肪分隔。

五、血管

子宫动脉发自髂内动脉,在腹膜后沿盆腔侧壁向前内下方走行进入阔韧带基底部,距子宫颈外侧约2 cm处跨越输尿管达子宫侧缘,分上下两支,上支较粗为子宫体支,沿子宫侧缘迂曲上行,至子宫角处分为子宫底支、卵巢支和输卵管支;下支又分为子宫颈支和阴道支。子宫动脉向子宫发出螺旋动脉,后者分布均匀,排列整齐进入子宫肌层。子宫静脉及其属支与其同名动脉伴行,并在相应器官及其周围形成互相吻合的静脉丛,引流入髂内静脉。增强CT动脉期可显示子宫动脉及其分支,甚至子宫肌层内的螺旋动脉,静脉期可见较多位于子宫边缘、迂曲增粗的静脉血管,并常见静脉石。

卵巢动脉起自肾动脉稍下的腹主动脉,斜向下走行在腹膜后腰大肌前方,在小骨盆上口经骨盆漏斗韧带向内横行,再经卵巢系膜进入卵巢门,并在输卵管系膜内与子宫动脉的卵巢支相吻合(图31-1-4)。卵巢静脉出卵巢门后形成静脉丛,与同名动脉伴行,右侧汇入下腔静脉,左侧汇入左肾静脉。

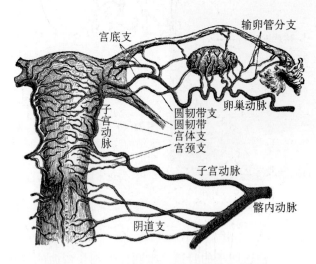

图31-1-4 子宫动脉和卵巢动脉分布示意

阴道动脉和阴部内动脉为髂内动脉前干的分支,供应阴道中下段、直肠下段、会阴及肛门。

六、淋巴

女性盆腔具有丰富的淋巴系统，淋巴结一般沿相应的血管排列，其数目、大小和位置均不恒定，主要分为外生殖器淋巴和盆腔淋巴两组。

（一）外生殖器淋巴

外生殖器淋巴分为腹股沟深浅两部分：腹股沟浅淋巴结又分上、下两组，上组沿腹股沟韧带排列，收纳外生殖器、会阴、阴道下段及肛门部的淋巴；下组位于大隐静脉末端周围，收纳会阴及下肢的淋巴。其输出管大部分注入腹股沟深淋巴结，少部分注入髂外淋巴结。腹股沟深淋巴结位于股管内、隐静脉内侧，收纳阴蒂、股静脉区及腹股沟浅淋巴，汇入闭孔、髂内等淋巴结。

（二）盆腔淋巴

盆腔淋巴分为3组：①髂淋巴组由髂内、髂外和髂总淋巴结组成；②骶前淋巴组位于骶骨前；③腰淋巴组位于主动脉旁。阴道上段淋巴引流基本与宫颈相同，大部分汇入闭孔淋巴结与髂内淋巴结，小部分汇入髂外淋巴结，并经宫骶韧带入骶前淋巴结。宫体、宫底、输卵管、卵巢淋巴均汇入腰淋巴结。宫体两侧淋巴沿圆韧带汇入腹股沟浅淋巴结（图31-1-5）。当内、外生殖器官发生感染或癌瘤时，往往沿该部回流的淋巴管扩散，导致相应的淋巴结肿大。

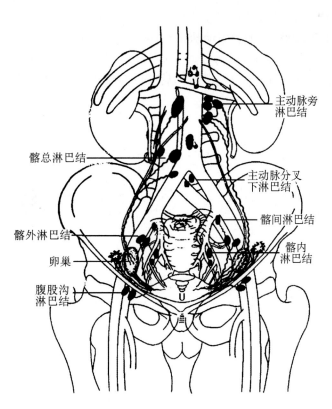

图31-1-5　女性盆腔淋巴引流示意

（强金伟）

第二节　女性盆腔 CT 检查技术

扫描前准备：扫描前一般不需肠道清洁准备，检查当天禁食，分 3 次每隔半小时饮水 500 ml，共 1 500 ml 充盈肠道。水对比剂获取容易，口感好，易于大量饮服，并可获得满意的肠腔和肠壁对比。由于多层螺旋 CT(MDCT)的普及，薄层扫描和多平面重组图像已成为常规，使不同器官、组织或结构间的界面，以及病变的范围和分界更易辨认，因此，口服含碘阳性对比剂充盈肠道和置入阴道塞已无必要，前者反而可能干扰钙化性病变的显示，后者不仅操作麻烦，还可造成伪影，影响宫颈病变的观察。保持膀胱适度充盈，可使小肠肠襻自然推出盆腔，减少重叠，并有助于辨别其他盆腔器官或病灶。

推荐 4 层或以上 MDCT 扫描仪，常规横断面平扫和增强扫描，扫描范围由耻骨联合平面向上至髂骨上缘，病变较大或疑恶性病变时应扩大扫描范围，如卵巢恶性肿瘤应扫描至肾门水平，疑腹腔种植转移时应扩大扫描范围至膈面，以除外膈下有无转移灶。扫描层厚≤1.25 mm，螺距≤1.5，视野范围(FOV)为 24 cm×24 cm～26 cm×26 cm，矩阵≥512×512。注意患者性腺的放射防护，严格控制辐射剂量，一般不建议使用多期增强扫描方案，推荐使用智能剂量模式扫描，或固定电压 120 kV，电流 120 mAs。增强扫描使用压力注射器经肘前静脉注入非离子型对比剂，剂量 80～100 ml，速率≥3.0 ml/s，延迟时间 70～90 s。使用软组织算法重建，重建层厚 5～8 mm，层间距 5～8 mm。根据需要进行二维或三维图像后处理，包括多平面重建(MPR)、最大密度投影(MIP)等，后处理重组使用薄层图像，层厚等于采集层厚，层间距等于采集层厚的 50%。图像显示窗宽 250～350 Hu，窗位 35～50 Hu。

(强金伟)

第三节　子宫病变

一、子宫肌瘤

子宫肌瘤(uterine leiomyoma)又称子宫平滑肌瘤，是女性生殖器中最常见的良性肿瘤。多见于 30～50 岁妇女，据统计，35 岁以上的妇女中约有 29% 患子宫肌瘤。

本病原因不明，一些临床现象表明，本病与雌激素刺激有关，如子宫肌瘤好发于生育期妇女，妊娠期肌瘤常增大，绝经期后子宫肌瘤停止生长，本病常和子宫内膜增生、子宫内膜息肉和卵巢囊肿并存等。

(一)病理表现

子宫肌瘤主要由致密的平滑肌细胞和少量的纤维结缔组织构成，肌瘤与正常组织的分界清楚，有完整的包膜或无包膜。肌瘤的大小不一，从几毫米到十几厘米。单发或多发。肌瘤常有玻璃样变性，亦可有囊变、出血、坏死和钙化。

按肌瘤的发生部位，可分以下 3 型。

1. **壁间型肌瘤**　占 60%～70%，肌瘤位于子宫肌内，周围均有肌层包绕。

2. **浆膜下型肌瘤** 占20%～30%，病变位于子宫表面，与浆膜贴近突出于子宫，表面由浆膜覆盖。带蒂的肌瘤仅有一蒂与子宫相连，因此极易发生扭转或断裂，导致肌瘤脱落，在腹腔内形成一游离性肌瘤，或与大网膜、肠系膜粘连形成寄生瘤。宫体的肌瘤向两侧旁生长至阔韧带前后叶之间的称阔韧带肌瘤。

3. **黏膜下型肌瘤** 占10%～15%，肌瘤位于子宫内膜下，向宫腔内突入，内面由黏膜覆盖。带蒂的黏膜下肌瘤犹如宫腔内异物。

(二) 临床表现

子宫肌瘤的常见症状是月经量过多、月经持续时间延长、间隔时间缩短和阴道不规则流血。大的子宫肌瘤可压迫直肠、膀胱产生尿频、尿急或尿潴留及便秘，下腹部可触及肿块。浆膜下肌瘤发生扭转时，可引起急性腹痛。较小的肌瘤可无任何症状，常因其他疾病做盆腔检查时偶然发现。

(三) CT 表现

子宫肌瘤的 CT 表现取决于肌瘤的大小、部位和有无变性，基本表现为：子宫增大、形态不规则和密度异常。小的子宫肌瘤子宫增大不明显，或轮廓略有突起，大的子宫肌瘤子宫有不同程度的增大。壁间型多发性肌瘤的子宫外形可呈分叶状，浆膜下肌瘤表现为自子宫向外突出的实质性肿块（图31-3-1），带蒂的浆膜下肌瘤在某个切面上肿块可与子宫分离，酷似子宫外肿块，黏膜下肌瘤常使宫腔变形消失，但 CT 平扫不易显示。

子宫肌瘤的密度取决于平滑肌细胞和纤维结缔组织的构成比例和变性的程度，约有77%的子宫肌瘤平扫呈等密度，密度均匀，一般界限清晰，周边可见低密度的包膜（图31-3-2），肌瘤有玻璃样变性、囊变、坏死时则呈低密度，约10%肌瘤可伴斑点、条状或不规则钙化。增强后82.9%的肌瘤可呈低密度、混合密度和高密度，有少数肌瘤为等密度。含纤维结缔组织成分多的肌瘤血供相对少，平扫常为等密度，增强后

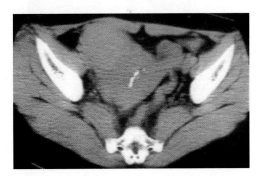

图31-3-1 浆膜下型子宫肌瘤。CT 平扫，子宫体偏右侧结节样突起的肿块，密度均匀略高，与宫体分界不清

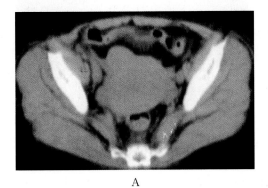
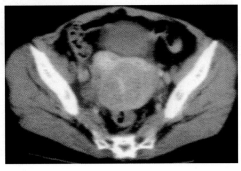

A　　　　　　　　　　　　B

图31-3-2 壁间型、浆膜下型子宫肌瘤。A 为 CT 平扫，子宫中度增大，肌壁间可见等密度的肌瘤，周边有一低密度包膜，子宫前右侧见结节样突起的浆膜下肌瘤；B 为增强扫描，壁间肌瘤呈同心圆状强化，浆膜下肌瘤呈均匀强化

呈低密度。子宫肌瘤伴黏液样变性可形成巨大的黏液性囊腔——黏液样肌瘤（myxoid leiomyoma）（图31-3-3），以平滑肌细胞为主的肌瘤增强后表现为高密度结节或混合密度，呈旋涡状、同心圆或分层状结构（图31-3-4,5）。

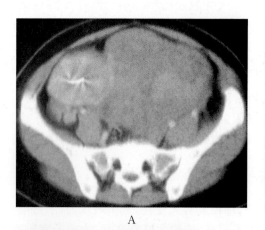

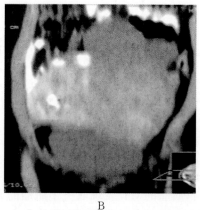

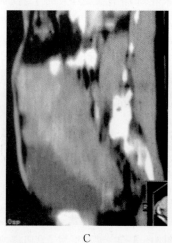

图31-3-3 浆膜下、肌壁间多发性子宫肌瘤伴黏液样囊性变——黏液样肌瘤。A为增强CT横断面；B为冠状面；C为矢状面重建。巨大子宫肌瘤从中上腹至盆腔，肌瘤呈不规则分叶状，肿块中央实质部分呈不均匀团块状强化，肌瘤上部为无强化的黏液样囊变区

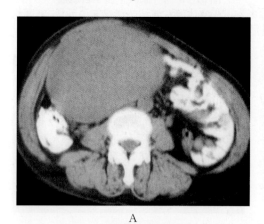

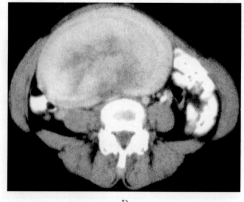

图31-3-4 壁间型子宫肌瘤。A为CT平扫，子宫显著增大，达15 cm×11 cm，密度均匀，边缘规则，境界清晰；B为增强扫描，子宫壁内巨大肌瘤，中央呈低密度的不均匀强化，周边有低密度的包膜，肌瘤与子宫肌层分界清晰

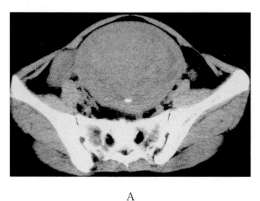 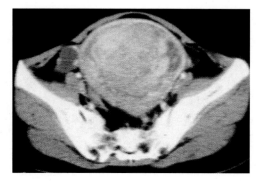

图 31-3-5 壁间型子宫肌瘤。A 为 CT 平扫,子宫均匀性增大,达 11 cm×9 cm,肌瘤的密度不均匀,与正常子宫肌层间有低密度环分隔;B 为增强扫描,肌瘤呈旋涡状不均匀强化与正常子宫肌层分界清晰

(四) 鉴别诊断

子宫内膜癌是常见的恶性肿瘤,有些子宫肌瘤的 CT 表现与子宫内膜癌很相似,尤其是肌瘤伴梗死、出血时。子宫肌瘤通常边界清晰,子宫呈分叶状增大,肌层局限性增厚,宫腔变形,有的可伴钙化,增强后肌瘤呈均匀或分叶状强化,周边有包膜样结构,以上特征对诊断有帮助。而宫体癌呈浸润性生长,子宫呈弥漫性增大,与肌层间分界不清,更无包膜样结构。

(五) 影像学检查方法比较

US 检查无离子辐射影响,能从多轴向进行扫描检查,方便且费用低,已成为子宫肌瘤影像学诊断的首选和常规检查方法。US 检查对子宫肌瘤的检出率较高,并能较准确定位。壁间肌瘤的子宫呈均匀或分叶状增大,肌瘤呈均匀或呈同心圆排列的中等回声区。浆膜下肌瘤可见突出于壁外的圆形低回声区,肌瘤变性、坏死则出现低或无回声区。对肠内大量积气、小膀胱或膀胱切除的患者,US 检查往往欠满意。巨大的盆腔肿块,US 检查对鉴别肿块的来源有一定的困难,在这种情况下,应补充 CT 和 MRI 检查,以进一步明确肿块的来源、大小及与周围结构的关系。

MRI 有良好的软组织分辨率和组织的特异性,可作为 US 和 CT 的补充检查手段。MRI 能显示子宫的三层结构,在 T_2WI 图像上,子宫肌呈等或略高信号,子宫内膜呈显著高信号,两者间为低信号的结合带,厚度 5~7 mm。MRI 能准确地显示肌瘤的大小、位置及与宫腔的关系,能发现 0.5 cm 的小病灶。子宫肌瘤的典型 MRI 表现为边缘光整、境界清晰的肿块,T_1WI 呈偏低信号或等低信号,T_2WI 呈低信号;如肌瘤伴坏死、液化或出血等变性,T_2WI 呈高信号。但 MRI 显示肌瘤钙化的能力不如 CT。

二、子宫腺肌症

子宫腺肌症(adenomyosis)是指子宫肌层内存在子宫内膜的腺体和间质。以往曾把本病称为"内在性子宫内膜异位症",以区别于子宫外的内膜异位症,但因两者的发病因素不同,此名现已被弃之不用。

子宫腺肌症病因不清，普遍认为与子宫内膜损伤有关，刮宫、妊娠、分娩等机械性损伤导致子宫内膜从基底层向下生长进入子宫肌层。另外，性激素也起一定的作用，动物实验发现，在垂体前叶移植到鼠体内诱发血催乳素升高的动物鼠中，子宫腺肌症的发病率也增高。

（一）病理表现

子宫腺肌症的病理诊断标准为子宫内膜基底层（≥2.5 mm）以下的肌层中出现内膜腺体和间质，异位的内膜呈岛状分布，其周围有增生肥大的平滑肌。

子宫腺肌症分弥漫型和局限型两类，弥漫型的子宫呈均匀增大，局限型的子宫呈不均匀增大。异位的内膜主要分布在内膜周围的肌层，在增厚的子宫壁中有大小不等的小腔，有的小腔内含黄色、棕色或血性液体，有的小腔周围有呈漩涡状排列的增生肥大的平滑肌纤维，与子宫肌瘤很相似，又称腺肌瘤，病灶周围无包膜样结构，与周围组织的分界不如子宫肌瘤清晰。

镜下可见这些小腔为出血或未出血的异位内膜腺体和间质，小腔周围有增生肥大的平滑肌。子宫腺肌症常合并子宫肌瘤、子宫内膜异位症（卵巢巧克力囊肿）等其他妇科疾病。

（二）临床表现

子宫腺肌症是妇女较常见的良性病变，发病率为 8.8%～31%，好发于 30～50 岁妇女，已生育及多产妇的发病率高于未生育妇女。子宫腺肌症的临床症状与病变的广泛程度相关，约 65% 患者有症状，另有 35% 可无任何症状。临床症状常与经期相关，表现为痛经、月经过多和阴道不规则出血。

（三）CT 表现

子宫腺肌症缺乏特征性的 CT 表现，诊断有一定的难度，应结合临床及其他影像学检查，尤其是 MRI，诊断的特异性和敏感性明显高于 CT。大多数子宫腺肌症 CT 平扫仅表现子宫增大，弥漫型表现为均匀性增大（图 31-3-6），局限型表现为局部增大突出，病灶无包膜样结构，与周围组织无明显的分界，病灶的密度与正常肌层相近，主要分布在宫腔内膜的周围，常有多数小囊样的低密度灶，为异位内膜岛的出血、囊变，增强后病灶的增强程度与肌层相仿，两者间无明确分界，而低密度的内膜岛则显示更为清晰，为本病较为特征的表现（图 31-3-7）。

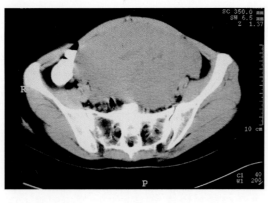
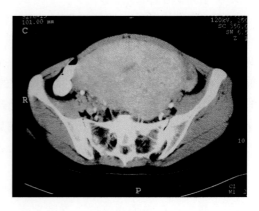

A   B

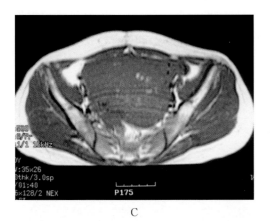
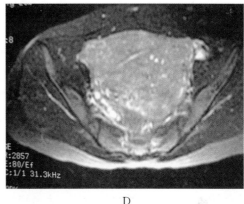

图 31-3-6 子宫腺肌症（弥漫型）。A 为 CT 平扫，子宫弥漫性增大，宫腔明显受压变扁，密度均匀，宫腔左后方肌壁间见小囊状低密度影；B 为增强扫描，子宫弥漫性强化，囊状病灶无明显强化，边界清楚；C 为 MRI T_1WI，增大的子宫体内见斑点状高信号为出血病灶；D 为 T_2WI，子宫体明显增厚，宫腔变扁，肌壁间出血灶仍为高信号

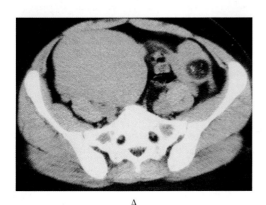
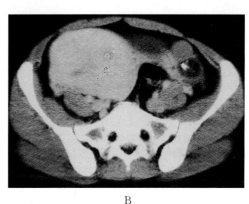

图 31-3-7 子宫腺肌症，左侧卵巢囊性畸胎瘤。A 为 CT 平扫，子宫呈弥漫性增大，表面光整，局部有轻微突起，左侧卵圆形脂肪样密度肿块伴钙化为卵巢畸胎瘤；B 为 CT 增强扫描，增大的子宫呈均匀性强化，宫腔周围的肌层内有多个小囊样低密度灶为异位的内膜岛

（四）鉴别诊断

子宫腺肌症不易与子宫肌瘤区别，两者的 CT 表现相仿，两者常又同时并发，更给诊断带来困难。通常子宫肌瘤的境界较清晰，常有包膜，子宫呈结节状突起或不规则增大，子宫肌瘤坏死呈不规则低密度灶。子宫腺肌症无包膜，与正常肌层间无明确的分界，病变的周边带有低密度或小囊样改变，子宫常呈弥漫性增大。

子宫腺肌症还应与子宫肥大症鉴别，但两者在影像学上较难区别。

（五）影像学检查方法比较

MRI 具有极高的软组织分辨率、多方位成像和无创伤的优点，尤其是 T_2WI 矢状面成像不仅能清晰地显示子宫肌层、内膜和结合带 3 层结构，还能显示病变的部位和信号特征，给子宫腺肌症的诊断提供可靠依据（图 31-3-6）。T_2WI 是诊断子宫腺肌症的最佳序列。子宫腺肌症的 MRI 诊断标准为 T_2WI 结合带局限性或弥漫性增厚，内伴点状高信号或子宫肌层内见分界不清的低信号肿块。子宫腺肌症的病灶常位于子宫内膜周围的肌层，T_2WI 图像病灶的信号与结合带相近。弥漫型腺肌症表现为结合带增宽，厚度＞12 mm 有肯定诊断价值。据 Reinhold 报道，其敏感性为 93%，特异性为 91%。局限型腺肌症表现为肌层内卵圆形或不规则形肿块，境界模糊，信号强度与结合带相近，病灶内异位内膜岛的出血、囊变区呈点状高信号（图 31-3-8）。据文献报道，MRI 对子宫腺肌症的诊断特异性为 66%～91%，敏感性为 88%～93%，高于 CT 和 US 检查。MRI 在子宫腺肌症与子宫肌瘤的鉴别方面也起着重要的作用。

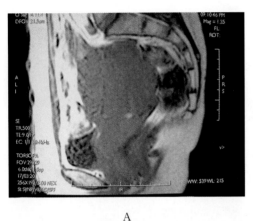
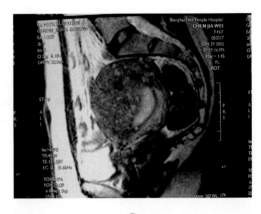

A   B

图 31-3-8 子宫腺肌症（局限型）。A 为 MRI 平扫 T_1WI，子宫增大，信号均匀，体颈交界处可见小囊状高信号影；B 为 T_2WI，子宫增大以前壁为主，形成瘤样结构，其内可见斑点状高信号影

三、子宫内膜癌

子宫内膜癌（endometrial carcinoma）又称子宫体癌，是发生在子宫内膜的癌瘤。发病率约为 4.8%，居妇女恶性肿瘤第四位，仅次于宫颈癌。近 20 年来，其发病呈上升趋势，在美国，已是妇科最常见的恶性肿瘤。子宫内膜癌 80% 发生在 50 岁以上的更年期或绝经期妇女，40 岁以下少见。

本病原因不明，普遍认为与内分泌紊乱、长期雌激素的刺激有关。与子宫内膜癌发病相关的危险因素有：肥胖、不孕、糖尿病、高血压、绝经期迟后、多囊卵巢综合征和外源性雌激素的应用等，可与含雌激素分泌的肿瘤如卵巢癌等并存。也有研究表明，本病有遗传性或家族性发病倾向。

（一）病理表现

子宫内膜癌分为弥漫型和局限型两类，以弥漫型居多，前者病变累及大部分或全部子宫内膜，后者癌灶范围局限。肿瘤呈息肉或菜花状突向宫腔内，质脆，表面可有溃疡或坏死。病变早期，病灶仅局限于内膜，进一步发展可不同程度浸润到子宫肌层，也可向下蔓延侵犯宫颈。组织学上，子宫内膜癌以腺癌最多，占 65%～75%；其次为鳞癌，占 15%～20%。

（二）临床表现

子宫内膜癌最常见的症状是阴道不规则出血及异常分泌物。绝经期前后的阴道不规则出血应引起重视，因它极易被认为是更年期月经不调而忽视，以致延误诊断。

(三) 临床分期

子宫内膜癌的预后取决于肿瘤的分期,1971 年国际妇产科联盟(FIGO)对子宫内膜癌采用临床分期,1988 年 FIGO 将子宫内膜癌的临床分期改为手术分期,经过 20 多年的临床实践和认识,FIGO 于 2009 年制定了新分期方案(表 31-3-1),能更准确地反映子宫内膜癌发生、发展的规律,更准确地判断病人的预后。随着影像检查技术的发展,目前已较多地把影像学检查的结果,尤其是 MRI 作为术前分期的重要参考指标。

表 31-3-1 子宫内膜癌 2009 FIGO 分期

分期	描述
I^*	肿瘤局限于子宫体
I_a^*	肿瘤浸润深度<1/2 肌层
I_b^*	肿瘤浸润深度≥1/2 肌层
II^*	肿瘤侵犯宫颈间质,但无宫体外蔓延△
III^*	肿瘤局部和(或)区域扩散
III_a^*	肿瘤累及浆膜层和(或)附件☆
III_b^*	阴道和(或)宫旁受累☆
III_c^*	盆腔淋巴结和(或)腹主动脉旁淋巴结转移☆
III_{c1}^*	盆腔淋巴结阳性
III_{c2}^*	腹主动脉旁淋巴结阳性和(或)盆腔淋巴结阳性
IV^*	肿瘤侵及膀胱和(或)直肠黏膜,和(或)远处转移
IV_a^*	肿瘤侵及膀胱或直肠黏膜
IV_b^*	远处转移,包括腹腔内和(或)腹股沟淋巴结转移

注:* G_1,G_2,G_3 任何一种。△仅有宫颈内膜腺体受累应当认为是 I 期,而不再认为是 II 期。☆细胞学检查阳性应单独地报告,并没有改变分期。

大部分的子宫内膜癌分化较好,肿瘤发展缓慢,转移晚,预后也较好,5 年生存率可达 80%。子宫内膜癌的转移以直接蔓延和淋巴转移为主,血行播散和腹腔种植较少。肿瘤早期沿子宫内膜蔓延,以后向深部肌层浸润,肌层浸润的深度关系到淋巴转移和预后。据 Creasman 报道,局限于子宫内膜的肿瘤仅 1% 有淋巴转移,5 年生存率可接近 100%;而深肌层浸润的肿瘤 25% 有淋巴结转移,5 年生存率降至 83%。淋巴转移一般沿子宫淋巴道蔓延至腹主动脉旁淋巴结。肿瘤亦可向下直接蔓延累及宫颈和阴道。晚期肿瘤可穿破浆膜,侵及直肠、膀胱、卵巢等盆腔脏器。

(四) CT 表现

子宫内膜癌的主要症状为阴道出血,尤其是绝经期后的出血,很容易引起患者的警惕,因此,大部分病例发现时属病变的早期,有报道 I 期约占 74%,II 期约 5%。

I 期子宫内膜癌局限在宫腔内,子宫大小可正常或呈不规则增大,子宫腔常扩大伴积液。由于肿瘤与正常子宫肌组织的密度相似,CT 平扫极容易漏诊,即使发现子宫增大,因缺乏特异性,临床诊断的价值也不高,必须行增强 CT 检查。动态增强扫描使肿瘤与子宫肌、宫腔形成一定的密度差异,以利于病变的显示和肿瘤临床期别的评估。增强后,肿瘤的强化低于正常子宫肌层,宫腔内的肿瘤可在低密度的宫腔液体衬托下清晰显示,肿瘤侵入肌层,表现为肌层间的低密度灶,两者界限不清。

Ⅱ期子宫内膜癌累及宫颈，CT 表现为宫颈不规则增大，但宫颈的边缘尚光整，增强后宫颈呈不均匀低密度(图 31-3-9)，肿瘤阻塞颈管可导致宫腔内积液或积血，CT 表现为子宫明显增大，中央为低密度积液，如伴有气体，应考虑为感染性积脓。

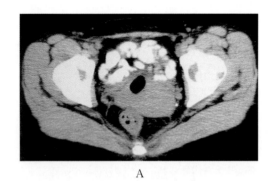 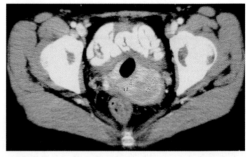

图 31-3-9　子宫内膜癌Ⅱ期。A 为 CT 平扫，子宫颈不规则增大，向左后方突出，与直肠紧贴，子宫直肠隐窝脂肪界面消失；B 为增强扫描，增大的宫颈不均匀强化，中央偏低密度，周围呈不均匀环状强化。病理活检为子宫内膜样腺癌

Ⅲ期和Ⅳ期子宫内膜癌侵犯到宫旁组织和邻近脏器。CT 表现为子宫周围正常脂肪界面消失，边缘毛糙、不规则，附件受累时可见在子宫的一侧或两侧与子宫相连的密度不均匀的软组织肿块(图 31-3-10,11)。肿瘤侵犯膀胱或直肠，可见子宫与直肠、膀胱间脂肪层消失并伴结节状软组织肿块，肿块可突向肠腔或膀胱。

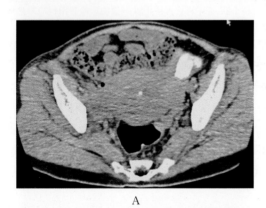 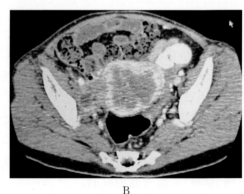

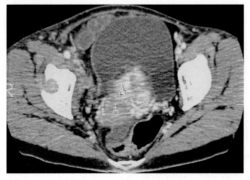

图 31-3-10　子宫内膜癌Ⅲ期。A 为 CT 平扫，子宫中度增大，子宫浆膜毛糙，周围脂肪界面消失，右侧不规则肿块与盆壁粘连；B 为增强 CT 扫描，宫腔内被低密度的肿瘤占据，内壁高低不平伴结节状突起，子宫浆膜面粗糙呈毛刺状，子宫右侧有密度不均的软组织肿块与子宫、盆腔粘连；C 为宫颈平面，见肿瘤侵犯宫颈及膀胱

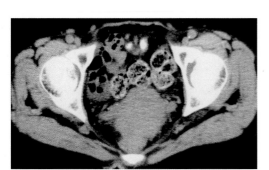 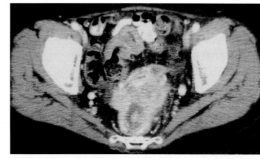

A B

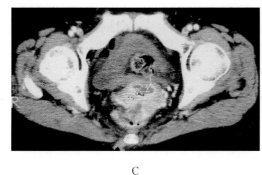 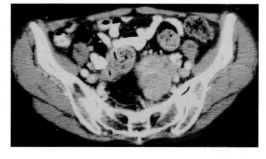

C D

图 31-3-11 子宫内膜癌Ⅳ期。A 为 CT 平扫,子宫呈不规则增大,表面毛糙伴结节状突起,中央呈不规则低密度,直肠子宫窝闭塞;B 为增强扫描,宫体不均匀强化,宫腔积液,内伴结节状软组织肿块;C 和 D 分别示病变累及直肠和左侧附件

子宫内膜癌的淋巴转移主要见于髂内、外,闭孔等盆腔淋巴结组和后腹膜淋巴结,淋巴结转移的影像学评估仍然存在假阴性和假阳性,最大径>1 cm 有诊断价值。晚期肿瘤可转移至网膜和腹内脏器,大网膜转移表现为贴近前腹壁的扁平状密度不均匀的软组织肿块,称"网膜饼"。

动态增强 CT 检查能提高肿瘤分期的准确性。据文献报道,增强 CT 对Ⅰ期肿瘤肌层浸润检出的敏感性为 83%,特异性为 42%,Ⅱ期肿瘤的检出敏感性为 25%,特异性为 70%,但低于 MRI(肌层浸润检出的敏感性为 92%,特异性为 90%,宫颈侵犯检出的敏感性为 86%,特异性为 97%)的分期准确率。

子宫内膜癌治疗后有 10%~20% 发生复发和转移,CT 增强检查是检出复发和转移的最佳检查方法之一。肿瘤复发绝大多数发生在 3 年以内,局部复发常见于阴道残端,表现为盆腔中央低密度肿块,伴或不伴完整的子宫,肿块有中央坏死时,内可伴不规则气泡,肿瘤复发常累及直肠或膀胱。同时要注意有无盆腔和腹膜后淋巴结,及系膜、腹膜、大网膜和肝脏的转移。

(五)鉴别诊断

如前所述,子宫内膜癌的 CT 表现与有变性、坏死的子宫肌瘤很相似,只要能抓住各自的特征,鉴别并不困难,尤其增强 CT 检查,更有助于两者的鉴别。

晚期的子宫颈癌和Ⅱ期以上的子宫内膜癌均可表现为宫腔扩大、积液和宫颈增大,单纯依靠 CT 作出鉴别诊断有一定的难度,常需通过细胞学检查最后确诊。

(六) 影像学检查方法比较

US 检查是子宫病变的首选检查方法。近年来经阴道腔内超声技术的应用,提高了子宫内膜癌的诊断和临床分期准确性。US 检查可准确测量子宫内膜的厚度。绝经期妇女的子宫内膜萎缩,厚度≤8 mm,子宫内膜癌患者的内膜明显增厚,有报道平均厚度可达 $18.2±6.2$ mm。US 检查还能比较准确地估计肌层侵犯的深度,但对Ⅲ期、Ⅳ期的分期和淋巴结的检出仍有一定的限度。

MRI 检查能清晰和直观地显示子宫的组织结构。在 T_2WI 图像上,子宫内膜呈高信号,周边为完整的低信号结合带,外围的子宫肌层呈均匀偏高信号。子宫内膜癌 MRI 表现为子宫内膜增厚,宫腔增宽、撑大。肿瘤在 T_1WI 图像上信号与子宫肌信号相近,T_2WI 呈中等或低信号,常介于正常内膜与子宫肌信号之间。MRI 能更清晰地显示病变和准确地评估肌层浸润的深度和范围,结合带的完整性是评估肌层侵犯的重要标志(可参照分期表)。MRI 对子宫内膜癌分期的准确性高于 US 和 CT,是目前最为理想的影像学检查方法。

四、子宫颈癌

子宫颈癌(cervical carcinoma)是发展中国家妇科最常见的恶性肿瘤,而在发达国家,其发病率低于子宫内膜癌及卵巢癌,居第三位。在我国,随着生活水平的提高、卫生条件的改善和妇幼保健的普及,子宫颈癌的发病率也在下降。

子宫颈癌的病因不十分清楚,普遍认为与性行为明显相关,早婚、早育、不洁性交、多个性伴侣等是主要危险因素。近年来的研究表明,乳头状病毒感染为主要病因。子宫颈癌好发于 35~55 岁妇女,发病率随年龄增长而上升,20 岁以下很少发病。

(一) 病理表现

子宫颈癌好发于阴道鳞状上皮与宫颈柱状上皮的交界处,35 岁以下的妇女该交界处位于子宫颈外口,随年龄的增长逐渐上移到颈管内。因此,年轻患者的子宫颈癌常位于宫颈的外口,而老年患者常位于颈管内。

子宫颈癌分原位癌、早期浸润癌和浸润癌。宫颈上皮不典型增生属癌前期病变,有 70%~75% 的上皮不典型增生可发展为原位癌,但其发展过程较缓慢,一般需要 10 年以上。子宫颈癌的早期诊断主要依赖于脱落细胞检查和活检。

子宫颈癌以鳞癌居多,约占 70%;其次为腺癌,约占 20%;腺鳞癌少见,占 8%~10%。按肿瘤的生长方式,子宫颈癌分为两型:①外生型,又称增生型或菜花型。肿瘤发生在子宫颈外口,呈结节状向外突出,肿瘤大,但浸润浅,可累及阴道。此型以鳞癌多见。②内生型,又称浸润型。肿瘤主要向子宫颈管壁内浸润,侵犯宫颈深部和宫旁组织,此型以腺癌较多。肿瘤易发生坏死,形成溃疡。

子宫颈癌的转移途径以直接浸润和淋巴道转移为主。早期的肿瘤局限于宫颈的纤维间质内,当突破间质后即侵犯宫旁组织,可沿子宫韧带蔓延至盆腔,也可直接侵犯阴道和宫体。一旦肿瘤侵犯宫颈间质即可经淋巴道转移,淋巴转移可累及子宫旁淋巴结、闭孔内、髂内、髂外、骶前、骶内和腹主动脉旁淋巴结。血行转移一般发生在晚期,以肺、肝和骨转移为多。

(二) 临床表现

子宫颈癌的最早症状为接触性出血,以后出现阴道分泌物增多,肿瘤发生坏死、感染时分泌物有恶臭。晚期肿瘤常因肿瘤侵犯盆壁而引起疼痛。肿瘤易侵犯输尿管末端,引起输尿管梗阻和肾功能受损。肿瘤侵犯膀胱或直肠,可出现尿频、尿急、血尿、便血或里急后重。

(三) 临床分期

子宫颈癌的治疗方案取决于肿瘤的分期,因此,治疗前准确估计肿瘤的范围和期别是制定合理的治疗方案和提高治愈率的关键。目前基本上都采用国际妇产科联盟(FIGO)的手术分期方案,由于Ⅱ期以上子宫颈癌首选采用放射治疗,故治疗前影像学评估肿瘤浸润的深度和范围尤其重要。CT 和 MRI 的应用使子宫颈癌术前分期的准确率得到明显的提高,尤其是 MRI 的应用,提高了宫颈癌分期的准确率,准确率可达 81%～92%。

子宫颈癌的 FIGO 分期如表 31-3-2。

表 31-3-2 子宫颈癌 2009 FIGO 分期

Ⅰ		肿瘤严格局限于宫颈(扩展至宫体将被忽略)
	Ⅰ$_a$	镜下浸润癌。间质浸润≤5 mm,水平扩散≤7 mm
	Ⅰ$_{a1}$	间质浸润≤3 mm,水平扩散≤7 mm
	Ⅰ$_{a2}$	间质浸润>3 mm,且≤5 mm,水平扩展≤7 mm
	Ⅰ$_b$	肉眼可见病灶局限于宫颈,或临床前病灶>Ⅰ$_a$期*
	Ⅰ$_{b1}$	肉眼可见病灶最大径线≤4 cm
	Ⅰ$_{b2}$	肉眼可见病灶最大径线>4 cm
Ⅱ		肿瘤超过子宫颈,但未达骨盆壁或未达阴道下 1/3
	Ⅱ$_a$	无宫旁浸润
	Ⅱ$_{a1}$	肉眼可见病灶最大径线≤4 cm
	Ⅱ$_{a2}$	肉眼可见病灶最大径线>4 cm
	Ⅱ$_b$	有明显宫旁浸润
Ⅲ		肿瘤扩展到骨盆壁和(或)累及阴道下 1/3 和(或)引起肾盂积水或肾无功能者△
	Ⅲ$_a$	肿瘤累及阴道下 1/3,没有扩展到骨盆壁
	Ⅲ$_b$	肿瘤扩展到骨盆壁和(或)引起肾盂积水或肾无功能
Ⅳ		肿瘤播散超出真骨盆或(活检证实)侵犯膀胱或直肠黏膜
	Ⅳ$_a$	肿瘤播散至邻近器官
	Ⅳ$_b$	肿瘤播散至远处器官

注:* 所有肉眼可见病灶甚至于仅仅是浅表浸润也都定为Ⅰ$_b$期。浸润癌局限于可测量的间质浸润,最大深度为 5 mm,水平扩散≤7 mm。无论从腺上皮或者表面上皮起源的病变,从上皮的基底膜量起浸润深度≤5 mm。浸润深度总是用毫米(mm)来报告,甚至在这些早期(微小)间质浸润(0～1 mm)。无论静脉或淋巴等脉管浸润均不改变分期。△直肠检查时肿瘤与盆腔间无肿瘤浸润间隙。任何不能找到其他原因的肾盂积水及肾无功能病例都应包括在内。

(四) CT 表现

阴道脱落细胞检查是早期子宫颈癌诊断最常用的筛选方法,其敏感性达 85%,特异性 90%,脱落细胞阳性者必须进一步做宫颈活检,以明确诊断。CT 检查目的在于子宫颈癌的分期,了解肿瘤的范围,宫旁组织有无侵犯,周围脏器及淋巴结有无转移等,以利于指导治疗方案的制定。对治疗或手术后的病人,CT 检查是疗效评估和观察肿瘤复发的重要手段。

正常子宫颈呈圆形或卵圆形,边缘光滑,周边境界清晰,直径约 3 cm,与肌肉密度相近,子宫颈管居中,密度略低。增强 CT 扫描可获得比平扫更多的信息,有利于观察子宫颈及宫腔的内部结构和子宫旁组织受侵的情况,应作为检查的常规。

I 期子宫颈癌:肿瘤局限于宫颈,CT 表现为子宫颈增大,呈对称或不对称,颈管居中,或呈偏心状,但宫颈周边光整,境界清晰。子宫颈管狭窄可引起宫腔扩大、积液。肿瘤一般呈低密度,但约有半数的肿瘤呈等密度,CT 平扫检查可为阴性,这时应进一步做动态增强 CT 或 MRI 检查。

II 期子宫颈癌:肿瘤超出宫颈。CT 表现为子宫颈不对称增大,常伴偏心的软组织肿块。宫颈周边模糊、不规则(图 31-3-12)。对 II$_a$ 期的诊断,由于 CT 横断面扫描和部分容积效应的影响,影响肿瘤分期的准确性。冠状面或矢状面 MPR 重组有助于子宫颈立体结构的观察,有助于提高分期的准确性。

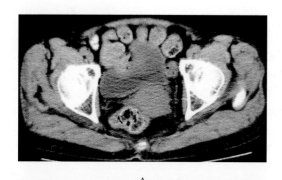

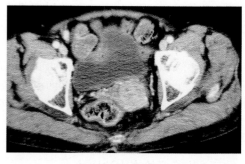

图 31-3-12 子宫颈癌 I 期。A 为 CT 平扫,宫颈增大,直径达 5 cm,周围境界清晰,直肠前壁轻度受压;B 为增强扫描,宫颈呈中等度不均匀强化,表面欠光整,子宫颈管闭塞;C 为肿瘤突向阴道后穹隆。病理为子宫颈鳞癌

II$_b$ 期为宫旁组织浸润,CT 表现为宫颈与周围脏器间的脂肪界面模糊消失,常伴宫颈旁偏心软组织肿块或子宫旁不规则条索或结节影,病变与盆腔壁有一定的距离。肿瘤常累及到输尿管,使其积水、扩张和肾功能损害。上述改变也可见于慢性盆腔炎,两者鉴别有一定的困难,CT 误诊率可达 50% 左右,因此诊断应密切结合临床。

III 期子宫颈癌:III$_a$ 期为肿瘤侵犯阴道下 1/3,但未侵及盆壁,III$_b$ 期为肿瘤侵犯盆壁,CT 表现为宫旁肿块贴近盆壁或与之粘连形成融合性肿块。输尿管常被包裹,导致肾盂积水。

IV 期子宫颈癌为膀胱、直肠受侵犯,CT 表现为子宫与膀胱或直肠壁间的脂肪界面消失,腔壁局限性增厚,或有结节状肿块突向腔内。腹主动脉旁、腹股沟淋巴结或其他实质性脏器转移为 IV$_b$ 期。

子宫颈癌的淋巴结转移与临床期别呈正相关,由于转移的淋巴结并不一定增大,而肿大

的淋巴结也不一定是转移,CT 也很难区分炎性或肿瘤性的淋巴结肿大和发现淋巴结内小的转移灶,因此,CT 诊断淋巴结转移的准确率仅为 65%～85%,有一定的假阳性和假阴性。

子宫颈癌放疗后 1～3 个月,肿瘤体积开始缩小,通常 6～9 个月肿瘤消失,子宫颈可恢复到原来形态。因此,子宫颈癌放疗或手术后 3 个月应常规做一次 CT 检查,以便今后随访对照,以后每半年做一次检查直至 2 年。放疗后复发 60% 发生在 2 年以内,手术后复发多在一年以内。子宫颈癌的复发一般局限于盆腔,常居于中线,表现为盆腔实质性软组织肿块,形态不规则。增强检查肿块呈不均匀强化,中央呈不规则低密度坏死,边缘强化明显。复发性肿瘤很容易侵犯盆壁肌肉,盆腔、后腹膜淋巴结及肝、肺、骨骼转移比较常见。

子宫颈癌放疗后的盆腔纤维化容易与肿瘤复发混淆。放疗后盆腔脂肪沉积,直肠周围筋膜增厚,骶前间隙增宽,直肠与膀胱壁增厚,子宫双侧的边缘模糊呈"胡须"样,但盆腔壁一般无改变。CT 鉴别盆腔纤维化和肿瘤复发有一定的限度,定期 CT 检查随访显得尤为重要,在随访中,如发现软组织肿块并逐渐增大则应考虑为肿瘤复发。

MRI 在鉴别放疗后肿瘤复发和纤维化方面优于 CT,肿瘤复发的诊断准确率与放疗后的时间相关。在放疗 3～6 个月之内,诊断的准确率较低,由于放疗后照射野内组织的放射性损伤和组织水肿,在 T_2WI 图像上呈弥漫性高信号,易与肿瘤性高信号混淆。放疗 6 个月以后,组织水肿消退,纤维化形成,成熟的纤维组织在 T_2WI 图像上呈低信号,但无确切的肿块,而复发性肿瘤 T_2WI 呈高信号,有一定的肿块境界,两者容易鉴别。MRI 对肿瘤复发诊断的准确率为 88%～96%。

(五) 影像学检查方法比较

子宫颈癌的早期诊断有赖于阴道脱落细胞检查和宫颈活组织检查,CT 和 MRI 检查已广泛地用在宫颈癌的临床分期和放疗后随访和疗效监察。

CT 检查的组织特异性不高,无法诊断肿瘤在宫颈的侵犯深度;另外,对早期宫旁侵犯的肿瘤组织,不易与盆腔炎症及放疗后盆腔纤维化区别。因此,CT 检查对宫颈癌的分期诊断准确率不高,仅为 30%～63%。但由于 CT 设备已基本普及,其空间分辨率优于 MRI,可作为宫颈癌治疗后随访的首选检查方法。

MRI 具有良好的组织对比度,T_2WI 图像能清晰显示子宫颈的全貌。正常子宫颈在 T_2WI 像上表现为 3 个信号带:内层为高信号的黏膜层;中间为显著低信号的间质带;外层为子宫肌层的延伸部,呈均匀一致的低信号,宫颈周围为高信号的脂肪组织和低信号的盆腔血管网。宫颈的肿瘤组织,T_2WI 呈中、高信号,与正常宫颈组织有良好信号对比,能清晰显示肿瘤的位置和范围。动态增强 MRI 检查,肿瘤呈早期强化,能检出 <5 mm 的宫颈癌,诊断率可达 90%～98%,高于 T_2WI 的 76% 检出率。间质环的完整与否是 Ⅰ 期和 Ⅱ 期宫颈癌的分期标志,完整的间质环是 Ⅰ 期宫颈癌的可靠依据。MRI 对宫颈癌分期诊断准确率达 81%～93%,明显高于 CT 和 US 检查,是目前子宫颈癌影像学检查的首选方法。

(杨世埙　吴春根　强金伟)

第四节　卵巢肿瘤

卵巢肿瘤是妇科常见病之一,虽然 80%～90% 的肿瘤为良性,但因其常长至巨大,并有较高的恶性发生率,常需手术切除。恶性肿瘤占10%~20%,占女性所有癌肿的5%以上,其发病率列第七位。在女性生殖器官的恶性肿瘤中,卵巢恶性肿瘤的发病率占第二位,仅次于宫颈癌。近年来,宫颈癌的防治取得了一定的成效,但卵巢肿瘤的防治工作收效较小,主要原因为卵巢肿瘤临床表现隐匿且缺乏特异性,病人就诊时多为晚期,预后极差,总的5年生存率仅为35%,其死亡率更是高居生殖系统癌肿的首位,故早期发现从而早期治疗已成为提高生存率、降低死亡率的关键。

卵巢虽小,但其组织结构复杂,包含4大类组织:①表面、胚腔或生殖上皮;②生殖细胞;③性索;④间质组织。每一大类组织可产生许多种肿瘤,故卵巢肿瘤种类繁多,居各器官之首。根据1995年WHO的组织学分类,结合其发生率,可简单将卵巢肿瘤分为以下5类。

1. 表面上皮-间质肿瘤(surface epithelium - stromal tumor)　常见者为:①浆液性肿瘤;②黏液性,宫颈内膜及肠型肿瘤;③宫内膜样肿瘤;④透明细胞肿瘤;⑤移行细胞肿瘤。上述各类肿瘤又包含数个肿瘤,并分为良性、交界性和恶性。

2. 性索-间质肿瘤(sex - cord stromal tumor)　主要为:①颗粒细胞瘤;②卵泡膜-纤维组织肿瘤。

3. 生殖细胞肿瘤(germ cell tumor)　包括:①无性细胞瘤;②卵黄囊瘤;③胚胎癌;④绒毛膜癌;⑤畸胎瘤。其中以畸胎瘤占绝大多数。

4. 非卵巢特异的肿瘤(tumors not specific to ovary)　主要为继发性(转移性)肿瘤,少见的如淋巴瘤、白血病及肉瘤等。

5. 瘤样病变(tumor - like lesion)　主要包括:①滤泡囊肿;②多囊卵巢;③黄体囊肿;④子宫内膜异位症;⑤单纯囊肿;⑥卵巢冠囊肿。

一、卵巢良性肿瘤

(一)表面上皮-间质肿瘤

表面上皮-间质肿瘤以浆液性和黏液性囊腺瘤最多见,腺纤维瘤、囊腺纤维瘤和移行细胞瘤少见,良性宫内膜样瘤及透明细胞瘤十分罕见。

1. 浆液性囊腺瘤　卵巢浆液性囊腺瘤(serous cystadenoma)为最常见的卵巢良性肿瘤,占所有卵巢肿瘤的20%~25%,自幼年至绝经后均可发生,大多数发生在生育年龄。

(1)病理表现:可分为囊腺瘤、乳头状囊腺瘤和表面乳头状瘤。肿瘤呈囊性,圆形或卵圆形,囊外壁光滑,乳白或粉红色,直径由数厘米至30 cm不等(中位数10 cm),囊壁菲薄,内壁光滑或可衬覆稀疏或致密乳头簇,单房或多房,囊液透明或草黄色,若肿瘤扭转则囊内液可呈血性。镜下见囊壁、腺腔或乳头皆衬覆单层输卵管型上皮,瘤细胞多数为单层,囊内乳头粗细不等,多数属一、二级分支,乳头中心为纤维血管束,约15%病例间质内有砂粒体沉着。交界性肿瘤乳头状赘生物增生较显著,乳头分支复杂,衬覆瘤细胞2~3层,见轻至中度细胞非典型性改变,但无间质浸润,砂粒体沉着更多见。

(2)临床表现:可发生于任何年龄,自幼年至绝经后期,但以生育年龄居多,平均发病年龄为36岁。多数患者无特殊症状,肿瘤巨大时,可产生腹胀、腹部隐痛、下腹坠胀和压迫症状,如尿频、尿急等;小部分病例因肿瘤蒂扭转或囊肿感染、出血、坏死而产生急腹症症状,即腹痛、腹膜刺激、发热。临床检查常见腹部膨隆,子宫旁可扪及光滑、活动的囊性肿块。

(3)CT表现:浆液性囊腺瘤大小3~30 cm,平均约10 cm,常表现为单房囊肿样改变,囊壁薄而均匀,囊液密度均匀如水(图 31-4-1),部分为双房或多房,分房多大小不等,少数大小相似(图 31-4-2),囊内分隔呈细线状,一般较光滑,约 10% 病例囊壁或分隔可见点状或条片状钙化。增强扫描见囊壁轻度强化,壁结节可有较明显增强。交界性或局部恶性变占 35%,CT 可见囊壁增厚、不规则或有壁结节,钙化发生率更高,并且钙化形态更粗糙,范围更广(图 31-4-3,4)。

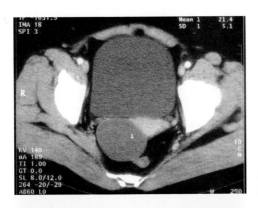

图 31-4-1 右卵巢浆液性囊腺瘤。子宫右后方卵圆形单房囊性病灶,囊壁菲薄,囊液密度均匀如水

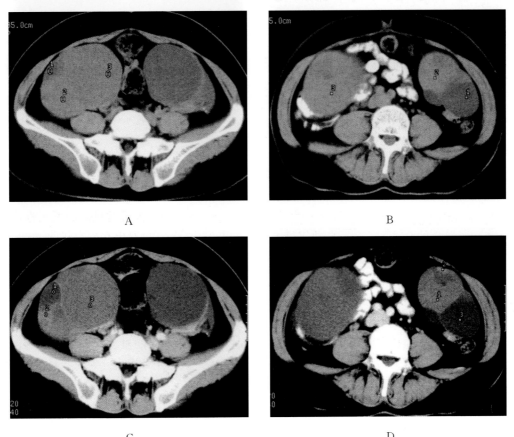

图 31-4-2 双侧卵巢浆液性乳头状囊腺瘤。A 和 B 为平扫,示双侧卵巢多房囊性病灶,囊壁薄,囊液密度不均;C 和 D 为增强,囊壁及囊内分隔有增强,显示较平扫清晰,左侧游标 2 处为增强的壁结节。手术证实为局灶型恶性变

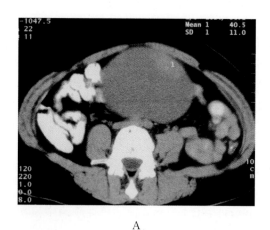
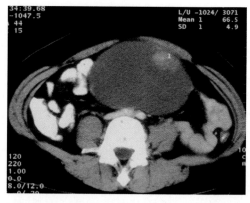

图 31-4-3　左卵巢浆液性囊腺瘤恶性变。单房囊性病变,囊壁上有一边缘毛糙明显强化的结节(游标 1)。A 为平扫,CT 值 40.5 Hu;B 为增强,CT 值 66.5 Hu

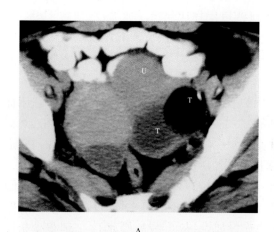
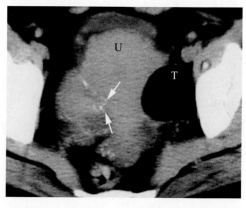
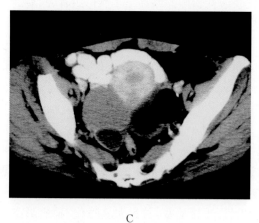

图 31-4-4　右卵巢浆液性囊腺瘤。A 和 B 为平扫,示右卵巢双房囊性病灶,不同分房囊液密度有明显差别,囊壁见较多点状钙化(箭头),左侧卵巢病灶为畸胎瘤(T),U 为子宫;C 为增强,显示囊壁强化,囊液未见增强

作者一组卵巢浆液性囊腺瘤共 25 例 30 个肿瘤,大小为 4~28 cm,平均 10.4 cm;单房 18 个,占 60%,多房占 40%;囊液 CT 值 4~40 Hu,平均 21 Hu;钙化 2 例,占 6.7%;双侧发生 5

例,占 20%,略高于文献报道的 15%;交界性和(或)恶性变 8 个,占 26.7%。

(4) 鉴别诊断:典型浆液性囊腺瘤表现为较大的单房薄壁囊性肿块,诊断不难;肿瘤较小或呈多房时需与单纯性囊肿、中肾管囊肿、子宫内膜异位囊肿和黏液性囊腺瘤鉴别。单纯性囊肿表现为直径>5 cm 的单房薄壁囊肿,与单房浆液性囊腺瘤甚难鉴别,前者囊液密度常更低,后者囊壁钙化机会更多。中肾管囊肿一般较小,囊壁更为菲薄,囊液密度较浆液性囊腺瘤更低,作者一组病例囊液平均 CT 值为 9 Hu,明显低于另一组浆液性囊腺瘤,后者囊液 CT 值平均 21 Hu。子宫内膜异位囊肿呈单房或多房,多房时常表现为子房位于主房周围,囊壁常模糊且较厚,囊液密度常较高,有时可见囊液内更高密度的新鲜出血,为特征性表现。黏液性囊腺瘤绝大多数为薄壁多房,肿瘤常巨大,囊液密度较浆液性瘤更高、更不均匀,并且可见子囊内孙囊,后者仅见于黏液性囊腺瘤,为特征性表现。

2. 黏液性囊腺瘤 卵巢黏液性囊腺瘤(mucinous cystadenoma)在上皮性肿瘤中仅次于浆液性囊腺瘤,约占所有卵巢肿瘤的 20%。

(1) 病理表现:肿瘤为囊性,灰白色,圆或卵圆形,表面光滑,瘤体直径 1~50 cm、多数 10~20 cm,常为多房,囊腔大小不等,囊内壁光滑,偶见少量乳头簇,囊液稀薄或黏稠胶冻状,富含黏蛋白或糖蛋白。镜下单房性囊腺瘤囊壁衬覆单层高柱状黏液细胞,和宫颈管型上皮相同;多房性瘤囊壁衬覆宫颈管内膜样上皮和(或)肠型上皮。良性肿瘤细胞缺乏非典型性,交界性肿瘤衬覆囊壁、腺腔和(或)乳头的上皮呈 2~3 层排列,上皮轻至中度非典型性改变,可见核分裂相,但无间质或包膜侵犯。约 5% 的病例合并有畸胎瘤。

(2) 临床表现:青少年至老年期均可发病,好发年龄 30~50 岁,平均年龄 42 岁。临床症状与浆液性囊腺瘤大致相仿,但因本病常巨大,容易发生压迫症状,如尿频、尿急、便秘、下腹坠胀等,部分病例以腹围增大而求诊。少数患者可发生雌激素水平增高而引起不规则阴道出血。临床检查常见腹部明显膨隆,腹盆部可扪及光滑、活动、囊性感肿块。

(3) CT 表现:黏液性囊腺瘤大小 1~50 cm,平均直径>15 cm,绝大多数肿瘤表现为圆形或卵圆形多房囊性肿块,多数囊壁薄而均匀,常为 1~3 mm(图 31-4-5),部分病例囊壁可略不规则增厚,达 5 mm 左右,囊内分隔可菲薄光滑如线,亦可毛糙,厚薄不一,但很少超过 5 mm(图 31-4-6)。囊液密度大多如水样,但较浆液性囊腺瘤略高。子囊形态各异,有时不规则,大小悬殊,子囊间密度可相同或有明显差异,部分子囊密度较高,CT 值为 40~70 Hu,类似于实性结节,易误诊为恶性肿瘤(图 31-4-7);有时,肿瘤囊液表现为高密度内夹杂少量低密度区,酷似恶性肿瘤夹杂坏死灶(图 31-4-8),仔细测量增强前后的 CT 值可避免误诊。如高密度区为囊性,则增强前后 CT 值无变化;如为实性,CT 值常增加 10 Hu 以上。部分子囊内见囊内囊——孙囊。根据作者的经验,孙囊仅见于黏液性囊腺瘤,为特征性表现。另外,囊液密度>40 Hu 亦以黏液性瘤更多见。钙化发生率较浆液性瘤低。虽然腹膜假黏液瘤更多见于交界性或恶性肿瘤,但良性囊腺瘤也可发生,其 CT 表现形如腹腔积液,但密度略高,有时呈多囊状,可于肝脏边缘产生波浪状压迹。交界性瘤约占 10%,表现为囊壁或分隔特别毛糙,形态特别不规则,或厚度>5 mm,或强化明显。恶变率较浆液性囊腺瘤低,为 5%~10%,表现为囊壁局限性不规则增厚或出现囊壁结节,边缘毛糙,常有明显强化,肿瘤形态可变得不规则。本病双侧发生率较低,为 3%~5%。作者一组 25 例黏液性囊腺瘤均为单侧性,平均直径达 18.5 cm,多房占 88%,囊液 CT 值平均 26 Hu,其中 48% 病例子囊间有明显密度差,最高囊液密度达 98 Hu,颇为少见(图 31-4-9)。我们测量了其中 7 例的高密度子囊,其囊液平均 CT 值为 45 Hu。交界性和(或)恶性变 5 例,占 20%。

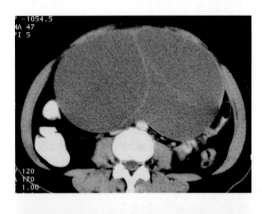

图 31-4-5 卵巢黏液性囊腺瘤。子宫前上方巨大多房囊性病灶,分房大小相似,囊壁及囊内分隔薄而均匀,囊液密度如水

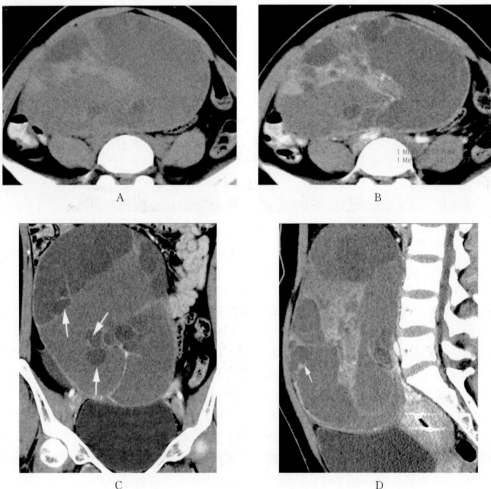

图 31-4-6 右卵巢黏液性囊腺瘤。A 和 B 分别为平扫和增强,显示多房囊性肿块,子囊大小不等,形态不规则,分隔厚而不规则,部分子囊密度较高,增强后囊壁强化明显,并见点状非常明显强化的乳头,CT 值达 141 Hu;C 和 D 分别为冠状面和矢状面 MPR 像,见多个囊内囊,即孙囊(箭头)。手术证实囊壁增厚,强化明显区为交界性

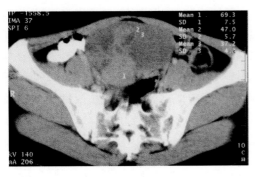 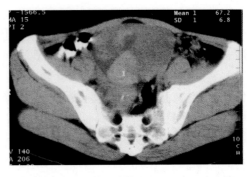

A　　　　　　　　　　　　　　　　B

图31-4-7　右卵巢黏液性囊腺瘤。A和B分别为平扫和增强,显示多房囊性肿块,子囊大小不等,形态不规则,部分子囊密度较高,类似于实性结节,但增强前后CT无明显变化(游标1)。该例术前误诊为囊腺癌

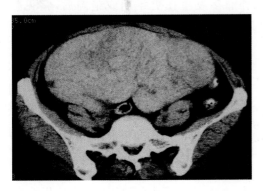 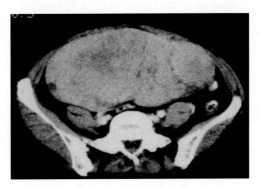

A　　　　　　　　　　　　　　　　B

图31-4-8　左卵巢黏液性囊腺瘤。肿瘤为囊性,表现为不均匀高密度,囊内分隔呈相对低密度。A和B分别为平扫和增强,显示肿块无明显强化。术前误诊为浆膜下子宫肌瘤

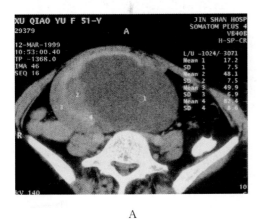 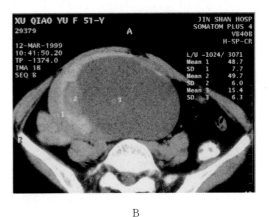

A　　　　　　　　　　　　　　　　B

图31-4-9　左卵巢黏液性囊腺瘤。表现为多房囊性肿块,子囊呈新月形,沿囊壁分布,囊液密度最高处达98Hu,类似增厚的囊壁。但增强前(A)后(B)CT值无变化

(4) 鉴别诊断：黏液性囊腺瘤多表现为边缘清晰的巨大多房囊性肿块，不同分房间囊液密度常不同，CT 值较高，可见子囊内孙囊，表现较为特征，诊断不难。当囊壁或分隔特别毛糙，形态特别不规则，厚度>5 mm，或出现壁结节，强化明显时应考虑肿瘤为交界性或恶性。囊液密度特别高时，应注意测量增强前后的 CT 值，避免误诊为实体性肿瘤。本病重要的鉴别诊断为子宫内膜异位囊肿，后者常小至中等大小，边缘模糊，囊壁常较厚，子囊常位于主囊轮廓外，未见孙囊，囊肿内可见新鲜高密度出血。少数单房黏液性囊腺瘤较难与单纯性囊肿及浆液性囊腺瘤区别，但后两者体积略小，密度常较前者低，浆液性囊腺瘤囊壁钙化更多见。

3. 腺纤维瘤和囊腺纤维瘤

(1) 病理与临床表现：腺纤维瘤（adenofibroma）和囊腺纤维瘤（cystadenofibroma）来自于卵巢表面上皮及其间质，可为浆液性、黏液性、宫内膜样性，以浆液性最多见。腺纤维瘤以纤维间质为主，为实性肿瘤，灰白色，分叶状，切面质地致密呈编织状，有少量散在裂隙或微囊。囊腺纤维瘤则囊腔显著，囊内有粗大乳头状结构，囊液可为浆液或黏液。镜下囊壁或裂隙衬覆相应的表面上皮。肿瘤多发生在更年期或绝经后，常见症状为盆腔肿物和阴道不规则出血。妇科检查可扪及附件区实性肿块，表面光滑或有分叶，活动度好。

(2) CT 表现：肿瘤数厘米至十多厘米，大多数 6～9 cm，一般为单侧性，双侧性亦不少见。腺纤维瘤为实性分叶状团块，边缘清楚，平扫密度与子宫相仿，增强扫描呈大致均匀的中度强化，强化程度低于子宫，肿瘤局部可见小囊（图 31-4-10）。囊腺纤维瘤呈囊性表现（图 31-4-11），Cho 报道一组 28 例 32 个囊腺纤维瘤，其中浆液性 24 个，黏液性 7 个，内膜样瘤 1 个；3 个为交界性，均为黏液性。大小为 2.5～20.0 cm，平均 8.6 cm；完全囊性 16 个，复杂囊性 16 个，其中囊性为主 6 个，囊实性 8 个，实性为主 2 个，伴结节 7 个，小梁 8 个，结节和小梁 1 个；单房 8 个，多房 24 个；肿瘤光滑 14 个，分叶 8 个；囊壁厚而规则，多房囊性中，厚分隔 14 个，蜂窝状 6 个；不同分房间囊液密度均匀或不均匀；实性区 50% 见对比剂强化，多数为中度或明显强化，病理上为伴梭形细胞的纤维间质，MRI T_2WI 上显示为低信号，为相对特征性的表现。

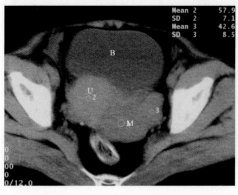

A

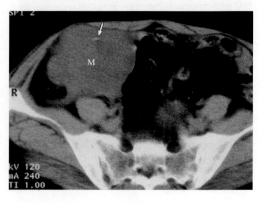

B

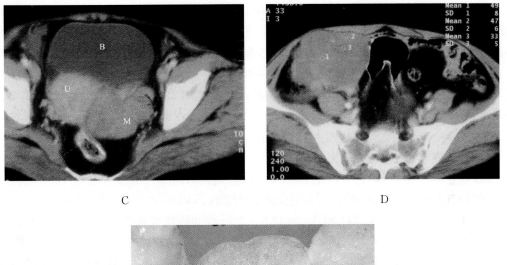

C　　　　　　　　　　　　　　D

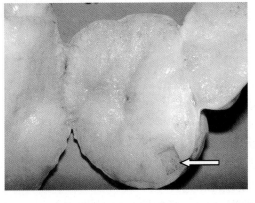

E

图 31-4-10 双侧卵巢腺纤维瘤。子宫（U）左侧和右上方各见一边缘清楚的分叶状肿块（M）。A 和 B 为平扫，密度均匀，右侧肿块内见一点状钙化（箭头）；C 和 D 为增强扫描，肿块有轻中度略不均匀强化；E 为大体标本，见肿瘤光滑、包膜完整，瘤内有许多微小囊腔（箭头）

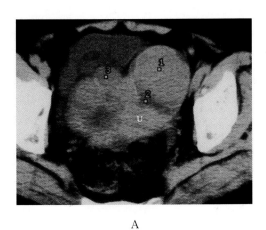

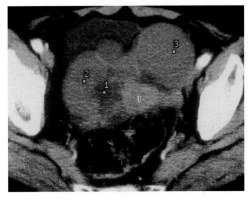

A　　　　　　　　　　　　　　B

图 31-4-11 双侧卵巢囊腺纤维瘤。子宫左右侧各见一个 8 cm×6 cm 和 10 cm×6 cm 多房囊性肿块，囊液密度不等，增强前（A）后（B）密度无变化，三角形强化区（U）为子宫

（3）鉴别诊断：腺纤维瘤和囊腺纤维瘤少见，术前常误诊。腺纤维瘤为实性，境界清楚，中度强化，需与浆膜下子宫肌瘤、卵巢癌、颗粒细胞瘤或其他良性实性肿瘤如纤维-卵泡膜细胞瘤、Brenner瘤鉴别。浆膜下子宫肌瘤强化明显；卵巢癌形态不规则，边缘模糊，强化明显；颗粒细胞瘤常伴雌激素增多表现；纤维-卵泡膜细胞瘤强化弱，内部常有片状略低密度水肿区；囊腺纤维瘤呈完全囊性时需与其他囊性肿瘤鉴别，后者常为薄壁；呈复杂囊性时需与恶性囊腺类肿瘤混淆，由于肿瘤伴实性区或分隔较厚，术前常误诊为恶性肿瘤。MRI T_2WI 低信号有助于鉴别。

4. 移行细胞瘤　移行细胞瘤（transitional cell tumors）又称勃伦纳瘤（Brenner tumor），较少见，约占所有卵巢肿瘤的2%。1898年McNaughton-Jones首先报道这种肿瘤，1917年Brenner报道了3例，以后WHO用Brenner瘤这一名称，1992年Scully补充WHO的分类，归类于移行细胞瘤，99%为良性，其余为交界性和恶性。

(1) 病理与临床表现：肿瘤多较小，0.5～2 cm之间，仅在病理检查时发现，少数可达10 cm左右，肿瘤多为实性，质硬韧，灰白或浅黄色，编织样结构，切面有砂粒感，有时伴囊腔呈囊实性。镜下见致密纤维间质内散在移行细胞巢。15%～30%病例双侧卵巢同时伴另外一种肿瘤，最常见者为囊腺瘤、畸胎瘤或囊腺癌。23%合并其他妇科恶性肿瘤。多数患者年龄在40～70岁，无症状，半数在其他肿瘤诊断或手术时发现。少数有下腹痛或阴道出血，妇检时可扪及质硬肿块。

(2) CT 表现：Moon和Oh分别报道8例和12例Brenner瘤的CT和MRI表现，良性分别为7例和8例。肿瘤大小2～17 cm，平均9.2 cm。多数表现为实性或囊实性，极少数为囊性。囊实性时囊性部分可为单房或多房，边界清楚，肿瘤实性部分密度均匀，增强扫描呈均匀的轻至中度强化，未见出血或坏死区，较特征性的CT表现为肿瘤的实性部分内可见广泛的无定形钙化，见于54%的病例，主要是间质退行性改变的结果，据此常可与其他实体性肿瘤鉴别（图31-4-12）。MRI以T_2WI上实性区的低信号为特征，类似于纤维瘤，但前者信号均匀，而后者常伴水肿和囊性变。值得注意的是本病常合并同侧或对侧卵巢其他上皮性囊性肿瘤。交界性或恶性Brenner瘤实性区常伴坏死而密度不均匀，囊性区常表现为多房，MRI T_2WI 上信号增高。

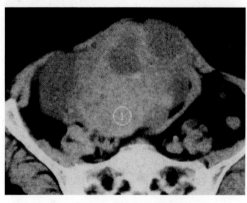

A

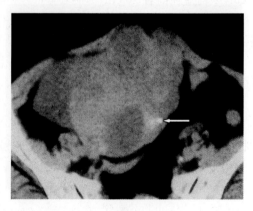

B

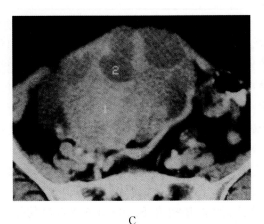
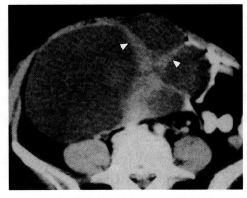

图 31-4-12 右卵巢 Brenner 瘤。肿块分叶状,边缘清楚,呈囊实性。A 和 B 为肿块下部不同层面平扫,以实性为主,CT 值 41 Hu,并有一点状钙化(箭头);C 为与 A 同层面增强,实性区中度强化,CT 值 65 Hu;D 为上部层面,以多房囊性为主,分隔很厚(三角)

(二) 性索-间质肿瘤

性索-间质肿瘤为在胚胎正常发育过程中,原始性腺中的性索组织和特殊间叶组织演变成卵巢的颗粒细胞、卵泡膜细胞、支持细胞和间质细胞,它们可形成相应的肿瘤,肿瘤可由单一细胞构成,亦可由不同细胞不同组合而成。病理上分 5 类:①颗粒-间质细胞肿瘤,包括颗粒细胞瘤、卵泡膜细胞瘤-纤维瘤和硬化性间质瘤;②支持-间质 Leydig 细胞肿瘤,包括支持细胞瘤、间质细胞瘤和支持-间质细胞瘤;③两性母细胞瘤;④环管状性索肿瘤;⑤不能分类的性索-间质肿瘤。以第一类肿瘤占绝大多数,其余类型少见或罕见。颗粒细胞瘤属低度恶性肿瘤,将于恶性肿瘤部分讨论,本处主要讨论卵泡膜细胞瘤-纤维瘤。

纤维瘤(fibroma)、卵泡膜细胞瘤(thecoma)及两者混合类型纤维卵泡膜细胞瘤(fibrothecoma)为性索间质起源的最常见的肿瘤,占 76%,占所有卵巢肿瘤的 4%,是最常见的卵巢良性实体性肿瘤。

1. 病理表现　纤维瘤、卵泡膜细胞瘤和纤维卵泡膜细胞瘤大体形态相仿,直径 1～30 cm,平均直径前者 10 cm,后两者 8 cm,肿瘤圆形、卵圆形或分叶结节状,质硬,表面光滑,包膜完整,切面实性,呈编织状。纤维瘤灰白色,镜下为编织状的梭形成纤维细胞索及其产生的大量胶原,偶见出血及囊性变;卵泡膜细胞瘤以灰白色纤维为主,内有散在黄色斑点或片,为含脂滴的卵泡膜细胞,可有灶性或弥漫性水肿。纤维卵泡膜细胞瘤由成纤维细胞和卵泡膜细胞组成。

2. 临床表现　卵巢纤维瘤多发生于 40 岁以上的中老年妇女,平均发病年龄 47 岁,30%～54% 的纤维瘤无明显临床症状,于体检或其他腹部手术时偶然发现。腹痛为最常见的临床症状,约见于半数病例,主要由肿瘤扭转引起;41% 的肿瘤合并腹腔积液,表现为腹胀、腹部增大、胸闷、气短、排尿困难等;小部分病例同时伴胸腔积液,称为麦格综合征(Meig syndrome);另有小部分患者可有月经紊乱、绝经后出血等内分泌症状。卵泡膜细胞瘤平均发病年龄 53 岁,65% 的病例发生于绝经后,几乎不发生在月经初潮前。由于肿瘤分泌雌激素,引起子宫内膜的增生或癌变,临床常表现为阴道不规则出血、月经过多、闭经、绝经后出血等症状;部分病例有腹胀、腹部不适,偶因肿瘤扭转引起急性腹痛;约 2% 的病例有男性化表现,血中睾酮可升高,主要见于肿瘤黄素化、囊性变时。纤维卵泡膜细胞瘤可兼具两者表现,但常以上述一种瘤表现为主。临床检查可扪及附件区光滑、活动、质硬的肿块。

3. CT 表现　由于上述 3 种肿瘤均起源于性索-间质且具相似的大体形态,影像学无法区分,故常将三者放在一起讨论。肿瘤位于单侧附件区,圆或卵圆形多见,部分呈分叶状或不规则形,边缘清晰;绝大多数肿瘤为实性,见于 80%～90%的病例,密度多均匀或稍欠均匀,瘤内含少许浅淡斑片状或索条状略低密度区,为肿瘤内的水肿;10%～15%表现为囊实性,为肿瘤囊变或坏死引起,囊、实性部分界限清楚;其余少数不典型,以囊性为主表现,单房或多房均可,囊壁厚,不规则,有壁结节;实性区域、囊壁或壁结节平扫时密度略低于或等于子宫,平均 CT 值 40 Hu,增强后病灶无明显强化或有轻度强化,CT 值增加 10～20 Hu,明显低于子宫增强幅度(图 31-4-13,14)。对于无强化或强化幅度较轻的肿瘤,判断其囊性或实性较困难。Bazot 等进行动态增强扫描,显示肿瘤动脉期和实质期无或仅轻度强化,15～20 min 后延迟扫描,肿瘤呈中度强化,CT 值较平扫增加 25 Hu,但仍低于子宫密度。文献报道腹腔积液的发生率为 50%～91%,少量、中等量或大量,仅少数同时合并胸腔积液。肿瘤内钙化亦可见到(图 31-4-15),有报道 25 例中见到 3 例。我们收集了 11 例 12 个肿瘤,其中纤维瘤 5 例 6 个肿瘤,卵泡膜细胞瘤 4 例,纤维卵泡膜细胞瘤 2 例。12 个肿瘤均为实质性,边缘清楚,大小 4～15.8 cm,平均大小 8.3 cm,圆或卵圆形 7 个,不规则分叶状 5 个,密度均匀 5 个,不均匀 7 个,瘤内见形态不规则的片状低密度区,2 例见瘤内多发片状钙化。平扫 CT 值 24～69 Hu,平均 42 Hu,增强后 CT 值 33～73 Hu,平均 52 Hu,其中 5 个肿瘤无强化或 CT 值增加<5 Hu;5 个 CT 值增加 10 Hu 左右;2 个分别有轻中度和明显强化,CT 值分别增加 16 Hu 和 38 Hu(图 31-4-16)。合并盆腔少量积液 4 例,明显胸、腹腔积液 1 例。由于缺乏经验,所有 11 例肿瘤术前 CT 均未正确诊断,这与戴景蕊等的报道相仿,后者 14 例仅 1 例作出正确诊断。其中诊断为卵巢恶性肿瘤 3 例,子宫或阔韧带肌瘤 4 例,卵巢囊腺癌、囊肿(图 31-4-17)、畸胎瘤各 1 例,盆腔实质性占位 1 例。

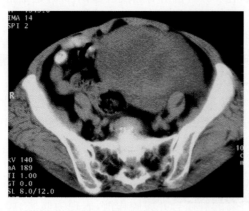
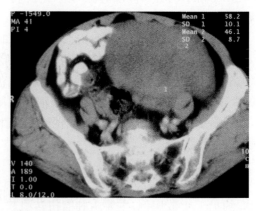

A　　　　　　　　　　B

图 31-4-13　左卵巢纤维瘤。子宫左上方巨大边缘清楚肿块。A 为平扫,密度略不均匀,CT 值 36～46 Hu;B 为增强扫描,肿块轻度强化,CT 值 46～58 Hu。密度稍低处镜下为黏液变性。该例合并少量腹腔积液(未列出)

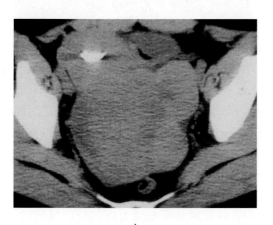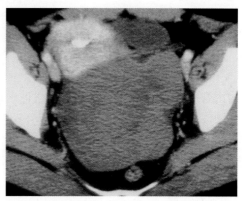

A B

图 31-4-14 左卵巢纤维瘤。子宫左后方边缘清楚分叶状实性肿块,有淡片状略低密度影,为瘤内水肿,增强前(A)后(B)肿块密度无明显改变。术前误诊为卵巢恶性肿瘤

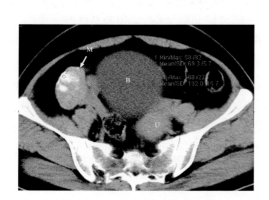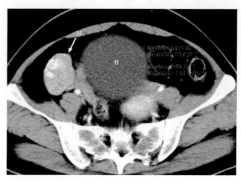

A B

C

图 31-4-15 右卵巢纤维卵泡膜细胞瘤(箭头)。子宫(U)、膀胱(B)右前上方见不规则形实性肿块(M),边缘清楚,密度均匀,内见散在片状钙化,增强密度均匀。A 为平扫,CT 值 69 Hu;B 为增强扫描,CT 值 85 Hu。术前误诊阔韧带肌瘤

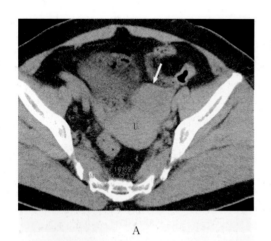
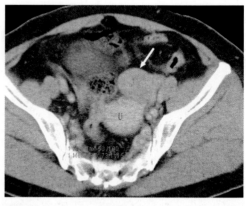
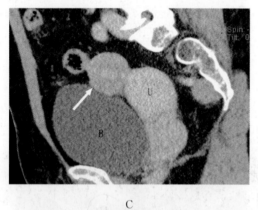

图 31-4-16 左卵巢卵泡膜细胞瘤（箭头）。子宫（U）前上方卵圆形实性肿块（箭头），边缘清楚。A 为平扫，密度均匀，CT 值 35 Hu；B 为增强，见肿瘤强化明显，密度略不均匀，CT 值 85 Hu；C 为矢状面，见肿瘤紧贴子宫前上方。术前误诊子宫肌瘤

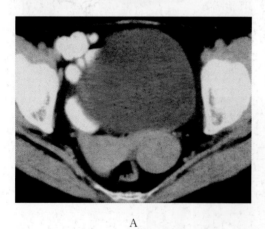
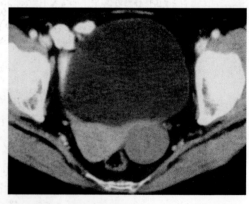

图 31-4-17 左卵巢纤维卵泡膜细胞瘤。肿瘤类圆形，边缘光整，密度均匀，增强前（A）后（B）CT 值均为 45 Hu。术前误诊为高密度囊肿

4. 鉴别诊断　卵泡膜细胞瘤-纤维瘤组肿瘤是卵巢最常见的良性实体性肿瘤，肿瘤边缘清楚，密度均匀或有浅淡斑片、索条状低密度区，增强后无强化或轻度强化；少数呈囊实性或囊性，囊壁厚，囊、实性部分分界清楚。肿瘤呈实性表现时，主要需与子宫浆膜下肌瘤、阔韧带肌瘤、卵巢癌、无性细胞瘤、腺纤维瘤、Brenner 瘤和囊肿等鉴别。浆膜下肌瘤和阔韧带

肌瘤增强明显；卵巢癌常双侧发生，边缘模糊，形态不规则，强化明显；无性细胞瘤好发于青少年；腺纤维瘤和 Brenner 瘤发病率很低，两者常无腹腔积液，Brenner 瘤内常有无定形钙化；囊肿增强前后密度无变化。囊实性或囊性表现时诊断较难，不易与囊腺纤维瘤、卵巢囊腺瘤或囊腺癌鉴别，MRI T_2WI 图像上实性部分的低信号较有特征性，可作出明确诊断（图 31-4-18）。

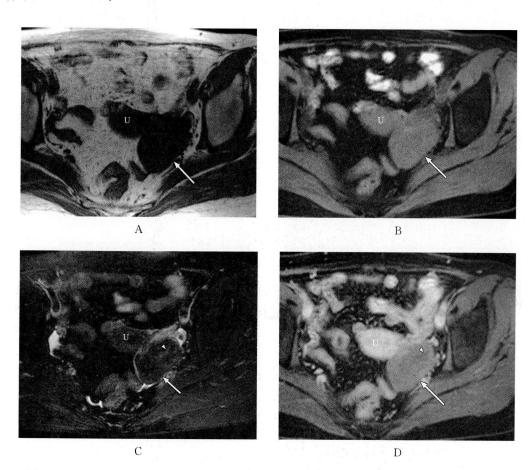

图 31-4-18 左卵巢卵泡膜细胞瘤。A 为 MRI T_1WI，B 为 T_1WI 抑脂，显示左侧附件区一卵圆形、边缘光滑肿块（箭头），信号均匀，与子宫（U）信号相同；C 为 T_2WI 抑脂，见肿块信号较低，仍与子宫相仿，内见片状略高信号区（三角）；D 为增强，显示肿块强化较轻，明显低于子宫强化幅度

（三）生殖细胞肿瘤

1. 分类 卵巢生殖细胞肿瘤（germ cell tumors）是指来源于胚胎性腺的原始生殖细胞而具有不同组织学特征的一组肿瘤。占所有卵巢肿瘤的 20%，其中 >95% 为良性，恶性者 <5%。畸胎瘤占良性肿瘤的绝大部分，恶性生殖细胞瘤中，无性细胞瘤、卵黄囊瘤和未成熟畸胎瘤居前三位，三者合计占卵巢恶性肿瘤的 2.4%。1995 年 WHO 的卵巢生殖细胞肿瘤分类如下。

- 无性细胞瘤
- 卵黄囊瘤（内胚窦瘤）
- 胚胎癌

- 多胚瘤
- 绒毛膜癌
- 畸胎瘤
  - 未成熟型
  - 成熟型
    - 实性
    - 囊性
    - 恶性变
  - 单胚层高度特异性
    - 卵巢甲状腺肿
    - 类癌
    - 神经外胚层肿瘤
    - 皮脂腺肿瘤
    - 其他
- 混合型

本处主要讨论最常见的畸胎瘤类肿瘤。

卵巢畸胎瘤(teratoma of the ovary)占所有卵巢肿瘤的11%～20%，占生殖细胞肿瘤的90%以上，其中97%为囊性成熟性，其余为未成熟性和单胚层高度特异性。

(1) 病理表现：成熟性肿瘤由分化好的外、中、内胚层来源的组织构成，以外胚层成分最多，肿瘤多数为单侧性，双侧性占8%～15%，几乎均为囊性，圆形、卵圆形或分叶状，表面光滑，切面多数为单一大囊，亦可为多房，内含毛发和皮脂样物，镜下囊外壁为卵巢间质，内衬皮肤、毛发和皮肤附件。囊内壁常可见一个或多个大小不等、实性或囊实性突起，称为头结节(Rokitansky nodule)。头结节表面有毛发及牙齿，切面可见骨、软骨和脂肪组织，镜下为3个胚层的多种组织。恶性变率占2%，常见鳞癌、腺癌和类癌。未成熟型瘤多以实性为主，伴有囊性区，前者由来自3个胚层的成熟和未成熟组织(主要为神经上皮组织)构成。单胚层高度特异性肿瘤包括卵巢甲状腺肿、类癌、神经外胚层肿瘤和皮脂腺肿瘤等，以卵巢甲状腺肿多见，占畸胎瘤的2.7%，切面为被纤维分隔的甲状腺和少量胶样物。

(2) 临床表现：肿瘤可发生于任何年龄，但大多数见于育龄期妇女，平均发病年龄34岁，其中未成熟性畸胎瘤发病年龄小于20岁。多数患者无特殊症状，肿瘤巨大时，可产生腹胀、腹部隐痛和压迫症状如尿频、尿急等，部分病例因肿瘤蒂扭转、囊壁破裂产生急腹症症状。虽然少数患者有月经失调等内分泌症状，但多数为合并的其他病变引起，与畸胎瘤无关。临床检查子宫旁可扪及光滑、活动之囊性肿块。

(3) CT表现

1) 成熟性畸胎瘤(muture teratoma)：肿瘤呈囊性，大多数4～15 cm，少数1～2 cm或巨大，93%～96%的肿瘤内可见脂肪密度组织，为特征性的CT征象，虽然含脂肪的肿瘤还有脂肪瘤等，但因其非常罕见，一般不需考虑。根据肿瘤内脂肪组织的含量，其CT表现可分为：①脂肪瘤型：肿瘤由密度均匀或不均匀的脂肪组织构成，调整窗位可清晰地显示瘤组织的不均匀密度(图31-4-19)。②液脂型：肿瘤含相近数量的液体和脂肪(图31-4-20)。③头结节型：肿瘤由脂肪成分及大小不等的头结节构成(图31-4-21)。④液性为主型：肿瘤主要为液性,含少量脂肪,常位于边缘(图 31-4-22)。⑤囊肿型:完全由液性成分构成(图 31-4-23)。我们一组 45 个成熟性畸胎瘤中,脂肪瘤型 5 个,液脂型 5 个,分别占 11%,液性为主型 8 个,占 18%,头结节型 25 个,占 56%,囊肿型 2 个,占 4%。96% 的肿瘤内可见脂肪组织,与大多数文献报道的一致。

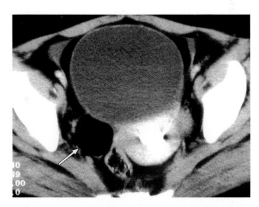

图 31-4-19 右卵巢成熟畸胎瘤(脂肪瘤型)。肿瘤密度略不均匀,需调整窗位才能清晰显示(箭头)

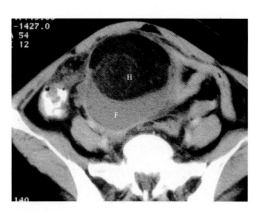

图 31-4-20 右卵巢成熟畸胎瘤(液脂型)。肿瘤由相近数量的液体(F)和脂肪组成,毛发团(H)在脂肪衬托下清晰显示

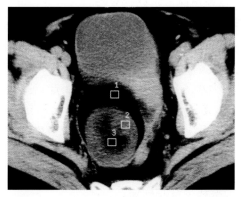

图 31-4-21 右卵巢成熟畸胎瘤(头结节型)。肿瘤内见一巨大圆形边缘清晰的头结节,与囊壁呈锐角相交,结节内含脂肪(游标 3),未见强化

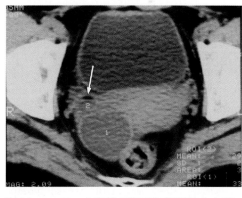

图 31-4-22 右卵巢成熟畸胎瘤(液性为主型)。肿瘤以液性为主,前缘见小片状脂肪密度(箭头)。术前认为系瘤外脂肪,误诊为内膜异位囊肿

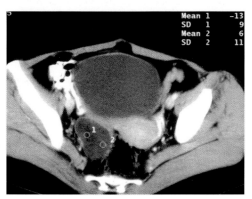

图 31-4-23 右卵巢成熟畸胎瘤(囊肿型)。肿瘤类似于囊肿,边缘清晰,内部密度与水相仿

头结节是另一个相对特异性征象,见于48%～80%病例。结节通常单个,亦可多个,一般大小为1～4.5 cm,圆形或卵圆形,边界清晰,与囊壁呈锐角相交,结节密度可为液性或软组织,常无增强。60%结节中见脂肪,45%见钙化或牙齿,65%的病例可见源于结节的毛发,常需调整窗位和窗宽才能发现。另外,头结节还是恶变好发部位。Buy 等认为,>5 cm 的实性头结节、有明显强化并与囊壁呈钝角相交系恶变征象。我们的病例组中头结节出现率为54%。虽然肿瘤内出现牙齿为特征性表现,但其发生率并不高,而且牙齿与钙化于 CT 上表现相仿,常难以区分,文献描述时常放在一起不加区分,其出现率在50%～60%之间。我们组的发生率为51%,钙化或牙齿的形态以单个点、片、线和结节状多见,2/3 位于头结节上,其余 1/3 在囊壁上。

2) 未成熟性畸胎瘤(immuture teratoma):为恶性生殖细胞肿瘤,见下述恶性生殖细胞瘤节。

3) 卵巢甲状腺肿(struma ovarii):肿瘤较大,平均直径>10 cm,边缘光滑,分叶状;绝大多数肿瘤为多房囊性,其中 1/3 为完全囊性,另 2/3 以囊性为主,囊液密度可低、中或高,CT 值>80 Hu 的高密度区可见于 2/3 的肿瘤,为巨大甲状腺滤泡,充满含碘量高的胶样物质,MRI T_1WI、T_2WI 上表现为低信号,增强后未见强化,仔细测量增强前后的 CT 值可避免将高密度囊性区误为实质性。囊壁多数无强化,少数中度强化。约 50%病例合并成熟性畸胎瘤(图 31-4-24、25)。

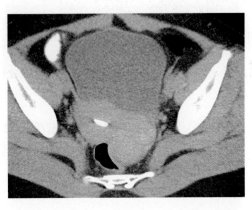

A

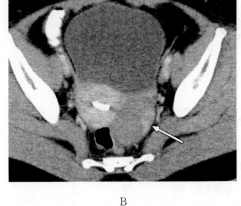

B

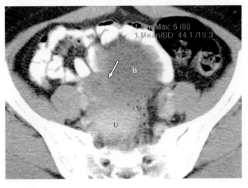

C

图 31-4-24 左卵巢甲状腺肿合并右侧卵巢成熟囊性畸胎瘤。A 为平扫,见子宫左侧卵圆形肿块,密度与子宫相仿,并见一略高密度结节;B 为增强,结节有中度强化(箭头),囊性部分无强化;C 为稍上层面,见右侧卵巢有一成熟囊性畸胎瘤(箭头),内见小片略低密度脂肪,肿瘤位于子宫(U)和膀胱(B)间。术前漏诊

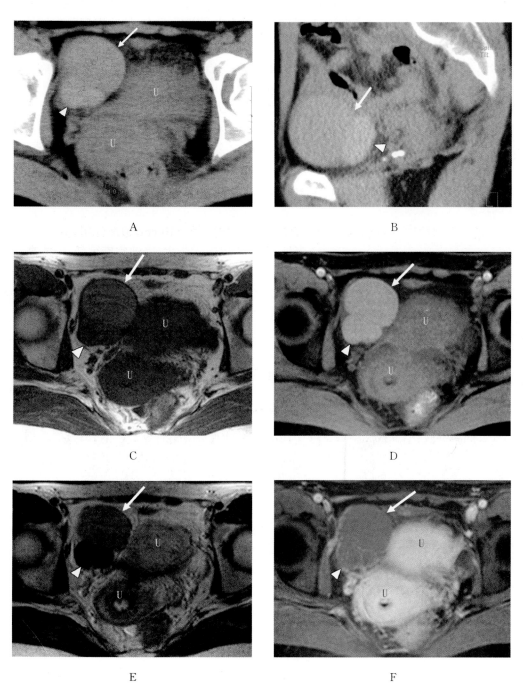

图 31-4-25 右卵巢甲状腺肿。A 和 B 为 CT 平扫横断面和矢状面图像,见肿瘤(箭头)呈葫芦形多房囊性,密度高于子宫(U),大房 CT 值 61 Hu,后部小房(三角)CT 值 92 Hu;C~F 为同一病例 MRI 图像;C 显示肿块信号在 T_1WI 上与子宫(U)相同和略高;D 为 T_1WI 抑脂,肿块信号高于子宫;E 为 T_2WI 图像,肿块呈等低(箭头)和极低信号(三角);F 为增强扫描,见囊壁轻度强化,囊内容无强化

(4) 鉴别诊断:绝大多数畸胎瘤具有典型表现,诊断不难;液性为主型畸胎瘤脂肪较少并

位于肿瘤边缘时,易误认为肠系膜脂肪而误诊;囊肿型畸胎瘤由于缺乏明显的脂肪可误诊为囊肿或囊腺瘤,囊壁的钙化和囊液中出现点、片状更低密度或许有助于拓宽鉴别诊断思路;另需注意畸胎瘤常可合并同侧黏液性囊腺瘤,Okada 报道同侧卵巢两种病变同时发生的概率为 5%~8%。另外,畸胎瘤也常合并对侧卵巢的囊腺瘤或其他囊肿性病变,当后者巨大时可掩盖或混淆畸胎瘤的诊断;卵巢甲状腺肿多数无脂肪成分,需与其他囊肿性病变如黏液性囊腺瘤和子宫内膜异位囊肿鉴别。

二、卵巢恶性肿瘤

卵巢恶性肿瘤的发病率居第二位,但在国内,近年来的资料显示,其发病率已超越宫颈癌上升至首位,因其症状隐匿,70%就诊时已是晚期,其预后不仅取决于肿瘤侵犯的范围,还取决于肿瘤的组织学类型。肿瘤组织类型所占比例,国内外资料有一定差异,详见表 31-4-1。

表 31-4-1 各类卵巢恶性肿瘤发病率国内外资料比较

组织类型	国内(%)	国外(%)
上皮性癌	54~65	80~94
恶性性索-间质肿瘤	7~11	2~8
恶性生殖细胞肿瘤	15~25	3~8
转移性肿瘤	8~13	5~15

就发病率而言,上皮性癌最多见,占大多数,但国内发病率明显低于国外;其次为恶性生殖细胞类肿瘤,国内较国外高,第三为转移性肿瘤,恶性性索-间质肿瘤最少见。

(一)卵巢上皮癌

1. 病理表现

(1)浆液性癌:最多见,约占卵巢上皮癌(epithelial carcinomas of the ovary)的 40%,主要包括腺癌、乳头状腺癌和乳头状囊腺癌。绝大多数由浆液性囊腺瘤恶变而来,双侧性占 30%~50%。大小为 1~30 cm,一般为 10~15 cm,肿瘤为囊实性或实性,多数呈不规则形,乳白或灰红色,囊壁光滑或纤维性粘连,囊腔内多数被乳头状赘生物充盈或融合呈实性结节或乳头布满囊内壁,囊内液浑浊或血性,常伴出血及坏死灶。镜下囊壁、腺腔、乳头皆衬覆单层或复层癌细胞,囊内乳头多分支复杂,部分癌细胞侵犯间质,约 30%肿瘤内可见砂粒体。

(2)内膜样癌:发生率仅次于浆液性癌,占 16%~31%,双侧性为 35%~40%,多数肿瘤 10~15 cm,呈圆形或不规则形,表面光滑或结节状,切面多数为半囊半实性,单房或多房,囊壁厚薄不均,囊内可见乳头或结节突起,实性区乳白常有大片出血,囊内充盈黏液、水样液或血性液。

(3)黏液性癌:发生率居上皮性癌的第三位,占 8%~10%,主要为腺癌和囊腺癌,双侧性占 5%~40%,肿瘤多数为 10~30 cm 大小,外观光滑或粗糙不平,常为不规则形,灰白或灰红色,切面囊性、多房,伴有实性区域。囊壁厚薄不规则,囊内壁可见乳头或结节,囊腔内含胶冻状黏液,常为血性,实性区常见出血坏死。3.5%~12%病例囊壁破裂,内容物种植于腹膜，产生大量黏液，形成腹膜假黏液瘤(pseudo myxoma peritonei)。镜下上皮复层超过3层，重度不典型增生伴黏液分泌异常，核分裂活跃，并有间质浸润。

(4) 透明细胞癌：单侧多见，双侧性可达24%，平均直径15 cm，圆形或不规则形，多为囊实性，囊壁厚而不规则，囊内见息肉样突起，实性区色如鱼肉，常伴出血及坏死灶，囊内含水样液或黏液。

其他少见类型有未分化癌、恶性Brenner瘤和混合上皮肿瘤等。

2. 临床表现　中老年妇女多见，平均发病年龄55岁。早期常无特殊症状，就诊时大多数已属晚期。常见的症状为腹胀、腹痛，月经紊乱和绝经后阴道出血较少见，以宫内膜样癌和透明细胞癌发生率高。生长迅速的肿块和伴随的腹腔积液使患者腹部膨大，引起呼吸困难、心悸、食欲缺乏、上腹饱胀、阵发性恶心、呕吐等症状，肿块压迫盆腔静脉时可产生下肢水肿。晚期病例出现消瘦、贫血、低热和乏力等恶病质症状。10%的肿瘤可扭转产生急腹症表现，但发生率较良性肿瘤低。临床检查肿块多较大，呈实性或囊实性，表面不规则，不活动或固定，子宫直肠窝、骶骨韧带处可及结节。肿瘤标志物癌抗原125(CA125)常升高，82%的卵巢上皮癌高于临界值35 u/ml，而健康妇女仅1%及良性疾病患者有6%升高，一般大于65 u/ml有较大临床意义。

3. 临床分期　1988年国际妇产科联盟(FIGO)将卵巢癌分期如下。

Ⅰ期：病变局限于卵巢。

　Ⅰ$_a$：病变局限于一侧卵巢，包膜完整，表面无肿瘤、无腹腔积液。

　Ⅰ$_b$：病变局限于双侧卵巢，包膜完整，表面无肿瘤、无腹腔积液。

　Ⅰ$_c$：Ⅰ$_a$或Ⅰ$_b$期病变已穿出卵巢表面；或包膜破裂；或在腹腔积液、腹腔冲洗液中找到恶性细胞。

Ⅱ期：病变累及一侧或双侧卵巢，伴盆腔转移。

　Ⅱ$_a$：病变扩展或转移至子宫或输卵管。

　Ⅱ$_b$：病变扩展至其他盆腔组织。

　Ⅱ$_c$：Ⅱ$_a$或Ⅱ$_b$期病变已穿出卵巢表面；或包膜破裂；或在腹腔积液、腹腔冲洗液中找到恶性细胞。

Ⅲ期：病变累及一侧或双卵巢，伴盆腔以外种植；或腹膜后或腹股沟淋巴结转移，肝表面转移。

　Ⅲ$_a$：病变大体所见局限于盆腔，淋巴结阴性，但腹腔腹膜面有镜下种植。

　Ⅲ$_b$：腹腔腹膜种植瘤直径≤2 cm，淋巴结阴性。

　Ⅲ$_c$：腹腔腹膜种植瘤直径>2 cm，或伴有腹膜后或腹股沟淋巴结转移。

Ⅳ期：远处转移，胸腔积液存在时需找到恶性细胞，肝转移需累及肝实质。

4. CT表现

(1) 原发病灶：原发肿块可位于盆腔或腹盆部，但以附件区、子宫直肠窝、骶岬前方最常见，少数在腰肌前方、子宫前方。可为单侧性或双侧性，双侧发生率为35%~63%，浆液性和未分化癌双侧发生率较黏液性和宫内膜样癌更高。肿块大小不等，多数为5~15 cm，边缘清楚或模糊，绝大多数形态不规则，呈分叶状。根据肿块内部结构和密度，可将其分成囊性、囊实性和实性3种类型，以囊实性最多见。①囊性肿块占10%~41%，囊性结构为主，占肿块2/3以上，单房或多房，多房时分房多大小不一，囊壁和(或)囊内分隔不规则增厚，多数可见突向囊内或囊外的赘生物（或称壁结节），囊壁、结节边缘光整或模糊，囊液密度均匀或不同分房密度不同（图 31-4-26）。②囊实性肿块占 29%～49%，表现为囊性或实性成分各占 1/3～2/3，囊性、实性部分形态不规则，密度均匀或不均匀，分界模糊（图 31-4-27）。③实性肿块占 30%～42%，肿块实性成分占 2/3 以上，伴有不规则形态的低密度区，位于肿块的中央或边缘，分界模糊（图 31-4-28）。动态增强动脉期肿瘤实质性部分早期明显强化，可见肿瘤血管，静脉期仍持续明显强化，CT 值增加常在 25 Hu 以上，囊性部分无强化，囊实性分界较平扫清楚。虽然病理检查时 20% 的肿瘤可见砂粒体或钙化，但 CT 能检出者不足半数，据 Buy 等报道，钙化的显示率为 8%，均为浆液性癌。钙化位于囊壁、结节或实质性肿块中，多为无定形，较良性肿瘤钙化形态更粗糙、分布更广、数量更多（图 31-4-29）。肿瘤较大时常挤压或浸润邻近器官如子宫、膀胱、直肠和输尿管。

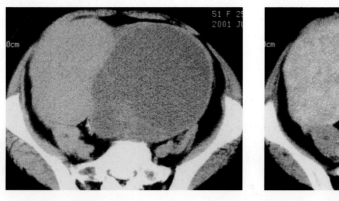
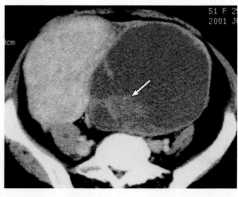

图 31-4-26 左卵巢黏液性囊腺癌。A 和 B 分别为平扫和增强扫描，示肿瘤呈多房囊性，囊壁厚薄不均，囊内有不规则实性结节，增强后见囊壁和结节明显强化（箭头）

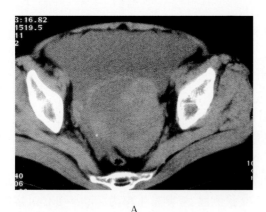
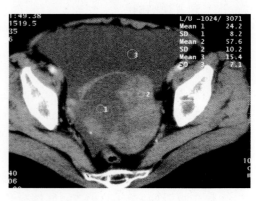

图 31-4-27 左卵巢黏液性囊腺癌。A 和 B 分别为平扫和增强，示左侧卵巢囊实性分叶状肿块，囊、实性部分形态不规则，分界模糊，实性区有明显增强

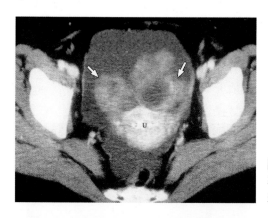

图 31-4-28 双侧卵巢内膜样癌。肿瘤表现为菜花状实性肿块,密度不均匀,有明显增强(箭头),合并大量腹腔积液

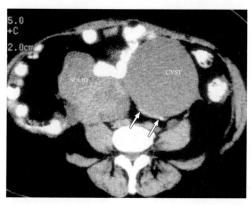

A

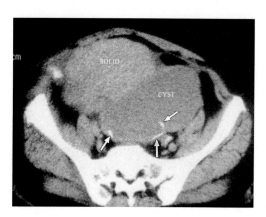

B

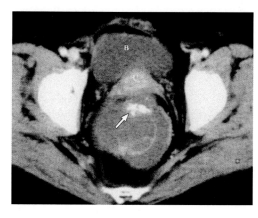

C

图 31-4-29 右卵巢浆液性乳头状腺癌。A~C 为从上到下不同层面,见肿瘤巨大,呈囊实性,囊壁上见散在分布的团块、点及片状钙化(箭头)

(2) 转移:70%的卵巢恶性肿瘤就诊时已有转移,除了一般恶性肿瘤常见转移方式如直接侵犯、血行、淋巴道转移外,卵巢癌还常发生腹盆腔的种植转移,故 CT 除了显示原发病灶外,还应作常规的从膈肌至盆腔的扩大范围扫描。转移灶的检出,不仅有助于肿瘤的分期,还有助于原发肿块的定性。

1) 腹腔转移:尸检见于60%~85%的病例,但 CT 仅能检出其中的70%~90%。由于癌细胞可随腹腔积液流动在腹膜腔内产生广泛种植,所有腹膜、大网膜、肠系膜、肠浆膜以及其他脏器之腹面包膜都可受累,其 CT 表现多种多样。

- 子宫及附件转移:子宫是卵巢最邻近而又密切相关的器官,卵巢上皮癌有 16%～18% 伴子宫侵犯,由卵巢癌直接浸润或种植转移所致,CT 表现为卵巢癌与子宫及双侧附件浑然一体,子宫周围脂肪层消失,子宫边缘模糊,轮廓不清(图 31-4-30)。

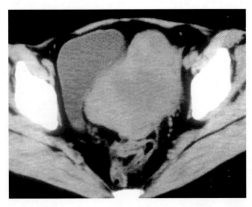
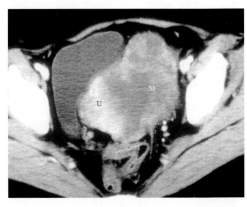

A   B

图 31-4-30 左卵巢内膜样癌侵犯子宫。A 和 B 分别为平扫和增强扫描,显示子宫(U)左侧实性分叶状肿块(M),有明显不均匀增强,外侧边缘毛糙,内侧缘呈浸润生长,包绕并侵犯子宫,两者分界不清。手术证实子宫肌层受侵犯

- 腹膜转移:直接的征象为腹盆部腹膜及脏器的浆膜面见细小的颗粒、结节或大小不等的团块,亦可形成厚厚的铠甲状。腹腔积液流通及积蓄部位是种植转移的好发区,如横膈下,特别是右横膈、子宫直肠窝、右下腹肠系膜根部、左下腹乙状结肠系膜的上缘及右结肠旁沟(图 31-4-31)。其中横膈下转移的发生率为 50%。早期 CT 常不能发现 <5 mm 的转移灶,其检出敏感性为 80%,近年螺旋 CT 敏感性升至 92%,MDCT 将会进一步提高腹膜转移的检出率。

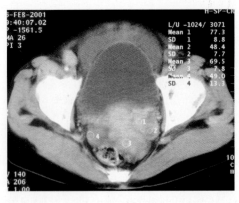
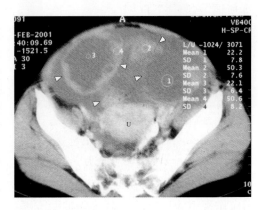

A   B

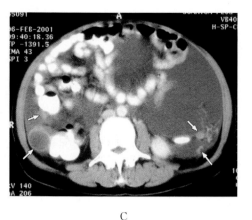
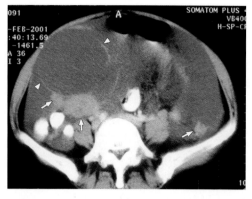

C D

图 31-4-31 双侧卵巢浆液性囊腺癌伴腹膜腔多发转移。A示子宫直肠窝多发菜花状转移灶；B示双侧卵巢不规则囊性肿块及子宫前缘转移结节(三角)；C示右侧结肠旁沟囊性转移结节，左侧结肠旁沟多个小转移结节(箭头)；D示腹腔巨大囊性转移性肿块(三角)及多发实性转移结节(箭头)。腹腔内大量积液

腹腔积液：多为大量，为腹膜转移最显著的间接征象，发生率在30%～60%之间，其产生主要与腹腔液淋巴引流受阻和腹膜的广泛转移有关。腹腔积液少量时表现为在肝肾隐窝或肝外缘的水样密度影，大量时围绕整个腹腔脏器，肠段推移至前中腹部，CT值近似于水或可偏高。值得注意的是，少量盆腔腹腔积液可见于良性肿瘤或瘤样病变，大量腹腔积液多为转移所致，但需除外良性肿瘤扭转或卵巢纤维瘤。

腹膜假性黏液瘤：发生率并不高，为原发或转移的卵巢黏液性肿瘤所产生的黏液性物质破裂入腹膜腔后形成，其虽可见于良性黏液性肿瘤，但更多见于交界性或恶性肿瘤，常有两种CT表现：一是盆腔或下腹部低密度肿块，密度均匀，CT值接近或略高于水，与腹腔积液不同的是它有明显的分隔和厚度不同的囊壁；另一表现为肝脏边缘有分隔的囊状病变，在肝脏表面产生波浪状压迹，形如"贝壳"。

● 大网膜转移：见于45%～60%病例。典型者表现为横结肠与前腹壁间或前腹壁后方相当于大网膜部位扁平的大饼样软组织肿块，密度不均匀或呈蜂窝状，边缘不规则，界限不清，即所谓"网膜饼"征(图31-4-32)。有时形成巨大的团状肿块，或在前腹壁后方的脂肪密度大网膜上见多发小结节及零乱的条索或网状影，局部脂肪密度增高。

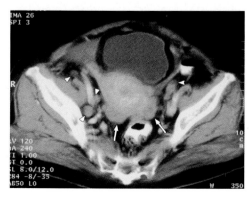
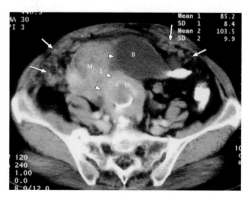

A B

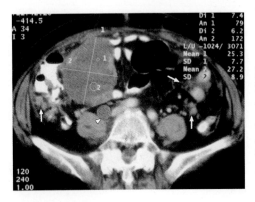

图 31-4-32 右卵巢癌伴腹膜、大网膜及淋巴结转移,右侧膀胱、子宫、输尿管侵犯(手术证实)。A 见子宫直肠窝多发转移结节(箭头),髂血管周围多个肿大转移之淋巴结(三角);B 示右卵巢肿瘤侵犯膀胱(B)、子宫(U)及右侧输尿管(三角),大网膜弥漫转移结节,右侧呈"网膜饼"征(箭头);C 示上方输尿管扩张(三角),左侧肠系膜上多发转移结节(箭头)

- 肠道转移:Ⅲ期以上病例大肠转移占 30%~39%,小肠转移占 26%~33%,前者多为肿瘤直接侵犯,以直肠、乙状结肠占绝大多数。常表现为大面积、大癌块形式,由肠管外向内侵犯,导致肠腔狭窄。后者则以表浅、多发颗粒或结节为主要形式,肠管弥漫性浸润、僵直、变形、蠕动减弱,肠系膜挛缩,形同"麻花"。其中 16%可有肠梗阻表现,小肠梗阻比大肠梗阻多见。阑尾转移发生率为 20%,见于晚期病例。

- 肝、脾转移:肝、脾表面常有细小的种植结节,有时在横结肠的肝曲和脾曲有转移块并与肝、脾粘连,或向肝、脾侵入(图 31-4-33)。以往认为肝实质转移并不多见,但随着诊断手段的提高,手术积极性的增加,以及患者生存时间的延长,肝实质转移检出日渐增多,据文献报道,其发生率为 7%。

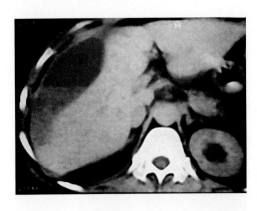

图 31-4-33 卵巢癌肝转移。转移位于肝包膜下,见液液平面,肝脏明显受压

- 钙化性转移:其发生率约为卵巢癌的 6%,见于浆液性癌,组织学钙化的发生率为 30%,这些钙化为砂粒体,系退行性改变的结果。据 Mitchell 等报道,在Ⅲ期以上的浆液性癌中,钙化性转移的 CT 检出率可高达 40%。钙化性转移表现为较多细小的、不连续的钙化斑或点,最常见于肝周围、肝肾隐窝、大网膜上、脾表面及右结肠旁沟,也可位于盆腔肠管或肿块周围,部分病例可位于增大或正常大小淋巴结内、肝实质内、胸膜上和肺内(图 31-4-34)。有时,原发肿瘤可不明显,钙化性转移可成为唯一的异常征象,后者常可确立诊断。

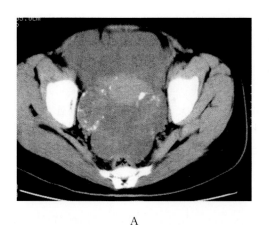
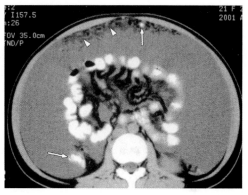

图 31-4-34 双侧卵巢浆液性乳头状囊腺癌伴大网膜和腹膜钙化性转移(手术证实)。A 示双侧卵巢囊性肿块,囊壁上多发粗糙钙化;B 和 C 见大网膜上多个点状钙化灶(箭头),大网膜呈网状,脂肪密度增高(三角)。大量腹腔积液

2) 腹腔外转移

● 淋巴结转移:发生率高达 50%~60%,有 3 条转移途径:①上行路线,即从卵巢门沿卵巢蒂、卵巢悬韧带上行,横跨输尿管、髂外或髂总血管,直至肾下极,引起腹主动脉旁淋巴结肿大。②下行路线,即从卵巢沿阔韧带走向盆壁,进入髂内、髂外、髂间或髂总淋巴结(图 31-4-32A)。③沿圆韧带至髂外尾部及腹股沟淋巴结。以前两条转移途径为主,常同时存在,发生率相等。淋巴结转移与肿瘤分期和组织学类型有关,Ⅰ 期肿瘤淋巴结转移为 19%,而 Ⅲ、Ⅳ 期可达 62%。浆液性癌淋巴结转移发生率最高,为 26%~66%;黏液性癌最低,为 3%~33%;未分化癌有高达 50% 的淋巴结转移率。CT 检出率为 67%~88%,除了钙化性转移,CT 不能检出正常大小淋巴结中的转移。

● 其他腹腔外转移:膀胱、输尿管受侵并不少见,表现为周围脂肪层消失、轮廓模糊,局部壁增厚和肾盂、输尿管积水(图 31-4-32B)。胸腔积液可见于 20% 的病例,双侧胸腔积液时瘤细胞阳性率为 90%,而单侧胸腔积液瘤细胞阳性率仅 14%,表明单侧胸腔积液不一定是胸腔转移。胸腔积液以浆液性癌转移占绝大多数。骨转移少见,可为溶骨性或多发骨硬化性转移。

5. 鉴别诊断 典型卵巢上皮癌形态不规则,边缘模糊,肿块呈囊性、囊实性或实性表现,囊壁、间隔不规则增厚,内壁凹凸不平,有壁结节,注射对比剂后肿块明显强化,常伴腹盆腔

器官或组织的转移,腹腔积液亦很常见。囊性表现时需与囊腺瘤、内膜异位囊肿和盆腔脓肿鉴别,后者囊壁薄而规则或囊壁增厚时边缘光滑,无明显软组织成分,一般无腹腔积液。囊实性或实性表现时需与转移性卵巢肿瘤、颗粒细胞瘤、恶性生殖细胞瘤、卵巢良性实性肿瘤和浆膜下子宫肌瘤鉴别。转移性肿瘤表现类似,CT较难鉴别,有文献认为多房病变以原发者居多,实性肿瘤以转移常见。颗粒细胞瘤常具雌激素活性,单侧发生,边缘清楚,增强后仅轻度强化。恶性生殖细胞瘤常见于儿童及年轻妇女,单侧发生,边缘光滑。良性实性肿瘤较少见,常为单侧发生,圆形或卵圆形,边缘光滑,增强后强化不明显。浆膜下子宫肌瘤多见于育龄妇女,形态规则,边缘光整,变性、坏死区多在肿瘤中央,增强后强化幅度与子宫相仿。

(二) 卵巢颗粒细胞瘤

卵巢颗粒细胞瘤(granulosa cell tumors of the ovary)为起源于性索-间质的低度恶性肿瘤,在原发卵巢恶性肿瘤中,其发病率仅次于上皮癌,占卵巢恶性肿瘤的5%~10%,占所有卵巢肿瘤的1.5%。在性索-间质来源肿瘤中,其发生率列第二位,仅次于良性的纤维瘤。

1. **病理表现** 肿瘤多为单侧,约5%为双侧,大小多数在10~15 cm之间,呈圆形、卵圆形或分叶状,表面光滑,切面灰白或浅黄色,一般以实性为主伴有小囊腔,亦可呈囊实性,单房囊性为主伴附壁结节者罕见,囊内含浆液、血性液或胶样液。实性区常有出血与坏死灶。镜下有4型细胞:颗粒细胞、黄素化颗粒细胞、卵泡膜细胞及黄素化间质细胞,瘤细胞较小,排列成多种形式,如微滤泡型、巨滤泡型、小梁型、丝带型、弥漫型等。

2. **临床表现** 颗粒细胞瘤可见于任何年龄,但以50~55岁好发,30%发生于育龄期。由于肿瘤分泌雌激素,故常见的症状与体内雌激素过高引起的内分泌紊乱有关。30%~40%表现为月经过多、经期延长、乳房胀痛等,绝经后患者常出现不规则阴道出血,临床易误诊为子宫内膜癌。儿童常见性早熟,青春期患者常伴经期不规则或闭经。此外患者常诉腹痛或腹胀。临床检查下腹可扪及质硬包块。实验室检查血中雌二醇、抑制素增高。

3. **CT表现** 肿瘤常>10 cm,呈圆形、卵圆形或轻度分叶状,边缘清晰,根据肿瘤US和CT形态,Ko等将其分成5型:即多房囊性(46.2%)、厚壁单房囊性(15.4%)、薄壁单房囊性(7.7%)、均匀实性(15.4%)和不均匀实性(15.4%)。Kim等报道的常见类型为巨大多房囊性和中等大小实性肿块内含出血性囊肿,少见类型为单房囊性、完全实性和分叶状实性内含非出血性囊肿。在组织病理上,多房囊性肿块为巨滤泡型和多发含水样液或出血的囊性间隙;单房囊性肿块为囊性间隙的扩大和汇合;均匀实性肿块对应小梁型和弥漫型;不均匀实性肿块则为瘤内的出血、梗死、纤维化和瘤细胞的不规则排列。综合文献报道结果,肿块以多房囊性和实性表现最多见,后者常伴多少不一、大小不等的低密度区,实性部分密度较低,密度等于或略低于子宫,增强后肿瘤实性部分、囊壁、分隔有中度至明显强化(图31-4-35~37)。由于肿瘤有雌激素活性,导致子宫常增大,子宫内膜增厚,后者以MRI显示清晰。腹腔转移较上皮癌少见,常位于肠系膜和肝表面,表现为境界清楚的低密度灶。淋巴结转移多见于主动脉旁、肠系膜和盆腔,亦表现为低密度。巨大肿块、广泛的淋巴结累及和腹腔积液提示预后不良。由于本瘤为低度恶性,患者生存期长,肿瘤有"晚期复发"的特征,需长期随访。

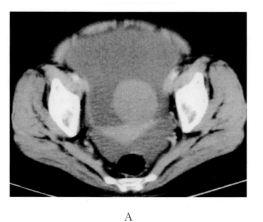 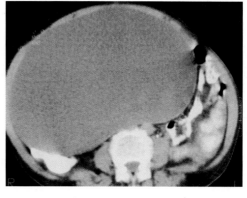

图31-4-35 左卵巢颗粒细胞瘤。A为子宫前方圆形、边缘光滑、密度均匀实性肿块，注射对比剂后肿块仅轻度强化；B为腹腔内见游离和巨大包裹性积液

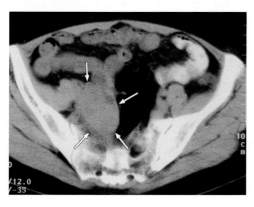 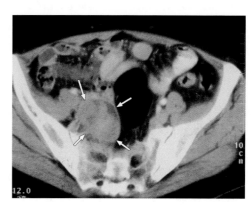

图31-4-36 右卵巢颗粒细胞瘤。子宫前上方卵圆形不均匀实性肿块，边缘光整（箭头）。A为平扫，CT值49 Hu；B为增强扫描，见实性区强化，CT值67 Hu，出血、坏死区无强化。术前误诊为浆膜下子宫肌瘤

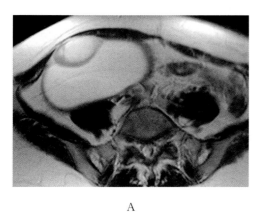 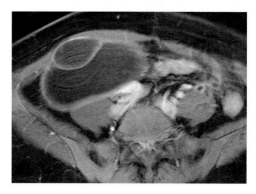

图31-4-37 右卵巢颗粒细胞瘤。子宫前上方卵圆形多房囊性肿块，边缘光滑。A和B分别为MRI T_2WI 和 T_1WI 增强图像，显示囊壁厚而光滑，明显强化，囊液密度均匀。术前误诊为囊腺瘤

4. 鉴别诊断　颗粒细胞瘤典型的 CT 表现为附件区境界清楚的多房囊性或实性肿块,伴不同程度的低密度囊变和瘤内出血。其主要鉴别诊断为黏液性囊腺瘤、恶性生殖细胞瘤、浆液性癌和子宫内膜样癌。这些肿瘤无雌激素活性,因而亦无雌激素增高引起的相应临床表现和子宫增大及子宫内膜增厚。恶性生殖细胞瘤多见于儿童及年轻妇女,其中卵黄囊瘤血供丰富,发展迅速,未成熟畸胎瘤可见瘤内钙化和脂肪。上皮性癌形态更不规则,边缘模糊,转移概率更高,浆液性癌钙化较常见。

(三) 恶性生殖细胞瘤

1. 无性细胞瘤(dysgerminoma)　国外报道为最常见的恶性生殖细胞肿瘤,约占恶性生殖细胞肿瘤的 50%,而国内资料显示该病发病率居恶性生殖细胞肿瘤的 2、3 位,占 11%～20%,占所有卵巢恶性肿瘤的 0.9%～2%。肿瘤恶性程度较低,发生于性未分化期,在结构上与睾丸的精原细胞瘤相同,形态学、超微结构完全与原始生殖细胞一致,不包含形成畸胎瘤的任何成分。

(1) 病理与临床表现:肿瘤表面光滑,呈圆、卵圆或分叶状,大小多在 10～25 cm 间,切面呈实性,质韧或鱼肉样。镜下分 3 型:典型、间变型和伴合体滋养母细胞型。典型者瘤细胞由圆形或多角形的大细胞构成,间质由不等量的纤维结缔组织和淋巴细胞构成;间变型常见多灶性出血及坏死。本病好发于 10～30 岁,半数无任何症状。常见的临床症状为盆腔包块,常伴腹胀感,腹腔积液少见。多数患者月经及生育正常。10%～15%伴第二性征改变,常为性早熟或男性化表现。血清甲胎蛋白(AFP)和人绒毛膜促性腺激素(HCG)阴性,低密度脂蛋白(LDH)和碱性磷酸酶(ALP)常升高。

(2) CT 表现:无性细胞瘤多为单侧,但 10%～15%可为双侧发生,是恶性生殖细胞瘤中唯一可呈双侧生长的肿瘤。肿瘤常较大,边缘光滑,类圆形或略呈分叶状,多为实质性,密度均匀或有片状低密度区,少数可呈囊实性,囊实性成分形态不规则,交界处边缘模糊。增强后实性区轻、中度强化(图 31-4-38～40)。Tanaka 等指出,实性肿块内明显强化的分叶状、条索状分隔为特征性表现,后者在组织学上系纤维血管索,MRI T_1WI 和 T_2WI 像均为低或等信号。上述肿块 CT 表现如见于年轻妇女,一般情况好,无腹腔积液,血清 AFP 及 HCG 阴性,多考虑无性细胞瘤。

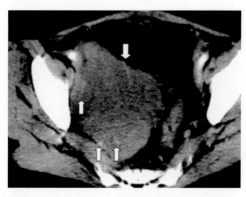

图 31-4-38　右卵巢无性细胞瘤。患者 16 岁,CT 增强示盆腔右侧不规则形实性肿块,密度较均匀,内有多条血管(箭头)

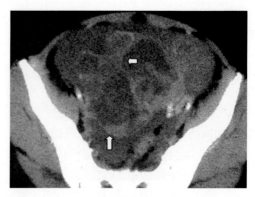

图 31-4-39　卵巢无性细胞瘤。患者 15 岁,CT 增强示盆腔囊实性肿块,囊实性界面不规则,囊壁和囊内分隔厚而宽窄不均(箭头),伴腹腔积液

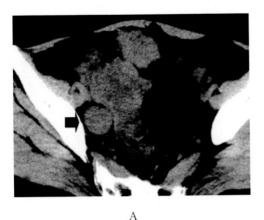 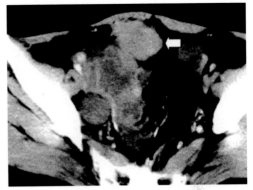

A B

图 31-4-40 右卵巢无性细胞瘤。患者 38 岁，A 为平扫，示盆腔不规则形实性肿块，内见大片低密度坏死区。右侧盆壁淋巴结肿大（黑箭头）；B 为增强扫描，示病灶实性部分强化（白箭头），坏死区无强化

（图 31-4-38～40 由湖南省肿瘤医院放射科于小平教授提供）

2. 卵黄囊瘤（yolk sac tumor）或称内胚窦瘤（endodermal sinus tumor） 是一种恶性度极高的肿瘤，由于对其组织发生及形态特征认识不足，曾一度命名混乱，先后称为未成熟型中肾瘤、胚胎外畸胎瘤、胚胎癌、Teilum 瘤、内胚窦瘤和卵黄囊瘤，目前称卵黄囊瘤。国内其发生率占恶性生殖细胞肿瘤的 32%～60%，居首位；国外为第二位，约占所有卵巢肿瘤的 1%。

（1）病理与临床表现：肿瘤直径 5～35 cm，表面光滑，有包膜，灰白或淡棕色，切面以实性为主，常呈黏液样或鱼肉状，伴有多少不等蜂窝状微囊及小囊，囊内含水样液或血性浆液，微囊内多充盈黏稠液体，瘤内常伴出血及坏死灶。镜下分 4 型：典型、多泡型、肝样型和宫内膜样型。肿瘤好发于年轻妇女，中位年龄 18 岁，3/4 病例发病时＜20 岁。本瘤生长迅速，体积大，往往急性起病，多数患者有腹痛、腹部膨大或盆腔包块，腹腔积液常见，多为血性。一般无月经或内分泌异常症状。血清学检查 AFP 常增高，HCG 不升高。

（2）CT 表现：卵黄囊瘤较大，呈不规则形态，边缘清楚，肿块以实质性为主，间杂有片状低密度区（图 31-4-41）；因肿瘤生长迅速，常伴出血及坏死，故也可呈囊实性，少数可呈囊性为主表现（图 31-4-42）。肿瘤血供丰富，增强后强化明显，强化幅度高于或等于子宫。据 Yamaoka 等报道，MRI 图像上在瘤内可见散在的、显著的流空信号。肿瘤发展迅速，常伴有腹腔积液。值得注意的是 14% 病例可伴发同侧或对侧卵巢的囊性畸胎瘤，后者虽小，易致本病误诊为畸胎瘤。另外，本病还易误诊为附件脓肿、阑尾脓肿等。上述 CT 表现结合患者年龄、临床表现及血清学检查常可提示诊断。

3. 未成熟畸胎瘤（immature teratoma） 在恶性生殖细胞肿瘤中，该瘤发病率在国外次于无性细胞瘤和卵黄囊瘤，居第三位；国内仅次于卵黄囊瘤，居第二位，占所有卵巢肿瘤的 1%。

（1）病理及临床表现：肿瘤较大，直径 7～30 cm，平均 20 cm，罕见＜10 cm 者，多呈光滑圆形，切面以实性为主，散在微囊，囊内主要充盈浆液，血性黏液少见，实性区以白色脑组织为主，伴有钙化、出血及坏死。半数以上肿瘤掺杂软骨或骨组织，皮肤、毛发及皮脂样物质较

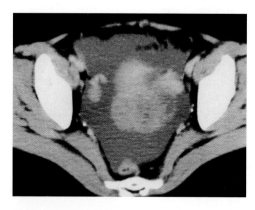
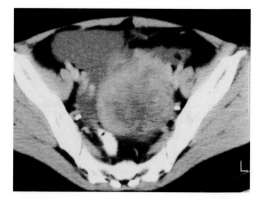

A | B

图 31-4-41 左卵巢卵黄囊瘤。患者 41 岁。A 和 B 为不同层面,示左侧卵巢形态不规则、明显强化的实质性肿块,内有较多不规则形坏死区,伴腹腔积液

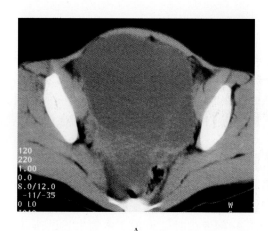
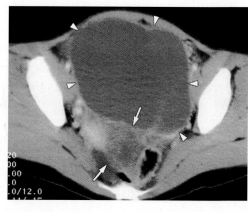

A | B

图 31-4-42 右卵巢卵黄囊瘤。患者 17 岁。A 和 B 分别为平扫和增强扫描,示右卵巢巨大单房分叶状囊性肿块(三角),后部实性部分有中度强化(箭头)。术后标本见囊壁厚 2~3 cm,内壁高低不平,囊壁及囊内有较多出血

少见,牙齿、肠襻及骨骼等器官样结构罕见。镜下见 2~3 个胚层衍化的未成熟组织,以原始神经组织为主。本瘤好发于儿童及年轻妇女,中位年龄 18 岁,常见症状为腹部或盆腔肿块,常伴腹盆部疼痛或局部压痛,少数病例月经不规则,血清 HCG 不升高,AFP 多数不高,少数可轻度升高。

(2) CT 表现:占卵巢畸胎瘤的 1%,肿瘤多为实性,少数为囊性,常较大,分叶状,瘤内含散在不规则片状钙化及数量不等的脂肪,后者常可提示诊断。CT 表现为不规则形态的实性、液性、脂肪及钙化相互混杂,实性区有中度及明显强化(图 31-4-43)。32%~58% 的肿瘤易发生沿腹膜播散的种植转移,最常见的转移部位是腹膜、大网膜、肝表面、横膈下、肠浆膜及肠系膜,表现为多发实性结节或形态不规则、边缘不清的肿块,可有或无脂肪、钙化(图 31-4-44),60% 有腹腔积液。

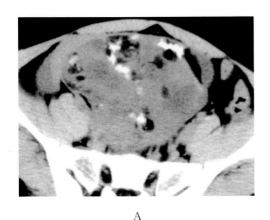
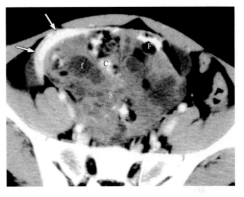

图 31-4-43 右卵巢未成熟性畸胎瘤。A和B分别为平扫和增强扫描,示肿瘤分叶状,边界清晰,瘤内为不规则形态的实性(S)、液性(f)、脂肪(F)和钙化组织(C)相互交织混杂,实性区中等至明显强化(箭头)

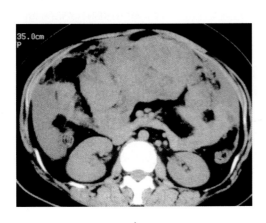
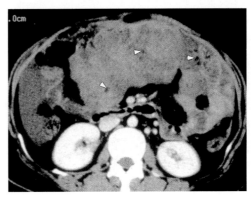

图 31-4-44 未成熟畸胎瘤腹腔种植转移(手术证实)。A和B分别为平扫和增强扫描,示腹腔内不规则形实性肿块,内部仅见少量小片状脂肪(三角),未见钙化,注射对比剂后肿块轻度增强。腹腔内见少量积液

4. **卵巢转移性肿瘤** 凡原发肿瘤的瘤细胞经淋巴管、血管或体腔侵入卵巢,形成与原发病类同,且两者无解剖部位关系,称卵巢转移性肿瘤,其发生率占卵巢恶性肿瘤的8%~13%,占全部卵巢肿瘤的2%。原发肿瘤最常位于胃肠道,其次为乳腺、子宫和输卵管,少见部位为肺、泌尿系、胆道、胰腺。淋巴瘤、黑色素瘤和白血病也可是原发肿瘤。据文献报道,原发于胃肠道的卵巢转移性肿瘤占67%,占卵巢恶性肿瘤的5.4%。库根勃瘤(Krukenberg tumor)最早是指胃癌向卵巢的转移,由Krugenberg于1896年首次报道,此后有人把起源于消化道的卵巢转移瘤统称为库根勃瘤,也有人把库根勃瘤当作卵巢转移瘤的同义词。1938年Novak提出的库根勃瘤的组织学诊断标准:①癌在卵巢内;②卵巢印戒样癌细胞内产生黏液;③卵巢间质呈弥漫性肉瘤样增生。尽管如此,大多数学者仍将卵巢转移性肿瘤特别是源自胃肠道的卵巢转移瘤称为库根勃瘤。

(1) 病理表现：源自胃肠道的转移性卵巢癌双侧性可达 80%，肿瘤呈类圆形或分叶状，表面多光滑，少数与邻近器官粘连而表面粗糙，切面灰白色，以实质性为主，混杂大小不等的囊腔及出血或坏死区，囊性区内含黏液或血性液。镜下表现多样，瘤细胞为黏液细胞，含有黏液，间质量多寡不等，其结构致密疏松不一。乳腺癌卵巢转移多经淋巴道而来，多为实性结节状，一般较小，大多数表现为卵巢轻度增大，癌细胞呈索条状及管泡状排列，偶有印戒细胞。生殖道转移至卵巢的途径主要由输卵管管腔蔓延，多见子宫内膜癌，少数为子宫颈癌、输卵管癌。肿瘤多为双侧结节状。

(2) 临床表现：由于功能旺盛、血供丰富的卵巢更适合转移瘤生长，卵巢转移瘤患者年龄一般比原发性卵巢癌轻，多数患者年龄在 30～50 岁之间，平均年龄为 44 岁。源自胃肠道的卵巢转移瘤常见症状为腹痛、腹胀、肠道症状或体重下降；原发于乳腺的卵巢癌多较小而无症状；子宫内膜癌和宫颈癌转移卵巢常见不规则阴道流血、白带增多。约 80% 病例有腹腔积液，多为大量，腹腔积液色黄或血性，半数可找到印戒细胞。临床检查可扪及盆腔肿块，多为双侧性。实验室检查血沉、癌胚抗原(CEA)常升高。多数病例有原发肿瘤史或以原发病症状就诊，但少数患者可以卵巢转移为首发症状。

(3) CT 表现：肿瘤经常为双侧卵巢发生，见于 59%～75% 的病例，其中源自胃癌和结肠癌的卵巢转移瘤双侧性分别为 67%～83% 和 58%～71%，源自乳腺癌和子宫内膜癌的卵巢转移瘤双侧性分别为 33%～64% 和 13%～21%。一项最新研究表明，尽管经验中转移性卵巢瘤比原发性更常见，但两者差异并无统计学意义。肿瘤大小相差悬殊，多数 5～15 cm，呈类圆形或分叶状，边缘清楚或模糊。与原发卵巢癌一样，卵巢转移性瘤也可分成 3 种类型：囊性(图 31-4-45)、囊实性(图 31-4-46)和实性(图 31-4-47)，虽然每种类型的发生率文献报道有较大差异，但一般以囊实性最多见，约占半数，其余为实性和囊性。实性型一般较前两者小，可见小片低密度出血或坏死区。囊性型见囊壁不规则增厚或有实性成分，完全囊性者罕见。有学者认为胃癌卵巢转移多表现为实性，并有更多的其他转移征象，结肠癌卵巢转移表现为囊性或囊实性，乳腺癌转移则可呈多种形态，且常见于病程晚期。注射对比剂增强后肿瘤的实体部分有较明显的强化，囊性或坏死区无强化，使两者分界更清晰。腹腔转移表现基本与原发性卵巢癌相同，常见腹腔积液、腹膜腔内种植灶、网膜结节或肿块，但肝脏转移更多见，其发生率为 25%，尤以原发结肠癌最多见，可见于 35% 的病例(图 31-4-48)。

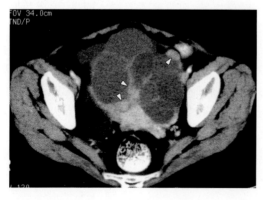

图 31-4-45 双侧卵巢转移性囊腺癌(手术证实)。肿瘤呈多房囊性，囊壁厚薄不均，见明显强化的壁结节(三角)

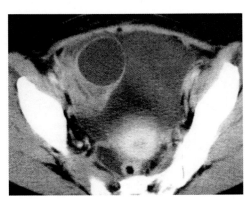 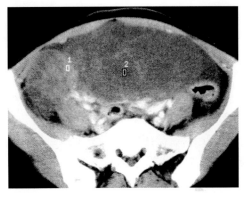

A　　　　　　　　　　　　　　　B

图 31-4-46 双侧卵巢库根勃瘤。A 示右侧肿瘤呈囊实性,实性区明显强化,腹腔内积液;B 为 A 向上 5 cm 层面,示左侧巨大实性肿瘤(游标 2),密度较低,内见不规则条索状强化

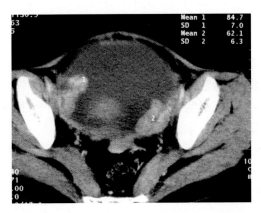

图 31-4-47 双侧卵巢转移性癌。双侧卵巢肿瘤呈实性菜花状,明显强化(游标 1,2),腹腔大量积液

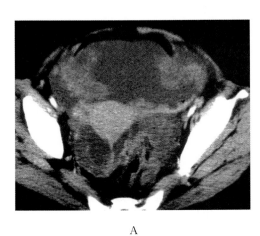 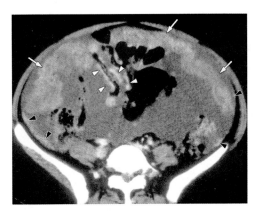

A　　　　　　　　　　　　　　　B

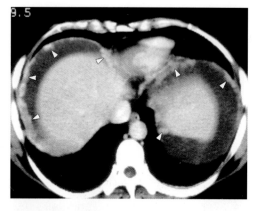

图 31-4-48 双侧卵巢、输卵管、腹膜、大网膜、肠管及膈肌转移性黏液腺癌（手术证实）。A 示双侧卵巢、输卵管及子宫直肠窝结节状转移灶；B 示腹膜上多发转移结节（黑三角），大网膜饼样增厚（箭头），肠壁浆膜面弥漫性结节（白三角）；C 示双侧膈肌多发转移结节（三角）

（4）鉴别诊断：原发卵巢癌与转移癌有极其相似的形态表现，CT 甚难鉴别，诊断的关键是积极寻找原发病灶。当原发病不明时，以下几点可供诊断参考：①多房囊性或多房囊实性表现更多见于原发性癌，而实性表现则以转移性多见；②卵巢肿块、腹腔转移灶或淋巴结内多发散在钙化点多为卵巢原发浆液性癌；③伴肝脏转移时，多考虑卵巢肿瘤为转移性。有文献报道，卵巢肿块内 T_2WI 图像上发现低信号实性成分时转移性可能大（图 31-4-49）。

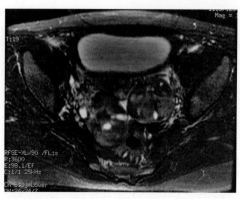

图 31-4-49 胃癌双侧卵巢转移。患者 25 岁，A 为 T_2WI 抑脂，示双侧卵巢卵圆形实性低信号肿块，内见裂隙状高信号坏死区。B 为 T_1WI 增强，示病灶明显强化

三、卵巢瘤样病变

（一）卵巢囊肿

可分为单纯性（simple cyst）和功能性囊肿（functional cyst）。前者包括浆液性囊肿和组织来源不明的囊肿；后者包括滤泡囊肿（follicle cyst）、黄体囊肿（corpus luteum cyst）和卵泡膜黄素囊肿（theca lutein cyst）。

1. **病理表现** 单纯囊肿为单房薄壁，内含清色液体，囊壁为纤维结缔组织，内衬扁平上皮或上皮已完全消失，无法确定其组织来源。实际上，囊肿常来自滤泡囊肿或浆液性囊肿。

一般>5 cm,表面光滑。

滤泡囊肿为卵泡在生长发育过程中发生闭锁或不破裂,卵泡液积聚扩张而成,直径>2.5 cm。直径1.5~2.5 cm者,称囊状卵泡。一般<4 cm,单房,囊壁薄,囊液水样或呈血性,囊壁由数层颗粒细胞和其外围的卵泡膜细胞组成。

黄体囊肿是由黄体内液体积聚过多形成,或由于黄体出血较多形成血肿,血液吸收形成。囊肿为单房薄壁,多数<4 cm,囊内液淡黄,可含血块。囊壁内层纤维化,可见黄素化的颗粒细胞和卵泡膜细胞。

卵泡膜黄素囊肿指卵泡囊肿壁上卵泡膜细胞黄素化。

2. **临床表现** 卵巢囊肿多发生于育龄期,一般无特殊症状,多为偶然发现,临床常合并不孕症、功能性子宫出血、慢性盆腔炎、子宫肌瘤等,囊肿也可破裂产生急腹症症状。单纯囊肿和滤泡囊肿相当常见,一组997例因子宫肌瘤行子宫加一侧或双侧卵巢切除,发现106例滤泡囊肿,65例单纯性囊肿,但无一例黄体囊肿。

3. **CT表现** 单纯性囊肿常>5 cm,功能性卵巢囊肿一般较小,多数<4 cm。绝大多数囊肿为单房,圆形或卵圆形,边缘光滑,囊壁薄而均匀,有时CT不能显示囊壁,增强后囊壁可有轻度强化,使囊肿境界更清晰,囊液密度均匀一致,其CT值与水接近(图31-4-50,51)。黄体囊肿囊液密度可略高,部分密度可不均匀,如囊内和盆腔出现高密度新鲜出血,结合临床可考虑黄体囊肿破裂(图31-4-52)。作者收集了一组46例手术证实的卵巢囊肿,其中单纯

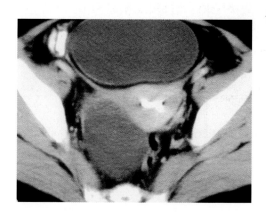

图31-4-50 右卵巢浆液性囊肿。右侧中等大小卵圆形囊肿,囊壁菲薄,囊液密度均匀

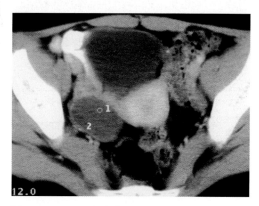

图31-4-51 右卵巢滤泡囊肿。囊肿较小,囊壁薄,囊液密度均匀如水样

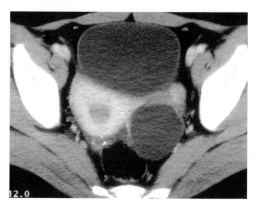

图31-4-52 左卵巢黄体囊肿伴慢性输卵管炎。左侧类圆形囊肿,囊壁薄,囊液密度均匀,输卵管增粗,合并盆腔内少量积液。与单纯性囊肿难于鉴别

性囊肿18例,滤泡囊肿16例,黄体囊肿12例,绝大多数为单发卵圆形,单房,薄壁,单纯囊肿、滤泡囊肿和黄体囊肿平均大小分别为6.7 cm、3.3 cm和4.7 cm。2例黄体囊肿破裂,CT见囊内和盆腔高密度出血区,临床有急腹痛表现。

(二) 卵巢冠囊肿

卵巢冠囊肿(parovarian cyst)位于输卵管系膜与卵巢门之间,为良性非赘生性囊肿。卵巢冠原指胚胎期中肾管的颅侧部,包含纵管及与之相连的10~15个短横小管。女性中肾管在胚胎第6~8周退化,在阔韧带内、输卵管与卵巢之间及子宫阴道侧方的残留组织可发展为卵巢冠囊肿,传统观点认为,卵巢冠囊肿以中肾管残留为主要来源,但也有报道以副中肾管来源为主。囊肿源自中肾管、副中肾管残留或间皮,分别称为中肾管囊肿、副中肾管囊肿和间皮型囊肿。若不能辨别上皮类型,则根据发病部位诊断为输卵管系膜囊肿。

1. 病理与临床表现 卵巢冠囊肿直径1~17 cm,平均4.7 cm,圆形或卵圆形,多为单房,位于输卵管系膜内,囊壁菲薄,内含水样液体。肿瘤可见于任何年龄,以育龄期居多。肿瘤较小时常无症状,于妇科检查时偶然发现肿块,囊肿较大时可发生扭转,产生急腹痛。

2. CT表现 典型病例位于输卵管行径处,大小2~8 cm,呈单房圆形或卵圆形,因囊肿张力较低,当囊肿较大时呈扁卵圆形。边缘光滑,囊壁菲薄,部分病例见不到囊壁,囊液密度低而均匀。囊肿多与同侧卵巢分离或相邻,常伴发其他囊性病变(图31-4-53)。作者一组21例共23个卵巢冠囊肿,平均年龄38岁,大小1.5~20 cm,平均6.7 cm,在>10 cm的7例中,6例误诊为囊腺瘤。21个囊肿呈薄壁,囊液CT值3~20 Hu,平均9 Hu,明显低于其他类型囊肿性病变(图31-4-54)。合并囊肿扭转2例,表现为囊壁增厚、囊液密度增高(图31-4-55)。21例中,伴发子宫内膜异位囊肿9例,单纯性囊肿3例,黏液性囊腺癌1例,子宫肌瘤2例。

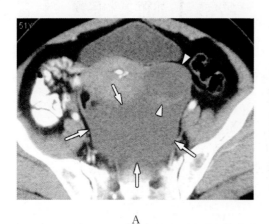 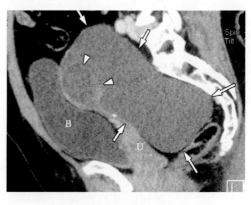

A B

图31-4-53 左侧卵巢冠囊肿伴黄体囊肿。A和B为横断面和矢状面增强扫描像,见左附件区一巨大单房囊肿,不规则形,囊壁菲薄,囊液密度均匀,病理为输卵管系膜副中肾管囊肿(箭头);同侧卵巢伴发一黄体囊肿,类似大囊内子囊(三角)。该例术前误诊为卵巢囊腺瘤

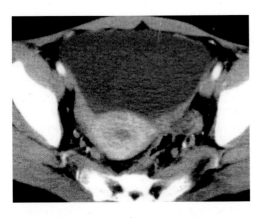
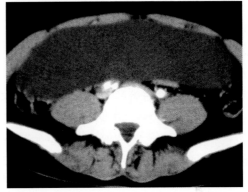

图 31-4-54 右卵巢冠囊肿。A 和 B 为不同层面,示囊肿位于子宫前上方,体积巨大(20 cm×16 cm),张力较低,囊壁菲薄未显示,囊液密度低而均匀。病理为副中肾管囊肿

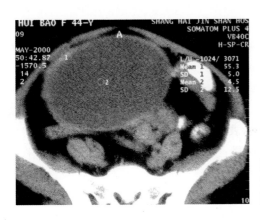

图 31-4-55 左中肾管囊肿伴扭转、囊壁出血。巨大囊肿 20 cm,位于右侧腹盆部,囊壁增厚,密度增高,囊液密度均匀。术前误诊为囊腺瘤

3. 鉴别诊断 囊肿较小呈典型表现时,诊断时易于想到;当囊肿张力较低,见到正常形态的卵巢时则高度提示。当囊肿较大,特别是伴扭转或囊肿出血时,易误诊为浆液性囊腺瘤,文献报道和作者的经验均如此。另外,本病最常伴发于子宫内膜异位囊肿,值得注意。

(三) 卵巢子宫内膜异位囊肿

具生长功能的子宫内膜组织出现在子宫腔被覆黏膜以外的身体其他部位时,称为子宫内膜异位症(endometriosis)。子宫内膜异位症很常见,约 15% 的妇女在育龄期可发病,其发病机制至今尚未完全阐明,有以下 5 种学说:①经血逆行和种植学说;②经子宫肌层的脉管及淋巴管转移性种植学说;③体腔上皮化生学说;④免疫学说;⑤卵泡黄素化不破裂学说。卵巢是最常受侵犯的器官,占 80% 以上,其他较常见的部位是输卵管、子宫浆膜、子宫直肠窝、子宫骶骨韧带、直肠阴道隔等处。亦可发生在膀胱、肠壁、肝、肺、脑。此处主要介绍卵巢内膜异位囊肿(endometrial cysts of the ovary)。

1. 病理表现 40%~50% 为双侧卵巢受累,异位内膜灶受卵巢激素影响,发生周期性出血,形成内含陈旧性出血及瘢痕的结节、包块。新病灶呈鲜红色至蓝紫色的小点状,向卵巢表面隆起或凹陷。旧病灶因反复出血,与周围组织形成粘连,或向卵巢深部侵入,形成多房

性囊肿,卵巢随之破坏瘢痕化,囊壁厚薄不均,囊内积聚咖啡色黏稠液体,形似巧克力,故又称巧克力囊肿。因发生周期性出血,囊肿被反复穿破,内容物外流,刺激纤维组织增生,封闭破口并包裹外流囊液,形成新的囊肿分房,这种纤维增生是导致囊肿与周围组织致密粘连的原因。镜下可见典型的子宫内膜腺体和间质,呈周期性反应或蜕膜样改变;部分囊肿因受压,反复出血和剥落,囊腔被覆上皮可萎缩或消失,致组织学诊断困难,尽管手术所见为典型的巧克力囊肿。

2. **临床表现** 患者大部分为育龄期妇女,25~45岁最常见,青春期发病率较低,进入更年期发病率下降。常见的临床症状为痛经,占57%,不孕占35%,月经失调占26%,性交痛也较常见,部分患者可无明显症状,于体检时偶然发现。囊肿可因出血较多,囊内压力急剧增高而发生破裂,囊内容物溢入腹腔刺激腹膜,可引起剧烈腹痛和腹膜刺激征象,严重时甚至发生休克。临床检查可扪及附件区囊性包块,边界清或不清,活动或与周围组织粘连固定,多有压痛。

3. **CT表现** 大多数病灶大小3~8 cm,常为圆形或卵圆形,部分呈葫芦形,少数为不规则形;囊肿可为单房(图31-4-56)、双房或多房,呈双房表现时多为葫芦状,分房大小悬殊(图31-4-57);多房时可有多种表现:①姐妹囊型(图31-4-58),大囊内多个大小相仿之分房,呈"车辐"状;或表现为数个大小相仿的子囊融合,呈"葡萄串"状。②外子囊型,子囊位于主囊之外,数量以2~5个不等。③内子囊型,子囊位于主囊内,相对少见。④混合型,由上述各型组合而成(图31-4-59)。因病灶常与周围结构粘连,囊肿边缘常模糊,平扫时分界不清,囊壁或囊内分隔可薄或厚,也可厚薄不均,少数囊壁可呈结节状增厚。不同囊肿、囊肿不同分房间密度差异可较大,多数呈水样低密度,亦可与子宫密度相仿,CT值在5~45 Hu之间,多数为20~35 Hu,高于大多数其他囊性病变。小部分囊肿内可见高密度出血(图31-4-60),Buy认为系相对特征性表现,据此常可明确诊断。注射对比剂增强后,囊性部分无强化,囊壁、囊内分隔及实性部分可轻中度强化,也可呈明显强化,主要见于较厚的囊壁或结节。此外,本病常可伴发其他妇科异常,多见的为子宫肌瘤和腺肌病、慢性输卵管炎、中肾管囊肿和黄体囊肿。部分病例可见盆腔积液,积液量一般较少,不表现为腹腔积液。作者一组

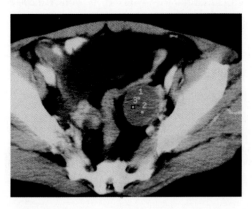 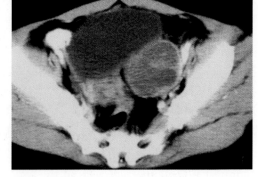

| A | B |

图31-4-56 内膜异位囊肿。A示左侧卵巢卵圆形单房囊肿,囊壁薄,囊液密度均匀。B为9个月后,囊肿增大,由单房变成多房,囊液密度较高,密度不均,外侧囊壁明显强化

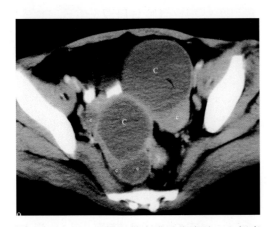

图 31-4-57 双侧卵巢内膜异位囊肿。左侧囊肿呈葫芦型双房,密度差异明显,大房(C)密度低,小房(c)密度接近软组织;右侧囊肿为多房外子囊型,主囊(C)囊壁厚,子囊位于主囊外

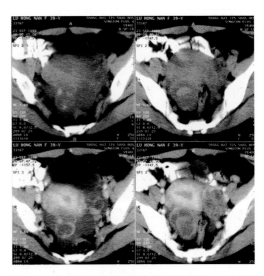

图 31-4-58 双侧卵巢内膜异位囊肿。上两图为平扫,见囊肿边缘模糊,与子宫分界不清,右侧囊肿内见高密度出血;下两图为增强后,囊肿为多房姐妹囊型,呈"车辐"状,囊壁明显强化,囊壁及囊内分隔厚薄不均。术前误诊为囊腺瘤

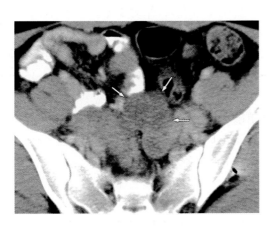

A

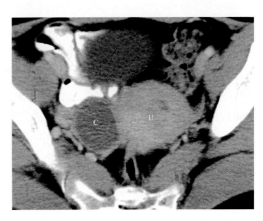

B

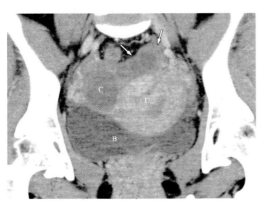

C

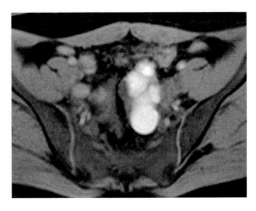

D

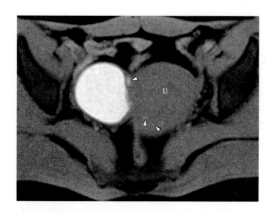
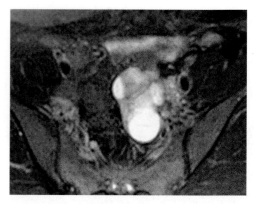

E　　　　　　　　　　　　　　F

图 31-4-59　双侧卵巢内膜异位囊肿。A~C 为 CT 像，显示左侧囊肿外形不规则，呈多房混合型（箭头）；右侧囊肿为单房（C）。D~F 为 1 年后 MRI T_1WI 和 T_2WI 抑脂像，显示囊肿有所增大，在 T_1WI 像上为特征性的高信号，T_2WI 像为高、等和低的混杂信号，子囊及囊内分隔显示更佳，子宫肌层内见多发点状高信号（三角）。手术证实为子宫肌腺症。图中 B 为膀胱，U 为子宫

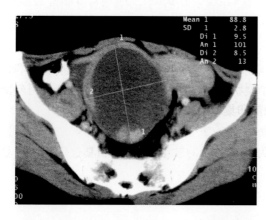

图 31-4-60　右卵巢内膜异位囊肿。囊肿巨大，呈多房外子囊型（部分外子囊在其他层面），主囊内见新鲜高密度出血（游标 1），囊壁厚，强化明显。术前误诊为囊腺瘤伴出血

57 例 77 个卵巢内膜异位囊肿，平均年龄 40 岁，双侧卵巢受累 20 例，占 35%。囊肿大小 2~14 cm，平均大小 6.2 cm × 5.1 cm。单房囊肿 29 个，双房 23 个，多房 25 个，分别占 37.7%、29.9% 和 32.5%；23 个双房囊肿中，表现为葫芦型 15 个，姐妹囊型 8 个；25 个多房囊肿中，表现为姐妹囊型 10 个，外子囊型 9 个，内子囊型 1 个，混合型 5 个。囊肿薄壁 40 个，厚壁 37 个，分别占 52% 和 48%。囊液密度 11~65 Hu，平均 29 Hu，6 个囊肿内见高密度出血，55% 囊肿壁呈轻中度强化，另 45% 表现为明显强化，其强化程度可类似于子宫肌。作者测量了 21 个囊肿壁的 CT 值，平扫囊壁 CT 值平均 39 Hu，增强后 CT 值 49~100 Hu，平均为 76 Hu。作者还对其中的 3 例行动态增强扫描，发现囊壁及囊内分隔强化方式与子宫相仿，即动脉期强化，实质期达强化高峰，延迟期呈持续强化（图 31-4-61）。

4. 鉴别诊断　典型内膜异位囊肿小至中等大小，呈卵圆形或葫芦状，单房、葫芦形或姐妹型双房及外子囊型多房，囊肿分界模糊，囊壁及囊内分隔略厚，囊液密度略高或见囊内新鲜出血，增强后囊壁及分隔呈轻中度至明显强化，结合病史一般不难诊断。不典型时需与卵巢浆液性、黏液性囊腺瘤或癌、单纯性和功能性囊肿、中肾管囊肿相鉴别。浆液性囊腺瘤多表现为光滑薄壁单房囊肿，体积较大，囊壁常无或仅轻度强化，钙化较常见。黏液性囊腺瘤

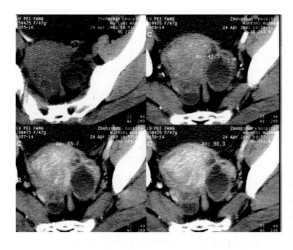

图 31-4-61 双侧卵巢内膜异位囊肿。左侧囊肿呈多房外子囊型,平扫(左上)囊肿与子宫分界不清,增强动脉期(右上)见囊壁强化,并见点状血管,实质期(左下)、延迟期(右下)囊壁强化持续增高,部分囊壁呈结节状。右侧卵巢亦见一类似多房囊肿

常表现为巨大、多房、光滑、薄壁囊肿,多房时子囊常位于主囊内,并可见孙囊,子囊间密度也可有明显差异。单纯性囊肿常为单发、光滑、单房、薄壁囊肿,囊液密度较低,囊壁无或仅轻微强化。功能性囊肿多较小,单房薄壁,囊液密度可较高,囊壁一般无强化。中肾管囊肿为单发、单房,囊壁菲薄,囊液 CT 值较低,一般<10 Hu,但它常与内膜异位囊肿并存,诊断时需注意。

(四) 多囊卵巢综合征

本病确切发病机制尚不明了,可能是由于丘脑功能紊乱,引起肾上腺及卵巢功能失调所致。两侧卵巢可对称性增大,包膜增厚,有皮质下多个囊状滤泡形成。子宫发育不良,患者有月经减少或闭经,多毛而无男性化。妇科检查可发现双侧卵巢增大,子宫体正常大小或略小。

CT 表现因囊肿大小而异,多数表现为两侧卵巢增大,含有多个囊肿,结合临床易于诊断;部分囊肿很小,CT 不易发现;少数仅表现为两侧增大的软组织肿块,和其他实质性卵巢肿瘤很难鉴别。

四、卵巢肿瘤的鉴别诊断

(一) 卵巢囊性肿块的鉴别

卵巢囊性病变是卵巢最常见的一组疾病,种类繁多。根据其 CT 表现,该组病变又可进一步分为完全囊性和囊为主两种类型。完全囊性者常见的有:浆液或黏液性囊腺瘤、成熟性畸胎瘤、子宫内膜异位囊肿、单纯性囊肿、功能性囊肿、卵巢冠囊肿和卵巢脓肿;少见的有囊腺纤维瘤和颗粒细胞瘤。浆液性囊腺瘤常表现为较大的单房性囊肿,部分可为双房或多房,境界清晰,囊壁及囊内分隔薄,囊液密度均匀如水样,囊壁及分隔钙化较常见。黏液性囊腺瘤体积巨大,多房性占绝大多数,囊壁及分隔薄,不同分房间囊液密度可有较大差异,子囊在主囊内,可见孙囊,为特征性表现。成熟性畸胎瘤见特征性的脂肪密度,钙化或牙齿也很常见。子宫内膜异位囊肿很常见,一般小至中等大,边缘不清晰,囊壁及分隔可较厚,双房或多房更常见,子囊常位于主囊外,囊内新鲜出血为相对特征性表现,约半数囊肿壁呈明显强化表现,除卵巢脓肿外少见于其他囊样病变。单纯性囊肿与浆液性囊腺瘤类似,常难以区分,前者一般略小,无囊壁钙化。功能性囊肿常<5 cm,囊液密度可较高。卵巢冠囊肿为单房,囊壁菲薄,囊液密度很低,CT 值一般≤15 Hu。卵巢脓肿常为单房厚壁,脓肿壁可明显强化,结合临床病史可予鉴别。囊性为主者常见的病变有:交界性或恶性卵巢上皮瘤或癌、转

移瘤、畸胎瘤；少见的有囊腺纤维瘤、Brenner 瘤、卵泡膜纤维类肿瘤和颗粒细胞瘤。上皮性癌瘤除了相应的良性肿瘤表现外，主要可见囊壁不规则增厚或壁结节。囊性转移瘤边缘模糊，囊壁不规则，囊液密度较高，增强后肿瘤有明显强化，腹腔积液等转移征象亦较常见。畸胎瘤表现较为特征，一般不难鉴别。

（二）卵巢囊实性肿块的鉴别

卵巢囊实性肿块中恶性肿瘤最常见，其中尤以卵巢上皮癌和转移瘤多见，少见的有颗粒细胞瘤、恶性生殖细胞瘤、卵泡膜纤维类肿瘤、囊腺纤维瘤和 Brenner 瘤。卵巢上皮癌和转移瘤的形态学表现相似，双侧发生多见，肿瘤形态不规则，边缘模糊，肿瘤囊实性分界常不清，增强后肿瘤强化明显，腹膜、大网膜、肠系膜、膈肌、肝表面等处常见种植结节，腹腔积液也常见，此外，淋巴结转移灶亦多见，两者鉴别的关键是寻找原发病灶。颗粒细胞瘤为低度恶性肿瘤，具雌激素活性，产生相应临床表现，肿瘤边缘清楚，形态较上皮癌和转移瘤规则，强化程度亦较轻。恶性生殖细胞瘤中少数为囊实性，多见于 20 岁以下青少年。卵泡膜纤维类肿瘤、囊腺纤维瘤和 Brenner 瘤为良性肿瘤，边缘清楚，形态较规则，增强后肿瘤强化程度低，无恶性肿瘤常见的腹腔种植、淋巴结转移等征象，MRI T_2WI 实性区常为中低信号是较特征表现，此外，患者一般情况良好。

（三）卵巢实性肿块的鉴别

卵巢实性肿块大多数为恶性肿瘤，其中以卵巢上皮癌和转移瘤多见，颗粒细胞瘤和恶性生殖细胞瘤少见；一些少见的良性肿瘤亦可呈实性表现，其中相对常见的为卵泡膜纤维类肿瘤，其他为腺纤维瘤、Brenner 瘤。上皮癌的 30%～42% 表现为实性，其中以子宫内膜样癌最多见，其次为浆液性癌和未分化癌。实性癌一般较囊性或囊实性癌小，形态不规则，与子宫及周围结构分界不清，增强后强化明显。实性转移瘤与上皮癌形态相似，区别两者的关键亦是寻找原发灶。颗粒细胞瘤实性表现最常见，形态较上皮癌规则，边缘清楚，增强后强化程度略低于上皮癌，转移较少见，因肿瘤具雌激素活性，常导致子宫增大，内膜增厚。无性细胞瘤、卵黄囊瘤和未成熟畸胎瘤为恶性生殖细胞肿瘤，见于儿童及年轻妇女。无性细胞瘤恶性程度低，发展慢，病人一般情况好，多无腹腔积液，肿瘤边缘清，强化轻或中度；卵黄囊瘤发展迅速，肿瘤边缘清，形态不规则，增强明显，患者常有大量腹腔积液；未成熟畸胎瘤可见多种组织成分混杂，其中脂肪和钙化为特征性表现。卵泡膜纤维类肿瘤是最常见的良性实体性肿瘤，因其常合并腹腔积液，易误诊为恶性肿瘤，肿瘤形态规则，边缘清晰，密度均匀或可有淡斑片状低密度，强化较轻，明显低于子宫强化幅度。腺纤维瘤和 Brenner 瘤少见。

五、卵巢肿瘤的影像学方法和比较

US 检查方便、价廉，是首选和最常用的检查方法，亦是妇科普查的首选方法。它具有较高的敏感性，能检出绝大多数 >1 cm 的卵巢病变，但其特异性和诊断正确性不如 CT 和 MRI，故当 US 对病变定性有困难时，CT 和 MRI 可作为补充。MRI 可进行直接的多平面成像，成像序列丰富，组织敏感性较 US 和 CT 更强，因而对病变的检出和定性更准确。但由于受宫内金属节育器的影响，应用受限。相对而言，CT 检查比 MRI 更简单、更常用，设备亦更普及；而且，随着 MDCT 的普及，高质量的多平面重建可改善病灶的显示和定性，弥补常规 CT 的不足。

(一) 囊腺瘤

浆液性囊腺瘤边缘清楚,囊壁薄,囊腔内液性暗区清晰,多房时其分隔光带纤细,部分病例可见囊腔内突起的乳头,一般较小,较大时常为交界性或恶性。黏液性囊腺瘤巨大,囊壁可略厚但光滑,大多数为多房,囊内分隔光带毛糙,囊腔内液性暗区内有散在或密集光点,可随体位移动。MRI:浆液性囊腺瘤囊液在 T_1WI 和 T_2WI 上分别呈均匀低信号和高信号。黏液性囊腺瘤由于囊液内蛋白含量较高,T_1WI 和 T_2WI 上囊液的信号多高于浆液性囊腺瘤,不同分房间信号可不同(图 31-4-62)。有学者比较研究了卵巢上皮性肿瘤,结果显示 CT 的敏感性和良恶性定性正确性明显高于 US,特异性则无明显差异;CT 和 MRI 在敏感性、特异性和良恶性定性正确性上均无明显差别。

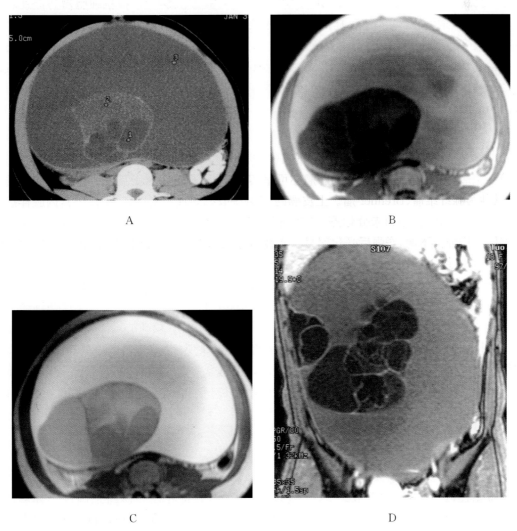

图 31-4-62 右卵巢黏液性囊腺瘤。A 为 CT 图像,示腹盆部巨大多房囊性肿块,不同子囊间囊液密度不等,部分囊壁见钙化;B~D 为 MRI 图像,横断面、冠状面和矢状面结合能更完整地显示肿瘤的大小、形态及与周围脏器的关系;B 为 T_1WI,示主囊囊液呈中高信号,子囊以低信号为主;C 为 T_2WI,示主囊呈高信号,子囊呈中低信号;D 为冠状面增强,示囊壁有强化,较 CT 更清晰,囊壁薄而均匀,未见囊壁结节

(二) 卵泡膜纤维类肿瘤

US 显示肿瘤边缘光整,有明显的包膜光带,内部低回声伴肿块后方衰减。MRI:T_1WI 呈低信号,T_2WI 呈低信号为主或均匀低信号,为相对特征性表现(见图 31-4-18),MRI 较 CT 和 US 有更高的诊断准确性,而 CT 又较 US 有更高的敏感性和特异性。

(三) 囊性畸胎瘤

声像表现多样,大致可分为 5 种类型:①光点弥散型;②发团型;③类实质型;④脂液分层型;⑤多种回声型。US 对脂肪显示不敏感,因而其定性准确率较低,为 60%~70%。MRI 敏感性和准确性较 US 高,脂肪在 T_1WI 和 T_2WI 上均为高信号,头结节为圆形或卵圆形不均信号,MRI 对钙化、骨骼和牙齿不敏感,常规序列对少量脂肪亦不敏感,化学位移正相位和反相位成像有助于少量脂肪的发现。CT 对少量脂肪、钙化、骨骼或牙齿均很敏感,因而具有最高的敏感性和准确性,是畸胎瘤最佳的检查方法。

(四) 卵巢囊肿

单纯性和功能性囊肿呈圆形或卵圆形,表面光滑,囊壁薄,囊内液性暗区清晰,卵巢子宫内膜异位囊肿壁稍厚且欠光滑,囊腔暗区内有散在或密集光点。MRI 能较好地显示正常卵巢和功能性囊肿,绝大多数囊肿在 T_1WI 和 T_2WI 分别呈低和高信号,少数囊肿因出血在 T_1WI 和 T_2WI 上均为高信号。MRI 对子宫内膜异位囊肿的敏感性和准确性均>90%,明显高于 US 和 CT,MRI 较 US 和 CT 能更好地显示囊肿内不同时期的出血特征及囊肿的独特形态,MRI 甚至能显示数毫米的小病灶(见图 31-4-59)。

(五) 恶性肿瘤

虽然 US 对卵巢恶性肿瘤的敏感性和准确性并不高,但其简便价廉仍使其成为首选方法。由于受设备条件的限制和经验的缺乏,长期以来,MRI 在恶性肿瘤的诊断和分期的作用不大,但近年来情况有了很大的变化,不少近期的研究显示,在恶性卵巢肿瘤的诊断上,MRI 优于 CT 和 US,这主要归功于其多平面成像能力和卓越的软组织对比。在显示卵巢病变方面,MRI 的准确性高于 CT,明显高于 US,MRI 能更准确地显示恶性肿瘤的内部特征(图 31-4-63);在累及卵巢外盆腔和腹部方面,MRI 和 CT 具有较高的敏感性,两者易于发现腹膜上小的种植灶,特别是位于膈下和肝表面的病灶,而 US 具有较高的特异性,3 种方法具有相似的准确性。在卵巢肿瘤分期上,MRI 和 CT 具有相同的准确性,两者均优于 US;而在发现淋巴结的转移方面,MRI 较 CT 和 US 更优。

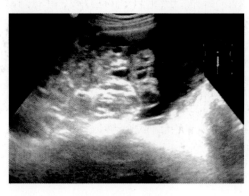
A

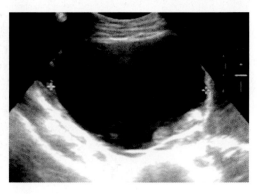
B

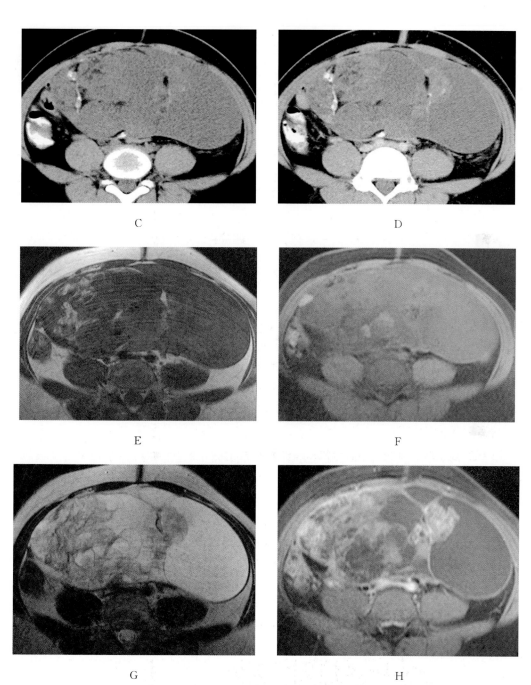

图 31-4-63 右卵巢未成熟畸胎瘤。A 和 B 为 US 像,显示巨大肿块,无回声囊性为主,内见絮状中等回声,诊断为腹腔内混合性肿块;C 为 CT 平扫,显示肿块边缘光滑,以囊性低密度为主,伴形态不清、略高密度的实性结节,内见多个斑片状脂肪和钙化密度;D 为同一层面增强,见肿块实性区仅轻微强化,诊断为良性畸胎瘤;E 为 MRI T_1WI 像,斑片状脂肪清晰显示为高信号;F 为 T_1WI 抑脂像,脂肪信号消失,钙化难于分辨;G 为 T_2WI 像,实性区清晰显示为菜花状不均匀中高信号;H 为增强,显示实性区明显强化。术前诊断为未成熟畸胎瘤,后经手术病理证实

(强金伟)

参考文献

1. 曹泽毅主编. 妇科肿瘤学. 北京:北京出版社,1998
2. 曹泽毅主编. 中华妇产科学(下册). 北京:人民卫生出版社,1999
3. 戴竟蕊,吴洪芬,李洁. 卵巢纤维卵泡膜瘤及纤维瘤的 CT 诊断. 中华肿瘤杂志,2000,22:504~506
4. 顾美皎主编. 临床妇产科学. 北京:人民卫生出版社,2001
5. 侯金文,程华,李传福. 子宫腺肌症的 MRI 表现及其病理学研究. 中华放射学杂志,2001,36:67~70
6. 江新奇,谢琦,梁长虹等. 宫颈癌的 MRI 诊断与分期研究. 中华放射学杂志,2002,36:621~625
7. 乐杰. 妇产科学. 第五版. 北京:人民卫生出版社,2001
8. 李学胜,鲍莉,宁刚等. 女性盆腔 CT 增强扫描的方法研究. 放射学实践,2009,24(8):906~908
9. 李雪丹,王晓枫,谭芳. 卵巢卵泡膜细胞瘤的 CT 诊断. 中华放射学杂志,2005,39:535~537
10. 刘桂馨,陈有,王有志等. 卵巢冠囊肿. 中华妇产科杂志,1990,25:226~227
11. 强金伟,廖治河,周康荣等. 卵巢囊性病变的 CT 诊断. 临床放射学杂志,2001,20:444~447
12. 强金伟,邱海英,李若坤等. 正常女性子宫和卵巢周期性变化的 MRI 研究. 实用放射学杂志,2009,25:207~211
13. 强金伟,周康荣,廖治河. 卵巢畸胎瘤的 CT 诊断. 临床放射学杂志,2003,22:401~404
14. 强金伟,周康荣,廖治河. 卵巢囊腺瘤的 CT 诊断. 实用放射学杂志,2004,20:253~256
15. 强金伟,周康荣,廖治河. 卵巢子宫内膜异位囊肿的 CT 诊断. 实用放射学杂志,2003,19:251~254
16. 秦莉娜,陈巨坤,王琳. 子宫内膜异位的 CT 诊断(附 26 例分析). 中国医学影像技术,2001,17:265~266
17. 曲海波,宁刚,周翔平. 女性盆腔 CT 检查技术与方法. 中华妇幼临床医学杂志,2006,2:237~238
18. 沙炎,王玖华. 卵巢生殖细胞肿瘤的 CT 诊断. 临床放射学杂志,1998,17:150~152
19. 沈文荣,钱云铉. 原发性卵巢恶性肿瘤的 CT 诊断. 中华放射学杂志,1998,32:271~272
20. 熊明辉,张挽时,王东. 卵巢及输卵管肿块的 CT 和 MRI 诊断. 中华放射学杂志,2000,34:847~849
21. 于频. 系统解剖学. 第四版. 北京:人民卫生出版社.1999
22. 于小平. 卵巢无性细胞瘤的 CT 表现. 放射学实践,2008,23:905~906
23. 周康荣,陈祖望主编. 体部核磁共振成像. 上海:上海医科大学出版社,2000
24. Bazot M, Cortez A, Sananes S, et al. Imaging of dermoid cysts with foci of immature tissue. J Comput Assist Tomogr, 1999,23:703~706
25. Bazot M, Ghossain MA, Buy JN, et al. Fibrothecomas of the ovary: CT and US findings. J Comput Assist Tomogr, 1993,17:754~759
26. Brown DL, Zou KH, Tempany CM, et al. Primary versus secondary ovarian malignancy: imaging findings of adnexal masses in the Radiology Diagnostic Oncology Group Study. Radiology, 2001,219:213~218
27. Buy JN, Ghossain MA, Mark AS, et al. Focal hyperdense areas in endometriomas: a characteristic finding on CT. AJR, 1992,159:769~771
28. Buy JN, Ghossain MA, Moss AA, et al. Cystic teratoma of the ovary: CT detection. Radiology, 1989,171:697~701
29. Buy JN, Ghossain MA, Sciot C, et al. Epithelial tumors of the ovary: CT findings and correlation with US. Radiology, 1991,178:811~818
30. Byun JY. MR imaging findings of ovarian cystadenofibroma: clues for making the differential diagnosis from ovarian malignancy. Korean J Radiol, 2006,7:153~155
31. Cano AR, Borruel NS, Díez MP, et al. Role of multidetector CT in the management of acute female pelvic disease. Emerg Radiol, 2009,16:453~472
32. Casillas J, Joseph RC, Guerra JJ Jr. CT appearance of uterine leiomyomas. RadioGraphics, 1990,10:

999~1007
33. Cho HJ, Moon MH, Kim SH, et al. Yolk sac tumor of the ovary: CT findings. Abdom Imaging, 2008, 33:736~739
34. Cho KC, Gold BM. Computed tomography of Krukenberg tumors. AJR, 1985,145:285~288
35. Cho S, Byun JY, Jung SE, et al. CT and MRI findings of cystadenofibromas of the ovary. Eur Radiol, 2004,14:798~804
36. Cruz M, Murakami T, Tsuda K, et al. Myxoid leiomyoma of uterus: CT and MRI features. Abdom Imaging, 2001,26:98~101
37. Dodd GD 3rd, Budzik RF Jr. Lipomatous tumors of the pelvis in women: spectrum of imaging findings. AJR, 1990,155:317~322
38. Dueholm M, Lundorf E, Hansen JS, et al. Magnetic resonance imaging and transvaginal ultrasonography for the diagnsis of adenomyosis. Fertil Steril, 2001,76:588~594
39. Franchi M, La Fianza A, Babilonti L, et al. Serous carcinoma of the ovary: value of computed tomography in detection of calcified pleural and pulmonary metastatic implants. Gynecol Oncol, 1990, 39:85~88
40. Ghossain MA, Buy JN, Ligneres C, et al. Epithelial tumors of the ovary: comparision of MR and CT findings. Radiology, 1991,181:863~870
41. Gougoutas CA, Siegelman ES, Hunt J, et al. Pelvic endometriosis: various manifestation and MR imaging findings. AJR, 2000,175:353~358
42. Green GE, Mortele KJ, Glickman JN, et al. Brenner tumors of the ovary: sonographic and computed tomographic imaging features. J Ultrasound Med, 2006,25:1245~1251
43. Ha HK, Baek SY, Kim SH, et al. Krukenberg's tumor of the ovary: MR imaging features. AJR, 1995, 164:1435~1439
44. Hardesty LA, Sumkin JH, Hakim C, et al. The ability of helical CT to preoperatively stage endometrial carcinoma. AJR, 2001,176:603~606
45. Jung S, Kim YJ, Lee MW, et al. Struma ovarii: CT findings. Abdom Imaging, 2008,33:740~743
46. Jung SE, Rha SE, Lee JM, et al. CT and MRI findings of sex cord-stromal tumor of the ovary. AJR, 2005,185:207~215
47. Kaur H, Loyer EM, Minami M, et al. Patterns of uterine enhancement with helical CT. Eur J Radiol, 1998,28:250~255
48. Kim SH, Kim SH. Granulosa cell tumor of the ovary: common findings and unusual appearances on CT and MR. J Comput Assist Tomogr, 2002,26:756~761
49. Kim SH, Kim WH, Park KJ, et al. CT and MR findings of Krukenberg tumors: comparison with primary ovarian tumors. J Comput Assist Tomogr, 1996,20:393~398
50. Kishimoto K, Ito K, Awaya H, et al. Paraovarian cyst: MR imaging features. Abdom Imaging, 2002, 27:685~689
51. Ko SF, Wan YL, Ng SH, et al. Adult ovarian granulosa cell tumors: spectrum of sonographic and CT findings with pathologic correlation. AJR, 1999,172:1227~1233
52. Kurtz AB, Tsimikas JV, Tempany CM, et al. Diagnosis and staging of ovarian cancer: comparative values of Doppler and conventional US, CT, and MR imaging correlated with surgery and histopathologic analysis — report of the Radiology Diagnostic Oncology Group. Radiology, 1999,212:19~27
53. Levitin A, Haller KD, Cohen HL, et al. Endodermal sinus tumor of the ovary: imaging evaluation. AJR, 1996,167:791~793
54. McSweeney JE, King DM. Computed tomography, diagnosis, staging and follow-up of pure granulosa cell tumour of the ovary. Clin Radiol, 1994,49:241~245

55. Mitchell DG, Hill MC, Hill S, et al. Serous carcinoma of the ovary: CT identification of metastatic calcified implants. Radiology, 1986, 158: 649~652
56. Moon WJ, Koh BH, Kim SK, et al. Brenner tumor of the ovary: CT and MR fingings. J Comput Assist Tomogr, 2000, 24: 72~76
57. Occhipinti KA, Frankel SD, Hricak H. The ovary: computed tomography and magnetic resonance imaging. Radiol Clin North Am, 1993, 31: 1115~1132
58. Oh SN, Rha SE, Jung SE, et al. Transitional cell tumor of the ovary: computed tomographic and magnetic resonance imaging features with pathological correlation. J Comput Assist Tomogr, 2009, 33: 106~112
59. Okada S, Ohaki Y, Ogura J, et al. Computed tomography and magnetic resonance imaging findings in cases of dermoid cyst coexisting with surface epithelial tumors in the same ovary. J Comput Assist Tomogr, 2004, 28: 169~173
60. Outwater EK, Mitchell DG. Normal ovaries and functional cysts: MR appearance. Radiology, 1996, 198: 397~402
61. Outwater EK, Siegelman ES, Hunt JL. Ovarian teratomas: tumor types and imaging characteristics. Radiographics, 2001, 21: 475~490
62. Outwater EK, Siegelman ES, Kim B, et al. Ovarian Brenner tumors: MR imaging characteristics. Magn Res Imaging, 1998, 16: 1147~1153
63. Reinhold C, McCarthy S, Bret P M, et al. Diffuse adenomyosis: comparison of endovaginal US and MR imaging with histopathologic correlation. Radiology, 1996, 199: 151~158
64. Rha SE, Byun JY, Jung SE, et al. Atypical CT and MRI manifestations of mature ovarian cystic teratomas. AJR, 2004, 183: 743~750
65. Saba L, Guerriero S, Sulcis R, et al. Mature and immature ovarian teratomas: CT, US and MR imaging characteristics. Eur J Radiol, 2009, 72: 454~463
66. Tanaka YO, Kurosaki Y, Nishida, et al. Ovarian dysgerminoma: MR and CT appearance. J Comput Assist Tomogr, 1994, 18: 443~448
67. Tempany CM, Zou KH, Silverman SG, et al. Staging of advanced ovarian cancer: comparison of imaging modalities — report from the Radiological Diagnostic Oncology Group. Radiology, 2000, 215: 761~767
68. Troiano RN, Lazzarini KM, Scoutt LM, et al. Fibroma and fibrothecoma of the ovary: MR imaging finding. Radiology, 1997, 204: 795~798
69. Yamaoka T, Togashi K, Koyama T, et al. Yolk sac tumor of the ovary: radiologic - pathologic correlation in four cases. J Comput Assist Tomogr, 2000, 24: 605~609
70. Yamashita Y, Hatanaka Y, Torashima M, et al. Mature cystic teratomas of the ovary without fat in the cystic cavity: MR features in 12 cases. AJR, 1994, 163: 613~616
71. Zissin R, Gayer G, Fishman A, et al. Synchronous mucinous tumors of the ovary and the appendix associated with pseudomyxoma peritonei: CT findings. Abdom Imaging, 2000, 25: 311~316

第五篇 儿科腹部疾病与其他

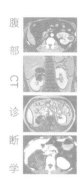

第三十二章 儿科肝胆胰疾病

第一节 肝脏肿瘤

一、肝囊肿

小儿肝囊肿(hepatic cyst)少见。主要为单纯性肝囊肿。

(一) 临床与病理

囊肿可单发或多发,直径从数毫米至巨大,大囊肿可能由相邻囊肿融合而成。囊肿液一般清亮,继发感染时囊液混浊,合并出血时囊液呈巧克力色。小囊肿一般无临床症状,较大囊肿可有腹胀、腹部钝痛,腹部包块等表现。合并囊肿内出血可有剧烈腹痛,继发感染时,产生类似肝脓肿症状。

(二) CT 表现

平扫 CT 肝内单发或多发类圆形,边缘光滑,境界清晰的囊性低密度灶。囊壁极薄呈线状。病灶内密度均匀一致,CT 值与水相近,囊肿较小时因部分容积效应 CT 值稍高。囊肿合并出血会使囊肿密度升高且不均匀,合并感染时出现囊内密度稍高、囊壁增厚的改变。增强扫描囊肿无强化,CT 值不增高(图 32-1-1)。

(三) 诊断与鉴别诊断

较大的囊肿平扫即可确诊,<1cm 左右的囊肿平扫及增强扫描也可以诊断。但囊肿合并感染时需与肝脓肿鉴别。肝脓肿液化坏死区形态不整,有时可见气液平面,脓肿壁不光滑与周围正常肝脏组织界限不清。

MRI 检查对肝囊肿合并出血的诊断和肝内多发囊肿与先天性肝内胆管扩张症(又称 Caroli 病)的鉴别有帮助。囊肿合并出血 T_1WI 呈高信号,根据出血的时间和量的不同 T_2WI 可为高信号或低信号。Caroli 病的 MRI 表现为囊状扩张的胆管沿胆管束分布,磁共振胰胆总管成像

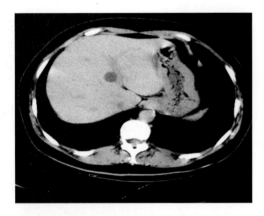 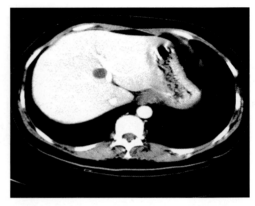

A　　　　　　　　　　　　　　　　B

图 32-1-1　肝囊肿。男,16岁,体检 US 发现肝囊性占位。A 为 CT 平扫,肝内圆形低密度灶,边界清晰锐利;B 为增强扫描,病灶无强化

(MRCP)可见囊性病变与胆管相连,是其特征性改变。

二、肝血管瘤

肝血管瘤(hemangioma)是小儿良性肝肿瘤中较常见的肿瘤。包括婴儿型血管内皮细胞瘤(infantile hemangioendothelioma)、海绵状血管瘤(hemangioma)。

(一) 婴儿型血管内皮细胞瘤

多见于 6 个月以下小儿及新生儿,20% 伴皮肤血管瘤。

1. **临床与病理**　大体所见肝内多发散在的圆形结节,可伴有钙化。组织学分为两个亚型:Ⅰ型是由大小不等血管床组成,血管覆盖着大量的内皮细胞;Ⅱ型由较大的分支状血管间隙及染色较深的内皮细胞芽组成,有潜在恶性。血管流速及动静脉分流程度决定临床症状和影像表现。肝内血管分流较少时可无症状偶然发现,或表现为肝大、腹胀、腹部包块,血小板减少。肿瘤自发破裂腹腔出血时,甲胎蛋白(AFP)可升高。

2. **CT 表现**　血管内皮细胞瘤可以呈多种密度。平扫见肝脏增大、变形,肝内散在多发、均匀或不均匀低密度灶,其内可见斑片状钙化,有时可见更低密度区(出血或坏死)。增强扫描:早期即可见由周边开始的不规则强化,随着扫描时间的延长,周边强化区向中心扩大,延迟扫描 5~10 min 最小中心部完全充填,与周围肝实质呈等密度。出血坏死区无强化(图 32-1-2,3)。动态增强扫描能反映肿瘤内血供情况,动脉期可见肿瘤内新生血管进入中心后,再放射分布到周边。

Ⅱ型婴儿型血管内皮细胞瘤有潜在恶性,可以表现恶性肿瘤的征象,如:腹腔积液、骨转移等。

(二) 海绵状血管瘤

海绵状血管瘤儿童少见。

1. **CT 表现**　平扫:肿瘤一般呈类圆形或分叶状低密度灶,单发或多发,边缘清晰,无包膜。增强扫描:增强形式与血管内皮细胞瘤相似(图 32-1-4)。

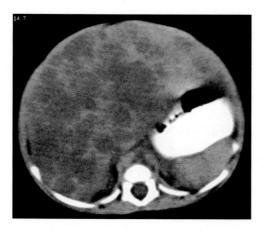
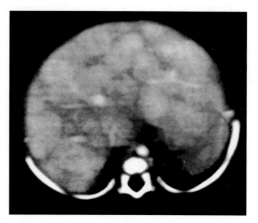

图32-1-2 婴儿型血管内皮细胞瘤。女,1个月,皮肤黄染。US示弥漫性占位病变入院检查。A为CT平扫,肝内广泛大小不等圆形或类圆形低密度灶;B为增强扫描,圆形低密度灶均显著强化呈高密度灶,与血管密度相近

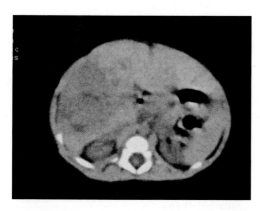
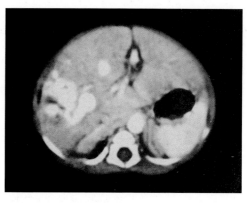
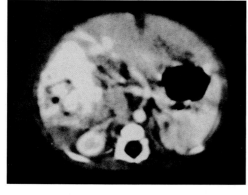

图34-1-3 婴儿型血管内皮细胞瘤。女,7天,发现腹部包块入院。A为CT平扫,肝右叶边界不清的巨大低密度灶;B和C为CT动态增强;B为增强早期,可见肿瘤内新生血管进入中心;C为增强晚期,可见进入肿瘤中心的新生血管再放射分布到周边

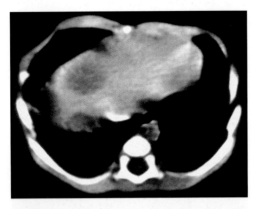
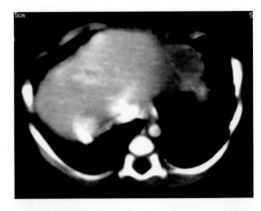

图32-1-4 海绵状血管瘤。女,2岁,US示肝内占位性病变。A为CT平扫,肝内见多个结节状低密度灶,CT值约43 Hu,境界欠锐利;B为增强扫描,首先外围强化,并渐渐向内强化。

2. 诊断与鉴别诊断 血管瘤无包膜,特征性影像表现容易诊断。MRI对肝血管瘤的诊断准确率很高,不用增强即可明确诊断。T_1WI血管瘤呈稍低信号,T_2WI呈高信号,在重T_2WI上肿瘤信号极高,称之为"灯泡征",是血管瘤的特征表现(图32-1-5)。

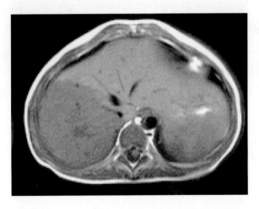
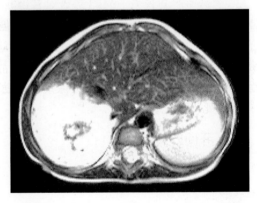

图32-1-5 海绵状血管瘤的MRI图像。女,3岁,发现腹部包块1周。A为T_1WI,肝右叶巨大类圆形低信号区,边界清,其内见不规则更低信号区(瘢痕);B为T_2WI,病灶呈明显高信号,瘢痕区信号不均匀

三、肝腺瘤

肝腺瘤(hepatic adenoma)小儿不多见。

1. 临床与病理 病理为单发类圆形肿块,绝大多数周围有完整包膜包绕,镜下肿瘤细胞较正常肝细胞稍大,可有空泡形成。间质为纤细的毛细血管和结缔组织,易出血。肿瘤较小时无临床症状,肿瘤较大可出现腹部肿块。

2. CT表现 平扫:肿瘤密度与肝实质密度接近或稍低,出血或钙化部位为不规则高密

度。肿瘤边缘光滑,有时可见明显低密度的"晕环"。病理基础一般认为是瘤周被挤压的肝细胞内脂肪空泡增加所致。动态增强:肿瘤呈现均匀一致的一过性强化,随后密度下降与正常肝组织呈等密度,延迟扫描密度减低,无中心"瘢痕",不同于局灶型结节增生(FNH)(图34-1-6)。

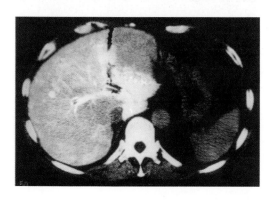 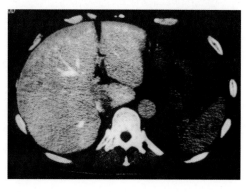

A　　　　　　　　　　　　　　　　B

图 32-1-6　肝腺瘤 CT 动态增强。女,13 岁。A 为动脉期,肿瘤呈现均匀一致的一过性强化;B 为门静脉期,肿瘤密度下降与正常肝组织成等密度

3. 诊断与鉴别诊断　MRI 表现对其诊断与鉴别诊断有帮助,肝腺瘤为 T_1WI 信号不等,可为略低、等或稍高信号,伴完整或不完整的低信号带,T_2WI 信号稍高于肝脏。GD-DTPA 动态增强对诊断有意义。动脉期有明显强化,且强化均匀(除中心坏死或变性),不像肝细胞癌那样不均匀强化,也无结节中结节征象,门静脉期和延迟期可为等、低信号。MRI 信号对区别腺瘤中心坏死和 FNH 的中心瘢痕有帮助,增强扫描 FNH 的中心瘢痕延迟强化,而腺瘤的中心坏死不强化。

四、肝间叶错构瘤

肝间叶错构瘤(hepatic mesenchymal hamartoma)是一种较少见的良性肿瘤。大多数发生在 2 岁以下男孩。

(一) 临床与病理

肿瘤为囊实性,很少钙化,组织学上病灶由大的疏松结缔组织岛中的囊性扩张胆管、肝细胞或显著增生的胆管构成,有人认为与其说是肿瘤,不如说是一种发育畸形,疏松结缔组织和扭曲的胆管是诊断的依据。实性肿块的基本成分主要是显著增生的胆管,它源于胆管周围的纤维化,形成纤维腺样结构。患儿多以腹部包块为首发症状,因为瘤体可在短期内迅速增大,常被误诊为恶性肿瘤,或因为其囊性表现被误诊为囊肿。AFP 阴性。肝间叶错构瘤尽管是良性肿瘤,但有时会因为动静脉漏导致心功能衰竭,或不加治疗合并呼吸衰竭而死亡。

(二) CT 表现

平扫:肝间叶错构瘤分为囊性、实性或囊实混杂性。囊性间叶错构瘤肝脏可增大,肝内见单发或多发的境界清楚的多房囊性肿块,大小不一,具有不同厚度的软组织密度间隔,增

强扫描肿瘤厚薄不等的间隔可强化,大部分囊腔内部无强化(图32-1-7)。实性肿块可单发或多发,其中心部有时可见更低密度区。增强扫描早期实性肿瘤病灶呈周边强化,中心部位强化轻微,延迟扫描中心强化渐明显(图32-1-8)。

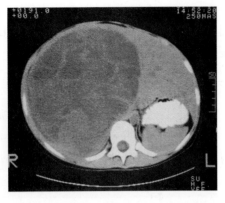
A

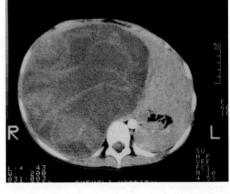
B

图32-1-7 肝间叶错构瘤。女,10岁,发现肝脏肿块就诊,AFP阴性。A为CT平扫,肝脏增大,右叶见巨大的类圆形低密度囊性病变,其内有不同厚度的软组织密度间隔;B为CT增强,病灶内厚薄不等的间隔轻度强化,囊腔内部无强化

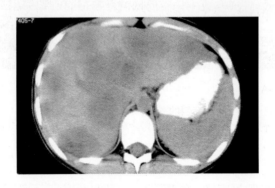

图32-1-8 肝间叶错构瘤。女,12岁,上腹痛3个月,发现上腹部包块1天。CT平扫示肝脏体积增大,肝内可见大小不等,多发的低密度实性结节病灶,大者约5 cm×4 cm,小者约1 cm×1 cm,病灶中心呈更低密度区

(三)诊断与鉴别诊断

肝间叶错构瘤组织学成分的不同构成比例和增生特点,使其影像表现呈多样性,MRI反映了其组织学特征,有益于本病的正确诊断。囊性者为胆管上皮分泌的大量液体所致,实性肿块主要是显著增生的胆管及胆管周围的纤维化,形成纤维腺样结构。胆管周围的纤维化程度和胆管分泌液体的多少决定肿块的囊性或实性,所以在影像中实性结构中常有囊性混合存在。

1. 单发实性肿块 一般肿瘤体积较大,边界清晰,多发生于肝右叶,有时可累及左右两

叶。T_1WI 为稍低信号，T_2WI 为不均匀高信号，其内可有更高信号(图 32-1-9,10)。

2. **单发囊性者** 表现为多房分隔的囊性肿块，囊大小不一，有不同厚度的分隔，T_2WI 为高信号，但不同的囊内信号不一，高者可与胆囊相似；T_1WI 为低、稍低或等信号，当合并肿瘤内出血时，可见液液平面。

3. **实性多发弥漫结节型** 表现为肝脏体积增大，表面尚光滑，肝内见多发大小不等 T_1WI 稍低信号、T_2WI 稍高信号的病灶，呈类圆形或不规则形，边缘不甚清晰，似棉花团状。增强扫描病灶均呈环形强化，中心强化轻微，延迟扫描中心强化渐明显。

4. **囊性多发弥漫结节型** 一般表现为 T_1WI、T_2WI 信号与胆囊相近，在多发或弥漫的结节，结节边缘清晰，可以分散存在也可以聚集成堆，但相互不融合。单发囊性和多发实性结节型也可以混合存在。增强扫描一般囊性病灶无强化，但病灶边缘可见强化，组织病理学分析认为是病变周围受压的肝实质强化。MRI 显示囊性病变优于 CT，尤其在 MRCP 上能明确囊性病变与胆管的关系，很容易同 Caroli 病鉴别。

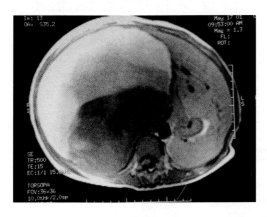

A

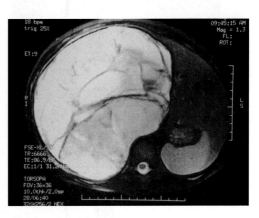

B

图 32-1-9 与图 32-1-7 同一病例的图像。A 为 T_1WI，肿块呈高、中、低混杂信号，大部分信号较高；B 为 T_2WI，肿块为高信号，并可见多数中低信号的间隔，大血管受挤压移位

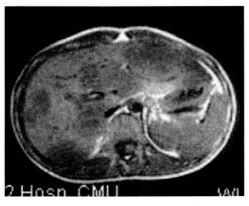

A

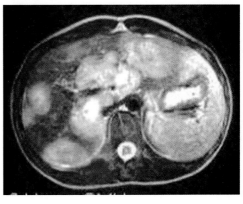

B

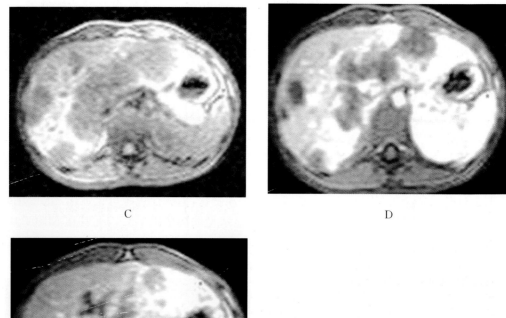

图 32-1-10 与图 32-1-8 同一病例的 MRI 图像。A 为 T_1WI；B 为 T_2WI；C 为增强前；D 为增强早期；E 为增强晚期。T_1WI 呈稍低信号，T_2WI 为不均匀高信号，其内见更高信号。增强前 T_1WI 为低信号，早期增强呈环形强化，晚期增强呈充填式强化

肝脏饱满，肝表面尚光滑，肝脏内多发大小不等长 T_1、长 T_2 信号影，呈类圆形或不规则形，边界较清，增强扫描病灶均呈环形强化，中心强化轻微，延迟扫描中心强化渐明显（图 32-1-11，12）。

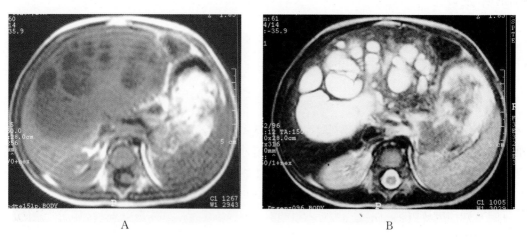

图 32-1-11 肝间叶错构瘤 MRI 图像。男，4 个月，US 发现肝脏多发囊性占位。A 为 T_1WI；B 为 T_2WI。肝内多发边界清楚的 T_1WI 低信号，T_2WI 明显高信号囊性病灶

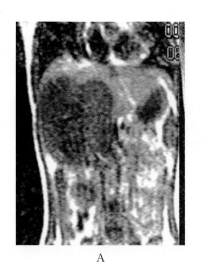 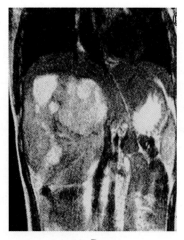

A B

图 34-1-12 肝间叶错构瘤 MRI 图像。男,10 岁,腹痛,US 发现肝脏实质性肿物入院检查,AFP 阴性。A 为 T_1WI;B 为 T_2WI。肝右叶可见分叶状,边界清楚的 T_1WI 稍低信号,T_2WI 不均匀高信号病灶,其内有更高信号

2. 肝间叶错构瘤需与以下疾病相鉴别

(1) 肝脓肿:结合病理改变,脓肿一般有 3 层结构:中心为坏死区,CT 平扫表现为低密度区域;坏死区周围为肉芽组织,即中间层,CT 平扫表现为介于坏死和正常肝组织之间的低密度;外围为向正常肝组织的移行区,CT 平扫与正常组织分界模糊。增强扫描呈环形强化,而中心低密度区不强化可以与肝间叶错构瘤鉴别。

(2) 转移瘤:小儿少见。多有原发肿瘤病史。取决于原发瘤的性质,肝转移瘤可表现多种形态,以多发大小不等结节最为常见。分布于肝的外围部分为主,增强时呈典型的靶征,具有诊断意义。需密切结合临床寻找原发病灶。

(3) Caroli 病:MRCP 上表现为与胆管相通的多发小囊性病变。

(4) 肝囊肿:囊性间叶错构瘤需与多发肝囊肿鉴别。肝囊肿增强扫描囊肿壁不强化。

(5) 肝母细胞瘤:单发实性结节型肝间叶错构瘤需与肝母细胞瘤鉴别,肝母细胞瘤增强扫描强化明显。

五、局灶型结节增生

局灶型结节增生(focal nodular hyperplasia,FNH)是一种良性肿瘤样占位性病变,小儿罕见。

(一) 临床与病理

病变多为单发,境界清楚,大小不一,一般无包膜。结节由增生的肝细胞、Kupffer 细胞、血管和小胆管等组成,并有淋巴细胞浸润,但肝小叶的正常排列结构消失。其病理特征为:中心星状斑痕,纤维组织从中心向周围呈放射状伸展,呈分房状。星状瘢痕组织内包含一条或数条供血的滋养动脉,或含丰富的毛细血管,可同时伴有胆管上皮的增生,但缺少完整的伴行胆管和门静脉分支。无特殊临床体征,多偶然发现。病灶较大时,可触及腹部包块。

(二) CT 表现

平扫:增生肿块常位于肝脏的外周,使肝表面局部隆起。呈均匀的低密度或等密度改

变,存在中心瘢痕时可见从中心向边缘放射状分布的低密度影像是其特征。增强后肿块呈均匀强化,大部分中心瘢痕组织增强特别明显,对 FNH 有特征性(图 32-1-13)。

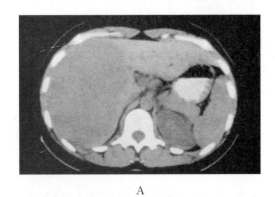
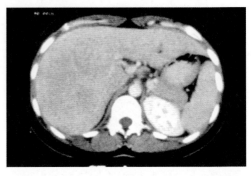

A   B

图 32-1-13 局灶型结节增生。女,12 岁,贫血,US 检查疑肝脏肿瘤。A 为 CT 平扫,肝右叶巨大的类圆形低密度灶,边界清晰;B 为 CT 增强,病灶强化,与正常肝脏分界不清,其内可见从中心向周边放射的高密度区,代表中心瘢痕延迟强化

(三) 诊断与鉴别诊断

MRI 表现能够反映其组织学特征,对诊断有帮助,MRI T_1WI 多为等或稍低信号,中心瘢痕为低信号,边界多不清楚,有时可见到流空血管。T_2WI 为稍高或等信号,与正常肝细胞信号差别不大,反映了 FNH 由正常肝细胞构成。中心瘢痕 T_2WI 为高信号是其特征(图 32-1-14,15),高信号形成与内含慢血流的血管、炎细胞浸润及水肿有关。T_2WI 中心瘢痕出现高信号的比例与瘢痕区血管成分的多少、纤维化程度有关,纤维化成分多,或中心瘢痕血管内有血栓机化,在 T_2WI 可为低信号。动态增强扫描可进一步反映 FNH 的血供特点和病理特征。增强早期病灶明显强化,中心瘢痕无早期强化,增强中晚期病灶为稍高信号,中心瘢痕逐渐强化。MRI 特异性对比剂可进一步提高 FNH 诊断的准确性,有益于与肝癌的鉴别,如超顺磁氧化铁对比剂,FNH 可吸收,增强后信号明显下降,而中心瘢痕不吸收,使病变特征更明确。

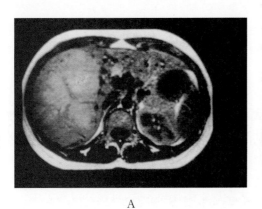
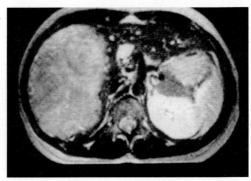

A   B

图 32-1-14 与图 32-1-13 同一病例的 MRI 图像。A 为 T_1WI,病灶呈中等稍高信号,中心向周边放射的瘢痕区呈明显低信号;B 为 T_2WI,病灶为高信号,中心瘢痕区信号更高

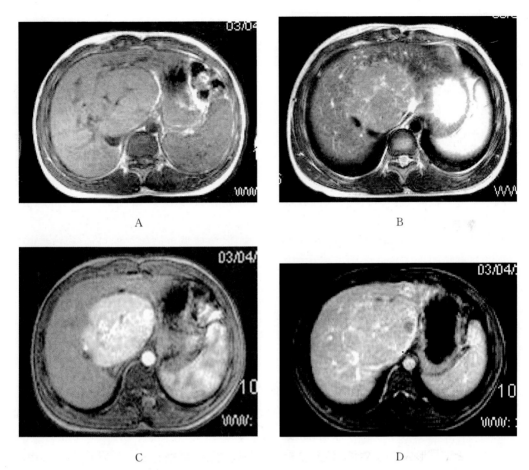

图32-1-15 局灶型结节增生。女,12岁,肝区不适,食欲缺乏,半个月。A为T_1WI,病灶为等信号,中心瘢痕区为线样低信号;B为T_2WI,病灶为稍高信号,与周围正常肝组织界限清,中心瘢痕区为高信号;C为增强早期,病灶明显强化,中心瘢痕无早期强化;D为增强晚期,病灶与正常肝脏信号接近,中心瘢痕强化渐明显

六、肝母细胞瘤

肝母细胞瘤(hepatoblastoma)为小儿最常见的肝脏胚胎性恶性肿瘤,多见于3岁以下婴幼儿。男女比例为1.6:1,男孩稍多。

(一) 临床与病理

肿瘤60%~70%发生在肝右叶,少数侵占两叶,大多数为孤立肿块,边界光滑,呈球形或分叶状,瘤体一般较大,直径可达10 cm以上。向包膜突出,凹凸不平,极少带蒂,被覆有完整的假包膜,远离肿瘤压迫部位的肝组织通常是正常的或代偿增生。多发性或弥漫浸润者不常见。多数为实性肿块,偶见囊性肝母细胞瘤报道。瘤内可发生出血、坏死、斑条或大片状钙化。肝母细胞瘤肿瘤组织与正常组织颇相类似,肝母细胞瘤根据其所含成分可分为上皮型和混合型。上皮型瘤细胞分化程度由高至低分别是胎儿型、胚胎型和未分化型。混合型在以上皮为主的结构中出现间叶成分,常见的是成熟的骨、软骨即骨样组织,偶可见类似纤维肉瘤或肌源性肉瘤的梭形细胞。胎儿型肝母细胞瘤比其他亚型预后好,未分化型肝母细

胞瘤通常预后不良。肿瘤可于数月内迅速增大,肝外转移多见于肝门淋巴结、横膈、肾上腺、肺、中枢神经系统和骨骼等。临床多以肝大、右上腹包块就诊,晚期有发热、消瘦、贫血、黄疸、腹腔积液等。血清 AFP 值多表现升高。

(二) CT 表现

1. 平扫　肿瘤以单发巨块型为主,呈圆形或分叶状,直径可>10 cm,境界较清楚,多有包膜。肿瘤常向肝表面突出,甚至突入腹腔,边缘性外生性肿瘤可以形成哑铃状结节。肿瘤密度不均匀,稍低于正常肝组织,内有条弧形低密度,分隔肿瘤呈大小不等的结节状,瘤内出血、坏死可呈高低混杂密度。约半数可见条点状、弧线、圆形或不规则钙化,多位于肿瘤的边缘部或中心部(图 32-1-16,17)。肝内血管常受压移位,较大的肿瘤可以使下腔静脉受压、移位,但血管受侵、瘤栓形成少见。

2. 增强扫描　动脉期肿瘤可见强化,超过肝实质,使境界更清楚。部分血管丰富的肿瘤动态增强早期见粗细不等的肿瘤血管从周围深入肿瘤内部,围绕肿瘤结节形成网格状结构,瘤内坏死区无强化。门静脉期肿瘤密度逐渐减低。肝门区淋巴结肿大不多见。

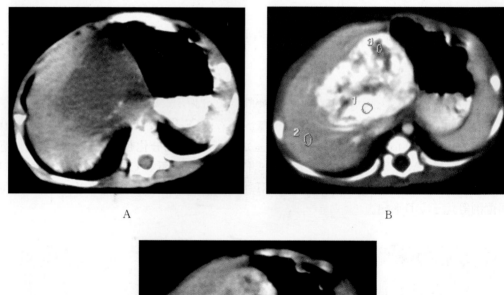

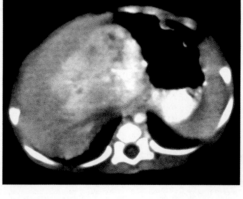

图 32-1-16　肝母细胞瘤。男,1 个月,黄疸 20 天,AFP 升高入院。A 为 CT 平扫,肝左叶为主的巨大包块。密度不均匀,可见斑点状钙化,边界欠清楚;B 为增强动脉期,肿块快速不均匀显著增强,瘤内更低密度区更清楚;C 为增强门静脉期,瘤区强化仍很明显

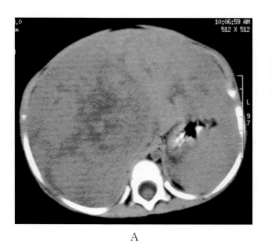
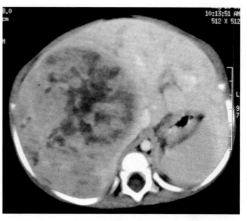

图 32-1-17 肝母细胞瘤。女,1岁1个月,反复发热1个月、腹胀10多天入院,AFP显著升高。A为CT平扫,肝右叶大部分为巨大的团块状低密度灶,境界尚清楚,其内有不规则的更低密度灶;B为增强扫描,病灶呈不均匀强化,更低密度灶未见强化,肿瘤境界更为清楚,下腔静脉向左推移

多发结节及弥漫性少见,常两个肝叶均受累,甚至侵犯整个肝脏。平扫可见肝影巨大,密度不均,内有多发或弥漫存在的低密度区,出血坏死区增强扫描前后无变化。囊性肝母细胞瘤罕见。

(三) MRI 表现

肝母细胞瘤表现为境界清楚的肝内肿块,常见假包膜,T_1WI 稍低信号,因出血、坏死等信号常不均匀,T_2WI 为稍高或高信号,并可见低信号的分隔带及假包膜(图32-1-18)。根据肿瘤的分化程度其信号改变与正常肝脏的差别大或小,肿瘤分化越好信号与肝脏越接近,T_2WI 容易显示。MRI 对假包膜的显示优于 CT,但显示钙化不如 CT。增强扫描,肿瘤可见不均匀强化或晕状强化(图 32-1-19)。MRI 平扫对显示肿瘤与血管的关系、肿瘤的定位、浸润范围等优于 CT 平扫。

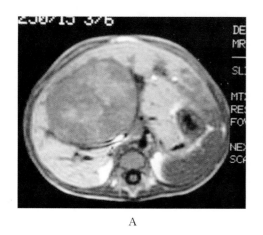
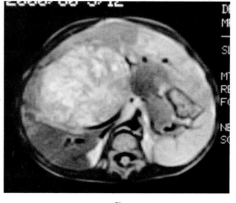

图 32-1-18 肝母细胞瘤。女,3岁,腹部包块1个月。A 为 T_1WI,肝右叶见稍低信号的巨大占位,包膜清晰,其内见不规则的高信号区(出血),肝内血管受压移位;B 为 T_2WI,病灶呈高信号,信号不均匀

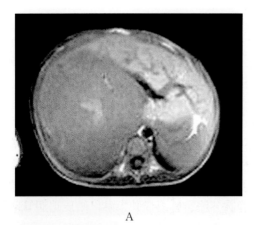
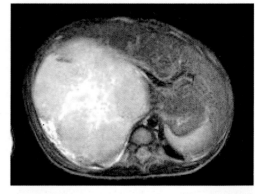
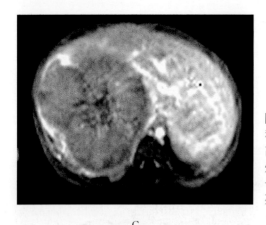

图 32-1-19 肝母细胞瘤。A 为 T_1WI，肝右叶见稍低信号的巨大占位，边界清楚，其内见不规则的高信号区（出血），肝内血管受压移位；B 为 T_2WI，病灶呈高信号，信号不均匀，不规则的出血坏死区信号更高；C 为增强扫描，病灶呈不均匀强化，出血坏死区不强化

（四）诊断与鉴别诊断

肝母细胞瘤主要需与肝癌鉴别。肝癌发病年龄较肝母细胞瘤大，一般5岁以上，常与乙型病毒性肝炎及肝硬化有关。肝癌肿块不仅压迫还常侵犯肝内血管，门静脉常受侵犯，其内可见瘤栓。

七、原发肝细胞癌

原发肝细胞癌（hepatocellular carcinoma）发病率仅次于肝母细胞瘤，居儿童恶性肝脏肿瘤第二位。多发生于5岁以上小儿，多继发于慢性肝炎、胆道闭锁和化疗后肝硬化，AFP升高者占40%～50%。

（一）临床与病理

病理分为孤立性、多结节性和弥漫性。肿瘤常侵犯门静脉、肝静脉或胆管，向肝内外转移。血行转移最常见于肺，淋巴结转移多见于肝门、胰头周围、腹膜后大血管旁。临床表现为肝区疼痛、腹部肿块、食欲欠佳、消瘦，晚期出现发热、黄疸、腹腔积液等。影像学与肝母细胞瘤很难鉴别，钙化发生率较后者低。

（二）CT 表现

1. 平扫　肿块可位于肝脏深部或突出于肝表面，肝脏增大，变形或局部隆起。可为孤立巨块型或多结节型或弥漫分布于全肝,大多数为低密度,少数与周围肝组织呈等密度,极少数显示为高密度。因病理类型不同,可有不同的 CT 表现。结节型与周围肝组织界限清晰,周围假包膜于肿块边缘形成低密度带,称"晕征",肿瘤内常形成间隔而密度不均。巨块型肿块可占据肝叶的大部分或整个肝叶,因向周边浸润使肿瘤边缘不光滑,肿瘤内的缺血、坏死,使密度不均匀,其内出现更低密度区。弥漫型可见肝脏弥漫性肿大,肿瘤结节不明显,平扫难以发现。

2. 动态增强扫描 在动脉期富血管肿瘤因一过性显著强化呈高密度,延迟相转为等密度或低密度。少血供肿瘤于静脉期观察较清楚,肿瘤常呈不均匀强化,肿瘤边缘的低密度带及瘤内分隔强化。增强扫描同时可见肝静脉和门静脉移位、受侵、狭窄或瘤栓形成的充盈缺损。门静脉提前显影且较长时间增强提示动-门静脉分流。肿瘤或肿大淋巴结压迫胆管时可见肝内胆管扩张(图 32-1-20)。

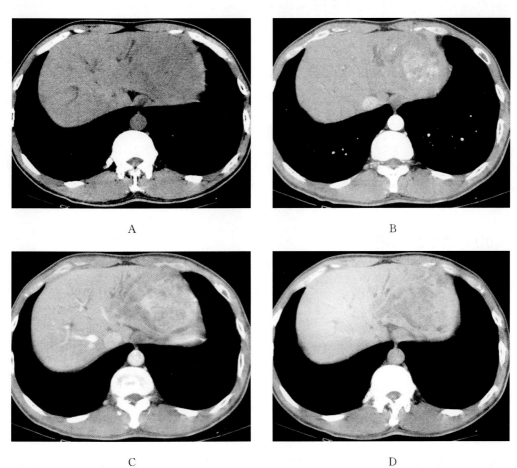

图 32-1-20 原发肝细胞癌。男,16 岁,发现腹部肿块 1 个月。A 为 CT 平扫,肝左叶团块状低密度灶,境界不清;B 为增强动脉期,病灶呈显著不均匀强化;C 为增强门静脉期,病灶不均匀强化更明显;D 为延迟扫描,病灶密度下降,低于肝实质

(三) MRI 表现

T_1WI:原发肝癌因水分增加,在 T_1WI 上多为低信号。大的肿瘤因中心缺血坏死信号不

均。肝癌的脂肪变性 T_1WI 表现为高信号,是肝癌的特征之一。假包膜也是肝癌的一个特征,表现为肿块边界清晰,可见周围完整或不完整的厚薄不等的低信号带。T_2WI:肿瘤表现为稍高信号,较大的肿瘤信号不均,其内有更高信号区,表示有坏死、出血等。巨块型周围常见卫星灶。病灶边缘的"晕圈征"、病灶的脂肪变性、合并肝硬化以及血管受侵,尤其是门静脉内瘤栓形成均可提示肝癌的诊断,即使不做增强扫描也可以明确诊断(图 32-1-21)。

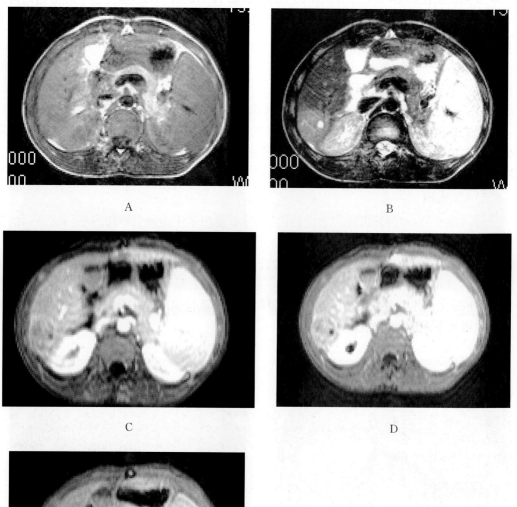

图 32-1-21 原发肝细胞癌。男,15 岁,近 2 个月右上腹隐痛,US 发现肝脏占位。A 为 T_1WI,肝右后叶稍低信号区,境界不清;B 为 T_2WI,病灶呈稍高信号,内有更高信号区(坏死);C 为增强动脉期,病灶呈不均匀强化,坏死区无强化;D 为增强门静脉期,病灶不均匀强化更明显;E 为延迟扫描,病灶信号下降,低于肝实质。增强图像上(C、D、E)均显示包膜呈环形强化

（三）诊断与鉴别诊断

需与肝内的原发、继发恶性肿瘤、良性肿瘤、单发肝脓肿和局灶型脂肪肝等鉴别，增强扫描对鉴别诊断有意义。

八、未分化胚胎性肉瘤

未分化胚胎性肉瘤（undifferentiated embryonal sarcoma，UES）是发生于肝原始间叶组织的恶性肿瘤，1946 年由 Donovan 和 Statulli 首次报道。本病为儿童期发病，多见于 6～10 岁儿童，亦可见于成人及新生儿，但发病率很低。

（一）临床与病理

大体病理为较大球形实性肿块，通常位于右叶，边界清楚，偶有假性包膜，剖面见大小不等的囊，内含坏死碎屑、血液、凝血块或胶样物质。部分肿块以囊性病变为主，或囊实各半构成。肿瘤主要由未分化的原始间叶细胞组成，恶性度高。因瘤细胞及间质内含有嗜酸小体，该小体不含 AFP，故 AFP 为阴性，可作为鉴别恶性胚胎性肝肿瘤的标志之一。临床表现以腹痛及腹部包块为主，本病晚期常转移至肺及骨骼，预后不良。

（二）CT 表现

分为两种类型：一种是以囊性为主的病灶，分单房和多房两种。单房者平扫示单一的大囊腔，内含无定形絮团状软组织密度影，部分呈涡轮状，内壁可见息肉样软组织密度影附着，瘤内可见新鲜出血（图 32-1-22）。多房者囊腔大小不一，呈水样密度或稍高，可见粗细不等的软组织密度分隔；可见巨块状肿瘤侵占一或两叶肝脏，呈椭圆形或分叶状。另一种是以实性为主的病灶，内含多发小囊。增强扫描实性部分及包膜可有强化，囊性部分强化不明显。有时可见下腔静脉内瘤栓，钙化偶见。

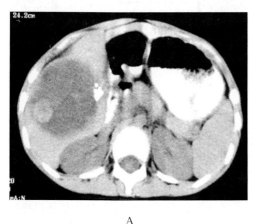 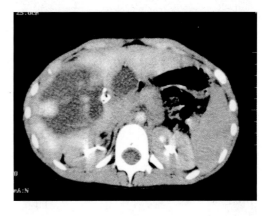

A   B

图 32-1-22　未分化胚胎性肉瘤。女，6 岁，腹痛 2 个月。A 为 CT 平扫，肝右叶见类圆形低密度为主的病灶，其内有絮状软组织密度影及壁结节，其边缘可见小的斑块状钙化；B 为 CT 增强，絮状部分及壁结节强化，低密度的囊性部分无明显强化

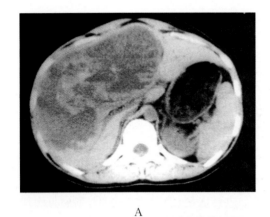
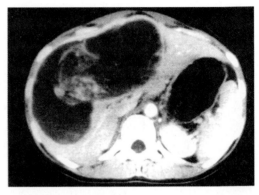

图 32-1-23 未分化胚胎性肉瘤。女,15 岁,腹痛,腹部包块 1 个月。A 为 CT 平扫,肝内多房性囊性病变,其内可见液液平面,下方的液体密度稍高;B 为 CT 增强,病灶内可见密度稍高于正常肝脏的实质成分,囊性部分无明显强化;C 为 MRI T_2WI,囊性部分的液液平面,上部为高信号,下部为低信号,提示有囊内出血

(三) 鉴别诊断

囊性病变为主的未分化胚胎性肉瘤(图 32-1-23)需与囊性间叶错构瘤鉴别,囊性间叶错构瘤虽可由厚薄不等的间隔,但无壁结节。

九、肝转移瘤

除中枢神经系统外,身体任何部位的实体瘤均可转移至肝脏,其中以腹部脏器的肿瘤,尤其是肾母细胞瘤和成神经细胞瘤最为多见。

CT 表现:肝转移瘤可表现为多种形态,通常为单发或多发的低密度肿块,CT 值 15~45 Hu,以多发大小不等结节最常见,分布于肝脏外周为主。增强扫描境界更清楚,形成特征性的"靶征",中心部最低密度为肿瘤内坏死区,周边实质部分环形增强。偶见薄壁囊状或较高密度的转移瘤(图 32-1-24)。

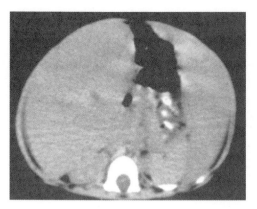 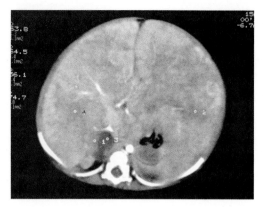

图 32-1-24　神经母细胞瘤肝转移。男,3个月,US发现肝脏多发占位。A 为 CT 平扫,肝脏饱满,密度不均,右肾上腺区见软组织密度占位;B 为 CT 增强,肝内密度不均,有弥漫存在的环形强化结节,右肾上腺区病灶呈不均匀强化

第二节　先天性胆总管囊肿

先天性胆总管囊肿(choledochocyst)实际上是先天性胆管的一部分呈囊状扩张,是小儿右上腹包块最常见的病因。

一、临床与病理

根据囊肿的形态、部位、范围等分为 5 型: Ⅰ型,最多见,占 80%～90%,为胆总管呈囊状扩张,胆囊无异常;Ⅱ型,胆总管憩室状膨出,多发生在胆总管的外侧壁,其余胆道正常,此型少见;Ⅲ型,胆总管远端扩张,若一部分位于十二指肠壁内,可致十二指肠狭窄,此型也少见;Ⅳ型,胆总管囊状扩张合并肝内胆管扩张,此型也较多见,可达 18%;Ⅴ型,单发或多发肝内胆管柱状或囊状扩张,又称 Caroli 病。临床表现主要有腹部肿物、腹痛、黄疸三大症状。肝功能异常占 2/3。

二、CT 表现

平扫即可诊断,CT 胆管造影能显示胆道全貌,对正确分型有帮助。胆总管囊肿主要表现为肝门区或胰头区水样密度的囊性肿块,边缘光滑,密度均匀,增强扫描囊壁可强化。肝内胆管扩张程度与胆总管扩张程度不成比例,有助于诊断。根据囊肿的部位、范围及胆道的形态可明确分型诊断。

1. Ⅰ型　右腹部近肝门区见巨大囊性低密度区,呈圆形或类圆形,边缘光滑锐利,密度均匀,CT 值与水接近。巨大胆总管囊肿可引起周围脏器受压改变,如压迫右肾后移,胰头推向左前侧,胆囊及肝内胆管多正常(图 32-2-1)。

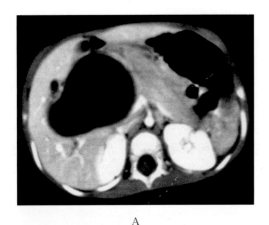 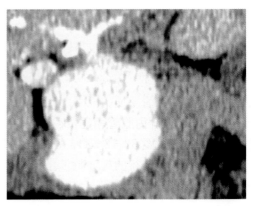

A　　　　　　　　　　　　B

图 32-2-1　先天性胆总管囊肿Ⅰ型。男,1岁4个月,腹痛,皮肤黄10多天入院。A 为 CT 增强扫描,胆总管呈囊状扩张,左右肝管轻度扩张;B 为 CT 造影三维重建,胆总管呈囊状扩张,左右肝管轻度扩张

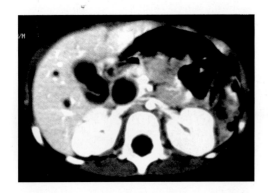

图 32-2-2　先天性胆总管囊肿Ⅳ型。女,2岁6个月,上腹痛伴呕吐8天入院。CT 增强扫描显示胆总管以及肝内胆管均有扩张

2. Ⅱ型　巨大胆总管囊肿可使胆总管局部弧形受压移位,其余胆道无异常。

3. Ⅲ型　位于十二指肠壁内的囊肿较大时 CT 容易显示,并明确分型。其余胆道正常。

4. Ⅳ型　肝内及肝外胆管均囊状扩张(图 32-2-2)。

5. Ⅴ型　肝内多发大小不等的囊状低密度灶,与扩张的胆管相通,增强扫描扩张胆管内可明显强化圆点状密影,称"中心点征"。其病理基础为门静脉分支被扩张的胆管包围(图 32-2-3)。

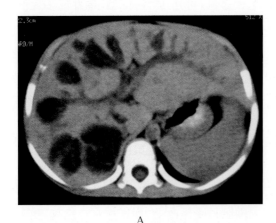 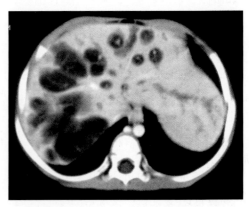

A　　　　　　　　　　　　B

图 32-2-3　先天性胆总管囊肿Ⅴ型。男,3岁8个月,因发热黄疸入院。A 为 CT 平扫,肝内胆管呈广泛大小不等的囊状和柱状扩张,部分可见相通;B 为增强扫描,扩张胆管内可见明显强化的圆点状致密影

三、诊断与鉴别诊断

MRI 可清晰显示肝内、外胆管的结构和形态,扩张的胆管边缘清晰,可为囊状、柱状或憩室状。T_1WI 为低信号,T_2WI 为高信号,部分病例由于胆汁淤积或合并结石 T_2WI 信号混杂,可见低信号的充盈缺损。MRCP 能显示胆管的全貌,准确地对胆总管囊肿分型,可清楚观察扩张胆总管与肝内胆管相通,及明确有无合并肝门区肝内胆管扩张,并观察胆总管与胰管汇合部有无异常(图 32-2-4)。Caroli 病表现为肝内胆管囊状扩张。肝内胆管囊状扩张多数较均匀,并可见伴行的门静脉,增强扫描囊肿无强化。MRCP 可见囊状扩张的肝内胆管与肝门部胆管及肝、胆总管相连。

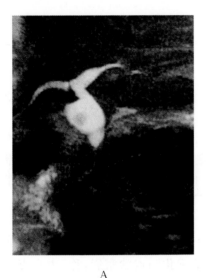 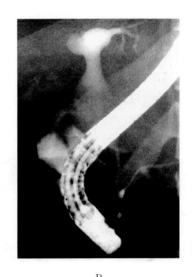

A   B

图 32-2-4 先天性胆总管囊肿。女,16 岁,腹痛,黄疸 1 周。A 为 MRCP,胆总管中上段呈囊状扩张,累及部分肝管,胰胆管合流异常;B 为经内镜逆行胰胆管造影(ERCP),与 MRCP 所见相同

先天性胆总管囊肿需与以下病变鉴别。

1. **梗阻性胆管扩张** 梗阻以上肝外及肝内胆管普遍扩张,扩张肝内胆管累及肝内末梢胆管;而胆总管囊肿肝外胆管囊状或憩室状扩张,合并肝内胆管扩张一般仅局限于近肝门部肝内胆管扩张,末梢肝内胆管正常。

2. **间叶性错构瘤** 弥漫性囊性间叶性错构瘤需与 Caroli 病相鉴别。间叶性错构瘤的囊性病灶与胆道不相通。

3. **多囊肝** 小儿少见,2 岁以内只见 2%,囊肿大小从数毫米到腹部巨大包块。常合并多囊肾改变。CT 表现肝内圆形、边缘光滑的低密度区,有包膜环绕,可单发或多发,囊内可有分隔,囊内为水样密度,有出血继发感染时密度增高。增强扫描 CT 值不增加。

第三节 胰腺病变

一、急性胰腺炎

急性胰腺炎(acute pancreatitis)病因很多,多系统疾病、创伤性、代谢、药物性等因素都可引发急性胰腺炎,另有约25%为特发性。

(一) 临床与病理

病理分为水肿型、出血型和坏死型。实验室检查血液及尿淀粉酶均明显增高。临床表现主要为上腹痛,呈持续性并向腰背部放射,进食后加重,同时有恶心、呕吐和发热。

(二) CT表现

急性胰腺炎分为急性水肿型(间质)和出血坏死型,依病理类型不同有不同表现。

(1) 水肿型表现为胰腺体积增大,一般为弥漫性肿大,密度减低尚比较均匀,边缘较清楚,周围脂肪间隙存在或消失,胰周无明显液体渗出(图32-3-1)。

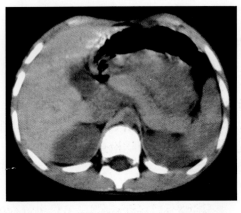

图32-3-1 急性胰腺炎。男,11岁,腹痛、呕吐一天,尿、血淀粉酶无明显升高入院。A显示胰腺普遍增大,密度欠均匀,脂肪间隙模糊;B显示胰头增大明显,密度不均匀减低,边缘模糊

(2) 出血型和坏死型显示胰腺增大,密度不均,可有低密度坏死和高密度出血灶,当坏死胰腺组织与肠管间形成瘘孔时,胰腺内可见气体潴留征象,意味着胰腺脓肿形成(图32-3-2)。

(3) 胰腺周围多量渗出致胰周脂肪间隙不清,表现为肾筋膜增厚以及肾前间隙、小网膜囊内、肾后间隙内液体潴留,甚至于脾门、肝门区域有液体潴留和腹腔、胸腔内液体渗出。有时胰周渗出为纤维组织包裹形成密度减低的边缘清楚的囊变区,称假性囊肿。另外可见胰导管扩张、腹腔积液等。

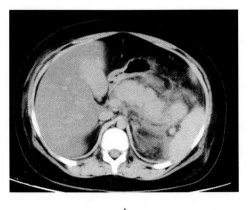
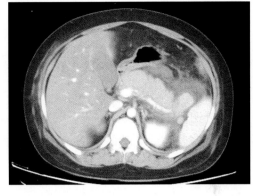

图 32-3-2 急性胰腺炎。女,12 岁。A 为平扫,示胰腺弥漫性肿大,密度尚均匀,与周围组织界限不清,胰周脂肪间隙内密度增高;B 为增强扫描,示胰腺强化基本均匀,胰管不扩张,周围血管显示清晰

(三) 诊断与鉴别诊断

MRI 表现:MRI 的 T_2WI 信号升高显示胰腺形态的轻微变化较 CT 敏感,尤其对胰周炎性渗出的变化及亚急性出血更敏感,可以用于临床不能明确诊断和 CT 检查阴性的病例。

二、胰腺囊肿

(一) 病理表现

按病理性质和来源,胰腺囊肿分为先天性囊肿和假性囊肿两类。

1. **胰腺先天性囊肿** 极少见,见于新生儿,常为单发,可伴随肝、肾囊肿,成为多囊性疾病的一部分。囊肿内衬上皮细胞。与假性囊肿鉴别主要依靠组织学检查。

2. **胰腺假性囊肿** 多继发于外伤、炎症和肿瘤。假性囊肿内壁无上皮。本病好发于年长儿,在创伤和急性炎症后数日至数周出现恶心、呕吐、体重下降伴上腹部包块。穿刺囊肿内淀粉酶增高。外伤性假性囊肿多位于胰腺体尾部,而炎症性假性囊肿可发生于胰腺任何部位。

(二) CT 表现

平扫:胰腺内或胰周类圆形低密度肿块,多为单房,囊肿壁边缘清楚,囊肿周围或一侧可见残留的胰腺组织。较大囊肿可以压迫周围器官使其移位变形。囊中内出血时密度增高。外伤性囊肿有时可见胰腺断裂呈线状低密度区。合并慢性胰腺炎时可见沿胰管走行分布的微小钙化灶。增强扫描囊肿无强化(图 32-3-3)。

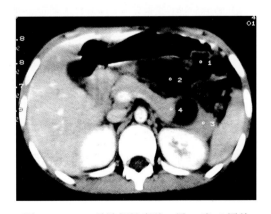

图 32-3-3 胰腺假性囊肿。男,9 岁,2 周前腹部受外伤,持续疼痛。CT 增强显示胰腺均匀强化,胰尾部见边界清楚的类圆形未强化的低密度灶

三、胰母细胞瘤

胰母细胞瘤(pancreatoblastoma,PB)见于任何年龄,好发于8岁以下小儿,其组织学结构与人胚第8周胰腺小叶相仿,所以采用Kissan提出的胰母细胞瘤命名。

(一) 临床与病理

肿瘤可发生在胰腺各部分,以头、尾部较多。肿瘤一般较大,有厚薄不一的纤维包膜及明显的分叶。肿瘤内可有片状坏死、囊变及砂粒样钙化。镜下可见上皮细胞和基质成分,鳞状小体(上皮结节)为中心由腺泡和髓样带共同组成的器官样结构为本病的组织学特征。肿瘤破坏包膜后侵犯胰腺和胰周组织,可经血行或淋巴转移至肝、局部淋巴结、肺、骨和后纵隔等。本病多见于东亚地区,以腹胀、腹部包块、腹痛、黄疸、腹泻等为临床症状。新生儿可伴发Beckwith-Wiedemann综合征。多数病例血清AFP增高,可作为诊断、复发的标志。

(二) CT表现

CT检查可明确肿瘤的部位和范围,有利于临床分期,对于细小钙斑的发现优于US和MRI检查。平扫:肿块多单发,巨块状,有不规则分叶,密度与胰腺相仿或稍低,密度不均匀,多为混杂密度的实质性肿块,CT值为36~45 Hu,有时中心部见不规则低密度坏死和囊变区。肿瘤纤维包膜呈低密度,边缘清楚,可见散在不等量和不同形态的钙化和骨化,对胰母细胞瘤的诊断有一定意义。肿瘤常致胰腺有不同程度和范围的增大和变形,甚至与肿瘤融为一体,失去正常胰腺形态和密度均匀性。肿块还可包绕、推挤腹膜后血管和周围脏器。胰头部肿瘤可引起肝内胆管和胰管扩张。增强扫描肿瘤呈不均匀强化(图32-3-4),肿瘤内小叶分隔强化明显,考虑为纤维分隔内有血管,或存在扩张的毛细血管窦,坏死及囊变区无强化。增强扫描可明确肿瘤包膜是否完整,肿瘤突破包膜向周围组织侵犯时,与邻近脏器间脂肪间隙模糊、消失(图32-3-5)。

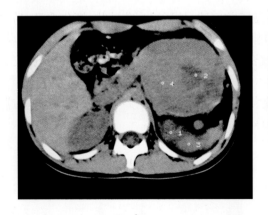 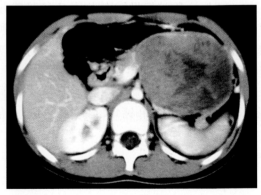

A　　　　　　　　　　　　　B

图32-3-4　胰母细胞瘤。女,10岁,左上腹肿物1年。A为CT平扫,胰腺体尾部见巨大的实性肿块,与正常胰腺分界不清,肿块密度与胰腺接近,其内见不规则低密度坏死区;B为CT增强,肿块呈不均匀强化,坏死区未见强化,肿块包膜不完整

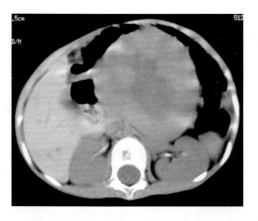 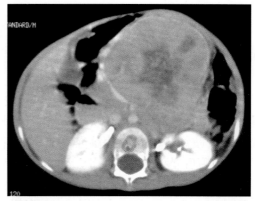

图 32-3-5 胰母细胞瘤。男,6 岁,消瘦 2 年,发现上腹部包块 2 天入院。A 为 CT 平扫,腹中部偏左巨大软组织肿块,前靠近前腹壁,后紧贴椎体,境界清楚,中央密度较低,但未见钙化,胰腺未见显示;B 为增强扫描,肿块呈不均匀强化,可见不完整包膜,肠系膜上动脉右移,左肾稍向下移

(三) 鉴别诊断

1. 胰腺肿瘤

(1) 胰腺腺癌:小儿罕见。腺癌瘤体一般较小,境界多数不清,罕见钙化。

(2) 胰岛细胞瘤:增强扫描对鉴别有帮助,胰岛细胞瘤强化较胰母细胞瘤明显。

(3) 胰腺囊腺瘤:多见于 10 岁以上的女孩。好发于胰腺体尾部,肿物表面凹凸不平,出血、坏死形成的囊性病变较明显。

2. 腹膜后肿瘤

(1) 肾上腺神经母细胞瘤:位于胰腺后方及肾前间隙,外形多为分叶状,钙化多见,易与胰母细胞瘤混淆。肾上腺神经母细胞瘤较早推移、压迫、侵犯肾脏,浸润性生长的肿块包绕肾血管和腹膜后血管,脾及肠系膜血管前移有助于两者鉴别。增强扫描两者形态相近,较难鉴别。MRI 检查对其鉴别有帮助。

(2) 腹膜后畸胎瘤:小儿较多见,腹膜后较大囊实混合性肿块,边界清楚,软组织、脂肪混杂密度,伴块状骨化和钙化,有时可见液皮脂屑液平面。

四、胰岛细胞瘤

胰岛细胞瘤属神经内分泌肿瘤,较少见。

(一) 临床与病理

肿瘤主要发生在胰体、尾部,包膜多不完整,可向周围组织浸润。根据其有无内分泌功能,分为功能性胰岛细胞瘤和无功能性胰岛细胞瘤。功能性胰岛细胞瘤因出现一系列临床症状,病人就诊时间早,故肿瘤一般较小,直径<2 cm;非功能性肿瘤因为不分泌激素,没有相应的临床症状,肿瘤可以长得很大,直到产生压迫时才被发现。

(二) CT 表现

因肿瘤多数较小,平扫不易发现,动态增强扫描肿瘤血管丰富而与正常胰腺实质分界清楚。无功能性较大肿瘤缺乏影像学特征,不易与胰腺的其他肿瘤相鉴别(图 32-3-6)。

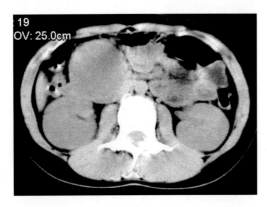
A

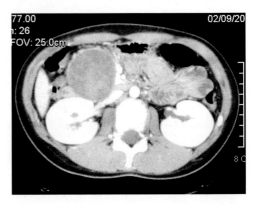
B

图 32-3-6 胰岛细胞瘤。女,11 岁,外伤后腹痛,US 发现胰腺肿物。A 为 CT 平扫,胰头部圆形低密度病灶,边缘清晰锐利;B 为 CT 增强,病灶不均匀轻度强化,包膜完整,明显强化

(三) 诊断与鉴别诊断

MRI 表现对肿瘤的定性诊断有帮助。平扫 T_1WI 肿瘤呈等信号或低信号,T_2WI 为高信号。快速动态增强扫描能观察肿瘤血供的变化,动脉期肿瘤呈不均匀的环形或斑片状强化,门静脉期仍强化明显。

(叶滨滨 刘 鑫 刘立炜 曾津津)

参考文献

1. 徐赛英主编. 实用儿科放射诊断学. 北京:北京出版社,1998
2. 王晓曼,徐赛英,何乐健等. 小儿肝脏未分化性胚胎性肉瘤的 CT 观察. 中华放射学杂志,2001,35:380~382
3. Arcement CM, Towbin RB, Meza MP. Intrahepatic chemoembolization in unresectable pediatric liver malignancies. Pediatr Radiol, 2000, 30(11):779~785
4. Bhattacharya S, Lobo FD, Pai PK. Hepatic neoplasms in childhood — a clinicopathologic study. Pediatr Surg Int, 1998, 14(1-2):51~54
5. Boechat MI, Kangarloo H, Ortega J. Primary liver tumors in children: comparison of CT and MR imaging. Radiology, 1988, 169(3):727~732
6. Hoffer FA. MR imaging of pediatric abdominal and pelvic tumors. Appl Radiol, 2000, 29:23~29
7. Dachman AH, Pakter RL, Ros PR: Hepatoblastoma: radiologic-pathologic correlation in 50 cases. Radiology, 1987, 164(1):15~19
8. Douglass EC. Hepatic malignancies in childhood and adolescence (hepatoblastoma, hepatocellular carcinoma, and embryonal sarcoma). Cancer Treat Res, 1997, 92:201~212

9. Dower NA, Smith LJ. Liver transplantation for malignant liver tumors in children. Med Pediatr Oncol, 2000,34(2):136~140
10. Haliloglu M, Hoffer FA, Gronemeyer SA. Applications of 3D contrast-enhanced MR angiography in pediatric oncology. Pediatr Radiol, 1999,29(11):863~868
11. Haliloglu M, Hoffer FA, Gronemeyer SA. 3D gadolinium-enhanced MRA: evaluation of hepatic vasculature in children with hepatoblastoma. J Magn Reson Imaging, 2000,11(1):65~68
12. Helmberger TK, Ros PR, Mergo PJ. Pediatric liver neoplasms: a radiologic-pathologic correlation. Eur Radiol, 1999,9(7):1339~1347
13. Herzog CE, Andrassy RJ, Eftekhari F. Childhood cancers: hepatoblastoma. Oncologist, 2000,5(6): 445~453
14. Newman KD. Hepatic tumors in children. Semin Pediatr Surg, 1997,6(1):38~41
15. Oue T, Fukuzawa M, Kusafuka T. Transcatheter arterial chemoembolization in the treatment of hepatoblastoma. J Pediatr Surg, 1998,33(12):1771~1775
16. Plumley DA, Grosfeld JL, Kopecky KK. The role of spiral (helical) computerized tomography with three-dimensional reconstruction in pediatric solid tumors. J Pediatr Surg, 1995,30(2):317~321
17. Raney B. Hepatoblastoma in children: a review. J Pediatr Hematol Oncol, 1997,19(5):418~422
18. Reyes JD, Carr B, Dvorchik I. Liver transplantation and chemotherapy for hepatoblastoma and hepatocellular cancer in childhood and adolescence. J Pediatr, 2000,136(6):795~804
19. Siegel MJ. Liver and biliary tract. In: Siegel MJ ed. Pediatric Sonography. 2nd ed. Lippincott-Raven, 1996
20. Williams RA, Ferrell LD. Pediatric liver tumors. Pathology (Phila), 1993,2(1):23~42

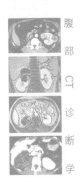

第三十三章 儿科腹膜后腔病变

第一节 肾脏肿瘤

一、肾母细胞瘤

肾母细胞瘤(nephroblastoma)又称Wilms瘤,是婴幼儿最常见的腹膜后恶性肿瘤,发病高峰期在2岁左右,75%发生在5岁以下。

(一) 临床与病理

肾母细胞瘤起源于未分化的后肾胚基中胚叶组织,可发生于肾的任何部位,多始自肾包膜下肾皮质。肿瘤多单发,也可多中心,5%～10%为双侧发生。肿瘤多巨大,有时可占据大部分腹腔。周围有受压的肾组织和纤维组织构成的假包膜。肿瘤内可含有黏液样物质,常伴有出血、坏死和囊变,钙化相对较少。镜下可见未分化的上皮和间叶性的混合组织,上皮可分化为不规则的腺样结构或类似肾小球样团块;间叶组织可演变为横纹肌、平滑肌、骨、软骨、血管、结缔组织等。间叶组织的异型程度与预后有关。肿瘤可直接穿破包膜侵犯肾周组织或转移至局部淋巴结、肝脏,血行转移以肺较多,静脉瘤栓形成是其特征。肾母细胞瘤的预后与临床病理分期有关(表33-1-1),与细胞组织类型更有明显的相关性,以间叶组织为主的肾母细胞瘤预后最差。

临床表现:早期无症状,腹部包块是最早的体征,可有高血压、贫血、发热等症状,少数有血尿。15%肾母细胞瘤伴有先天性畸形,如:先天性虹膜缺如、偏侧性增生肥大、Beckwith-Wiedemann综合征、泌尿生殖系统畸形的患儿易得本病。临床分期见表33-1-1。

表 33-1-1　肾母细胞瘤的临床分期(NWTS-V)

分期	临床及手术所见
Ⅰ期	肿瘤局限于肾内，可完整切除；肾被膜完整，术前或术中肿瘤未破溃，切除边缘无肿瘤残存
Ⅱ期	肿瘤侵及肾外但可完整切除；有区域性扩散，如：穿破到肾周组织；肾外血管内有瘤栓或被浸润；曾做过穿刺活检，或有瘤组织溢出，但限于肾窦，切除边缘无肿瘤残存
Ⅲ期	腹部有非血缘性肿瘤残存。①肾门、主动脉旁淋巴结受侵；②腹腔内广泛肿瘤污染，如：术前或术中有肿瘤散落或肿瘤穿透至腹膜面；③腹膜有肿瘤种植；④在肿瘤切缘肉眼或镜下可见肿瘤残存；⑤肿瘤侵犯周围重要组织，未能完全切除
Ⅳ期	有血行、淋巴转移至肺、肝、脑及远处淋巴结
Ⅴ期	双侧肾母细胞瘤。每侧按上述标准分期

(二) CT 表现

CT 检查可明确肿瘤的位置和范围，有助于肿瘤的分期。CT 平扫有利于显示钙化灶，增强扫描可明确病变的形态、结构，显示静脉瘤栓及转移病灶。肾脏皮质起源的肿块，呈膨胀性生长或弥漫性生长，也有大部分向肾外膨隆而类似肾外肿物者。平扫可见肾区向周围生长的实性或囊实性肿物，肿瘤密度低于或接近肾脏，可有出血、坏死而呈囊性区，钙化出现率＜15%。肿瘤多较光滑，有假包膜，呈边缘清楚的圆形或椭圆形肿块。瘤体较大时常压迫或推挤血管，但很少包绕血管，这是肾母细胞瘤与神经母细胞瘤的不同(图 33-1-1)。少数以囊性为主，瘤体一般较大，可向前抵前腹壁，向内甚至超越中线，同时向上下伸展，压迫肝右后叶或位于胰、脾、胃间，向下进入盆腔。增强扫描肿瘤实体部分强化较轻，与明显强化的肾实质形成鲜明对比，使得肿物边界较清楚，肿瘤包膜可强化，出血、坏死、囊变区无强化(图 33-1-2)。于肾盂期(注药后 2 min)可见由于肾内肿物占位效应而使肾盂肾盏移位、伸长、分离、变形、旋转和扩张等改变。肿瘤包膜不完整、不规则，肾周脂肪模糊、狭窄、消失，肾筋膜增厚，提示肿瘤外侵。下腔静脉增粗，腔内充盈缺损一般提示有瘤栓的存在。腹膜后淋巴结肿大可由淋巴转移或肿瘤直接蔓延所致。肝脏转移可见肝内低密度灶。

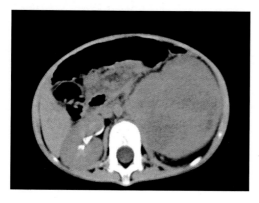

A

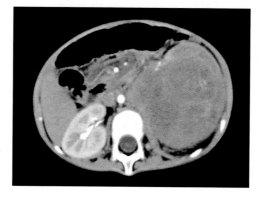

B

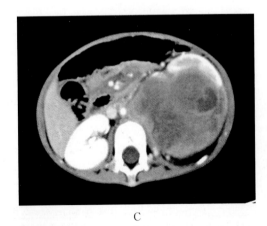
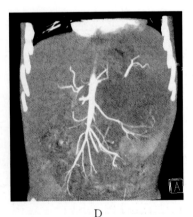

图33-1-1 肾母细胞瘤。男,3岁。A为平扫,见左肾区巨大占位,密度不均匀,边界清楚;B为增强动脉期,病灶强化不均匀,内见扭曲的血管影;C为肾实质期,病灶强化仍不均匀,坏死区无强化,病灶前外侧见残存的肾实质明显强化;D为CTA,显示左肾动脉主干受压下移,中远段见供血动脉伸入肿瘤内(本图由上海交通大学附属新华医院放射科李月华教授提供)

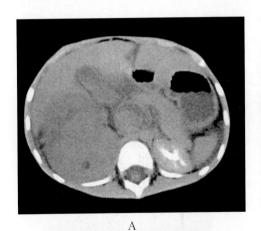
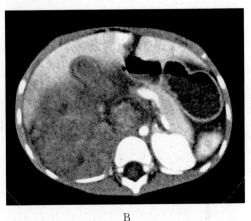
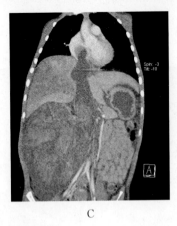

图33-1-2 肾母细胞瘤伴下腔静脉瘤栓。女,2岁。A为平扫,见右肾区巨大占位,密度不均匀,边界不清楚,下腔静脉明显增宽,其内密度不均匀;B为增强扫描,显示病灶强化不均匀,下腔静脉内瘤栓有不均匀强化;C为MPR冠状面重建,显示右肾几乎均被肿瘤占据,瘤栓延伸至右心房内(本图由上海交通大学附属新华医院放射科李月华教授提供)

(三) 预后

肾母细胞瘤的预后与患儿诊断时的年龄、组织学类型和临床分期有关。小于2岁的患儿预后好。Ⅰ期:肿瘤局限于肾内,4年无瘤存活率可达95%;Ⅱ期:肿瘤侵及肾外但可完整切除,4年无瘤存活率也可达90%;Ⅲ期:邻近淋巴结转移;Ⅳ期:远隔转移至肺、肝者存活率为50%~70%。复发、转移多见于间质型肾母细胞瘤,大部分远隔转移发生在诊断后2年,因此术后2年内的定期随访非常重要。

(四) 诊断与鉴别诊断

在肾母细胞瘤与肾区其他肿瘤的鉴别诊断中,判断肿瘤是否起源于肾脏,是否为肾动脉供血非常必要,且术前需要了解是否有静脉瘤栓的形成。MRI任意方向、任意层面的扫描,能三维地观察肿瘤与肾脏的关系,尤其是冠状位扫描对判断肿瘤的起源、鉴别残余肾、显示肿瘤的供血血管尤为必要。磁共振尿路造影(MRU)能清晰观察肾盂肾盏积水、移位、拉长以及输尿管和膀胱是否受侵。对肿瘤侵袭静脉形成瘤栓的显示,MRI较平扫CT敏感(图33-1-3)。肾母细胞瘤的MRI表现:肿瘤一般为T_1WI稍低信号,T_2WI稍高信号,大的肿瘤信号常不均匀,肿瘤内出血导致T_1WI呈局灶不规则高信号,坏死囊变使肿瘤内出现T_1WI低信号,T_2WI高信号区。而且肿瘤的不同组织成分对信号强度也有影响,T_2WI信号容易显示,如:以大量间叶组织为主的间质型肾胚瘤一般T_2WI为中等稍高信号;而以上皮组织为主的肾胚瘤T_2WI为高信号,且信号明显高于间质型,这对判断预后有帮助(图33-1-4)。

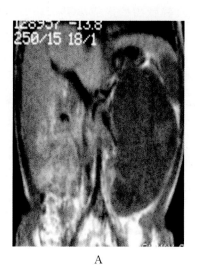
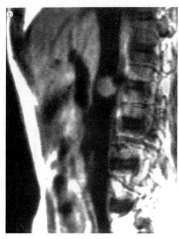

A   B

图33-1-3 肾母细胞瘤。男,8岁,腹部肿块就诊。A为冠状T_1WI,左肾被巨大肿瘤占据,肿瘤供血血管来自肾动脉;B为矢状T_1WI,下腔静脉内可见瘤栓

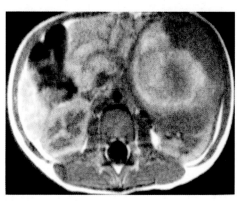
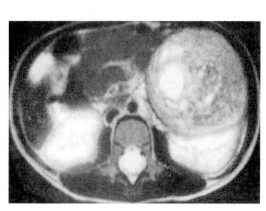

A   B

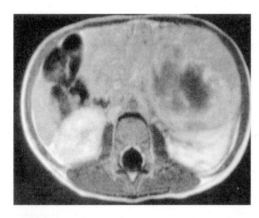

图 33-1-4 肾母细胞瘤（间质型）。女，4岁，左侧腹部肿块。A 为 T_1WI，左肾上极至中部见类圆形肿块，肿块外侧信号低于肾皮质，其内有部分稍高信号区（出血灶）；B 为 T_2WI，肿瘤包膜较完整，边缘呈稍高信号，中心 T_1WI 稍高信号部分可见高信号和稍高信号（坏死、出血灶）区；C 为增强扫描，肿块周边不均匀轻度强化，出血坏死区无强化

C

需要与肾母细胞瘤鉴别的肿瘤如下。

1. **肾上腺神经母细胞瘤** 与肾母细胞瘤同为 5 岁以下小儿常见肿瘤。前者为肾外肿物，发生于肾筋膜内，钙化多见，对肾脏以压迫、移位为主，肾盂、肾盏变形轻。肿物界限不清，外形多不规则。肿瘤可包绕大血管，跨越中线生长，静脉瘤栓形成少见。发生于肾上极的肾母细胞瘤或肾上腺神经母细胞瘤浸润肾上极或全肾时，CT 不易鉴别，MRI 检查对其鉴别有帮助。

2. **肾母细胞增生症** 与肾母细胞瘤同为肾内肿瘤，2 岁以下小儿多见。肾脏胚胎生成在妊娠 34～36 周完成，如出生后持续有后肾胚基（生肾残余）且有汇合者称之为肾母细胞增生症。本身非恶性表现，但具有潜在向肾母细胞瘤发展倾向，单侧肾母细胞瘤 30% 存在肾母细胞增生症，双侧肾母细胞瘤 100% 存在本病。CT 表现：多发实质性肾被膜下肿块，病灶少血供，CT 很少强化，与肾母细胞瘤难以鉴别。CT 增强注射对比剂后，肿瘤表现为低密度稍不均匀肿块，周边部可有增强，延迟图像中可见有少量对比剂排泌（因陷在基质内的肾小球、肾小管分泌对比剂的缘故），此种情况罕见于其他肾内原发肿瘤，具有一定的特征性。需密切随访以除外肾母细胞瘤。

3. **先天性中胚叶肾瘤** 影像学检查与肾母细胞瘤较难鉴别。临床发病年龄偏小，1 岁以下尤其是 3～4 个月以内小儿肾内肿瘤需考虑本病。CT 平扫肾内低密度肿块，囊变较多见，病变相对良性，周围浸润及远隔转移少。

4. **肾外型及外生型肾母细胞瘤** 需与腹膜后其他肿瘤鉴别，如腹膜后畸胎瘤和平滑肌瘤等。

5. **肾盂内肾母细胞瘤** 需与肾盂内其他病变相鉴别，如横纹肌肉瘤、黄色肉芽肿性肾盂肾炎、肾盂内机化性血肿、阴性结石等。通过不同的影像学检查方法能够同本病鉴别，尤其当肿物长入输尿管或有肾实质破坏时，可确定肿瘤诊断，与横纹肌肉瘤鉴别依靠病理检查。

6. **肾细胞癌** 儿童少见。

二、肾细胞癌

肾细胞癌（renal cell carcinoma）也称肾癌，偶见于小儿，占小儿肾恶性肿瘤的 1% 以下。

（一）临床与病理

肿瘤多为单个实性病灶，瘤体一般较小，可有纤维性假包膜，瘤内可有出血、坏死、囊变

和钙化。病理改变与成人肾癌相仿。肿瘤的体积和生长方式与预后有一定关系,限于肾被膜内的小肾癌预后较好,而穿破被膜发生血行或淋巴转移者预后不佳。但形成肾静脉或下腔静脉瘤栓者,只要摘除瘤栓,不影响其预后。临床表现为血尿、疼痛及包块。

(二) CT 表现

肿瘤呈圆形或不规则形实性肿块,平扫时低于或等于肾实质密度,边缘清晰或不清晰,位于边缘者可隆起于肾轮廓外,肿瘤较大时密度不均,20%～60%可有较大中心性钙化。增强扫描肿瘤强化明显低于周围正常肾实质,肿瘤范围更清楚,肿瘤呈不均匀强化(图 33-1-5)。动态增强扫描对小肾癌的诊断有帮助,早期一过性不均匀强化,即先于肾皮质强化,是其特点。肾癌可侵及肾周组织、肾静脉和下腔静脉,形成静脉内瘤栓呈充盈缺损改变。腹膜后、主动脉、下腔静脉旁淋巴结肿大,转移淋巴结内也可有钙化。

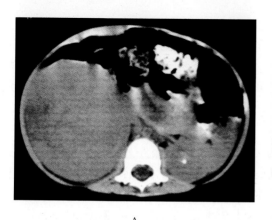
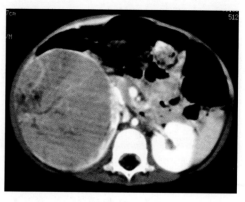

A   B

图 33-1-5 肾细胞癌。男,2 岁,腹胀 7 个月余入院。A 为 CT 平扫肾区,右肾区巨大实性包块,境界清楚,其内可见较低密度灶;B 为 CT 增强,肾区肿块呈不均匀强化,并可见强化的包膜,残存肾向内移压呈弧形改变

(三) 诊断与鉴别诊断

肾癌与肾母细胞瘤均为肾内肿瘤,鉴别较困难。区别在于肾癌肿瘤境界模糊不清,有中心性大块钙化和腹膜后淋巴结钙化。临床发病年龄较大,并伴血尿临床症状。

三、淋巴瘤和白血病

肾淋巴瘤和白血病(renal lymphoma and leukemia)多继发于全身性淋巴瘤和白血病,多见于急性淋巴性白血病和非霍奇金淋巴瘤,少数为原发性。

(一) 临床与病理

白血病或淋巴瘤侵犯肾可为白血病或淋巴瘤的首发表现或初诊非霍奇金淋巴瘤后 1 周或数年后出现。肿瘤侵犯肾脏主要为血行播散。肾淋巴瘤大体形态上可分为 3 种类型:①结节型:可单发或多发,主要累及肾皮质;②弥漫浸润型:主要累及肾髓质,肾外型增大明显;③后腹膜淋巴瘤直接侵犯:一般由肾窦蔓延,肾髓质较皮质更易受浸润。主要临床表现为腹部包块,肾功能损害,偶见血尿。

(二) CT 表现

多发性结节为最常见表现,平扫表现为双肾对称性或不对称性肿块状、分叶状或弥漫性增大,肾实质明显增厚,肾盂、肾盏结构不清;肾实质密度欠均匀,其内见稍低密度灶,有时见肾实质内多发稍高密度结节灶。增强扫描时,于增大肾影内见弥漫性或多发大小不等的卵圆形低密度区。其次为腹膜后肿大淋巴结,融合成团,侵犯肾门、肾内侧,将肾脏挤向外前方,甚至包绕肾脏,侵犯肾窦包绕输尿管致肾盂积水(图 33-1-6)。弥漫性浸润则表现为双肾增大,密度减低或增高,增强扫描有不规则强化。白血病患儿常同时有肝脾肿大。肾脏肿块伴有腹膜后及肠系膜淋巴结肿大有助于淋巴瘤的诊断。

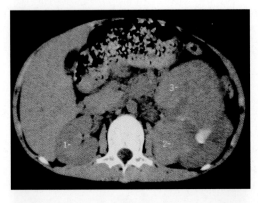
A

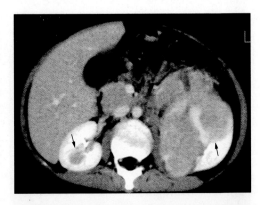
B

图 33-1-6 肾脏淋巴瘤。男,12 岁,血尿 1 个月。A 为 CT 平扫,左肾体积增大,形态不规则,其内见多发稍高密度结节灶,右肾实质内也见稍高密度影;B 为 CT 增强,左肾皮髓界限不清,双肾内结节性病灶轻度增强后与肾实质分界较清(箭头)

(三) 诊断与鉴别诊断

MRI 表现:T_1WI 上淋巴瘤的信号略低于肾皮质,T_2WI 信号与肾皮质接近或略低,肿瘤内信号不均匀。增强扫描淋巴瘤呈轻度不均匀强化。动态增强早期强化不明显,延迟扫描肿瘤呈逐渐轻度强化,其中结节型淋巴瘤强化稍明显。弥漫型主要侵犯肾髓质,表现为肾轮廓增大,增强早期肾皮质相对正常,延迟扫描显示皮髓交界相延迟,后期皮髓交界相消失。淋巴瘤一般无静脉内瘤栓形成。

四、肾血管平滑肌脂肪瘤

肾血管平滑肌脂肪瘤(angiomyolipoma)是一种较常见的肾肿瘤。

(一) 临床与病理

肿瘤起源于中胚层,由异常血管、平滑肌和脂肪 3 种成分混合组成,其比例差异很大,通常以脂肪成分为主,少数以平滑肌为主。肾血管平滑肌脂肪瘤可分为两型:①以多发、双侧为主,伴有结节性硬化,多发生在青少年,瘤体较小,可多年不出现泌尿系症状,临床上可有面部皮脂腺瘤、癫痫和智力减低等;②以单发、单侧为主,瘤体较大,不伴有结节性硬化,多发生在成人,由于瘤体增大到一定程度易合并出血,患者常有腰痛和血尿。

(二) CT 表现

平扫为肾实质内肿块，境界清楚，密度不均匀，具有不同密度组织，低密度脂肪至高密度钙化。CT检查的主要价值在于发现肿瘤内脂肪成分（CT 值<－15 Hu）。增强扫描见部分瘤组织尤其是血管成分强化，而脂肪组织不强化（图33-1-7）。

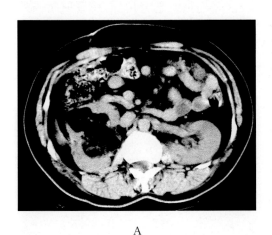
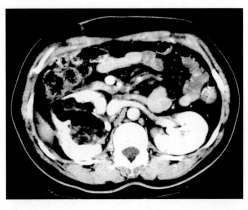

A   B

图33-1-7　肾血管平滑肌脂肪瘤。男，12岁，US发现右肾肿物。A为CT平扫，右肾窦及肾实质内见形态不规则、与周围正常肾组织分界较清、以脂肪密度为主的占位病变；B为CT增强，病变呈不均匀强化，大量脂肪密度区无强化

(三) 诊断与鉴别诊断

MRI对于显示肿瘤内脂肪和血管成分异常敏感，但对于平滑肌成分缺乏特异性。脂肪成分在T_1WI呈高信号，T_2WI呈稍高信号，有时不易与肿瘤内出血鉴别，可采用脂肪抑制序列区分，T_1WI、T_2WI脂肪抑制像上均呈低信号，容易被鉴别。

第二节　肾脏囊性病变

一、常染色体隐性遗传性多囊肾

常染色体隐性遗传性多囊肾（autosomal recessive polycystic kidney）为遗传性肾结构发育异常。

(一) 临床与病理

其基本病理改变为远端肾小管和集合管呈梭形囊状扩张，胆小管增生、扩张，门静脉周围纤维化可合并门静脉高压。肾囊性病变的程度常与先天性肝门静脉周围纤维化程度成反比。可分为下列几型：①新生儿型：60%肾小管扩张，肝纤维化轻微。通常在生后1个月内发生肾衰竭，多于1岁内死亡。②婴儿型：20%肾小管扩张，肝纤维化中度，在3～6个月出现症状，多因肾衰竭、门静脉高压和高血压而死亡。③青少年型：10%肾小管扩张，重度肝纤维化，通常1～5岁发病，死于门静脉高压。肝纤维化常并发成人多囊性肾病、多囊性发育不良

肾、Caroli 病和胆总管囊肿。

(二) CT 表现

双侧肾脏明显增大,横断面呈圆形或椭圆形,轮廓光滑,密度普遍不均匀减低,肾叶间隔致密构成轮辐状。增强扫描肾实质显影期明显延长,皮髓质分界不清,肾实质密度不均匀显示细网样结构,或见条形肾图,以髓质部分明显(为无数扩张的肾小管)。肾盏、肾盂显影可延迟至 24 h 或更长。婴儿型肾囊性病变较突出,可见肾实质内小囊状低密度区,增强后显示病变主要位于髓质内(图 33-2-1)。青少年型肾脏改变同婴儿型,肝纤维化表现突出,可见肝内胆管轻度扩张,肝硬化,门静脉高压征象(图 33-2-2)。

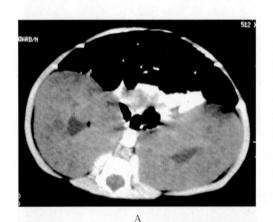
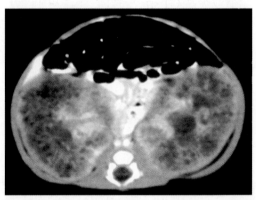

图 33-2-1 常染色体隐性遗传性多囊肾(婴儿型)。男,2 个月,腹胀 50 天,US 示双肾增大入院。A 为 CT 平扫,双肾明显增大,轮廓清楚,肾实质内广泛囊状、斑点状、条索状低密度灶,CT 值 2～12 Hu;B 为增强扫描,多种形状的低密度灶更为明显,无明显强化,其中条索状灶及外围菲薄肾皮质强化明显

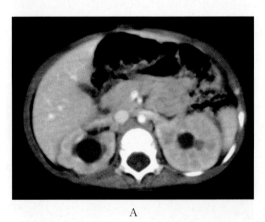
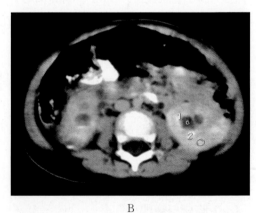

图 33-2-2 常染色体隐性遗传性多囊肾(青少年型)。男,1 岁 7 个月,急性肾衰竭入院。A 为 CT 增强扫描,双肾轻度增大,边缘尚光滑,肾实质强化较差,密度不均匀;B 为延迟 8 min 扫描,肾盂肾盏仍无充盈。肝脾肿大(另一层显示)

二、常染色体显性遗传性多囊肾

常染色体显性遗传性多囊肾(autosomal dominant polycystic kidney),已知致病基因在

第 16 对染色体上,大多见于成人,也可发生于小儿,尤其有家族史者。

(一) 临床与病理

囊肿起源于近端肾曲管、肾小球囊及肾小管,多数双侧受累而一侧较突出,肾脏大小可正常,随囊肿增大表面可不光滑。切面见大小不等的球形囊肿,囊肿间肾实质受压、萎缩。囊性病变也可见于肝脏,肝胆管增生和肝纤维化虽非本病特征,但亦见报道。临床可无症状,或偶可扪及腹部包块,或表现为肾功能不全或高血压。

(二) CT 表现

双肾影正常或增大,轮廓较光滑或分叶,肾实质内多个大小不等的低密度区,CT 值可与水相似或为高 CT 值,后者因囊内有出血、内含黏液、蛋白、感染等所致,囊壁可有钙化。视囊肿数目、位置及大小而有或无肾盂、肾盏变形及受压改变。集合系统内有时可继发结石。增强扫描囊肿本身密度无变化,囊肿间组织根据肾功能情况有不同程度的强化(图 33-2-3,4),如同时有肝的囊性病变也可以一同显示。

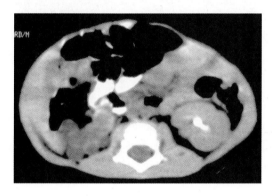 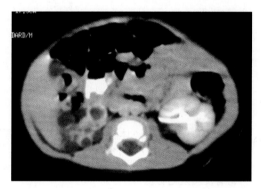

A　　　　　　　　　　　　　　B

图 33-2-3　多囊肾。女,3 个月,A 为 CT 平扫,右肾偏小,境界欠清,肾脏内多个囊状低密度灶;B 为增强扫描,囊状低密度灶无强化

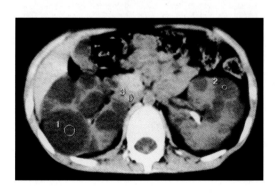 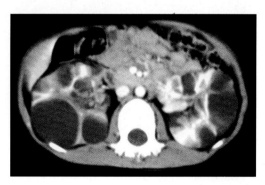

A　　　　　　　　　　　　　　B

图 33-2-4　多囊肾。男,4 岁,发现右中腹包块入院。A 为 CT 平扫,双侧肾增大,全肾大小不等的圆形低密度灶,间有软组织密度灶;B 为增强检查,囊状低密度灶无强化,相互间隔区域可见明显强化

(三) 诊断与鉴别诊断

MRI 表现：能较敏感地显示囊内有出血或发生感染等情况，表现为 T_1WI、T_2WI 信号混杂且不均匀，可见 T_1WI 信号升高。

需与婴儿型多囊肾鉴别，两者区别关键在于家族史以及囊肿的发展和演变。常染色体显性遗传性多囊肾的囊肿随年龄增长而增大、增多，肾功能下降。

三、髓质海绵肾

髓质海绵肾(medullary sponge kidney)是一种非遗传性的以肾锥体内集合管囊状扩张为特征的髓质发育异常性疾病。常见于 40~50 岁，儿童发病率低。

(一) 临床与病理

病变通常为双侧弥漫性，少数为单侧或仅累及几个肾乳头，病理表现为肾乳头集合管扩张形成无数小囊(直径 1~3 mm)，病变仅限于肾髓质锥体部顶端，位于肾小盏周围。囊壁为单层上皮细胞，内含不透明胶冻样组织、钙化和结石，多数小囊与肾小管和肾盂相通。由于集合管扩张迂曲，尿流不畅及尿中钙盐成分浓度高，容易继发结石和感染。本病可发生于任何年龄，以年长儿多见。大多数无症状或有反复血尿、尿路感染和肾绞痛，病变广泛时肾功能受损，约 1/3 合并高钙血症，80% 并发结石，少数合并偏侧肥大。肝脏及其他泌尿系统正常。

(二) CT 表现

两侧肾脏大小正常或稍增大，肾髓质锥体或乳头区可见条状钙化和成簇的小结石(多数<5 mm)，典型者呈花束状排列。增强扫描可见钙化周围扩张的集合管内有对比剂聚集，呈条形高密度，使在平扫钙化高密度区扩大。从乳头伸向髓质的低密度囊性未强化区代表未显影的扩张肾小管(图 33 - 2 - 5)。

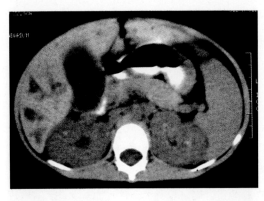
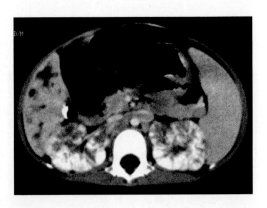

A B

图 33 - 2 - 5 髓质海绵肾。男，3 岁 5 个月，发热，黄疸入院。A 为 CT 平扫，双肾轻度增大，双肾区可见斑点状钙化；B 为增强扫描，双肾显示不均匀强化，肾实质内可见较多的无明显强化的低密度灶，部分呈小囊状，患儿伴有 Caroli 病

(三) 鉴别诊断

1. **肾髓质钙化** 肾小管钙化和结石需与肾小管酸中毒、高钙血症、甲状旁腺功能亢进、

库欣综合征、维生素 D 中毒等鉴别。本病不伴有肾小管扩张和囊腔形成，结合实验室及全身骨骼改变不难区分。

2. 肾结核　结核钙化多较大而形态不规则，与髓质海绵肾的特征性分布不同。

3. 常染色体隐性遗传性多囊肾　囊肿范围比较广泛，罕见囊内结石，而有肝纤维化表现。

四、单纯性肾囊肿

单纯性肾囊肿（simple cyst）为发生在正常肾皮质内的单房性囊性病变，孤立或多发。

（一）临床与病理

囊肿大小不等，内含浆液性囊液，壁厚 1～2 mm，与肾盏肾盂间不相通。较大囊肿周围的肾实质可受压萎缩。囊肿破裂、出血、感染和囊壁钙化均不多见。临床通常无症状，少数有血尿、血压增高或腹部包块。

（二）CT 表现

1. 典型表现　①囊肿为圆形或椭圆形，外缘光滑；②囊肿与肾实质分界锐利，清楚；③囊肿壁很薄，不能显示；④囊内密度均匀，与水接近；⑤增强扫描囊肿无强化。

2. 囊肿 CT 值增高可有以下情况　①部分容积效应，小于 10 mm 的小囊肿若扫描层厚也为 10 mm，此层内可能包括正常肾组织；②囊肿内出血，CT 值可达 60～70 Hu 以上；③囊肿液蛋白含量高。

（三）鉴别诊断

1. 成人型多囊肾　后者多有家族史，可合并肝脏多发囊肿。

2. 重复肾上肾盂积水　CT 平扫肾盂积水形态不像囊肿那么规整，增强扫描或静脉肾盂造影（IVP）后或螺旋 CT 三维重建可见重复肾盂、重复输尿管影像，扩张的上组肾盂与输尿管相连，下组肾盂及输尿管形态正常。排泄性尿路造影延迟相可见对比剂充盈。

第三节　梗阻性尿路病变

一、肾盂输尿管连接部梗阻

肾盂输尿管连接部梗阻（congenital ureteropelvic junction obstruction，UPJO）是新生儿最常见的泌尿系先天畸形，为小儿肾盂积水最常见的病因。可单侧或双侧发病。

（一）临床与病理

依病因分内源性和外源性两种。内源性约占 80%，局部肌纤维减少致节段性失动力，先天性管腔狭窄，局部黏膜和肌层折叠，形成瓣膜。外源性约占 20%，肾迷走血管（肾下极动静脉）和纤维索带压迫等。本病可合并其他泌尿系畸形，如孤立肾、重肾、马蹄肾等。本病可见于任何年龄，约 25% 的患儿在 1 岁以内发病，男孩多见。临床常无明显症状，多因体检发现腹部包块就诊，可有腹痛、高血压、血尿和尿路感染症状。

（二）CT 表现

CT 主要应用于巨大肾积水排泄性尿路造影显示不清或 US 检查诊断不明确者。平扫可见肾区巨大卵圆形或宽带状低密度囊性病变,壁薄而均匀(<3 mm),可向前向内超过中线,为扩大的肾盂。梗阻较轻病例见肾影增大,中心性大囊状肾盂与外周小囊状肾盏构成花砚盘形,梗阻较重病例仅于极度扩大肾盂边缘部见线状较薄受压肾盏和肾实质。增强扫描肾实质期延长,肾盂显影期推迟。对巨大肾积水排泄性尿路造影显示不清病例,可行造影后 CT 检查,虽然集合系统内对比剂浅淡不易为平片发现,但 CT 密度分辨率高,可观察到肾盏肾盂内对比剂影,螺旋 CT 增强扫描、CT 尿路造影(CTU)和三维重建技术可有助于发现梗阻确切部位和明确盂管交界部梗阻病因,如迷走血管压迫等(图 33-3-1)。

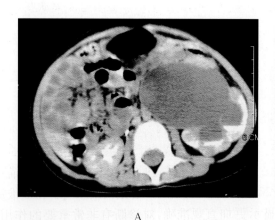
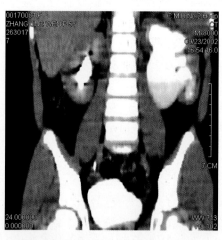

图 33-3-1 盂管交界部狭窄。女,5 岁,左腹部包块。A 为 CT 增强,左肾盂肾盏呈囊状扩张,肾皮质变薄,左输尿管未见显示;B 为重建图像,明确显示了梗阻部位和形态

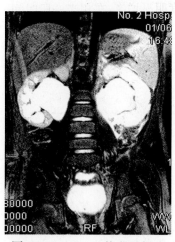

图 33-3-2 盂管交界部狭窄。男,3 岁,US 发现双肾积水。MRU 原始图像,双侧肾盂肾盏扩张积水,盂管交界部圆钝,输尿管未显影(本图由上海交通大学附属新华医院放射科李月华教授提供)

(三) 诊断与鉴别诊断

MRU 可显示泌尿道集合系统的全貌,应用多轴面成像显示病变形态更为清晰、明确。因为不用对比剂,可避免碘的不良反应,避免射线损伤,同时也不受肾脏功能影响。梗阻端呈锥形,或见细线状高信号尿液通过输尿管,并可见该处输尿管成角或有透亮带状压迹。梗阻以上肾盂肾盏明显扩张积水,以肾盂扩张明显,甚至呈囊袋状,肾实质明显变薄(图 33-3-2)。

需与以下疾病鉴别。

1. 下尿路梗阻性肾盂积水 与盂管交界部梗阻鉴别在于后者见不到扩张的输尿管影像,而表现为梗阻以上尿路全程扩张。

2. 肾脏多房性囊性病变 表现为肾脏多发囊性区,囊肿之间为正常或受压肾实质,增强可强化。而盂管交界部梗阻中心部为扩张肾盂,受压肾实质位于扩张肾盂边缘部。

二、肾盂及输尿管重复畸形

肾盂及输尿管重复畸形为胚胎期输尿管芽过度分化异常。为常见的泌尿系先天畸形之一。

(一) 临床与病理

10%～42%肾盂及输尿管重复畸形的病例并发其他泌尿系畸形,有家族发病倾向。患肾较长,下肾偏外方,上肾常有积水和发育不良,其所连接的输尿管常有开口异位、输尿管囊肿和膀胱输尿管反流。双输尿管分为两型:①不完全型双输尿管畸形:包括双肾盂单输尿管和Y形输尿管。②完全型双输尿管。输尿管囊肿是输尿管末端在膀胱黏膜下囊性扩张所致,外被膀胱黏膜,内衬输尿管黏膜。根据输尿管开口部位不同,输尿管囊肿有异位和正位之分,异位输尿管囊肿80%发生在重复肾上方肾的输尿管异位开口末端,一般开口在膀胱三角区外或尿道内。临床多无症状,有并发症时可有发热、血尿、脓尿、腹痛、滴尿症状,合并积水时可有腹部包块。

(二) CT表现

主要用于上位肾盏肾盂不显影或伴巨输尿管病例。平扫可见上肾及输尿管积水,扩张的输尿管常沿腰大肌前方外或内侧下行至膀胱后外方形成小囊状影。当巨大输尿管迂曲类似肠管状,或合并盂管交界部狭窄仅见扩张的上肾而不见输尿管时,不易诊断。增强扫描可显示两个分离的肾盂系统和两个输尿管(图33-3-3)。螺旋CT增强扫描、CTU和三维重建技术的应用使肾盂及输尿管重复畸形的显示更加直观准确,对诊断有非常重要的作用。合并输尿管囊肿时,于输尿管开口部呈小囊肿突入膀胱内,形成光滑类圆形或分叶状低密度影,位于膀胱轮廓内,囊内密度均匀,与膀胱内尿液等密度。在尿液的衬托下可显示囊壁,囊壁厚度均匀一致(图33-3-4),为环形。增强扫描可见囊内密度明显增高,在相当一段时间内密度高于膀胱内的尿液。

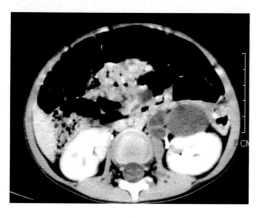
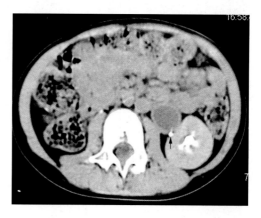

A   B

图33-3-3 肾盂及输尿管重复畸形。女,3岁,左腹部包块。A为IVP后CT肾脏层面,可见左上肾扩张积水,下肾功能正常;B为IVP后CT输尿管层面,扩张积水的上肾输尿管内未见对比剂影,下肾输尿管形态正常,其内有对比剂(箭头)

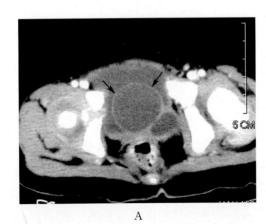
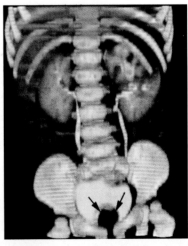

图 33-3-4 肾盂及输尿管重复畸形合并输尿管囊肿。与图 33-3-3 同一病例。A 为 IVP 后 CT,可见扩张的上肾输尿管突入膀胱内形成圆形囊性低密度影,囊壁为环形,厚度均匀一致(箭头);B 为三维重建图像,囊肿为低密度,清晰可见(箭头)

(三) 诊断与鉴别诊断

MRU 不受积水梗阻的影响,可以直观地显示重复畸形的双套集尿系统的全貌,并有利于发现异位输尿管开口(图 33-3-5);同时 MRU 还可显示输尿管囊肿的特征改变,即膀胱内输尿管囊肿边缘低信号的"光晕",而将囊肿清晰显示,并能确定是哪个肾合并的囊肿。

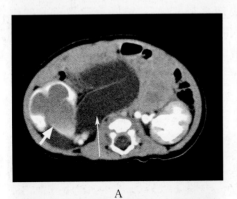
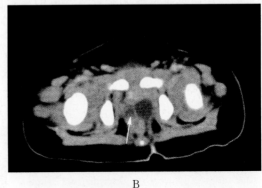
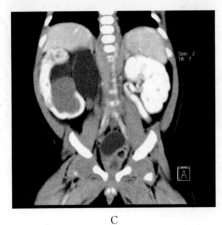

图 33-3-5 肾盂及输尿管重复畸形。男,5 岁。A 为 CT 增强肾盂期,显示右肾形态改变,肾轴旋转,短粗箭头示右侧下半部分肾盂肾盏明显扩张,细长箭头示右侧上半部分输尿管明显扩张积水;B 箭头示右侧异位的输尿管;C 为 CTU,显示重复畸形和异位输尿管更加直观和清楚(本图由上海交通大学附属新华医院放射科李月华教授提供)

三、输尿管位置异常

（一）下腔静脉后输尿管

下腔静脉后输尿管是原始腹腔静脉系统缺乏正常萎缩程序的一种畸形，输尿管位置、走行等方面的异常不是原发于输尿管的改变。

1. 临床与病理　本病输尿管不走行于下腔静脉的外侧，而是从下腔静脉的后面绕行，然后回到原来的位置，绕行部位多在 L_{3-4} 水平经中线走行于下腔静脉与主动脉之间，然后绕行至下腔静脉的前方，最后汇于膀胱。男性多见，男女比例为 4:1，多发生在右侧。临床输尿管因受腔静脉压迫可致尿路梗阻，伴有腹痛或腰部疼痛，也可继发感染或合并结石而出现相应症状。

2. CT 表现　增强 CT 扫描可直观显示腔静脉和输尿管的关系。增强后血管和输尿管的 MIP 重建和 MPR 重建可全程显示输尿管与腔静脉走行情况。表现为上部输尿管突然向中线弯曲、移位，与腰大肌重叠，转折以上的输尿管、肾盂肾盏扩张积水，形成 S 状弯曲，其前方可见下腔静脉显示。

3. 诊断与鉴别诊断　MRU 具有多角度观察的优点，可以观察输尿管的走行途径（图 33-3-6）。双成像技术即 MRU 和腹部 MRA 联合，能清晰显示输尿管和下腔静脉的关系。

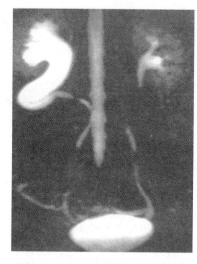

图 33-3-6　腔静脉后输尿管的 MRU。男，13 岁，US 发现右肾积水。MRU 显示右肾积水，上部输尿管突然向中线弯曲、移位，形成 S 状弯曲

（二）髂动脉后输尿管

或称输尿管前髂动脉，为胚胎发育过程中脐动脉原始腹支未消失，于主动脉及脐动脉远端间的背侧支未形成所致。增强 CT 或 MRI 扫描可明确输尿管与髂动脉关系。

四、巨输尿管症

巨输尿管症（megaureter）包括一组功能性及梗阻性输尿管扩张疾病。据 1976 年国际小儿泌尿外科会议将巨输尿管分为反流性、梗阻性、非反流性非梗阻性三大类。每一类中，根据不同病因又分为原发性和继发性两类。其中 20% 为双侧性，多见于产前诊断。

（一）原发性巨输尿管

原发性巨输尿管亦称功能性巨输尿管、输尿管失松弛及远端无动力性输尿管。

1. 临床与病理　原发性巨输尿管被认为是一种先天性发育异常，输尿管远端肉眼观正常，无器质性狭窄，组织学局部肌纤维发育不全及萎缩，胶原纤维增加，环形肌纤维增生，导致肌层弛缓异常所致。本病见于任何年龄，通常为双侧性，临床可无症状或反复尿路感染、腹痛及血尿。透视下静脉尿路造影观察，可见远端无功能以上输尿管管腔扩张，扩张输尿管无推进性蠕动或蠕动减弱。

2. CT 表现　平扫：轴位扫描见输尿管扩张，表现为囊管形低密度腔，呈水样密度，常超

过中线,似扩大的肠管,口服对比剂可鉴别,输尿管远端膀胱后输尿管管径正常或狭窄。肾脏多发育异常,体积小,或呈葡萄状小泡。增强扫描对输尿管远端病变部位显示较清楚。扩张的输尿管一般不强化。多层CT的冠状位重建可显示腹膜后迂曲管腔,很好显示输尿管全程及近端扩张部位及程度。

3. 诊断与鉴别诊断　MRU可显示扩张迂曲的输尿管全貌,明确是否有梗阻,并能观察到发育不良的肾脏。

(二) 反流性巨输尿管

反流性巨输尿管常继发于后尿道瓣膜和神经性膀胱。

CT表现:与原发性巨输尿管表现相似。两者区别在于反流性巨输尿管扩张,输尿管明显迂曲、延长;肾盂肾盏扩张较原发性巨输尿管明显,肾内反流也较多见,表现为自肾乳头到肾表面的细线状致密影。MRU可显示扩张迂曲的输尿管全貌(图33-3-7)。

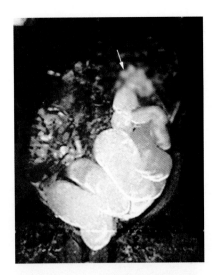

图33-3-7　巨输尿管的MRU图像。男,4个月,生后发现腹部包块。MRU可见左侧输尿管全程明显扩张迂曲,左侧肾发育不良(箭头)

第四节　肾上腺肿瘤和出血

一、神经母细胞瘤

神经母细胞瘤(neuroblastoma)是小儿最常见的恶性肿瘤之一,占小儿腹部肿瘤的第二位。80%发生于3岁以下婴幼儿,男孩多见。

(一) 临床与病理

神经母细胞瘤起源于形成交感神经系统及肾上腺髓质的神经嵴细胞。最常见部位是肾上腺髓质,余起自脊柱旁交感链或嗜铬体,胸部占15%,盆腔和颈部交感神经丛占5%。可为多发性,或原发肿瘤伴其他部位转移。原发于交感神经丛的肿瘤可向上经横膈裂孔伸入胸部引起脊柱旁线增宽或后纵隔内肿块。腰骶交感链神经母细胞瘤位置偏低,呈偏侧生长或占据中线部位,靠近肾水平者推挤肾脏外旋,侵犯肾门少见。

神经母细胞瘤常较大,形态不规则,表面呈结节状,切面呈灰白色,质软,有明显出血、坏死,常见颗粒状钙化。镜下由于细胞分化不同而有不同的表现,未分化型肿瘤细胞类似小淋巴细胞,核深染,富于染色质,胞质少。低分化型肿瘤可见典型的玫瑰花结征,即神经母细胞围绕一根神经纤维呈玫瑰花样排列。进一步分化瘤内可出现神经突起和神经节细胞。电镜下肿瘤细胞中存在神经分泌颗粒及具微管的神经突起为特征表现。神经母细胞瘤恶性度高,早期穿破包膜侵犯腹膜后组织器官,侵犯、压迫、包绕大血管、输尿管和肾盂等。沿淋巴管转移至局部或远处淋巴结,血行转移至肝、骨,肺转移少见,腹膜后成神经细胞瘤容易侵入椎管形成哑铃状肿块,可有钙化,相应部位椎间孔增大。临床尿中儿茶酚胺(VMA)阳性。常引起伴癌综合征。65%以转移为首发症状,少数肿瘤广泛转移而原发瘤很小难以发现。患儿常以腹部包块就诊,肿块出现前常有皮肤苍白、多汗、腹泻、消瘦、低热、关节痛等症状,这与儿茶酚胺及其代谢产物增加有关。恶病质表示疾病已进一步进展。神经母细胞瘤有自发或药物诱导后成熟为神经节细胞瘤或消退的倾向。

神经母细胞瘤的预后与发病年龄、肿瘤分期,发病部位及肿瘤细胞内肿瘤基因复制扩增倍数有关。神经母细胞瘤 Evans 分期见表 33-4-1。

表 33-4-1 神经母细胞瘤 Evans 分期

分期	病变范围
Ⅰ	肿瘤限于原发器官或组织
Ⅱ	肿瘤扩散至原发器官或组织附近,但不超过中线;有同侧区域淋巴结转移;中线部位肿瘤有一侧淋巴结受侵
Ⅲ	肿瘤超过中线,有双侧淋巴结转移;中线部位肿瘤伴双侧扩散,椎管内肿块或双侧淋巴结转移;侵犯大血管
Ⅳ	远处转移到骨骼、骨髓、软组织实质器官、淋巴结
Ⅳs(特殊Ⅳ期)	Ⅰ或Ⅱ原发瘤伴肝、皮肤、骨髓受侵,放射性核素扫描骨髓显像无骨骼转移的 1 岁以内婴儿
Ⅴ	多中心肿瘤

参考 Evans AE, et al. Cancer, 1971,27:234

(二) CT 表现

肿瘤多起源于肾前上方,发生于左侧者稍多于右侧。而起源于脊柱旁交感链的肿瘤则位于腹膜后中线部位。肿块形态不规则,呈较大结节状,大部分界限不清楚,肿瘤密度与肾脏相比呈等、低或稍高密度,均匀或不均匀,肿瘤内可有坏死区呈更低密度,或伴有出血出现不均匀高密度,75%~80%肿瘤内有多种形态不同排列的钙化是其特征,如细沙状、粗颗粒状、小块状或混合形状的钙化,以肾上腺起源的神经母细胞瘤发生钙化的比例高(图 33-4-1)。肿瘤呈浸润性生长,向下方推挤肾脏,使之向外、下、后方移位,肾轴发生旋转,侵犯肾脏致与肾脏分界不清,侵入肾门和肾实质内引起肾盂积水,肾影增大,实质不均等变薄。肿瘤较大可跨越中线生长,侵占中腹部,与来源于腹部交感链的神经母细胞瘤不易区别。肿瘤经常侵袭血管,向前推移压迫脾静脉、肾静脉、下腔静脉和(或)主动脉,或包绕大血管及其主要分支,使之分离、拉长。增强扫描肿瘤呈轻度不均匀强化,少数为均匀强化,有助于明确肿块包裹大血管情况。同时 CT 扫描可发现远隔器官转移及腹膜后肿大淋巴结情况(图 33-4-2)。

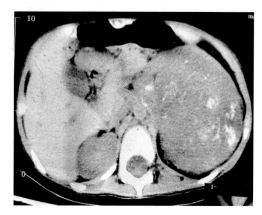

图 33-4-1 肾上腺神经母细胞瘤。男,2 岁,腹部包块 1 个月。CT 平扫显示左肾上腺区巨大低密度肿块,其内见弥漫斑点状钙化

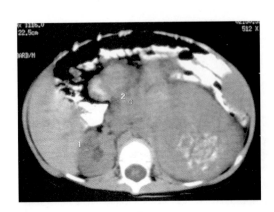 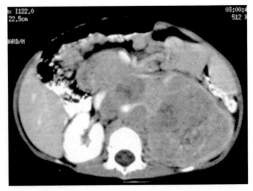

图 33-4-2 肾上腺神经母细胞瘤。女,1岁1个月,腹胀贫血2个月入院。A 为 CT 平扫,左肾上腺区巨大稍低密度肿块呈分叶状,跨中线,其内大量斑点钙化,部分境界不清;B 为增强扫描,肿块呈不均匀强化,其内有不强化区。腹主动脉被包绕。下腔静脉受压变形,大血管周围淋巴结肿大。更低层面显示左肾尚完整,但明显向下移位

(三) 诊断与鉴别诊断

神经母细胞瘤有特征性的 MRI 表现,对其定性诊断有帮助。①发生部位:成神经细胞瘤好发于肾上腺或脊柱旁的交感链。②影像特征性:T_2WI 明显高信号,与成人的嗜铬细胞瘤信号相似,其 T_2WI 信号强度明显高于其他实质性小儿腹膜后肿瘤的信号,是其特征之一。神经母细胞瘤的另一个特征就是在 T_2WI 高信号的肿瘤中常见网格样低信号影(图 33-4-3)。肿瘤内神经纤维含量的多少对肿瘤的 T_2WI 信号强度也有一定影响,含神经纤维较多的肿瘤 T_2WI 信号略低,网格也较多且粗大。③神经母细胞瘤不仅压迫且包绕周围血管的生长方式也可以成为其间接诊断的依据之一。MRI 的血液流空效应,不用对比剂也能清晰显示血管,明确肿瘤与血管的关系(图 33-4-4),三维成像可明确肿块与周围结构的关系,这

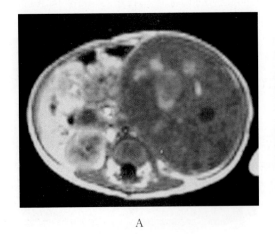 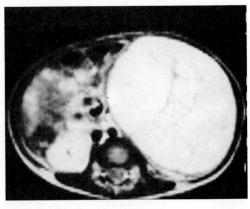

图 33-4-3 肾上腺神经母细胞瘤。男,9个月,1个月前发现腹部肿块逐渐长大。实验室检查:血 VMA 升高。A 为 T_1WI,左肾上腺区巨大肿块,边界较清,肿块呈不均匀低信号,其内有不规则高信号区及更低信号区(出血、坏死);B 为 T_2WI,肿块呈明显高信号,信号不均匀,可见低信号网格样影

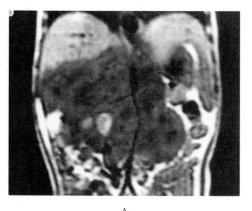
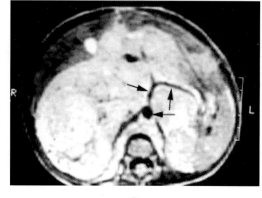

图33-4-4 起源于交感链的神经母细胞瘤。女,5个月,腹部包块及血VMA升高。A为冠面T_1WI;B为横断面T_2WI,腹膜后巨大占位病变包绕腹部大血管(箭头)

对判断肿瘤的来源、显示手术进路、方案的选择,尤其是与发生在肾上极巨大肾母细胞瘤的鉴别诊断有帮助(肾母细胞瘤的供血血管为肾动脉)。增强扫描:肿瘤常呈不均匀强化,包膜欠完整,坏死、囊变区不强化,邻近的受侵组织结构也可见明显强化,并能更进一步明确肿瘤与血管的关系。

神经母细胞瘤的预后与分期密切相关。在显示腹膜后淋巴结的转移方面,MRI与CT的能力相同,转移的淋巴结信号与原发肿瘤相似。但对肝内单发的小转移灶的显示,CT平扫不如MRI;此外,对骨髓转移的显示MRI也明显优于CT,T_1WI显示最佳,表现为骨髓的脂肪信号消失(图33-4-5)。腹膜后神经母细胞瘤容易侵入椎管形成哑铃状肿块,并有相应部位椎间孔增大,MRI可显示其形态(图33-4-6)。

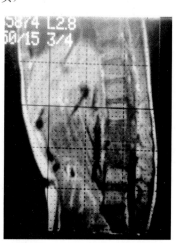

图33-4-5 神经母细胞瘤骨髓转移的MRI图像,受累椎体呈低信号

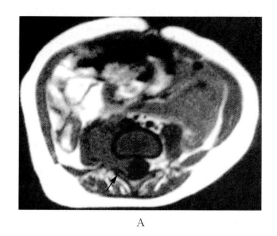
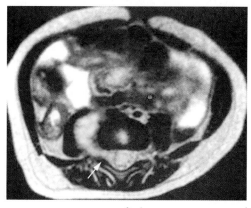

图33-4-6 起源于交感链的神经母细胞瘤。男,9个月,入托检查发现右腰大肌影较左侧突出。A为横断面T_1WI;B为横断面T_2WI。右腰大肌内侧可见T_1WI稍低信号,T_2WI不均匀高信号的结节状肿块,肿块通过椎间孔向椎管内进展(箭头)

需与以下疾病鉴别。

1. 肾母细胞瘤　肾母细胞瘤少有钙化,很少超过中线生长,侵犯静脉形成瘤栓多见,但很少包绕血管生长。MRI三维成像能观察肿瘤与肾脏的关系,血液流空效应可明确肿瘤的供血血管为肾动脉,肿瘤的T_2WI信号明显低于神经母细胞瘤,对其诊断均有帮助。

2. 淋巴瘤　淋巴瘤引起腹膜后淋巴结肿大融合时,需与本病鉴别。但淋巴瘤一般不出现钙化,下腔静脉、腹主动脉前移较轻,大部分肿瘤位于其前方,不同于神经母细胞瘤。

3. 畸胎瘤　生长缓慢,多为良性,肿瘤为混杂密度,有脂肪、骨或钙化及囊性成分。

4. 节神经细胞瘤　为良性肿瘤,进展缓慢,一般无转移,多见于稍年长儿。

5. 嗜铬细胞瘤　与本病相比肿瘤较小,钙化少见;MRI的T_2WI信号高,内无低信号网格影。

6. 肾上腺皮质腺癌　临床多有库欣综合征表现,肿瘤少有钙化。MRI T_2WI信号明显不如神经母细胞瘤高。

7. 肾上腺出血　多见于新生儿及幼婴,常为创伤、缺氧、败血症等引发,一般为双侧性,MRI对其鉴别有帮助。

8. 肾上腺腺瘤　MRI对两者鉴别有帮助,肾上腺腺瘤一般T_1WI、T_2WI均为等信号。

二、嗜铬细胞瘤

嗜铬细胞瘤(pheochromocytoma)为常染色体显性遗传性疾病,常由家族史,小儿不常见,一般发生于6～14岁。

(一) 临床与病理

与成人嗜铬细胞瘤相比,约70%儿童期嗜铬细胞瘤发源于肾上腺髓质,30%为肾上腺外肿瘤;其中30%～70%为双侧性;男孩患病率是女孩的一倍,而成人无显著性别倾向。肿瘤大小一般≤5 cm,呈圆形、椭圆形或分叶状,有完整包膜,常见出血、坏死和囊变。临床症状主要与分泌VMA、肾上腺素有关,表现为典型阵发性高血压、多汗、面红、心悸等。尿中VMA增高有助确诊。

(二) CT表现

平扫肿瘤大多位于肾上腺内,呈圆形或分叶状,边界清楚,有完整包膜,大小为2～5 cm,实性肿瘤密度较均匀,中心坏死、出血可致密度不均匀,呈囊实混合性,仅<5%病例有钙化。双侧发生者大小不等,囊实性不一致。多发嗜铬细胞瘤可位于同侧或双侧,可互相靠近或远离。增强扫描嗜铬细胞瘤呈弥漫性、点状或环形明显强化(图33-4-7)。恶性嗜铬细胞瘤增强扫描可表现为肿瘤密度不均匀,边缘不规则,包绕邻近大血管或出现淋巴结转移。团注对比剂可提高血中VMA,诱发高血压危象,最好于注射前给予α-肾上腺素能受体阻滞剂。

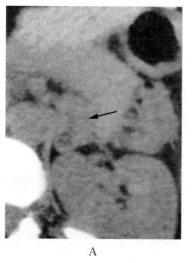
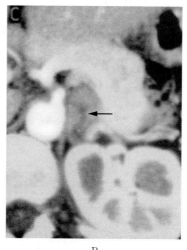
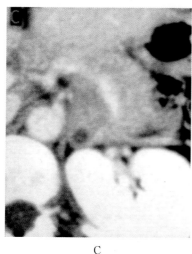

图 33-4-7 嗜铬细胞瘤。男,14岁,体检发现高血压,US 检查左肾上腺肿物。A 为 CT 平扫,左肾上腺区见一实性低密度肿块;B 为 CT 增强早期,肿块强化略低于正常肾上腺,呈不均匀强化,中心可见条形未强化区;C 为 CT 增强晚期,肿块除囊性部分外,呈不均匀强化

(三) 诊断与鉴别诊断

MRI 的 T_2WI 信号有助于嗜铬细胞瘤与其他肾上腺肿瘤的区别。T_1WI 嗜铬细胞瘤与肝、肾信号接近,T_2WI 信号高于肝、肾实质呈明显高信号为其特征(图 33-4-8)。增强扫描:嗜铬细胞瘤血供非常丰富,强化显著。增强早期肿瘤呈不均匀信号增高,延迟扫描肿瘤信号趋于均匀,信号仍较高,坏死囊变区不强化,这种强化模式是嗜铬细胞瘤的特征之一。

需要与嗜铬细胞瘤鉴别的疾病如下。

1. **肾上腺腺瘤** CT 增强扫描嗜铬细胞瘤明显强化而腺瘤增强不明显,MRI T_2WI 腺瘤呈等或稍高信号。

2. **肾上腺皮质腺癌** 肿瘤通常较大,MRI T_2WI 呈稍高信号,有别于嗜铬细胞瘤的特征性高信号。腺癌肿瘤增大可压迫肾脏和周围血管移位,可形成下腔静脉内瘤栓,呈与原发肿块等密度的充盈缺损。

3. **腹膜后肿瘤** 与其他原发于肾脏、肾上腺和肾外腹膜后肿瘤的鉴别,MRI 三维多角度观察可帮助分辨肿瘤的起源位置,有助于肿瘤的定性诊断。

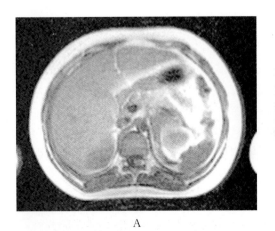
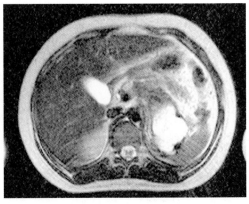

图33-4-8 嗜铬细胞瘤。男,8岁,阵发性高血压3个月。A为T_1WI,左肾上腺区见分叶状低信号病灶;B为T_2WI,病灶呈明显高信号

三、肾上腺皮质腺癌

肾上腺皮质腺癌(adrenocortical carcinoma)相对少见,多见于成人,儿童发病多见于6岁左右。肾上腺皮质腺癌分为功能性和无功能性,以功能性多见。

(一) 临床与病理

肾上腺皮质腺癌与肾上腺皮质腺瘤组织学极相似,组织学检查发现包膜浸润、破坏、血管内瘤栓形成,或发生远处转移者即为恶性。常见出血、坏死和钙化。临床表现为库欣综合征、女性男性化和儿童性早熟,可有上腹部包块和腹痛症状。尿17-酮类固醇升高有助诊断。

(二) CT表现

左侧较右侧多见,肿瘤通常较大,直径可达7~20 cm,包膜多不完整,边缘不规则。平扫肿块为中等密度,大多数肿瘤密度不均匀,内有坏死、出血和钙化,钙化形态可为条点状(图33-4-9)。发生转移时可发现增大的淋巴结和肝、肺占位。

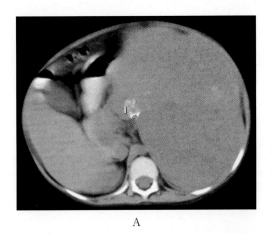
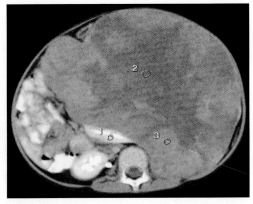

图33-4-9 肾上腺皮质腺癌。女,6岁,腹部肿物进行性增大出现男性化症状4个月入院。A为CT平扫,左腹部巨大实性肿块,占据左腹大部分,并跨中线,呈分叶状,密度不均匀,可见散在和密集斑点钙化;B为CT增强,不均匀强化,可见不完整包膜。左侧残存肾向右下移位,大血管向右推移

四、肾上腺皮质增生、腺瘤及有关综合征

1. **肾上腺皮质增生**(adrenal cortical hyperplasia)　可分为原发性或继发性,后者为垂体疾病导致 ACTH 分泌过多引起的肾上腺皮质增生。肾上腺皮质增生一般为双侧弥漫增生,也可见在弥漫增生基础上有大小不等的结节形成,称结节性皮质增生。

CT 表现:肾上腺增粗、变长,轮廓圆钝,但基本保持肾上腺形态(图 33-4-10)。结节性增生者,增生结节较大时,不易与腺瘤区别;若单侧单一皮质结节,以腺瘤为主,双侧多发结节则多为结节性皮质增生。

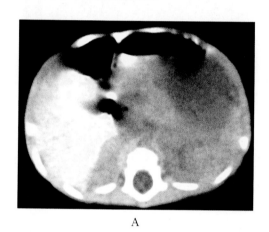
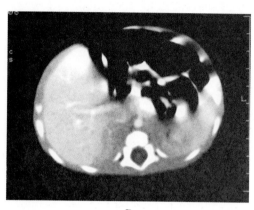

图 33-4-10　肾上腺皮质增生。女,6 个月,出现乳房发育及阴道流血 1 个月。A 为 CT 平扫,左肾上腺饱满,与周边界限不清;B 为 CT 增强,左肾上腺增大,以内侧支为著

2. **肾上腺腺瘤**(adrenal adenoma)　可分为功能性和无功能性肾上腺瘤,儿童无分泌功能肾上腺腺瘤罕见。因腺瘤分泌功能不同而表现相应内分泌症状。

CT 表现:功能性腺瘤大多直径 0.5～2 cm,边缘光滑锐利,呈稍低或中等密度(图 33-4-11)。对侧肾上腺可有萎缩。无功能性腺瘤多数直径较大,为 2～8 cm,境界清楚,多数密度均匀,对侧肾上腺可不萎缩。

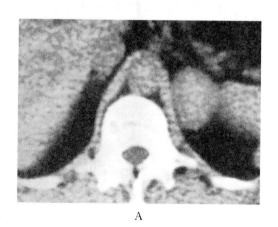
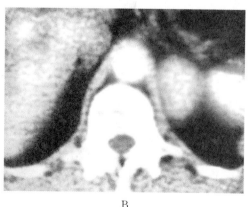

图 33-4-11　肾上腺腺瘤。男,14 岁,肥胖 1 年,皮肤紫纹 2 个月。A 为 CT 平扫,左肾上腺边缘清晰的低密度结节;B 为 CT 增强,呈中等均匀强化

MRI 检查对肾上腺腺瘤的诊断和鉴别诊断有意义，T_1WI、T_2WI 均与肝脏信号相近，且信号均匀、有完整的包膜是其特点(图 33-4-12)。增强扫描，早期呈中等均匀强化，信号下降速度也较快。

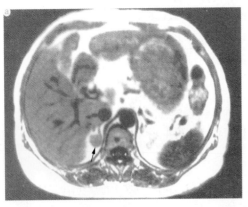 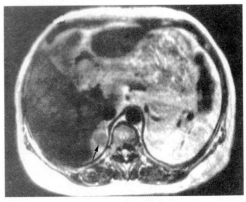

A　　　　　　　　　　　　　　　　　B

图 33-4-12　肾上腺腺瘤。女，15 岁，肥胖 2 年，高血压半年。A 为 T_1WI，右肾上腺区见边界清楚的类圆形病灶，信号与肝脏相近(箭头)；B 为 T_2WI，病灶呈等信号(与肝脏比较)(箭头)

五、肾上腺出血

肾上腺出血(adrenal hemorrhage)多见于新生儿，新生儿肾上腺相对较大而易受外伤，围生期缺氧、败血症、凝血机制障碍均可引起肾上腺出血。70% 发生于右侧，20% 发生于左侧，10% 双侧同时发生。

CT 表现：急性期平扫 CT 可见肾上腺肿胀，密度增高，可高于肾脏，呈条状阴影延伸到肾上腺周围脂肪内，当出血较多时可形成血肿，多见于肾上腺髓质，CT 值为 45~75 Hu。一周后变为等密度，3 周后呈低密度。未完全吸收或血肿机化时，可见软组织影或钙化，此钙化为血肿机化后的钙盐沉积，可保持终身(图 33-4-13)。MRI 所示的血肿信号强度因不同的出血时间而不同，一般血肿在 T_1WI、T_2WI 均为高信号，脂肪抑制像无明显信号下降。即使血肿液化 CT 呈低密度时，MRI 仍为高信号，以 T_1WI 为著，且 T_2WI 可见高信号区被低信号环包绕，提示血肿周围有含铁血黄素沉着。增强扫描一般无明显强化。

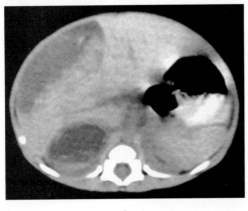 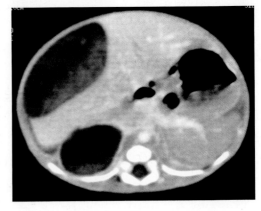

A　　　　　　　　　　　　　　　　　B

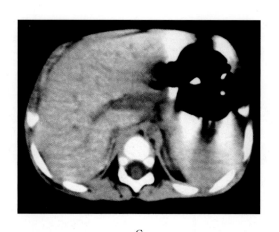

C

图 33-4-13 肾上腺及肝包膜大出血。男,3天,足月顺产,产前检查肝区占位病变,生后发现贫血。A 为 CT 平描,右肾上腺区有一个直径约 4 cm 的类圆形囊肿样肿块,其壁密度为软组织密度,内容物 CT 值 20 Hu,肝区右缘有一个较大的类似囊肿样肿块;B 为增强扫描,囊内容物未见强化,囊壁强化;C 为 4 个月后 CT 平扫,肾上腺区及肝区低密度囊肿样包块消失,肾上腺显示正常

第五节　腹膜后肿瘤

一、腹膜后神经母细胞瘤

见本章第四节神经母细胞瘤。

二、腹膜后畸胎瘤

腹膜后畸胎瘤(teratoma)在腹膜后肿瘤中,发病率仅次于肾胚胎瘤、神经母细胞瘤。

(一) 临床与病理

畸胎瘤多为良性,少数为恶性,好发于 5 岁以内小儿。病理上多由 3 个胚层组织构成,也可以一个胚层组织为主。囊性多见,少数为实性,良恶性主要与组织分化程度有关。畸胎瘤常含有脂肪、骨骼、牙齿、皮脂等,影像有特征性。临床症状不明显,主要以发现腹部肿物而就诊,肿物逐渐增大,少数可有腹痛及排便困难症状。

(二) CT 表现

根据腹膜后畸胎瘤生长位置不同而引起邻近器官压迫移位征象。畸胎瘤位于右侧者压迫肝右叶及右肾,肿瘤多位于肾脏前方;位于左侧者可压迫肾脏后移及脾脏外移。肿瘤边界多清楚,呈圆形或类圆形,内部密度不均匀,有囊性水样密度、脂肪低密度、骨骼及钙化高密度、不均匀的软组织密度等。若为囊性畸胎瘤则缺少脂肪密度及钙化密度(图 33-5-1)。

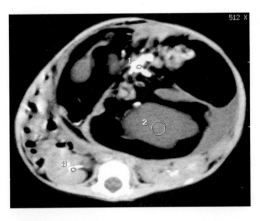 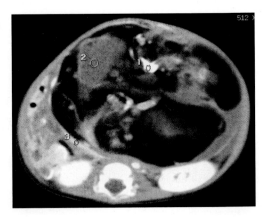

图 33-5-1 腹膜后畸胎瘤。女,5个月,生后腹胀至今。A 为 CT 平扫,左腹部巨大混杂密度包块,其内有大量液体、脂肪组织,少量其他软组织,并有少量钙化,左肾后压变形;B 为 CT 增强,肿块大部分未强化,仅少量软组织轻度强化

(三) 诊断与鉴别诊断

MRI 与 CT 一样能显示畸胎瘤复杂的组织成分,但显示钙化不如 CT 敏感。信号混杂是其特征。脂肪 T_1WI 为高信号, T_2WI 为中等信号(图 33-5-2)。抑脂序列及化学位移伪影有利其显示。MRI 对其中骨的成分能区分骨皮质与骨髓,CT 却不能分辨。囊性畸胎瘤液体成分可有液态脂肪、角化蛋白、胆固醇等组织,因其所含成分的比例不同,MRI 信号也不尽相同,液态脂肪和液态胆固醇含量高时, T_1WI、T_2WI 均为高信号;角化蛋白及固态胆固醇含量高时, T_1WI 信号较低,CT 无明显密度差别。

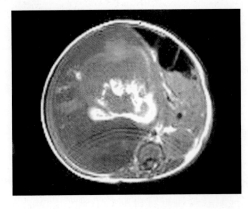 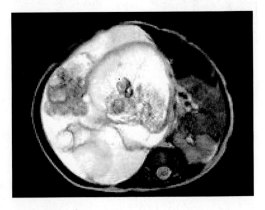

图 33-5-2 腹膜后畸胎瘤。女,4个月,1个月前发现腹部包块,逐渐长大。A 为 T_1WI,腹部以低信号为主的混杂信号肿物,其内见不规则高信号;B 为 T_2WI,肿物呈不均匀高信号,其内 T_1WI 高信号部分被轻度抑制,部分低信号区信号无变化

畸胎瘤需与以下疾病图像鉴别。

（1）囊性畸胎瘤与腹膜后胰腺囊肿或其他囊肿鉴别：鉴别较为困难，胰腺囊肿与胰腺关系相对密切，位于胰腺内或胰周的胰腺囊肿周围有正常胰腺组织包绕，而囊性畸胎瘤邻近胰腺，与胰腺关系是推挤、压迫关系。

（2）囊性畸胎瘤与腹膜后淋巴管瘤鉴别：两者很难鉴别，淋巴管瘤囊壁相对光滑、薄壁，而囊性畸胎瘤囊壁相对较厚。

（3）实质性畸胎瘤与其他腹膜后肿瘤鉴别：实质性畸胎瘤信号取决于3个胚层组织成分多少，畸胎瘤内成分混杂，发现脂肪密度及骨骼、钙化成分具有特征性诊断价值。

三、腹膜后淋巴管瘤

淋巴管瘤（lymphangioma）为腹膜后少见肿瘤，肿瘤由扩张的淋巴管和结缔组织构成，通常瘤体巨大，可呈单房或多房状，囊内充满淋巴液。一般无明显临床症状，多因发现腹部肿块就诊。

CT表现：囊肿位于腹膜后，瘤体较大，可跨越中线生长，囊内呈水样密度，可有多发分隔，囊壁光滑、薄壁均匀，与周围界限清楚。可压迫周围腹腔内肠管向前移位。增强扫描囊肿无强化（图33-5-3）。

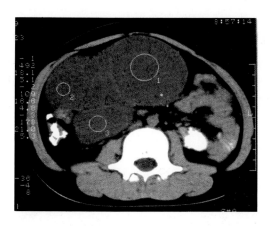
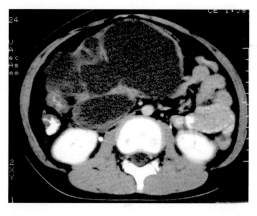

图33-5-3 腹膜后淋巴管瘤。男，9岁，腹胀2个月入院。A为CT平扫，中腹偏右后显示多个大小不等的囊性肿块，推挤肠管向前向左移位；B为CT增强，囊壁较薄，均匀强化，囊内容物无强化

MRI可以显示淋巴管瘤内淋巴液含蛋白成分较多的影像特点，T_1WI呈稍高或高信号，T_2WI呈明显高信号，不同于一般的囊肿。囊内分隔呈线状稍低信号，囊壁呈光滑低信号（图33-5-4）。增强扫描囊肿不强化。

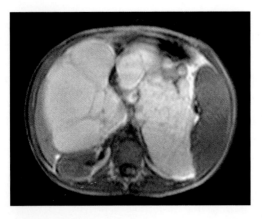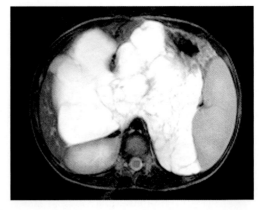

图 33-5-4 腹膜后淋巴管瘤。女,8 岁,发现腹部包块 3 个月。A 为 T_1WI,腹部多发分隔的稍高信号的囊性肿物,与周围组织分界清楚;B 为 T_2WI,肿物呈明显高信号,其囊壁及囊内分隔为稍低信号

四、腹膜后横纹肌肉瘤

横纹肌肉瘤(rhabdomyosarcoma)较少见,肿瘤一般较大,恶性度高,预后差。临床多以腹部包块或因邻近器官压迫症状来就诊。

1. CT 表现 平扫示腹膜后巨大软组织密度肿物,肿块密度接近肌肉或偏低,形态不规则,境界不清,中心部可见坏死、囊变区(图 33-5-5)。肿瘤与邻近器官间脂肪界面消失并有瘤块侵入时提示肿瘤向外扩展,同时可以观察腹膜后淋巴结转移情况。可推挤、压迫或包绕输尿管引起尿路梗阻,输尿管和肾盂、肾盏积水扩张。

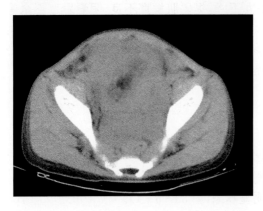

图 33-5-5 腹膜后横纹肌肉瘤。男,4 个月,腹部膨隆。CT 平扫见巨大肿块占据盆腔及腹腔,肿块密度与肌肉相近,其内有低密度区

2. MRI 表现 肿块 T_1WI 呈与肌肉近似等信号,T_2WI 为高信号(图 33-5-6)。其优势为轴矢状位扫描便于明确肿块与邻近脏器的关系。注射 Gd-DTPA 增强扫描肿瘤可有明显强化。

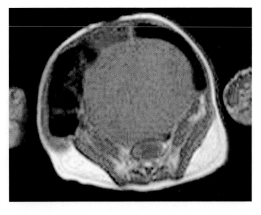 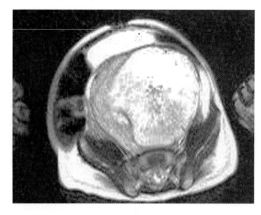

  A   B

图 33-5-6 腹膜后横纹肌肉瘤。与图 33-5-5 为同一病例。A 为 T_1WI，肿块呈中低信号，与肌肉相似，其内有不规则低信号区；B 为 T_2WI，肿块呈不均匀高信号，其内有更高信号区

第六节 隐 睾

  隐睾（cryptorchidism）也称睾丸未降或下降不全，指睾丸未能沿正常发育途径自腰部腹膜后移行至阴囊内。

一、临床与病理

  正常睾丸于胚胎第 8 个月自腹膜后下降至阴囊内。约有 30% 早产儿和 4% 足月儿可发生睾丸下降不全，但大多数在出生 1 年内完全下降至正常位置。推测病因可能与精索过短、腹股沟管或腹环过紧，腹膜后纤维束带阻止睾丸下降，提睾肌发育不良，阴囊发育不全等有关，以及与某些内分泌异常有关。右侧多见，约占 70%，1/3 为双侧性，10%～20% 合并尿路畸形。未降睾丸 60%～70% 位于腹股沟管内，阴囊上方约 20%，腹部 15%，缺如 2%～3%。早期诊断隐睾很重要，因为在腹腔内睾丸肿瘤的发生率是正常人的 12～40 倍。临床大多无症状，隐睾可发生扭转，查体患侧阴囊空虚。

二、CT 表现

  位于腹股沟管内的睾丸呈椭圆形，边缘光滑，密度较均匀，同时见患侧阴囊空虚，精索较细。其他部位未降睾丸在预期睾丸下降行径处发现长轴与之一致的卵圆形软组织影，较正常侧稍小，CT 值偏低，密度近似腹壁肌肉，可明显萎缩（图 33-6-1）。

  MRI 在显示睾丸的形态和结构方面优于 CT，冠状面扫描容易显示隐睾的位置，同时也易与腹股沟增大的淋巴结和腹股沟斜疝鉴别。一般隐睾呈椭圆形，与腹股沟管长轴一致，隐睾无萎缩时信号与正常睾丸相同，发生萎缩后有纤维化改变，T_2WI 为低信号。腹腔内隐睾不易发现，以位于腹股沟管内环处最多，仔细观察可提高检出率。腹股沟增大的淋巴结，其形态及信号不同于隐睾，淋巴结为圆形而隐睾为椭圆形，T_2WI 信号淋巴结明显低于周围脂

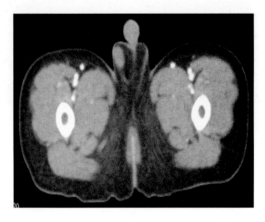 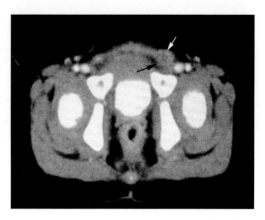

A　　　　　　　　　　　　　　B

图 33-6-1 隐睾。男,3岁,发现左侧阴囊内睾丸缺乏来院检查。A 为 CT 增强,左侧阴囊内未见睾丸;B 为 CT 增强,在腹股沟层中下层面在股动脉、股静脉内前方见一个与右侧睾丸密度形态相似较高密度灶,但比前者略小(箭头)

肪,而隐睾高于脂肪。腹股沟斜疝一般体积较大,T_1WI 因肠系膜内含脂肪可有高信号,与隐睾的信号不同。

(叶滨宾　刘　鑫　刘立炜　曾津津)

参考文献

1. 徐赛英主编. 实用儿科放射诊断学. 北京:北京出版社,1998
2. Hoffer FA. MR imaging of pediatric abdominal and pelvic tumors. Appl Radiol,2000,29:23～29
3. Lisa HL,Bernardo HI,Richard MH,et al. Pediatric renal masses:Wilms tumor and beyond. RadioGraphics,2000,20:1585～1603
4. Baker DH and Berdon WE. The use and safety of "high" dosage in pediatric urography. A survey of the Society for Pediatric Radiology. Radiology,1972,103:371～373
5. Fulcher AS,Narla LD and Hingsbergen EA. Pediatric case of the day. Wolman disease (primary familial xanthomatosis with involvement and clacification of the adrenal glands). RadioGraphics,1998,18:533～535
6. Kraus RA,Gaisie G and Young LW. Increased renal parenchymal echogenicity:causes in pediatric patients. RadioGraphics,1990,10:1009～1018
7. Surratt JT,Siegel MJ and WD Middleton. Sonography of complications in pediatric renal allografts. RadioGraphics,1990,10:687～699
8. Poster RB,Jones DB and Spirt BA. Percutaneous pediatric renal biopsy:use of the biopsy gun. Radiology,1990,176:725～727
9. Thomas LS. The ALARA concept in pediatric CT:myth or reality? Radiology,2002,223:5～6
10. Richard MF. The future of pediatric radiology. Radiology,2000,216:321～322
11. Kushner DC,Siegel MJ,Ball WS,et al. Pediatric radiology. Radiology,1995,194:609～612

第三十四章
CT 导引穿刺活检

CT 导引下经皮活检和介入性治疗是介入放射学范畴之一。经皮穿刺活检是有较长历史的一种诊断方法。早在 1883 年 Leyden 于肺炎病例作诊断性穿刺。开始阶段为盲目性穿刺，并发症多，之后相继应用 X 线透视下活检、剖腹探查直视下细针穿刺细胞学检查、选择性动脉造影导向下细针穿刺、US 导引下经皮活检和逆行胰胆管造影导向活检等。1976 年 Haaga 等首次报道 CT 导引下经皮穿刺活检，这比其他导向更具方便、准确的优点，从此开创了 CT 导引下介入技术，奠定了 CT 在介入放射学领域内的作用和地位。我国于 1985 年由张雪哲首先应用于临床。影像导引活检技术的应用和推广，几乎可从人体的任何部位、组织器官取得标本，得到病理诊断。活检部位涉及颅及脊髓、周围神经、颅底、甲状腺、肺（包括纵隔和胸壁）、乳腺、肝、胰、脾、肾、肾上腺、前列腺、肌肉骨路、淋巴结和门静脉血栓等。国内已开展上述大部分部位的活检，并取得了可贵的经验。活检准确率与国外文献报道相似，有的高于国外报道。扩大活检靶区是近年来新进展之一，以前认为血管瘤、血管性病变、凝血障碍性病变和包虫病等是活检的禁忌证，现已突破此禁区。禁忌证和适应证是相对的，不是绝对的。海绵状血管瘤和有凝血机制障碍者活检时应用明胶微粒栓塞穿刺行径，可有效地减少出血危险性。活检是诊断和鉴别诊断的重要手段之一，这对治疗计划的制定、预后的判断和治疗后追查具有参考意义，亦有助于临床、科研和教学资料的积累。在临床工作中，会遇到不同病理改变的病例出现相似的影像学表现，这是临床工作中难题之一。在外科手术、放疗或化疗前，应取得细胞学和病理学诊断，CT 导引活检是值得推广的检查方法，这一技术由于是微创技术，正越来越多地受到临床医师的重视。

第一节 导引技术

一、设备和器械

（一）CT机

CT扫描机是开展CT介入技术的主要设备。CT扫描机发展迅速，在结构上和性能上均有很大的改进，已从原来的第一代发展到第四代CT机，最近又推出超快速CT。第一、二代已被淘汰，常规的第三代CT扫描机可满足CT介入技术的要求，近几年来文献中提到螺旋CT扫描机和瞬时CT透视扫描机在CT介入技术的应用。螺旋CT扫描机有低、中、高档之分。低、中档螺旋CT扫描机应用于CT介入技术没有比常规CT扫描机减少CT介入操作时间，亦不提高活检准确率或减少并发症，而其放射剂量要高于常规CT扫描机。瞬时CT透视扫描机是一种高档螺旋CT扫描机，可连续曝光，具有快速重建功能。床面移动和扫描架不同角度的倾斜均由操作者用脚闸或控制钮控制，电视监视器可即时观察活检针或导管的位置，并附有一种特制的X线滤器和持针器。X线滤器可减少50%的曝光剂量，有的学者指出X线照射剂量在安全范围内，但操作者和助手仍需穿防护铅衣、戴甲状腺围套或防护眼镜。应用持针器可减少X射线对操作者手部的直接照射，减少曝光量。持针器对灵活运用操作穿刺针是有影响的。有的学者指出，瞬时CT透视扫描对肺部病变活检最有价值，对腹部介入技术则有相对局限性。瞬时CT透视扫描在CT介入技术中的作用有待进一步研究和评价。

在高档螺旋CT扫描机上可配置Pinpoint系统和Facts，均为CT介入技术专用。Pinpoint系统包括激光定位、重建三维图像立体定位，以及机械手操作，这样可选择安全的有效进针途径，精确刺中直径2 mm大小的病灶，提高CT介入技术的准确率和成功率，又能避免损伤重要的器官。Facts是指安装在CT扫描机上的透视装置，监控介入技术的操作，尤其是对血管介入技术更有帮助。在做介入技术前后不需移动患者就可做CT扫描检查，这对诊断和追随观察治疗后变化是有帮助的。

（二）经皮穿刺针

经皮穿刺针基本上分为3类：抽吸针、切割针和骨钻针。

1. **抽吸针** 针细，柔软性好，对组织损伤小，并发症少。常用的有千叶针、Turner针、Greene针、Chiba针等，腰穿针亦可作为抽吸针使用。如Chiba针18～22G，壁薄，用于肺、淋巴结、胰腺和腹部肿块等部位活检。

2. **切割针** 针较粗，对组织损伤较大，并发症较多。常见的有Vin-Silvermann针、Truncur针、Menghini针等。有的将抽吸和切割结合起来，如改良的Turner针和Greene针，这样较安全，又可获得较多的组织学标本，提高成功率。

3. **骨钻针** 又称环钻形，如Ackermann针，此针广泛应用，可钻锯成骨性病变或骨皮质，多用于脊柱和管状骨等。Graig针与Ackermann针基本相同，管径较大，可取得3.5 mm大小标本，用于腰椎活检。

活检针的选择主要根据活检的部位、肿块邻近的组织结构和病变的特性。一般而论，应提倡 18～22G 针穿刺。粗口径针和切割针不宜用于多血管病变或疑为血管性的病变。如穿刺部位需经过血管或肠道等时亦不宜应用。

近年来报道一种新型的活检工具——自动弹簧装载活检针，又称活检枪。品种有 Bard Biopsy、Monopty、Microvasive ASAP、MO Tech ABC、BIP、Full™ Core 活检枪、Manan 活检系统和 Temno 活检针等。

(三) 定位器

腹部系统体表定位器可用铅字"1"即可，或用废旧的血管造影导管剪成 1 cm 长度的数根排列成相隔 5 mm 间隔的栅栏固定于胶布上即可。Pinpoint 系统需用之配套的基准标记。

(四) 其他器械和药物

1. **其他器械** 包括 20 ml、50 ml 针管，装有无水乙醇的器皿和 10% 甲醛溶液的小试管、载玻片以及溶血素等。溶血素用于抽吸标本内血液的溶化，防止凝血块出现，有利于提高标本阳性检出率。

2. **药物** ①吸收性明胶海绵用于血液丰富病变的穿刺，减少出血危险性；②2% 普鲁卡因用于局麻，生理盐水用于冲洗穿刺针；③急救药物。

上述器械和药物放置于移动式手推车上。

CT 室内需安装氧气管及吸引器，供抢救用。

二、穿刺技术和方法

根据病变的位置，病人取仰卧位、俯卧位或侧卧位作 CT 扫描，选择穿刺的最佳层面，选好穿刺点，置一金属物于该点皮肤，再次 CT 扫描核实准确后在皮肤上用色笔标记穿刺点。用光标测出皮肤进针点与病灶边缘的直线距离、允许进针的最大深度和进针角度。皮肤常规消毒，铺手术孔巾，用 2% 普鲁卡因 5～10 ml 局麻，令病人屏住呼吸进行穿刺。当针尖接近病灶边缘时，再作 CT 扫描，核实穿刺方向正确后再将针尖插入病灶内。穿刺活检时可根据病变部位和诊断要求采用抽吸法或切割法采取标本，腹部活检常用的是抽吸法。抽吸法是当针尖到达活检部位后，将针芯取出，将针管和空针相接，向上提针塞形成负压状态，做数次快速上下穿刺，针尖移动范围为 0.5～1.0 cm，针尖可呈扇形移动，达到多点穿刺目的，使较多的细胞组织吸入针管中，将针管中的细胞组织做涂片，涂片放到无水乙醇的器皿内固定。有条件的医院可立即染色看涂片，了解是否真正抽吸到病变细胞组织。之后在持续负压吸引状态下拉紧注射器针塞连同穿刺针和注射器迅速拔针。将抽吸所获得的细胞组织分别作数张涂片，剩余标本放入盛有甲醛溶液的小试管内，高速离心后做石蜡包埋切片，以得到组织学诊断。切割法是将穿刺针插入合适的位置后，将切割针头的针芯向前推进 0.5～1.0 cm，回拉并旋转切割针头，切取部分病变组织后将针拔出，穿刺活检术后在穿刺的同一层面作 CT 扫描，观察有无异常变化。术后严密观察 4～6 h。

这里介绍两种穿刺抽吸法：①共轴针法，由导引针和抽吸针组成。导引针为 19G 或 22G，长度为 10 cm 或 15 cm；抽吸针为 22G、23G 或 25G，长度为 15～20 cm。先用导引针插入到靶点的周围，然后将抽吸针置于导引针内插入到靶点内，用抽吸针抽取标本，之后拔出抽吸针保留好导引针，将抽吸针标本做成涂片或置于小试管中，再将抽吸针置入导引管采取标本,这样可多次进行抽吸,保证取得足量的标本。②并列针法,先用细针穿刺到病灶内,之后再用另一穿刺针沿第一支穿刺针方向插入病灶内,两针相距一般为 0.5~1.0 cm,这取决于病灶的大小。

第二节　肝脏穿刺活检

一、适应证

(1) 肝脏局灶型或弥漫性结节的鉴别诊断。
(2) 肝脏良、恶性肿瘤的定性诊断。
(3) 复杂囊性病变的定性诊断。
(4) 肝脏脓肿、炎症的确诊,取标本做细菌培养检查。
(5) 恶性胆道梗阻,疑为肝门区肿瘤者。
(6) 影像学检查拟诊为肝癌,治疗前需有病理诊断。
(7) 采取标本做组织培养、生化免疫实验研究。
(8) 疑为肝局灶型脂肪浸润、肝纤维化和肝硬化患者,以明确诊断。

二、禁忌证

无绝对禁忌证,相对禁忌证是有出血倾向、心肌梗死以及疑为血管性病变等。有的学者认为腹腔积液是肝穿刺活检的禁忌证,腹腔积液会增加并发症的发生率。有的学者认为腹腔积液不应列为禁忌证。

三、术前准备

一般准备同常规 CT。术前 4~6 h 禁食。穿刺前原则上作 CT 增强扫描。

穿刺包 1 个,19~21G 抽吸针。2%普鲁卡因,盛无水乙醇的器皿、盛甲醛溶液的试管和载玻片等。

四、技术和方法

根据术前的 CT 扫描片和病变部位,病人取仰卧位、俯卧位,多数是仰卧位。常规 CT 扫描:层厚和层距各为 10 mm,病变区层厚和层距为 5 mm,选择好穿刺层面和进针点,用光标测出进针距离和角度,进针行径要避开胆囊、胆管、肝内血管(尤其是门静脉),而且要选择最短距离,避免不必要损伤。亦可用 Pinpoint 系统做穿刺活检(图 34-2-1)。操作基本步骤与概论中所述相似,须注意下列各点。

(1) 术前 CT 增强扫描是必要的,了解病变血供情况与肝内血管分布走行,以及病变区内有无坏死区等(图 34-2-2)。如病变为多血管,宜用细抽吸针;采取标本时应避开坏死区,以提高活检的阳性率。

(2) 提倡用细抽吸针,因为有时肝血管瘤与肝癌不易区分。

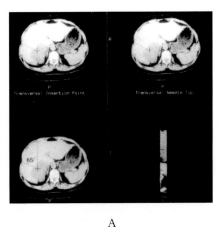 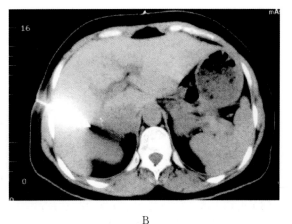

图 34-2-1 肝癌。A 为 Pinpoint 系统监视器上显示 4 个图面：左上图示拟皮肤进针点；右上图示穿刺针针尖位置；左下图示穿刺进针行径、角度和深度；右下图为矢状位重建像及拟进针方向。B 示穿刺针尖位于病灶内

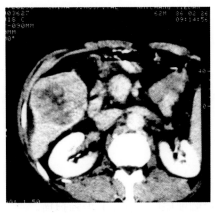 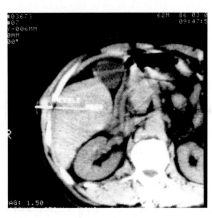

图 34-2-2 肝癌。A 为肝右叶局限性膨隆，增强扫描示不规则强化区，其间有低密度区；B 为病人仰卧位，CT 导引穿刺活检，侧方横向进针

（3）肝左叶近膈面病变，与肺下叶基底段相重。根据膈肌前高后低的解剖特点，应采用仰卧位，由足向头斜向进针，这样可避免穿入肺叶引起气胸，不应用俯卧位垂直穿刺。

（4）巨大肝占位病变，穿刺点避开膨隆区，以免发生肝破裂。

（5）肝门区包含肝动脉、胆管和门静脉等重要结构，穿刺肝门部肿块时宜用细抽吸针，手法要熟练，把握好针尖方向。

（6）当病变为少血管、邻近又无大血管，或病变肯定不是血管性时，可适当选择切割或活检枪采集标本。

五、准确率

肝脏穿刺活检准确率为 77%～91%。

六、并发症

肝脏穿刺主要并发症为出血、胆汁性腹膜炎、气胸等，少见的是胆囊和胃肠道穿孔。并发症发生率低，<1%。

第三节 胰腺穿刺活检

一、适应证

(1) 胰腺肿块的定性诊断。
(2) 胰腺癌与慢性胰腺炎的鉴别诊断。
(3) 原发胰腺癌与胰腺转移瘤的鉴别。
(4) 胰腺囊性病变的定性诊断。
(5) 胆总管胰头段梗阻的良、恶性鉴别诊断。

二、禁忌证

(1) 有出血倾向者。
(2) 急性胰腺炎或腹膜炎，是相对禁忌证，不是绝对禁忌证。为了明确胰腺有无继发感染或脓肿形成，为决定治疗方案，在应用抗生素和抢救措施的前提下，穿刺活检是优先选择的措施。

三、术前准备

术前做出血、凝血时间，血小板计数和凝血酶原测定。
有时需做胰淀粉酶的测定。
术前常规禁食 4~6 h。
胰腺 CT 增强扫描是必要的，以便充分了解胰腺病变与相邻血管的空间关系。
穿刺针采用 22G 抽吸针，切忌使用粗口径针或切割针。

四、技术和方法

病人取仰卧位。常规 CT 扫描，结合术前的胰腺 CT 增强扫描，选择好穿刺层面和进针点。进针点选择主要取决于胰腺病变的位置，胰头病变的进针点为中线偏右（图 35-3-1），胰体病变多为中线，胰尾病变则为左侧。进针方向多为垂直向进针，胰尾病变多采用水平或斜向进针（图 34-3-2）。进针行径一般都选择皮肤到胰腺病变中央区的直线最短距离，这样易于掌握进针方向。同时要测量病变中央与相邻血管（如下腔静脉、肠系膜上动脉）的距离，以便掌握好进针深度和针尖移动范围。穿刺针用 22G 抽吸针。应尽量避开肠曲和大血管（图 34-3-3）。在 CT 扫描监控下将穿刺针针尖插入病变区，采取多点多向穿刺，多次抽吸采集足量的标本，避免从坏死区或出血区采样，减少假阴性的产生。

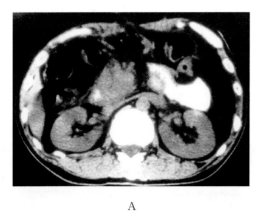
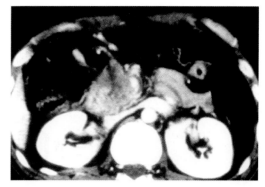

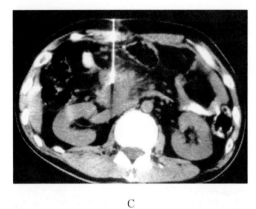

图 34-3-1　胰钩突癌。A 为 CT 平扫，示胰钩突部肿块影；B 为增强扫描，示肿块影不均匀强化，其间见低密度坏死区；C 为病人仰卧位，CT 导引下穿刺活检，垂直向进针

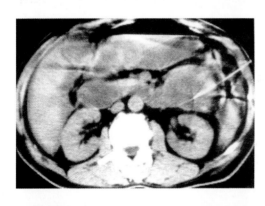

图 34-3-2　胰腺癌。胰腺外形增大，以胰尾为明显，于胰头、体、尾部可见低密度区，病人仰卧位，于左侧腹斜向穿刺胰尾部

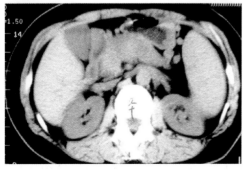
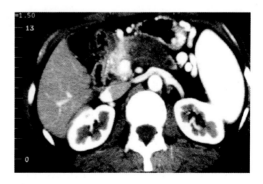

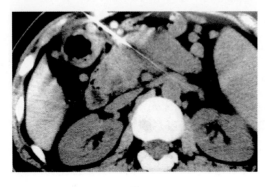

图34-3-3 胰腺乳头状瘤。A示胰体部膨隆增大；B为增强扫描，示胰体部膨隆区无强化，清楚显示相邻血管；C为病人仰卧位，从右前腹壁斜向进针，避开血管、结肠、胃

C

五、准确率

胰腺穿刺活检准确率为80%～90%。

六、并发症

胰腺穿刺活检的并发症有出血、胰腺炎、胆汁性腹膜炎等，少数患者做胰腺穿刺后血清淀粉酶轻度升高，但无急性胰腺炎表现，不需做临床处理。胰腺炎发生率为3%，亦有肠系膜血肿的报道。关于肿瘤种植问题以往认为发生率很低，为0.006%。多数学者认为胰腺癌手术切除可能性小，生存率又低，穿刺活检肿瘤种植的潜在危险不必过于重视。穿刺活检的细胞组织学诊断，对制定胰腺癌的治疗方案是极为重要的。

第四节 脾脏穿刺活检

一、适应证

(1) 脾脏良、恶性肿瘤的鉴别。
(2) 脾囊性病变的鉴别。
(3) 血液病的诊断和分型。
(4) 转移瘤，寻找原发灶。
(5) 脾梗死。
(6) 采取标本做组织培养和实验性研究。

二、禁忌证

(1) 出血倾向者。
(2) 脓毒症。

三、术前准备

同肝脏穿刺活检术。术前3天服抗生素。

同肝穿刺活检术。腹带、止血药。

四、技术和方法

病人仰卧位或右侧卧位。穿刺点取两个下肋之间腋中线稍前方（图34-4-1）。根据CT扫描片，选择最佳层面和穿刺点，进针深度必须远离脾门，因脾门区含有脾动脉和脾静脉。局麻需达脾包膜。当进针深度达脾内作CT扫描，明确针尖是否在病灶内。采取标本时针尖在脾内移动范围要小，于不同方向穿刺1～3次即可，尽量减少穿刺性损伤。穿刺时嘱病人屏住气。采集标本足量时即可拔针，拔针时手法要轻而迅速。穿刺部位用腹带包扎，卧床24 h，严密观察血压、脉搏等。所采取的标本分别做涂片和石蜡包埋切片检查。如穿刺目的是为血液病的诊断和分型，穿刺前要与血液病科医师联系，涂片标本要按血液病检查要求制作，最好请血液病科技术员制作。涂片检查应由血液病科医师负责，这样可提高诊断水平。

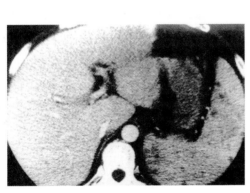
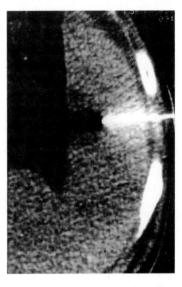

图34-4-1 脾转移瘤。A为CT增强扫描，示脾内大小不等、小圆形低密度影，CT平扫时未显示；B为病人仰卧位，从腹侧壁水平方向进针

五、准确率

脾脏穿刺活检准确率为95%。

六、并发症

脾脏穿刺活检的并发症有穿刺部位血肿、脾脓肿、左上腹疼痛等，只要操作者手法熟练，多用细抽吸针，注意避开脾门区，血肿是完全可以避免的。严格无菌操作，术前术后用抗生素，可防止脓肿的发生。脾脏穿刺活检也是安全的检查。

第五节　肾脏穿刺活检

一、适应证

(1) 肾脏实质性和囊肿性肿块的鉴别诊断。
(2) 腹部肿块不排除来自肾脏者。
(3) 肾良、恶性肿瘤的诊断。
(4) 肾转移瘤,原发灶不明者。
(5) 肾病的诊断、分型和鉴别诊断。
(6) 取活组织做组织培养,研究免疫、化学药物及放射性敏感度。

二、禁忌证

(1) 出血倾向者。
(2) 心肌梗死。
(3) 严重恶病质者。

三、术前准备

检查血常规,出血、凝血时间,血小板计数,凝血酶原时间,尿常规和肾功能试验等,术前4～6 h禁食。术前应作肾脏CT增强扫描,充分了解肾脏肿块性病变的供血情况,有无坏死区,肿块病变与肾盂肾盏,以及与肾血管、腹主动脉、下腔静脉等的关系。

穿刺包一个,19～21G穿刺抽吸针,2%普鲁卡因。盛无水乙醇的器皿和盛甲醛溶液的小试管及载玻片等。

四、技术和方法

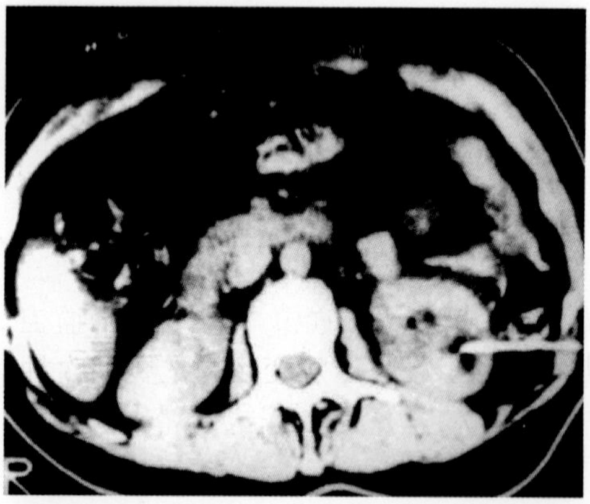

根据病变部位,病人取俯卧位或仰卧位。俯卧位最为常用,有时为仰卧位侧方进针(图34-5-1),极少采取仰卧位前方进针,因前方进针极易损伤肠道引起并发症。先作CT扫描,结合术前CT增强扫描选好穿刺层面和进针点,如病人俯卧位穿刺行径一般为最短垂直线;仰卧位时为侧方水平线的最短距离。穿刺时嘱病人屏住呼吸。穿刺行径及深度要避开肾窦和肾门,因肾门处包含有肾动脉和肾静脉。提倡用抽吸针穿刺,如为肾脏肿块穿刺活检可采取多点多向穿刺作扇形移动;如为肾病穿刺活检可用抽吸针采取标本,应少移动针尖抽吸,亦可考虑用细切割针采取标本。

图34-5-1　肾血管平滑肌脂肪瘤。CT扫描示左肾低密度区,病人仰卧位,采用侧方水平向进针

五、准确率

肾脏穿刺活检的准确率为80%～98%。

六、并发症

肾脏穿刺活检并发症有血尿、尿潴留、肾包膜下出血、动静脉瘘和气胸等。血尿常常为镜下血尿不需作特殊处理,少见的为肉眼血尿,如持续几天不消失时应想到穿刺针刺破肾血管或有动静脉瘘形成的可能,应及时请有关临床科室会诊和处理。肾脏活检发生严重并发症不到1%。

第六节 肾上腺穿刺活检

一、适应证

(1) 肾上腺腺瘤与腺癌的鉴别。
(2) 肾上腺无功能性肿瘤的定性诊断。
(3) 转移瘤,寻找原发灶。

二、禁忌证

(1) 有出血倾向者。
(2) 肾上腺嗜铬细胞瘤者。

三、术前准备

同肾脏穿刺活检术。术前需做增强扫描。
同肾脏穿刺活检术。穿刺针为20～21G抽吸针。

四、技术和方法

肾上腺病变采取病变侧侧卧位,即左侧肾上腺病变采取左侧卧位,右侧肾上腺病变采取右侧卧位。侧卧位可使膈肌升高,减少膈肌活动度,易使针尖到达正确的位置。右侧卧位使膈脚和肝之间间隙增宽,有利于右肾上腺病变的显露。当肾上腺病变较大时亦可考虑俯卧位进针(图34-6-1),应避免侧方进针或仰卧位前方进针,不宜采用经肝穿刺右侧肾上腺。穿刺针用20～21G抽吸针,不宜用切割针或活检枪。常规CT扫描,选择好最佳穿刺行径。严格掌握好进针深度,切勿穿入到下腔静脉或腹主动脉。穿刺时小心谨慎,在CT扫描监控下分步插入到病变中央。抽吸采集标本时针尖移动范围只能局限于病变区内。要多次抽吸,最后拉紧注射器针塞连同穿刺针和注射器一起拔出。标本做涂片和石蜡包埋切片。术后严密观察。

五、准确率

肾上腺穿刺活检准确率约为85%。

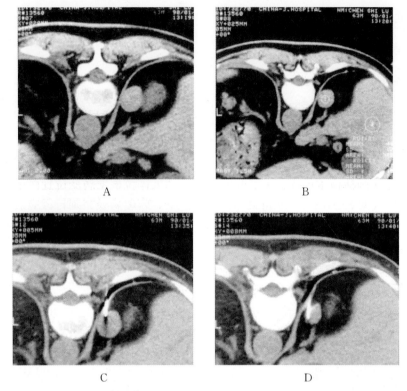

图 34-6-1 肾上腺囊肿。A 和 B 示右肾上腺区密度均匀的椭圆形影,大小为 2.68 cm,CT 值 47 Hu;C 和 D 为 CT 导引穿刺活检,病人俯卧位,垂直向进针,针尖位于病灶内,抽出清亮液体。病理诊断为肾上腺囊肿

六、并发症

文献报道有出血、低血压和少量气胸等并发症。

第七节 腹腔盆腔穿刺活检

一、适应证

(1) 腹腔、盆腔肿块良恶性鉴别。
(2) 囊性病变、炎性病变的诊断。
(3) 淋巴结活检寻找原发灶;淋巴结肿大的鉴别诊断;淋巴瘤的诊断、分类和分期。
(4) 化疗、放疗前取得细胞组织学依据;做组织培养,研究免疫、化学药物和放射性敏感度。

二、禁忌证

(1) 出血倾向者。
(2) 大量腹腔积液、腹膜炎者。

(3) 极度衰弱不合作者。

三、术前准备

一般准备同常规 CT 介入术。术前 4~6 h 禁食。

盆腔活检前需充盈膀胱,口服对比剂显示肠道。有时需静脉注射对比剂区分淋巴结和血管。

四、技术和方法

腹腔、盆腔穿刺活检术同腹部 CT 介入技术。病人体位根据病变位置而定,多数采用仰卧位前入路进针(图 34-7-1),亦可采用后入路进针。腹腔病变穿刺行径应避开胃、结肠和其他脏器(大血管、胰腺、脾脏等)。腹腔病变穿刺针应采用 20~22G 抽吸针。由于 CT 扫描定位准确,能清楚显示相邻的解剖结构,因此盆腔病变可采用腹膜外前入路进针法或腹膜外后入路进针法。疑为盆腔肿瘤、脓肿、血肿和淋巴囊肿可采用细针或粗针,用粗针时需注意避免损伤血管和相邻脏器。穿刺前列腺、直肠等部位病变,穿刺前要求病人喝水憋尿,充盈膀胱,口服对比剂或灌肠充盈小肠、结肠,女性病人需放置阴道塞,可采用俯卧位或侧俯卧进针。前列腺穿刺活检可采用仰卧位耻骨联合旁斜向进针或俯卧位进针(图 34-7-2)。

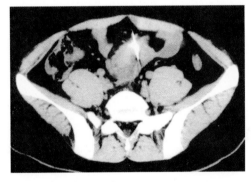

图 34-7-1 腹腔结核。CT 扫描示下腹部团块状影,肿块影中央密度低,CT 值 20 Hu,病人仰卧位,CT 导引活检,从腹前壁中线左侧旁进针

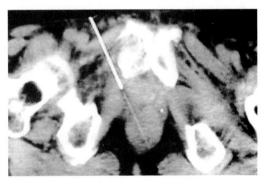

图 34-7-2 前列腺癌。病人仰卧位,CT 导引穿刺活检,斜向进针

腹膜后淋巴结肿大可根据解剖部位和病灶大小选用仰卧位从腹前壁穿刺。腹主动脉旁、膈脚后淋巴结可采用俯卧位后路途径,从脊突旁做斜行穿刺。盆腔淋巴结肿大可根据其部位选用前壁经腹膜及腹膜旁穿刺或后路途径。后路途径较前壁穿刺疼痛轻。进针途径原则为避开实质脏器及大血管,避免造成不必要损伤。如淋巴结周围无血管结构,进针行径又不穿行肠道时,可考虑用 18~21G Surecut 针。当淋巴结有完整包膜,须加快进针以克服包膜阻力。穿刺针尖置于淋巴结中央,用 10 或 20 ml 注射器反复抽吸直到见血性物质为止。也可用共轴针先将 19G 针尖插入到淋巴结表面之后,用顶端略弯的 22G 内针反复穿刺抽吸直至取得满意标本为止。抽吸标本分别做涂片和石蜡包埋切片。术后观察病人 1 h 以上,口服或肌内注射抗生素以预防感染。

五、准确率

腹腔盆腔穿刺活检准确率为 51%～90%。不同病变、不同部位的准确率有差异。妇科恶性肿瘤为 66%；直肠、结肠癌手术后局部肿块的穿刺活检，有利于鉴别是肿瘤复发或炎性包块，其准确率高达 100%；淋巴结活检准确率约为 72%。

六、并发症

并发症发生率约 27%。需注意出血、胃肠道穿孔和腹膜炎等并发症发生。

（张雪哲）

参考文献

1. 张雪哲,卢延. 350 例 CT 导引下经皮细针穿刺活检的临床应用. 影像医学,1990,3:13～19
2. 张雪哲,卢延主编. CT·MRI 介入放射学. 北京:科学出版社,2001
3. 张雪哲,王武,黄振国等. CT pinpoint 系统导引在肌肉骨骼穿刺活检的应用. 中华医学杂志,2001,23: 1467～1468
4. 张雪哲,王武,陆立等. CT 导引下胰腺细针穿刺活检. 中华放射学杂志,1996,30:675～677
5. 张雪哲,熊琳,王武等,CT 导引下经皮细针穿刺活检的经验. 中华放射学杂志,1988,22:136～139
6. Bernardino ME, Walther MM, Philips VM, et al. CT - guided adrenal biopsy: accuracy, safety, and indications. AJR, 1985,144:67～69
7. Gazelle GS, Haaga JR. Guided percutaneous biopsy of intraabdominal lesions. AJR, 1989,153:929～935
8. Goldstein HM, Zornoza J, Wallace S, et al. Percutaneous fine needle aspiration biopsy of pancreatic and other abdominal masses. Radiology, 1977,123:319～322
9. Hall - Craggs MA, Lees WR. Fine - needle aspiration biopsy: pancreatic and bilary tumors. AJR, 1986, 147:399～403
10. Heiberg E, Wolverson MK, Technical note: ipsilateral decubitus position for percutaneous CT - guided adrenal biopsy. J Comput Assist Tomogr, 1985,9:217～218
11. Lawrence DD, Carrasco CH, Fornage B, et al. Percutaneous lymph node biopsy. Cardiovasc Intervent Radiol, 1991,14:55～62
12. Lee HM, Lu DS, Farahauik, et al. Biopsy of hepatic clone lesions: semi - real - time coronal MR guidance. Radiology, 1996,201:496～499
13. Lee MJ, Warshaw AL, Dawson SL, et al. Image - guided biopsy of pancreatic neoplasma: do we spread the tumor? Radiology, 1991,181(Suppl):165
14. Little AF, Ferris JV, Dodd Ⅲ GD, et al. Image - guided percutaneous hepatic biopsy: effect of ascites on the complication rate. Radiology, 1996,199:79～83
15. Martino CR, Haaga JR, Bryan PJ, et al. CT - guided liver biopsies: eight year's experience. Radiology, 1984,152:755～757
16. Mitty HA, Efremidis SC, Yeh HC. Impact of fine needle biopsy on mangment of patients with carcinoma of the pancreas, AJR, 1981,137:1119～1121
17. Mueller PR, Miketic LM, Simeone JF, et al. Severe acute pancreatitis after percutaneous biopsy of the pancreas. AJR, 1988,153:493～494

18. Mueller PR, Wittenberg J, Ferrucci Jr JT. Fine needle aspiration biopsy of abdominal masses. Semin Roentgenol, 1981,16:52~61
19. Nadel L, Baumgartner BR, Bernardino ME. Percutaneous renal biopsies: accuracy, safety, and indications. Urol Radiol, 1986,8:67~71
20. Pagani JJ. Biopsy of focal hepatic lesions. Radiology, 1983,147:673~675
21. Papanicolaou N, Eisenberg PJ, Silverman SG, et al. Prostatic biopsy after proctocolectomy: a trunsgluteal, CT-guided approach. AJR, 1996,166:1332~1334
22. Silverman SG, Mueller PR, Pinkney LP, et al. Predictive value of image-guided adrenal biopsy: analysis of results of 101 biopsies. Radiology, 1993,187:715~718
23. Steiner E, Mueller PR, Simeone JF, et al. Transcystic biopsy: a new approach to posterior pelvic lesions. AJR, 1987,149:93~95
24. Sundaram M, Wolverson MK, Heiberg E, et al. Utility of CT-guided abdominal aspiration procedures. AJR, 1982,139:1111~1115
25. Welch TJ, Sheedy PF, Johnson CM, et al. Percutaneous adrenal biopsy: review of 10-year experience. Radiology, 1994,193:341~344
26. Whelan TV, Healy GF, Patel TG. Renal biopsy: localization using computed tomography. Urol Radiol, 1985,7:94~96
27. Zhang XZ, Lu Y. CT-guided transcutaneous fine-needle aspiration biopsy. Chin Med J, 1990,103:599~603
28. Zornoza J, Wallace S, Ordonez N, et al. Fine-needle aspiration biopsy of the liver. AJR, 1980,134:331~334

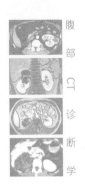

第三十五章 腹部仿真影像学

第一节 仿真影像学概论

可视化技术是继计算、实验之后的第三大科学研究方法,医学数据尤其医学图像三维(3D)可视化是可视化技术在医学领域应用的重要方面,其运用计算机图形学和图像处理技术,将人体及其内部器官2D数字图像序列或3D数据在3D空间上重建3D几何表达、生成立体3D图像模型,并可通过人机交互进行漫游、旋转、位移、缩放、切片处理、多层显示、切割、提取组织器官等,提供医师直观、逼真、具有真实感的人体器官与组织结构的3D可视信息与医学图像。仿真影像学正是基于医学图像3D可视化发展而来的,其乃一全新的医学影像学概念,是仿真(虚拟)内镜(VE)、仿真(虚拟)局解及其他3D医学成像的总称,是一门基于传统影像学(如CT、MRI、旋转DSA和超声等)2D序列数字图像数据/3D数据场的信息处理、重构与绘制可视化以无损评价、直观揭示人体组织器官解剖结构及其病理改变的后处理影像学。仿真影像学诞生于20世纪90年代末,国外Rogalla等于2001年出版了专著*Virtual Endoscopy and Related 3D Techniques*,国内杨秀军等于2002年著有《临床仿真影像学》(*Virtual Endoscopy and Related 3D Imaging in Clinical Medicine*),众多国内外专家试图致力于该亚学科体系的建立。尽管近10年来科学可视化与生物医学信息工程技术发展迅速,影像设备的进步日新月异,全身3D成像尤其3D心脑血管影像学发展更是高歌猛进,320排螺旋CT甚至突破"多排"概念的能谱CT也陆续成功应用到临床,但不无遗憾的是,仍在不断发展、完善中的仿真影像学学科体系仍未真正建立,VE等技术的临床应用也明显不及预期,其技术开发与应用仍潜力巨大,未来任重而道远。

与传统影像学的2D直接成像不同,仿真影像学是组织器官2D数字图像序列或3D数据的后处理重建成像,以3D虚拟、仿真再现组织器官的解剖结构;其一次采集的源影像数据,可进行包括 VE、容积再现(VR)、最大/小密度投影(MIP/Min-IP)、表面遮盖法(SSD)及内镜平铺、电子刀模拟手术等多种图像形式的 3D 后处理图像重建与成像,图像表现形式、解剖病理信息内容及医师阅片方式、诊断模式等均发生了革命性变革,极大地丰富了诊断信息,弥补了传统影像学特别是医学成像设备在成像上的不足,是现代影像设备、医学经济学、医学伦理学、社保医保等诸方面的客观要求[现今数十、数百排螺旋 CT 一次检查获得海量图像数据,有必要进行 3D 可视化绘制图像后处理,而不能仍只提供横断面或加简单的多平面重建(MPR)图像],促进了影像学诊断及相关临床诊疗水平的提高,顺应了医学影像学发展要求与信息时代潮流。其中,VE 无需插管而达到无创性内镜可视效果,3D 揭示了器官表面尤其空腔脏器内腔的解剖与病理信息,完全打破了传统影像学图像形式与诊断、评价模式,实现了人体形态解剖影像成像从平片或断面图像向内镜等 3D 图像的跨越;基于 VR 阈值差异的仿真局部解剖学(图 35-1-1),是利用 VR Opacity 软件,通过滑行鼠标寻找解剖结构最佳显示阈值与图像,逐层 3D 成像,并显示皮肤、皮下组织、浅静脉、筋膜、韧带、部分粗大神经、肌肉肌腱、内脏、深部血管、骨骼等,实现了活体无损性虚拟解剖、辅助手术与教学的目的,极大地丰富和拓展了医学影像学,使一些传统影像学难以有效成像、直观显示与诊断的解剖结构如内耳、腕管、Hesselbach 三角等,以及某些病变如左肾静脉压迫综合征、十二指肠淤滞症、腔静脉后输尿管等的显示变得简捷、直观与完全无创,提高了疾病影像诊断的敏感性、准确性和临床治疗的指导作用。因此,仿真影像学既是重要的辅助诊断手段,又是重要的辅助治疗手段,同时还是重要的医学教学辅助手段。

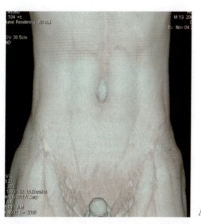

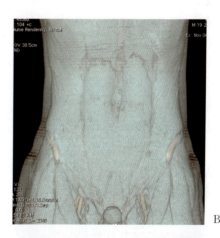

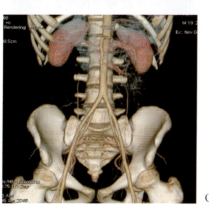

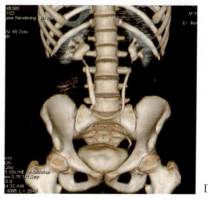

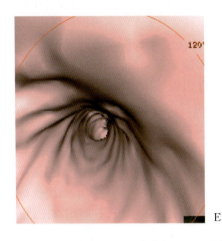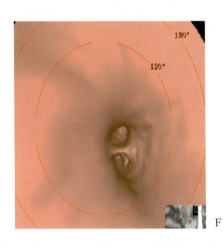

图 35-1-1 层厚 7.5 mm、间隔 7.5 mm 螺旋扫描,层厚 2.5 mm、间隔 1.2 mm 薄层重建。在影像工作站通过调节最小阈值(最大阈值预设 600 Hu),VR 仿真腹部皮下组织及浅部血管(阈值 -200 Hu,A)、肌肉肌腱(阈值 -25 Hu,B)、内脏及深部动脉、骨骼(阈值 100 Hu,C)、尿路(排泄期扫描,阈值 100 Hu,D)等 3D 解剖,并见腹股沟区淋巴结;仿真肾镜(E)3D 揭示肾盂输尿管移行处内腔解剖及其狭窄情况;仿真血管镜(F)示腹主动脉分叉处内腔解剖及一较小钙化斑块(白亮点影)

作为仿真技术与仿真影像学应用的发展趋势,仿真活检与影像病理学如 CT 病理学技术将更加体现出它的潜在价值与优势。"仿真活检"这一概念最初见于生物医学工程学上,系指在仿真内镜基础上借助各种最新成像手段及计算机分析技术,无创性获取病变部位尽可能多的形态、功能信息,以得出类似或接近组织学活检的诊断结果。其一般步骤是通过仿真内镜技术,观察或检测到具体的病变部位,在该处进行模拟组织提取,再通过对提取组织的形态、功能信息的分析,得到检测结果。这其中涉及了多模态图像配准工作。对于单个 CT 图像来说,仿真活检需解决不同成像方式的融合问题,对于多模态数据来说,则需解决多种图像数据之间的配准、融合与显示技术。理论上,只要仪器的分辨率足够高,通过计算机成像技术对兴趣区进行无限放大等处理,就能够达到组织甚至细胞形态结构的直接成像与显示目的。从理论上意味着只要通过仿真影像学检查即可无创性获得组织病理学信息与诊断,极具发展潜力,并向传统的经皮或经内镜经腔直接穿刺病变活检发出挑战。尽管目前与目标距离甚远,今后随着计算机技术、传感与测量技术、微电子技术及医学影像学等的发展与完善,仿真技术不仅能够构建、仿真出组织器官的解剖结构,还将会构建出"虚拟的功能",进一步推动仿真影像学的发展。

一、仿真影像学成像原理

仿真影像学成像方法、原理、操作与实现颇为复杂。仿真成像就是医学图像 3D 可视化,即医学体数据 3D 可视化过程,主要包括体数据的获取、预处理(如滤波、插值、组织分割和配标等)、3D 建模、绘制与显示等。医学体数据是指从影像设备尤其 CT、MRI 获取的人体组织器官的断层 2D 图像序列或 3D 数据。X 线、CT、MRI、DSA、US、PET 等源影像成像方法、原理、操作这里不再赘述。这些设备获得的源影像序列数据包含了函数插值(层间插值)

及其生成的 3D 规则数据场，可认为是标量数据场，如 CT 断面图像，水平方向即 X、Y 轴向为图像的长、宽，纵向即 Z 轴方向为图像层厚或层间距。原始图像层间距与层片内像素间距不一致时，需要进行层间插值，以得到 X、Y、Z 轴 3 个分辨率一致的体数据，形成 3 个正交方向上排列整齐的体素（体数据的最小单位——3D 体数据空间的一个小立方体）阵列和 3D 空间数据场。人体组织器官的准确提取是研究解剖结构、组织器官定量化测定、病灶定位和疾病诊断的重要基础。3D 重建方法主要有（表）面绘制（surface rendering）和体（积）绘制（volume rendering，VR）两种，均为用图形学方法显示离散数据场的可视化（离散体素表示）技术，是计算机按照一定光照模型对 3D 数据场信息的显示与可视化，可表现细节丰富且数据量巨大的物体，重构出自然、逼真、能够直观理解的 3D 人体组织器官的解剖及病变图像，以帮助人们获得直观的医学信息。但两种绘制技术由于基本方法的不同，在绘制效果、算法时间、交互性能等诸方面都存在很大的差异。

其中，面绘制是由 3D 空间数据场构造出中间几何元如曲面、平面等，再由计算机图形学技术实现的。其最大的特点是采用曲面造型技术，通过阈值或极值的方法构造物体的中间曲面，然后由面光照模型计算、绘制和重现出物体的 3D 结构，包括基于轮廓的表面重建和基于体素的表面重建，前者先从 2D 图像中抽取轮廓，确定相邻层面上轮廓的对应关系，再经轮廓拼接和曲面拟合构成出一组相对应的轮廓的表面；后者是在物体表面通过的每一个体素内构造小面片（一般为三角片），最具代表性的算法有立体沟纹模型（Cuberlle 算法）、步进立方体算法（marching cubes，MC 算法）、面跟踪算法（surface tracking）、Dividing Cubes（DC）算法等。Cuberlle 算法是将每一体素看成空间中的一个六面体单元，利用边界体素 6 个面拟合物体表面，即把边界体素中相互重合的面去掉，只把不重合的面连接起来近似表示物体表面；实际上是把整个单元看作同一物质构成，一个不透明单元可以用该单元同一色彩的 6 个面来表示（绘制），为此难以显示组织器官的细节。MC 算法是 3D 数据场等值面生成的经典算法，是体素单元内等值面抽取技术的代表，该算法中的立方体体素与 Cuberille 表示中的立方体体素不同，后者仅以一个等值立方体表示一个体素值，等值面由体素的 6 个表面面元组成；而在 MC 算法中，体素是一逻辑上的立方体，把 3D 图像相邻层上的各 4 个像素组成立方体上的 8 个顶点，以扫描线方式逐个处理数据场中每个立方体体素，分类出与等值面相交的立方体，采用插值计算出等值面与立方体边的交点，求出每一体素内包含的等值面，由此生成整个数据场的等值面。这样，MC 算法把离散的 3D 数据场表示转换为等值面的逼近三角面片表示，把单元看作由各向同性的物质构成，根据单元各角点的值和用户指定的阈值可确定一个单元内有无与阈值相等的面（等值面）通过，有则可以通过沿该单元立方体棱两端角点的值作线性插值，得到构成三角面片的顶点，通过连接这些顶点就得到了近似等值面的三角面片，对整个数据场逐个单元进行处理即可得到一个理想等值面的近似三角网格。DC 算法采用点元代替面元作为中间几何元素直接绘制表面，解决了 MC 算法中存在的连接方式上的二义性问题，该算法逐个扫描体素，当体素的 8 个顶点超过等值面时就将该体素投影到显示图像上，其不需要计算大量的三角形，提高了图像生成速度。但该方法在绘图时无论视线如何变化都只能从显示表的首部开始逐个处理表中的每个边界，当正在处理的边界在视线方向上遮挡了某个已投影到图像平面的边界时，对后者的计算工作便成为无效。总之，基于体素的表面重建方法是待建组织 3D 几何表达常用的手段，其以一组平面片特别是三角片来近似表示，即实际上是把体数据转换成一种逼近面表示（借助于中间转换过程而非直接将体数据投向屏幕进行绘制,也称间接体绘制),以进一步利用成熟的计算机图形学技术甚至已有的硬件加速技术完成感兴趣信息的提取;面绘制处理的是整个数据场中的小部分数据,不能保留体数据场的完整性,且对形态不明显、亮度变化小的组织结构尤其软组织、血管 3D 显示难尽人意。

VR(亦即直接体绘制)是近年来迅速发展并越来越多地应用到医学领域的 3D 数据场 3D 可视化方法,处理定义在 3D 或更高维网格上的标量和向量数据,其放弃了传统图形学中体由面构造的约束,无需建立 3D 几何模型中介,依据视觉成像原理构造出理想化的物理模型——即将每个体素看成是能够接受或发出光线的粒子,直接应用体数据光照明模型及体素属性分配一定的光强与阻光度,通过计算沿视线方向的所有体素对该视线的贡献,在像平面上形成半透明的投影图像。VR 以体素作为基本单元,不涉及等值面几何图元模型的构造,直接研究光线通过 3D 体数据场时的变化及与体元的相互关系,即直接由切片数据集生成 3D 图像,处理的是整个数据场的数据(包括物体表面和内部结构数据,而非由阈值确定的等值面上的数据),体元中许多细节信息得以保留,结构的保真性大为提高,重建后的图像表现细节更丰富,真实感更为强烈,体现了其在体数据处理及特征信息表现方面的优势。体绘制形成的图像一般是半透明的,图像颜色一般是人工指定的伪彩色,其首先需要对数据进行分类处理,不同类别赋予不同的颜色和不透明度值,然后根据空间中视点和体数据的相对位置确定最终的成像效果。VR 技术主要有以图像空间为序(image-order)算法、以物体空间为序算法及结合以图像空间为序算法和以物体空间为序算法的混合算法三大类。典型的算法有光线投射法(ray casting,也称光线跟踪技术,ray tracing)、纹理映射法(texture mapping)、溅射法(splatting,也称脚印法,footprint)、Hybrid Order 法等,这些算法计算时间较长,故人们还利用图像数据的空间相关性研究了一些快速算法,如加速光线投射法、空间相关脚印法、自适应采样法和基于模板的体视化方法等。光线投射法是一种典型的以图像空间为序的直接 VR 算法,是从反方向模拟光线穿过物体的过程,以屏幕上每个像素点出发,根据视点方向发射出一条光线,穿过 3D 数据场,沿射线进行等距采样,并由距离某一采样点最近 8 个数据点颜色值和阻光度值作 3 次线性插值,求出该采样点的颜色值和阻光度值。可由前向后或由后向前顺序将一条光线上采样点的颜色及阻光度进行合成,得到屏幕上该像素点的颜色值,从而生成最终图像。光线投射算法采用为每个体素分配透明度和光强的方法来绘制图像,由于其避开了重建问题,可对体数据所包含的物体进行显示,在显示图像中物体细微结构和微小变化都可以不同程度地表现出来,且在计算光线-物体相交时还可纳入一些附加条件,如灰度阈值等,从而在对体积图像进行显示的同时,具有对图像进行处理和分析的功能。不过,这种方式的显示不能很好地表现空间层次,给人们理解体数据的内容造成困难;也正因为舍去了重建过程,没有产生物体的几何描述,使其不能完成诸如体积、面积等的定量分析任务。同时,光线跟踪方法以体素为操作对象,每个体素都对显示图像产生一定的影响。在光线投射过程中,如果并不是以表面点作为成像的结束条件,而是求取整个光线过程中的最大值点,那么就被称为 MIP;如果取最小值,则称为 MinP。MIP 算法是一种能够有效提高实体定位、形状和拓扑信息显示效果的 VR 方法。2D 断面图像序列或 3D 数据经过 MIP 处理后,感兴趣解剖结构的位置、形状、拓扑结构等就能够清晰再现,可以重建出类似 X 线造影的图像来,但图像缺少深度信息。优化 MIP 算法可通过选取一个阈值,当光线透射并达到该阈值时则停止下来。这样,减少了重建时间,图像具有一定的深度信息,缺点是对阈值非常敏感、需要操作人员有足够的经验。溅射算法是一种以物体空间为序的直接 VR 算法,该算法把数据场中每个体素看作一个能量源,当每个体素投向图像平面时,用以体素的投影点为中心的重建核将体素的能量扩散到图像像素上,类似把能量由中心向四周逐渐扩散或溅射。该算法基于将体素投影到屏幕上,一个体素的贡献向许多像素分散,利用了体素本身的空间相关性,却没有利用体素之间的相关性。与光线投射法比较,其能高速度产生图像,但图像质量稍逊。Hybrid Order 法为混合算法,是物体空间为序和图像空间为序算法的结合。其中一种效果类似光线投射法的混合法如下:将所有单元按从视点开始距离增加的次序投影到图像平面上,对于一个单元从投影单元覆盖(围绕单元投影的最小轴对齐矩形)的每个像素发出一条光线,再对该光线重采样该单元,通过合成把这些样本的色彩和不透明度累加到那些像素上。从获得的图像的质量上来讲,VR 要优于面绘制;但从交互性能和算法效率上讲,至少在目前的硬件平台上,面绘制还是要优于 VR,因为面绘制采用的是传统图形学的绘制方法,现有的交互算法、图形硬件和图形加速设备能充分发挥作用。

  VE 比上述一般 3D 重建原理更为复杂,综合了许多计算机图像处理技术,不但涉及透视面绘制或 VR 技术,而且还用到了路径规划、动态显示等技术。VE 把透视法和体积重建技术结合起来,对器官内表面具有相同体素值范围的部分进行 3D 表面重建,实现了以轴位图像为源影像产生反映腔内解剖与病理结构真实图像的愿望。VE 所依赖的虚拟现实技术最初用于游戏软件中,以模拟 3D 立体环境和增加真实感,1994 年 Vining 等首先将其应用到 CT 技术中,成功地模拟了纤维结肠镜、支气管镜成像来进行医学诊断。一般基于面绘制的 VE,应先获取 CT、MRI 等 2D 序列图像或 3D 数据,再进行包括过滤、插值、分割、数据分类等的预处理。其中,过滤用于平滑或增强图像的信息内容,插值是因为 CT 或 MRI 提供的都是断层数据,而 3D 图像算法都是基于均匀体数据的,要求 3 个方向密度相同;分割是切除不感兴趣的数据集,保留要处理的部分;数据分类是体数据可视化用户所面临的非常困难的一步,数据分类技术很多,如果在具体应用过程中分类效果不理想,就需要重新进行分类。基于面绘制的 VE 图像细节较佳。在 VE 系统中,感知器(虚拟摄像机)可以定义成各种物理模型(光学、US、X 线、红外线等),包括各种摄像机参数(分辨率、视野、焦距)。对于光学内镜来说,只有那些"可见"的表面表示那些沿着摄像机镜头所看到的不透明的物体,在物体和摄像机镜头之间是空的或者是一些透明的组织。同样的,VE 也要采用在计算机视觉理论相类似的分析方法,如噪声的消除、边界检测、插值等。其中插值问题的选择非常重要,这在很大程度上是因为体数据和摄像机镜头的分辨率不同。在成像方法上,光线跟踪技术无疑是比较合适的,由于其既可从解剖学结构内部来观察器官,也可从整个物体的外部来观察,故能提供很强的成像能力。为了减少失真,医学图像 3D 重建中常采用平行投影,但为了模拟真实情况,VE 多采用透视投影。VE 成像中较多运用的是 VR 方式,因为它提供了更多的成像模式和更强的处理功能,同时由于算法内部集成了三线性插值而更适合于细微部分的图像处理。

二、仿真影像学的影像评价标准与体系

  VE、仿真局部解剖等影像完全不同于传统影像学图像,为此,其阅览、判读、诊断也不同

于传统读片,需要建立一个与之相适应的新的影像评价体系。现将我们初步经验介绍如下,以期规范、统一相关技术、概念与影像评价标准。

(一) 仿真影像学读片要结合源影像及其他常规断面影像

仿真影像学图像重建于人体器官解剖信息容积采集的断面图像源即源影像,可提供源影像无法直接揭示的医学信息,但又不能替代和包容源影像所有的医学信息。为此,仿真影像学图像分析时,结合源影像和常规断面影像非常重要。比如输尿管走行迂曲,尤其向前过度扭曲时,冠状位扫描由于扫描时间与层数的限制,过度前屈部分的输尿管可能尚未扫到,后处理影像(尤其 MIP 图像)可出现该输尿管影像中断或狭窄的假象,而源影像等断面图像多能提示诊断、相互印证。又如 CT 静脉尿路造影(CT-IVU)检查时,高密度的对比剂往往可完全或部分混淆、掩盖尿路结石、钙化影像,源影像尤其增强前拖片(scout)和横断面影像则多能清晰显示结石、钙化病灶。

(二) 仿真影像学读片要结合两种或多种后处理影像

每个病人检查后,各种形式的 3D 图像都进行后处理成像是大可不必的,每一种成像方式都进行每个角度的观察和照相也不现实。不同的源影像和同一源影像的不同观察对象,选择诊断和评价的 3D 后处理图像不尽相同。恰当的几种后处理影像的对比分析和综合应用,可明显丰富、增加医学诊断信息,提高仿真影像学的临床应用价值。不同的后处理方法,有不同的图像显示特点,相互结合,可提供更多的诊断信息。VE 可清晰显示病变腔内 3D 解剖信息,VR、SSD 主要显示器官的外形,多仅在腔内病变引起器官外形改变时才能反映出来,MIP 则仅能对高密度或高信号图像进行立体显示,反映管壁的钙化斑块及腔内对比剂分布尚佳,后两者均无法勾画病变腔内具体情况。VE 结合 VR 或 MIP 等图像,不仅对准确判定病变的具体节段、部位和明确病变的 3D 空间位置及毗邻关系有帮助,还可据病变在这些影像上的特点,如结石在 MIP 影像上所表现的"水线征",帮助定性诊断,提高疾病诊断的准确性。此外,因部分容积效应,VR、MIP 或 SSD 图像往往会掩盖一些较小的病变,如小结石,VE 则可准确揭示这些腔内小病变,联合运用相得益彰。

在仿真影像学临床应用时,应具体问题具体分析,以选择最能反映病变特征及与周围组织毗邻关系的图像形式和影像方法进行后处理重建成像为宜。一般地,对兴趣结构影像为高信号或高密度(白色亮影)的源影像,采用 VR、MIP 以评价整体 3D 解剖,较大空腔(如肾盂、膀胱、胃肠、胆囊等)或局部伴有狭窄、梗阻者加行 VE 成像以观察腔内及病变的 3D 内镜解剖;兴趣结构影像为低信号或低密度影像(黑色暗影)者,则采用 SSD 或 RaySum 图像形式揭示组织器官的整体解剖信息,局部病变区加行 VE 成像。但也有一些例外,譬如,CTA 尤其颅脑 CTA 采用外视镜技术,重建时间最短、图像类似且优于 SSD,图像整体效果极佳;脑池磁共振水成像采用 VE 重建技术,显示血管、神经等组织结构的 3D 解剖极佳,图像效果更是其他方法所不及。

(三) VE 读片要结合导航方位图或路径图

VE 图像往往缺乏影像的来源和具体位置等信息,而导航方位图、路径图却补充了这些信息。在 VE 重建过程中,要注意以最能反映 VE 图像来源和病变部位的断面影像(常可在轴位、冠状位和矢状位进行选择)作为导航路径图,VE 路径图能够初步揭示 VE 图像来源与病变部位。必要时,至少保存一帧伴随 VE 生成的轴位、冠状位和矢状位影像的四合一影像,这个在一帧图像上同时包括了病变 VE 及其准确反映其图像来源、方向和病变部位的轴位、冠状位和矢状位图像即导航方位图。导航方位图不仅能够揭示 VE 图像来源与影像特点,也可初步反映病变的 MPR 影像特征。

(四)仿真影像学的影像评价方法与技术标准

不同的医学影像学图像,其评价内容、方法与标准不尽相同。VE 图像的成像、摄取、分析、评价,与真实内镜基本一致,其参照真实内镜的评价内容与方法,主要从以下几个方面进行:①管腔的通畅情况,如有无狭窄、梗阻及其部位与节段;②有无隆起或凹陷性病变及病变大小;③隆起性病变有无蒂,蒂的粗细、长短(亚蒂、短蒂、长蒂),表面情况如光滑、小丘样结节、凹凸不平、有无溃烂、出血等;④凹陷性病变口部和底部情况,如病变的深度、口部有无火山口状隆起、底部是否平坦或凹凸不平、有无黏膜破坏或黏膜通过其中等;⑤内膜或黏膜色泽及其变化;⑥有无扁平病变及其病变范围和周边组织结构改变,如黏膜破坏情况。VE 无法观察管腔蠕动情况,也难以真实展现内膜颜色和血管变化,更无法活检和直接内镜治疗。为此,VE 诊断更主要地依赖形态学的改变,而腔内病变在形态上主要表现为凹陷、隆起或扁平改变,准确定义隆起与凹陷性改变对准确判读、分析、评价 VE 影像显得尤其重要。结合文献,我们定义隆起或凹陷性病变或改变为不连续的局限性内膜上的隆起或凹陷,且隆起高于周边黏膜(皱襞)而凹陷低于周边黏膜(皱襞)。这样,区分正常与异常、隆起与凹陷的 VE 图像就有了一个参照标准。另外,我们发现 VE 观察的标准角度,应该包括至少类似纤维内镜入路的病变图像、梗阻处扩张端图像和(或)病变的最佳显示位如切线位图像 2~3 个角度。

研究中我们还发现,VE 重建过程中调节最佳极值(阈值上限或下限)时,病变与固有管腔、管壁变化的协调性、同步性可能有助于疾病的定性诊断。因而,VE 成像时一定要在最佳阈值极值上、下范围内多次调整与成像显示,以观察病变形态、大小的改变是否与管壁、管腔的变化同步。管壁上的黏膜隆起和新生物如肿瘤、息肉等,最佳阈值极值改变时,其 VE 图像形态、大小的改变与管壁、管腔图像改变一般是同步的;而结石、异物等 VE 影像的形态、大小变化多与固有管腔、管壁的变化不一致、不同步、不协调,常比管壁、管腔影像的变化大,甚至出现病变影像完全消失而管腔影像仍较完好的现象(图 35-1-2)。如输尿管结石影像随阈值变化与输尿管影像变化不一致,而输尿管癌病灶影像与输尿管影像随阈值改变表现为变化的同步性。这些改变的基础是病变与管腔的密度或信号差异的不同,差异越大,两者形态、大小的变化越不一致。

同时,鉴于 MIP、RaySum、SSD、VR 等图像类似于传统 X 线造影图像、标本或铸型图像,因此 VR、MIP、RaySum、SSD 等影像的标准观察角度,至少应该包括正位(前、后面观)、90°左或右侧位和 45°斜位或病变最佳显示位如切线位观,必要时还应包括轴位叠加重建图像(如脑血管成像 Willis 环全景显示与观察)。而且,VR、MIP、SSD 等图像的判读、辨识、分析和评价与传统 X 线造影图像的方法基本一致,主要从解剖结构的连续性、边缘的光滑性、密度或信号的均匀性、与正常结构的差异性等诸方面来进行考察与分析。仿真局部解剖显示与阅片可参照局部解剖图像识别与判读方法进行。

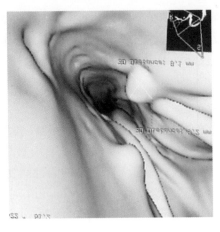
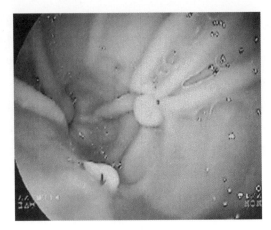

A B

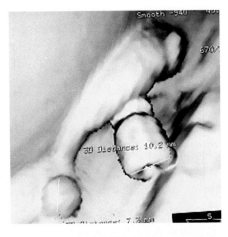
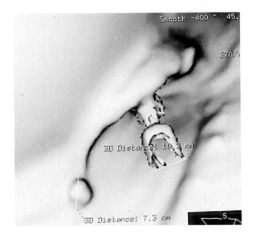

C D

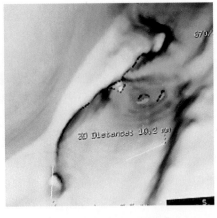

E

图 35-1-2 实验性胃息肉 CT 仿真胃镜研究。A 准确显示了 8 mm 直径大小的隆起性结节——"息肉",与电子胃镜(B)所见类似;C 精确展示并测量了"息肉"、螺旋管头颈部;D 及 E 为"息肉"、螺旋管和胃腔随阈值(分别为－350、－50 Hu)改变的 VG 图像,螺旋管形态变化极大,与管腔变化不同步,"息肉"变化则较小,与管腔变化同步

仿真影像学除了可借用传统影像学的术语如充盈缺损、狭窄、梗阻、灌注显影功能不全等来进行影像描述与评价外,为了更方便、更准确地考察、评价这些新的医学影像图像,还需要科学地命名一些新的征象。譬如,在磁共振水成像[如磁共振尿路成像(MRU)、磁共振胰

胆总管成像(MRCP)]技术与图像处理中,高信号的管腔影像与腔内占位病变(结石、肿瘤、血块等)所导致的充盈缺损的同时,病变与管壁之间有或无高信号线状影。这种现象也存在于常规 T_2WI 或 T_2^*WI 图像中。出现这种线状高信号影像的生理基础,是富含自由水的液体。这种线状影像的存在与否,对病变的定性或病变状态的评价颇有帮助。为了描述的方便,将这种 MRI 图像上出现的病灶与管壁之间的线状高信号影像称为"水线征"("hydro - line signs")。典型的"水线征"表现为病灶与两侧管壁之间的双轨样的高信号影。显示"水线征"者,提示多为良性病变,如结石、凝血块等。不过理论上带细长蒂的恶性病变如恶变的腺瘤可能也有类似改变,但这种恶性病变甚少见,而且腺瘤恶性变时常表现为宽基底,此时结合瘤体的形态尤其在 VE 下的改变和临床病史,诊断多不难。如果病灶与管壁间缺乏这种线状高信号影,即"水线征"阴性,多系起源于固有管壁的新生物所致,如息肉、腺瘤、癌等,尤其多见于以宽基底与管壁相连的恶性肿瘤。结石粘连、嵌顿也可出现这种情况,尚需要结合其他影像和病史加以鉴别。倘若上次出现过"水线征",此次复查发现病灶与管壁间这种线状高信号影像断断续续或缺乏,则提示结石等良性病变处于与管壁粘连或嵌顿状态。可见,"水线征"不仅能够帮助疾病的定性诊断,还有助于判断病变如结石的游离、粘连或嵌顿状态等,为有效治疗方案的确定和实施提供帮助,如嵌顿的结石必须手术切开取石,否则可经内镜或经皮直接套取结石。

第二节　仿真影像学在胃肠道的临床应用

X 线双对比造影[胃肠钡餐(GI)或气钡结肠双对比造影(DCBE)]通过适当改变体位及加压点片等以揭示食管、胃、小肠(尤其十二指肠)、结直肠的生理蠕动,以及腔内表面解剖结构及其病理改变,但其缺乏管壁及腔外解剖与病理信息;传统 CT、MRI 揭示局部胃肠道管壁及毗邻结构颇佳,但缺乏整体解剖信息。胃肠道仿真影像学不仅整合了上述影像学优势,而且提供了 3D 仿真局部解剖、虚拟内镜等全新影像解剖图像,促进了消化系统疾病临床诊疗水平的提高。其中,与传统内镜相比,VE 优点在于:①显示的范围广泛,几乎没有盲区,并能从梗阻点的两端成像与利用平铺软件纵向剖开平铺观察;②非侵入性、可重复性、广适应性和模拟操作性;③可以准确测量病灶的大小;④能够同时获得多种 3D 图像和结合这些影像综合分析,利用电子刀技术(cut)可任意角度模拟切割、观察以获得胃肠道 3D 剖面图像;⑤由于其成像与显示是以横断面图像为基础的,故而容易发现胃肠道以外及远处转移的病灶。其主要缺陷是:①图像分辨率不甚高,病变表面细节不够;②对小病灶尤其扁平病变显示、诊断困难;③无法显示生理蠕动及黏膜真实色泽、出血;④无法获得病变接触质感及组织活检。

一、仿真影像学技术

源影像主要采用 CT 螺旋或容积扫描,扫描前宜清洁胃肠道以消除胃肠道内潴留液与残渣所产生的伪影,并宜应用低张药物以减少胃肠道蠕动和降低胃肠道张力。目前胃镜、肠镜检查后即刻做 CT 检查的情况不少,此时无需再行胃肠准备,也可无需引入任何对比剂,或可口服产气粉或经肛门灌注空气。扫描过程中患者宜绝对制动与屏气。另外,胃肠道内引入有效对比剂是检查成功的关键,一般胃部采用吞服产气粉,小肠采用经口插管注气,结肠采用经肛门灌入空气的方法,也可采用阳性对比剂,如3%左右泛影葡胺。常规采用仰卧位,一次屏气下完成扫描,必要时可加扫俯卧位图像以作补充。3D 图像重建应包括 VE、VR、RaySum 或 SSD 图像,诊断时尚需结合 MPR 图像。

源影像也可采用 MRI 技术。对比剂可用净水,也可应用稀释钆剂,前者采用磁共振水成像序列(呼吸触发),后者(磁共振钆剂胃造影)则采用 3D 快速梯度回波重 T_1 加权序列(屏气下完成采集)等。文献及我们的实验研究结果表明,胃部 3D 图像质量及对病变的检出率由优而次的源影像技术依次为空气充盈法螺旋 CT、阳性对比剂充盈法螺旋 CT、磁共振水成像和磁共振钆剂胃造影。目前,CT 仿真胃肠镜(CTVG)图像分辨率显著高于 MRI,对胃黏膜及病变的成像,其细节显示效果非常接近电子胃镜所见。

食管常处于空虚闭合状态,前后壁贴近,除非存在严重梗阻,否则即使低张状态下无论气体或阴性对比剂也无法较长时间停留其内,缺乏有效的密度或信号对比,使其 CT、MRI 仿真影像学成像困难。为此,食管仿真内镜的临床应用仅见个别病例报道。若借用目前已临床应用的 DSA 旋转采集技术与检查床倾斜技术,连续吞服泛影葡胺或极稀薄钡剂的仿真食管镜也许可以一试。

二、胃肠道正常解剖的仿真影像学表现

CTVG 能够 3D 准确显示胃黏膜的形态及走向(图 35-2-1),揭示胃底、贲门、胃体、胃窦黏膜不同解剖特性,其显示视野与范围大于胃镜,有利于病变尤其肿瘤的准确定位和评估预后。综合应用 SSD、RaySum 等 3D 图像,对病变检出与定位更有帮助,有望替代 GI 等检查,并已向有创的胃镜检查发出了挑战。MRI 仿真胃镜(MRVG)应用报道不多,临床价值尚待进一步研究。VE 示正常胃黏膜光滑,走行规则,粗细均匀,其中胃底黏膜呈粗网状,胃体黏膜呈纵条形,胃窦黏膜较多且多呈纵横交错状,与胃镜所示类似。扩张度不够尤其瘪陷时,胃黏膜比较集中,皱襞明显,黏膜柱较粗大,但走行自然柔软。胃腔明显扩张状态下,黏膜较小、较平展。SSD、RaySum 等成像所示正常胃图像类似 GI 所见。空气对比 3D-CT 利用电子刀"打开"胃腔,所见类似实体标本,清晰展示了正常胃腔、黏膜、黏膜间沟等结构(图 35-2-2)。

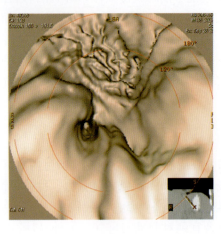 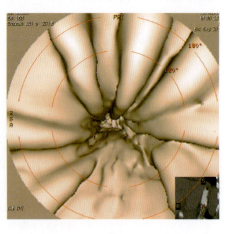

A   B

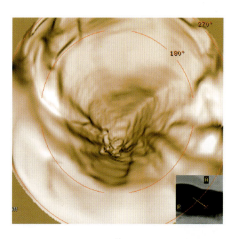

C

图 35-2-1 正常胃黏膜 VG 表现。泛影葡胺对比 CTVG 3D 展示扩张度不够时胃底及贲门(A)、胃体胃窦(B)黏膜纹较粗、皱褶明显、黏膜较集中,但走行自然、柔软。空气对比 CTVG(C) 3D 显示了充分扩张的胃内腔,黏膜较小、较平展。VG 准确显示了正常胃腔、黏膜、黏膜间沟及胃黏膜形态与走向

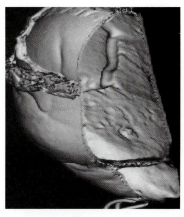

A

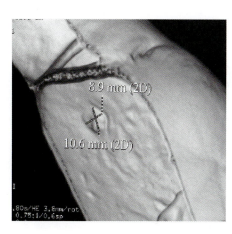

B

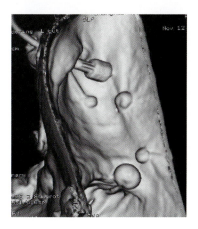

C

图 35-2-2 空气对比 CTVG。电子刀打开胃腔,类似实体 3D 展示了正常胃腔、黏膜、黏膜间沟等结构(A)及模拟溃疡(B)、息肉(C)病变,螺旋管胃腔内外情况及贲门放射状聚集的黏膜也一目了然

仿真肠镜能够提供肠腔内观图像,3D 显示正常肠黏膜、黏膜下层共同形成的规则、光滑、自然柔软的环形或半环形皱襞及其黏膜间沟、结肠袋等结构(图 35-2-3),其中 CT 结肠镜(CTVC)临床应用最为成功。VE 对食管内腔及黏膜的显示应用有限,目前经验不多(图 35-2-4),临床价值尚需进一步研究。

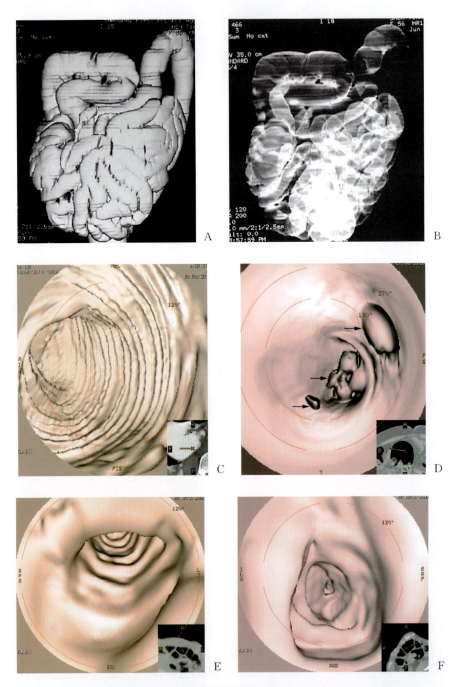

图 35-2-3 肠道 CT 仿真影像学。肠道 CT 仿真影像的 SSD(A)、RaySum(B)重建前面观图像类似实体 3D,展示了大、小肠及毗邻关系,空肠(C)、回肠(D)及横结肠(E)、升结肠(F)VE 图像 3D 揭示了正常肠腔、黏膜皱襞、黏膜间沟、结肠袋及回肠内粪块(D,箭头)

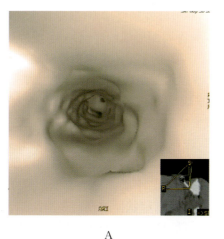
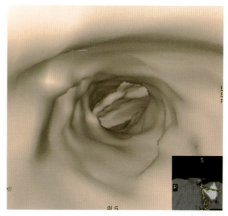

图 35-2-4 正常食管黏膜 VE 表现。泛影葡胺对比 CTVE 足入路（A）、头入路（B）及空气对比 CTVE 足入路（C）图像 3D 成像，显示正常食管内腔与黏膜情况

三、胃炎

胃炎是最常见消化道疾病，是胃黏膜对损害的反应，黏膜炎症常伴有上皮损伤和细胞增生，可致胃黏膜、胃壁增厚，但因其增厚多呈均匀、对称性的，故在 SSD、RaySum 上表现为"胃腔狭窄"，类似钡餐检查所见炎症痉挛状态，短期随访或过量充气，"狭窄"可以发生变化，增强 CT 断面及 MPR 图像可见典型 3 分层强化征象，与恶性病变可资鉴别。CTVG 上胃黏膜纹呈长粗条状隆起，因水肿可高于周围黏膜。有时可同时发现胃壁浅小凹陷，边缘可略高于黏膜面，提示黏膜水肿伴糜烂或浅表性溃疡。遗憾的是，VG 无法显示胃黏膜真实色泽，因而对慢性浅表性胃炎、黏膜充血等疾病的评价显得力不从心。萎缩性胃炎主要是胃黏膜表面炎症同时伴有黏膜内腺体减少、变小甚至萎缩，诊断主要依靠胃镜及活检，VG 有一定局限性。

四、炎症性肠病

克罗恩病（CD）和溃疡性结肠炎（UC）是一种病因及发病机制尚不十分清楚的慢性非特异性肠道炎症性疾病。其诊断与检查手段较多，但至今尚不能以某一检查作出明确诊断，目前以 X 线双对比造影、内镜检查为主，仿真影像学是其有益的补充。

仿真影像学对炎症性肠病早期病变诊断难有作为。病变进展时,黏膜层、肌层、浆膜层明显充血,且伴黏膜下层水肿,CT能够发现多节段、非连续性肠壁增厚(肠壁厚度超过4 mm,正常不超过 2~3 mm),肠壁呈特征性的分层强化,肠管周围形成的蜂窝织炎、炎性肿块也可同时显示,并能发现肠管与腹壁等之间形成的瘘管。CT 的 MPR 重建图像对病变的定位显示更为直观,除肠壁外,肠外特别是肠系膜、血管、淋巴结等组织结构和病变也可充分显示。50%以上 CD 患者存在肠系膜纤维脂肪增生,这几乎成了 CD 特有的表现,CT 表现为肠系膜脂肪的数量与衰减增加,还可发现肠系膜血管的增生情况,如血管扩张、扭曲、充血及其血管间隙增宽,即所谓的"回肠血管空肠化"或"梳样征",这种血管增生与活动性炎症有关。仿真影像学除能发现 CD 病变本身,还可显示其合并症,如深在溃疡和瘘管,肠壁的增厚、管腔的狭窄及肠梗阻情况(图 35-2-5),但肉芽明显者 VE 尚难与小肠癌有效鉴别。另外,约半数 CD 患者 CT 能检出增大的肠系膜淋巴结,CT 的 MPR 尤其冠状面重建与横断面结合能发现更多的肠系膜、腹膜后间隙淋巴结。UC 的 CT 及仿真影像表现与 CD 类似,只是 UC 病变主要在结肠而非小肠,源影像及横断面可见结肠壁增厚与分层强化现象,结合 VR、VE 等图像对判断肠梗阻的有无以及明确梗阻的部位、原因、程度和肠管缺血具有较高的准确性(图 35-2-6)。需注意的是,CD 与 UC 有共性,更有各自独特的个性,CD 病损是节段性而非连续性,病变分布不对称,直肠一般不受累;UC 则是连续性,病变分布对称,直肠、乙状结肠常先受累。CD 的溃疡多为纵行,炎症改变的黏膜上有多数"卵石状"表现,晚期容易形成瘘管,窦道可发生在肠管与肠管之间,肠管与腹壁、会阴部皮肤之间等,而 UC 几乎见不到这种改变。

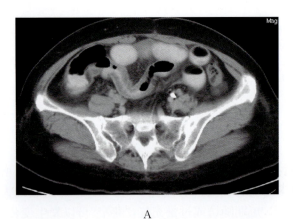

A

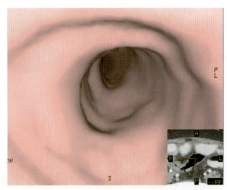

B

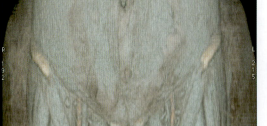

C

图 35-2-5 克罗恩病。断面图像(A)显示末段回肠管壁增厚、多处小溃疡及肠腔狭窄,空气对比 CTVC(B)准确显示该段小肠黏膜不规则增厚与管腔狭窄,VR 虚拟解剖(C)揭示了双侧腹股沟区增大的淋巴结

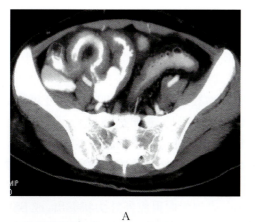
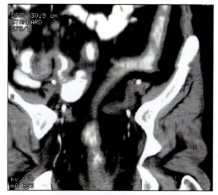

A B

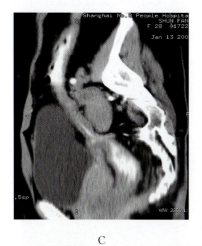
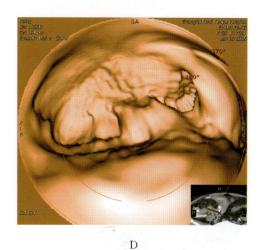

C D

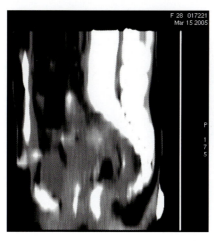

E

图 35-2-6 溃疡性结肠炎。横断面(A)、MPR(B 和 C)图像显示回肠、结直肠广泛不规则管壁增厚、多处小溃疡、肠腔狭窄、假性息肉及肠系膜增厚,分层强化明显。阳性对比 CTVE(D)准确显示了肠黏膜不规则增厚、表面溃疡、不规则肉芽结节与管腔狭窄。结肠次全切除术加结肠肛管吻合术术后2个月出现粘连性肠梗阻、腹部切口窦道、直肠阴道瘘等,经腹壁瘘口注射泛影葡胺即刻复查 CT,证实瘘口通入肠道和阴道(E)

五、消化性溃疡

消化性溃疡主要包括胃溃疡和十二指肠溃疡,其黏膜缺损超过黏膜肌层(不同于糜烂,糜烂不过黏膜肌层)。仿真影像学的作用:①发现病变,并根据病变部位、形态、大小、表面和附近黏膜纹情况判定是否恶变;②了解并发症尤其梗阻、穿孔等。

实验胃溃疡 VE 研究结果显示,深 1 mm、口部宽径 5 mm 以上的凹陷性病变可为 CTVG 检出(双对比造影未能检出),图像效果类似电子胃镜所见,视野较胃镜广(图 35 - 2 - 7)。SSD 图像对显示胃壁小凹陷病变价值不大,MRVG 也未能清晰展示这些小的溃疡病变模型。但临床 CTVG 检出的最小溃疡病灶约为 9 mm×10 mm。在 CTVG 图像上,良性溃疡口部呈"黑洞"状、光整,洞内见灰白平滑的溃疡底,呈椭圆或鼓槌状,附近有微隆起的黏膜纹集中在口周为其特点(图 35 - 2 - 8)。SSD 及 RaySum 表现为向胃腔外乳头状突出,或 SSD 呈浅小凹陷,RaySum 呈双边征。真菌性溃疡、慢性溃疡的 VE 表现与溃疡型胃癌非常类似,术前难以确诊。VE 诊断十二指肠溃疡价值有限。

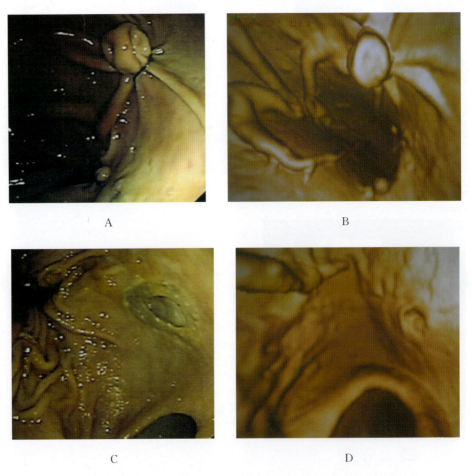

图 35 - 2 - 7 猪胃隆起与凹陷性病变模型离体胃镜(A 和 C)与 CTVG(B 和 D)对照研究,两者在显示胃腔、胃黏膜和"溃疡"、"息肉"病变位置、形态、大小、表面、分布及毗邻关系上均惊人相似,且后者视野广阔

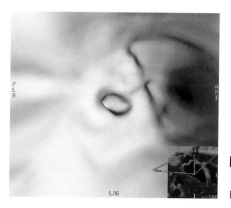

图35-2-8 胃溃疡患者的CTVG检查,图示溃疡口部呈黑洞状,周围见隆起的黏膜纹,洞内见灰白的溃疡底

六、胃肠道息肉

消化道息肉的发病与遗传、炎症、微量元素等因素有关,多见于结肠,可单发、多发及与相关疾病并存,系一种起源于黏膜上皮细胞并突出于黏膜面的赘生物,可恶变。双对比造影和内镜检查对发现病变、判定有无恶性变非常有帮助,仿真影像学集结了双对比造影和内镜图像优点。某些结肠息肉病变伴全身其他病变,构成临床综合征。如伴有外胚层异常的多发性消化道息肉综合征(Cronkhite-Canada综合征,多发性幼年型错构瘤样或炎症性息肉,伴皮肤色素沉着、毛发脱落、爪甲营养不良与萎缩等,息肉恶变率较高,预后不良)、不伴外胚层异常的遗传性胃肠道息肉病伴黏膜皮肤色素沉着征(Peutz-Jegher综合征,少见的高外显性的常染色体显性遗传病)、Turcot综合征(即胶质瘤息肉病综合征,罕见,以家族性多发性结肠腺瘤伴有中枢神经恶性肿瘤为特征)、Gardner综合征(遗传性肠息肉综合征,结肠息肉病合并多发性骨瘤和软组织肿瘤,息肉恶变率极高)。

实验研究显示,VE逼真内镜样展示胃肠内腔、黏膜、直径5 mm以上的"息肉"(图35-2-9)。对3 mm"结肠息肉"、5 mm"胃息肉"的敏感性、准确性接近100%。VE图像随阈值数值的变化特点还对"病变"性质、来源的确定有一定帮助。同时,VE直接从任意腔内角度观察息肉病变,一般为圆形或卵圆形的腔内突起,边界清晰,表面光滑或有浅分叶。侧面可显示宽基底或带蒂,邻近黏膜正常,内壁光滑(图35-2-10)。MPR、MIP、RaySum可见界清光滑的局限性充盈缺损,SSD则示肠壁局限性深凹陷。息肉恶变时,VE图像上可见腔内结节或肿块形态不规则,呈宽基底,表面凹凸不平与糜烂、溃疡等征象(图35-2-11,12)。

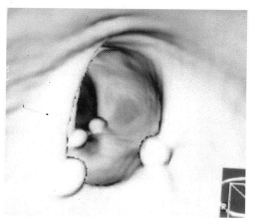

A

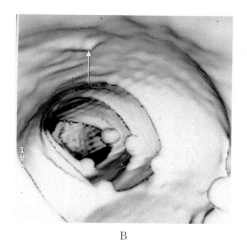

B

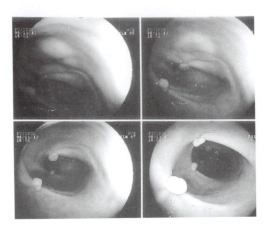

图 35-2-9 实验性结肠息肉。空气对比 CTVC(A)3D 成像、展示了多个结肠模拟息肉结节隆起,水对比 MRVC 也全部显示了这些"息肉",但出现 1 个假性隆起(B,箭头),成像效果均类似电子结肠镜所见(C)

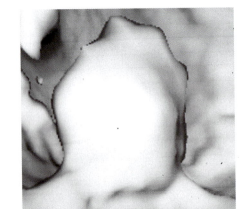

A

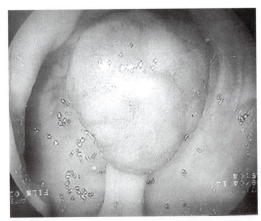

B

图 35-2-10 乙状结肠腺瘤性息肉。MRVC(A)示腔内结节,长蒂,表面尚光滑,有浅分叶,类似电子结肠镜所见(B)

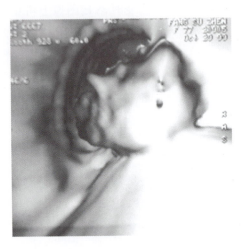

A

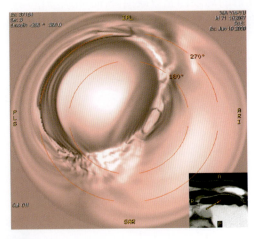

B

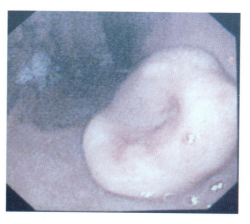

C

图 35-2-11 胃息肉 VG 表现。A 为胃腺瘤性息肉恶变，MRVG 示突入胃腔内肿块，宽基底，表面凹凸不平并有多个小结节隆起和凹陷溃疡。B 为胃息肉伴糜烂的 CTVG，无胃镜(C)显示的效果好

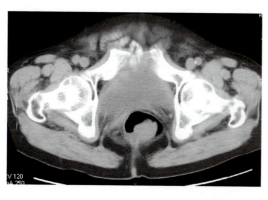

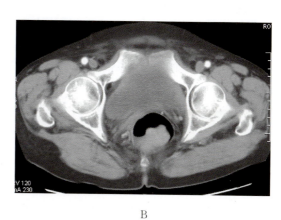

A   B

C

图 35-2-12 直肠息肉恶变。阴性对比剂 CT，平扫(A)及增强(B)清晰显示病变，但恶性征象显示不清，CTVC(C)则显示肿块宽基底、表面凹凸不平伴多个小结节及溃疡等恶性征象

七、胃肠道肿瘤

消化道是肿瘤的好发部位，仿真影像学在发现肿瘤病变、判定良恶性及决策治疗尤其手术可切除性评价诸方面有很好的临床价值。

良性胃肿瘤以平滑肌瘤、间质瘤多见，CTVG 可见胃腔内类圆形肿块，表面光整或浅分叶，基底部较宽，胃黏膜纹横跨肿块、规则、连续、滑软，多无黏膜纠集、破坏，肿块>5 cm 时可见分叶、坏死和肿块表面深在溃疡与黏膜破损。源影像及常规断面图像可见胃壁局限性肿块，均匀显著强化，还可检出肿瘤向腔外突出部分（腔内外型肿瘤）。其需与局灶型、结节型胃淋巴瘤鉴别，胃淋巴瘤溃疡表浅。

我国胃癌发病率和死亡率高于世界水平，发现较晚，发病趋年轻化，其大体形态与组织学类型、浸润深度、生物学效应等密切相关，不同大体形态的癌肿，其生长方式、转移类型和预后明显不同。VG 由于能从胃内任何角度进行成像、显示和观察，较好地显示出肿瘤的隆起、溃疡、环堤、黏膜异常、管腔狭窄等改变，如实反映出胃癌各型的病理特点，故在胃癌病灶的探查、定位及 Borrmann 分型和术前评估诸方面有肯定的应用价值，对贲门、胃窦部肿瘤显示更具优势。VR、SSD、RaySum、MPR、源影像图像一种或数种相结合，能准确揭示肿瘤的腔内、壁内、腔外生长和毗邻脏器浸润及远处转移情况，准确进行胃癌的分期与手术可切除性评价，临床诊断效果类似甚至优于 GI 和胃镜两种检查的结合。仿真影像学对早期胃癌（EGC）有一定的探查能力。Lee 等研究发现，3D-CT 对胃癌的发现率明显高于断面 CT（分别为 93.5% 和 64.5%），对 Ⅰ 和 Ⅱa 型 EGC 显示好，对 Ⅱb 和 Ⅱc 型 EGC 显示较差，但有时可发现 Ⅱc 型 EGC 的棒状圆锥形或纠集的黏膜纹，类似胃镜所见。在 CTVG 上，Ⅱc 型 EGC 还可表现为浅小溃疡，呈灰暗的浅凹陷，底部平坦、周围呈小结节状隆起或放射状黏膜纹。进展期胃癌（图 35-2-13）VG 上主要表现为不规则胃内肿块，表面凸凹不平，周围胃黏膜破坏、中断，并可见黏膜纠集等改变。其中 Borrmann Ⅰ 型，VG 特点是癌肿向腔内生长，形成较大亮白的软组织肿块影（隆起越高越明亮），肿块表面凹凸不平或分叶，基底较宽；SSD 上表现为新月形状局限凹陷改变，凹陷深度取决于肿块的大小，类似胃气钡造影中充盈缺损的表现，在 SSD 基础上进行电子刀切割剖开胃腔，可直观显示胃腔内分叶状肿块；在 RaySum 图像上表现为双边征，类似 GI 双对比相所见。Borrmann Ⅱ 型，胃内肿块伴中心较大溃疡，VG 表现为肿块上较大的灰白凹陷，形态不规则、圆形或椭圆形，底部不平，凹陷周围可见高低、宽窄、形态不规则的隆起（即癌结节）环绕（环堤征），有时清晰展示附近黏膜中断于环堤和杵状皱襞；SSD 图像上可见在深凹陷中有"帆状"突起改变，RaySum 则表现为不规则或多边的胃壁轮廓异常。Borrmann Ⅲ 型与 Ⅱ 型类似，VG 上肿块境界不清，表面可见大而浅的溃疡凹陷，周围环堤亦浅薄，呈长条状灰白"河岸状"；SSD 图像上呈浅环堤的凹陷中有"土丘状"突起改变；RaySum 上这种细微的表现则很难辨别。Borrmann Ⅳ 型，VG、VR 等图像上均表现为局限或弥漫性不规则的管腔狭窄，VG 还可见局部胃黏膜纹消失、变平，多无突入腔内肿块形成。CTVG 对胃癌尤其进展期胃癌大体分型准确率高达 97%，明显高于 SSD 及 RaySum，更高于 GI 检查。仿真影像学对其他类型恶性肿瘤诊断也颇有价值（图 35-2-14）。

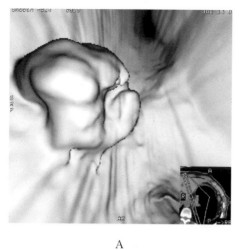

A

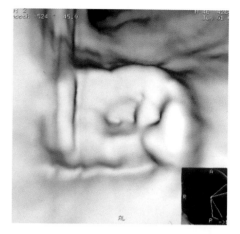

B

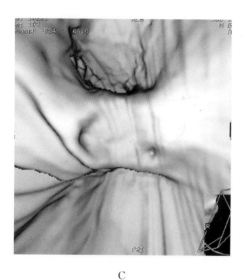

C

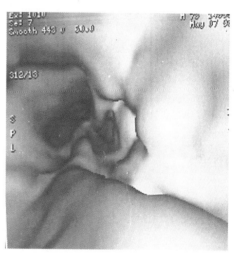

D

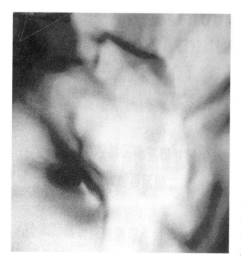

E

图 35-2-13 进展期胃癌的 VG 表现。A 为 Borrmann Ⅰ 型胃癌,肿块型,CTVG 示胃腔内肿块呈分叶状,基底部宽,表面凹凸不平,周围胃黏膜中断、纠集;B 为 Borrmann Ⅱ 型胃癌,溃疡型,CTVG 示胃腔内椭圆形肿块及瘤体上形态不规则溃疡,溃疡底部不平,口部周围有境界清楚的环堤;C 为 Borrmann Ⅲ 型胃癌,溃疡型,CTVG 示溃疡境界不清,呈河堤状,内见小溃疡;D 为 Borrmann Ⅲ 型胃癌,肿块型,MRVG 示肿瘤侵犯 3/4 周胃窦壁,胃窦腔不规则环形缩窄;E 为 Borrmann Ⅳ 型胃癌,浸润型,CTVG 示胃窦腔明显狭窄,并见不规则结节隆起灶

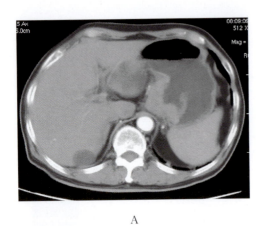
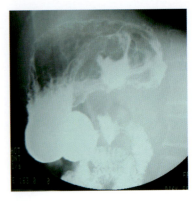
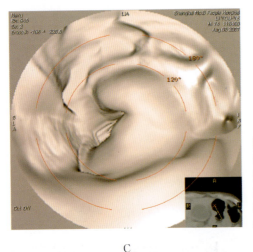

图 35-2-14　胃恶性神经内分泌瘤。CT 横断面动脉期图像（A）示胃底局部管壁明显增厚，非均匀强化；GI(B)示胃底局部巨大充盈缺损伴不规则腔内龛影；CTVG(C)内镜样准确揭示了腔内肿块及其表面巨大溃疡，邻近胃黏膜中断，并见半圈隆起环绕（环堤征）

结肠癌、直肠癌是消化道仅次于胃癌的常见恶性肿瘤，早期症状不明显，易被忽视，早期发现并及时切除患者术后 5 年生存率可高达 90%。与传统检查方法不同，仿真影像学不但能够准确探查大肠癌病变，而且一次检查能够获得类似甚至优于内镜、DCBE 等检查影像，以无创性展示病灶的 3D 形态及其毗邻关系（图 35-2-15）。对浸润型肠癌，VE 可从狭窄的远、近侧观察，常见肠腔向心性不规则狭窄、黏膜皱襞消失和大小不等结节，SSD、RaySum 图像可清楚显示肠管狭窄与闭塞、病变与正常肠管分界及肿瘤的浸润范围；肿块型在 VE 上可见侧壁向腔内突出的肿块影，肿块呈结节状或菜花状，表面不平整，局部肠黏膜明显浸润增厚（图 35-2-16），SSD、RaySum 图像表现为肠壁偏侧性充盈缺损、肠壁僵硬；溃疡型 CTVC 表现为腔内扁平隆起病灶，其间伴暗淡的凹陷（即溃疡），邻近黏膜皱襞增厚、中断并有成串或分散的子结节病灶，SSD 表现为周围凹陷的环堤中有隆起的溃疡、管壁僵硬。

小肠良性肿瘤中以平滑肌瘤或间质瘤最常见，次为腺瘤和血管瘤，较少见的有神经纤维瘤、脂肪瘤等。小肠原发恶性肿瘤较少见，以腺癌、类癌、平滑肌肉瘤或恶性间质瘤、恶性淋巴瘤为多。仿真影像学能够发现小肠病变，明确原发病灶，清晰展示病变与毗邻结构的 3D 空间位置关系。VE 可从任何角度清楚显示小肠腔内的肿块，结合 SSD、MIP、RaySum、源影像和导航方位图，可准确定位及测量大小，比传统 CT、钡餐和小肠镜更直观、便捷、准确。

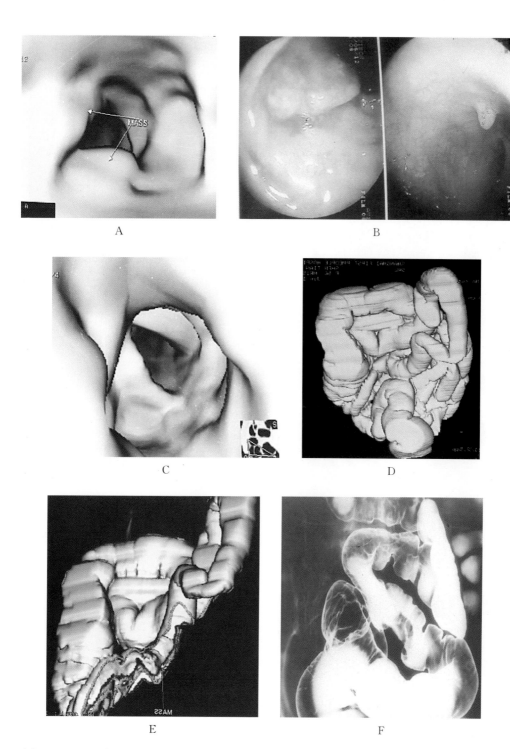

图 35-2-15 降结肠癌（浸润型）。CTVC 从远侧端内镜样观察、展示肿块所致 3/4 周结肠管腔僵硬、狭窄（A），类似电子结肠镜所见（B 左图），但漏检一枚 6 mm 息肉（B 右图）；从近侧端观察（C）也示肠腔突然狭窄。SSD(D)示结肠 3D 解剖全景，结肠左、右曲清晰展示，但难以发现腔内病变，仅似示相应节段肠管略显僵硬。利用电子刀技术切开相应肠管后解剖面图（E），准确发现腔内不规则肿块与肠腔狭窄情况，其 3D 形态及毗邻关系显示颇佳。DCBE(F)示该处肠腔充盈缺损和黏膜破坏

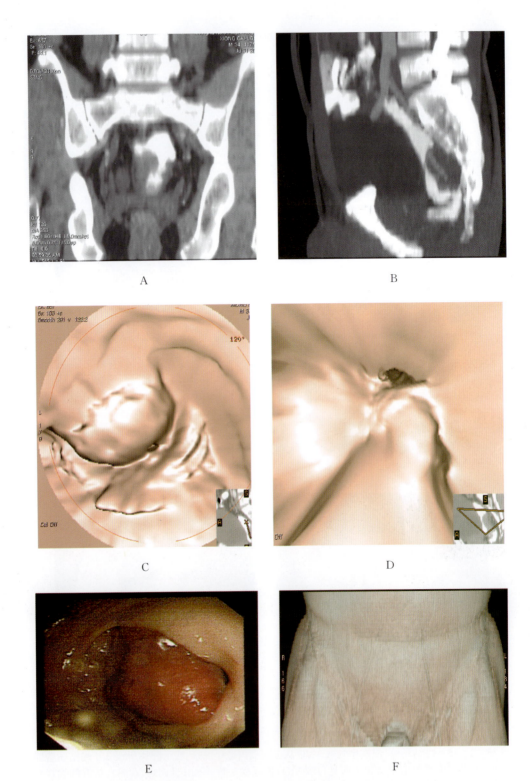

图 35-2-16 直肠腺癌,肿块型。冠状(A)、矢状面(B)图像示直肠肿块与肠腔不规则狭窄,头入路(C)、足入路(D)CTVC 均内镜样揭示直肠肿块病变与继发直肠狭窄,类似电子结肠镜所见(E),VR 图像(F)虚拟局部解剖、显示了腹股沟区解剖及左侧两枚肿大的淋巴结

小肠良性肿瘤 VE 表现为肠腔或肠壁上界限清楚的圆形肿块,突向腔内或呈哑铃状同时向腔内外生长,相邻肠壁无增厚,很少形成肠梗阻。小肠恶性肿瘤多呈浸润性生长,常伴有邻近组织的侵犯与转移,MPR 任意角度的 2D 切面可显示肿瘤与其周围器官的关系,以及肿瘤在肠系膜或腹腔内的扩散与远处转移情况。VE 主要在于显示肿瘤与肠腔情况,可见肠腔的狭窄、梗阻和腔内不规则结节、肿块或溃疡。邻近脏器恶性肿瘤如壶腹癌,也可直接侵犯小肠,VE 定性诊断较容易,定位尚需结合 MPR 等图像。

恶性淋巴瘤是一种起源于淋巴造血组织(淋巴结或淋巴组织)的实体瘤,原发于胃肠道者(以非霍奇金淋巴瘤为主)也并非少见,其中小肠黏膜、黏膜下层淋巴组织丰富,为胃肠道淋巴瘤的好发部位,结肠淋巴瘤(以淋巴肉瘤和网状组织肉瘤多见)发病率仅次于结肠癌。诊断主要依靠 X 线双对比造影检查和内镜检查与活检,CT 尤其 CT 仿真影像学对发现胃肠道病变(结节或肠壁增厚、管腔狭窄)及胃肠外浸润和腹膜后间隙淋巴结肿大非常有用,VE 可见偏侧性隆起或肿块,表面见多发结节并有脐样凹陷,黏膜破坏、中断,偏心性狭窄,但多无明显梗阻表现,与其他恶性肿瘤有区别。

值得一提的是,仿真影像学检查也是胃肠道肿瘤疗效评价与随访的一种有效手段与方法,便于及时发现肿瘤进展、复发与转移(图 35-2-17),为进一步临床处置提供决策依据。

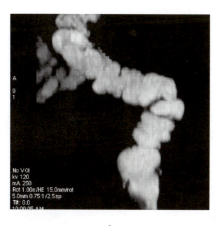

A

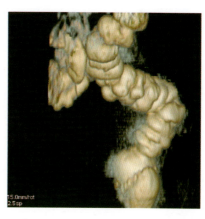

B

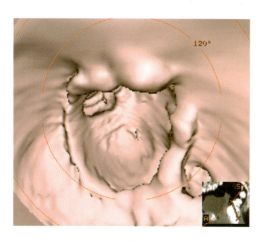

C   D

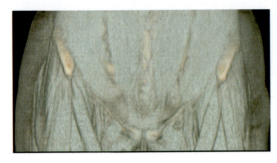
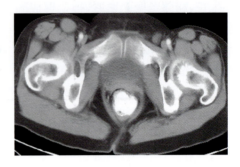

E　　　　　　　　　　　　　　　　　　F

图35-2-17　直肠癌术后复发。阳性对比剂 3D-CT，MIP(A)、SSD(B) 显示病变不清，CTVC 足入路(C)、头入路(D) 则清晰内镜样揭示了肿瘤病变——不规则半环形肿块与狭窄，VR 图像(E)仿真局部解剖腹股沟区 3D，未见肿大淋巴结，增强横断面图像(F)未能明确显示复发肿瘤

八、其他疾病

仿真影像学由于其无创性，故在胃底静脉曲张检查方面有明显的优势，而胃镜对胃底静脉曲张患者有一定的危险性，在不伴食管静脉曲张时，GI 检查也尚难发现病变。曲张的胃底静脉 VE 上表现为胃底部的球形软组织肿块，突向胃腔内，境界清楚，肿块表面有粗条状黏膜纹。在 SSD 和 RaySum 图像上，分别表现为胃底部呈深凹陷充盈缺损区及双边肿块影，结合 MPR 所示的胃底后壁边界清楚的簇状软组织肿块、曲管状显著强化、侧支循环血管和肝硬化表现，诊断更容易。

消化道憩室系胃肠道壁局部膨出形成的囊状突起，可发生于胃肠道的任何部位，以十二指肠降部多见，次为食管和结肠，单发或多发，单发者多见，多个憩室并存即为憩室病。根据憩室壁结构不同，分为真性憩室（胃肠壁全层膨出，多为后天性）和假性憩室（仅黏膜和黏膜下层膨出，多为先天性）两种。绝大多数憩室向消化道腔外膨出，极少数向腔内膨出（即腔内憩室）。双对比造影、内镜检查、CT、MRI 多可发现其典型征象，仿真影像学的优势在于立体展现憩室及其与载憩室消化道、毗邻脏器尤其胆胰管等的 3D 空间位置关系，内镜样直观显示憩室口及经口部进入憩室的黏膜。VE 对发现憩室及数目较有价值，多发憩室在 CTVC 上可见直径 3 mm 以上的环形光滑内口，底壁光滑，有人认为 VE 上憩室口部呈边缘锐利的"黑环征"为憩室的特征性表现，SSD 及 RaySum 可见突向肠腔外的多个小囊状影。另外，仿真影像学尤其 3D-CT 对憩室炎、憩室出血并发症诊断颇有帮助，在鉴别肠腔外病变及评价其对腔内外结构影响也有一定优势（图 35-2-18），而内镜则无法揭示腔外病变。

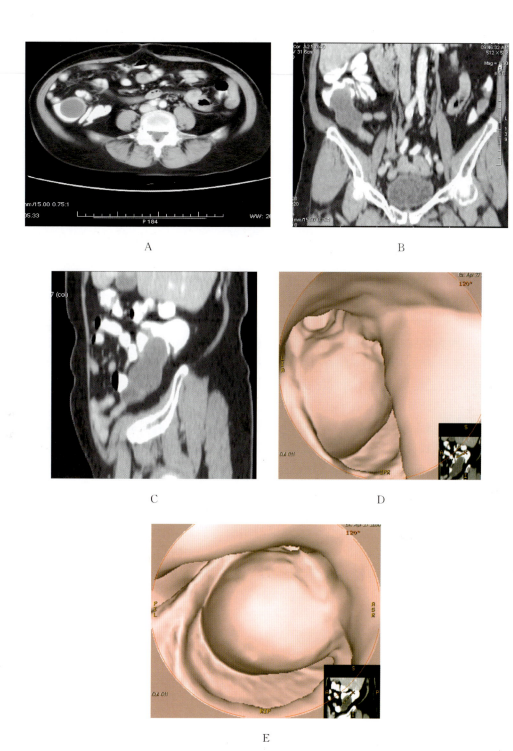

图 35-2-18 Meckel 憩室并阑尾黏液囊肿患者,因右下腹隐痛半年就诊。为回肠末端真性憩室,系胚胎期卵黄管的回肠端闭合不全所致。结肠镜仅示盲肠外压性隆起。CT 动脉期横断面(A)、冠状(B)及斜矢状(C)MPR 图像均示回盲肠区肿块,密度均匀,无强化,境界清晰,憩室显示不明确。CTVE 从不同角度与方位(D 和 E)清晰立体显示了憩室、腔外肿块及其对肠腔的压迫,回肠内膜光整,局部肠腔狭窄但无梗阻

第三节 仿真影像学在胆胰管系统的临床应用

经内镜逆行胆胰管造影(ERCP)、胆道镜一直是胆道系统疾病诊断与治疗的重要手段,但其有创、操作难度较大,有一定的技术失败率和并发症。由于螺旋 CT、高场 MRI 尤其是 CT 胆管造影(CTC)、MRCP 及其包括仿真胆胰管镜在内的多种 3D 后处理影像技术的出现,无创性提供了直观的胆胰管解剖与病理信息,提高了肝、胆、胰疾病诊疗水平。

一、仿真影像学技术

胆胰管仿真影像学主要重建于 MRCP、CTC 源影像,其中 MRCP 无需引入任何对比剂,仅利用胆胰管内自身的胆汁、胰液采用磁共振水成像获得的高信号胆胰管源影像,是目前观察胆胰管解剖结构和病理状况最理想的非侵入性检查技术;CT 则多需引入特殊的胆道对比剂成像,也可对阳性胆结石直接行螺旋或电子束 CT 扫描。CTC 一般采用静脉胆道造影或口服胆囊造影技术,CT 扫描前饮水 500～1 000 ml。静脉法 CTC 经外周静脉滴注 10.3% 胆影葡胺 30～40 ml 和 50% 葡萄糖液 30～60 ml 的混合液,肝功能不全或血清总胆红素较高者尤其高于 34 μmol/L 者,剂量宜选取较大值,于 20～45 min 内滴完,90～120 min 后扫描,或拖片示肝门平面胆管显影后一次屏气下行连续螺旋扫描。口服法 CTC 一般采用口服碘番酸片 4.5 g(3 g 显影慢且效果欠佳),15～17 h 后 CT 螺旋扫描,该技术不适合于胆囊浓缩功能差及对碘过敏患者的检查。也可采用 ERCP 后螺旋 CT 扫描或阴性法 CT 胆胰管成像,这两种方法多可同时展现胰管结构,为 CT 胆胰管造影(CTCP)。阴性法 CTC 对阳性结石展示更为有效,其直接行螺旋 CT 平扫,获得的是低密度的胆管系统。不适合 CTC 检查的患者可采用 MRCP 技术。CTC、CTCP、MRCP 主要采用 VE 和 MIP(阴性法 CTC 用 Min‐IP)或 VR、SSD 图像形式的后处理技术,必要时作 MPR、RaySum 及外视镜成像,以利于全方位展示胆胰管及其血管解剖的 3D 形态与病理改变,提高诊断的准确性。

胆胰管仿真影像学技术成功率近 100%,其 VR、MIP、SSD 等图像类似并优于 ERCP 或 PTC,VE 无创性内镜样显示了胆囊、胆管、胰管腔内解剖的 3D 形态,较精确地测量出其管径大小,为准确评估胆胰管扩张程度等提供了客观标准。在 VR、MIP、SSD 等图像上,胆胰管系统结构呈枝桠茂密的树状,胆总管犹如树干,胆囊管及左、右肝管犹如大树枝,左、右肝管再逐级分枝,逐渐变细,胆囊似一个树枝上的果子,胰管则似树根部的主根,走行自然、轮廓圆滑,有时可见细根状分枝(多见于胰管扩张时)。

二、黄疸(胆道梗阻)

黄疸系胆红素生成过多(肝前性黄疸)、肝细胞处理(摄取、结合)胆红素能力下降(肝性黄疸)或胆红素的肝胆排泄障碍(肝后性黄疸)等导致,其中肝外胆管梗阻性黄疸是常见的临床疾病。基于 MRCP、CTC 等源影像的仿真影像学对肝外阻塞性黄疸的敏感性、特异性和准确性高,是目前 3D 揭示胆胰管解剖及病变的最佳手段。但鉴于国内 MRI 尚未应用于急诊医学,这类病人往往首选 US 和 CT 检查,为此,阴性法 CTC 可成为梗阻性黄疸病人的常规检查项目之一。

黄疸仿真影像学检查的优势在于能够快速、准确:①了解黄疸类型,评价胆道系统梗阻、扩张程度。②明确梗阻部位、水平,梗阻水平和程度的确定也有助于明确梗阻病变的性质。不同梗阻水平有其好发的疾病,如肝门区梗阻多为胆管癌、胆囊癌、肝癌和肝门区淋巴结转移等恶性病变所致,胆总管梗阻多为结石、十二指肠乳头旁憩室,次为胆管癌、胰头癌或十二指肠癌;胆石症或十二指肠乳头旁憩室所致梗阻,扩张一般较轻,恶性梗阻,扩张显著,胰头癌、壶腹癌可见胆胰管皆扩张即"双管征",十二指肠癌常并十二指肠降段狭窄或肿块。③鉴别梗阻原因与定性诊断。对梗阻性黄疸及胆道系统扩张程度的确定,以 VR、MIP、SSD、MPR 或仿真外视镜等图像显示为佳,梗阻处内部情况以 VE 显示为佳。不同水平、不同性质的胆胰管梗阻,仿真影像表现不同(图 35-3-1)。对胆胰管梗阻的定性诊断,仿真影像学的优势在于 3D 立体展现梗阻胆胰管树尤其梗阻端形态改变,并从梗阻处两端内镜样成像,显示、观察梗阻点细节及病变情况。良性梗阻多系胆石症或炎症所致,在 VR、MIP、SSD、MPR 等影像一般表现为:①肝内胆管轻至中度扩张,肝外胆管扩张较肝内胆管明显;②梗阻处多见类圆形或方形充盈缺损区(结石),边缘锐利、清晰或逐渐变细的狭窄(慢性炎症)、边缘光整;③梗阻处充盈缺损区周边多见"水线征"(MIP、MPR 等图像)或"双轨征"(SSD 或 CTC 图像);④梗阻多为不完全性,梗阻以下胆管正常或轻度扩张;VE 上多表现为表面光滑的结节或肿块影,与邻近管壁分界清楚(图 35-3-2,3)。恶性梗阻一般为胆管癌、胆囊癌、胆管内癌栓形成或邻近脏器恶性病变侵犯胆管所致,在 VR、MIP、SSD、MPR 等影像上表现为:①梗阻多为完全性,肝内胆管扩张严重,且与肝外胆管扩张一致;②梗阻端管壁僵硬、毛糙、虫蚀状,形态不规则,多见截断征或偏心性充盈缺损区,有时可见典型环状狭窄征象,该区域在宽窗技术或权重不太重的影像上可显示中等信号、不规则软组织块影;③梗阻处充盈缺损区周边多无"水线征"或"双轨征";VE 上多表现为腔内偏心性肿块或环壁生长的肿块,肿块表面凹凸不平,管壁僵硬,境界不清,环形或不规则偏心性狭窄(图 35-3-4)。在 VE 图像上,阈值改变时,结石形态、大小变化较大且与管腔、管壁影像改变不协调,而肿瘤形态、大小变化不甚大并多与管腔、管壁影像改变协调与同步。

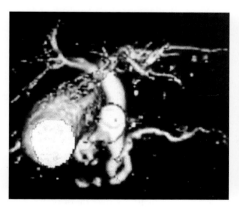

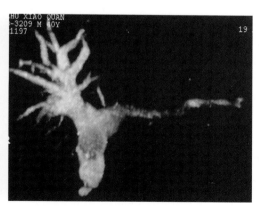

A   B

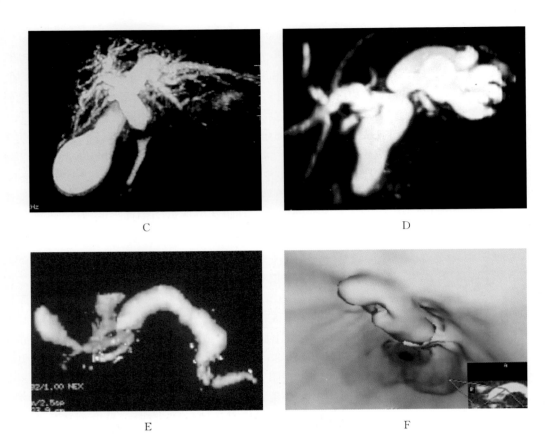

图35-3-1 仿真影像学对胆胰管梗阻的定位诊断。A为SSD,示胰管近端、胆总管下端梗阻、中断,胆胰管广泛重度扩张,系胰头癌侵犯所致(MRCP检查);B为MIP,示肝总管段梗阻,左、右胆管及分支重度扩张,系结石所致(CTC检查);C为MIP,示胆总管上端梗阻,肝管、胆囊及左右肝胆管广泛重度扩张,以下胆总管正常,系胆管癌所致(MRCP检查);D为MIP,示胆总管下段、左肝管中段狭窄,胆道系统扩张,左肝管远端及属支扩张尤为显著,呈火把样改变(即"火把征",MRCP检查);E为SSD,示胰管扩张,VE揭示系胰管结石(F)所致

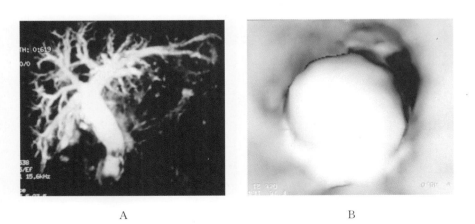

图35-3-2 胆总管多发结石。MRCP的MIP图像(A)示胆总管下端2个胆汁充盈缺损区,边清、锐利并见线状高信号影的"水线征",肝内胆管轻度扩张,胰管正常;VE(B)示上枚结石呈类圆形结节,边清,表面光滑

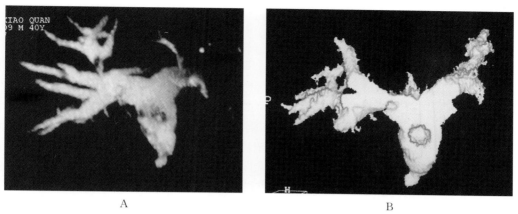

图35-3-3 胆总管结石患者的 CTC 检查。MIP(A)和 SSD(B)皆示胆总管内结石所致的对比剂充盈缺损,胆道系统扩张,胆管内壁即 3D 图像边沿毛糙

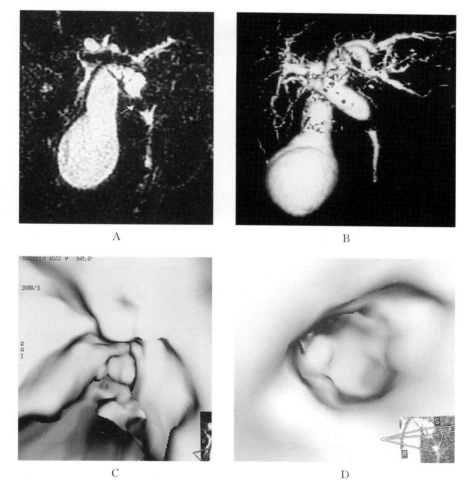

图35-3-4 胆总管上端乳头状高分化腺癌。MRCP 的源影像(A)、SSD(B)示胆总管上端不规则胆汁充盈缺损区与环形狭窄,边缘毛糙,管壁僵硬,肝内、外胆管显著扩张,充盈缺损区周边无"水线征";头入路(C)和足入路(D)VE 示胆总管腔内不规则肿块,表面凹凸不平,管腔环形不规则狭窄,病变区与正常管壁分界不清

三、胆石症

胆石症为我国常见疾病,据报道有65%～95%的胆囊癌病例伴有胆囊结石,1.3%～7%的胆石症患者合并胆囊癌,4.5%的胆石症者合并胆管癌,后两组统计显然偏高。胆道系统结石仅10%～15%因含钙盐较多、不透X线而为X线平片所检出,CT平扫可发现74%～82%的胆道系统结石,且能够根据CT密度推测结石的化学成分。MRI对胆道系统结石的检出率高于CT。仿真影像学对结石的定位、定性诊断准确性更高,并能准确判定结石粘连、嵌顿或游离状态,对胆石症药物治疗、外科手术或介入取石术等治疗措施的选择有切实的指导作用,还可进行手术、内镜检查的模拟操作与教学,对其常并存的胆道炎症诊断也有独到之处。

在CTC、MRCP的MIP、VR、MPR、SSD及透明显示图像上,结石一般呈类圆形、方形或多面形的边缘清楚、锐利的充盈缺损改变,偶见长条形,两边围以线状高信号或高密度影像即"水线征"或"双轨征"(图35-3-5);但由于部分容积效应,有些结石尤其胆囊结石在MIP图像上边缘可不清或模糊,与肿瘤鉴别尚难,SSD由于阈值设置可有效改善结石与胆汁、胆壁关系的准确显示,此时VE则可更为可靠揭示结石的图像特征。泥沙样结石多难以清晰显示,发生在胆囊者有时可见胆囊内腔近地处局部分层状稍低信号影或稍低密度影;结石粘连尤其嵌顿时,周边围以的高信号或高密度影不连续甚至消失。由于部分容积效应和结石成分的多样性,MIP比SSD等图像更易掩盖结石病灶。VE上结石多呈表面光滑的结节或条块样影,与管壁分界清楚或呈游离状,邻近管壁自然、光滑;多发结石表现为依次排放的卵石影,表面光滑,界限清楚;胆囊泥沙样结石表现为细碎的卵石堆、彼此分界不清;胆管结石粘连、嵌顿则表现为管腔的实物影阻塞,管腔完全消失或仅存少许残腔(图37-3-6)。但须指出的是,与真实胆管镜不同,仿真胆道镜无法真实展现胆胰管内壁黏膜血管纹、病变解剖细节和颜色,也无法准确判断胆汁性状(如脓性、血性胆汁)、进行内镜活检和手术治疗。

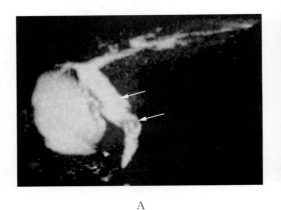
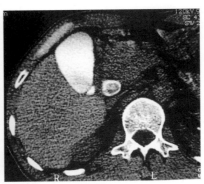

A   B

图35-3-5　胆总管多发结石。CTC的MIP(A)示胆总管腔内充盈缺损(箭头),病灶周边见"双轨征",肝外胆管及肝管扩张、内壁毛糙(炎症所致),肝管属支轻度扩张;源影像(B)示胆总管腔内低密度结石病灶,与胆管壁分界清楚

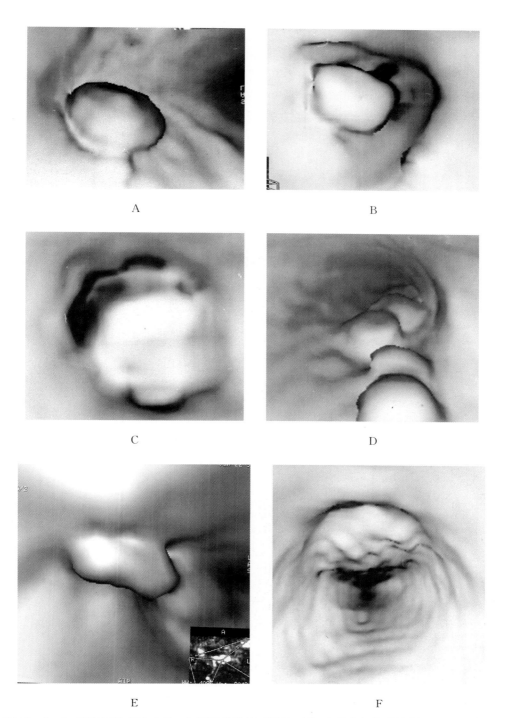

图 35-3-6 胆结石的 VE 表现。A 示胆总管结石呈卵石状,窄基底与胆管接触;B 示胆总管结石呈结节影,与管壁分界清晰;C 示胆总管结石呈肿块影,表面凹凸不平,与胆管壁无明显分界,系结石嵌顿、粘连所致;D 示胆囊多枚结石依次贴在胆囊壁上,彼此界限清楚,邻近胆囊壁清晰、光滑;E 示胆囊结石呈条块影,边缘光整;F 示胆囊泥沙结石呈细碎的卵石堆影,邻近胆囊壁光滑、无增厚

四、胆道肿瘤

胆囊癌起病隐匿,临床表现无特征性,半数以上被误诊为胆囊炎、胆石症,症状明显时多已属晚期,仿真影像学明显提高了术前诊断率。在 VR、MIP、MPR 和 RaySum 图像上,胆囊癌多表现为胆囊体部或底部或颈部局限性胆囊壁不规则增厚,或突向腔内的软组织肿块,也可呈胆囊影局部边缘毛糙和不规则虫蚀状充盈缺损改变,缺损区与胆囊壁之间缺乏由胆汁(MRCP)或对比剂(CTC)构成的线状高信号或高密度影(与多发小胆石可鉴别),胆囊常较大、僵硬、形态不规则。在仿真胆囊镜图像上,胆囊癌影像颇具特征,表现为突向胆囊腔内的局限性、不规则肿块,黏膜破坏;或胆囊内壁局部或广泛不规则增厚,表面凹凸不平或伴结节状肿块,其间往往可见多发、杂乱堆砌或积聚成团的卵石堆影像;但有的胆囊癌也可表现为胆囊壁局部增厚突出呈板层状、表面高低不平等不典型 VE 征象(图 35-3-7)。需指出的是,胆囊癌多合并胆囊结石,而结石较癌肿更易检出,容易造成胆囊癌的漏诊。因此,仿真影像学决不能只满足于胆囊结石的诊断,发现胆囊结石特别多发结石时应常规做仿真胆囊镜成像,以及时明确胆囊癌的诊断。另外,有学者发现 VE 对诊断胆囊息肉也有一定的临床价值,并可用以临床随访和及时发现息肉恶性变。

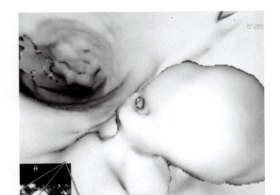

A

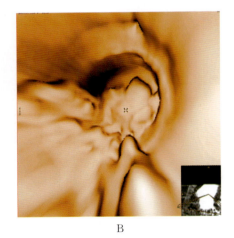

B

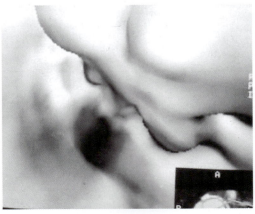

C

图 35-3-7 胆囊癌的 VE 表现(3 例)。A 示不规则肿块(癌灶)和聚积成团的结节影(泥沙结石);B 为 VE 伪彩图像,示胆囊体部、颈部广泛内壁不规则增厚伴结节状肿块(系胆囊癌所致),胆囊颈内充满杂乱堆砌的卵石影(系结石所致);C 示胆囊部分管壁不规则增厚,呈板层状改变,表面凹凸不平,手术病理证实为胆囊癌与结石。本组 3 例胆囊癌术前(未作 VE 图像处理)均仅诊断为胆囊结石

胆管癌是一种少见的、原发于胆管上皮的恶性肿瘤,按其发生部位可分为周围型、肝门型、肝外胆管型和壶腹型,其中肝门型胆管癌(即 Klatskin 瘤,肝管汇合处和肝管近端 1 cm 以内区域内的胆管癌)较为多见。胆管内转移癌临床也不少见,多来源于肝癌,也有来源不明者。胆管癌的仿真影像学表现取决于肿瘤生长的部位与方式,但皆有不同程度、不同范围的胆管梗阻与扩张。在 VR、MIP、MPR、SSD 或透明显示影像上,胆管癌主要表现为胆管陡然偏心性狭窄或截断性阻塞,梗阻端边缘毛糙或呈虫蚀状、杵状、叉状或杯口状改变,梗阻上部和肝内胆管均中至重度扩张(图 35-3-4),有时不规则狭窄呈节段性改变,范围较广(图 35-3-8);有时可见胆管腔内偏心性充盈缺损,宽窗显示多见充盈缺损区的软组织肿块;病变发生在汇管区时,癌肿常浸润邻近多支胆管,左右肝管及其属支均显著扩张;仿真胆管镜上主要表现为胆管内肿块和偏心性狭窄(图 35-3-9)。胆管内转移癌或癌栓形成,由于瘤块常在短时间内长大并产生胆道系统梗阻,为此胆道系统梗阻的程度常较缓慢生长的原发癌为轻,梗阻范围在鉴别原发与继发癌中意义不大。

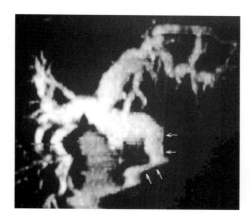

图 35-3-8 胆总管下段癌。CTC 的 MIP 图像示胆总管下段两段偏心性狭窄(箭头),管壁僵硬,边缘毛糙

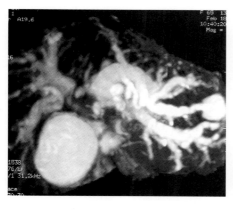

A

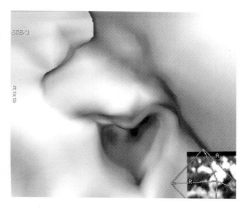

B

图 35-3-9 Klatskin 瘤(胆管黏液腺癌)。MRCP 的 MIP(A)示肝总管不规则狭窄和充盈缺损,累及邻近左右肝管,边缘毛糙、不规则,左右肝管远段扩张;右侧仿真胆管镜(B)示腔内不规则肿块,邻近胆管内壁不规则增厚

壶腹周围癌(壶腹癌、远端胆总管癌、胰头癌和十二指肠乳头癌等统称)临床诊断较难,壶腹部及其毗邻区域组织一般均有浸润而导致胆胰管的梗阻与扩张。GI 上可表现为十二指肠降部内侧壁充盈缺损和黏膜破坏,CT 可发现软组织肿块和胆胰管梗阻、扩张,十二指肠镜检可以直接观察十二指肠乳头部病变,并能直视下钳取病变组织进行细胞学检查。仿真影像学集所有上述检查技术的优势于一身,VE 还可内镜样直观显示胆胰管内腔尤其胆胰壶腹部开口(图 35-3-10)及梗阻点两端内腔改变。壶腹癌和十二指肠乳头癌一般同时引起胆管和胰管的梗阻、扩张(图 35-3-11),单纯远端胆总管癌多仅引起胆总管的梗阻、扩张,而单纯胰头癌则多仅引起胰管梗阻、扩张,且壶腹癌生长较慢、周围组织结构很少受侵,而胰头癌容易侵犯邻近脏器尤其早期侵蚀门静脉和下腔静脉。临床上所见到的壶腹周围癌一般都已侵犯胆胰管及毗邻结构而致胆总管下端、胰管近端截然中断或不规则狭窄,仿真影像学容易检出胆胰管的梗阻与扩张,梗阻端多呈杵状、锥形,管壁显得僵硬,VE 可见偏心性肿块与狭窄(图 35-3-12)。

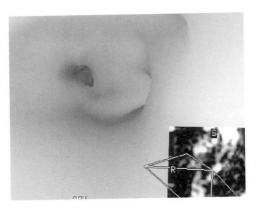

图 35-3-10 胆胰管汇合处解剖的 VE 表现,内镜样揭示了胆总管与胰管交汇处情况

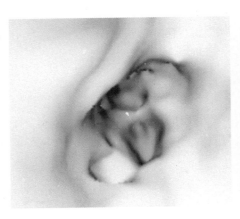
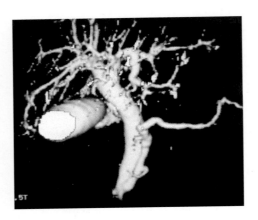

A   B

图 35-3-11 十二指肠乳头腺癌。头入路仿真胆管镜(A)示其下端偏心性肿块,肿块表面凹凸不平,管腔几乎完全阻塞;SSD(B)示胆总管下端、胰管近端梗阻与截断征,胆胰管显著扩张,诊断效果优于 ERCP

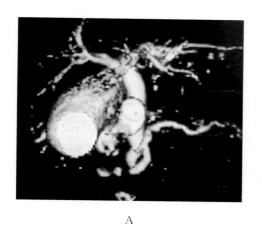
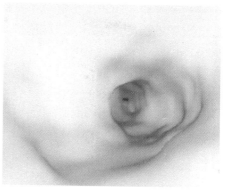
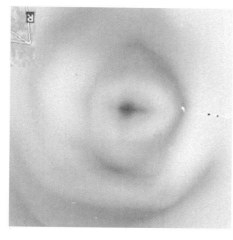

图 35-3-12　胰头腺癌（Ⅰ、Ⅱ级）。SSD(A)示胆总管下端、胰管近端截然中断，胆胰管显著扩张；仿真胆管镜(B)示其下端偏心性肿块，肿块表面凹凸不平，管腔严重狭窄；仿真胰管镜(C)示胰管近端不规则环形狭窄

五、胆道先天性畸形

胆道先天性畸形包括胆囊和胆管畸形，前者包括胆囊缺如、双胆囊等数目异常，肝内胆囊、肝左叶下胆囊等位置异常，双房胆囊、胆囊憩室、皱折胆囊等形态异常，胆囊先天性粘连、漂浮胆囊等胆囊附着异常及胆囊壁内包含胰腺、胃黏膜等异位组织的胆囊组织结构异常；后者主要包括肝管畸形、胆囊管畸形、胆总管畸形、胆道闭锁、先天性胆总管囊状扩张和先天性肝内胆管囊状扩张等。

仿真影像学尤其 MIP、SSD 图像无创性直观展示了囊状扩张的胆总管、胆胰管树的整体解剖形态，直接反映了本病的病理改变，准确揭示囊肿的部位、大小与范围，仿真胆管镜还提供了腔内观察的 3D 图像、立体显示囊肿或胆管内同时并存的结石（图 35-3-13），对伴随或并发的肝内胆管、胆囊、胰管病变也能同时诊断。还可根据其直观展示的囊肿部位和范围，准确区分先天性胆管囊肿的 Todani 分型与亚型。其中Ⅰ型为胆总管囊状或梭形扩张，胆总管全部囊状扩张为 I_A 型，胆总管部分囊状扩张为 I_B 型，胆总管梭形扩张为 I_C 型；Ⅱ型为胆总管单发真性憩室,憩室囊状突出于一侧,胆总管无扩张;Ⅲ型系胆总管下端在十二指肠壁内局限性扩张并突入肠腔内即十二指肠内胆总管囊肿;Ⅳ型为多发囊肿,肝内和肝外囊肿或多发肝外囊肿,又分为肝内外多发胆管囊肿的ⅣA型和肝外胆管多发囊肿的ⅣB型;Ⅴ型为肝内胆管囊肿,即Caroli病。仿真影像学尤其MRCP还可作为先天性胆管囊肿行之有效的疗效追踪和病情随访手段,由于其系非侵袭性技术,患者依从性好,还特别适合先天性胆道闭锁患儿的检查,其3D图像可非侵袭性立体展示肝内或肝外胆管中断、纤细、狭窄或闭锁索条化,准确揭示胆道闭锁的部位、胆道系统梗阻扩张程度和并发症情况。

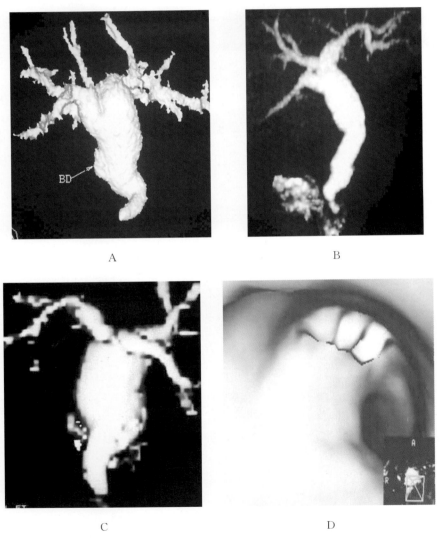

图35-3-13 先天性胆管囊肿。A为ⅠA型,CTC的SSD示胆总管全部呈囊状扩张;B为Ⅰc型,CTC的MIP示胆总管梭形扩张;C为ⅠA型并胆石症,MRCP的SSD示胆总管囊状扩张,未能显示其中的结石;D为仿真胆管镜,示囊肿与下段正常胆总管分界清晰并有转折,囊肿内3枚结石清晰可见

第四节 仿真影像学在泌尿生殖系的临床应用

一次尿路 CT 或 MRI 等检查即可获得包括 VE、VR、MIP、SSD、MPR 等图像形式的多种后处理影像,这些图像各自又以其独特的形式、从不同角度来展现尿路解剖与疾病的 3D 形态及空间位置关系,临床效果类似甚至优于 X 线静脉尿路造影(X-IVU)和微创输尿管膀胱镜等多种检查方法。其中,基于阈值差异的 CT 仿真解剖还可 3D 直观揭示泌尿生殖系及毗邻组织器官的解剖与病变。

一、仿真影像学技术

MRU、CTU 是直接尿路 MRI、CT 扫描技术,其优势在于无需引入任何对比剂的充满液体结构和管腔的非侵袭性自然对比成像,对集合系统扩张者成像效果尤佳。其中,MRU 为完全无创性尿路检查方法,适用于所有患者尤其伴有尿路梗阻扩张和肾功能丧失的患者;CTU 则可准确检出腹部平片(KUB)和传统 X-IVU 漏诊的阴性结石,尤其较小结石与钙化病灶。MR、CT 排泄性尿路造影即 MR-IVU、CT-IVU 是全新的 3D 尿路造影技术,其采集含钆或含碘对比剂排泄期尿路影像,弥补了 MRU、CTU 无法反映肾脏的生理状态与泌尿功能的缺陷,对肾功能的评估甚至比 X-IVU 更为准确(我们发现不少 X-IVU 诊断为肾功能下降或无功能的病例,其增强 MRI、CT 显示患肾实质与健肾同步灌注与强化,肾盂也同期充盈对比剂,只是患肾集合系统扩大积水、对比剂充盈度不够,肾功能基本正常)。CT 尿路容积采集也可在 X-IVU 和逆行尿路造影(包括尿路引入含碘对比剂和空气等)同时进行。其他情况下包括肾移植后、对比剂过敏、肾衰竭等,可应用 MRU 技术,儿童和生育期妇女更应首先采用 MR 技术。但明显血尿者,因尿路积有处于不同时期血液尤其含铁血黄素,致使无论采用哪种 MR 技术的尿路影像都不甚理想,此时则应首选 CT 技术。

CT-IVU 至少应包括:①全尿路平扫定位片(即 scout 扫描图像。结石、钙化等高密度病变和含气病变暴露无遗,有效弥补排泄期扫描对这些病变的掩盖与混淆);②兴趣区动脉期常规断面扫描;③全尿路排泄期拖片;④全尿路或至少兴趣区排泄期薄层螺旋扫描(一次屏气下完成)。扫描范围:肾脏病变包括上段输尿管,膀胱病变包括下段输尿管,输尿管病变包括邻近的肾脏或膀胱。上尿路延迟 5 min,膀胱延迟 15 min,严重尿路积水时可延迟 120 min,此时嘱患者离开检查台在候诊室休息。扫描前需要空腹准备(禁食 4 h 以上),扫描前 5~15 min 内静推呋塞米(速尿)20 mg(为 MR 技术所必需),其中 MRU、CTU 要求禁饮 4 h,MR-IVU、CT-IVU 要求一定量饮水(500~1 000 ml),无需低张和腹部加压处理。CT 技术还要求患者扫描前 3 天内禁饮高密度物质或对比剂,已行钡剂灌肠、"T"管造影等检查者更需延期,待其完全排空后扫描,否则会影响图像尤其是拖片图像质量,掩盖结石、钙化等病灶的显示。

尿路 3D 重建影像至少应该包括尿路 VR、MIP 或 SSD 和 MPR 与梗阻上段头端入路 VE 图像,肾盂、膀胱应以 VE 图像为主;CTU、空气法 CT 逆行尿路造影则应以 Min-IP、RaySum、MPR、VE 和仿真外视镜图像形式重建。其中,VR、SSD 图像以后面观尤为重要,能够 3D 成像、显示全尿路全景尤其双侧输尿管进入膀胱处及膀胱三角区情况(前面观图像往往遮挡这些结构)。

二、尿路梗阻

自肾集合管系统至尿道的任何部位的排尿障碍均可导致尿路梗阻和梗阻以上尿路扩张。仿真影像学检查的价值在于：①确定尿路梗阻是否存在和尿路扩张的程度。一般认为，输尿管管腔超过 5 mm 或肾小盏正常杯口消失呈模糊的圆形或圆球形，尿路梗阻可确立；输尿管管径 5～10 mm 为轻度扩张，10～20 mm 为中度扩张，20 mm 以上为重度扩张。②梗阻水平的确定与定位诊断。尿路梗阻的程度与病因和部位有关，仿真影像学对尿路梗阻平面的确定有着重要意义，能够直观地准确展示肾盏、肾盂输尿管交界处、近段输尿管、远段输尿管、输尿管膀胱交接处、膀胱部或前列腺部等不同水平的梗阻平面。③梗阻原因的判定与定性诊断。各种尿路仿真影像学技术能够旋转、多角度直观展示全尿路解剖的 3D 形态，不但能够明确尿路梗阻的有无和梗阻的确切位置，而且能够全面展示尿路梗阻的特性，包括不同梗阻水平尿路扩张的形态特征、单侧性或双侧性、单处或多处、高位性或低位性梗阻等，其中 VE 图像能以任意入路、角度和方位内镜样显示肾盂、肾盏、输尿管和膀胱内部结构，逼真地展示输尿管口的开放状况和膀胱黏膜结构情况(图 35-4-1)，从腔内观的角度观察、分析尿路内腔情况与梗阻点内部改变，但对尿路内膜及病变的真实颜色和黏膜下血管无法显示。

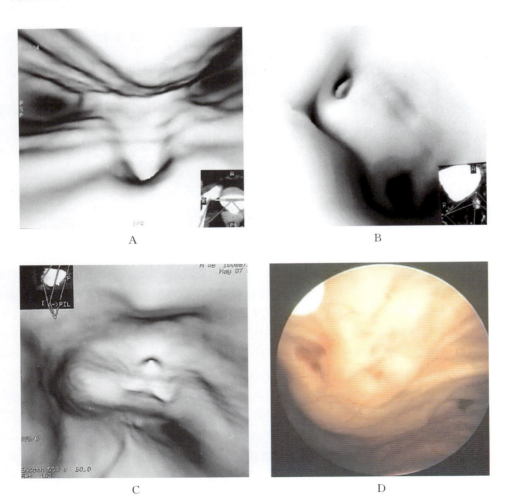

A   B

C   D

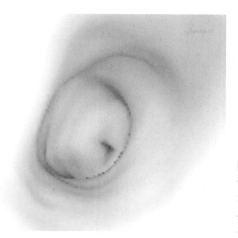

图 35-4-1　A、B、C 为 VE 膀胱镜样展示的由双侧输尿管口、尿道内口、输尿管间嵴构成的膀胱三角区及邻近区域的膀胱内腔、内壁解剖结构,与膀胱镜所见(D)类似;E 为 CT 仿真输尿管镜头入路所见输尿管口

E

尿路梗阻的直接征象包括:尿路狭窄及狭窄以上尿路扩张,腔内充盈缺损,腔内结节病变等。狭窄端的位置与整体形态(用 VR、MIP、SSD 或 RaySum 来显示)、内部形态(用 VE、MPR 显示)和周围情况(以 MPR、源影像等来显示和判定)的准确展示与评价,对梗阻的病因诊断和计划治疗方法、方式非常有帮助。良性狭窄多表现为较长一段的渐进性或移行性狭窄,梗阻端呈鸟嘴样,边缘光滑,近端扩张;突然狭窄甚至呈截断征多为肿瘤或结石、异物嵌顿。病变与管壁之间存在轨道状高信号的尿液影像即存在"水线征"者,提示为腔内病变;"水线征"消失或无"水线征"者,提示病变如结石处于嵌顿状态,或为管壁病变如肿瘤、炎性息肉等。用屏气法扫描采集的图像来判别"水线征"有无最有价值,因为呼吸运动与伪影可能导致一些假象。伴有梗阻以上输尿管周围渗出或积液时,可见输尿管周围稍高信号的模糊影像,有人称输尿管这种水肿征象为"边缘征"(rim sign),代表水肿的输尿管壁,是输尿管结石的特征,多见于肾绞痛发作 72 h 的患者。壁内段输尿管结石一般不能显示"边缘征",因其被膀胱壁所包围。管壁病变如肿瘤、息肉多表现为源于一侧管壁结节状充盈缺损,形成的偏心性或不规则狭窄与肿块,以 VE 显示为佳,MPR、MIP 或源影像宽窗观察可见软组织肿块;恶性肿瘤形态更为不规则;结石多表现为腔内类圆形或卵圆形充盈缺损区,偏心性狭窄少见,病灶长轴位呈纵向,结合 KUB 或 CTU 源影像鉴别比较容易。仿真内镜观察结节或肿块性病变,或几乎游离于腔内(结石典型征象),或坐贴于一侧管壁,或完全填塞管腔;以窄或宽基底与管壁相连,有时可见或短或长的蒂;肿瘤表面凹凸不平,结石表面多较光整;多个结石堆积在一起时,则表现为不规则聚合体。如前所述,一般结石形态较规则,阈值改变时形态、大小变化较大,肿瘤形态多不规则,阈值改变时其形态、大小变化不大。

尿路梗阻的间接征象对临床诊断虽有一定的意义,但特异性不强。为此,我们主张泌尿系多种影像的联合应用,特别是优化组合后的联合运用和综合诊断。对血尿或肾绞痛患者,可先行 US 遴选有无尿路扩张与梗阻(US 对泌尿系扩张非常敏感,但对梗阻病因定性诊断的特异性较差),有者再行 KUB 和 MRU 或 CTU 检查(后者更适用于结石细小或钙化程度不高即所谓的阴性结石患者);欲了解肾脏生理状态、泌尿功能或已发现软组织病变者加行增强 MRI(或灌注成像)和 MR-IVU 检查;非扩张性尿路者可行 CT-IVU 或 MR-IVU;怀疑血管性病变者，加行 MRA 或 CTA 检查，无法确诊或需要血管内介入治疗者，行 DSA 检查。

三、尿路结石

尿路结石是尿路梗阻最为常见的病因，也是最常见的泌尿外科疾病之一。90% 以上的尿路结石可由 KUB 首先发现，显影程度主要与结石的含钙成分多少有关，并易受呼吸、活动、肠道内容物如粪便、骨骼影响，以及一切足以形成伪影的因素干扰。尿路成像或造影主要用来明确结石所在尿路的确切位置，显示结石所致尿路、肾脏结构和功能的改变，判定有无引起结石的局部因素（病变），并甄别盆腔尤其尿路行程区域非尿路结石的高密度灶（如静脉石、动脉壁钙化等）。对尿路结石患者优选的影像学检查方法是 KUB 加 MRU 检查，阴性结石加行 CTU 检查。钙盐含量多、密度极高的结石病灶则能准确定性（图 35-4-2,3）。

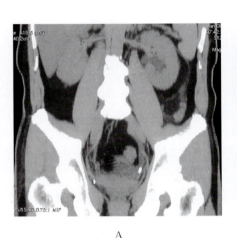

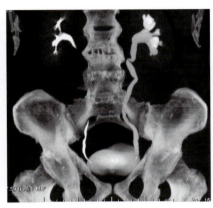

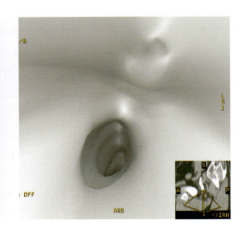

图 35-4-2　左侧输尿管下段结石。平扫 MPR 图像（A）示双侧输尿管下段区域纵行小条高密度影灶；CT-IVU 的 MIP（B）、VR 后面观（C）图像仅示左侧输尿管下段局部狭窄，右侧尿路正常（排除了右尿路结石）；左侧输尿管下段 VE（D）成像也仅示局部狭窄，未显示结石病灶

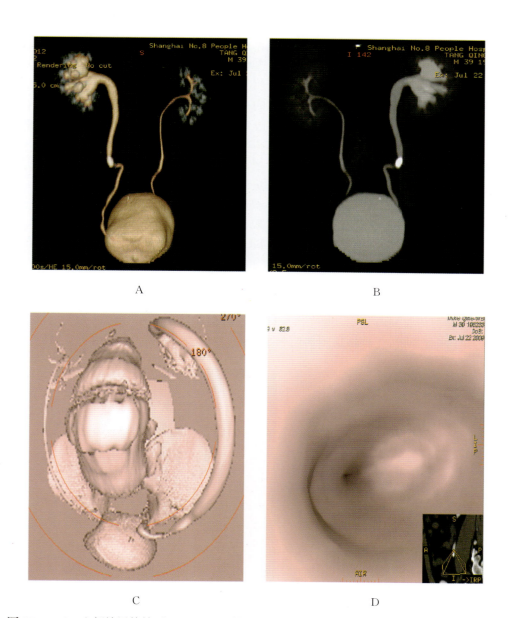

图 35-4-3 左侧输尿管结石。CT-IVU 的 SSD(A)、MIP(B)清晰显示了结石(钙盐含量多、密度极高)病灶及继发的尿路扩张、积水;仿真外视镜(C)仅揭示了尿路局部狭窄与扩张情况;VE(D)显示输尿管内不规则小结节影与管腔狭窄

其中 MIP 与 VE 的联合应用,对显示和判断结石病灶处于游离或粘连、嵌顿等状态颇有价值。一般在 MIP、RaySum、MPR 和源影像图像上,结石病灶与管壁之间常见轨道样高信号的"水线征",CTU 还可直接显示高密度的结石本身。VE 结石主要表现为腔内结节影或肿块影,形态规则或不规则,表面光整或粗糙,呈游离状或坐靠于一侧管壁上(图 35-4-4),多个结石堆积在一起时则表现为多个结节状、条片状的不规则聚合体,管腔一侧狭窄,阈值改变时其形态、大小变化较大,并与管腔、管壁影像改变不协调。结石粘连尤其嵌顿时,水线征部分或完全消失,VE 显示一实体或肿块堵塞在管腔内,内壁毛糙(炎症所致),管腔突然闭

塞,有时在实体与管腔之间见裂隙状残留腔(图35-4-5),小结石则多表现为输尿管的突然中断或重度狭窄。VE成像时,导航路径图应选择一个合适的MPR断面影像(以充分展示病变与脏器结构的位置关系为准,肾脏多为冠状位,输尿管多为冠状位或矢状位,膀胱多为轴位),并重叠放置于VE图像4个角位置适当的一处(以不遮挡重要VE图像上组织结构为准),以帮助阅片时病变的定位与定性分析。仿真外视镜成像3D展示了尿路正常结构及病变全景,对结石病灶的准确显示尚难,常将输尿管结石误诊为炎性狭窄(图35-4-3)。实验研究结果表明,仿真影像学可以检出≥3 mm尿路结石,其敏感性和准确性受仿真影像学技术、结石部位等影响,输尿管结石比肾盏结石更容易被检出,漏诊的主要原因是结石位于肾盏内或被类似高密度对比剂所掩盖,尿路引入高密度对比剂的CT仿真影像学技术一般不宜应用于尿路结石的检查。只要胃肠道清洁准备充分,KUB对尿路结石仍然是最有效、最简单易行的检查手段和首选的筛选性检查方法。KUB结合MRU,基本上满足了尿路结石临床诊疗的需求,是目前尿路结石最为理想的检查组合。需指出的是,输尿管结石有时与输尿管癌、息肉等病变合并存在,诊断时VE须结合源影像、MIP、MPR等多种图像仔细观察、分析(图35-4-6)。总之,仿真影像学尤其基于MRU的检查,是传统X-IVU有效的补充和替代方法,能够及时发现尿路结石,也可作为尿路结石临床随访特别是碎石术、药物排石治疗效果的无创性观察手段,比传统尿路造影随访简单、舒适。

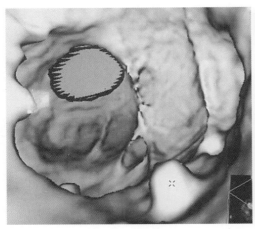

A

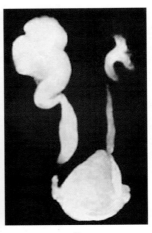

B

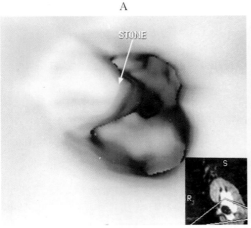

C

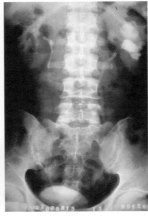

D

图35-4-4 肾结石的VE优势。MRVE(A)示右肾下盏4枚小结石,呈表面光滑、孤立的小结节影,但MIP图像(B)未能显示,其揭示尿路的大体解剖佳。CT仿真肾镜(C)示左肾盂内条块影,但表面细节显示欠佳,右下角导航路径图同时清晰显示结石部位及其所致的肾盂内尿液充盈缺损改变。X-IVU(D)示左肾区巨大结石病灶

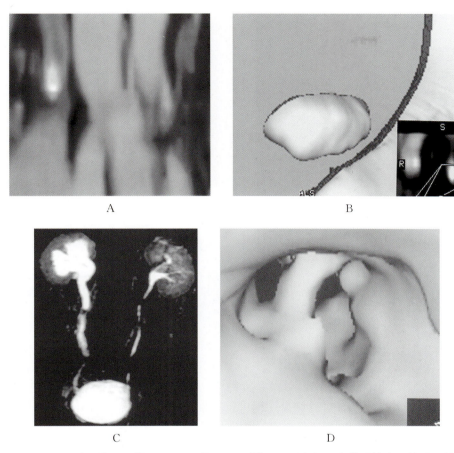

图 35-4-5 右输尿管上段结石。CTU 的 MPR 图像(A)示右侧上段输尿管内 1 枚梭形结石,仿真外视镜(B)示结石更为直观。MRU 的 MIP(C)示右侧输尿管上段局限性充盈缺损改变,仿真输尿管镜足入路图像(D)示结石下端形态及邻近输尿管壁炎性增厚、毛糙情况

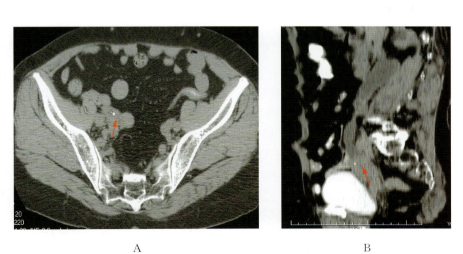

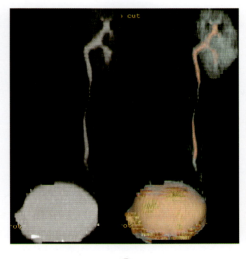
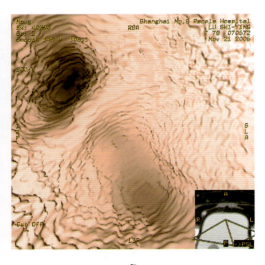

图35-4-6 右侧输尿管癌并结石。CT平扫(A)、排泄期MPR(B)均示右侧输尿管结石与软组织肿块(箭头),以上尿路严重扩张、积水;MIP及SSD(C)示右侧尿路未显影;仿真膀胱镜(D)未见明显异常

四、泌尿系肿瘤

泌尿系肿瘤最常见的是膀胱癌,其次是肾肿瘤。仿真影像学的价值主要在于准确、快捷发现病变,直观3D定位显示,对肿瘤良恶性进行鉴别、分期,可切除性评价,了解肾功能状况等其他及可能存在的并发症,对肿瘤临床疗效评估与随访也颇有价值。

仿真影像学在确定肿瘤浸润范围、转移和分期上颇有价值,且级别越高、分期越准;而影响泌尿系肿瘤尤其膀胱癌预后最重要因素是发现肿瘤的病变范围与分期。膀胱癌单发或多发,在MIP、SSD、RaySum图像上表现为局限性的充盈缺损,境界清晰或不清,边缘大多极不光整如菜花状、锯齿状、乳头状,也见有边缘光滑者;源影像及MPR等图像上一般可见软组织结节或肿块影。与传统膀胱镜一样,VE可直观检测出膀胱癌所在部位、大小、形态、数目、有蒂或广基等,初步评估基底部浸润范围与程度。而且,VE有时还能够准确发现其他影像掩盖或漏诊的较小癌灶,对多发膀胱癌诊断极有帮助(图35-4-7)。由于膀胱侧后壁、次为三角区与顶部是膀胱癌好发部位,因此VE首先重点观察这些区域。膀胱壁的浸润深度是其临床与病理分期的依据,VE评价时需结合源影像、动脉期MPR等图像。各期膀胱癌VE上有不同表现(图35-4-8),局限在黏膜内的原位癌(T_{is}期)尚难检出;无浸润的乳头状癌(T_a期)诊断不难,癌灶蒂细长,常见绒毛状分支;浸润黏膜固有层的T_1期肿瘤表现多类似T_a期,但多可见邻近膀胱黏膜中断,临床上常将其与T_{is}期、T_a期者统称为表浅膀胱癌;浸润肌层的T_2期肿瘤多呈草莓状或团块状,基底部较宽,邻近膀胱黏膜中断,但VE尚难区分肿瘤侵犯浅肌层的T_{2a}期与深肌层的T_{2b}期;T_3期肿瘤已侵犯膀胱周围组织,VE示局部隆起结节或肿块,常见分叶、广基及溃疡,可呈菜花状,表面凹凸不平或伴明显的小结节,病变边界不清(图35-4-9),邻近膀胱黏膜中断,结合源影像、MPR及常规增强图像对腔外浸润判断更为准确,区分T_{3a}期(病理上发现肿瘤侵犯)与T_{3b}期(肉眼即可发现膀胱周围组织浸润)只能据其表现初步评价;浸润前列腺、子宫、阴道及盆壁的 T4 期肿瘤范围更广，边界更为不清，邻近膀胱黏膜中断，膀胱腔可缩小，更需结合源影像、MPR 及常规断面图像综合评判(图 35-4-10)。需指出的是，膀胱肿瘤 95% 以上为上皮性肿瘤，其中绝大多数为移行细胞乳头状癌，鳞癌、腺癌仅各占 2%～3%。为此，要注意全尿路尤其输尿管同时发生的移行细胞乳头状癌(图 35-4-11)。另外，由于膀胱、输尿管蠕动等原因，VE 等后处理重建图像可能丢失一些信息，导致较小病变漏诊(图 35-4-12)。同时，仿真影像学还可用来进行膀胱癌术后随访、及时发现肿瘤复发等(图 35-4-13)。

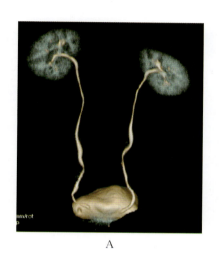

A

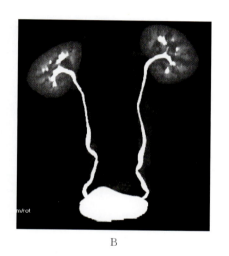

B

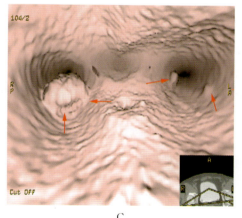

C

图 35-4-7 多发膀胱癌。SSD(A)仅示左输尿管开口旁癌灶所致的局限性凹陷与缺损，MIP(B)未见异常，仿真膀胱镜(C)准确、清晰内镜样展示了右输尿管口旁一个较大、左输尿管口旁两个较小癌灶结节(箭头)

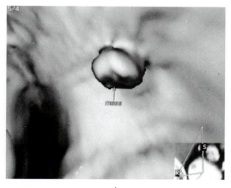

A

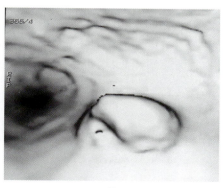

B

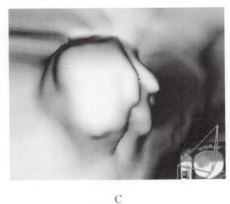
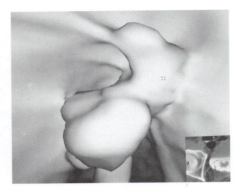

图 35-4-8 膀胱癌 VE 表现（4 例）。A 为膀胱癌 T_1 期，菌菇状，蒂较细，境界清晰，邻近黏膜正常；B 为膀胱癌 T_2 期，局部团块状，宽基底，浅分叶，邻近膀胱黏膜中断；C 为膀胱癌 T_3 期，短蒂肿块，分叶，表面凹凸不平伴多个小结节，毗邻膀胱黏膜中断；D 为膀胱癌 T_3 期，菜花状肿块，以广基底与膀胱壁相连，见多个球状突起小结节，形似仙人球，邻近膀胱黏膜中断

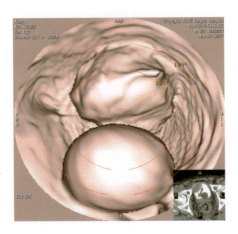
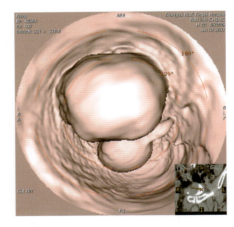

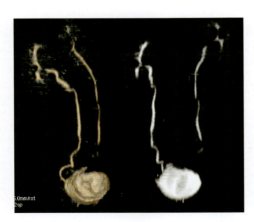

图 35-4-9 膀胱癌 T_3 期。仿真膀胱镜从不同视角（A 和 B）观察癌灶及其与周围结构关系，发现不规则肿块，广基底，周围黏膜肿厚，边界不清，表面凹凸，与表面光滑的导尿管气囊截然不同；SSD 与 MIP 图像（C）也揭示了癌灶所致的缺损、凹陷及充盈缺损，边界不清、毛糙

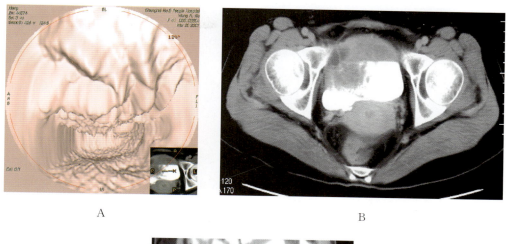

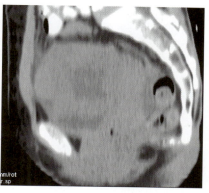

图35-4-10 膀胱癌 T_4 期。VE(A)示肿瘤膀胱壁广泛浸润,表面极不光整,境界不清,膀胱腔缩小;CT 横断面(B)及 MPR(C)图像显示膀胱癌侵犯子宫及盆壁等周围脏器

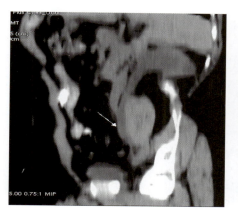

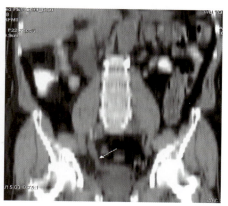

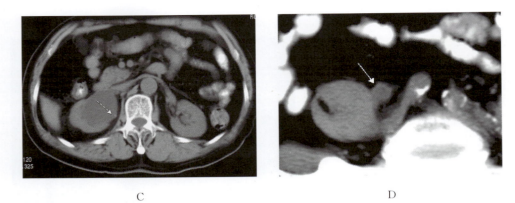

图35-4-11 右侧尿路全程多发移行细胞癌。MPR(A 和 B)、横断面(C 和 D)图像显示右侧肾盂、输尿管内多发小结节灶(箭头),境界清晰,内壁增厚,伴上尿路扩张

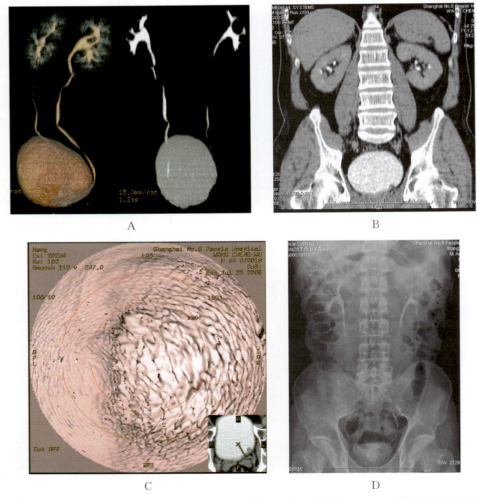

图35-4-12 左侧后壁小膀胱癌。SSD、MIP 图像(A)未显示癌灶;MPR(B)则准确显示了局部小结节状充盈缺损改变;仿真膀胱镜(C)未见该癌灶成像与显示,漏诊原因系膀胱太饱满,蠕动伪影影响,提示扫描时膀胱充盈要适度;X-IVU(D)也未发现明显异常

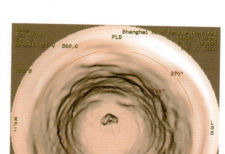
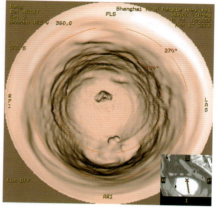
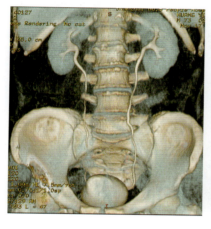
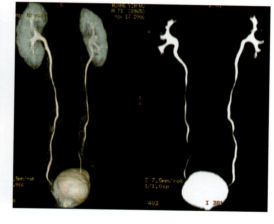

图35-4-13 膀胱癌术后复发。VE(A 和 B)以不同角度内镜成像显示局部复发癌结节及其与毗邻结构的关系;SSD、MIP(C 和 D)未显示病变,但揭示全尿路解剖尚佳

肾肿瘤大多为恶性,成人以肾癌和肾盂乳头状癌最为常见,小儿则以肾母细胞瘤为多。尿路仿真影像学能够以任意图像形式和角度来直观展示肾肿瘤及其与肾集合系统的关系,结合常规断面影像,对肾肿瘤的定位、定性诊断和分期具有较高的临床价值。MRA、CTA 和 3D-DSA 能够准确评价肾肿瘤的血供,以及肿瘤对邻近血管的影响,如肾静脉、下腔静脉癌栓形成与血管病变合并症等(图35-4-14),其中 DSA 也是肾癌介入性血管内栓塞、化疗的重要手段。肾癌未侵犯肾盂肾盏,仿真影像学可发现肾盂、肾盏因受肿瘤压迫推移所致的不规则变形、变细、狭窄、拉长等改变,肿瘤穿入浸润集合系统时,则可见不规则充盈缺损和破坏,VE 内镜样立体直观地展现集合系统的受压、狭窄、破坏和突入肾盂肾盏内的肿瘤实体(图35-4-15)。肾盂癌在 MIP、RaySum、SSD、MPR 与源影像上均表现为肾盂和(或)肾盏腔内在尿液或对比剂衬托下的充盈缺损,边缘多不光整,其中 MPR、源影像等可见到缺损区的软组织信号或密度肿块,形态多样且多不规则,常伴多个肾盏梗阻积水、扩大与变形;VE

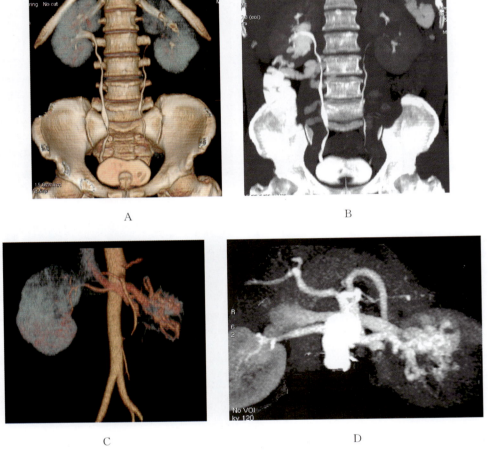

图35-4-14 左肾透明细胞癌合并动-静脉畸形（AVM）。CT-IVU 的 SSD、MPR（A 和 B）仅示左肾盂、肾盏受压变形变细改变，未见肿瘤侵犯；肾动脉 CTA 的 SSD、MIP（C 和 D）清晰显示 AVM 病灶、早显肾静脉，但尚难准确区分肿瘤血管与畸形血管巢

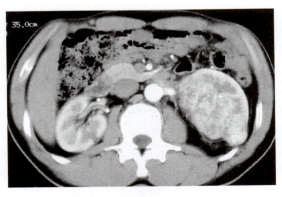

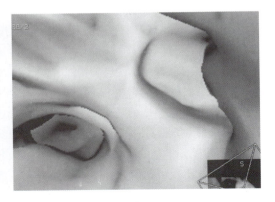

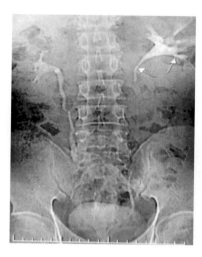

图 35-4-15 左肾肾癌。CT 动脉期横断面(A)示左肾下部巨大软组织密度病变,极富血管,不均匀显著强化,部分突破肾被膜浸润肾周脂肪;CT-IVU 的 VE 图像(B)示肾盂下部及肾下盏受压变窄,并见局限性不规则隆起,边缘欠光整,提示肾集合系统已被肿瘤突破与浸润;scout 图像(C)仅示肾盂下部、肾下盏明显弧形推移(箭头)

表现类似输尿管肾镜所见,直观显示不规则如菜花状肿物和肾盂、肾盏扩大或局部狭窄与破坏等改变。

输尿管癌少见,病理上以移行上皮癌常见。MIP、RaySum、SSD、MPR、源影像等表现为输尿管局部腔内的充盈缺损与梗阻,边缘多不光整,梗阻端不规则、虫蚀状、锥形、倒杯口状或截断状,也可见表面毛糙的斜形狭窄改变,梗阻以上输尿管有不同程度的扩张积水;VE 直接内镜样展示结节状、菜花状或分叶形肿块,广基底,表面凹凸不平,但往往无法清晰显示其蒂部(图 35-4-16),有时也可见到管腔内壁不规则环行增生样与狭窄改变,表面凹凸不平;结合断面所示梗阻点强化的软组织结节影,诊断不难。移行上皮细胞肿瘤由于复发率极

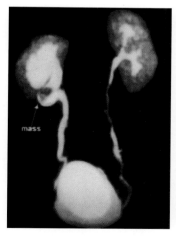
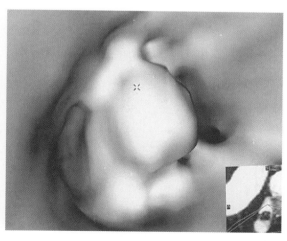

图 35-4-16 右侧输尿管上段移行上皮细胞癌。MIP(A)示右输尿管上段局部充盈缺损,内见形态、边缘极不规则、虫蚀状的软组织肿块;仿真输尿管镜图像(B)示广基底、菜花状腔内肿块(×),局部管壁毛糙、管腔明显狭窄

高,术后病人需要密切临床随访。仿真影像学尤其 MRU 无疑是最好的无创性成像技术和随访检查方法,可真实展现吻合口情况,并及时发现肿瘤的复发与并发症(图 35-4-17),也可作为暂时无法确诊又不宜手术切除病人的动态随访与复查的有效手段。需指出的是,输尿管息肉尤其恶变很少见,但与输尿管癌表现类似,鉴别尚有一定难度;但其一般边缘光滑,境界清晰,有蒂,VE 可见腔内结节或内壁局限性隆起和内腔狭窄改变(图 35-4-18),最终诊断依靠病理学检查。

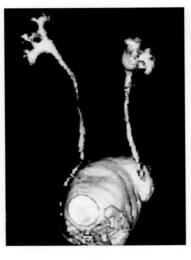
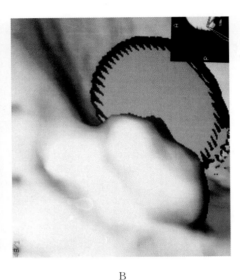

图 35-4-17 右输尿管下端癌局部切除术后半年复发,并累及膀胱。SSD(A)示膀胱右侧内陷和右输尿管变短(术后改变),下端梗阻;膀胱 VE(B)示输尿管口突入膀胱内的肿块,表面凹凸不平,广基底,邻近局部管壁增厚

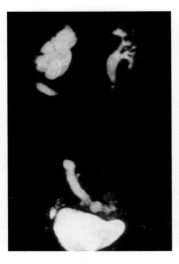
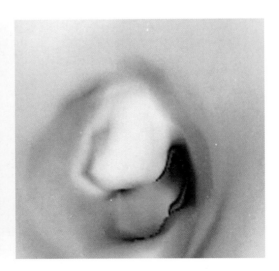

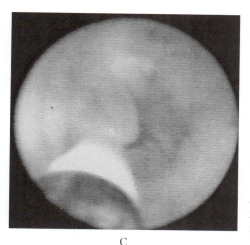

图35-4-18 右输尿管下端息肉。MIP(A)示右侧输尿管下端中断,中断处以上尿路积水、扩张;仿真输尿管镜头入路观察(B)示输尿管腔内宽基底结节灶,局部管腔狭窄,与真实输尿管镜(C)足入路观察类似

五、前列腺疾病

仿真影像学的价值主要在于评价前列腺病变对尿路的影响、并发症、伴随疾病和肾功能,对甄别良、恶性前列腺病变也有意义。巨大前列腺癌、前列腺增生癌变尤其浸润膀胱时,VE表现颇具特征,不仅能清晰显示前列腺肥大,而且还可有效鉴别良性前列腺增生与前列腺癌。良性前列腺增生在MPR、MIP、SSD、VR等影像上常表现为膀胱底部受压上抬形成光滑的弧形压迹,该区域内在MPR、源影像上尚可见占据的软组织块影,边缘光整、圆钝,膀胱形态柔和,但有时也可被膀胱影像完全掩盖。仿真膀胱镜展示前列腺对膀胱所造成的压迫与肿块,肿块形态多样,但多边界清楚、表面光滑,膀胱黏膜、小梁规则匍匐于肿块上(图35-4-19)。前列腺癌表现则除了上述特征外,还有以下几点:①膀胱底部压迹边缘不规则、毛糙,膀胱形态僵硬;②VE所见肿块与膀胱壁广基底相连,甚至无明确分界,肿块呈多个不等性分叶,表面凹凸不平,局部膀胱黏膜或膀胱小梁破坏、中断(图35-4-20);③常累及输尿管口,伴有上尿路梗阻与积水;④前列腺癌直接侵犯输尿管或盆壁、腹壁时,3D影像可见输尿管远段不规则狭窄或中断或完全未显影,VE显示输尿管不规则狭窄或腔内肿物堵塞,基于阈值差异的VR仿真局部解剖能够清晰揭示腹股沟区肿大淋巴结和肿瘤盆壁、腹壁浸润情况。

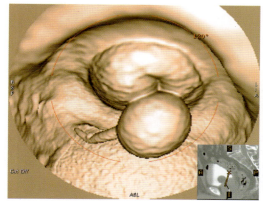

A

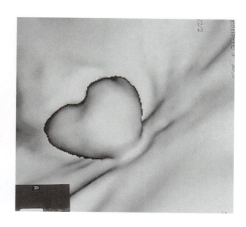

B

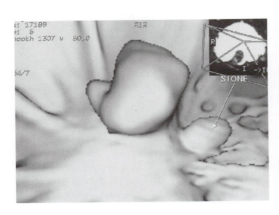
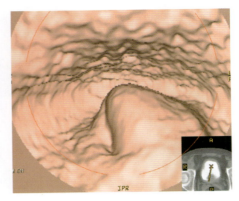

C　　　　　　　　　　　　　　　　　D

图35-4-19 良性前列腺增生VE表现（4例）。A为增生的前列腺呈圆弧形突入膀胱内（旁边为导尿管），边界清晰，表面不甚光滑但均匀；B为呈"心"形顶入膀胱内，表面尚光滑；C为呈球形但见脐凹，表面尚光滑，旁边见膀胱结石及膀胱小梁增粗；D为呈顶棚样突入膀胱内，伴脐凹征，膀胱黏膜纹连续规则并经过凹槽区域

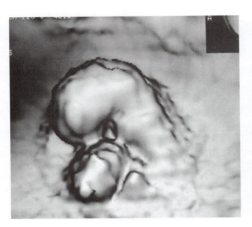
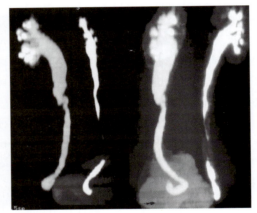

A　　　　　　　　　　　　　　　　　B

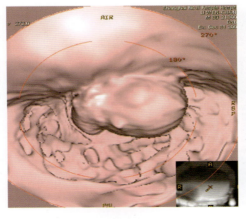
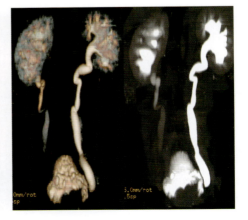

C　　　　　　　　　　　　　　　　　D

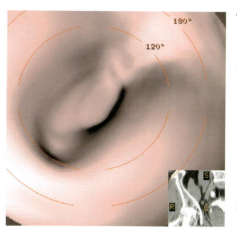

图 35-4-20　前列腺癌浸润膀胱（2 例）。CT-IVU 的 VE 图像（A）内镜样展示膀胱内广基底肿块，边界不清，分叶状，表面凹凸不平，膀胱黏膜中断；MIP（B）旋转显示双侧上尿路积水，膀胱变形，部分边缘毛糙。C，D 和 E 为另 1 例，前列腺增生、癌变并浸润膀胱伴膀胱憩室。膀胱 VE（C）示突入膀胱腔内肿块，分叶、多结节，局部膀胱黏膜中断，余区域膀胱小梁增粗，并见多个憩室口及憩室；VR 及 MIP（D）显示右侧上尿路积水，膀胱变形，充盈缺损，部分边缘毛糙；输尿管 VE（E）示其管腔突然阻塞、严重狭窄

六、其他疾病

输尿管炎性狭窄在尿路 3D 影像上多表现为渐进性或移行性狭窄，狭窄段多较长，一般无充盈缺损和无软组织肿块影；梗阻端多呈鸟嘴样或锥形，边缘光滑，梗阻以上尿路可伴有程度不同的积水。结核性输尿管狭窄与一般炎症不同，多表现为输尿管节段性狭窄，边缘不整和僵直，且可见肾盏、肾盂多形性破坏，如肾盏边缘虫蚀样破坏、狭窄或积水。VE 在输尿管良性狭窄病变诊断中主要价值在于除外腔内外肿瘤、息肉、结石等，有时也可发现局部输尿管内壁的增厚和狭窄（图 35-4-21），但对于正常输尿管蠕动等所致的生理性狭窄与真性狭窄鉴别有一定的困难。

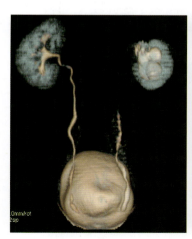
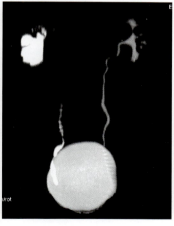
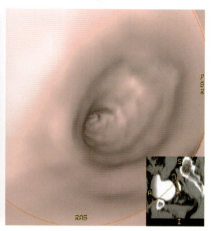

A　　　　　　　　　　　B　　　　　　　　　　　C

图 35-4-21　肾结核治疗中。SSD（A）、MIP（B）示右侧肾盏、肾盂多形性破坏、不规则扩大、模糊变形，肾上盏消失，右侧输尿管僵直、多节段狭窄、边缘毛糙；VE（C）内镜样揭示了下段输尿管局部内壁增厚和狭窄。SSD 所示左侧输尿管下段两处狭窄为生理性狭窄（蠕动所致），因为以上尿路正常

泌尿系先天畸形发生率甚高,多种异常可同时存在。仿真影像学在评价泌尿系先天性畸形时,应联合应用两种或以上 VR、MIP、MPR、VE 或源影像等图像来进行分析,效果明显优于传统尿路造影检查,可作为确诊的检查方法与手段。

孤立肾系因胚胎一侧生肾组织或输尿管芽生长障碍引起不发育而导致该侧肾脏缺如,常伴位置异常和生殖系的发育异常,膀胱三角不对称,多数对侧输尿管不发育或仅有输尿管远段续于膀胱,近端为盲管。MIP、SSD 等图像可揭示其整体形态改变,VE 能够直接显示膀胱三角的变形、单个输尿管口,源影像及 MPR 图像揭示对侧肾脏缺如更为准确(图 35-4-22)。仿真影像学还能够及时纠正和确诊传统尿路造影误诊为孤立肾的一侧肾发育不全或肾严重萎缩或功能衰竭(图 35-4-23)。重复肾表现为单侧或双侧有两个肾实质融合为一(图 35-4-24),外形较长,肾盂和血管分别位于上、下两部,输尿管在不同位置合并或各自开口于膀胱和(或)尿道,仿真膀胱镜能够准确揭示输尿管开口情况。仿真影像学尤其 MRU 非常容易发现这些解剖结构的异常,但因图像分辨率较低,有时也难以清晰揭示一些变异的解剖细节(如异位输尿管口)。马蹄肾是以融合为特征的肾形态异常的一种,多伴有肾旋转异常,易合并尿路结石或感染。MRU、MR-IVU 和 CT-IVU 仿真影像均能准确展示上述变异,直观显示其峡部,结合源影像、断面影像、CTA 或 MRA 图像,还能同时检出尿路结石等并发症和其他畸形尤其血管变异、畸形(图 35-4-25)。仿真影像学能 3D 揭示异位肾的位置及形态改变与旋转不良,其主要表现为:①低位肾,可位于盆腔、髂部或腹部,位置越低越近中线,输尿管较短;②高位肾,可位于胸腔内;③横过肾,肾脏跨过中线至对侧,两肾在同侧,其下段输尿管位置正常。游走肾和肾下垂是肾位置异常的另外表现形式,后者多非先天性疾病。CT-IVU 由于可以清晰展示作为参照对象的骨骼影像,在肾位置异常的发现与诊断中起重要作用,有时甚至只要一帧 CT-IVU 的拖片就足以明确诊断。仿真影像还可直观揭示先天性输尿管发育异常,3D 显示输尿管高位附着、肾盂输尿管交界处狭窄、腔静脉后输尿管、先天性巨输尿管、输尿管囊肿、输尿管异位开口、输尿管疝等改变,其中 VE 对发现膀胱内单一输尿管口、输尿管囊肿及其并发症颇有帮助。同时,结合血管仿真影像如 MRA、

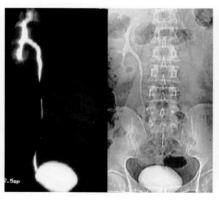
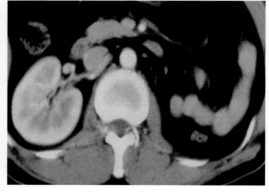

A   B

图 35-4-22 孤立肾。CT-IVU(A)的 MIP 和 scout 图像仅示右侧肾和输尿管,左侧尿路缺如;横断面(B)仅发现右侧肾脏,左侧肾区为降结肠和小肠占据,佐证右侧孤立肾

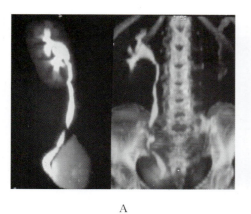
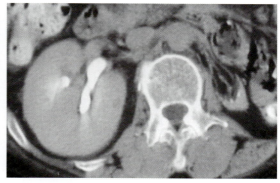

图 35-4-23 左肾发育不全，X-IVU 及临床误诊为右侧孤立肾。CT-IVU 的 MIP 图像（A）仅示右侧肾和输尿管，左侧尿路未显影，源影像（B）发现左肾极小、无功能

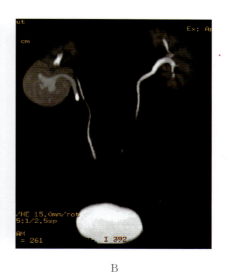

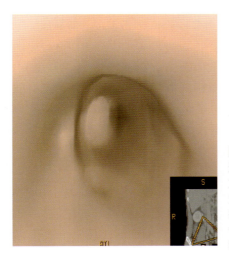

图 35-4-24 重复肾、双输尿管单开口畸形。CT-IVU 的 SSD(A)、MIP(B)示右侧重复肾，两个肾实质融合为一，外形较长、较大，肾盂分上、下两部分别与各自输尿管连接，其一输尿管伴结石及梗阻性扩张，合并位置显示不清；VE(C)示结石与输尿管严重狭窄

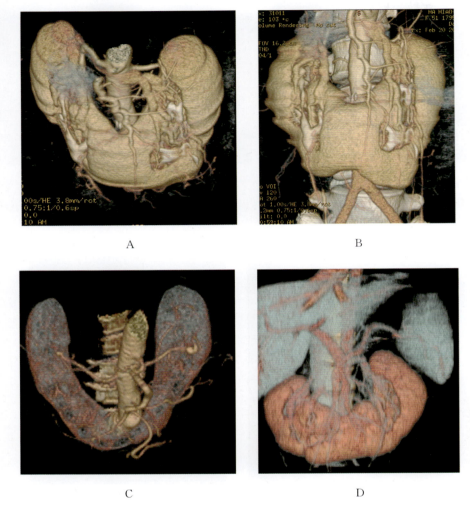

图 35-4-25 马蹄肾（3例）。VR图像均示双肾下极融合伴肾旋转异常，肾、腹部血管及毗邻脏器3D关系一览无遗；A和B为同一患者，腹部多支血管起源、位置、形态、大小等异常

CTA或3D-DSA，为肾移植术前患者和供体解剖功能评估，术后移植肾及其血管、集合系统吻合、通畅情况及与肾移植并发症有关的血肿、尿性囊肿、排异反应等提供了有效的无创或微创性评价手段。其中，MRA对移植肾无任何损害作用，是显示血管吻合部位、吻合口有无狭窄的最佳方法；MRU尤其MR-IVU也无肾毒作用，能够及时、精确地揭示移植肾排斥与否、输尿管吻合部位及其有无狭窄与尿外渗、肾功能情况，准确判断梗阻是肾前性、肾性或肾后性。移植肾的突然增大或逐渐缩小，提示急、慢性肾排斥。

另外，仿真影像对生殖系病变尤其复杂畸形诊断也颇有临床价值。基于阈值差异的CT仿真局部解剖对诊断会阴部尤其阴囊肿瘤、肿瘤供血、淋巴转移及其周围浸润极有帮助（图35-4-26），VR结合MPR及横断面影像多能准确直观揭示泌尿生殖系一些复杂发育异常与先天性畸形（图35-4-27）。

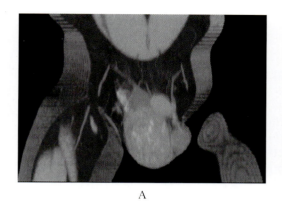
A

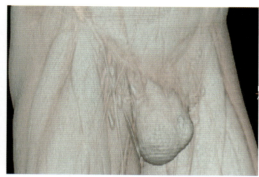
B

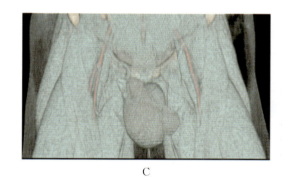
C

图35-4-26 右侧睾丸恶性混合性生殖细胞肿瘤。MPR图像(A)示右睾丸富血管肿块,-200 Hu(B)及 0 Hu(C)最小阈值时 VR 虚拟局部解剖图像分层显示会阴部解剖、阴囊肿块、腹股沟肿大淋巴结及血管

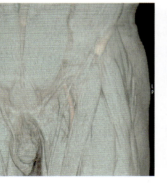
A

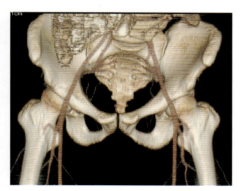
B

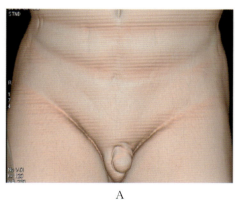
C

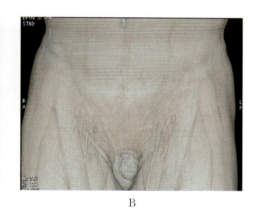
D

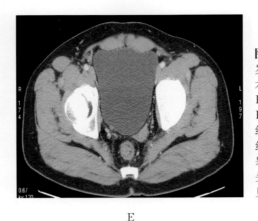

图35-4-27 复杂生殖系畸形。28岁不育患者，2岁时行"尿道下裂"修补术，3岁时行右侧睾丸固定术。最小阈值－500 Hu(A)、－100 Hu(B)、－50 Hu(C)、100 Hu(D) VR重建图像（最大阈值600 Hu），3D仿真局部解剖下腹部、腹股沟区、会阴部组织结构，从皮肤、皮下组织、肌肉肌腱、血管、骨骼等组织结构清晰显示，仅示阴囊右侧小睾丸、左侧无睾丸，右精索粗大，左侧未见精索，阴茎粗短，但龟头、海绵体尚属正常，所示腹壁、腹股沟区、盆内均未见异位睾丸。源影像(E)右侧精囊腺区未见精囊腺

E

第五节　仿真影像学在腹部血管系统的临床应用

X线血管造影（DSA）至今仍是血管疾病诊断的金标准，但其需要穿刺、插管，有一定的风险和失败率，且图像形式单一，更无法获得腔内观的血管镜样图像，故DSA已很少应用于单纯诊断用途。血管仿真影像学可无创性提供血管3D解剖图像，类似甚至优于DSA图像，血管镜样成像、显示、观察血管内腔与病变，拓展了传统影像学临床应用范畴。

一、仿真影像学技术

血管仿真影像学技术主要涉及磁共振动脉成像（MRA）、磁共振静脉成像（MRV）、CT动脉造影（CTA）、CT静脉造影（CTV）等容积血管成像技术，有时也应用3D-DSA技术。其中，腹部CTA或CTV检查需要空腹准备，扫描前5 min左右酌情口服1 000～1 500 ml净水以增加对比度，便于血管3D图像后处理。扫描一次屏气下完成，30 s以内为佳（越短越好，目前320排螺旋CT、宝石能谱CT全腹扫描多以秒甚至亚秒计），可以有效避免呼吸、蠕动、移动等运动伪影的产生。扫描完成后可即刻对这些图像数据进行预处理与重建，包括显示视野和重建间隔的重新选定（一般小于扫描视野）、内插计算方法的选择如180°或360°线性内插法、滤波方式的选择等，以增加源影像的图像信息量和分辨率。

血管后处理成像一般包括类似DSA效果的VR、MIP或SSD和类似血管镜效果的VE图像等，有时需应用外视镜成像和基于阈值差异的VR仿真局部解剖技术以提高3D血管及毗邻组织结构的显示和评价效果。其中，VE血管镜样3D成像可展示血管内腔、内壁正常解剖与病变情况，仿真局部解剖对腹壁浅血管及浅、深部血管关系等的全景成像与全面评估颇有价值。CTA临床适应证范围广，在准确显示血管钙化斑块、血栓及准确评价血管狭窄等方面优于MRA，但其成像依赖于有辐射生物效应的X线和一定毒副作用的含碘对比剂。

二、腹主动脉及大分支动脉疾病

腹主动脉瘤、动脉夹层、动脉粥样硬化和狭窄等是腹主动脉及大分支动脉主要疾病。腹主动脉瘤分真性和假性两类，前者瘤壁为动脉全层所构成，后者瘤壁多为动脉周围纤维结缔组织包裹的陈旧性血肿壁。CTA、MRA 的 MIP、SSD、VR 和仿真外视镜成像能够从整体上对腹主动脉瘤位置、大小、范围及其与主动脉分支如腹腔动脉干、肾动脉、肠系膜动脉和髂动脉的空间关系作出客观评价(图 35-5-1)，有助于治疗尤其介入治疗方式的决策，VE 直观揭示了动脉瘤腔内解剖、瘤体位置、附壁血栓及各分支动脉受累情况与程度，精确显示始于瘤体供应重要脏器的动脉开口(治疗过程中需保持其通畅，否则会导致严重并发症)，直接测量动脉瘤、血管内径与长度，以设定血管内支架大小、长度与位置，还可随访动脉瘤支架治疗的效果。腹主动脉瘤 VE 表现为正常动脉的圆柱形结构消失，管腔突然增大呈膨胀性改变，合并粥样斑块和血栓处，管壁凹凸不平，有不规则块状结构突入管腔内。CTA 的仿真血管镜及 VR、MIP 等成像可作为动脉瘤支架治疗后有效的疗效评价和临床随访无创性检查方法。须指出的是，SSD、VE、VR 和外视镜成像均为阈值依赖型 3D 图像，阈值选择不当，可能丢失一些有用的医学信息，造成正常血管和病变细节显示差甚至漏诊、误诊。

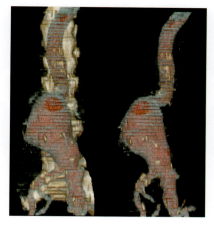

A

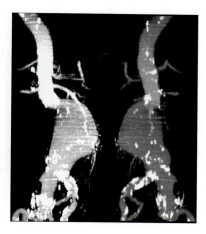

B

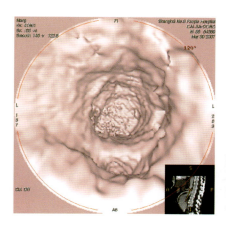

C

图 35-5-1 腹主动脉动脉瘤。不同角度、不同形式重建的 VR(A)、MIP(B) 及 VE(C) 图像均示腹主动脉局部膨大，伴管壁多发钙化斑，内壁不光整

仿真影像学对因主动脉内膜撕裂而形成的主动脉夹层评价也颇为有效，可 3D 全景（尤其 VR 图像）显示病变及其与邻近血管关系，准确分型，指导临床合适治疗措施的选择。VE 能够内镜样清晰显示异常段管腔被一膜样结构分隔成大小不等的真假腔，并能准确显示内膜片破口的位置、形态、范围及受累分支情况，影像颇具特征性（图 35-5-2）。其中，CTVE 在揭示真假腔与内膜片之间的关系、血管内粥样硬化斑块及其定性诊断方面类似甚至优于 MRVE。但不是所有主动脉夹层都能为 VE 所检出，有时尚需结合源影像和 VR、MPR、MIP、仿真外视镜成像等图像进行综合判断。部分行腔内隔绝术后的病例，CTVE 表现为该平面柱形管腔内可见网状支架结构，但隔绝物腔内壁显示不清。同时，血管仿真影像学如 CTA 对腹主动脉及主要分支如肾动脉、肠系膜上动脉、髂动脉等血管变异、狭窄、硬化、扭曲等改变一览无遗（图 35-5-3），直观 3D 揭示病变和继发反应尤其脏器梗死，如肾梗死（图 35-5-4），准确区分血管本身病变或其他部位组织器官病变对该血管及其供养脏器影响。

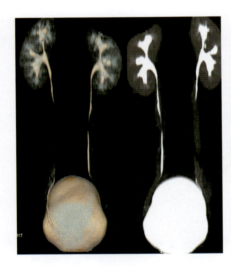

A

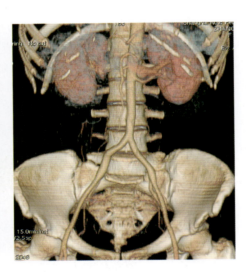

B

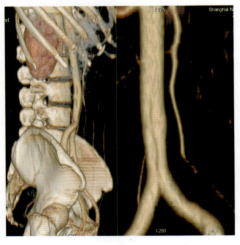

C

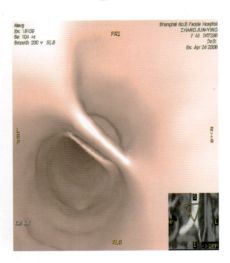

D

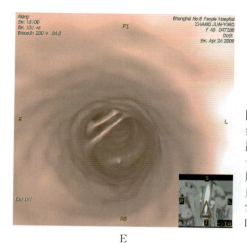

图35-5-2 进展期腹主动脉夹层,患者因急性肾绞痛行CT-IVU检查,其VR、MIP(A)未发现尿路异常;薄层重建动脉期获得CTA后,正面VR(B)也未发现异常;侧面及后面剪辑VR(C)发现腹主动脉长线状不规则凹陷;头入路(D)及足入路(E)仿真血管镜图像示腹主动脉多处撕裂的血管内膜片、异常开口与假、真腔。该患者病情凶险,但因发现及时,得以及时支架治疗而康复

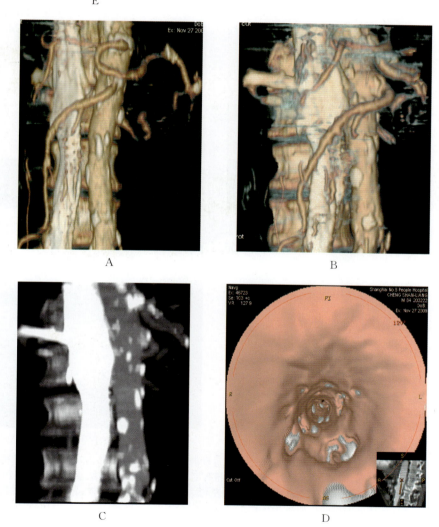

图35-5-3 动脉粥样硬化。CTA(对比剂经足背静脉注入)的VR多角度(A和B)观察腹主动脉及主要分支——肾动脉、腹腔动脉、肠系膜上动脉等多支、多处不同程度狭窄、钙化等改变;MIP(C)动脉显示欠佳,动脉壁上多发钙化斑清晰可见(但缺乏立体感);VE(D)动脉内壁极不光滑,3D揭示了包括双肾动脉口在内的多处钙化灶

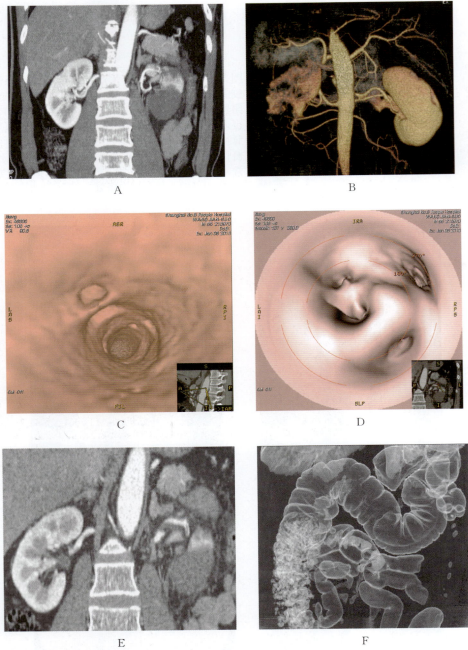

图35-5-4 肾梗死（房颤栓子脱落引起迁移性肾动脉栓塞）。男性患者,55岁,腹部持续性隐痛伴阵发性绞痛3天,偶伴呕吐,无腹泻,抗炎、止痛等对症治疗中出现发热、血象升高,有10年房颤史及40年吸烟史。部分数据MIP图像(A)示左肾大部分区域灌注缺损,肾轮廓尚清、表面光整且大小正常,右肾也见局部皮质区小片楔形灌注缺损;VR(阈值区域100~600 Hu)后位观图像(B)示腹主动脉及主要分支包括双肾动脉主干与主要分支未见异常,但灌注后左肾大轮廓大部分不规则缺损,右肾部分表面凹陷为灌注丧失;肾动脉上方腹主动脉VE(C)未见腹主动脉及双肾动脉口异常;但左肾动脉分支VE(D)发现其2~3级分支内栓子部分阻塞管腔;MPR图像(E)也发现左肾动脉分支内不规则条状充盈缺损;RaySum图像(F)发现部分大、小肠扩张积气,为反应性肠积气

三、下腔静脉疾病

血管仿真影像学无论 CTA 或 MRA 等检查均对评价下腔静脉病变有肯定的临床应用价值,其中 CT 主要采集下腔静脉期或经足背静脉快速团注采集动脉期(图 35-5-3),达到 CTV 之目的。布-加综合征(Budd-Chiari syndrom)系由肝段下腔静脉和(或)肝静脉阻塞或狭窄所引起的,VR、MIP 及 VE 等 3D 成像可准确揭示原发性(先天性)下腔静脉隔膜、闭锁、狭窄,以及继发性下腔静脉压迫性狭窄,下腔静脉肿瘤、血栓、癌栓等阻塞(图 35-5-5),对血管外病变显示与诊断也非常有用,能够准确进行 Yamamoto 分型,指导其治疗;同时还可作为 TIPSS 疗效评估与临床随访的重要手段。对下腔静脉其他疾病包括外来压迫,CTA 等 3D 影像诊断也具独到之处(图 35-5-6)。

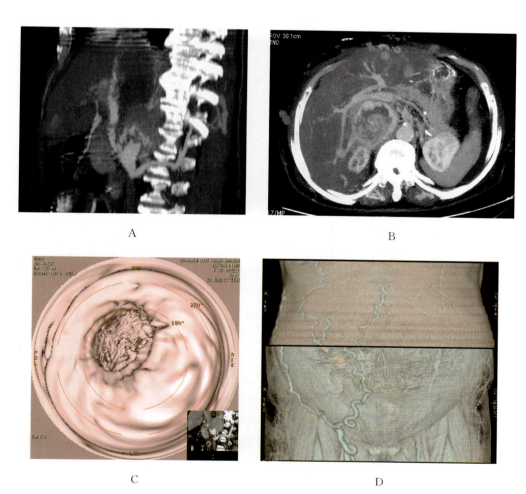

图 35-5-5 下腔静脉恶性肿瘤继发布-加综合征。CTA 的 MPR(A 和 B)示下腔静脉肝段富血管肿块及充盈缺损,血管严重狭窄,腹部、背部浅表静脉及邻近腰静脉、椎旁静脉明显曲张;VE(C)示肿瘤围管性生长、表面凹凸不平、管腔明显狭窄;VR 仿真局部解剖(D)示盆腹部浅表静脉

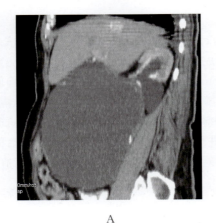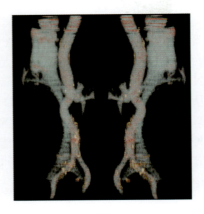

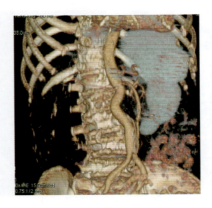

图 35-5-6　右肾巨大囊肿。MPR 图像(A)示右肾巨大囊肿病变，CTV 的 VR 多角度观察(B)示下腔静脉明显受压移位、变扁，血管边缘光整，提示无粘连、炎症浸润等病变，腹主动脉及髂动脉同时显示并见扭曲、多发钙化灶；CTA 的 VR(C)示腹主动脉硬化、扭曲，右肾动脉严重狭窄，右肾未见明确显影

四、左肾静脉压迫综合征

左肾静脉压迫综合征又称胡桃夹征或现象，即左肾静脉在腹主动脉与肠系膜上动脉间受机械性挤压后肾静脉血液回流受阻引起的左肾静脉扩张现象。左肾静脉经过肠系膜上动脉始段与腹主动脉构成的夹角(正常一般 40°~60°)横行汇入下腔静脉。临床表现主要为反复发作血尿和(或)蛋白尿，或伴精索(卵巢)静脉曲张，易与肾小球肾炎混淆。CTA 的 3D 后处理图像不仅能够准确直观揭示受挤压的左肾静脉，以及肾被膜静脉、精索(卵巢)静脉曲张征象(图 35-5-7)，诊断肾轴旋转不良、肾结石等合并异常与疾病(图 35-5-8)，还可精确显示与测定肠系膜动脉与腹主动脉夹角、间距，矢状面 MPR 图像测量较 3D-VR 精确。需指出的是，左肾静脉压迫综合征患者 CTA 宜穿刺下肢浅静脉如足背静脉注入对比剂，以同时观察下腔静脉及双肾静脉等结构。MRA 后处理影像因无辐射、无需使用对比剂，且图像及诊断效果类似 CTA 而更受人们青睐。

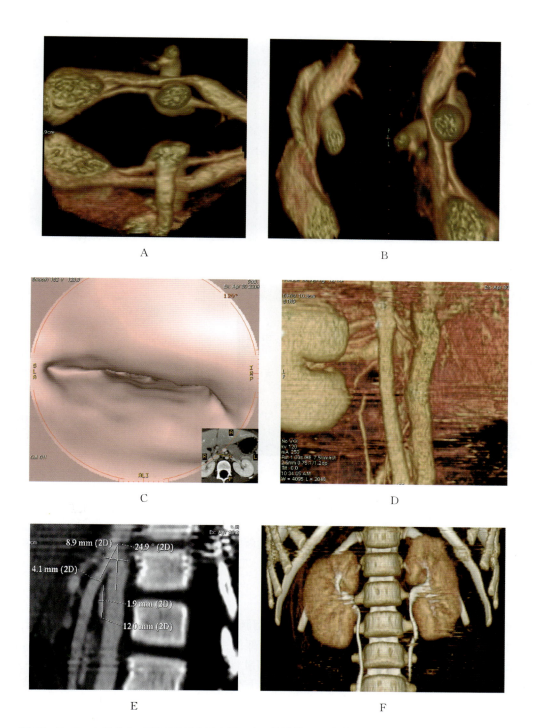

图 35-5-7 4岁患女,因反复感冒后血尿2年,伴低热2月余就诊,多种相关检查后临床诊断为左肾静脉压迫综合征。CTA(足背静脉引入对比剂)的 VR 多角度成像、展示受压变扁的左肾静脉(前后径与纵径比近1:6)及其与毗邻血管的关系(A 和 B),VE(C)内镜样显示了左肾静脉宽扁,内壁光滑;VR 后面观(D)显示轻度曲张的左卵巢静脉,肾门水平左肾、左肾血管及腹主动脉、下腔静脉3D解剖与空间位置关系一览无遗;MPR(E)示肠系膜上动脉始段、腹主动脉夹角为24.9°;CT-IVU(F)示双尿路正常

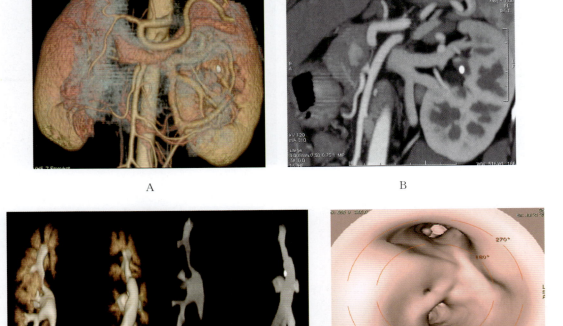

图 35-5-8 左肾静脉压迫综合征并左肾旋转不良、左肾结石。CTA 的 VR(A)3D 揭示了受压变扁的左肾静脉、属支淤血扩张及其与毗邻血管的关系,右肾静脉未明确显影;MPR(B)示左肾静脉被肠系膜上动脉压扁,3 属支粗大,上盏见 1 枚小结石;CT-IVU 的 VR 及 MIP(C)示左肾轴旋转不良,VE(D)示肾盂肾盏形态、位置异常,上盏内见 1 枚小结石

五、肠系膜上动脉压迫综合征

肠系膜上动脉压迫综合征(SMAS)即十二指肠淤滞症,又称 Wilkie 病,系肠系膜上动脉与腹主动脉之间的角度狭小压迫十二指肠水平部所引起的十二指肠部分或完全梗阻,也可引起胃食管反流及胃食管喉气管反流,呈慢性间歇性发病,持续数天后常可自行缓解。血管仿真影像学尤其 CTA 的 VR 等图像可直接显示肠系膜上动脉与腹主动脉夹角狭小(测量数据常<25°,矢状面 MPR 图像测量为佳),显示十二指肠、肠系膜上动脉和腹主动脉三者的解剖关系,3D 展示狭窄处十二指肠水平段前方斜行的肠系膜上动脉、后方的腹主动脉和脊柱(图 35-5-9),发作期小肠仿真影像学图像可发现十二指肠压迫局部变形、狭窄,但边缘光滑,VE 示其黏膜正常,近端肠管扩张。

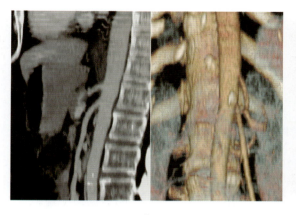
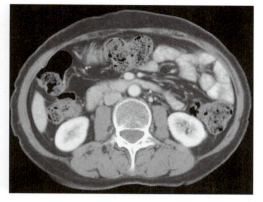

图 35-5-9　MPR 及 VR 图像清楚显示肠系膜上动脉、腹主动脉夹角狭小,横断面示十二指肠水平段局部受肠系膜上动脉、腹主动脉挤压,变扁、狭窄,边缘光滑

六、门静脉高压症

　　门静脉高压症血管仿真影像学检查的主要目的是发现门静脉系统血管构成异常,特别是门静脉与腔静脉间的侧支循环形成及严重程度(图 35-5-10),也可发现门静脉阻塞、肝硬化、脾脏增大等改变,对门静脉高压症分型、判定病因和估计预后多有帮助。以 VR、MIP 及 MPR 成像为主,直观显示门静脉主干扩大、分支细小、稀疏呈残根样和属支不同程度扭曲、扩张,胃冠状静脉异常开放、粗大,引流入胃底食管静脉(也多见曲张),也可见其他部位及来源的侧支血管。VE 多用以揭示门静脉栓子及性质(血栓或癌栓等)。CTA 主要采集门静脉期,动脉导管法间接门静脉 CT 成像(CTAP)对显示肝内门静脉(图 35-5-11)、肿瘤的肝段与亚段定位和确定肿瘤富血管度及肿瘤与邻近血管的关系颇为精确,对肝脏小病灶的敏感性为 80%～93%,高于其他方法如 US、CT 和 MRI;对肝癌尤其小肝癌的诊断准确率

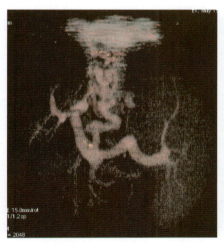
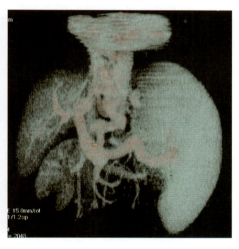

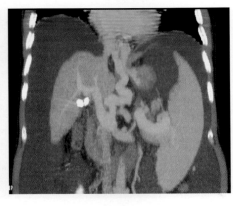

图 35-5-10 门静脉高压症。CT 门静脉成像的 MIP(A)、VR(B) 及 MPR(C) 示门静脉主干扩大，分支细小、稀疏，属支显著扭曲、扩张，胃冠状静脉异常开放、粗大，与曲张的胃底、食管静脉交通，同时见巨大脾脏

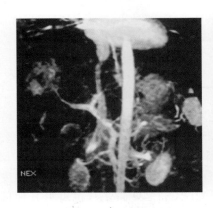
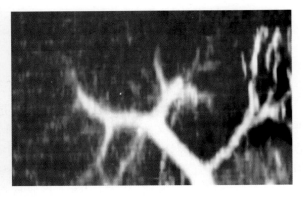

图 35-5-11 肝硬化、肝癌、门静脉高压症。MRA(A) 示胃冠状静脉与食管静脉交通并曲张；CTAP(B) 示肝内门静脉分支稀疏，曲张之胃冠状静脉与食管静脉交通，诊断效果优于 MRA

高，其 3D 后处理图像还可用于帮助肿瘤手术切除计划的制定。VE 可从血管腔内角度立体展现和准确诊断血栓栓塞与程度。但 CTAP 技术复杂、难度大、有创伤，并且可因需要搬动病人而导致导管脱落、出血、感染等并发症(CT、DSA、MRI 机房一体化后将无此虞)，一般应用于肝动脉介入治疗过程中，不主张临床普及。

七、其他疾病

血管仿真影像学检查对腹部复杂血管病变诊断极为重要，其 VR 等图像能够直观、全景揭示复杂的血管解剖变异和病变，明确病变范围、来源与去向，对了解血管病变与腹部脏器的关系，其图像效果及临床诊断价值甚至优于 DSA，后者受影像增强器或平板视野、对比剂注射量与速率、采集时间等诸多因素影响。我们遇到 1 例先天性肠系膜静脉出口狭窄伴腹部其他血管复杂异常的病例，CT 血管仿真影像学诊断效果明显优于 DSA，CTV 的 VR 及 MPR 图像准确揭示了肠系膜上静脉汇入门静脉处局部显著狭窄，呈短细线样改变，肠系膜上静脉与双侧髂内静脉直接交通，血液对比剂逆行回流至肠系膜下静脉，后者异常腊肠样扩大(最宽达 4 cm)，直接经双直肠上静脉汇入双侧髂内静脉，CTA 揭示了肠系膜上、下动脉多处狭窄及动脉瘤样扩张(图 35-5-12)。

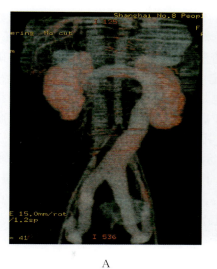 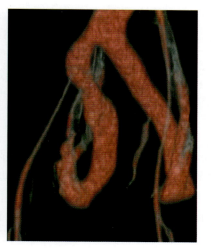

A B

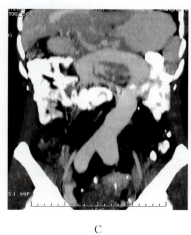 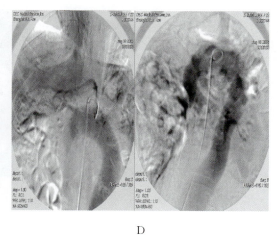

C D

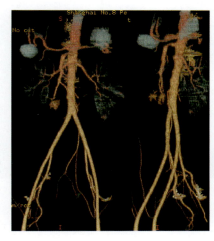

E

图 35-5-12 患女,20岁,反复便血18年,行3次痔疮手术。CTV全景(A)及局部(B)VR示肠系膜上、下静脉直接交通,显著腊肠样扩张(最宽达4 cm),血液逆行经肠系膜下静脉与双侧直肠上静脉回流至双侧髂内静脉;MPR图像(C)示肠系膜上静脉汇入门静脉处局部显著狭窄,呈短细线样改变;DSA(D)证实了上述所见;CTA的VR(E)多角度揭示了肠系膜上、下动脉多处狭窄及动脉瘤样扩张改变

血管仿真影像学尤其 CTA、MRA 等多种 3D 图像在评价腹部肿瘤血管、肿瘤对邻近血管影响和疗效随访诸方面具有价值，其 VR 结合 VE 成像，可显示肿瘤供养动脉数目、大小、形态、走行、部位及各动脉开口部情况，指导手术尤其肿瘤血管内介入治疗意义重大。比如，术前血管 VE、VR 成像可清晰显示胰腺癌围管浸润，有助于胰腺癌可切除性的准确评价及术式选择。栓塞化疗术所进入的供血血管的确定可有效避免插管盲目性，对介入治疗时导管、导丝选择及超选择性插管等颇有指导作用，也是肿瘤治疗临床效果较好的评估和随访技术（图 35-5-13）。血管仿真影像学还可应用于肝、肾移植术前患者和供者肝、肾血管解剖与术后血管排异反应状况的无创性评价及随访，其中 MRA 优于 CTA。

基于阈值差异的 CT 仿真局部解剖 3D 显示异物与周围皮肤、肌肉肌腱、浅深筋膜、骨骼、浅静脉、深静脉、动脉、神经组织等关系，有助于提供手术尤其介入异物钳取的最佳入路、角度等，提高术者对手术成功总体把握度与信心，降低手术风险及并发症，明显提高异物手术尤其介入钳取术的临床效果（图 35-5-14，15）。

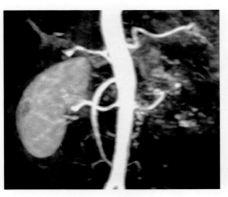

A

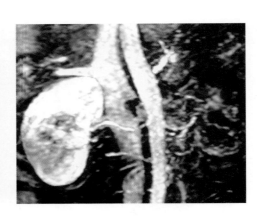

B

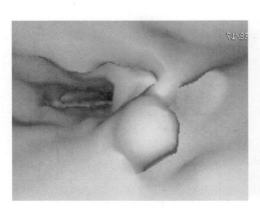

C

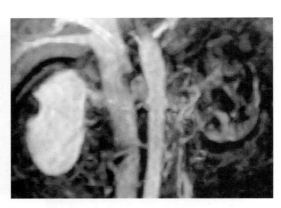

D

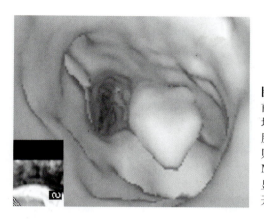

图35-5-13 肾癌肾动脉内化疗栓塞前后。治疗前MRA的MIP(A)示左肾动脉为唯一责任血管，增粗、扭曲；增强MRA(B)示下腔静脉癌栓、左肾静脉未显示；腔静脉VE(C)示肾静脉段腔静脉内不规则癌结节并完全阻塞肾静脉口；肾动脉化疗栓塞后MRA(D)示腔静脉癌栓略有缩小，左肾静脉也部分显影；腔静脉VE(E)证实癌栓缩小，肾静脉口部分开放

E

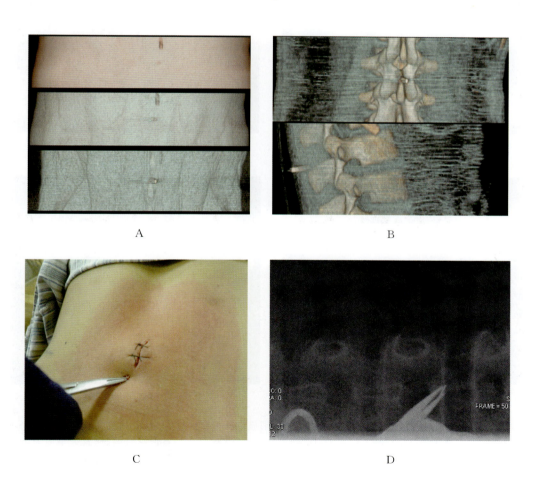

图35-5-14 12岁患女，背部异物手术取出失败，2天后转我院，螺旋CT仿真局部解剖(A)清楚3D展示各层组织结构、皮肤切口、异物及其解剖位置关系，周围无较大血管显示；VR骨骼正侧位仿真局部解剖(B)更为清楚3D展示异物与脊柱、皮肤、筋膜等毗邻结构解剖与位置关系；在VR仿真解剖指导下准确进钳(C)、透视下夹住金属断针(D)成功钳取出来，介入手术时间不足1min

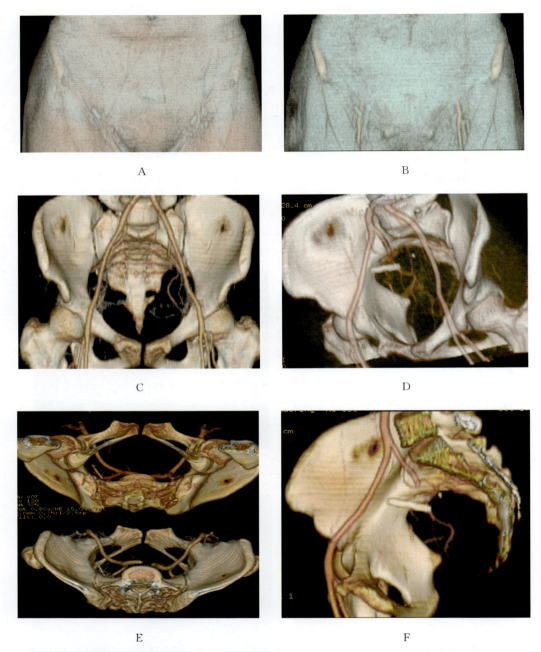

图 35-5-15 盆内异物。CT 仿真局部解剖分别显示腹壁（A 和 B）、盆腔尤其盆骨、动脉、异物及其解剖位置关系（C、D 和 E），电子刀纵向剖开（F）示异物与右侧盆壁及骨骼、血管关系更为清晰，并准确揭示了髂内动脉壁支的损伤、闭塞

（杨秀军）

参考文献

1. 边停芳.基于面绘制技术的医学影像立体显示.电脑知识与技术,2009,5(3):685~687
2. 陈峰,郑凯尔,刘万花等.CT仿真内镜成像分析.中华放射学杂志,2000,34(11):765~769
3. 冯敢生,韩萍.医学影像学中的奇葩——仿真内镜技术.中华放射学杂志,1999,33(1):5
4. 顾华,潘振宇,张镭等.CT仿真胃镜的临床及实验研究.中国医学影像学杂志,2000,8(1):21~24
5. 居胜红,郑凯尔,陈峰.胃和结肠CT仿真内镜临床应用的初步研究.中国医学影像技术,1999,15(8):594~596
6. 黎凤媛,张子曙,黄霆等.双剂量法螺旋CT胆道造影及3D重建技术的应用评价.临床放射学杂志,2000,19:495~497
7. 李建生,李康印,陈虎义等.螺旋CT及其泌尿系成像对输尿管病变的诊断价值.中华放射学杂志,2001,35(4):309~311
8. 李晶,阮兴云,徐志荣等.三维图像显示中的表面绘制与体绘制.中国医学装备,2009,6(3):1~3
9. 娄明武,胡卫东,杨涛等.CT仿真内窥镜诊断胆囊息肉的临床研究.中华放射学杂志,2001,35(8):617~620
10. 彭仁罗,杨秀军.仿真影像学:一种充满生机的3D后处理影像技术.中国医学影像技术,2000,16(9):709
11. 任克,朱玉森,梁键等.多层面螺旋CT仿真胆道内窥镜的临床应用.中华肝胆外科杂志,2001,7:396~399
12. 宋卫卫,李冠华,欧宗瑛.医学体数据三维可视化技术.计算机工程与应用,2006,(18):22~26
13. 王秀忠,啜振华,刘荣兴等.CT仿真膀胱镜的临床应用研究.中华放射学杂志,2001,35(3):221~223
14. 王召伟,陈雷霆,房春兰.基于web模式的医学图像三维重建与切割.计算机应用研究,2009,26(2):789~791
15. 吴东,周康荣,彭卫军.不同对比剂用于螺旋CT胃部3D成像的对照研究.中华放射学杂志,2001,35(6):258~261
16. 薛海虹,陈滨津,孙琨等.三维超声仿真心腔内窥镜系统面绘制与体绘制显示评价.山东医药,2009,49(27):13~15
17. 杨秀军,陈峰,韩萍主编.临床仿真影像学.北京:人民卫生出版社,2002
18. 杨秀军,何之彦,陶勇浩等.CT和MR仿真结肠镜技术对比的实验研究.中华放射学杂志,2000;34(11):785~788
19. 杨秀军,凌桂明,陈海曦等.尿路小结石:MR和CT仿真内镜对比的实验研究.中国医学影像技术,2002,18(7):622~624
20. 杨秀军,凌桂明,缪竞陶.磁共振仿真输尿管膀胱镜成像技术研究.中国医学影像技术,2001,17:175~177
21. 杨秀军,刘小红.模拟胃息肉溃疡病变的单螺旋CT和MR仿真胃镜成像对照研究.上海医学影像,2004,13(2):99~102
22. 杨秀军,缪竞陶,陈海曦等.胆石症的磁共振仿真胆道镜成像研究.中国医学影像技术,1999,15(8):601~603
23. 杨秀军,缪竞陶,何之彦等.临床磁共振仿真胆管镜成像的初步研究.中华放射学杂志,2000,34(9):605~608
24. 杨秀军,缪竞陶,何之彦等.胰胆管磁共振水成像:快速自旋回波单激发与重T_2序列对照研究.中国医学影像学杂志,2000,8(6):401~404
25. 杨秀军,彭仁罗,凌桂明等.CT仿真输尿管膀胱镜成像的初步临床应用.中国医学影像技术,2001,17:253~257
26. 杨秀军,沈洁,缪竞陶等.临床胃肠道仿真内镜成像的初步研究.中国医学影像技术,1999,15(8):591~593

27. 杨秀军. 磁共振仿真内镜成像技术临床应用的初步探讨. 中华放射学杂志, 1999, 33(1): 12~15
28. 张追阳, 丁乙, 胡春红等. 阴性法螺旋 CT 胰胆道造影成像参数研究. 中华放射学杂志, 2001, 35: 145~147
29. 周康荣主编. 螺旋 CT. 上海: 上海医科大学出版社, 1998
30. Aschoff AJ, Ernst AS, Brambs HJ, et al. CT colonography: an update. Eur Radiol, 2008, 18(3): 429~437
31. Beaulieu CF, Jeffrey RB, Karadi C Jr, et al. Display modes for CT colonography. Part II. Blinded comparison of axial CT and virtual colonoscopic and panoramic endoscopic volume - rendered studies. Radiology, 1999, 212: 203~212
32. Bidaut L. Data and image processing for abdominal imaging. Abdom Imaging, 2000, 25: 341~360
33. Bilecen D, Scheffler K, Seifritz E, et al. Hydro - MRI for the visualization of gastric wall motility using RARE magnetic resonance imaging sequences. Abdom Imaging, 2000, 25: 30~34
34. Dux M, Richter GM, Hansmann J, et al. Helical hydro - CT for diagnosis and staging of gastric carcinoma. J Comput Assist Tomogr, 1999, 23(6): 913~922
35. Fenlon HM, McAneny DB, Nunes DP, et al. Occlusive colon carcinoma: virtual colonoscopy in the preoperative evaluation of the proximal colon. Radiology, 1999, 210: 423~428
36. Fletcher JG, Luboldt W. CT colonography and MR colomography: current status, reseach directions and comparison. Eur Radiol, 2000, 10: 786~801
37. Gallix BP, Regent D, Bruel JM. Use of magnetic resonace cholangiography in the diagnosis of choledocholithiasis. Abdom Imaging, 2001, 26: 21~27
38. Gumaste VV. CT colonography can be an adjunct to optical colonoscopy in CRC screening. Dig Dis Sci, 2009, 54(2): 212~217
39. Hara AK, Johnson CD, Red JE, et al. Coloretal polyp detection with CT colography: Two - versus three - dimensional techniques. Radiology, 1996, 200: 49~54
40. Hopper KD, Iyriboz AT, Wise SW, et al. Mucosal detail at CT virtual reality: surface versus volume rendering. Radiology, 2000, 214(2): 517~522
41. John CD. CT colonography: an overview. Abdom Imaging, 2002, 27(3): 232~234
42. Karcaaltincaba M, Karaosmanoglu D, Akata D, et al. Dual energy virtual CT colonoscopy with dual source computed tomography: initial experience. Rofo, 2009, 181(9): 859~862
43. Kim AY, Han JK, Kim TK, et al. MR imaging of advanced gastric cancer: comparison of various MR pulse sequences using water and gadopentetate dimeglumine as oral contrast agents. Abdom Imaging, 2000, 25: 7~13
44. Kivrak AS, Kiresi D, Emlik D, et al. Comparison of CT virtual cystoscopy of the contrast material - filled bladder with conventional cystoscopy in the diagnosis of bladder tumours. Clin Radiol, 2009, 64(1): 30~37
45. Lee DH, Ko YT. Advanced gastric carcinoma: the role of three - dimensional and axial imaging by spiral CT. Abdom Imaging, 1999, 24(2): 111~116
46. Liu J, Yao J, Summers RM. Scale - based scatter correction for computer - aided polyp detection in CT colonography. Med Phys, 2008, 35(12): 5664~5671
47. Luboldt W, Steiner P, Bauerfeind P, et al. Detection of mass lesions with MR colonography: preliminary report. Radiology, 1998, 207: 59~65
48. Mang T, Schaefer - Prokop C, Schima W, et al. Comparison of axial, coronal, and primary 3D review in MDCT colonography for the detection of small polyps: a phantom study. Eur J Radiol, 2009, 70(1): 86~93
49. Neri E, Boraschi P, Braccini G, et al. MR virtual endoscopy of the pancreaticobiliary tract. Magn Reson

Imaging, 1999,17:59~67
50. Nolte - Ernsting CCA, Bucker A, Adam GB, et al. Gadolinium - enhanced excretory MR urography after low - dose diuretic injection: comparison with conventional excretory urography. Radiology, 1998, 209:147~157
51. Ogata I, Komohara Y, Yamashita Y, et al. CT evaluation of gastric lesions with three - dimensional display and interactive virtual endoscopy: comparison with conventional barium study and endoscopy. AJR, 1999,172(5):1263~1270
52. Panebianco V, Osimani M, Lisi D, et al. 64 - detector row CT cystography with virtual cystoscopy in the detection of bladder carcinoma: preliminary experience in selected patients. Radiol Med, 2009,114 (1):52~69
53. Prassopoulos P, Raptopoulos V, Chuttani R, et al. Development of virtual CT cholangiopancreatoscopy. Radiology, 1998,209:570~574
54. Rex DK, Vining DJ, Kopeck KK. An initial experience with screening for colon polyps using spiral CT with and without CT colonography. Gastrointest Endosc, 1999,50:309~313
55. Rogalla P, van Scheltinga JT, Hamm B. Virtual endoscopy and related 3D techniques. Springer - Verlag Berlin Heidelberg, 2001
56. Rogalla P, Warner - Rustner M, Huitema A, et al. Vitual endoscopy of the small bowel: phantom studay and prelminary clinical results. Eur Radiol, 1998,8(4):563~567
57. Rossi M, Broglia L, Graziano P, et al. Local invasion of gastric cancer: CT findings and pathologic correlation using 5 - mm incremental scanning, hypotonia, and water filling. AJR, 1999,72(2):383~388
58. Rubin GD, Beaulieu CF, Argiro V, et al. Perspective volume rendering CT and MR images applications for endoscopic imaging. Radiology, 1996,199:321~330
59. Rubin GD, Silverman SG. Helical(spiral) CT of the retroperitoneum. Radiol Clin North Am, 1995,33: 903~932
60. Sugiyama A, Ohashi Y, Gomi A, et al. Colorectal screening with single scan CT colonography in children. Pediatr Surg Int, 2007,23(10):987~990
61. Sumers RM, Johnson CD, Pusanik LM, et al. Automated polyp detection at CT colonography: feasibility assessment in a human population. Radiology, 2001, 219:51~59
62. Tsampoulas C, Tsili AC, Giannakis D, et al. 16 - MDCT cystoscopy in the evaluation of neoplasms of the urinary bladder. AJR, 2008,190(3):729~735
63. Tsili AC, Giannakis D, Sofikitis N, et al. Small cell carcinoma of the urinary bladder: virtual CT cystoscopic findings. J Postgrad Med, 2009,55(1):33~34
64. White TJ, Avery GR, Kennan N, et al. Virtual colonoscopy vs conventional colonoscopy in patients at high risk of colorectal cancer — a prospective trial of 150 patients. Colorectal Dis, 2009,11(2):138~145
65. Wolf L, De Simone R, Hastentetrfel M, et al. Virtual reality in 3D echocardiography: dynamic visualization of alrioventricular annuli surface models and volume rendered Doppler - ultrasound. Catheter Cardiovasc Interv, 2007,70(5),434~439
66. Yuh EL, Jeffrrey RB Jr, Birdwell RL, et al. Virtual endoscopy using perspective volume - rendered three - dimensional sonographic data: technique and clinical application. AJR, 1999,172:1193~1197

图书在版编目(CIP)数据

腹部 CT 诊断学/主编周康荣,严福华,曾蒙苏. —上海:复旦大学出版社,
2011.2(2021.10 重印)
ISBN 978-7-309-07728-5

Ⅰ. 腹… Ⅱ. ①周…②严…③曾… Ⅲ. 腹腔疾病-
计算机 X 线扫描体层摄影-诊断学　Ⅳ. ①R816.5

中国版本图书馆 CIP 数据核字(2010)第 231508 号

腹部 CT 诊断学
主编　周康荣　严福华　曾蒙苏
责任编辑/傅淑娟

复旦大学出版社有限公司出版发行
上海市国权路 579 号　邮编：200433
网址：fupnet@fudanpress.com　http://www.fudanpress.com
门市零售：86-21-65102580　团体订购：86-21-65104505
出版部电话：86-21-65642845
浙江新华数码印务有限公司

开本 787 × 1092　1/16　印张 63　字数 1572 千
2021 年 10 月第 1 版第 11 次印刷

ISBN 978-7-309-07728-5/R · 1178
定价：350.00 元

如有印装质量问题，请向复旦大学出版社有限公司出版部调换。
版权所有　　侵权必究